マスター脳卒中学

最前線医療の現場から
リハビリテーションまで

編集 ● 田川皓一　橋本洋一郎　稲富雄一郎

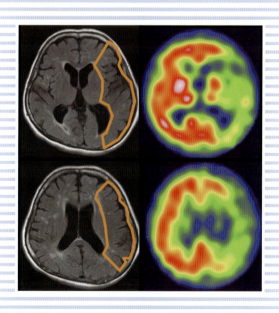

西村書店

カラー口絵 （図説は本文参照）

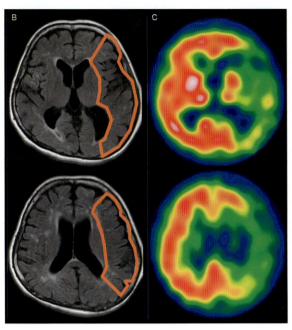

⑤ 図8

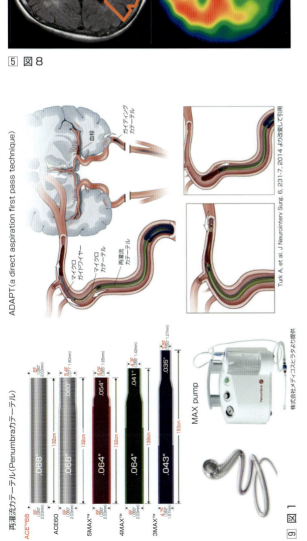

⑥ 図1

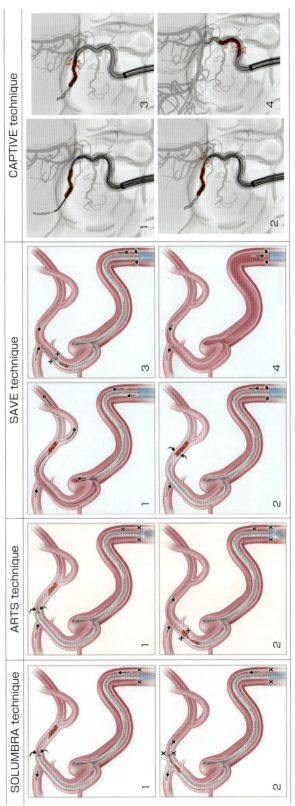

⑥ 図2

▼24 図 8-A　MCAO Day 1, peri-infarct areas

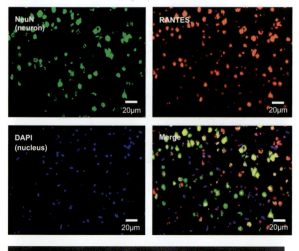

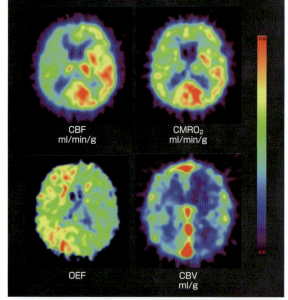

28 図2

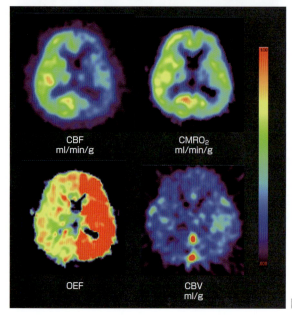

28 図4

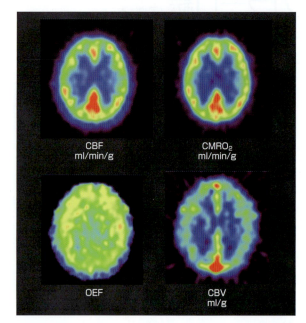

28 図6

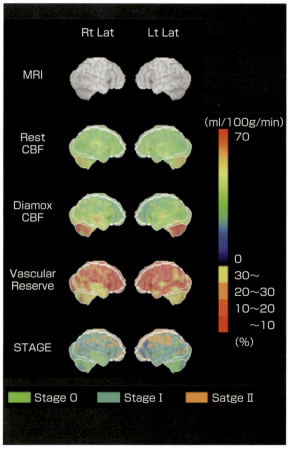

28 図7

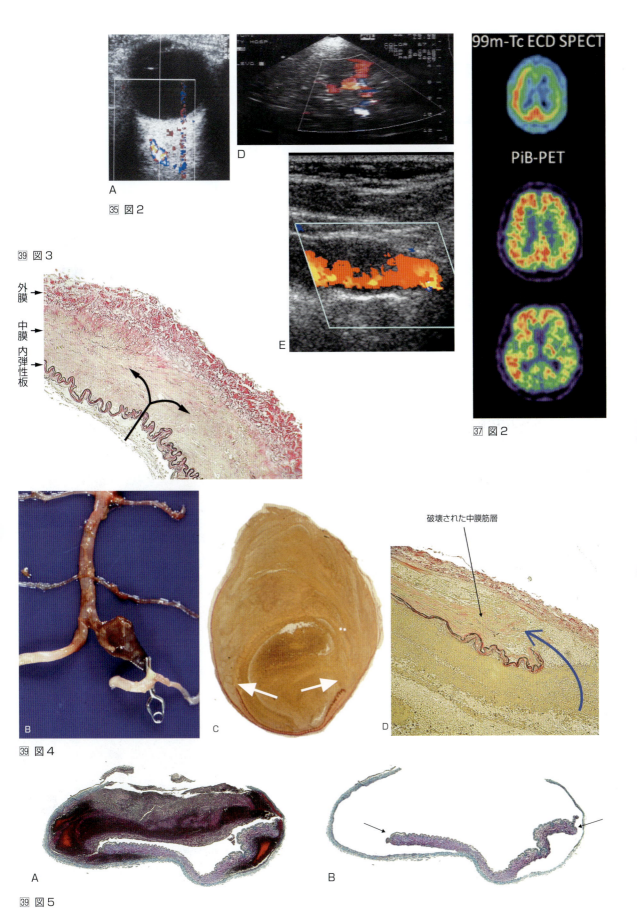

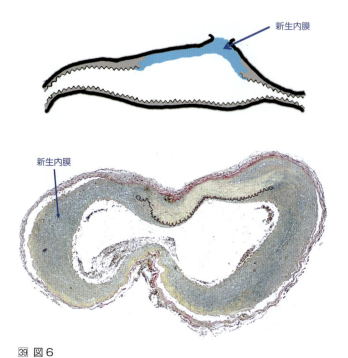

39 図6

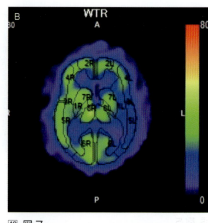

40 図7

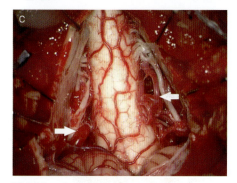

40 図8

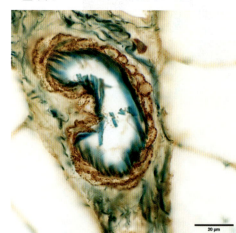

45 図3

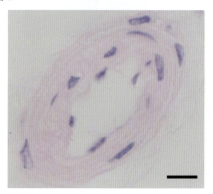

45 図4

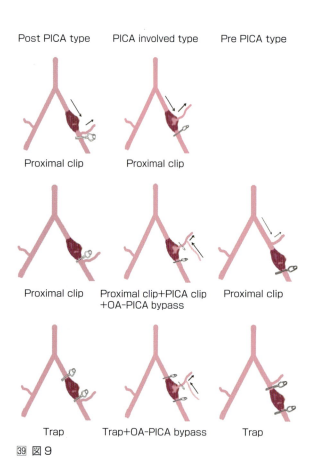

39 図9

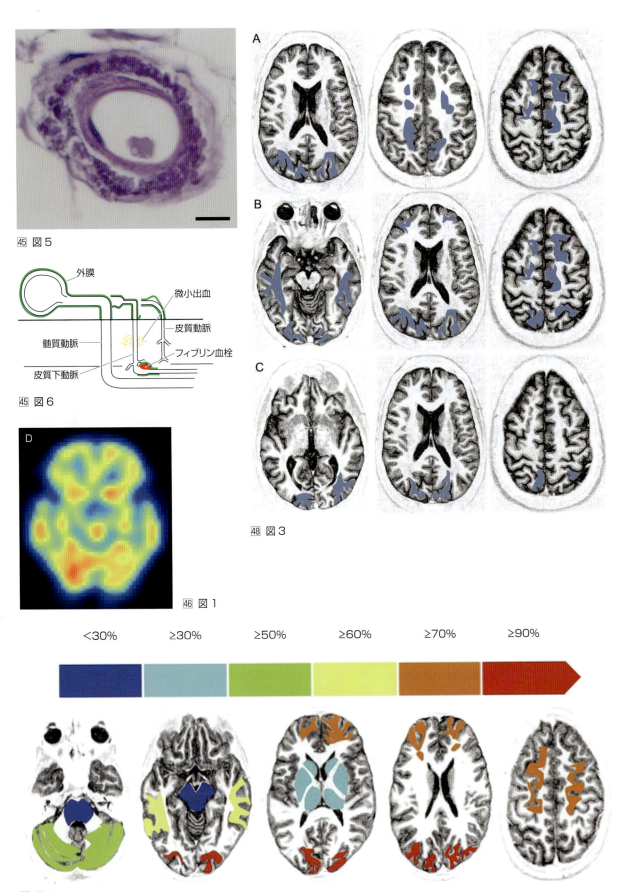

45 図5

45 図6

46 図1

48 図3

48 図2

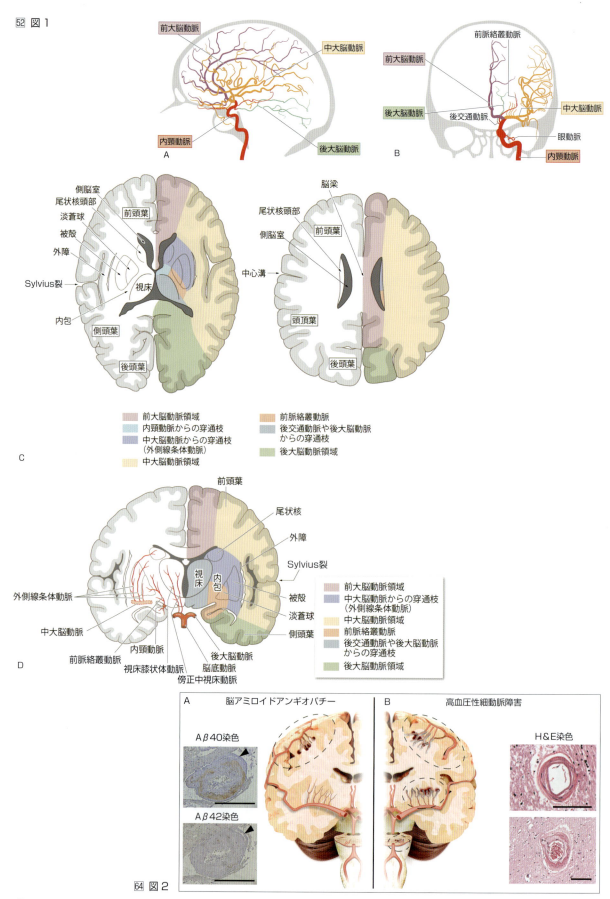

編者序

　この度，西村書店より，「脳卒中の急性期治療やリハビリテーションを含めた脳卒中学の集大成になるような」書籍を出版したいとの相談を受けました．20年以上も昔のことになりますが，西村書店より『脳卒中の神経症候学』(1992)，『脳卒中診断学』(1996)，ならびに『脳卒中治療学』(1996)の脳卒中の三部作を刊行したことがありました．その後，脳卒中の診断や治療には目覚ましい進歩をみることになります．何度か改訂の話もあったのですが，私自身が脳卒中の臨床の前線から退いたこともあり，話は進展しませんでした．しかし，「脳卒中の神経症候学」だけでも新しいものをと考え，2010年に『脳卒中症候学』を，さらに，橋本洋一郎先生と稲富雄一郎先生の協力をいただきながら，2016年にその姉妹編として，『脳卒中症候学　症例編』を刊行することができました．

　脳卒中の臨床に関する書籍は，数多く刊行されております．脳卒中学の集大成といっても，どのような特色を出すかが問題となってきます．今回再度，橋本洋一郎先生と稲富雄一郎先生の協力を得て，脳卒中の診断や治療を中心としたより実践的な書物の刊行に取り組むことにしました．

　タイトルは『マスター脳卒中学』としました．これから脳卒中の臨床に携わる方々には，本書により，必要かつ十分な知識をまずマスターしていただきたいと考えています．さらに，すでに現場で活躍されている方々には，より高次のレベルで脳卒中の理解を深めていただき，脳卒中の真のマスターとなる道筋を歩むための指針として本書を活用いただきたいとの期待をこめて，「マスター」と名づけることにしました．

　脳卒中が疑われる患者が来院したとき，どのように対処するかという観点から構成を考えました．第Ⅰ部に「脳卒中の超急性期治療」を持ってきました．脳卒中が疑われる患者が来診した場合，まずrt-PAの適応の判断の見極めのためには，何をするべきであろうかとの問題点に言及していただきました．第Ⅱ部は，「脳卒中の急性期治療」としました．rt-PAほどの緊急性はないものの，できるだけ迅速に治療方針を決定したい脳梗塞や脳出血，くも膜下出血の急性期治療について論じていただきました．第Ⅲ部では，「脳梗塞の慢性期治療」の基本的な考え方についてお願いしました．第Ⅳ部は，「一歩踏み込んだリスクファクターの管理　一次予防と二次予防」について，多方面からの解説をいただきました．第Ⅴ部では，「脳卒中の基礎知識」としています．ここで脳卒中の基礎について整理してもらうことにしました．これまでの書物の総論部分にあたる脳卒中の分類や疫学，解剖，病理，さらには診断に関する論文をいただいております．第Ⅵ部は，「臨床病型からみた脳梗塞の治療と二次予防」をテーマにしています．脳梗塞の各臨床カテゴリーについて，その病態生理を把握したうえでの治療の考え方を論じていただきました．第Ⅶ部は，「"Uncommon"脳卒中学」です．稀な原因による脳卒中，特殊な原因による脳卒中を理解することで，脳卒中の臨床の奥行きが広がってくるものと考えています．第Ⅷ部では，「脳卒中症候学」について論じることにしました．症候学については，すでに述べましたように『脳卒中症候学』と『脳卒中症候学　症例編』で詳しく解説してきましたので，『マスター脳卒中学』として，最小限度のものをと考えたテーマを設定しました．第Ⅸ部では，「無症候性病変と脳ドック」を取りあげました．画像診断の進歩により，症候を呈さない無症候性病変が診断されるようになってきました．無症候であるがゆえに，治療には格別の配慮が必要になってきます．無症候性病変に対する現在の治療の基本的な考え方についての解説をお願いしました．最後に，第Ⅹ部として，「リハビリテーション」の問題を論じていただきまし

た．リハビリテーションに関する多くの成書がありますし，それぞれの治療者にはそれぞれの方法論があると思われますが，ひとつの考え方として，話題を提供していただくようお願いすることとしました．また，この項目の中で，社会復帰へ向けての社会資源の活用についての現状についても解説をお願いしております．

　医学は常に進歩しています．脳卒中の領域における知見も，めまぐるしく変化しています．本書も執筆から刊行まで，できるだけ急いだつもりですが，それなりの時間はかかりました．当然のことながら，教科書も書き直しを迫られることもあります．この間，修正や追加を希望する著者もいましたので，時間的に許容できる範囲で，それに応じることにしました．一方では，執筆の期限を守ってもらえない著者もいます．集稿後，催促を繰り返しましたが，一定の期間を経ても原稿をいただけない2編の論文がありました．「書かないのか」，「書けないのか」，早い時期に意思表示していただけたら，いかようにも対処できるのですが，いつ届くかわからない原稿を待つことは，出版をいたずらに遅らせることになります．そもそも「脳卒中全書」，「脳卒中大事典」を目指したものではありませんので，残念ながら集稿を断念しました．

　用語のことでも多少触れておかねばなりません．原則として，日本神経学会用語委員会編『神経学用語集』改訂第3版に準じることにしましたが，集まった原稿をみますと，多様な表現がありました．著者の所属も多方面にわたりますし，異なった環境で育ってきたご本人の思いいれもあることでしょうから，広く使われている用語については，とくに調整しておりません．索引用語で，できるだけその相違に対応できるようにしました．略語の使用についても，初出では正確なスペルを記載していただくことで，原則として著者の意向を尊重することにしました．

　最後に，本書が脳卒中診療の一助になればと切望しております．

長尾病院　高次脳機能センター
田川　皓一

＊　　　＊　　　＊

　脳卒中は1970年代に登場したCT，1980年代に登場したMRIで確実に診断できる時代となりました。その間に超音波機器による診断も急速に進化を遂げました。また1990年代には脳卒中ユニットや遺伝子組換え型組織プラスミノーゲン活性化因子（recombinant tissue plasminogen activator：rt-PA），2010年代には機械的血栓回収療法の登場で脳梗塞は治せる時代となりました。また予防のための新たな抗血小板薬や直接作用型経口抗凝固薬（direct oral anticoagulants：DOAC）の登場，あるいは脳梗塞急性期の2剤の抗血小板薬の併用（dual antiplatelet therapy：DAPT）の有用性，長期にわたるDAPTの有害性など多くのエビデンスが登場して治療法も進化しつづけています。そのような中で「脳卒中治療ガイドライン 2004, 2009, 2015」が登場し，脳卒中診療の標準化も行われてきました。

　「脳卒中治療ガイドライン」は治療に関する推奨であり，診断に関しては記載がありません。今回の編者の3名は脳卒中を高次脳機能障害を含めて症候学的にしっかり捉えて，その上で的確な診断と治療を展開する脳卒中を専門とする神経内科医（stroke neurologist）です。そして進化する脳卒中診療を実践している最前線の医師によって執筆されたのが本書『マスター脳卒中学』です。

　世界保健機関（WHO）は，2018年6月18日（月）ジュネーブ時間12時（日本時間18日19時）に国際疾病分類の第11回改訂版（ICD-11）を公表しました。今後加盟国は自国での適用準備に入り，2019年5月のWHO総会に提出される予定です。ICD-11では「Cerebrovascular disease」が，旧来の『Diseases of the circulatory system』から『Diseases of the Nervous system』の分類に移動しました。また一過性脳虚血発作（TIA）のdescriptionが，"Transient episode of focal neurological dysfunction caused by focal brain ischemia without acute infarction in the clinically relevant area of the brain or transient monocular visual loss due to retinal ischemia. Symptoms should resolve completely within 24 hours." とされ，いわゆるtissue-based definitionとなりました。

　2016年6月に厚生労働省に「脳卒中，心臓病その他の循環器病に係る診療提供体制の在り方に関する検討会」とともに「脳卒中に係るワーキンググループ」と「心血管疾患に係るワーキンググループ」が設置され，2017年7月31日に「脳卒中，心臓病その他の循環器病に係る診療提供体制の在り方について」の報告書が出されました。

　日本脳卒中学会と日本循環器学会が共同で作成した「脳卒中と循環器病克服5カ年計画　ストップCVD（脳心血管病）健康長寿を達成するために！」が2016年12月に公開されました。①脳卒中，②心不全，③血管病（急性心筋梗塞，急性大動脈解離，大動脈瘤破裂，末梢動脈疾患）という3つの重要疾患を対象に，①人材育成，②医療体制の整備，③登録事業の促進，④予防・国民への啓発，⑤臨床・基礎研究の強化の5つの戦略を立てて，①脳卒中と循環器病の年齢調整死亡率を5年で5％減少させる，②健康寿命を延伸させるという2つの大目標を達成することになっています。

　このような中で，日本脳卒中学会は2019年から一次脳卒中センター（primary stroke center：PSC），血栓回収脳卒中センター（thrombectomy-capable stroke center：TSC），包括的脳卒中センター（comprehensive stroke center：CSC）の認定を開始します。脳卒中超急性期治療が確立される中で，drip and ship, drip and stay, mother shipなどの言葉も出て来るようになりました。急性期連携も確実な診断が前提となってきます。

　このように脳卒中診療を取り巻く環境は劇的に変化しています。ガイドラインの内容も改定ごとに大きく変わっています。映画のPIRATES of the CARIBBEANでは"pirates' guideline"を「海賊の心得」と訳されていました。ガイドラインのみでは脳卒中は診療できません。脳卒中治療ガイドラインを心得ておいて，個々の症例に応じた診療の中で脳卒中学を包括的に学ぶことができる本書『マスター脳卒中学』を日々の脳卒中診療の中で活用して頂ければと願っています。

熊本市民病院　神経内科

橋本洋一郎

＊　　＊　　＊

　医師になって以来，常に神経症候学のマスター―師匠―であった，田川皓一先生のご指名を頂戴し，本著『マスター脳卒中学』の編集，分担執筆に，これまた私のマスターである橋本洋一郎先生とともに関わらせて頂きました．

　田川先生の脳卒中三部作（『脳卒中の神経症候学』『脳卒中診断学』『脳卒中治療学』）で勉強したのは，もう20数年前の平成0年代．今回出来あがった本著と，久しぶりに紐解いたこの三部作（田川先生まだ40代！）を見比べると，その間の時の流れに唖然といたします．

　何と言っても特記すべきは執筆陣．いずれも当世きっての本邦脳卒中の第一人者を結集しています．まずは三部作にはもはや伝説的なお名前の数々，中には惜しくも鬼籍に入られた方も名を連ねておられます．かたや，当時まだレジデントであったであろうに，堂々執筆陣に加わり，今や学会，地域医療のリーダーとしてご活躍の綺羅星のごとき先生方が，本著においても再び執筆されていることに感銘を受けます．

　その後，『マスター脳卒中学』にも拡散強調画像をはじめとするMRI撮像法の進歩，rt-PA静注療法，血管内治療といった超急性期治療，さらには直接経口抗凝固薬，ストロークユニット，地域連携パス，ガイドライン，と脳卒中治療は大きく様変わりしました．そのような華やかなイノベーションに目を奪われがちですが，実は一方で症候学，診断学，リハビリテーション医学も大きく進歩を遂げ，三部作時代にはなかった症候，疾患概念で本著は埋め尽くされております．

　それにしても本著を改めて見直すに，脳卒中学は一疾患を扱う学問としてはあまりに大きくなりすぎました．もはやこれをわずかな医療者・医学者でカバーすることは不可能であり，多くの知恵と力で，それこそ本著の各項のようにそれぞれがエキスパートとしてその分野を究めて頂く，そうして皆で脳卒中学を支えて行かねばならない，と今更ながらに感じます．

　本著が，現在も第一線でご活躍の先生方の日々の診療に役立つことを，切に希望いたします．また脳卒中学を究めんと欲する若いレジデントの方達にも，是非手に取って頂きたく存じます．そして20数年後，再び本著を思い出して書庫で開いて頂いた時に，古ぼけた知識の数々をご笑覧頂くとともに，平成最後の年における我々編者，執筆者達の脳卒中学への熱い思いが少しでもお伝えできるのであれば，本著にささやかながらお手伝いした者として，これ以上の冥利に尽きることはありません．

済生会熊本病院　神経内科
稲富　雄一郎

執筆者一覧 (五十音順)

相島慎一	佐賀大学医学部病因病態科学講座	64
赤松直樹	国際医療福祉大学医学部神経内科・福岡保健医療学部医学検査学科/福岡山王病院脳神経機能センター神経内科	60
吾郷哲朗	九州大学病院腎・高血圧・脳血管内科	26
浅山 滉	長尾病院リハビリテーション科	73
荒川修治	製鉄記念八幡病院脳血管神経内科	19
井須豊彦	釧路労災病院脳神経外科	50
伊藤康幸	国保水俣市立総合医療センター神経内科	41
稲富雄一郎	済生会熊本病院神経内科	2, 36, 79
井上 亨	福岡大学医学部脳神経外科	10
入江研一	久留米大学医学部脳神経内科	62
岩本直高	帝京大学医学部附属病院脳神経外科	50
植田明彦	熊本大学大学院生命科学研究部脳神経内科学分野	45
上野 真	鹿児島大学大学院医歯学総合研究科リハビリテーション医学	69
大熊壮尚	東海大学医学部付属病院神経内科	43
大里敦子	中村記念病院神経内科	46
岡田 靖	国立病院機構九州医療センター臨床研究センター脳血管・神経内科	67
小川 彰	日本脳卒中学会元理事長　脳卒中ガイドライン委員会前委員長/岩手医科大学理事長	25
小川敏英	鳥取大学医学部病態解析医学講座画像診断治療学分野	27
奥村 謙	済生会熊本病院心臓血管センター　循環器内科	17
加藤徳明	産業医科大学リハビリテーション医学講座	76
鴨打正浩	九州大学大学院医学研究院医療経営・管理学　病態機能内科学	14, 15
河野浩之	杏林大学医学部脳卒中医学教室	42, 48
川村 傑	済生会熊本病院中央放射線部	21
岸 雅彦	東邦大学医療センター佐倉病院脳神経内科	59
北川泰久	東海大学医学部付属八王子病院神経内科	43
北園孝成	九州大学大学院医学研究院病態機能内科学	24
金 景成	日本医科大学千葉北総病院脳神経センター	50
木村和美	日本医科大学大学院医学研究科神経内科学分野	6, 32
木村真人	日本医科大学千葉北総病院メンタルヘルス科	57
蔵本要二	兵庫医科大学脳神経外科	9
黒田淳哉	九州大学大学院医学研究院病態機能内科学	24
後藤勝彌	大田記念病院名誉院長	74
小林祥泰	耕雲堂小林病院/島根大学名誉教授・特任教授	23
小松克也	京都大学医学部脳神経外科	11
才藤栄一	藤田医科大学医学部リハビリテーション医学Ⅰ講座	68
齋藤浩史	亀田総合病院脳神経外科	55
佐伯 覚	産業医科大学リハビリテーション医学講座	76
榊原隆次	東邦大学医療センター佐倉病院脳神経内科	59
佐藤 聡	社会医療法人春回会長崎北病院神経内科	44
佐藤 俊	日本医科大学脳神経外科	65
佐藤秀代	社会医療法人春回会長崎北病院神経内科	44
佐藤正之	三重大学大学院医学系研究科認知症医療学講座	61
篠原祐樹	鳥取大学医学部病態解析医学講座画像診断治療学分野/現　秋田県立脳血管研究センター放射線医学研究部（2019年3月〜新名称：秋田県立循環器・脳脊髄センター）	27
下田健吾	日本医科大学千葉北総病院メンタルヘルス科	57
下堂薗 恵	鹿児島大学大学院医歯学総合研究科リハビリテーション医学	69
下村 怜	広島大学大学院脳神経内科学	16
下山 隆	日本医科大学大学院医学研究科神経内科学分野	32
城倉 健	横浜市立脳卒中・神経脊椎センター	58
瀬戸牧子	社会医療法人春回会長崎北病院神経内科	44
高松和弘	脳神経センター大田記念病院脳神経内科	53
田川皓一	長尾病院高次脳機能センター	52, 54
舘野冬樹	東邦大学医療センター佐倉病院脳神経内科	59
棚橋紀夫	埼玉医科大学国際医療センター神経内科	31
谷脇考恭	久留米大学医学部脳神経内科	62
槌田智美	済生会熊本病院中央放射線部	21
鶴田和仁	潤和会記念病院脳神経センター	29
冨本秀和	三重大学医学部神経内科	37
豊田章宏	独立行政法人労働者健康安全機構中国労災病院治療就労両立支援センター	77
中居真紀子	訪問看護リハビリステーション愛あい	71
長尾毅彦	日本医科大学多摩永山病院脳神経内科	12
中川原譲二	大阪なんばクリニック	28
中島 誠	熊本大学病院脳神経内科	7, 8
永沼雅基	済生会熊本病院神経内科	21
中間達也	国保水俣市立総合医療センター神経内科	41
西 徹	済生会熊本病院脳神経外科/現　桜十字病院脳神経外科	40
西村拓哉	日本医科大学大学院医学研究科神経内科学分野	6
二宮利治	九州大学大学院医学研究院衛生・公衆衛生学分野	20
二宮正樹	産業医科大学リハビリテーション医学講座	76

野尻晋一	熊本機能病院併設介護老人保健施設清雅苑 75	水谷 徹	昭和大学医学部脳神経外科学講座 39
野中 将	福岡大学医学部脳神経外科 10	宮田 元	秋田県立脳血管研究センター脳神経病理学研究部（2019年3月〜新名称：秋田県立循環器・脳脊髄センター）/久留米大学医学部病理学講座 22
橋本洋一郎	熊本市民病院神経内科 3, 13, 18, 35, 41, 47, 49, 78		
長谷川泰弘	聖マリアンナ医科大学脳神経内科 33, 34	宮田隆司	鹿児島大学大学院医歯学総合研究科リハビリテーション医学 69
蜂須賀研二	独立行政法人労働者健康安全機構九州労災病院門司メディカルセンター 70	宮本 享	京都大学医学部脳神経外科 11, 38
波出石 弘	亀田総合病院脳神経外科 55	向野雅彦	藤田医科大学医学部リハビリテーション医学Ⅰ講座 68
平野照之	杏林大学医学部脳卒中医学教室 1, 5	村井保夫	日本医科大学脳神経外科 65
平山和美	山形県立保健医療大学作業療法学科 56, 71	村賀香名子	三重大学医学部脳神経内科/日本医科大学脳神経内科 37
福武敏夫	亀田メディカルセンター脳神経内科 51		
藤井浩美	山形県立保健医療大学作業療法学科 71	目黒祐子	東北医科薬科大学病院リハビリテーション部言語心理部門 56
藤島一郎	浜松市リハビリテーション病院リハビリテーション科 72	森岡基浩	久留米大学医学部脳神経外科 66
舟木健史	京都大学医学部脳神経外科 38	森田明夫	日本医科大学脳神経外科 65
古田芳彦	九州大学大学院医学研究院衛生・公衆衛生学分野 20	藥師寺祐介	佐賀大学医学部内科学講座神経内科 64
星野晴彦	東京都済生会中央病院神経内科・脳卒中センター 30	山口修平	島根大学医学部内科学講座内科学第三 63
		山城重雄	済生会熊本病院脳神経外科 40
細見直永	広島大学大学院脳神経内科学 16	山永裕明	熊本機能病院併設介護老人保健施設清雅苑 75
松尾 龍	九州大学大学院医学研究院医療経営・管理学 病態機能内科学 14, 15	吉川正章	佐賀大学医学部内科学講座神経内科 64
三浦正智	熊本赤十字病院脳神経内科 4, 9	吉村紳一	兵庫医科大学脳神経外科 4, 9

目 次

カラー口絵　iii
編者序　ix
執筆者一覧　xiii

I　脳卒中の超急性期治療

1　脳卒中患者が来院したら—診断，鑑別診断，治療方針の決定，検査計画法—　………[平野照之]　3
　　I　はじめに 3　　II　救急隊から連絡が入ったら 3
　　III　Immediate Stroke Life Support（ISLS）での診察手順 6　　IV　NIHSSを補完する診察のポイント 6
　　V　脳卒中の鑑別診断（stroke mimics and chameleons）7　　VI　検査計画法 8

2　超急性期脳卒中の症候のとらえ方とNIHSS　………………………………………………[稲富雄一郎]　11
　　I　超急性期脳卒中における神経症候の見方 11　　II　神経症候の表現，記載上の注意 11
　　III　主な症候の見方 11　　IV　評価スケール 14

3　一過性神経症状への対応—TIA，TMB，TNA，TGA，TEA，TFNEなど—　……………[橋本洋一郎]　15
　　I　はじめに 15　　II　TIAの定義の変遷 15　　III　TIAの分類 16
　　IV　TIA mimicsとTIA chameleons 16　　V　一過性神経症状への対応 18　　VI　症例提示 19
　　VII　transient monocular blindness（TMB）20　　VIII　一過性全健忘（TGA）20
　　IX　一過性てんかん性健忘（TEA）21　　X　TFNE（amyloid spell）21
　　XI　片頭痛の前兆 21　　XII　一過性神経学的発作（TNA）21
　　XIII　一過性神経症状をきたす注意すべき疾患 22　　XIV　最後に 22

4　rt-PA静注療法と血管内治療の適応の見極めと実際　……………………………………[三浦正智/吉村紳一]　24
　　I　はじめに 24　　II　rt-PA静注療法 24　　III　脳血管内治療（血栓回収療法）26
　　IV　抗凝固療法中患者における再開通療法 30　　V　おわりに 31

5　脳卒中超急性期の画像診断—CTとMRI—　……………………………………………………[平野照之]　33
　　I　はじめに 33　　II　Treatment Related Acute Imaging Target（TRAIT）33
　　III　Large vessel occlusion 33　　IV　Small core 34
　　V　Large core-perfusion mismatch（penumbral marker）38　　VI　Collaterals 40

6　脳卒中超急性期の画像診断—超音波診断—　……………………………………………[西村拓哉/木村和美]　41
　　I　はじめに 41　　II　頸部血管超音波検査 41　　III　経胸壁心エコー図検査（TTE）45
　　IV　経食道心エコー図検査（TEE）45　　V　経口腔頸部血管超音波検査法（TOCU）46
　　VI　経頭蓋ドプラ法（TCD）46　　VII　経頭蓋カラードプラ法（TC-CFI）47
　　VIII　下肢静脈超音波検査 48　　IX　おわりに 48

II　脳卒中の急性期治療

7　治療方針決定のための脳梗塞の病型診断　………………………………………………………[中島　誠]　51
　　I　病型診断の意義 51　　II　脳梗塞の病型分類 51　　III　潜因性脳卒中 51
　　IV　脳梗塞急性期における病型診断の手順 54　　V　複数回MRIの有用性 56

8　急性期脳梗塞の内科的治療　………………………………………………………………………[中島　誠]　58
　　I　はじめに 58　　II　急性期内科的治療の考え方 58　　III　各病型における治療 58
　　IV　その他の脳梗塞 61　　V　病型未同定脳梗塞 61　　VI　全身管理・合併症対策 61

9　急性期脳梗塞の外科的治療と血管内治療　…………………………………[三浦正智/蔵本要二/吉村紳一]　63
　　I　はじめに 63　　II　外科的治療 63　　III　脳血管内治療（血栓回収療法）64　　IV　おわりに 68

10　脳出血の急性期治療　………………………………………………………………………[野中　将/井上　亨]　70
　　I　はじめに 70　　II　保存的加療 70　　III　外科加療 72　　IV　おわりに 74

11　くも膜下出血の急性期治療　………………………………………………………………[小松克也/宮本　享]　76
　　I　診断 76　　II　初期対応 76　　III　脳動脈瘤治療 76　　IV　遅発性脳血管攣縮に対する予防と治療 77
　　V　脳血管攣縮の早期発見 78　　VI　脳血管攣縮の治療 78　　VII　脳血管攣縮時の全身管理 78

III 脳梗塞の慢性期治療

12 抗血小板療法 ....[長尾毅彦] 83
Ⅰ 抗血栓療法の原則 83　Ⅱ 抗血小板療法の適応 83　Ⅲ 経口抗血小板薬 84
Ⅳ 抗血栓薬の併用について 85　Ⅴ 抗血小板薬のモニタリング 85
Ⅵ 抗血小板薬の中和療法 86　Ⅶ おわりに 86

13 抗凝固療法 ....[橋本洋一郎] 88
Ⅰ はじめに 88　Ⅱ 抗凝固療法 88　Ⅲ 脳梗塞急性期のヘパリンとワルファリン 90
Ⅳ DOACによる急性期二次予防 90　Ⅴ DOACによる慢性期二次予防 91
Ⅵ DOACによる二次予防の問題点 93　Ⅶ DOAC使用のためのルール 94
Ⅷ 経口抗凝固薬の処方 95　Ⅸ 最後に 96

IV 一歩踏み込んだリスクファクターの管理　一次予防と二次予防

14 脳卒中のリスクファクター　総論 ....[松尾 龍/鴨打正浩] 101
Ⅰ 脳卒中のリスクファクター 101　Ⅱ 本邦におけるリスクファクターと脳卒中罹患率の時代的推移 103

15 糖尿病 ....[松尾 龍/鴨打正浩] 105
Ⅰ 糖尿病と脳卒中リスク 105　Ⅱ 耐糖能異常と脳卒中リスク 105
Ⅲ 糖尿病の管理と脳卒中発症予防 105

16 脂質異常症―脂質異常症は単独で脳卒中のリスクファクターとなりうるか ....[下村 怜/細見直永] 108
Ⅰ はじめに 108　Ⅱ 脳卒中と脂質異常症 108　Ⅲ 一次予防 108　Ⅳ 二次予防 109
Ⅴ 急性期脳梗塞患者に対するスタチンによる脂質管理 109　Ⅵ スタチンのリスク 111
Ⅶ スタチン内服中の脳梗塞発症 111　Ⅷ スタチン以外の脂質異常低下薬 111　Ⅸ おわりに 112

17 心房細動 ....[奥村 謙] 113
Ⅰ はじめに 113　Ⅱ 心房細動の分類 113　Ⅲ 心房細動の症状と治療戦略 113
Ⅳ 心房細動の生命予後への影響 115　Ⅴ 心原性脳塞栓症の塞栓源としての心房細動 115
Ⅵ 血栓塞栓症の予防 116

18 喫煙 ....[橋本洋一郎] 120
Ⅰ はじめに 120　Ⅱ 欧米の報告 120　Ⅲ わが国の報告 120　Ⅳ 受動喫煙 121
Ⅴ 他の危険因子との相乗効果 122　Ⅵ 禁煙の効果 122　Ⅶ Smoker's paradox 122
Ⅷ 喫煙と認知症 122　Ⅸ 脳卒中後の喫煙 123　Ⅹ 非燃焼・加熱式タバコ 123
ⅩⅠ 5Aアプローチと行動変容ステージモデル 123　ⅩⅡ 禁煙支援 124　ⅩⅢ おわりに 125

V 脳卒中の基礎知識

19 脳卒中の概念と分類 ....[荒川修治] 131
Ⅰ 脳卒中の概念と分類 131　Ⅱ NINDS分類 131　Ⅲ TOAST分類 132
Ⅳ 塞栓源不明脳塞栓症（ESUS）133

20 脳卒中の臨床疫学―久山町研究― ....[古田芳彦/二宮利治] 135
Ⅰ はじめに 135　Ⅱ 脳卒中と危険因子の時代的推移 135　Ⅲ 危険因子と脳卒中発症との関連 138
Ⅳ そのほかの脳卒中発症の危険因子やバイオマーカー 140　Ⅴ おわりに 140

21 脳卒中を理解するための神経解剖学 ....[永沼雅基/川村 傑/槌田智美] 142
Ⅰ はじめに 142　Ⅱ 大脳皮質の神経解剖 142

22 脳卒中の病理 ....[宮田 元] 151
Ⅰ はじめに 151　Ⅱ 脳出血 151　Ⅲ くも膜下出血 154　Ⅳ 脳動静脈奇形からの頭蓋内出血 155
Ⅴ 脳梗塞（brain infarct）158　Ⅵ 二次変性 163　Ⅶ おわりに 164

23 脳卒中データバンク ....[小林祥泰] 166
Ⅰ 脳卒中データバンク構築の経緯 166
Ⅱ 脳卒中データバンクにより明らかになった日本の脳卒中の特徴 168
Ⅲ 今後の脳卒中データバンクの在り方 170

24 Fukuoka Stroke Registry　［黒田淳哉/北園孝成］　172
　I　はじめに 172　　II　FSR の概要 172　　III　危険因子と脳梗塞急性期病態 172
　IV　脳梗塞の再発リスクスコア 175　　V　環境因子と脳卒中 176
　VI　脳梗塞バイオマーカー探索研究（REBIOS）176　　VII　おわりに 178

25 「脳卒中治療ガイドライン2015」の目指すもの　［小川　彰］　179
　I　はじめに 179　　II　脳卒中治療ガイドライン発刊の意義 179　　III　委員会および委員構成 181
　IV　2015年版作成のための論文検索 181　　V　新たなエビデンスレベルと推奨グレード分類 181
　VI　ガイドラインの透明性と中立性 181　　VII　「追補2017」について 181
　VIII　目次構成と特徴的な点，「追補」での変更点 182
　IX　脳卒中に関する様々なスケール・スコア・評価法など 182　　X　さいごに 182

26 脳卒中と遺伝子　［吾郷哲朗］　183
　I　はじめに 183　　II　単一遺伝子異常による脳血管疾患 183
　III　ゲノムワイド関連解析（GWAS）が明らかにした脳血管障害関連遺伝子 185
　IV　おわりに 186

27 脳卒中の画像診断　［篠原祐樹/小川敏英］　188
　I　脳梗塞 188　　II　脳出血 190　　III　くも膜下出血 193

28 脳の機能画像—PET や SPECT で何がわかるか—　［中川原譲二］　197
　I　はじめに 197　　II　chronic misery perfusion 198　　III　acute misery perfusion 199
　IV　long-standing misery perfusion 201　　V　まとめ 202

29 脳卒中の神経生理学　［鶴田和仁］　205
　I　脳卒中による中枢神経機能の変化 205　　II　脳機能評価の神経生理学的手法 205
　III　損傷された神経機構の回復過程 206　　IV　非侵襲的脳刺激（NIBS）207　　V　BMI　BCI 210

VI　臨床病型からみた脳梗塞の治療と二次予防

30 心原性脳塞栓症　［星野晴彦］　215
　I　心原性脳塞栓症には心房細動以外もある 215

31 アテローム血栓性脳梗塞　［棚橋紀夫］　220
　I　急性期治療 220　　II　再発予防 222

32 ラクナ梗塞　［下山　隆/木村和美］　224
　I　はじめに 224　　II　超急性期ラクナ梗塞に対する rt-PA 静注療法 224　　III　急性期抗血小板療法 225
　IV　抗血小板療法による二次予防 225　　V　危険因子管理 226　　VI　おわりに 227

33 一過性脳虚血発作　［長谷川泰弘］　229
　I　TIA の定義 229　　II　TIA/脳梗塞疑い例の初療 230　　III　治療 231　　IV　おわりに 232

34 潜因性脳梗塞と塞栓源不明脳塞栓症　［長谷川泰弘］　233
　I　潜因性脳梗塞 233　　II　塞栓源不明の脳塞栓症（ESUS）235

35 眼虚血症候群　［橋本洋一郎］　238
　I　はじめに 238　　II　一過性黒内障 238　　III　網膜動脈閉塞症（RAO）239
　IV　虚血性視神経症（ION）239　　V　網膜静脈閉塞症（RVO）240
　VI　venous stasis retinopathy と ischemic oculopathy 240　　VII　検査 242　　VIII　最後に 242

VII　"Uncommon" 脳卒中学

36 "Uncommon" 脳卒中学　総論　［稲富雄一郎］　247
　I　はじめに 247　　II　血管症 247　　III　塞栓症 250　　IV　血行力学性 251

37 脳アミロイド血管症　［村賀香名子/冨本秀和］　253
　I　はじめに 253　　II　疫学 253　　III　病態 253　　IV　病理・分類 254
　V　臨床的特徴 255　　VI　検査 256　　VII　診断基準 356　　VIII　治療 257

38 もやもや病　［舟木健史/宮本　享］　259
　I　疾患概念 259　　II　診断基準 259　　III　病態 260　　IV　臨床像 261　　V　画像診断 262
　VI　虚血型に対する治療 262　　VII　出血型に対する再出血予防治療 264

39 脳動脈解離 ……………………………………………………………………………[水谷　徹] 266
I はじめに 266　II 疫学 266　III 画像所見と診断 267
IV 発生，自然修復と病理所見 269　V 治療 271

40 脳動静脈奇形と脳動静脈瘻 ……………………………………………[山城重雄／西　徹] 274
I 脳動静脈奇形（AVM）274　II 硬膜動静脈瘻（dAVF）279
III pial arteriovenous fistula（pial AVF）285

41 脳静脈血栓症 ………………………………………………[伊藤康幸／中間達也／橋本洋一郎] 288
I はじめに 288　II 疫学 288　III 原因，危険因子 288　IV 症候 289
V 検査 296　VI 治療 298　VII 予後 299　VIII おわりに 299

42 奇異性脳塞栓症 ……………………………………………………………………[河野浩之] 302
I 奇異性脳塞栓症とは 302　II 卵円孔開存 302　III 右左シャントの診断 302
IV 塞栓源としての静脈系血栓の診断 303　V 卵円孔開存による奇異性脳塞栓症の治療 304
VI 肺動静脈瘻 305　VII platypnea-orthodeoxia syndrome 306　VIII おわりに 306

43 抗リン脂質抗体症候群 ……………………………………………………[大熊壮尚／北川泰久] 308
I はじめに 308　II 疫学 308　III 抗リン脂質抗体 308　IV 病態生理 309
V 臨床症状 309　VI 鑑別診断 311　VII 治療 311　VIII おわりに 311

44 悪性腫瘍と脳血管障害 ……………………………………………[佐藤　聡／佐藤秀代／瀬戸牧子] 313
I はじめに 313　II 自験例 313　III Trousseau 症候群 315　IV まとめ 316

45 CADASIL と CARASIL ……………………………………………………………[植田明彦] 318
I CADASIL の診断 318　II CADASIL の治療 320　III CARASIL 321

46 一過性全健忘 ………………………………………………………………………[大里敦子] 323
I はじめに 323　II TGA の概念と定義 323　III 疫学的側面 323　IV 発症誘因 323
V 危険因子 323　VI 発症機序 324　VII 診断基準 325　VIII 神経心理学的所見 325
IX 治療と予後 325　X 鑑別診断 325

47 片頭痛と脳卒中 ……………………………………………………………………[橋本洋一郎] 328
I はじめに 328　II 片頭痛性脳梗塞 328　III 片頭痛と脳梗塞 328　IV ガイドライン 329
V 片頭痛と出血性脳卒中 329　VI 片頭痛と虚血性心疾患 330　VII 片頭痛と心血管危険因子 330
VIII 片頭痛発作頻度と脳梗塞 330　IX 片頭痛と大脳白質病変 331　X 片頭痛における脳梗塞の原因 331
XI 卵円孔開存閉鎖術 333　XII 片頭痛患者での脳卒中の予防対策 334　XIII おわりに 335

48 後部可逆性脳症症候群 ……………………………………………………………[河野浩之] 337
I はじめに 337　II PRES の特徴 337　III 脊髄病変を伴う PRES 339
IV 病態 340　V 治療 340　VI まとめ 341

49 可逆性脳血管攣縮症候群（RCVS） ………………………………………………[橋本洋一郎] 342
I はじめに 342　II 雷鳴頭痛 342　III RCVS の診断 343　IV 原因不明の雷鳴頭痛 344
V 病態生理 346　VI 治療 346　VII 予後 347　VIII 雷鳴頭痛のない RCVS 347　IX 最後に 347

50 脊髄血管障害 ……………………………………………………[岩本直高／金　景成／井須豊彦] 349
I はじめに 349　II 脊髄血管解剖 349　III 脊髄血管障害 350　IV おわりに 357

VIII 脳卒中症候学

51 脳卒中の症候と診かた ……………………………………………………………[福武敏夫] 361
I はじめに 361　II ミラー・フィッシャーの足跡をたどって 361
III 非典型的脳梗塞（"Stroke chameleons"）363
IV 脳卒中と間違われやすい疾患・病態（"Stroke mimics"）364
V 脳卒中の慢性期 364　VI おわりに 365

52 脳梗塞の臨床—大脳半球の血管閉塞症候群— ……………………………………[田川皓一] 366
I はじめに 366　II 脳梗塞を理解するための基礎的事項 366　III 脳梗塞の臨床 369

53 脳梗塞の臨床—脳幹と小脳の血管閉塞症候群— …………………………………[高松和弘] 399
I 小脳 399　II 脳幹 399

54 脳出血の臨床 ……[田川皓一] 404
　Ⅰ はじめに 404　Ⅱ 脳出血とは 404　Ⅲ 脳出血の臨床統計 405　Ⅳ 脳出血の臨床像 405
　Ⅴ 被殻出血 407　Ⅵ 視床出血 409　Ⅶ 橋出血 413　Ⅷ 小脳出血 413
　Ⅸ 尾状核出血 413　Ⅹ 皮質下出血 416

55 くも膜下出血の臨床 ……[齋藤浩史/波出石 弘] 431
　Ⅰ はじめに 431　Ⅱ 症状・診断 431　Ⅲ 治療方法 432　Ⅳ 脳血管攣縮 435
　Ⅴ 正常圧水頭症 436　Ⅵ おわりに 436

56 脳卒中と精神症状 ……[平山和美/目黒祐子] 438
　Ⅰ はじめに 438　Ⅱ 精神病性障害一般 438　Ⅲ 妄想性誤認症候群 439
　Ⅳ 脳幹病変による精神病性障害 441

57 脳卒中後うつとアパシー ……[下田健吾/木村真人] 443
　Ⅰ はじめに 443　Ⅱ 脳卒中後うつ病（PSD） 443　Ⅲ 脳卒中後アパシー 445　Ⅳ おわりに 446

58 脳卒中とめまい ……[城倉 健] 448
　Ⅰ はじめに 448　Ⅱ 脳幹の脳卒中によるめまい 448　Ⅲ 小脳の脳卒中によるめまい 450

59 脳卒中と排尿障害 ……[榊原隆次/舘野冬樹/岸 雅彦] 452
　Ⅰ 概要 452　Ⅱ はじめに 452　Ⅲ 脳卒中と排尿障害の関連 452
　Ⅳ 排尿障害を含めた症状・検査（大脳半球および脳幹の脳卒中） 452
　Ⅴ 脳卒中における排尿障害の病態生理（大脳半球および脳幹の脳卒中） 453
　Ⅵ 排尿障害を含めた症状・検査・病態生理（白質型多発性脳梗塞） 454
　Ⅶ 脳卒中における排尿障害の治療 455　Ⅷ おわりに 455

60 脳卒中とてんかん ……[赤松直樹] 458
　Ⅰ 要旨 458　Ⅱ はじめに 458　Ⅲ てんかん発作とてんかん 458
　Ⅳ 脳卒中後早期てんかん発作と後期てんかん発作 458
　Ⅴ てんかんの新しい分類—2017ILAE 分類— 458　Ⅵ 脳卒中後てんかん頻度の疫学 459
　Ⅶ 脳卒中後てんかん予測因子 459　Ⅷ 脳卒中後てんかんと脳波 460
　Ⅸ 非けいれん性てんかん重積状態 460　Ⅹ 治療 460

61 血管性認知症 ……[佐藤正之] 462
　Ⅰ 概念と疫学 462　Ⅱ 血管性認知症の診断の多様性 462　Ⅲ 分類 463
　Ⅳ 皮質下血管性認知症の症状 464　Ⅴ 血管性認知症の原因と病態 464
　Ⅵ 小血管病の微小出血と皮質微小梗塞 468
　Ⅶ 血管性認知症の治療 468　Ⅷ おわりに 469

62 血管性パーキンソニズム ……[入江研一/谷脇考恭] 471
　Ⅰ 歴史，概念 471　Ⅱ 疫学，頻度 471　Ⅲ 検査 471　Ⅳ 診断基準 474　Ⅴ 症候，治療 474

Ⅸ 無症候性病変と脳ドック

63 無症候性脳梗塞にはどう対応するか ……[山口修平] 477
　Ⅰ 無症候性脳梗塞の定義 477　Ⅱ 無症候性脳梗塞の画像診断 477
　Ⅲ 無症候性脳梗塞の予後 478　Ⅳ 認知機能との関連 478　Ⅴ 無症候性脳梗塞の危険因子 479
　Ⅵ 無症候性脳梗塞への対応 479　Ⅶ おわりに 480

64 無症候性脳出血と微小脳出血の臨床的意義 ……[藥師寺祐介/吉川正章/相島慎一] 482
　Ⅰ はじめに 482　Ⅱ 磁化率変化を強調する MRI 画像 482
　Ⅲ 無症候性脳出血と微小脳出血の用語について 482
　Ⅳ 陳旧性無症候性脳出血 482　Ⅴ 微小脳出血 483　Ⅵ おわりに 488

65 未破裂の脳動脈瘤にはどう対処するか ……[村井保夫/佐藤 俊/森田明夫] 490
　Ⅰ 緒言 490　Ⅱ 治療適応の判断 490　Ⅲ 治療方法の選択 492
　Ⅳ 血管内治療と外科治療の治療成績以外の比較 493　Ⅴ 経過観察 493

66 無症候性脳動脈狭窄にどう対処するか ……[森岡基浩] 495
　Ⅰ 内頸動脈狭窄症 495　Ⅱ 頭蓋内動脈狭窄症 497　Ⅲ 内科治療薬とまとめ 499

67 脳ドック ……[岡田 靖] 500
  I 脳ドックの歴史と日本脳ドック学会 500　II 脳ドックガイドラインと脳ドックの施設認定 500
  III 脳ドックの未破裂脳動脈瘤（非破裂脳動脈瘤）の検出率，破裂率，手術率 500
  IV 脳ドック施設アンケート調査にみる検査機器，検査項目の変化 501
  V これからの脳ドックに向けて 502

X　リハビリテーション

68 脳卒中リハビリテーションの基本的な考え方 ……[向野雅彦/才藤栄一] 505
  I はじめに 505　II 活動機能構造連関 505　III 支援システム 506　IV 治療的学習 506
  V 治療の時期依存性 507　VI まとめ 508

69 脳卒中リハビリテーションにおける機能評価と予後の予測 ……[上野 真/宮田隆司/下堂薗 恵] 509
  I はじめに 509　II 障害レベル 509　III 評価と実施時の注意点 509
  IV 初診時評価の流れと各項目の概要 510　V 評価法（各論）511
  VI 予後予測 514　VII おわりに 515

70 脳卒中の理学療法：免荷式トレッドミル歩行訓練とロボット支援歩行訓練 ……[蜂須賀研二] 516
  I はじめに 516　II 理学療法 516　III 免荷式トレッドミル歩行訓練 517
  IV ロボット支援歩行訓練 518　V まとめ 520

71 脳卒中の作業療法 ……[中居真紀子/藤井浩美/平山和美] 521
  I はじめに 521　II 機能訓練 521　III 利き手交換 522　IV 自助具の使用 522
  V 日常生活動作訓練・手段的日常生活活動訓練 524　VI 自宅復帰の準備 525

72 脳卒中の摂食嚥下障害とその治療 ……[藤島一郎] 526
  I 偽性球麻痺 526　II 一側性大脳病変による嚥下障害 527　III 球麻痺 528
  IV リハビリテーションとその他の治療 529

73 脳卒中後の四肢痙性に対する学際的アプローチ ……[浅山 滉] 531
  I はじめに 531　II 脳卒中片麻痺患者の痙性を伴う患側下肢へのアプローチ 531
  III 痙性四肢麻痺 533

74 脳卒中を生き延びる（脳卒中診療における心のケア） ……[後藤勝彌] 536
  I はじめに 536　II 脳卒中診療で医師―患者関係の両側に起こる激烈な感情 537
  III '…and Do No Harm.' の要点 539
  IV Grieving Over Complications Associated with Neuro-Endovascular Treatment の要点 540
  V 医師―患者関係とインフォームド・コンセント 544　VI おわりに 544

75 社会復帰へ向けての社会資源の活用 ……[山永裕明/野尻晋一] 546
  I はじめに 546　II 回復期リハビリ病棟入院中に活用する社会資源 546
  III 通所リハビリの生活行為向上リハビリを利用した社会復帰の事例 546　IV おわりに 550

76 脳卒中後遺症と車の運転 ……[加藤徳明/二宮正樹/佐伯 覚] 553
  I はじめに 553　II 運転再開の手順 553　III 具体的な注意点・対応 556　IV まとめ 558

77 治療と職業生活の両立支援ガイドラインについて ……[豊田章宏] 559
  I 治療と職業生活の両立支援とは 559　II ガイドラインの概要と今後の流れ 560
  III 職場復帰と脳卒中診療体制の現状 561　IV 今後の課題 562

78 熊本地区における脳卒中医療連携 ……[橋本洋一郎] 564
  I はじめに 564　II 脳卒中診療ネットワークの構築 564
  III 脳卒中地域連携クリティカルパス 566　IV 2010年代の取り組み 569　V 最後に 569

79 災害時の脳卒中医療―熊本地震を経験して学んだこと― ……[稲富雄一郎] 571
  I はじめに 571　II 2016年熊本地震の概要と当院の状況 571　III 調査方法 571
  IV 結果，検討 1. 虚血性脳卒中 574　V 結果，検討 2. けいれん 574　VI 考察 574

索引　577

I 脳卒中の超急性期治療

1. 脳卒中患者が来院したら
   ―診断，鑑別診断，治療方針の決定，検査計画法―
2. 超急性期脳卒中の症候のとらえ方とNIHSS
3. 一過性神経症状への対応
   ―TIA, TMB, TNA, TGA, TEA, TFNE など―
4. rt-PA 静注療法と血管内治療の適応の見極めと実際
5. 脳卒中超急性期の画像診断―CT と MRI―
6. 脳卒中超急性期の画像診断―超音波診断―

1 脳卒中患者が来院したら ―診断,鑑別診断,治療方針の決定,検査計画法―

平野 照之 [杏林大学医学部脳卒中医学教室]

I はじめに

脳卒中の超急性期治療は時間との闘いである。"Time lost is brain lost" と表現されるように,脳細胞の障害は刻一刻と進行し,死に至った脳細胞は元に戻すことはできない。裏をかえせば,脳卒中の治療は早ければ早いほど有効性が高いとも言える。虚血性脳卒中を治療するには,「脳卒中治療ガイドライン2017年追補版」でグレードA推奨,すなわち適応を満たす症例には必ず試みるべきとされた recombinant tissue plasminogen activator (rt-PA) 静注療法と血栓回収療法がある。どちらも虚血組織への血流再開を目指す治療であり,それぞれ発症からの治療開始時間 (onset-to-needle 時間,OTN)[1],有効再開通までの所要時間 (onset-to-reperfusion 時間,OTR)[2]が短いことは良好な転帰に大きく関与する。

米国心臓協会/米国脳卒中協会が提唱する Stroke Chain of Survival (8Dアプローチ)[3]には,病院前から院内の対応までが総合的に取り上げられ,市民啓発や救急隊との連携構築の重要性が指摘されている(図1)。日本でも日本脳卒中協会では FAST (face, arm, speech and time) キャンペーンを展開し,各地域のメディカルコントロール協議会は,病院前救急搬送体制の整備に力を注いでいる。近年は急性大血管閉塞 (emergent large vessel occlusion, ELVO) 例を救急隊が現場で見極め,血栓回収療法に対応できる包括的脳卒中センターへバイパス搬送するための病院前脳卒中スケールも種々開発されている(表1)[4]。

さて脳卒中センターでは,救急外来における診療のワークフローを整備しておくことが必要である。超急性期治療の成否はOTN,OTRの短縮にかかっており,常に時間を意識した動きが求められる。

Detection	患者または発見者が脳卒中の症候と認識
Dispatch	救急車の要請,脳卒中疑い例に優先的に出動
Delivery	トリアージ,適切な脳卒中専門施設へ事前連絡をして搬送
Door	救急外来でのトリアージと初療
Data	脳卒中チームの招聘,画像検査,血液検査
Decision	診断と治療法の決定,患者・家族へのIC
Drug (& Device)	治療薬 (rt-PA) 投与,脳血管内治療
Disposition	Stroke Unit あるいは ICU への収容,または転院搬送

図1 8Dアプローチ
　米国心臓協会/米国脳卒中協会のガイドラインに示される重要な要素。脳梗塞急性期治療に関わる8つのDが遅滞なく実施できれば,急性期治療の質が向上する。IC: informed consent, ICU: intensive care unit.

II 救急隊から連絡が入ったら

1 来院前

来院する前に必要な情報をできるだけ事前に得ることが重要である。来院前に患者カルテを作成し,画像診断と採血のオーダーを行っておく。我々の施設では図2に示すチェックシートを常に携帯し,救急隊からのホットラインを受けた時点で,過不足なく臨床情報を収集できるよう工夫している。最終未発症確認時刻,症状からELVOの可能性を探り,抗血栓薬など常用薬の情報に加え,代諾者の同伴を依頼する。急性血行再建の適応が考えられる場合は,救急車内で(到着直後から点滴ライン確保,体重測定ができるように)搬送中に可能な限り脱衣を済ませておくよう指示している。

表1 急性大血管閉塞例を見極めるための病院前評価スケール

救急隊が現場で血栓回収療法の適応例を見極めるために開発された代表的なものを示す。いずれも皮質症状の評価を加えている。

Name of scale	Components	Score (cut-off)	感度	特異度
3-items stroke scale (3I-SS)	意識レベル 眼球偏倚 運動：上肢，下肢	0-6 (>4)	0.67	0.92
Los Angeles Motor Scale (LAMS)	顔面麻痺 腕の麻痺 握力	0-5 (>4)	0.81	0.89
Texas Stroke Intervention Prehospital Stroke Scale (TSI-PSS or LEGS score)	下肢の脱力（L） 視野（E） 眼球偏倚（G） 構音障害/言語障害（S）	0-16 (>4)	0.66	0.76
Rapid Arterial Occlusions Evaluation Scale (RACE)	顔面麻痺 運動：上肢，下肢 眼球偏倚 無視	0-9 (>5)	0.85	0.68

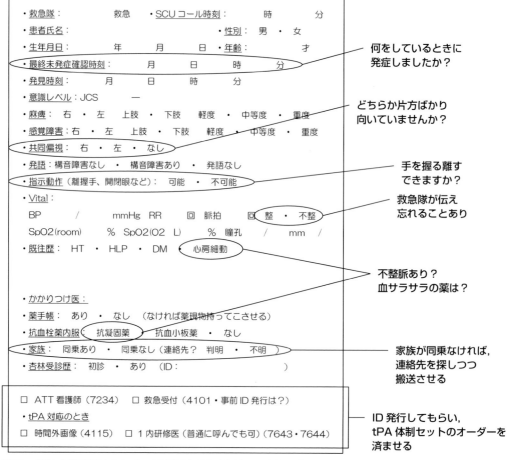

図2 杏林大学脳卒中センターで使用しているチェックシート

救急隊からホットラインを受けた時点で、必要な情報を得るよう工夫している。SCU：stroke care unit, JCS：Japan Coma Scale, ATT：advanced triage team。

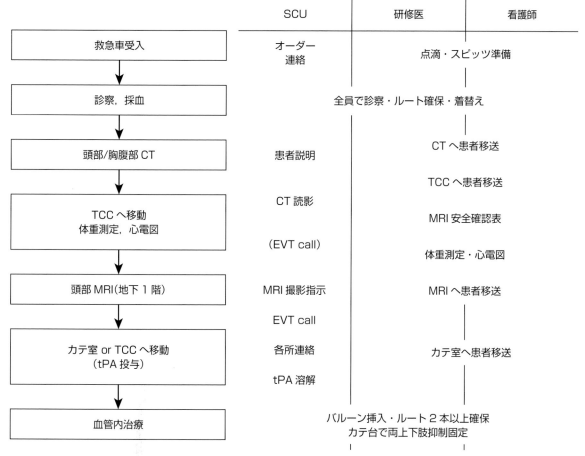

図3 救急車到着から血栓回収療法までのワークフロー（杏林大学脳卒中センター）
最短で治療が開始できるよう，脳卒中センター医師（SCU），研修医，看護師の役割分担と患者動線を明示している。TCC：trauma and critical care（三次救急初療室），EVT：endovascular team（脳血管内治療チーム）。

2 救急車到着後から画像検査まで

Door-to-needle（DTN）短縮のため救急車から直接CT室へ搬入することが理想である。救急車到着と同時に患者に接触し，脈拍と呼吸の有無を確認する。呼びかけによる患者の反応から意識レベルを確認する。眼位の評価は重要であり，共同偏倚があればELVOの可能性が高まる。さらに簡単に麻痺の状態を評価する。National Institutes of Health Stroke Scale（NIHSS）スコア[5]の評価は，ストレッチャーで患者を搬送している間にも実施可能である。

大切なことは，来院までに得た情報から血栓回収療法の適応となるELVO，あるいは発症4.5時間以内のrt-PA静注療法の適応が考えられれば，できる限り人員を動員し，採血，点滴ルート確保，着替えを同時進行で行うことである。治療までの時間を意識し，研修医や看護師とも連携をとって無駄のない動線で進めていく（図3）。

3 画像評価から治療決定まで

日本では画像検査としてMRIを用いる施設が多いが，時間短縮を考えると圧倒的にCTが有利である。当院では，救急外来に設置されている320列CTを利用し，頭部単純CTにて出血が除外されれば，そのまま全身スキャンを行って大動脈解離を除外している。ここでrt-PA静注療法の適応を見極め，その場で体重測定を行い，MRI室へと移動する。その間に家族説明を行い，血栓回収療法を含めて急性血行再建療法の承諾を得る。

MRIを撮影する場合も，脳卒中プロトコールを事前に作成し撮影シークエンスも必要最低限のセットに絞る。撮影の順番も重要であり，当院では，拡散強調画像（diffusion-weighted image, DWI），MR血管造影（MR angiography, MRA），T2*強調画像，FLAIRの順番で撮影している。DWIとMRAが終わった時点で，血栓回収療法の適応（内頸動脈，中大脳動脈M1部，椎骨動脈，脳底動脈の閉塞）[6]があれば，ただちに血管

造影室の準備を始める。

採血データについては，rt-PA 適応判断に必要な最低限の項目を別検体として提出する．血小板数，クレアチニン，プロトロンビン時間の結果が判明した時点で MRI 検査を（シークエンス途中であっても）終了し，そのまま治療に移る．時間短縮を考えれば，コアグチェック®などの Point Of Care Testing（POCT）製品や血液ガス分析装置から得られたデータでの代替も妥当である．

III Immediate Stroke Life Support(ISLS)での診察手順

救急外来における脳卒中診療アルゴリズムとして，日本神経救急学会と日本救急医学会の監修のもと ISLS コースが開発されている[7]．適切な救急処置と早期診断，病態別の適切な治療を早期に開始するために診察手順のポイントが示されている（図4）．頻度は少ないが，意識障害で三次救急外来に搬入される ELVO 例についても，鍵となる所見を見落とさず治療に結びつけることが求められる．

① 気道の評価

最初に気道が確保されているかを確認する．口腔内異物や分泌物を認めた場合は異物除去，吸引を行う．舌根沈下があればエアウェイを挿入し，重症であれば気管挿管を行う．

② 呼吸の評価

血中酸素飽和度（SpO_2），呼吸回数，呼吸の深さ，呼吸リズムを評価する．血液ガス分析を行い，pH，動脈血酸素分圧（PaO_2），二酸化炭素分圧（$PaCO_2$）を確認する．PaO_2 90 mmHg 未満の場合，酸素を投与し SpO_2 95％以上を維持する．酸素を投与しても十分な酸素化が得られなければ人工呼吸管理が必要となる．

③ 循環の評価

心電図モニターを装着し，脈拍数と不整脈の有無を確認し，血圧を測定し循環動態を評価する．この際，脈拍や血圧の左右差に注目し，ピットフォールとなりやすい大動脈解離のサインを見逃さないよう心がける．心臓と頸部の聴診は欠かさず行い，心雑音や血管雑音の存在を評価する．12 誘導心電図をとる．

④ 大まかな神経学的評価

瞳孔不同，顔面麻痺，構音障害の有無，片麻痺の有無を確認する．失語と半側空間無視は急性期によく経験する高次脳機能障害である．右半球病変による左空間無視がよく知られるが，左半球病変では失語とともに右空間無視もよく経験する．無視側から呼びかけても視線は対側を向き，いっこうに視線が合うことがない．これは ELVO を示唆する重要な所見である．

⑤ NIHSS

脳卒中急性期に，診察のみに貴重な時間を費やすことはできないため，脳卒中特有な症状に重点をおいた診察手順として NIHSS を用いる．詳細は次項に譲るが，脳卒中の重症度を客観的に評価する全世界共通の指標である．

IV NIHSS を補完する診察のポイント

① 運動麻痺

急性発症の片麻痺は，脳卒中を疑う重要なサインである．軽度の麻痺は上肢では Barré 徴候やくぼみ手徴候，第 5 指徴候，下肢では Mingazzini テストで検出する．臥位で一側の下肢が外旋位をとれば，その下肢に麻痺がある可能性を疑う．

② 顔面麻痺

顔面神経核より中枢側の錐体路障害では中枢性顔面神経麻痺を呈する．上部顔面筋が保たれることが中枢性麻痺の特徴であり，ポイントは額のしわ寄せができるか，眼をつむれるか，である．また，瞼裂の左右差は Horner 徴候（発汗低下，縮瞳，眼球陥凹）の部分徴候であることも少なくない．内頸動脈閉塞による ELVO 例で頻度の高い所見であり，見逃さないように注意する．

③ 感覚障害

急性発症の一側の感覚障害は，脳卒中の可能性を疑う．視床より高位の病巣ではすべての感覚要素が障害されることが多いが，脳幹や脊髄病変では解離性感覚障害（温痛覚と触覚で程度が異なる）を呈する．

④ 視力低下，視野欠損

一側眼での急性発症の視力低下や視野障害は，眼虚血症候群を疑う．同側の内頸動脈病変や塞栓源心疾患が原因となる．両眼であれば，同名半盲か否かが重要である．後頭葉，外側膝状体，視放線（頭頂葉，側頭葉）の障害で生じる．

⑤ 小脳失調，めまい

失調性歩行障害，失調性構音障害，四肢失調，体幹失調，眼振，めまいを評価する．めまい単独が脳梗塞で生じることは少なく，構音障害，感覚障害，脳神経症候，注視方向性眼振などを合併する．

⑥ 反射

左右差がある場合は病的意義がある．Babinski 徴候，Chaddock 反射は錐体路障害に感度，特異度が高いので救急の現場でも有用とされる．

⑦ 高次脳機能障害

失語，半側空間無視，病態失認，失行，Gerstmann 症候群などが生じる．

失語は，意識障害の程度に比し，発語困難，理解不

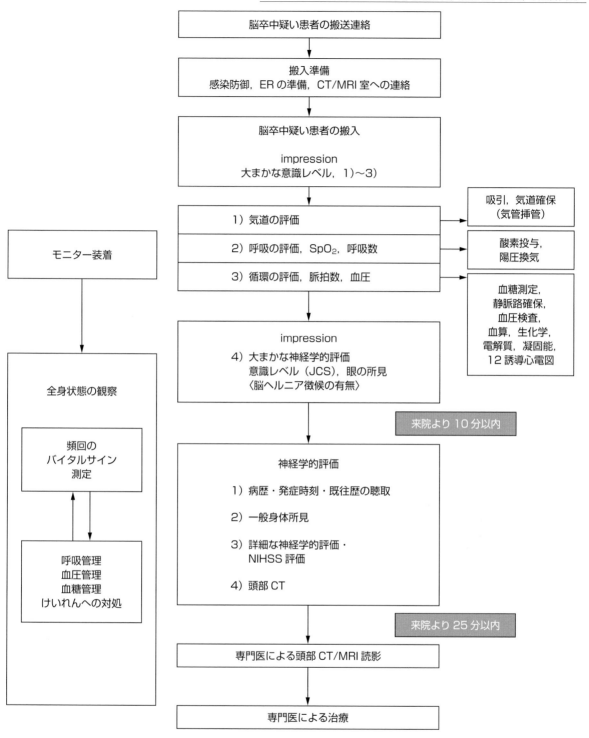

ER：緊急救命室，MRI：磁気共鳴画像，SpO₂：酸素飽和度
図4 脳卒中初期診療（ISLS）アルゴリズム

良の場合に疑い，自発語，言語理解，復唱，呼称を検査する。前述した半側空間無視は左空間への無視が有名であるが，右空間への無視も急性期にはよく経験する。聴診器など紐状のものを見せて中央を指差させる手技が，スクリーニングとして頻用される。

V 脳卒中の鑑別診断（stroke mimics and chameleons）

脳卒中の初期診療で鑑別すべき疾患は多数あり，見

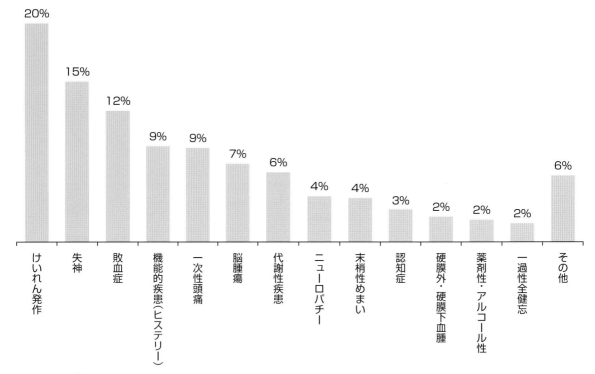

図5 よく遭遇するstroke mimics
脳卒中に類似した症候を呈する代表的な疾患を示す。(文献9より引用)

逃しのないように系統立てて鑑別を進める。過去の報告によると，rt-PA静注療法を施行した患者で脳卒中以外の疾患（stroke mimics）と最終診断された症例は1.4〜10.4%と報告されている[8]。頻度の高い疾患を図5に示す[9]。血栓回収療法の適応決定はELVOの確認に基づいて行われるstroke mimicsは自動的に除外される。しかし，rt-PAは脳血管評価を行わずとも投与可能であり注意が必要である。stroke mimics例へのrt-PA投与は症候性頭蓋内出血を起こさず，転帰にも悪影響を与えない[10]とされているものの，可能な限りこれらを除外する。

一方，救急脳卒中でありながら他の疾患と見誤ることもあり，これをstroke chameleonsと称する[9]。救急外来では，このような偽陰性症例（false-negative cases, under diagnosis）にも2〜26%の頻度で遭遇する[11]。表2に病歴聴取と身体診察における鑑別のポイントを示す。

VI 検査計画法

神経症候から脳梗塞と脳出血を区別することは不可能であり，CTまたはMRIによる画像診断は必須である。また現在は，血栓回収療法を念頭にMRA，CTAによるELVOの確認も必須である。CTとMRIのどちらを優先するかは，施設の状況によって異なる。我々の施設では，救急外来の構造とCT，MRIの配置から単純CTとMRIを組み合わせたシステムを採用している。この場合，OTNの短縮を考えればCT撮影時点でrt-PAを投与しながらMRIを撮影し，MRAでELVOを確認次第，血栓回収療法に移行するのが理想である。

CTのみを用いる場合，ELVOの見極めにCTAの追加が求められる。OTRの短縮を考えるとmultimodality CTの活用は理にかなった手順であり，4D-CTAから側副血行，CT灌流画像から救済可能組織の有無を判断する先進施設もある。最初からMRIが遅滞なく実施できる場合は，事前に作成したDWIとMRAを中心とした脳卒中プロトコールで必要最低限の検査で治療に移る。

忘れてはいけないrt-PA静注療法のピットフォールとして，胸部大動脈解離による脳梗塞がある。左麻痺をきたすことが多く，血圧の左右差，症候に比して低い血圧，D-dimer高値など[12]から本症を疑う。頸動脈エコーで総頸動脈flapの有無を検索し，胸部造影CTで診断を確定する。

前述したstroke mimicsとstroke chameleonsの鑑別のため，救急外来で実施する検査として，血漿浸透圧，ビタミンB1，乱用薬物検出キット（トライエージ®），アンモニア，電解質，甲状腺ホルモン，髄液検査，脳波，各種培養が挙げられる。急性血行再建の適応ではなかった例，また治療が終了した例について

表2　strokeをmimicsやchameleonsから鑑別するためのポイント
病歴および身体診察所見における鑑別の要点を示す。

主訴		脳卒中を示唆	stroke mimicsを示唆 (false positive)	注意すべきchameleons (false negative)
神経脱落症候	病歴	発症時の状況を正確に言える	発症時のけいれん発作	Hemichorea-hemiballism, hemidystonia（基底核病変） Rhythmic tonic movement（脳幹病変） limb-shaking（TIA）
		正確な発症時間	発症時の意識消失	意識障害（両側視床あるいは脳幹病変）
		前週まで良好	けいれんの既往	
		狭心症の既往	認知機能低下の既往	
			心房細動の既往がない	
			高血圧や脂質異常症の既往がない	
	診察所見	心電図で心房細動	収縮期血圧＜150 mmHg	高血圧緊急症
		搬送時の血圧高値		
		拡張期血圧＞90 mmHg	非典型的神経徴候	
		血管支配域に合致した所見　ラクナ症候群など	神経脱落症状なし	
			意識レベルの低下	意識レベルの低下
		体幹失調	歩行可能	
		視野の異常	顔面麻痺の欠如	
		片側の麻痺と感覚障害	麻痺をともなわない限局性感覚障害	せん妄，急性混迷状態（テント上病変）
			Hoover's sign陽性　ヒステリーを示唆する脱力	
めまい/めまい感	病歴	急性発症（数秒〜数時間） 安静にしてもめまい感持続	体動によって誘発される 繰り返す短時間のめまい感	
	診察所見	頭位変換で誘発なし 方向交代性 斜偏倚（skew deviation）	頭位変換で誘発される 一方向性 斜偏倚がない	
頭痛	病歴	鈍痛，圧迫感	家族性片麻痺性片頭痛	片頭痛の既往
		雷鳴頭痛（くも膜下出血考慮）		
意識変容	病歴			精神疾患の既往がある場合　脳卒中による失語が見過ごされうる
	診察所見	失語に由来する言語障害 意識レベルに由来しないもの	意識レベルに由来するせん妄 動揺する見当識	
悪心/嘔吐	病歴	突発した症状	腹部症状	後方循環系脳卒中は悪心/嘔吐と関連
		他の消化器症状（特に下痢）を欠く嘔吐		

（文献11より引用）

は，病型別の急性期治療に移る．この際，神経超音波検査から得られる情報が極めて有用である．

文献

1) Emberson J, Lees KR, Lyden P, et al：Effect of treatment delay, age, and stroke severity on the effects of intravenous

1) thrombolysis with alteplase for acute ischaemic stroke：a meta-analysis of individual patient data from randomised trials. Lancet 384：1929-1935, 2014
2) Saver JL, Goyal M, van der Lugt A, et al：Time to treatment with endovascular thrombectomy and outcomes from ischemic stroke：A meta-analysis. JAMA 316：1279-1288, 2016
3) Jauch EC, Saver JL, Adams HP Jr, et al：Guidelines for the early management of patients with acute ischemic stroke. A guideline for healthcare professionals from the American Heart Association/American Stroke Association. Stroke 44：870-947, 2013
4) English JD, Yavagal DR, Gupta R, et al：Mechanical thrombectomy-ready comprehensive stroke center requirements and endovascular stroke systems of care：Recommendations from the Endovascular Stroke Standards Committee of the Society of Vascular and Interventional Neurology (SVIN). Interv Neurol 4：138-150, 2016
5) Lyden P, Raman R, Liu L, et al：NIHSS training and certification using a new digital video disk is reliable. Stroke 36：2446-2449, 2005
6) Powers WJ, Derdeyn CP, Biller J, et al：2015 American Heart Association/American Stroke Association focused update of the 2013 guidelines for the early management of patients with acute ischemic stroke regarding endovascular treatment：A guideline for healthcare professionals from the American Heart Association/American Stroke Association. Stroke 46：3020-3035, 2015
7) 安心院康彦：「ISLSコース」の設定とアルゴリズム．ISLSガイドブック2013（日本救急医学会・日本神経救急学会・日本臨床救急医学会監修，「ISLSガイドブック2013」編集委員会編），p.17-29，へるす出版，2013
8) Tsivgoulis G, Alexandorov AV, Chan J, et al：Safety and outcomes of intravenous thrombolysis in stroke mimics：a 6-year, single care center study and pooled analysis of reported series. Stroke 42：1771-1774, 2011
9) Fernandes PM, Whiteley WN, Hart SR, et al：Strokes：mimics and chameleons. Pract Neurol 13：21-28, 2013
10) Chen Y, Bogosavljevic V, Leys D, et al：Intravenous thrombolytic therapy in patients with stroke mimics：baseline characteristics and safety profile. Eur J Neurol 18：1246-1250, 2011
11) Liberman AL, Prabhakaran S：Stroke chameleons and stroke mimics in the emergency department. Curr Neurol Neurosci Rep 17：15, 2017
12) 上野達哉，今　智矢，船水章央，ほか：急性期脳梗塞と急性胸部大動脈解離の臨床像の鑑別点．脳卒中 36：414-418，2016

2 超急性期脳卒中の症候のとらえ方とNIHSS

稲富 雄一郎［済生会熊本病院神経内科］

I 超急性期脳卒中における神経症候の見方

　神経学的所見は，患者の責任病巣とその範囲を推定するために不可欠である．さらに超急性期血行再建術の普及により，救急隊，初療医，当直医，担当医の間の情報共有，さらには遠隔治療などの場面において，神経脱落症候を迅速かつ的確に伝達する必要性が従来以上に高まってきている．そこで本項では症候の見方に加え，症候評価や記載についても解説する．

II 神経症候の表現，記載上の注意

1 用語使用

　医学的に正しい用語を使う．呂律難，呼吸苦は俗語的表現である．また曖昧，多義性の用語の使用を控える．ぴくつき，ふらつき，しびれ，気分不良などである．

2 定量評価

　検者が変わった時に，症候に変化があるのかがわからない．また搬送依頼や遠隔治療に際して正確に情報を伝える必要がある．症候のうち可能なものはなるべく一般的な評価スケールで定量評価する．どのスケールを採用するかは検者間で予め周知徹底しておく．

III 主な症候の見方

1 意識障害

　Glasgow Coma Scale および Japan Coma Scale で評価する．いずれも開眼の有無，失見当識が重要な判定基準になるが，本来いずれも脳卒中を対象としたスケールではない．前者は開眼失行，けいれん重積状態で，後者は認知症や失語で評価が干渉される．そこで「ただし従命は良好である」，「開眼しているが追視はない」など追加評価事項を付記すると良い．

　臨床現場でしばしば問題になるのは，脳底動脈先端症候群 top of the basilar syndrome である[1]．両側視床穿通動脈領域に限局した梗塞になった場合には，脳幹網様体，視床背内側核虚血による重度昏睡と，動眼神経麻痺による瞳孔散大，対光反射消失以外には麻痺も前景に出ない．このため超急性期血行再建術の適応となるにもかかわらず，しばしば診断，治療の遅れに繋がる．初療医に神経内科医が参加しない施設では，救急担当医に本病態の周知徹底が必要である．

2 けいれん

　脳卒中に伴う早発けいれん early seizure の中でも発症24時間内に生じる場合を Burn らは onset seizure と呼称し，脳梗塞で2％，脳出血で3％存在すると報告した[2]．著者らはさらに初発症候にけいれんを伴う症例 seizure at stroke onset が存在すること（4/1743例）を報告している[3]．さらに全経過を通し seizure at stroke onset だけが唯一の症候であった症例も経験した[4]．この症例はけいれん発症2時間で来院し，まだ拡散強調画像で高信号変化が出ておらず，hyperintense vessel sign と susceptibility vessel sign から脳塞栓症と判明した．再検時には右島皮質の梗塞のみであり，おそらく急性反応性発作であったけいれんが起こらなければ無症候性に経過していたと考えられる．けいれん患者に超急性期に MRI を実施していくとこのような症例は多いと予想される．

3 眼球運動障害

　MLF（median longitudinal fasciculus：内側縦束）症候群中等度などとせずに，経時的評価のため0〜-4でよいので定量評価が望ましい．正面視での眼位，

各方向注視時の各眼運動制限とその程度，眼振を記載する。

4 顔面麻痺

末梢性顔面神経障害との異同がしばしば問題になるが，中枢性では前頭筋の麻痺を伴わないことから鑑別可能である。また一般的に中枢性の症例は軽症である。さらに膝神経節より近位の末梢神経障害の場合は同側の涙液，唾液分泌低下，舌前方 2/3 の味覚鈍麻や高音域の聴覚過敏を伴うことがある。

5 めまい

めまいのみで（頭頸部痛，悪心嘔吐以外の）他の神経脱落徴候を伴わずに発症する孤発性めまいをきたす脳梗塞症例が存在する。著者らの研究では孤発性めまいで緊急入院例の 12％であった[5]。病変部位としては小脳，脳幹に加えて頭頂葉，被殻でも孤発性めまいが起こりうる。

MRI まで実施するかどうかが，現場で問題になるが，症候学的に脳梗塞を除外することは難しい。一般的に中枢性めまいは浮動性，末梢性めまいは回転性と言われてきた。上述の研究では，確かにそのような傾向はあったが，異なる症例も一定数存在していた。また眼振は有用な所見であるが，患者の診察への協力が得られないことも多い。後方循環系の脳塞栓症，解離症例が多いため，頭痛の随伴，心房細動，初回発作といった病歴上の情報も脳梗塞であることの予測因子となり，これらを参考に MRI 撮像を検討する。

6 構音障害

運動性構音障害と失構音の鑑別が重要である。失構音の判定はなお議論を残してはいるが，音韻の歪みとプロソディ（抑揚，アクセント）障害の 2 つを重視し，特に運動性構音障害では音韻歪みの誤反応（例えばパタカを繰り返し復唱する課題）に再現性があるが，失構音では再現性が乏しいことが鑑別のポイントとなる。失構音であれば責任病巣は多くは優位半球中心前回を含む。脳梗塞症例ならば，中大脳動脈皮質動脈領域に虚血が存在することになり，超急性期血行再建術の適応判断に重要な所見である。

7 頭痛

頭痛はくも膜下出血ではほとんどの症例で認める。一方，脳内出血では発症 24 時間以内の頭痛が 41％と意外に多くなく，反面で頭痛は多くないとされる脳梗塞でも 27％に認め，特に椎骨脳底動脈系では 41％の症例に認めたとされている[6]。脳梗塞の場合は頭痛・頸部痛を伴った場合，後述の動脈解離の鑑別が必須である。延髄外側梗塞では顔面痛を呈する場合もある。

くも膜下出血の症例中に頭痛を伴わないものがある[7]。それによれば発症時の症状が聴取可能であったくも膜下出血 205 例中，典型的な「突発性の激しい」頭痛は 129 例（62.9％）に留まった。その他は「頭の血管が切れる感じがしたが痛みはなし」，軽度の頭重感，気分不快，眼症状，めまい，「後ろから肩をたたかれた気がして振り返った」であった。さらに全経過を通じて頭痛を感じなかった症例も 16 例（7.8％）であった。このような軽症例では CT でもくも膜下出血を同定できないことがあり，髄液検査や MRI が必要である。

脳動脈解離の症例中に頭痛・頸部痛のみのものがしばしばみられる。非外傷性頭蓋内脳動脈解離に関する全国調査ではくも膜下出血発症 58％，脳梗塞発症 33％であったが，一方で頭痛のみで発見された症例も 7％存在した[8]。一方臨床的に必ずしも頭痛を伴わない症例もあり，頭痛の性状も突発性とは限らず，解離部位と無関係で，反復性，頭部全周性の鈍い痛みなどの場合もある。外傷歴が明らかでないことも多い。特徴的な身的特徴を有する Marfan 症候群や Ehlers-Danlos 症候群も動脈解離の原因としてはまれな疾患である。

硬膜動静脈瘻，頸動脈海綿静脈洞瘻の患者の中に頭痛のみで発症し，病初期には頸動脈海綿静脈洞瘻の三主徴である結膜充血，血管雑音，眼球運動障害を伴わないものがある[9]。

8 筋力低下，麻痺

本来であれば筋ごとに徒手筋力テスト（MMT）で評価すべきであろうが，超急性期の場合はその余裕がなく，上下肢挙上可否などで簡易評価せざるを得ない。しかしその場合も単に挙上時下垂と記載したのでは程度が分からないので下垂の程度や，疑似 MMT で数値評価を残しておきたい。

なお上肢進展回外位挙上時の回内を Barré 徴候，下肢股，膝関節直角挙上時の下腿下垂を Mingazzini 徴候と称していることが多いが，これは誤りである[10]。混乱を避けるためには座位，回外位挙上時，などと正確に記載すべきであると考える。

単麻痺については橈骨神経あるいは深腓骨神経といった末梢神経障害を擬したような運動障害分布を呈する中心前回の梗塞を経験する[11]。病歴上，起床時発症であり絞扼性神経障害を否定できないことも多く，神経症候のみでの鑑別は困難なことも多い。末梢神経障害様の症候の患者，特に脳梗塞の危険因子を有するものに対しては，診断確定まで末梢神経障害と脳梗塞の両方に準拠した診療を行う必要がある。

9 感覚障害

本邦では「しびれ」の語を感覚鈍麻，異常感覚，脱

表1 NIHSS

1a. 意識レベル	/3	0：清明　1：容易に覚醒し，従命，応答，反応が可能　2：刺激を繰り返したり，強い刺激により反応　3．反応なし	
1b. 質問に対する反応（現在の月名と年齢）	/2	0：両方正解　1：片方正解　2：両方不正解	
1c. 命令への反応（開閉眼と離握手）	/2	0：両方可能　1：片方可能　2：両方不可能	
2. 注視	/2	0：正常　1：部分的注視麻痺　2：完全注視麻痺	
3. 視野	/3	0：異常なし　1：部分的半盲　2：完全半盲　3：両側半盲	
4. 顔面麻痺	/3	0：正常　1：軽度麻痺　2：部分的麻痺　3：完全麻痺	
5. 上肢の運動（仰臥位の時は45度）	左 /4　右 /4	0：10秒間90度に保持可能（動揺なし）　1：10秒以内に動揺　2：10秒以内に下がる　3：重力に抗して動かない　4：動かない	
6. 下肢の運動（仰臥位）	左 /4　右 /4	0：5秒間30度に保持可能（動揺なし）　1：5秒以内に動揺　2：5秒以内に下がる　3：重力に抗して動かない　4：動かない	
7. 失調	/2	0：なし　1：一肢にあり　2：二肢にあり	
8. 感覚	/2	0：正常　1：軽度～中等度障害　2：高度障害～感覚脱失	
9. 失語	/3	0：正常　1：軽度～中等度の失語　2：高度の失語　3：無言，全失語	
10. 構音障害	/2	0：正常　1：軽度～中等度　2：高度	
11. 無視	/2	0：異常なし　1：視覚，触覚，聴覚，視空間，または自己身体に対する不注意，あるいは一つの感覚様式で2点同時刺激に対する消去現象　2：重度の半側不注意あるいは二つ以上の感覚様式に対する半側不注意	
合計	/42*		

*ただし完全麻痺の場合は7．失調は0点とするので，最高点は40点までとなる．

力，果ては運動失行まで様々な範疇で使うため，詳細に問診し直す必要がある．

延髄梗塞で時に脊髄障害を疑わせるような髄節性を伴った感覚障害をきたすことがある．これは延髄下部では頸髄前脊髄視床路の髄節ごとの層状配置が残っているからである．また運動麻痺同様橈骨神経，正中神経あるいは浅腓骨神経といった末梢神経障害を擬したような感覚障害分布を呈する中心後回の梗塞も経験される．二点識別覚や皮膚書字覚が同時に障害されている場合は頭頂葉障害と考える．しかし，いずれも前述の単麻痺と同様詳細な診察にもかかわらず神経症候のみでの鑑別は困難であり，末梢神経障害，脳梗塞の両方を念頭に置いて診療に当たる．

10　失語

自由会話の観察，復唱，従命，呼称について，定量表現（復唱2語文まで可能，呼称3/5正答など）とともに時間があれば課題と誤反応の記載も行う．失語タイプ分類は，要素的症候（より根源的な言語症候，局在特定がほぼ可能）の総和から判断する．要素的症候とは失構音，音韻性錯語，喚語障害（視覚性呼称障害，語列挙障害），単語理解障害，語音弁別障害である[12]．

11　注意障害

アパシー apathy，無為症 abulia と言われる病態である．通常は意識障害，失語などの高次脳機能障害を加味しても説明困難な，自発的な言動の低下で発見される．ベッドサイドでの定量評価は難しく，標準意欲評価 Clinical Assessment for Spontaneity，標準注意検査 Clinical Assessment for Attention などで定量評価される．またうつとの鑑別も重要である．

ただしアパシーが前景となり，麻痺や言語障害を伴わない症例もある．前大脳動脈A2部解離などで，尾状核頭部，前頭葉眼窩回，帯状回前部に梗塞が限局し，中心前回，上前頭回が梗塞回避される症例ではアパシーのみで下肢単麻痺，超皮質性運動失語も伴わない．言動異常の中でも，「急に元気がなくなった」，「日常活動や仕事をしなくなったのに，本人は無頓着」と緊急受診した場合に注意が必要である．

12　その他の高次脳機能障害

前頭葉症候としての遂行機能（実行機能）障害，アパシー，記憶障害，失認あるいは失行などの高次脳機能障害が前景に立ち，言語障害，麻痺を伴わない患者では，簡単な会話では異常が見つかりにくい．病巣が出血でなければ，超急性期以降に来院していれば，超急性期血行再建術により症状が改善していた可能性がある．言動異常，「様子がおかしい」を主訴に来院する患者についてはまず open question で何でできないのか（できるのか）を明らかにする．しかしその後は検者にどれほど症候学の引き出しがあるかに診断が掛かってくる．

IV 評価スケール

　脳卒中に関する臨床研究に際して，神経脱落症候の重症度評価のために様々なスケールが考案されてきた．しかしその中で，現在も広く臨床研究で採用され，臨床現場でも普及しているのは National Institutes of Health Stroke Scale（NIHSS）のみである[13,14]．NIHSS は rt-PA 静注療法の治験に際して開発された，脳梗塞の簡易評価スケールである．15 項目からなり，0-42 点（ただし最高点は 40 点）で評価する（**表1**）．トレーニングにより検者間での信頼性も高いとされている．逆に言えば，個々の項目の評価方法を充分理解しないと検者間誤差が大きくなる．日本脳卒中学会が作成した「rt-PA 静注療法適正使用指針第 2 版」に，原本の翻訳と，詳細な解説が紹介されている[13]．

　ただし，これは前述の森の論文をはじめ既に多くの指摘があるが，NIHSS はスケールであり，その評価をもって神経学的診察を完結としてよいものではない．また NIHSS が 0 になる患者の問題が指摘されている[15]．例えば，上述のアパシーのみ，孤発性めまい，遂行機能・注意障害患者では NIHSS は 0 になる．その他の高次脳機能障害の 3 症例も，それぞれ 1～2 点に過ぎない．いずれも慣れれば 10 分もあれば評価可能である．取りあえず NIHSS の評価を終えたら，その失点，誤反応から見当をつけ，採血，心電図，画像診断の合間を縫ってさらに詳細な評価を行う．

文献

1) Caplan LR："Top of the basilar" syndrome. Neurology 30：72-79, 1980
2) Burn J, Dennis M, Bamford J, et al：Epileptic seizures after a first stroke：the Oxford shire Community Stroke Project. Brit Med J 315：1582-1587, 1997
3) 岡本定久，稲富雄一郎，米原敏郎，ほか：脳梗塞における早期けいれん発作．臨床神経 46：307-311, 2006
4) Inatomi Y, Yonehara T, Hashimoto Y, et al：Occlusive vessel signs on MRI as only findings of hyperacute ischemic stroke. J Neurol Sci, 268：187-189, 2008
5) Honda S, Inatomi Y, Yonehara T, et al：Discrimination of acute ischemic stroke from nonischemic vertigo in patients presenting with only imbalance. J Stroke Cerebrovasc Dis 23：888-895, 2014
6) 種田二郎：脳卒中と頭痛，脳卒中の神経症候学（田川皓一，藤井清隆 編）．西村書店，pp.385-393, 1992
7) Naganuma M, Fujioka S, Inatomi Y, et al：Clinical characteristics of subarachnoid hemorrhage with or without headache. J Stroke Cerebrovasc Dis 17：334-339, 2008
8) 山浦晶，吉本高志，橋本信夫，ほか：非外傷性頭蓋内解離性動脈病変の全国調査（第1報）．脳卒中の外科 26：79-86, 1998
9) 石崎雅俊，稲富雄一郎，米原敏郎，ほか：頭痛のみを初発症状とした海綿静脈洞部硬膜動静脈瘻の 2 例．臨床神経 46：501-504, 2006
10) 廣瀬源二郎．Barré 試験と Mingazzini 試験—Mingazzini 原著の重要性—．臨床神経 55：455-458, 2015
11) 北村英二，濱田潤一，鈴木康輔，ほか：Pure motor isolated finger palsy を呈した脳梗塞の 1 例．臨床神経 50：572-557, 2010
12) 大槻美佳：失語症，高次脳機能研究 29：195-204, 2009
13) 日本脳卒中学会，脳卒中医療向上・社会保険委員会：rt-PA 静注療法適正治療指針第 2 版．http://www.jsts.gr.jp/img/rt-PA02.pdf
14) 森悦朗：NIHSS による重症度の評価と問題点．最新医学 63：1446-1453, 2008
15) Martin-Schild S, Albright KC, et al：Zero on the NIHSS does not equal the absence of stroke. Ann Emerg Med 57：42-45, 2011

3 一過性神経症状への対応—TIA, TMB, TNA, TGA, TEA, TFNEなど—

橋本 洋一郎［熊本市民病院神経内科］

I はじめに

めまい，しびれ，脱力，発語障害，視覚障害，記憶障害，意識障害などが一過性に出現した患者の診療はスキルが必要である．一過性神経症状診療では，TIA, TMB, TNA, TGA, TEA, TFNE, TIA mimics, TIA chameleons, aura, wide triage, ATVS, ATPD, ACVS, RCVS, ABCD^2, CHADS$_2$, CHS$_2$DS$_2$VAScといった横文字略語が飛び交う．一過性神経症状では，まず一過性脳虚血発作（transient ischemic attack：TIA）を念頭に置いて診療しなければならないが，TIAと間違いやすい疾患も多い（TIA mimics）．一方でTIAを他の疾患と間違うこともある（TIA chameleons）．一過性神経症状ではred flagであるかどうかの判断が一番重要である．

II TIAの定義の変遷

1 米国（NIH，1958年，1975年，1990年）

1958年米国National Institute of Neurological Diseases and Blindnessによる脳血管疾患分類（CVD-I）には「脳梗塞を伴わない一過性虚血」と記載され，1975年の改訂（CVD-II）では「症状の持続は24時間以内」という枠が設けられた．1990年のNational Institute of Neurological Disorders and Stroke：NINDSのCVD-IIIでは，TIAは「血管疾患で起こる一過性黒内障や一過性の局所脳神経脱落症候が24時間以内に完全に消失するもの」と定義された[1]．

2 米国（AHA，1994年）

American Heart Association（AHA）の1994年のTIAのガイドラインでは「血管疾患で起こる一過性黒内障や一過性の局所脳神経脱落症候が24時間以内に完全に消失するもの」と定義していた．持続時間の中央値は，内頸動脈系14分，椎骨脳底動脈系8分を記載している[2]．

3 米国（Alberts，2002年[3]）

2002年に表1に示したようなtissue-based definitionをAlbertsらが提案した[3]．それまでの時間に基づいた定義から「短時間の神経機能障害．脳または網膜の局所虚血による臨床症候で持続時間は1時間未満．急性脳梗塞のエビデンスなし」と組織変化に基づいた定義である．

表1 米国の新しいTIAの定義[3]

現在 —時間に基づいた定義—	提案 —組織変化に基づいた定義—
突然の局所神経障害．持続時間は24時間未満．血管性と考えられ，脳または眼の特定の動脈に灌流される領域に限局．	短時間の神経機能障害．脳または網膜の局所虚血による臨床症候で持続時間は1時間未満．急性脳梗塞のエビデンスなし．
●根拠のない24時間という時間制限に基づく ●一過性の虚血症候が良性であることを示唆する ●病態生理よりも時間経過に基づく診断を促す ●急性脳虚血に対する処置の遅れを助長する ●虚血性脳障害の有無は正確に予測できない ●狭心症と心筋梗塞との区別とは異なる	●生物学的エンドポイントの有無に基づく ●一過性虚血症候が永続的脳障害を引き起こす可能性を示唆する ●脳障害とその原因を同定するために神経学的診断テストの使用を推奨 ●急性脳虚血に対する迅速な処置を容易にする ●虚血性脳障害の有無をより正確に反映する ●狭心症と心筋梗塞との区別と一致する

4 米国（AHA，2009年[4]）

2009年のAHA/American Stroke Association（ASA）の学術的声明文でも「TIAとは，脳，脊髄，網膜の局所虚血による一過性の神経脱落症状で，梗塞所見を残さないもの」と提案された[4]。拡散強調画像で新鮮梗塞巣が描出されればTIAから除外される。TIAの定義を1時間以内とする考え方も示されていたが[3]，根拠に乏しいことから時間に関する定義は外された[4]。

5 峰松班（2012年[5]）

わが国では1990年の厚生労働省研究班の定義があったが，2012年3月に峰松一夫班で作成された「TIA診療マニュアル」（2012年）では，TIAの診断基準は「24時間以内に消失する，脳または網膜の虚血による一過性の局所神経症状，画像上の梗塞巣の有無は問わない。頭部MRI拡散強調画像（DWI）で新鮮病巣を認める場合は"DWI陽性のTIA"とする」とした。

6 ICD-11の定義

ICD（国際疾病分類）-11では，TIAの定義を「脳の臨床的に関連する領域に急性梗塞を伴わない限局性虚血，または網膜虚血による一時的な単眼視力喪失によって引き起こされる局所神経機能不全の一過性エピソードで症状は24時間以内に完全に消失する」とtissue-based definitionになっているが，24時間という定義は残っている[6]。

7 どう対応するか

TIAを論ずる場合には旧来の24時間以内の定義であるか，組織変化に基づいた定義であるかを確認する。2018年以降は，ICD-11の定義への変更を迫られるので，一時的な混乱が生じる可能性があるが，定義の変更は世界の趨勢であり，組織変化に基づいた定義に従わざるをえない。

多くの治療がTIAと脳梗塞の両者に適応できるため両者の区別は重要ではなくなってきており[7]，両者を合わせてACVS（acute cerebrovascular syndrome，急性脳血管症候群）と捉えて対応する。TIAは脳梗塞と同様にT（Take）I（Immediate）A（Action）として対応が必要である。

III TIAの分類

1 古典的分類

以前は，TIAは発症機序による分類，すなわち①微小栓子（microemobolus）による塞栓（Millilan，1955年），②脳血管不全によるもの（Denny-Brown，1951年）の2つを考えていた。

2 NINDSの分類[1]

1990年のNINDS分類は，①内頸動脈系，②椎骨動脈系，③両動脈系，④部位不明，⑤一過性脳虚血発作疑いとされていた。内頸動脈系TIAの症状は，一過性黒内障，一側の運動麻痺，感覚障害，失語などの高次脳機能障害などであり，椎骨脳底動脈系TIAでは，運動失調，めまい，構音障害，複視，視力障害などである。

3 AHAの分類

1999年にAHAは，①アテローム血栓性TIA，②心原性塞栓性TIAの治療指針を提案した[8]。当院ではTIAと脳梗塞の治療は原則同じなので，アテローム血栓性TIA，心原性塞栓性TIA，ラクナTIA，その他の原因のTIA，潜因性TIAと分類すべきである。

IV TIA mimicsとTIA chameleons

TIAと似た他の疾患「TIA mimics」[9]，他の疾患と間違える「TIA chameleons」[9]（例えばlimb-shaking TIAsをてんかんと診断など）が臨床の現場にはある。TIA chameleonsとは，カメレオンのように他疾患の様相を呈する非典型的表現を示すTIAをいう。片頭痛，てんかん，めまい，機能性疾患（精神科疾患），脊髄病変と考えたが，実はDWI陽性のTIAであったという経験は，稀ならずあるであろう。

一過性であれ，持続性であれ，神経症候をきたして来院した患者では図1に示す疾患の鑑別をしなければならない。一般救急医のTIA診断の5.6～33％が誤診という報告もある。1990年，NINDSの脳血管障害の分類第Ⅲ版で示されている「TIAとはみなされない症状」を表2，「TIAに特有ではない症状」を表3，「TIAと鑑別すべき疾患」を表4に示す[1]。

ロンドン大学包括的脳卒中サービスに来院した一過性神経症状1,532連続例で，1,148例（75％）がTIAあるいはTIA疑い，46例（3％）が軽症脳卒中，338例（22％）が25の他の診断となった[9]。片頭痛179例，失神31例，良性発作性頭位めまい/末梢性めまい25例，けいれん18例，機能的/不安症15例，一過性全健忘13例などであった[9]。

回転性めまい，浮動性めまい，悪心，失神，軽い頭痛，失禁，せん妄，健忘，けいれんなどの単独の症状ではTIAといい難い。もちろん他の症候を見落としていれば，結果としてTIAとみなされない症状（transient neurological attack：TNA）でもTIAが存在す

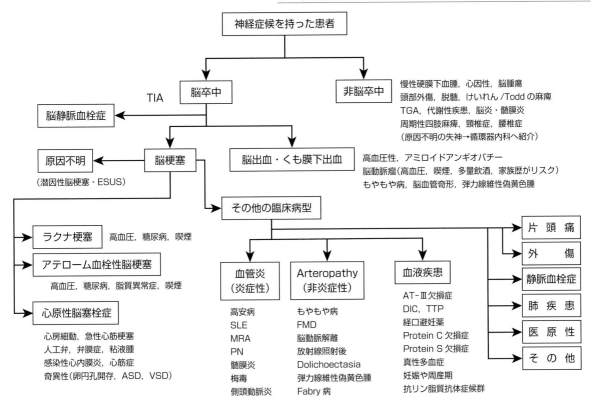

図1 脳卒中・TIAの病型診断と鑑別診断
ASD: atrial septal defect, AT-Ⅲ: AntithrombinⅢ, DIC: disseminated intravascular coagulation, FMD: fibromuscular dysplasia, MRA: malignant rheumatoid arthritis, PN: polyarthritis nodosa, SLE: systemic lupus erythematodes, TGA: transient global amnesia, TTP: thrombotic thrombocytopenic purpura, VSD: ventricular septal defect

表2 TIAとはみなされない症状[1]
①感覚障害の進行（マーチ）
②回転性めまい（vertigo）のみ
③浮遊性めまい（dizziness）のみ
④嚥下障害のみ
⑤構音障害の
⑥複視のみ
⑦尿便失禁
⑧意識レベルの変化と関連した視力障害
⑨片頭痛に関連した局所症状
⑩confusionのみ
⑪健忘のみ
⑫drop attack（転倒発作）のみ

表3 TIAに特有ではない症状[1]
①椎骨脳底動脈系の障害に由来する他の症状を伴わない意識障害
②強直性間代性けいれん
③身体の数領域にわたって症状がマーチする
④閃輝暗点

表4 TIAと鑑別すべき疾患[1]
①片頭痛（前兆のある片頭痛，片麻痺型片頭痛）
②てんかん
③一過性全健忘
④ménière症候群
⑤過換気症候群に伴う感覚症状
⑥低血圧による失神あるいは失神に近い状態
⑦低血糖
⑧ナルコレプシー
⑨カタプレキシー
⑩周期性四肢麻痺

ることはあり得る（TIA chameleons）。
　頭蓋内占拠性病変（脳出血，脳腫瘍，慢性硬膜下出血），頚椎症，多発性硬化症などの器質的疾患，前兆のある片頭痛，focal seizure，低血糖，高血糖，脳出血，くも膜下出血，さらに解離性障害（ヒステリー）なども一過性に神経症状を呈することがあり，鑑別としては重要である．急性一過性精神病性障害 acute and transient psychotic disorders（ATPD）/短期精神病性障害 brief psychotic disorders の一部も鑑別診断に挙

がるかもしれない．
　TIAの症状は呈しているが確信には至らない患者も多い．症状が典型的でなかったり，不自然な状況で出

現したり，記述があいまいであったりする時には，これらの患者を「TIA疑い (possible TIA)」[1]と診断し，病歴聴取をさらに進めたり，発作の現場にいた人に尋ねたり，あるいは再発作後に再評価したりすることが重要である。

V 一過性神経症状への対応

1 red flag

一過性神経症状を呈した症例が red flag (TIA，致死的不整脈の存在など) であるかの判断が重要である。red flag を示唆するポイントは，高齢，持続時間が長いことや繰り返すこと，陽性徴候 (片頭痛やてんかん) より陰性徴候 (TIA)，血管危険因子の存在，緩徐発症 (片頭痛) より突然発症 (TIA)，他の症状の随伴 (意識障害はけいれんや失神に多い) などであろう。

2 病歴聴取

診断には注意深い病歴聴取が必要である。脳梗塞と同じ症状が一過性に出現したこと，発症は突然であることを聞き出す必要がある。片頭痛前兆は緩徐に進行する。TIA は陰性徴候から始まる。鑑別すべきけいれんや片頭痛前兆では通常，陽性症状から始まることが多い。

3 TIA 対応システム

TIA は発症後 3 カ月以内に 15〜20% が脳梗塞を発症し，しかもその半数が 48 時間以内に発症するといわれている[4]。初期の TIA または軽症脳卒中の迅速な評価および的確な治療の開始を行えば，その後の脳卒中発症リスクを 80% 以上減少させる (EXPRESS study[10])。24 時間体制で TIA を受け入れるシステム (SOS-TIA) を構築し診療すると，発症後 90 日間の脳卒中発症率が予想された発症率に対して約 80% 低下する (SOS-TIA[11]) と報告されている。

TIA は 24 時間・365 日で対応できる救急診療体制の下で診療されるべきである。TIA を疑う症例は，イベント発生後できる限り迅速に評価を行い，治療を開始しなければならない[4]。

4 リスクの層別化[4]

脳梗塞発症のリスク評価には ABCD^2 スコア (TIA 発症 48 時間以内の脳梗塞発症リスク評価のために開発) を用いる (**表5**)。TIA 後 2 日以内に脳梗塞を起こすリスクは 0〜1 点で 0%，2〜3 点で 1.3%，4〜5 点で 4.1%，6〜7 点で 8.1% であり，さらに 7 日間，90 日間で観察しても同様に，スコアが高いほど脳梗塞に進展する確率が高い[4]。ABCD^2 スコアの点数が高い場合，TIA の可能性が高いといわれている。

表5 ABCD^2 スコア[4]

A (Age)	60 歳以上	1 point
B (Blood pressure)	収縮期血圧 > 140 mmHg and/or 拡張期血圧 ≧ 90 mmHg	1 point
C (Clinical feature)	片側脱力	2 point
	脱力を伴わない発語障害	1 point
	その他	0 point
D (Duration)	60 分以上	2 point
	10〜59 分	1 point
	10 分未満	0 point
D (Diabetes)	糖尿病	1 point

5 入院の適応[4]

AHA のガイドラインでは，費用対効果の検討で 24 時間以内に脳卒中を発生するリスクが 4% 以上であれば入院処置が経済的に優位になることが示されており，ABCD^2 スコアに基づいた推奨がなされている[4]。すなわち TIA 発症後 72 時間以内に来院し，①ABCD^2 スコア ≧ 3 点の症例，②ABCD^2 スコアが 0〜2 点で，外来で 2 日以内に診断的検査が終了するか分からない症例，③ABCD^2 スコアが 0〜2 点で，イベントの原因が局所脳虚血であることを示す他の根拠が認められる症例，といった基準に該当する患者は入院させることが妥当である[4]。しかし入院処置の効果や ABCD^2 スコアによる入院患者選別法の有用性は，まだ無作為試験では評価されていない。

6 補助検査

2009 年の AHA 声明文では，MRI，特に拡散強調画像による病巣検出を前提に作成されており，TIA でも拡散強調画像による病巣検出は必須である[4]。また神経超音波検査，MRA や CTA による血管系の評価，心電図 (12 誘導，ホルター心電図) や心エコー (経胸壁，経食道) などによる心臓の評価，PT，APTT，若年者では Protein C や S，AT-Ⅲ活性，D-dimer，抗カルジオリピン抗体，ループス抗凝固因子，その他の特殊な検査などの血液検査の重要性が強調されている。迅速かつ段階的に検査を進め，速やかに鑑別診断，原因検索，病型分類を行う。

7 治療

TIA の病型に応じた治療を行う。ABCD^2 スコアに心房細動は含まれていないが，心房細動における脳梗塞発症リスクを評価する CHADS$_2$ スコアや CHA$_2$DS$_2$VASc スコアでは TIA は 2 点となるので，心房細動があれば，即座に抗凝固薬の投与を開始する

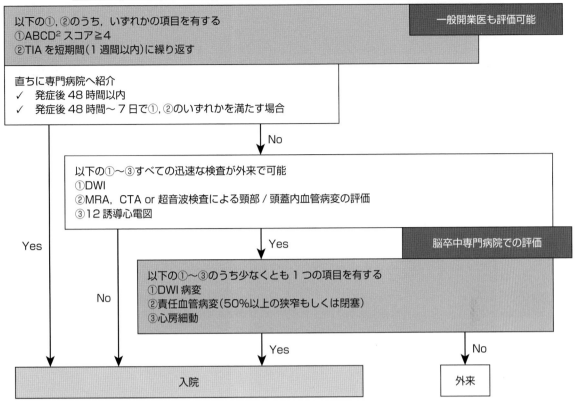

図2 TIAの初期対応に関するアルゴリズム[5]

（心原性塞栓性TIA）。アテローム血栓性TIAやラクナTIAは抗血小板薬を投与する。頸動脈病変に対する血栓内膜剝離術，血管内治療，頭蓋外－内バイパス術（EC-IC bypass）などの外科的治療も必要な症例もある。もちろん高血圧，糖尿病，脂質異常症，喫煙，多量飲酒，肥満，身体活動不足などのリスク対策も必須である。

8 具体的な対応

図2に峰松班が提示した「TIAの初期対応に関するアルゴリズム」を示す。これに従い，最終発作から1週間以内で，①ABCD^{2}スコア4以上，②明確な局所神経症状を呈したもの，③crescendo TIA（1週間以内に複数回のTIAを起こしたもの），④心房細動（発作性を含む），⑤頸動脈高度狭窄を有し，狭窄側に一致する症状を呈したもの，では可及的速やかに専門医へ紹介する。

かかりつけ医のABCD^{2}スコアの活用と専門医のwide triageの許容と24時間対応による地域のシステム構築が必要である。MRI（DWI）の活用，血管の評価と心臓の評価が必要になる。

VI 症例提示[12]（図3）

患者：61歳，男性，右利き。
主訴：左手の一過性の硬直。
現病歴：前年11月に左顔面・左上肢のしびれと脱力をきたし5分程で消失。近医にてTIAと診断されアスピリンを処方されたが1カ月で内服中止。3月某日15時頃，仕事中に突然左上肢の強直性けいれんが出現。約5分間持続の後に消失。近医を受診し，同日17時に当院紹介受診。

入院時身体所見：身長162 cm，体重60 kg，血圧104/76 mmHg，脈拍134/分，不整。神経学的には意識は清明，脳神経・運動系・感覚系・深部腱反射に明らかな異常を認めず。

入院時検査所見：全血算・血液生化学検査・頸部血管エコーには特記すべき異常なし。胸部X線写真では心胸郭比50.5％，心電図では心拍数113/分，頻拍性心房細動，経胸壁心エコーでは左室壁運動はびまん性にわずかに低下，軽度MR，経食道心エコーでは左房，左心耳内もやもやエコー有，血栓は認めず，Valsalva負荷試験にて卵円孔開存の所見なし。

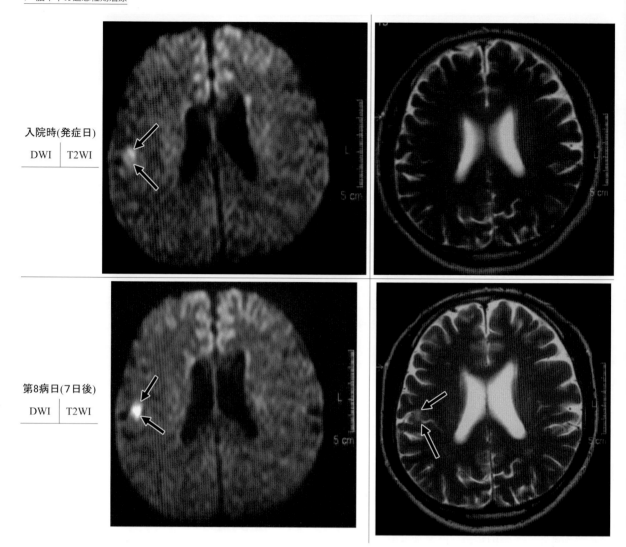

図3 症例の頭部 MRI 画像所見[12]

診断:acute symptomatic seizure,心房細動に伴う心原性塞栓性 TIA とは診断できないが,tissue-based definition であれば脳梗塞(心原性脳塞栓症)と診断。入院時より抗凝固薬開始。

VII transient monocular blindness(TMB)

Fisher は,内頸動脈の狭窄または閉塞を認める場合,対側の片麻痺に前駆する一過性の片眼の視力障害に注目し,transient monocular blindness(TMB,一過性単眼盲)と呼んだ[13]。現在は一過性黒内障(amaurosis fugax, AF, 一過性視矇)という用語が使用されているが[14,15],AF と略すと心房細動と間違うので,TMB と称している。

突然,片眼の視野で幕が降りるように上方から,または幕がせり上がるように下方から暗くなり,完全な盲となるが,数分後には自然に回復する。霧のかかった,かすんだ,曇った,もやのかかったなどと表現されることもある。発作時間は,通常 15 分以内で,1〜5 分以内が最も多く,30 分を超えることは稀である。視力低下から回復の過程において視野に部分的な差を認め,眼底をみると網膜動脈,特に分岐部に栓子を認めることがある。

内頸動脈のアテローム硬化性閉塞性病変が原因となるが[15,16],眼動脈の狭窄でも起こる。心疾患や脳梗塞をきたす他の疾患も原因になる[15,16]。また心因性のこともある。両眼あるいは単眼に起こる一過性視覚障害(閃輝暗点 scintillating scotoma)との鑑別が重要である。

VIII 一過性全健忘(TGA)

一過性全健忘(transient global amnesia:TGA)は,

発作中に同じ質問や言葉を繰り返すが，一晩寝ると症状は消失してしまい，TGAを知らなければTIAと診断してしまう．TGAでは，意味記憶や手続き記憶には問題がないので，発作中でも自動車の運転をしたり料理をつくったりは可能である．エピソード記憶の障害が起こり，ある期間の逆向性健忘とともに前向健忘をきたす．即時記憶や遠隔記憶は障害されず，近時記憶が障害される．

NINDSの脳血管疾患の分類第Ⅲ版では，健忘のみはTIAとはみなされない症状とされ，TIAと鑑別すべき疾患として一過性全健忘を挙げている[1]．20数年前は一過性全健忘について，「てんかん説」や「虚血説」での議論がなされたが，典型的なTGAでは，両者の要素が弱く，1つの疾患単位として捉えられている．

TGAにおいて高磁場MRI（3.0T）の拡散強調画像で海馬などに高信号域を認める症例が報告され，TGAの成因や病態について議論が再燃してきている．発作直後には異常がなく，発作開始後24〜48時間程度で高信号域が観察されることが多いという．

ACS（acute confusional state），CPS（complex partial seizure，側頭葉てんかん），TEA（transient epileptic amnesia），psychogenic amnesia，ベンゾジアゼピン系薬剤内服による一過性前向性健忘などの鑑別が必要となる．

IX 一過性てんかん性健忘（TEA）

てんかんでも一過性の健忘をきたすことがあり，transient epileptic amnesia（TEA）といわれている．TEAでは同じ質問を繰り返さない，持続時間が30分程度と短い，再発が多いなど，TGAとは区別され得るといわれている．

X TFNE（amyloid spell）

アミロイドアンギオパチー（CAA）に伴う一過性神経脱落症候をきたすものにTFNE（transient focal neurological episodes，一過性局所神経学的エピソード，amyloid spellともいう）がある[17,18]．短時間，ステレオタイプの身体半側の異常感覚，麻痺，発語障害，けいれん様発作，閃輝暗点を繰り返す．数分〜30分で消失することが多い．発症機序としててんかん，直接的なアミロイド沈着や出血の影響，虚血，皮質機能低下などが推定される．CAA症例では，cortical superficial siderosis（cSS）があるとTFNEを起こしやすい．一過性の神経症候を呈するのでTIAと診断されることがあるが，ベースにアミロイドアンギオパチーがあり，皮質出血や皮質のくも膜下出血をきたしていることがあるので，安易な抗血小板薬の投与は行わない．

表6 前兆のある片頭痛[19]

1.2.1 典型的前兆を伴う片頭痛 視覚症状，感覚症状，言語症状 （運動麻痺・脱力，脳幹症状・網膜症状なし）
1.2.2 脳幹性前兆を伴う片頭痛 脳幹症状（構音障害・回転性めまい・耳鳴・難聴 複視・運動失調・意識レベルの低下の2つ以上）
1.2.3 片麻痺性片頭痛（2項目の両方を認める） 完全可逆性運動麻痺（脱力） 完全可逆性視覚症状・感覚症状・言語症状のいずれか1つ以上
1.2.4 網膜片頭痛 網膜症状（単眼視野障害：閃輝・暗点・視覚消失）

XI 片頭痛の前兆

前兆のある片頭痛（表6[19]），片麻痺型片頭痛，脳底型片頭痛はTIAと鑑別すべき疾患である．前兆のある片頭痛では，通常，閃輝暗点といった陽性徴候を呈する．しかし同名半盲といった陰性徴候を呈したのちに頭痛をきたした場合に前兆のある片頭痛なのか，脳虚血に伴う陰性徴候と頭痛（例えば脳動脈解離など）なのかの鑑別が困難な場合がある．また前兆のある片頭痛では卵円孔開存の合併頻度が高く，その場合，同名半盲が前兆なのか，TIAなのか鑑別に苦慮する場合がある．片頭痛では変形視を訴えて受診する症例も稀ながらみられる．網膜片頭痛では単眼の閃輝暗点あるいは視覚消失をきたすことがあり，一過性黒内障との鑑別が必要であり，視覚消失例では鑑別が困難なこともある．

reversible cerebral vasoconstriction syndrome（RCVS，可逆性脳血管攣縮症候群）では，激しい頭痛（一般に雷鳴頭痛）とともに可逆性の脳血管攣縮がみられる疾患群で，神経症候が短時間で改善した場合にTIAとの鑑別が必要となってくる．MRAでの可逆性の脳血管攣縮（12週間以内に改善），MRIでの虚血病巣，浮腫，くも膜下出血，脳出血，あるいはposterior leukoencephalopathy syndrome（PLES，後部白質脳症症候群）などを呈する．

また二次性頭痛では「7.3.5 脳脊髄液リンパ球増加症候群による一過性の頭痛と神経学的欠損（HaNDL）」[19]が知られている．

XII 一過性神経学的発作（TNA）

非局在性のTNAは，特に複合すると心血管疾患や認知症のリスクになると言われている[20]．

1 失神

TIAは脳局所の一過性虚血で一過性の脳局所神経症

候が起こるものである。失神は脳全体の一過性低灌流により一過性意識消失の結果，姿勢が保持できなくなり，かつ自然にまた完全に意識回復がみられるもの[21]で局所神経症候は呈さないものである。

AHAの失神（syncope）に関する学術的声明文では，①失神の一番多い原因はvasovagal（neurocardiogenic）syncope，次いで不整脈，②失神ではまず死亡リスクの高い心疾患を否定すること：虚血性心疾患，Wolff-Parkinson-White（WPW）症候群，QT延長症候群，Brugada症候群，心室頻拍，心室細動，完全房室ブロック，洞不全症候群，nonischemic dilated cardiomyopathy（NIDCM），hypertrophic cardiomyopathy，arrhythmogenic right ventricular dysplasia/cardiomyopathy など，③脳底動脈，両側頸動脈狭窄は失神を起こしうるが普通神経症候を伴う，④高齢者は多薬剤内服（polypharmacy），起立性低血圧，頸動脈洞過敏，自律神経障害（Parkinson病など），食後低血圧，排尿失神などが原因となる，と記載されている[22]。失神ではまず死亡リスクの高い心疾患を否定することを優先しなければならないため，原因不明の場合にはまず循環器内科への紹介がよいと考えられる。

2　めまい

めまいが持続して，改善しない場合に末梢性のめまいと中枢性のめまいの鑑別が必要となる。めまいのみを一過性に呈して受診した場合，MRI拡散強調画像まで行うことはまずない。一方，めまいが改善せず末梢性めまいと診断して入院加療した中に脳梗塞が原因である場合が，数％存在する[23]。高血圧の既往，心房細動の存在，頭痛・頸部痛の存在（椎骨動脈解離）などを持っているめまいの場合，脳梗塞をきたしていることがある。中枢性めまいを示唆する所見は，注視方向性眼振，垂直方向性眼振，構音障害，嚥下障害，温痛覚障害などである。ATVS（acute transient vestibular syndrome）の27％が脳卒中であったという報告もある[24]。

3　けいれん

脳卒中疑いで搬送され，急速に片麻痺が改善する場合，けいれん後のTodd麻痺（postictal paresis）が鑑別にあがってくる。特に倒れる瞬間が目撃されていない場合には，判断が難しい場合がある。けいれん，てんかん，頭部外傷，脳炎などの既往歴聴取，あるいは倒れた瞬間の目撃情報が重要となる。また高血糖に伴うけいれん発作でTodd麻痺をきたす場合が稀ながらある。

脳卒中発症2週間以内（てんかんガイドラインでは1週間，国際てんかん連盟も1週間）に生じたけいれん発作はacute symptomatic seizure（early seizure，脳卒中発症24時間以内ではonset seizure），2週間（あるいは1週間）以降のものはunprovoked seizure（late seizure）と呼ばれる。脳梗塞発症とほぼ同時にけいれん発作をきたす症例（onset seizure）には注意が必要である。

XIII　一過性神経症状をきたす注意すべき疾患

1　低血糖と高血糖

低血糖で片麻痺（軽度の意識障害を伴うことが多い）をきたすことがあり，糖尿病患者では脳卒中とは違う印象を持つ時には，血糖をチェックする。糖が投与されれば急速に改善するので，何らかの形で糖の補給を行って来院した場合，一過性に片麻痺が存在してTIAとされる可能性が出てくる。低血糖性片麻痺は右片麻痺が多いという。高血糖も多彩な神経症候を呈する。

2　心因性疾患

神経症候が動揺する場合は，心因性のものを鑑別しなければならない場合がある。ヒステリー性の片麻痺や単麻痺は稀ながら経験するものである。上肢のバレー徴候で回内を伴わないで低下したり，麻痺の動揺，他の症候の一貫性のなさなどから鑑別を行う。Hoover徴候などをチェックする。心因性の場合は，24時間以上継続している場合が多い。

3　頸椎症

転倒後に一過性の片麻痺をきたして来院した患者では，頸椎症の鑑別が必要である。時に転倒の病歴を告げずに一側の手足が動かないといって来院する場合もあり，転倒や外傷が直前になかったかを確認する。脳振盪をきたし，病歴が聴取できない場合もある。多くは24時間以上神経症候が続き脳梗塞との鑑別が必要となる場合が多い。

XIV　最後に

一過性神経症状への対応は，TIA mimicsやTIA chameleonsを念頭に置いて，病歴聴取を十分に行い，危険因子や併存疾患をチェックして，ABCD^{2}スコアを活用してリスク評価を行いつつ，TIAが疑われ，高リスク症例は即座に専門医へ紹介する。専門医はwide triage（結果としてTIAでない症例も含まれてしまうこと）を許容して，MRI（DWI）・MRA，頸部血管エコーによる血管の評価，心房細動などの心疾患の評価が行える体制構築が必要である。

文献

1) National Institute of Neurological Disorders and Stroke：Classification of cerebrovascular diseases Ⅲ. Stroke 21：637-676, 1990
2) Feinberg WM, Albers GW, Barnett HJM, et al：Guidelines for the management of transient ischemic attacks. From the Ad Hoc Committee on guidelines for the management of transient ischemic attacks of the Stroke Council of the American Heart Association. Stroke 25：1320-1335, 1994
3) Albers GW, Caplan LR, Easton JD, et al：Transient ischemic attack-proposal for a new definition. N Engl J Med 347：1713-1716, 2002
4) Easton JD, Saver JL, Albers GW, et al：Definition and evaluation of transient ischemic attack：a scientific statement for Healthcare Professionals from the American Heart Association/American Stroke Association Stroke Council；Council on Cardiovascular Surgery and Anesthesia；Council on Cardiovascular Radiology and Intervention；Council on Cardiovascular Nursing；and the Interdisciplinary Council on Peripheral Vascular Disease. The American Academy of Neurology affirms the value of this statement as an educational tool for neurologists. Stroke 40：2276-2293, 2009
5) 峰松一夫：TIA 診療マニュアル. 2012 年 http://tia.stroke-ncvc.jp/manual.pdf
6) WHO：ICD-11 http://apps.who.int/classifications/icd11/frozen-2017-04-02/l-m/en#/http%3a%2f%2fid.who.int%2ficd%2fentity%2f826335789（2017 年 12 月 1 日閲覧）
7) Furie KL, Kasner SE, Adams RJ, et al：Guidelines for prevention of stroke in patients with stroke or transient ischemic attack：A guideline for healthcare professionals from the American Heart Association/American Stroke Association. On behalf of the American Heart Association Stroke Council, Council on Cardiovascular Nursing, Council on Clinical Cardiology, and Interdisciplinary Council on Quality of Care and Outcomes Research. Stroke 42：227-276, 2011
8) Albers GW, Hart RG, Lutsep HL, et al：Supplement to the guideline for the management of transient ischemic attacks. A statement from the Ad Hoc Committee on guidelines for the management of transient ischemic attacks, Stroke Council, American Heart Association, Stroke 30：2502-2511, 1999
9) Nadarajan V, Perry RJ, Johnson J, et al：Transient ischaemic attacks：mimics and chameleon. Pract Neurol 14：23-32, 2014
10) Rothwell PM, iles MF, Chandratheva A, et al：Effect of urgent treatment of transient ischaemic attack and minor stroke on early recurrent stroke (EXPRESS study)：a prospective population-based sequential comparison. Lancet 370：1432-1442, 2007
11) Lavallée PC, Meseguer E, Abboud H, et al：A transient ischaemic attack clinic with round-the clock access (SOS-TIA)：feasibility and effects. Lancet Neurol 6：953-960, 2007
12) 菅 智宏, 河野浩之, 寺崎修司, ほか：左上肢の強直性発作のみをきたした心原性脳塞栓症の 1 例. 臨床神経 45：518-520, 2005
13) Fisher CM：Transient monocular blindness associated with hemiplegia. AMA Arch Ophthalmol 47：167-203, 1952
14) Fisher CM：'Transient monocular blindness' versus 'amaurosis fugax' Neurology 39：1622-1624, 1989
15) The Amaurosis Fugax Study Group：Current management of amaurosis fugax. Stroke 21：201-208, 1990
16) 橋本洋一郎, 木村和美, 大野尚登, ほか：網膜動脈閉塞症と一過性黒内障の原因疾患に関する検討. 臨床神経 38：219-223, 1998
17) Charidimou A, Gang Q, Werring DJ：Sporadic cerebral amyloid angiopathy revisited：recent insights into pathophysiology and clinical spectrum. J Neurol Neurosurg Psychiatry 83：124-137, 2012
18) Charidimou A, Peeters A, Fox Z, et al：Spectrum of transient focal neurological episodes in cerebral amyloid angiopathy：multicenter magnetic resonance imaging cohort study and meta-analysis. Stroke 43：2324-2330, 2012
19) Headache Classification Committee of the International Headache Society (IHS)：The International Classification of Headache Disorders；3rd edition (beta version). Cephalalgia 33：629-808, 2013
20) Bos MJ, van Rijn MJ, Witteman JC, et al：Incidence and prognosis of transient neurological attacks. JAMA 298：2877-2885, 2007
21) 井上 博, 相澤義房, 安部治彦, ほか：失神の診断・治療ガイドライン. Circulation Journal 71 (Suppl Ⅳ)：1049-1101, 2007
22) Strickberger SA, Benson DW, Biaggioni I, et al：AHA/ACCF Scientific Statement on the Evaluation of Syncope：From the American Heart Association Councils on Clinical Cardiology, Cardiovascular Nursing, Cardiovascular Disease in the Young, and Stroke, and the Quality of Care and Outcomes Research Interdisciplinary Working Group；and the American College of Cardiology Foundation：In Collaboration with the Heart Rhythm Society：Endorsed by the American Autonomic Society. Circulation 113：316-327, 2006
23) Honda S, Inatomi Y, Yonehara T, et al：discrimination of acute ischemic stroke from nonischemic vertigo in patients presenting with only imbalance. J Stroke Cerebrovasc Dis 23：888-895, 2014
24) Choi JH, Park MG, Choi SY, et al：Acute transient vestibular syndrome. Stroke 48：556-562, 2017

4 rt-PA 静注療法と血管内治療の適応の見極めと実際

三浦 正智［熊本赤十字病院脳神経内科］
吉村 紳一［兵庫医科大学脳神経外科］

I はじめに

　急性期虚血性脳血管障害の再開通療法として，遺伝子組み換え組織型プラスミノゲン・アクティベータ（recombinant tissue-type plasminogen activator：rt-PA）静脈療法は，2005年10月にわが国で承認され，2012年8月には，治療可能時間が4.5時間以内に延長された。rt-PA静注療法は，承認から10年以上が経過し，わが国でも多くの臨床の現場で実施されてきた。加えて2014年12月から2015年にかけて急性期脳血管内治療（血栓回収療法）の有効性を示す研究結果が相次いで発表され，2015年4月には「経皮経管的脳血栓回収用機器適正使用指針　第2版」が示され，さらに2017年9月に「脳卒中治療ガイドライン2015［追補2017］」でガイドラインにも追記された。急性期虚血性脳血管障害の再開通療法はいまや単独の治療ではなく，rt-PA静注療法に加えて血栓回収療法も組み合わせる時代となった。本稿では，rt-PA静注療法のエビデンスと適応，血栓回収療法のエビデンスと適応，そして最後に，近年登場した直接作用型経口抗凝固薬（direct oral anticoagulants：DOAC）内服患者における再開通療法について述べる。

II rt-PA 静注療法

1 rt-PA 静注療法のエビデンス

　再開通療法の主目的は，血栓で閉塞した脳動脈を再開通させ，可逆的な虚血脳組織（ペナンブラ領域）を救済することにより神経学的症状の改善を図ることである。rt-PA静注療法は血栓溶解薬によってその効果を期待するもので，現在治療薬として認可されているrt-PAはアルテプラーゼ（Alteplase）である。1995年にNINDS rt-PA Stroke Study[1]にて発症3時間以内の急性期虚血性脳血管障害を対象として，アルテプラーゼ静注療法（0.9 mg/kg）を用いて行われた臨床試験で，アルテプラーゼ群で3カ月後の機能予後完全自立（modified Rankin scale：mRS 0-1）が有意に高率（39%，偽薬群26%）であり，その有効性が証明された。その反面，偽薬と比較して症候性頭蓋内出血も頻度は高かった（6.4%，偽薬群0.6%）ことは銘記しておく必要ある。その後，European Cooperative Acute Stroke Study III（ECASS III）[2]によって治療開始可能時間が発症から4.5時間に延長された。

　わが国においてはアジア人における頭蓋内出血率が高いとの懸念から，NINDSとほぼ同じ症例選択・除外基準を用いて，アルテプラーゼ0.6 mg/kgを用いたオープン試験であるJapan Alteplase Clinical Trial（J-ACT）[3]を行い，結果としてNINDS試験と同等の有効性と安全性（3カ月後mRS 0-1は37%，症候性頭蓋内出血は5.8%）が証明され，2005年にわが国でアルテプラーゼ0.6 mg/kgでの使用が承認された。その後，ECASS IIIの結果を受けて，わが国でも公知申請手続きによって，2012年8月に発症から4.5時間以内のアルテプラーゼ投与が保険適用可能となった。

　アルテプラーゼ投与容量はわが国では0.6 mg/kgであり，これはJ-ACTの結果に基づいて規定された。一方，欧米では0.9 mg/kgであり，この0.6 mg/kgという容量設定の安全性・有効性は長らく議論されてきた。そして，0.6 mg/kgと0.9 mg/kgの安全性や有効性を比較した国際共同試験（Enhanced Control of Hypertension and Thrombolysis Stroke Study：ENCHANTED）[4]が2016年に発表された。主要評価項目である3カ月後の機能予後不良（mRS 2-6）の割合では0.6 mg/kgの0.9 mg/kgに対する非劣性は示されなかった。しかし，mRSのシフト解析では，0.6 mg/kgの非劣性が示され，また症候性頭蓋内出血や発症7日以内の致死的イベントは0.6 mg/kgで有意に少なく，その安全性が証明された。

表1 アルテプラーゼ静注療法のチェックリスト

適応外（禁忌）	あり	なし
発症〜治療開始時刻 4.5 時間超	□	□
※発症時刻（最終未発症確認時刻）［ ： ］		
※治療開始（予定）時刻［ ： ］		
既往症		
非外傷性頭蓋内出血	□	□
1カ月以内の脳梗塞（一過性脳虚血発作を含まない）	□	□
3カ月以内の重篤な頭部脊髄の外傷あるいは手術	□	□
21日以内の消化管あるいは尿路出血	□	□
14日以内の大手術あるいは頭部以外の重篤な外傷	□	□
治療薬の過敏症	□	□
臨床所見		
くも膜下出血（疑）	□	□
急性大動脈解離の合併	□	□
出血の合併（頭蓋内，消化管，尿路，後腹膜，喀血）	□	□
収縮期血圧（降圧療法後も 185 mmHg 以上）	□	□
拡張期血圧（降圧療法後も 110 mmHg 以上）	□	□
重篤な肝障害	□	□
急性膵炎	□	□
血液所見		
血糖異常（< 50 mg/dl，または > 400 mg/dl）	□	□
血小板 100,000/mm^3 以下	□	□
血液所見：抗凝固療法中ないし凝固異常症において		
PT-INR > 1.7	□	□
aPTT の延長	□	□
（前値の 1.5 倍［目安として約 40 秒］を超える）		
CT/MR 所見		
広汎な早期虚血性変化	□	□
圧排所見（正中構造偏位）	□	□
慎重投与（適応の可否を慎重に検討する）	あり	なし
年齢　81歳以上	□	□
既往歴		
10日以内の生検・外傷	□	□
10日以内の分娩・流早産	□	□
1カ月以上経過した脳梗塞（とくに糖尿病合併例）	□	□
3カ月以内の心筋梗塞	□	□
蛋白製剤アレルギー	□	□
神経症候		
NIHSS 値 26 以上	□	□
軽症	□	□
症候の急速な軽症化	□	□
痙攣（既往歴などからてんかんの可能性が	□	□
高ければ適応外）		
臨床所見		
脳動脈瘤・頭蓋内腫瘍・脳動静脈奇形・もやもや病	□	□
胸部大動脈瘤	□	□
消化管潰瘍・憩室炎・大腸炎	□	□
活動性結核	□	□
糖尿病性出血性網膜症・出血性眼症	□	□
血栓溶解薬，抗血栓薬投与中	□	□
（とくに経口抗凝固薬投与中）		
※　抗Xa薬やダビガトランの服薬患者への本治療の		
有効性と安全性は確立しておらず，治療の適否を		
慎重に判断せねばならない．		
月経期間中	□	□
重篤な腎障害	□	□
コントロール不良の糖尿病	□	□
感染性心内膜炎	□	□

＜注意事項＞
1. 一項目でも「適応外」に該当すれば実施しない．
2. 一項目でも「慎重投与」に該当すれば，適応の可否を慎重に検討し，治療を実施する場合は患者本人・家族に正確に説明し同意を得る必要がある．
3. 「慎重投与」のうち，下線をつけた4項目に該当する患者に対して発症3時間以降に投与する場合は，個々の症例ごとに適応の可否を慎重に検討する必要がある．

（日本脳卒中学会脳卒中医療向上・社会保険委員会 rt-PA（アルテプラーゼ）静注療法指針改定部会．rt-PA（アルテプラーゼ）静注療法適正治療指針 第2版より引用）

2　治療適応とその実際

1）治療適応基準

アルテプラーゼ静注療法の対象は，すべての病型の虚血性脳血管障害（アテローム血栓性脳梗塞，ラクナ梗塞，心原性脳塞栓症，その他の原因確定・未確定の脳梗塞，rt-PA 静注療法後に神経症候が消失した一過性脳虚血発作を含む）である．

アルテプラーゼ静注療法の適応外（禁忌），および慎重投与について**表1**に示す．適応外に一つでも当てはまる場合は治療を行うことは推奨されない．また慎重投与とは，「投与を考慮してもよいが，副作用その他が出現しやすく，かつ良好な転帰も必ずしも期待できない」場合を意味する．このような症例では，治療担当医が治療を行う利益が不利益を上回っていると判断した場合に，同意を得て治療が可能となる．治療実施にあたっては脳卒中学会が策定した適正治療指針第二版を遵守して行うべきであり，適応基準（チェックリスト）を確認することは極めて重要である．適応基準を逸脱した症例と死亡率とに有意な相関関係が認められている[5]．治療の適否を判断する上で，禁忌項目，慎重投与を十分に確認する必要がある．

また，適応を判断する上で重要な画像評価の要点を以下に概説する．

画像診断による広範な早期虚血性変化と脳血管評価：画像（CT/MRI）による脳出血の除外と早期虚血性変化（early ischemic change：EIC）の評価が必要である．EIC の範囲判定に CT による Alberta Stroke Program Early CT Score（ASPECTS），MRI による DWI-ASPECTS/ASPECTS＋W による評価が一般的になっている．ASPECTS が低くなるほど症候性頭蓋内出血の危険が増加するため，広汎な EIC を認める場合は，アルテプラーゼ静注療法を行うことは推奨されない．「広汎」の基準として，一般的に「中大脳動脈の1/3」を超える（ASPECTS で 7 点未満）を広汎とすることが多い．国内の研究からは，ASPECTS 4 点または 5 点以下の場合は，治療効果に乏しく，安全性も低いとされている．

脳血管評価については，後述する血栓回収療法と違い，アルテプラーゼ静注療法においては必須ではない．しかし，血管閉塞部位ごとに血栓溶解療法の効果は異なることが報告されており[6,7]，アルテプラーゼ静注療法で改善が得られなかった患者に対して引き続き血栓回収療法の適応を考える上では必須の情報となる．

3　今後の展望

2018年5月にWAKE-UP試験（MRI-Guided Thrombolysis for Stroke with Unknown Time of Onset）[8]の結果が発表された．これは MRI を用いた DWI-FLAIR

表2 血管内治療RCTの選択基準と治療内容

	MR CLEAN	ESCAPE	EXTEND-IA	SWIFT PRIME	REVASCAT	TRHACE	PISTE
年齢（歳）	≧18	≧18	≧18	18〜80	18〜80	18-80	≧18
NIHSS	≧2	≧6	—	8〜29	≧6	10〜25	—
血管内治療開始まで	6時間	12時間	6時間	6時間	8時間	5時間	6時間
rt-PA静注療法	非適応も含む	非適応も含む	全例施行	全例施行	非適応も含む	全例施行	全例施行
ASPECTS	規定なし	≧6	規定なし（虚血コア<70 ml）	虚血コア<50 ml→ASPECTS≧6	≧7（DWI-ASPECTS≧6）	規定なし	MCA領域の1/3以下
使用デバイス	規定なし	血栓回収デバイス	Solitaire FR	Solitaire FR	Solitaire FR	全デバイス	全デバイス
閉塞血管	ICA/MCA (M1, M2)/ACA (A1, A2)	ICA/MCA (M1)	ICA/MCA (M1, M2)	ICA/MCA (M1)	ICA/MCA (M1)	ICA/MCA (M1)/BA	ICA/MCA (M1, single M2)

NIHSS=National Institutes of Health Stroke Scale, ICA=internal cerebral artery, MCA=middle cerebral artery, ACA=anterior cerebral artery, CTA=CT angiography, MRA=MR angiography, DSA=digital subtraction angiography

ミスマッチを有する発症時刻不明の虚血性脳卒中に対して，rt-PA静注療法の有効性を示した論文である。MRI上でDWIでは異常が認められるがFLAIRでは信号変化が認められない（DWI-FLAIRミスマッチ），発症時刻不明の虚血性脳卒中症例に対して，アルテプラーゼ（0.9mg/kg）投与群とプラセボ群を比較した試験で，主要評価項目である3カ月後の機能予後良好（mRS 0-1）はアルテプラーゼ群に多いという結果だった。発症時刻不明の虚血性脳卒中に対するrt-PA静注療法の有効性と安全性が示されたことで，わが国で進行中だったTHAWS試験（THrombolysis for Acute Wake-up and unclear-onset Strokes with alteplase at 0.6mg/kg）を含めた，その他の試験は早期終了した。今後，統合解析が行われる予定であり，その結果が期待されている。

また，発症から4.5時間以内の虚血性脳卒中に対するテネクテプラーゼ（アルテプラーゼよりもフィブリン特異性が高く，半減期が長い）とアルテプラーゼとの比較試験であるEXTEND-IA TNK（Tenecteplase versus Alteplase before Thrombectomy for Ischemic Stroke）[9]の結果が2018年4月に発表された。テネクテプラーゼはアルテプラーゼと比較して，再灌流率上昇と機能予後良好の割合が多く，テネクテプラーゼの有効性と安全性が示され，わが国での導入も今後期待される。

III 脳血管内治療（血栓回収療法）

1 血栓回収療法のエビデンス

2014年12月から2015年5月にかけて相次いで発表された5つのランダム化比較試験（randomized controlled trial：RCT）であるMR CLEAN[10]，ESCAPE[11]，EXTEND-IA[12]，SWIFT-PRIME[13]，REVASCAT[14]（表2，3）および，これらのRCTの総合解析であるHERMES Collaboration[11]により，発症6時間以内の主幹動脈閉塞による急性期脳梗塞に対して，アルテプラーゼ静注療法を含む内科治療に血栓回収療法を追加することが，患者転帰を改善するという科学的根拠が示された。これを受けて，「AHA/ASAガイドライン2015 改訂版」[15]や「経皮経管的脳血栓回収用機器適正使用指針 第2版」[16]，2017年9月に「脳卒中治療ガイドライン2015［追補2017］」[17]等のガイドラインや指針が示され，わが国でも標準的治療として広く普及してきている。

加えて，五つのRCT以降にrt-PAとrt-PA＋血栓回収療法のRCTであるTHRACE[18]，PISTE[19]（表2，3）が発表され，いずれも血栓回収療法の有効性が補強される結果だった。また，血栓回収療法後の長期予後について結果が報告され，長期的機能予後も良好であることが示されている[20,21]。

さらには，2018年に入り，最終健常確認から6時間以上経過した急性期脳梗塞に対する二つのRCT（DAWN trial[22]，DEFUSE3 trial[23]）が発表され，発症から一定時間経過した急性期脳梗塞に対しても，選択された症例（虚血コアと神経症状（灌流遅延領域）とのミスマッチが存在する症例）において血栓回収療法の有効性，安全性が示された[24]。これを受けて，「AHA/ASAガイドライン2018」および「経皮経管的脳血栓回収用機器適正使用指針 第3版」[16]も改訂された（表4）。

2 治療適応

現在，血栓回収療法の有効性が確立されている適応

表3 血管内治療RCTの患者背景と結果

	MR CLEAN 血管内	MR CLEAN コントロール	ESCAPE 血管内	ESCAPE コントロール	EXTEND-IA 血管内	EXTEND-IA コントロール	SWIFT PRIME 血管内	SWIFT PRIME コントロール	REVASCAT 血管内	REVASCAT コントロール	THRACE 血管内	THRACE コントロール	PISTE 血管内	PISTE コントロール
症例数	233	267	165	150	35	35	98	98	103	103	204	208	33	32
年齢（歳），平均	65.8	65.7	71	70	68.6	70.2	66.3	65.0	65.7	67.2	66	68	67	64
NIHSS, 中央値	17	18	16	17	17	13	17	17	17	17	18	17	18	14
ASPECTS, 中央値	9	9	9	9	—	—	9	9	7	8	0-4：11% 5-7：41% 8-10：48%	0-4：17% 5-7：26% 8-10：57%	9	2
IV-tPA (%)	87.1	90.6	72.7	78.7	100	100	100	100	68.0	77.7	100	100	100	100
発症から穿刺剤（分）	260	—	241	—	210	—	224	—	269	—	250	—	209	—
ステントリトリーバー使用 (%)	96.9	—	86.1	—	93.1	—	96.7	—	100	—	69	—	68	—
再開通率 (TICI≧2b)	58.7	—	72.4	—	86.2	—	88.0	—	65.7	—	83	—	87	—
90日後														
シフト解析オッズ比 (95% CI)	1.67 (1.21-2.30)		3.1 (2.0-4.7)		2.0 (1.2-3.8)		2.63 (1.57-4.40)		1.70 (1.05-2.80)		1.39 (0.99-1.97)		2.59 (0.93-7.24)	
mRS 0-2 (%)	32.6	19.1	53.0	29.3	71.4	40.0	60.2	35.5	43.7	28.2	53	42	51	40
mRS 0-2 調整オッズ比 (95% CI)	2.16 (1.39-3.38)		1.7 (1.3-2.2)		4.2 (1.4-12)		1.7 (1.23-2.33)		2.1 (1.1-4.0)		1.55 (1.05-2.30)		2.12 (0.65-6.94)	
90日後死亡 (%)	21.0	22.1	10.4	19.0	8.6	20.0	9.2	12.4	18.4	15.5	12	13	21.5	12.5
症候性頭蓋内出血	7.7	6.4	3.6	2.7	0.0	5.7	0.0	3.1	1.9	1.9	2	2	0	0

NIHSS=National Institutes of Health Stroke Scale, IV-PA=intravenous recombinant tissue plasminogen activator, ASPECTS=Albert Stroke Program Early CT Score, TICI=Thrombolysis In Cerebral Infarction, mRS=modified Rankin Scale

表4 急性期脳梗塞に対する血栓回収療法の適応

1 血管内治療を考慮する場合も，rt-PA静注療法の適応があれば施行すべき（グレードA） 2 発症早期（～6時間）の急性期脳梗塞 　以下の適応条件を満たす場合，血管内治療を行うことが強く勧められる（グレードA） 　a 発症前のADLが自立（mRS 0-1） 　b 発症から4.5時間以内にrt-PA静注療法が施行されている 　c 内頸動脈または中大脳動脈近位部（M1）閉塞 　d 18歳以上 　e NIHSS≧6（中等度以上の神経症状を有する） 　f ASPECTS≧6（広範囲病変ではない） 　g 6時間以内に治療開始可能 3 最終健常確認時刻から6時間を超えた急性期脳梗塞 　1）最終健常確認時刻から16時間以内の急性期脳梗塞に対して，以下の適応条件を満たす場合，血管内治療を行うことが強く勧められる（グレードA）	a 内頸動脈または中大脳動脈近位部（M1）閉塞 　b 発症前のADLが自立（mRS 0-1） 　c NIHSSが10点以上かつASPECTSが7点以上 　2）最終健常確認時刻から24時間以内の急性期脳梗塞に対して，『虚血コア体積（頭部CT灌流画像またはMRI拡散強調画像）』と，『神経症状または灌流画像での灌流遅延領域』にミスマッチがあると判断される場合，血管内治療を行うことが勧められる（グレードB） 4 以下の症例に対して発症6時間以内に血管内治療を行うことは，十分な科学的根拠は示されていないが，症例ごとに適応を慎重に検討し，有効性が安全性を上回ると判断した場合には，血管内治療を考慮しても良い（グレードC1） 　a 発症前のmRSスコアが2以上 　b 中大脳動脈（M2部），脳底動脈の急性閉塞 　c NIHSSが6点未満 　d ASPECTSが6点未満

（経皮経管的脳血栓回収用機器適正使用指針 第3版[16]より引用）

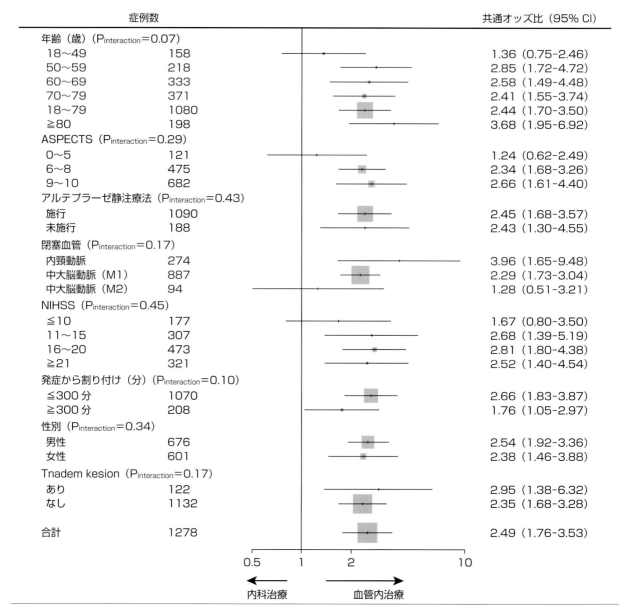

図1 総合解析（HERMES Collaboration）による層別解析 （Goyal M, et al. Lancet 2016[11]より一部改変して引用）

を表4に示す。まず前提としてrt-PA静注療法が可能な場合はrt-PA静注療法を優先した上で，発症早期（発症6時間以内）の場合の適応は，18歳以上かつ発症前に自立しており，前方循環系主幹部動脈（内頸動脈，中大脳動脈近位部〈M1〉）閉塞，中等症以上の神経症状（NIHSS≧6点），広範囲病変ではない（ASPECTS≧6）を満たした症例のうち，6時間以内に治療が開始可能な場合である（グレードA）。

　以下に，エビデンスの元となった五つのRCTにおける，rt-PA静注療法の有無，画像評価（閉塞血管と虚血変化），時間，年齢，重症度による層別解析の結果について解説する（図1）。

《発症早期（～6時間）の脳梗塞》
1）rt-PA静注療法

　五つのRCTのいずれもrt-PA静注療法の適応症例では投与を行なった上で，血栓回収療法を追加している。rt-PA静注療法は登録症例の85.3％で施行されており，rt-PA投与中もその効果判定を待つことなく，直ちに血管造影室へ移動して血栓回収療法を実施している。現在のところは，rt-PA投与適応症例に，投与せずに血栓回収療法を行うことの有効性を検証した報告はない。以上から，rt-PA静注療法適応症例に対しては，まずrt-PAを投与してから血栓回収療法を施行すべきである。rt-PAの適応判断のための採血において，結果の待ち時間が長くなってしまう場合には迅速キットを活用して時間のロスをなくすと良い。

　一方で，rt-PA静注療法の適応外症例においては，血栓回収療法を行うことで内科治療単独よりも予後が改善することが示されている。

　また，五つのRCTにおいて，rt-PA投与後の血栓回収療法群において症候性頭蓋内出血の合併率は内科治療群と比較して増加しておらず，rt-PA静注後に血栓回収療法を行うことの安全性も示されている。

2）画像診断に基づいた患者選択
①　脳血管評価

　五つのRCTはすべてCT angiography（CTA）ないしMR angiography（MRA）を用いて脳血管評価を行なった上で前方循環主幹動脈（内頸動脈または中大脳動脈）閉塞症例を対象としており，それ以外の前方循環（末梢病変や前大脳動脈），後方循環については未だ十分に有効性は証明されていない。このため，症例ごとに適応を検討する必要がある。

②　虚血性変化の評価

　ASPECTS/DWI-ASPECTSを用いた選択基準は五つのRCTのうちでESCAPE（ASPECTS≧6），SWIFT-PRIME（途中からプロトコロール変更によりASPECTS≧6），REVASCAT（ASPECTS≧7，DWI-ASPECTS≧6）で採用され，またMR CLEANの層別解析にてASPECTS 4点以下では有意な予後改善が得られなかった。ASPECTS 5点以下では血栓回収療法の有効性は十分に示されていない点に注意する必要がある。一方で，SWIFT-PRIMEの一部，EXTEND-IAの全例で症例選択基準として灌流画像評価が用いられ，MR CLEANの65％の症例で灌流画像評価が行われていた。Multimodal CT/MRI（CTA/CTP/単純CTまたはCTA元画像，あるいはMRA/PWI/DWIの組み合わせ）はペナンブラと虚血コア，閉塞血管部位の同定が一連の検査で可能であるが，灌流画像解析のソフトウェアが標準化されていないという課題がある。灌流画像評価は非常に有用だが，現場ではASPECTSを用いて広汎梗塞を除外し，神経症状と閉塞血管/虚血性変化とのミスマッチからペナンブラを推定して治療適応を判断するのが現実的である。

3）時間

　五つのRCT中の三つでは，登録基準として発症から治療開始までが6時間以内とされ，血管内治療施行群は発症から再開通獲得までの時間の中央値は4時間46分であった。メタ解析であるHERMES Collaborationの検討では，発症から治療開始までの時間が438分（7時間18分）以内までは血管内治療群がrt-PA静注療法を含む内科治療単独群よりも転帰を改善する効果が認められた。しかし，同時に再開通までの時間が早いほど転帰良好（mRS 0-2）となる可能性は高く，1時間遅延するごとにその可能性が5.2％ずつ減少するとされ，rt-PA静注療法同様に少しでも早く治療を開始することが推奨される。SNIS（Society Neurointerventional Surgery）から，来院から画像診断まで15分，来院からrt-PA静注療法まで30分，来院から治療開始まで60分，来院から再開通まで90分を目安として提唱されている[25]。

4）年齢

　80歳以上の転帰は80歳未満と比較すると不良であるものの，80歳以上の患者に対する血栓回収療法施行群においても，内科治療群より血栓回収療法の方が有効であったことが証明されている（転帰良好の調整オッズ比3.68，95％信頼区間1.95-6.92）。

5）重症度

　重症度評価としてのNIHSS（National Institutes of Health Stroke Scale）は層別解析では，NIHSS 11点以上では血管内治療の有効性が示されており，21点以上の重症例においてもその効果が証明されている。五つのRCTのメタ解析では，軽症例（10点以下，177例）における治療効果は証明されていない。軽症例に

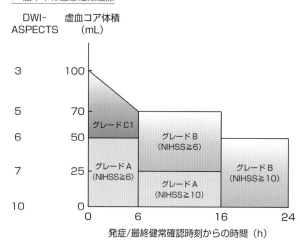

図2 内頸動脈または中大脳動脈（M1部）閉塞例における血栓回収療法の治療適応の推奨グレード
（経皮経管的脳血栓回収用機器適正使用指針 第3版[16]より引用）

対する血栓回収療法は症例ごとに検討する必要がある。

《最終健常確認時刻から6時間を超えた脳梗塞》
　次に，最終健常確認時刻から6時間を超えた急性期脳梗塞の場合の適応を表4に示す。エビデンスを確立した二つのRCT（DAWN trial[22]，DEFUSE3 trial[23]）からは適切なソフトウェアを用いた虚血コア体積評価が必要とされているが，わが国では十分に普及していないことからDWI-APECTSを参考に適応決定を慎重に検討する必要がある（図2）。
　最終健常確認時刻から6時間を超えた内頸動脈または中大脳動脈近位部（M1部）の急性閉塞が原因と考えられる脳梗塞では，発症前のmRSが0または1で，NIHSSが10点以上ありかつMRI拡散強調画像で，ASPECTSが7点以上の症例に対して，最終健常確認時刻から16時間以内に血栓回収療法を開始することが強く勧められている（グレードA）。また，『虚血コア体積（頭部CT灌流画像またはMRI拡散強調画像）』と，『神経症状または灌流画像での灌流遅延領域』にミスマッチがあると判断される場合に，最終健常確認時刻から24時間以内に血栓回収療法を開始することが勧められている（グレードB）。

3　今後の展望

　前方循環主幹動脈閉塞に対して，血栓回収療法の有効性は確立されたが，前方循環遠位部閉塞および後方循環主幹動脈閉塞や，軽症例（NIHSSが6点未満），広範囲病変（ASPECTSが6点未満）においては，症例ごとに適応を慎重に検討する必要がある。
　デバイスに関しては，これまでのエビデンスは主としてステントリトリーバーを用いたものであるが，吸引のみの再開通療法（a direct aspiration first pass technique：ADAPT）においてもASTER trial[26]にてステントリトリーバーと比較して，同等の結果（再開通率，機能予後）が得られている。
　後方循環系主幹動脈閉塞に対しては，登録研究やレビューでは血栓回収療法による予後改善効果が報告されているが，現在RCTが進行中であり，その結果が注目される。

Ⅳ　抗凝固療法中患者における再開通療法

　近年，直接作用型経口抗凝固薬（DOAC）が登場し，DOACのうちのダビガトランと従来からのワルファリンへの中和薬が新たに国内で承認されるなど，抗凝固療法の環境は変化している。
　2017年11月に『抗凝固療法中患者への脳梗塞急性期再開通治療に関する推奨』[27]が作成され，新たにDOAC最終服用後4時間以内はrt-PA静注療法の適応外とみなすこと，各抗凝固薬の効果を緊急是正してrt-PA静注療法を行うことの適否について提言されている（表5）。

①　直接作用型経口抗凝固薬

　活性化凝固第X因子阻害薬（抗Xa薬：リバーロキサバン，エドキサバン，アピキサバン）や直接トロンビン阻害薬（ダビガトラン）は，簡便に効果を測定する適切なマーカーを欠く。プロトロンビン時間（PT）が抗Xa薬を，また活性化部分トロンボプラスチン時間（aPTT）がダビガトランの効果を反映するとされているが，いずれも易出血性を予測する指標として必ずしも適切とはいえない。少なくとも従来の指標であるPT国際標準比（international normalized ratio：INR）が1.7を超える場合や，aPTTが前値の1.5倍（目安として約40秒）を超えている場合は，現状ではrt-PA静注療法は適応外である。また，PT-INRやaPTTが正常値であってもDOAC内服後の最大血中濃度到達時間は1～4時間であり，治療適応を判断する場合には，服薬の有無や最終内服時刻を確認する必要がある。DOAC服用患者にrt-PA静注療法を行った症例に関して国内アンケート結果では，最終内服後4時間以内に治療した例で無症候性脳出血の頻度が明らかに高く，以上の点を考慮してDOAC最終内服後4時間以内は，rt-PA静注療法は適応外とすることが推奨されている。

②　抗凝固薬中和剤と再開通療法

　中和剤として従来からのワルファリンに対してプロトロンビン複合体製剤が新たに承認されたが，中和剤を使用してPT-INRを是正して，再開通療法（rt-PA静注療法ならびに血栓回収療法）を行うことは，中和剤により凝固機能が亢進させるため推奨されない。ま

表5 抗凝固療法中患者への脳梗塞急性期再開通治療に関する推奨

- ●ワルファリン服用患者における推奨
  1. プロトロンビン時間の国際標準比（PT-INR）が1.7を超えている場合を，静注血栓溶解療法の適応外とみなす。
  2. 中和薬であるプロトロンビン複合体製剤を用いて，上記の指標を是正した後に再開通治療（静注血栓溶解療法または機械的血栓回収療法）を行うことは，推奨されない。本中和薬は凝固能を高めて脳梗塞病態を悪化させ得るため，超急性期の脳梗塞患者に用いるべきでない。
- ●ヘパリン投与患者における推奨
  3. 活性化部分トロンボプラスチン時間（aPTT）が前値の1.5倍（試薬によって絶対値は異なるが，目安として約40秒）を超えている場合を，静注血栓溶解療法の適応外とみなす。
  4. 中和薬である硫酸プロタミンを用いて，上記の指標を是正した後に静注血栓溶解療法を行うことは，推奨されない。本中和薬は凝固能を高めて脳梗塞病態を悪化させ得るため，超急性期の脳梗塞患者に用いるべきでない。
- ●ダビガトラン服用患者における推奨
  5. 現状ではダビガトランの強度を測定する適切なマーカーが普及していない。少なくとも従来抗凝固薬の強度の指標であるaPTTが前値の1.5倍（目安として約40秒）を超えている場合を，静注血栓溶解療法の適応外とみなす。
  6. ダビガトランの最大血中濃度到達時間は1〜4時間で，服薬直後はaPTTが正常範囲を示すことが多いので，最終服用後4時間以内であることが確認できた場合には凝固マーカーの値にかかわらず静注血栓溶解療法の適応外とみなす。
  7. 上記5，6で適応外とみなされた場合も，特異的中和薬であるイダルシズマブを用いて後に静注血栓溶解療法を行うことを，考慮しても良い。しかしながら高く推奨するには臨床事例の蓄積を欠くため，機械的血栓回収療法を施行できる施設において同療法を優先的に行うことを，考慮しても良い。
- ●活性化凝固第X因子阻害薬服用患者における推奨
  8. 現状では活性化凝固第X因子阻害薬（抗Xa薬：リバーロキサバン，アピキサバン，エドキサバン）の強度を測定する適切なマーカーが普及していない。少なくとも従来抗凝固薬の強度の指標であるPT-INRが1.7を超えている場合やaPTTが前値の1.5倍（目安として約40秒）を超えている場合を，静注血栓溶解療法の適応外とみなす。
  9. 抗Xa薬の最大血中濃度到達時間は1〜4時間で，服薬直後はPT-INRやaPTTが正常範囲を示すことが多いので，最終服用後4時間以内であることが確認できた場合には凝固マーカーの値にかかわらず静注血栓溶解療法の適応外とみなす。
  10. 抗Xa薬服薬患者に，他抗凝固薬の中和薬を転用して抗凝固能の是正を試みた後に静注血栓溶解療法を行うことは，推奨されない。
- ●抗凝固療法中患者全般における慎重な治療選択
  11. 抗凝固療法中の患者は，薬剤強度にかかわらず，静注血栓溶解療法の施行を慎重に考慮する。ダビガトランや抗Xa薬の半減期が12時間前後であることを考えれば，最終服用後4時間を過ぎても半日程度までは，静注血栓溶解療法の有効性が危険性を上回るかをとくに慎重に判断すべきである。
  12. 抗凝固療法中の患者への機械的再開通療法は，その有効性が危険性を上回るかを慎重に判断した上で，承認されている各デバイスの添付文書に従って施行することが推奨される。

日本脳卒中学会 脳卒中医療向上・社会保険委員会「抗凝固療法中患者への 脳梗塞急性期再開通治療に関する推奨」[27]より引用

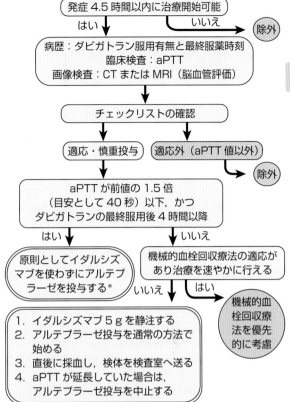

*腎機能，ダビガトラン最終服薬からの時間，出血既往などを総合的に考慮したうえで，イダルシズマブの使用の有益性が危険性より高いと判断した場合は，投与を考慮する。アルテプラーゼを投与せずに，機械的血栓回収療法を優先的に考慮することも，あり得る。

図3 ダビガトラン内服中の脳梗塞に対する静注血栓溶解療法施行の指針
（日本脳卒中学会 脳卒中医療向上・社会保険委員会「抗凝固療法中患者への 脳梗塞急性期再開通治療に関する推奨」[27]より引用）

たDOACの中でダビガトランに対して中和剤（イダルシズマブ）が承認されているが，イダルシズマブはダビガトランを選択的に失活させるため，凝固カスケードには影響がないと考えられる。そのため，図3に示したアルゴリズムを用いた治療方針が提言されている。

V おわりに

2014年12月から相次いで発表された血栓回収療法のRCTを皮切りに，血栓回収療法を中心とした急性期脳梗塞に対する再開通療法は急速な変化を続けている。今後も進行中のRCTの結果次第では，さらなる適応の拡大も期待される。

しかし，再開通療法で最も重要なのは，限られた時間の中で再開通までの時間が患者の転帰に直結する点であり，速やかな適応判断と遅延なく治療が始められ

るように努める必要がある。

文献

1) Tissue plasminogen activator for acute ischemic stroke. N Engl J Med 333：1581-7, 1995
2) Hacke W, Kaste M, Bluhmki E, et al：Thrombolysis with alteplase 3 to 4.5 hours after acute ischemic stroke. N Engl J Med 359：1317-29, 2008
3) Yamaguchi T, Mori E, Minematsu K, et al：Alteplase at 0.6 mg/kg for acute ischemic stroke within 3 hours of onset：Japan Alteplase Clinical Trial（J-ACT）. Stroke 37：1810-5, 2006
4) Anderson CS, Robinson T, Lindley RI, et al：Low-Dose versus Standard-Dose Intravenous Alteplase in Acute Ischemic Stroke. N Engl J Med 374：2313-23, 2016
5) Graham GD：Tissue plasminogen activator for acute ischemic stroke in clinical practice：a meta-analysis of safety data. Stroke 34：2847-50, 2003
6) Hirano T, Sasaki M, Mori E, et al：Residual vessel length on magnetic resonance angiography identifies poor responders to alteplase in acute middle cerebral artery occlusion patients：exploratory analysis of the Japan Alteplase Clinical TrialⅡ. Stroke 41：2828-33, 2010
7) Saqqur M, Uchino K, Demchuk AM, et al：Site of arterial occlusion identified by transcranial Doppler predicts the response to intravenous thrombolysis for stroke. Stroke 38：948-54, 2007
8) Thomalla G, Simonsen CZ, Boutitie F, et al. MRI-Guided Thrombolysis for Stroke with Unknown Time of Onset. N Engl J Med 379：611-22, 2018
9) Campbell BCV, Mitchell PJ, Churilov L, et al. Tenecteplase versus Alteplase before Thrombectomy for Ischemic Stroke. N Engl J Med 378：1573-82, 2018
10) Berkhemer OA, Fransen PS, Beumer D, et al：A randomized trial of intraarterial treatment for acute ischemic stroke. N Engl J Med 372：11-20, 2015
11) Goyal M, Menon BK, van Zwam WH, et al：Endovascular thrombectomy after large-vessel ischaemic stroke：a meta-analysis of individual patient data from five randomised trials. Lancet 387（10029）：1723-31, 2016
12) Campbell BC, Mitchell PJ, Kleinig TJ, et al：Endovascular therapy for ischemic stroke with perfusion-imaging selection. N Engl J Med 372：1009-18, 2015
13) Saver JL, Goyal M, Bonafe A, et al：Stent-retriever thrombectomy after intravenous t-PA vs. t-PA alone in stroke. N Engl J Med 372：2285-95, 2015
14) Jovin TG, Chamorro A, Cobo E, et al：Thrombectomy within 8 hours after symptom onset in ischemic stroke. N Engl J Med 372：2296-306, 2015
15) Powers WJ, Derdeyn CP, Biller J, et al：2015 American Heart Association/American Stroke Association Focused Update of the 2013 Guidelines for the Early Management of Patients With Acute Ischemic Stroke Regarding Endovascular Treatment：A Guideline for Healthcare Professionals From the American Heart Association/American Stroke Association. Stroke 46：3020-35, 2015
16) 日本脳卒中学会，日本脳神経学会，日本脳神経血管内治療学会策定：経皮経管的脳血栓回収機器　適正使用指針　第2版．2015年4月（第3版は2018年3月）
17) 日本脳卒中学会　脳卒中ガイドライン委員会　編：脳卒中治療ガイドライン2015［追補2017］．2017年9月
18) Bracard S, Ducrocq X, Mas JL, et al：Mechanical thrombectomy after intravenous alteplase versus alteplase alone after stroke（THRACE）：a randomised controlled trial. Lancet Neurol 15：1138-47, 2016
19) Muir KW, Ford GA, Messow CM, et al：Endovascular therapy for acute ischaemic stroke：the Pragmatic Ischaemic Stroke Thrombectomy Evaluation（PISTE）randomised, controlled trial. J Neurol Neurosurg Psychiatry 88：38-44, 2017
20) van den Berg LA, Dijkgraaf MG, Berkhemer OA, et al：Two-Year Outcome after Endovascular Treatment for Acute Ischemic Stroke. N Engl J Med 376：1341-9, 2017
21) Davalos A, Cobo E, Molina CA, et al：Safety and efficacy of thrombectomy in acute ischaemic stroke（REVASCAT）：1-year follow-up of a randomised open-label trial. Lancet Neurol 16：369-76, 2017
22) Nogueira RG, Jadhav AP, Haussen DC, et al. Thrombectomy 6 to 24 Hours after Stroke with a Mismatch between Deficit and Infarct. N Engl J Med 378：11-21, 2018
23) Albers GW, Marks MP, Kemp S, et al. Thrombectomy for Stroke at 6 to 16 Hours with Selection by Perfusion Imaging. N Engl J Med 378：708-18, 2018
24) Powers WJ, Rabinstein AA, Ackerson T, et al. 2018 Guidelines for the Early Management of Patients With Acute Ischemic Stroke：A Guideline for Healthcare Professionals From the American Heart Association/American Stroke Association. Stroke 49：e46-e99, 2018
25) McTaggart RA, Ansari SA, Goyal M, et al：Initial hospital management of patients with emergent large vessel occlusion（ELVO）：report of the standards and guidelines committee of the Society of NeuroInterventional Surgery. J Neurointerv Surg 9：316-23, 2017
26) Lapergue B, Blanc R, Gory B, et al：Effect of Endovascular Contact Aspiration vs Stent Retriever on Revascularization in Patients With Acute Ischemic Stroke and Large Vessel Occlusion：The ASTER Randomized Clinical Trial. Jama 318：443-52, 2017
27) 日本脳卒中学会　脳卒中医療向上・社会保険委員会　作業部会：「抗凝固療法中患者への脳梗塞急性期再開通治療に関する推奨」2017年11月

5 脳卒中超急性期の画像診断
—CTとMRI—

平野 照之［杏林大学医学部脳卒中医学教室］

I はじめに

　画像診断で得られる情報量と所要時間はトレード・オフの関係にある。治療開始の遅れはそのまま患者予後の悪化につながるため，常に時間を意識し方針決定に必要な画像を短時間で収集する。ここでは脳梗塞超急性期のCT，MRI診断について概説する。

II Treatment Related Acute Imaging Target（TRAIT）

　Stroke Imaging Research（STIR）groupは脳梗塞の急性期画像診断に必要な評価項目を四つに整理した。すなわち①large vessel occlusion（LVO），②small core，③large core-perfusion mismatch（penumbral marker），④good cerebral collateralsが，画像マーカーとして有用であり，これらは血栓回収療法に限らず，治療成績の予測につながるというものである[1]。

　LVOの有無は，急性血行再建療法の適応判定に必須である。救急現場ではMR angiography（MRA）かCT angiography（CTA）を主に用いる。世界的にはCTAが第一選択とされるが，日本ではMRAを用いる施設が多い。

　虚血コアは予後を規定する重要な要素である。早期に血流を再開させたとしても，その時点で壊死に陥っている組織には回復見込みはない。単純CTでの早期虚血性変化（early ischemic change：EIC）やMRI拡散強調画像（diffusion weighted image：DWI）での拡散制限域が用いられる。その範囲はAlberta Stroke Program Early CT Score（ASPECTS）[5]によって簡易的に評価する。

　ミスマッチ評価と側副血行評価は，日本ではまだ普及していない。造影剤使用に関する躊躇，灌流画像を評価する精度の高い解析プログラムの導入が障壁となっている。

III Large vessel occlusion

1 Non-contrast CT（NCCT）

　頭部単純CTでもhyperdense artery signから診断可能である。Hyperdense MCA sign（中大脳動脈主幹〈M1〉部閉塞），hyperdense Sylvian fissure MCA 'dot' sign（中大脳動脈M2部閉塞），hyperdense ICA sign（内頸動脈〈IC〉先端部）が代表的所見である（図1）。内頸動脈やM1閉塞の閉塞例へのrecombinant tissue-plasminogen activator（rt-PA）静注療法の効果は限定的である。

2 CTA

　ヨード造影剤を5 mL/s程度で急速静注し，高速スキャンから血管の断層像を得る。評価にあたっては，元画像，MPR（multi-planar reconstruction）画像，および3D再構成画像を総合的に判断する（図2）。血管閉塞部位および血栓サイズが評価できる。時間短縮を目指し，治療適応をCTのみで判断するとすれば，CTAの追加が妥当な選択である。

3 MRA

　LVO評価に日本で最も頻用されている。一般には，3 dimensional time-of-flight（3D-TOF）法を用いる。速い血流ほど高信号に描出されるが，遅い血流は描出不良となるため注意が必要である。内頸動脈や中大脳動脈M1起始部（閉塞断端までの残存血管長＜5 mm）[2]（図3）の閉塞例はrt-PAによる再開通率は低く，転帰も不良である。頭蓋内血管の評価では，末梢分枝の左右差をよく確認する。通常MCA閉塞例では患側の後大脳動脈（posterior cerebral artery：PCA）は拡大しており[3]，皮質枝間吻合を介した側副血行を反映する。

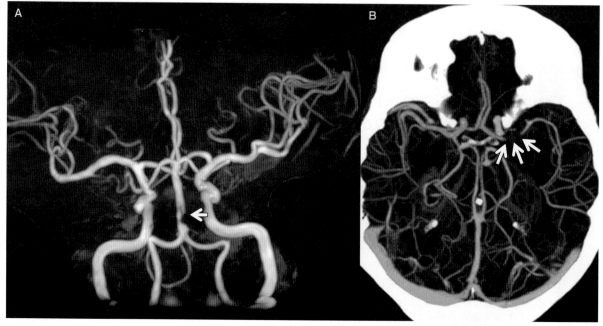

図1 Hyperdense artery sign
　頭部単純CTで大血管閉塞（large vessel occlusion）を示唆する所見。A. 内頸動脈遠位部の閉塞を示すhyperdense ICA sign，B. 中大脳動脈主幹（M1）部閉塞を示すhyperdense MCA sign，C. 中大脳動脈分枝（M2）閉塞を示すMCA dot sign。

図2 CTA
　A. 3D再構成画像による脳底動脈狭窄所見（矢印）。B. MPR法による左中大脳動脈閉塞所見。閉塞部末梢には皮質枝間吻合を介して側副血行が確認される。

4 T2*強調画像

　T2*強調画像は塞栓子を限局性低信号として描出する（susceptibility vessel sign：SVS）。内頸動脈の急性閉塞例では連続して中大脳動脈も閉塞していることも少なくない（図4A）。中大脳動脈M1部にみられるM1 SVSはrt-PAにより早期再開通が得られない強力な予測因子とされる[4]。また，中大脳動脈分枝の閉塞部位がSVSから同定できることも多い（図4B）。

IV Small core

1 ASPECTS on NCCT

　NCCTで観察されるEICとは，灰白質の軽微な濃度低下と大脳皮質の軽微な腫脹と要約される。EICが認められるということは，組織の残存血流量が著しく低下している，あるいは発症から相応の時間が経過して

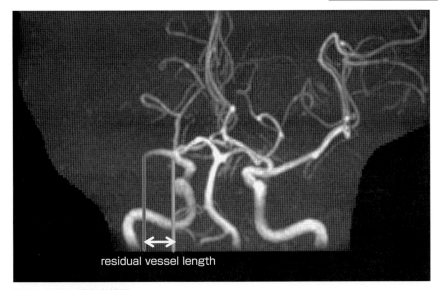

図3 MRA残存血管長
中大脳動脈水平部閉塞例における残存血管長（residual vessel length）の計測法を示す。3D-TOF MRAの正面像で内頸動脈分岐部から中大脳動脈の血流信号遠位端までの水平距離を用いる。残存血管長＜5 mmの例ではアルテプラーゼによる再開通を得にくい。

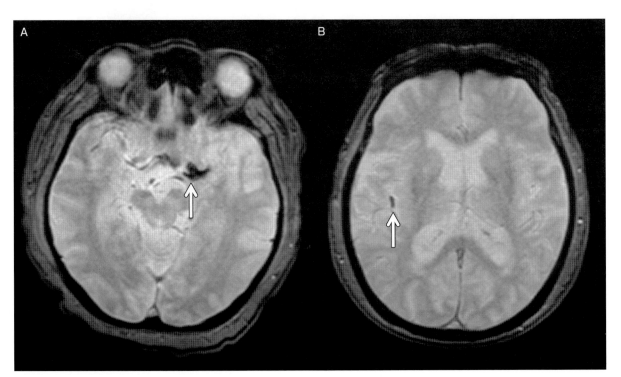

図4 Susceptibility vessel sign（SVS）
MRI T2*強調画像において，閉塞血管を示唆する所見。内頸動脈遠位端（A）や中大脳動脈M2部（B）に明瞭な低信号が認められる。赤色血栓の存在が示唆される。

いることを示す[5]。

コア・サイズの判断にはAlberta Stroke Program Early CT Score（ASPECTS）を用いる[6]。評価には，レンズ核と視床を通る軸位断と，それより約2 cm頭側のレンズ核構造が見えなくなった最初の断面にて，MCA領域を10カ所に区分し減点法によって病変範囲をスコア化する（図5）。原著では8点以上がrt-PA静注療法の適応とされる。Japan-Alteplase Clinical

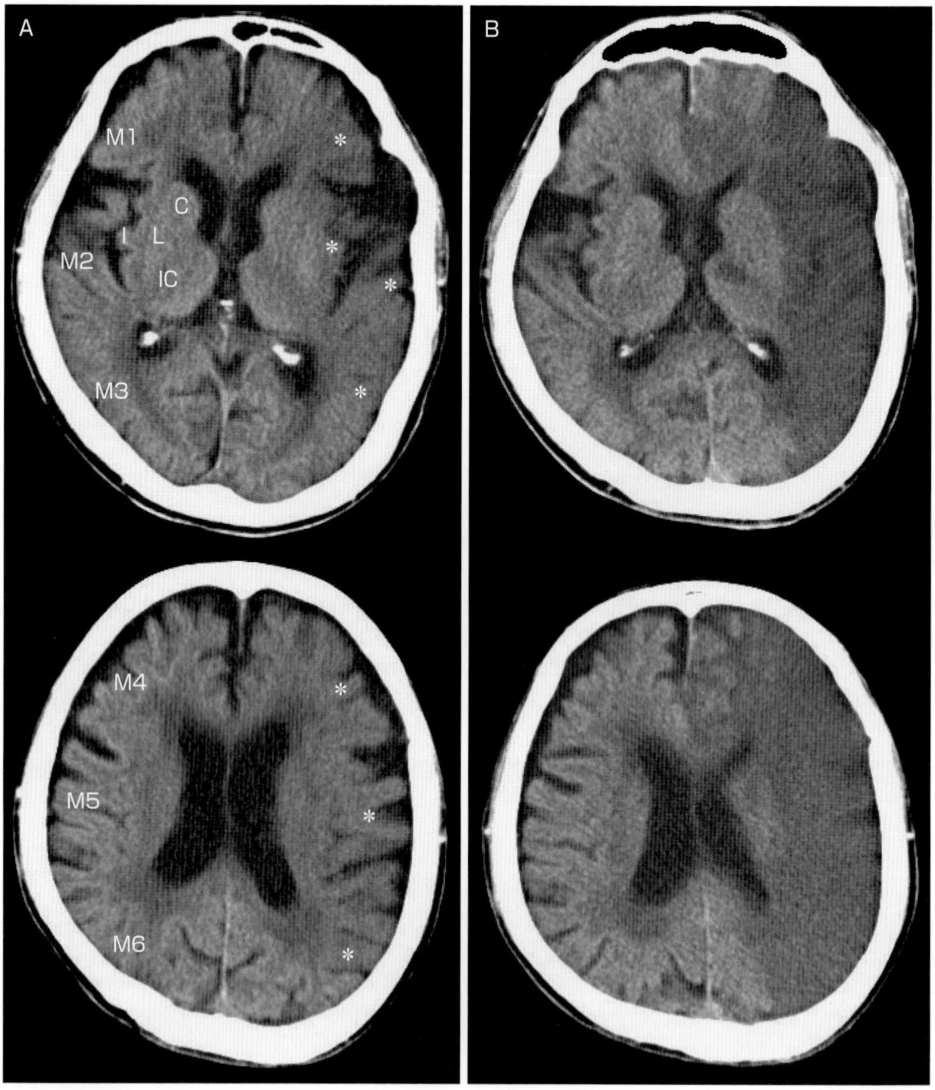

図5 ASPECTS
　左内頸動脈の心原性脳塞栓症。発症2時間のCT（A）で，左中大脳動脈領域に早期虚血変化を広範囲に認める（＊）。同部は翌日のCT（B）で明瞭な低吸収域となった。中大脳動脈領域の10カ所〔C：尾状核，I：島回，L：レンズ核，IC：内包（膝～後脚のみ），M1：前方域，M2：側頭弁蓋部，M3：後方域，M4，M5，M6：それぞれM1，M2，M3の頭側部〕を減点法で採点したASPECTSは3点となる。

Trial（J-ACT）に登録された103例を解析すると，ASPECTS低値が症候性頭蓋内出血と関連した[7]。

2　Diffusion-weighted imaging (DWI)

　虚血組織の不可逆性は拡散係数（apparent diffusion coefficient：ADC）から推測できる。一般には視覚的に判断され，病変感度や画像の明瞭度がDWIの有利な点である。CTでは検出困難なラクナ梗塞やテント下病変の検出にも優れている。しかし，DWIでは信号強度の基準となる構造物（骨，水など）がないため，表示条件の違いがそのまま診断精度の低下につながる。したがって画像の標準化は不可欠である。厚労省研究班 ASIST-Japan（Acute Stroke Imaging Standardization Group-Japan）ではb＝0画像を用いた標準化手法を提唱しており[8]，すでに多くのMRI装置に搭載されている（図6）。

　DWIによるEIC評価のピットフォールにreversed discrepancy（RD）がある[9]。これはCTで認められるEICがDWI高信号とならない現象（図7）であり，我々の検討では発症3時間以内の脳梗塞164例24％（特に心房細動を有する例）に認められた。RDの出現理由の1つが早期自然再開通であり，血管原性浮腫が細胞障害性浮腫による拡散制限を相殺してしまうことによる。もう1つ磁化率アーチファクトがある。とく

5 脳卒中超急性期の画像診断—CTとMRI—

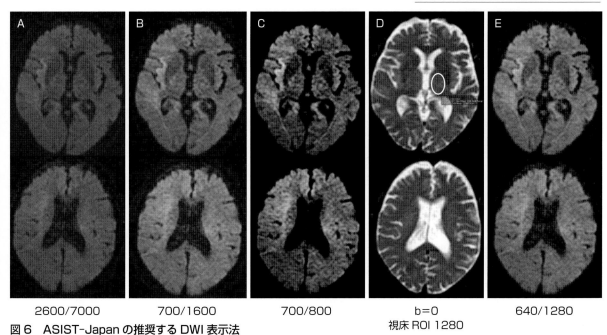

2600/7000　　　700/1600　　　700/800　　　b=0　　　　640/1280
　　　　　　　　　　　　　　　　　　　　　　視床 ROI 1280

図6　ASIST-Japanの推奨するDWI表示法
　同一データを様々なウィンドウレベル，ウィンドウ幅で表示（A．ウィンドウレベル2600/ウィンドウ幅7000，B．700/1600，C．700/800）すると，右島回周囲のDWI高信号領域の見え方も変化する。b=0画像（D）で視床の信号強度（1280）で正規化し，ウィンドウ幅を1280，ウィンドウレベルをその半分の640で表示する（E）と，標準化した画像が得られる。

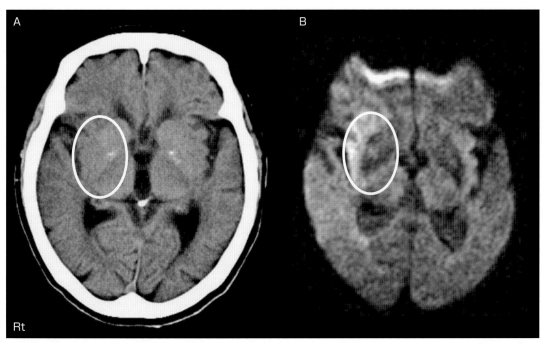

図7　CT-DWI reversed discrepancy
　左麻痺を発症した72歳女性，NIHSS 16。発症後2.5時間で撮影したCT（A）で，右レンズ核の辺縁は不明瞭となっているが，2.6時間のDWI（B）での高信号は島皮質に限局し，レンズ核の信号異常は目立たない。

に基底核はミネラル沈着でDWI信号強度が低下しやすく，軽微な変化は検出困難となる．とくに高磁場（3テスラ）MRIで注意が必要である．

DWIでのコア・サイズ判定にもASPECTSが流用される（DWI-ASPECTS）．同一症例の比較ではDWIはCTより0.5～0.9点スコアが低くなる．ただしDWIは虚血検出感度が高すぎる故に，各領域内のごく小さな高信号病変も領域全体におよぶ場合も同じ1点として扱って良いか，またごく淡い信号変化をどのように扱うかについての注意が求められる．ASIST-Japanは，ASPECTS 10領域に深部白質（deep white matter）：DWI-W病変を加えた11点法（ASPECTS＋W）を推奨している．虚血閾値の低いDWI-Wに早期から所見があれば，虚血は重度で急性期血行再建の効果も乏しいと予想される．また急性期の頭蓋内出血予測能をCTのASPECTS，DWI-ASPECTS（10点法），ASPECTS＋W（11点法）で比較したところ，有意に予測できたのはASPECTS＋Wだけであった[10]．

3 CT-perfusion

CT灌流画像（CTP）では，ヨード造影剤を急速静注し，同一断面を経時的・連続的に撮像することでVoxelごとの時間濃度曲線（time concentration curve：TCC）から局所脳血流を評価する．定量解析には逆畳み込み積分（deconvolution）法を用い，block circulant singular value decompositions (bSVD)，oscillation index SVD (oSVD) などdelay効果のない解析アルゴリズムを使用する．得られる定量パラメータとして，脳血流量（cerebral blood flow：CBF），脳血液量（cerebral blood volume：CBV），平均通過時間（mean transit time：MTT）があり，CBF＝CBV/MTTの関係にある．また，R (t) のピーク時間であるtime-to-maximum (Tmax) も頻用される．

不可逆性の虚血組織では血管床が虚脱してしまうためCBV低下領域を虚血コアと判断する．しかし，最近の血栓回収療法に関する研究ではCBF対側比＜30％の領域を虚血コアと定義することが多い．

V Large core-perfusion mismatch（penumbral marker）

1 MR-perfusion

MRIによる灌流画像（perfusion-weighted imaging：PWI）の撮像には2つの方法がある．1つは造影剤を急速静注し，これをトレーサとして用いるdynamic susceptibility contrast (DSC) 法である．ガドリニウム造影剤を投与後，T2*強調画像を連続撮影し，磁化率効果による血管内外の信号強度の差を利用し灌流画像を得る．最も一般的に行われる灌流評価法だが，高度の腎機能障害例など造影剤を使用できない場合も少なくない．

もう1つは造影剤を使用せず，動脈血を内因性のトレーサとして用いるarterial spin labeling (ASL) 法である．反転パルスを撮像部位に流入する動脈血に印加し，血管内の水素原子を磁気的に標識する．高いS/N比が必要となるため，3テスラなど高磁場MRI装置での撮影が望まれる．

MRIではDWI高信号領域が非可逆的な梗塞を示すため，DWI-PWIミスマッチ（diffusion-perfusion mismatch：DPM）によって虚血ペナンブラの推定がなされる[11]．MR灌流画像での灌流異常域の指標として，最近ではTmaxを用いることが増えている．Tmax＞6秒という基準が多施設共同研究などで用いられている．

2 CT-perfusion

CBF健側比が30～40％以上低下した領域を救済可能な虚血巣，70～80％以上低下した領域を梗塞と予想する報告があるが[12]，数値の信頼性には充分なエビデンスはない．多施設共同研究ではTmax＞6秒の領域を救済可能組織と定義していることが多い．

3 Clinical-Imaging Mismatch（CIM）

2017年に発表されたDWI or CTP Assessment with Clinical Mismatch in the Triage of Wake-up and Late Presenting Stroke Undergoing Neurointervention with Trevo (DAWN) 試験[13]は，臨床症候と画像所見のミスマッチ（CIM）によって治療適応を決定した．これはNational Institutes of Health Stroke Scale (NIHSS) での臨床症候の重症度を，虚血コア・サイズ（CTPまたはDWIによって判断）と比較することで定義している[13]．具体的には，(1) 80歳以上の症例で，NIHSS≧10かつ虚血コア＜21 cc，(2) 80歳未満でNIHSS≧10かつ虚血コア＜31 cc，あるいは (3) 80歳未満でNIHSS≧20かつ虚血コア＜51 cc，とし，年齢と重症度によって細分化している．臨床症状では判断できない虚血コアの判断を画像診断に求めたCIMであり，Clinical-Core Mismatch (CCM) といってもよい．

CIMをどのように実臨床で評価していくかは重要な課題である．現実的にはASPECTSで虚血コア・サイズを推定するのが，簡便かつ実効性のある代替法といえよう[14]．この問題に関してはDAWN研究グループも認識している．Clinical-ASPECTS Mismatch (CAM) として虚血コア＜21 ccをASPECTS 9-10，＜31 ccをASPECTS 8-10，＜51 ccをASPECTS 6-8に置き換えればCAMによってCCMと同様の患者選

表1 Clinical Imaging Mismatch の評価法

PIM Perfusion-Imaging Mismatch
a. CTP-derived core Lesion≤50 mL
b. Volume of severe hypoperfusion (Tmax>10 s)<100 mL
c. CTP Mismatch (Tmax>6 s-core)≥15 mL and ratio>1.8

CCM Clinical-Core Mismatch
a. NIHSS≥10 and core<31 mL (and age<80 years)
b. NIHSS≥20 and core<51 mL (and age<80 years)
c. NIHSS≥10 and core<21 mL (and age≥80 years)

CAM Clinical-ASPECTS Mismatch
a. NIHSS≥10 and ASPECTS 8-10 (and age<80 years)
b. NIHSS≥20 and ASPECTS 6-8 (and age<80 years)
c. NIHSS≥10 and ASPECTS 9-10 (and age≥80 years)

CTP : CT perfusion, NIHSS : National Institutes of Health Stroke Scale, ASPECTS : Alberta Stroke Program Early CT Score

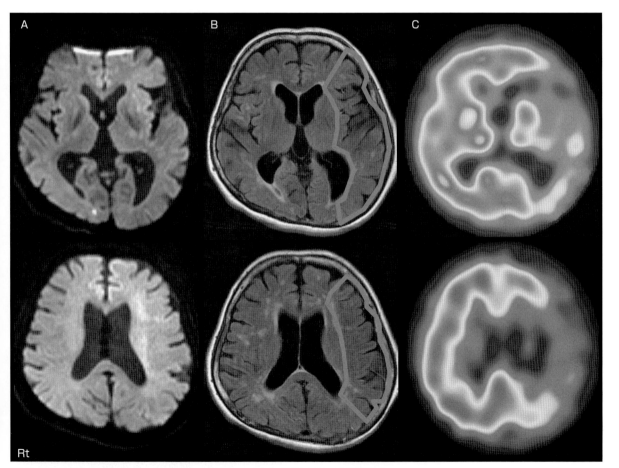

図8 FLAIR による occlusive vessel sign （BとCはカラー口絵参照）
右麻痺と失語を発症した58歳女性。NIHSS 23。発症後50分のMRI(A, B)と発症80分の脳血流SPECT(^{99m}Tc-HMPAO, C)を示す。DWI (A) で左中大脳動脈領域の拡散制限ははっきりしない。FLAIR (B) では血管内高信号 (FLAIR hyperintense vessel sign : FHV) が広範囲に観察され, 脳血流SPECT (C) での血流低下部位とよく一致している。

VI Collaterals

1 CTA source image

中大脳動脈閉塞例では，閉塞遠位部の逆行性造影の程度が重要でありrt-PA静注療法の効果と関連する．また，maximum-intensity projection（MIP）画像を用いて血栓長を評価すると，5mm血栓が長くなるごとに血栓回収療法による転帰は1.24倍悪化する[15]．

2 multiphase CTA

造影剤を投与し動脈相で撮影する通常のCTAに，静脈相，後期静脈相での撮影を加えたものである[16]．3つの時相を重ね合わせることでleptomeningeal anastomosisの程度が評価できる．側副血行が良好であれば，虚血コアは小さくペナンブラが広いと予想される．灌流画像の解析結果を待つことなく，迅速に血栓回収療法を始められるメリットは大きい．

3 FLAIR hyperintense vessel（FHV）

側副血行の多寡を示唆する所見として，MRIのFLAIR画像におけるFHVサインがある．これは主幹動脈（内頸動脈，椎骨・脳底動脈，皮質動脈）閉塞部位より遠位部が，線状の高信号として映し出される現象である．FHVの分布は，灌流低下域とほぼ一致することが知られている（図8）[17]．

文献

1) Warach SJ, Luby M, Albers GW, et al：Acute Stroke Imaging Research Roadmap III Imaging Selection and Outcomes in Acute Stroke Reperfusion Clinical Trials：Consensus Recommendations and Further Research Priorities. Stroke 47：1389-1398, 2016
2) Hirano T, Sasaki M, Mori E, et al：Residual vessel length on magnetic resonance angiography identifies poor responders to alteplase in acute middle cerebral artery occlusion patients：exploratory analysis of the Japan Alteplase Clinical Trial II. Stroke 41：2828-2833, 2010
3) Ichijo M, Miki K, Ishibashi S, et al：Posterior cerebral artery laterality on magnetic resonance angiography predicts long-term functional outcome in middle cerebral artery occlusion. Stroke 44：512-515, 2013
4) Kimura K, Iguchi Y, Shibazaki K, et al：M1 susceptibility vessel sign on T2* as a strong predictor for no early recanalization after IV-t-PA in acute ischemic stroke. Stroke 40：3130-3132, 2009
5) Hirano T, Yonehara T, Inatomi Y, et al：Presence of early ischemic changes on computed tomography depends on severity and the duration of hypoperfusion：a single photon emission-computed tomographic study. Stroke 36：2601-2608, 2005
6) Barber PA, Demchuk AM, Zhang J, et al：Validity and reliability of a quantitative computed tomography score in predicting outcome of hyperacute stroke before thrombolytic therapy. ASPECTS Study Group. Alberta Stroke Programme Early CT Score. Lancet 355：1670-1674, 2000
7) Hirano T, Sasaki M, Tomura N, et al：Low Alberta stroke program early computed tomography score within 3 hours of onset predicts subsequent symptomatic intracranial hemorrhage in patients treated with 0.6 mg/kg Alteplase. J Stroke Cerebrovasc Dis 21：898-902, 2011
8) Hirai T, Sasaki M, Maeda M, et al：Diffusion-weighted imaging in ischemic stroke：effect of display method on observers' diagnostic performance. Acad Radiol 16：305-312, 2009
9) Kawano H, Hirano T, Nakajima M, et al：Diffusion-weighted magnetic resonance imaging may underestimate acute ischemic lesions：cautions on neglecting a computed tomography-diffusion-weighted imaging discrepancy. Stroke 44：1056-1061, 2013
10) Kawano H, Hirano T, Nakajima M, et al：Modified ASPECTS for DWI including deep white matter lesions predicts subsequent intracranial hemorrhage. J Neurol 9：2045-2052, 2012
11) Ogata T, Nagakane Y, Christensen S, et al：A topographic study of the evolution of the MR DWI/PWI mismatch pattern and its clinical impact：a study by the EPITHET and DEFUSE Investigators. Stroke 42：1596-1601, 2011
12) Wintermark M, Reichhart M, Thiran JP, et al：Prognostic accuracy of cerebral blood flow measurement by perfusion computed tomography, at the time of emergency room admission, in acute stroke patients. Ann Neurol 51：417-432, 2002
13) Nogueira RG, Jadhav AP, Haussen DC, et al：Thrombectomy 6 to 24 Hours after Stroke with a Mismatch between Deficit and Infarct. N Engl J Med 2017 Nov 11. doi：10.1056/NEJMoa1796442
14) Bouslama M, Bowen MT, Haussen DC, et al：Selection Paradigms for Large Vessel Occlusion Acute Ischemic Stroke Endovascular Therapy. Cerebrovasc Dis 44：277-2845, 2017
15) Yoo AJ, Khatri P, Mocco J, et al：Impact of Thrombus Length on Outcomes After Intra-Arterial Aspiration Thrombectomy in the THERAPY Trial. Stroke 48：1895-1900, 2017
16) Menon BK, d'Esterre CD, Qazi EM, et al：Multiphase CT Angiography：A New Tool for the Imaging Triage of Patients with Acute Ischemic Stroke. Radiology 275：510-520, 2015
17) Toyoda K, Ida M, Fukuda K：Fluid-attenuated inversion recovery intraarterial signal：an early sign of hyperacute cerebral ischemia. AJNR Am J Neuroradiol 22：1021-1029, 2001

6 脳卒中超急性期の画像診断 —超音波診断—

西村 拓哉［日本医科大学大学院医学研究科神経内科学分野］
木村 和美［日本医科大学大学院医学研究科神経内科学分野］

I はじめに

2012年9月よりわが国において発症4時間半以内の脳梗塞症に対するrecombinant tissue plasminogen activator（rt-PA）静注による血栓溶解療法が認可され，2015年には前方循環系の主幹動脈閉塞に対して，rt-PA静注療法に加え血管内治療を行うことが患者の転帰を改善させる，という臨床試験の結果が次々と報告された。主幹動脈閉塞例には，迅速かつ安全にrt-PA静注療法と，血管内治療を行うことが求められている。ベッドサイドで施行可能で，かつリアルタイムに情報が得られる超音波診断は，脳梗塞超急性期の迅速な病態把握のために頭部CTやMRI，脳血管造影検査とともに欠かせない検査法であり，rt-PA静注療法や血管内治療の治療方針をも左右する。また，脳梗塞の発症機序の検索のための心血管病変の評価にも有用である。本稿では脳梗塞超急性期，特に頭部CTやMRI撮像前，病院への到着直後に行う超音波検査の役割について概説する。

II 頸部血管超音波検査

頸部超音波検査はBモード断層法，カラードプラ法，ドプラ血流計測法などを用い頸動脈狭窄や閉塞の診断を行う。来院時に行う頸部超音波検査で注意する

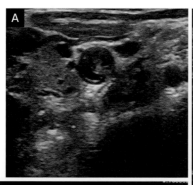
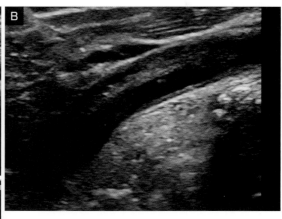
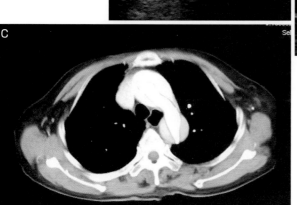

図1 症例は82歳の女性，突然発症の意識障害，左片麻痺で救急搬送された
A．来院時の頸部血管超音波検査　Bモード　左総頸動脈短軸像。内膜フラップ（intimal flap）を認める。
B．同　長軸像。intimal flapを認める。
C．胸部CTA横断像。大動脈弓に剥離したflapを認める。
　本症例はすぐに心臓血管外科に転科，緊急手術が施行された。（国立循環器病研究センター　脳神経内科　阿部宗一郎先生の御厚意による）

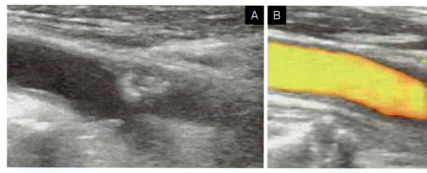

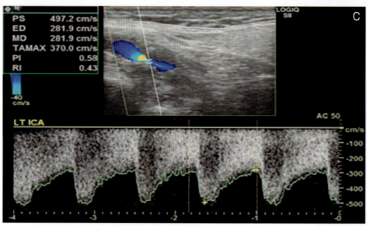

図2 症例は68歳の男性，突然発症の顔面を含む右片麻痺，構音障害で救急搬送された

A．来院時の頸部血管超音波検査 Bモード 左内頸動脈起始部に高輝度プラークを認める．狭窄率はECST（Europian Carotid Surgery Trial）：88%，NASCET：82%．
B．同　パワードプラ法．
C．同　左内頸動脈最狭窄部の流速≧200 cm/sec，NASCET：70%以上の狭窄が示唆される．
D．来院時の脳血管造影検査　側面像．左ICA起始部にNASCET：90%狭窄を認める．

本症例は，頭部MRIで左内頸動脈領域に散在する梗塞巣を認め，iv-rtPA施行した後，準緊急でcarotid artery stenting（CAS）を施行した．

表1

- 内頸動脈収縮期最大血流速度（PSV）で狭窄率の推定が可能
  PSV≧150 cm/sec：NASCET 50%以上の狭窄
  PSV≧200 cm/sec：NASCET 70%以上の狭窄
  Koga M, Kimura K, et al：AJNR 2001[2]

- ED ratio≧1.4では塞栓性もしくは血栓性の内頸動脈閉塞
  EDV 0 あるいは可動性血栓を認める場合：塞栓性閉塞
  Kimura K, et al：AJNR 1997[3]

- 心原性脳塞栓症においてED ratioにより内頸動脈，中大脳動脈閉塞の診断が可能
  4.0≦ED ratio　　　　内頸動脈閉塞
  1.3≦ED ratio＜4.0　　中大脳動脈水平部閉塞
  ED ratio＜1.3　　　　中大脳動脈分枝部閉塞
  Yasaka M, et al：Stroke 1992[4]

点は，短時間でポイントを絞って迅速に行い，rt-PA静注療法や血管内治療に有用な情報を得ることである．具体的には，胸部大動脈解離や頸動脈の狭窄/閉塞の有無である．

1 胸部大動脈解離

胸部大動脈解離へのrt-PAの投与は，解離腔の拡大を招き，最悪の場合死に至ることから，rt-PA静注の絶対禁忌である．また，カテーテル操作により解離腔が穿破し重篤な合併症をきたす可能性があり，脳血管造影検査も禁忌である．胸部大動脈解離が疑われる症例はいうまでもなく，ルーチンでrt-PA静注療法や血管内治療前の頸部超音波検査が望まれる[1]．典型的な画像を図1に示す．

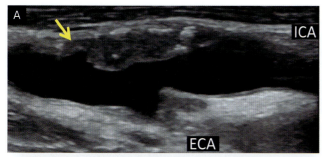
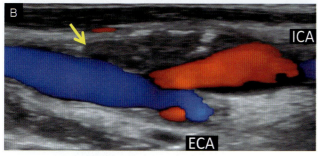
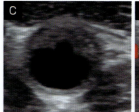
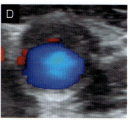

図3 症例は60代の男性，突然発症の右片麻痺で救急搬送された．来院時の頸部血管超音波検査
A．左頸動脈分岐部　Bモード　長軸像．内頸動脈起始部で計測すると，ECST：45%，NASCET：30%で流速上昇もなく狭窄率は中等度だが，プラーク近位端（矢印部）に潰瘍を伴っており不安定性が示唆された．
B．同　カラードプラ法．
C．左内頸動脈分岐部プラーク近位端潰瘍部　Bモード　プラーク近位端の短軸像．約3mmの潰瘍を認める．
D．同　カラードプラ法．

本症例は，頭部MRIで左内頸動脈領域に散在性の梗塞巣を認め，内科的治療を行ったが，入院中に同領域に脳梗塞を再発し，緊急で頸動脈内膜剥離術（CEA）を施行した．

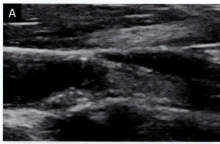
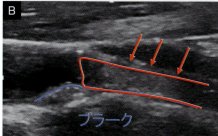
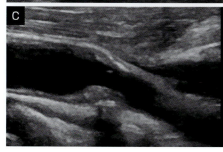
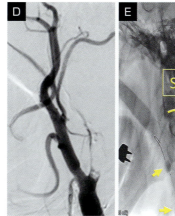
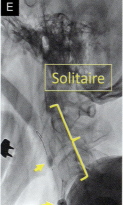
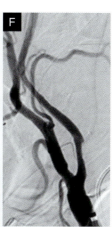

図4 症例は88歳男性，突然の意識障害，右共同偏倚，左片麻痺を認め救急搬送された
A．来院時の頸部血管超音波検査　Bモード　長軸像．右内頸動脈．
B．右内頸動脈起始部の高～等輝度プラークの部位に等輝度の血栓様エコーを認める．
C．右内頸動脈起始部　Bモード　長軸像．血管内治療後．血栓は消失しプラークが残存した．
D．来院時の脳血管造影検査　側面像．右内頸動脈起始部で閉塞している．
E．総頸動脈と外頸動脈をバルーン閉塞して遠位塞栓（distal emboli）を予防しつつステントレトリーバー（Solitaire）を血栓の部位に展開した．
F．脳血管造影検査　側面像．血管内治療後．血栓は消失しプラークが残存した．狭窄率はNASCET：25%．

本症例は，頭部MRIで右中大脳動脈領域にDWI-ASPECTS：8点の梗塞巣を認めた．最終健常確認から12時間以上経過していたが，Clinical-DWI mismatchがあると判断し，血管内治療のみ施行した．
（国立循環器病研究センター　脳血管内科　日野天佑先生の御厚意による）

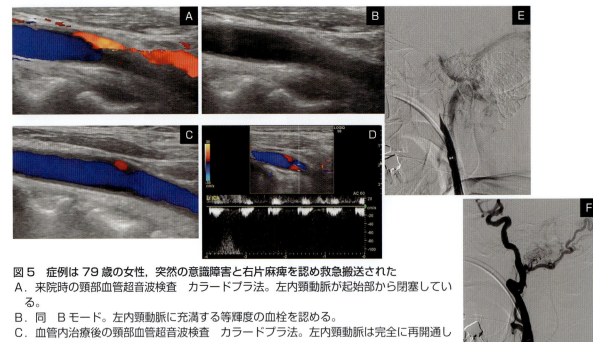

図5 症例は79歳の女性，突然の意識障害と右片麻痺を認め救急搬送された
A．来院時の頸部血管超音波検査　カラードプラ法．左内頸動脈が起始部から閉塞している．
B．同　Bモード．左内頸動脈に充満する等輝度の血栓を認める．
C．血管内治療後の頸部血管超音波検査　カラードプラ．左内頸動脈は完全に再開通している．
D．来院時　EDV：0 m/sec, to and fro pattern．
E．来院時の脳血管造影検査　側面像．左内頸動脈が起始部から閉塞している．
F．同　血管内治療後．左内頸動脈は完全に再開通している．

　本症例は，頭部MRIで左中大脳動脈領域に散在性に梗塞巣を認めていた．最終健常確認から1日経過していたが，Clinical-DWI mismatchがあると判断し，血管内治療のみ施行した．

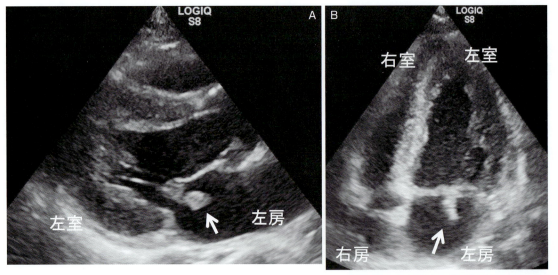

図6　症例は45歳の男性，突然発症の左片麻痺で救急搬送された．頭部MRIで右前大脳動脈領域と左中大脳動脈領域に散在性の梗塞巣を認めた．発症から4時間15分でrt-PA静注を施行した
A．rt-PA静注直後に施行した経胸壁心エコー図検査　Bモード　長軸像．矢印は僧房弁に付着する可動性の疣贅．
B．同　四腔断面像．
　本症例は入院中に脳梗塞を再発し，僧房弁に付着する疣贅を塞栓源と考え，僧房弁置換術を施行した．

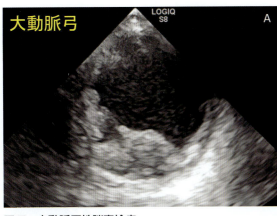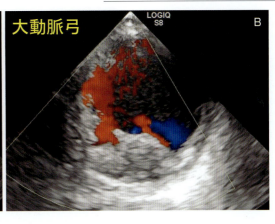

図7　大動脈原性脳塞栓症
A．経食道心エコー図検査　Bモード。大動脈弓部。約13 mmの潰瘍を伴うプラーク。
B．同　カラードプラ法。

2　頸動脈狭窄

　主幹動脈閉塞を伴う脳梗塞症例に対して血管内治療を行う場合，脳血管造影前に頸部超音波検査を行い頸動脈狭窄/閉塞の評価をすることで，血管内治療の治療戦略を検討できる。内頸動脈狭窄の評価は，Kogaらによると，内頸動脈収縮期最大血流速度（peak systolic velocity：PSV）が200 cm/sec以上でNASCET 70％以上と推定される[2]（表1，図2）。リモデリングを伴う頸動脈狭窄例や頸動脈分岐部にプラークがある場合，流速の上昇が見られないことがあり，血管造影のNASCET（North American Symptomatic Carotid Endarterectomy）法でも狭窄率が低く計測されてしまうことがある（図3）。血管内治療を行う場合は，頸動脈分岐部狭窄例において，バルーン拡張術（carotid artery stenting：CAS）と血栓回収術のどちらを先に行うかの判断，ガイディングカテーテルを留置する位置，カテーテルの手技に伴う塞栓の予防など，血管内治療の治療方針を判断する情報を得ることが重要である。内頸動脈狭窄症（中等度）部に飛来してきた塞栓子により閉塞した症例を示す（図4）。血栓回収デバイスを留置する位置の判断に頸部超音波検査が有用であった。

3　内頸動脈閉塞部位の診断

　内頸動脈閉塞診断には，Kimuraらによる総頸動脈の拡張末期血流速度比（end-diastolic ratio：ED ratio）と拡張期血流，頸動脈分岐部の観察を用いた内頸動脈閉塞と病型の評価と[3]，Yasakaらによる心原性脳塞栓症におけるED ratioを用いた閉塞部位の診断を用いる[4]（表1）。ED ratioが1.4以上の場合には，拡張末期血流速度が遅い側の内頸動脈閉塞が疑われる。加えて，総頸動脈の拡張末期血流速度が0 cm/secの場合には血栓性閉塞よりも塞栓性閉塞が疑われる[3]（図5）。また，塞栓性閉塞ではときに内頸動脈起始部に，心拍に一致した振り子様に振動する可動性血栓（oscillating thrombus）を認めることがある。

III　経胸壁心エコー図検査（TTE）

　経胸壁心エコー図検査（transthoracic echocardiography：TTE）は心機能評価，心疾患のスクリーニングとして繰り返し評価できる急性期に欠かせない検査である。当科ではrt-PA静注もしくは血管内治療直後にルーチーンで，心腔内血栓の検索と心機能のスクリーニング検査，四腔断面像で右左シャント検索を行っている。rt-PA静注直後のTTEで，感染性心内膜炎に伴う僧房弁に付着する疣贅を確認し得た症例の画像を，図6に示す。感染性心内膜炎の可能性があれば，速やかに微小脳動脈瘤の評価を行い，抗血栓療法のリスクベネフィットを考慮する必要がある。

IV　経食道心エコー図検査（TEE）

　経食道心エコー図検査（transesophageal echocardiography：TEE）は，径1 cm程度のプローベを上部消化管内視鏡検査に準じて食道内に挿入し，食道内より心臓を観察する心エコー図検査法である。TEEは上部消化管内視鏡検査と異なり盲目的にプローベを挿入するため，検査前に食道静脈瘤などの食道疾患の既往や易出血性（rt-PA静注直後，抗凝固薬内服中など）の確認が必要である。脳梗塞急性期にTEEを行う意義は，塞栓源検索にある。左房あるいは左心耳内血栓，卵円孔開存や心房中隔欠損などの右左シャント疾患および大動脈弓部粥腫などの塞栓源となりうる疾患の評価である。TEEは脳梗塞超急性期患者には検査が困難

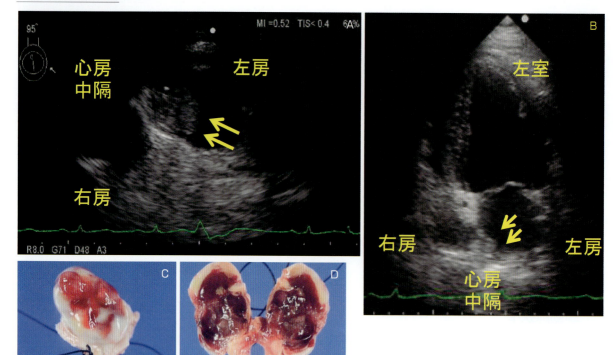

図8 症例は64歳の男性，突然の左片麻痺，構音障害を認め救急搬送された
A．経食道心エコー図検査　Bモード。矢印は心房中隔に接する可動性に乏しい腫瘤を示す。
B．経胸壁心エコー図検査　Bモード。四腔断面像。心房中隔に接する腫瘤を認めるが観察困難だった。
　本症例は，頭部MRIで右中大脳動脈領域に散在性の梗塞巣を認めた。入院中に同領域に脳梗塞を再発し，心房中隔に接する腫瘤を塞栓源と考え，外科的切除術を施行した。
C，D．摘出された約20 mm大の粘液腫。

な場合が多いが，TTEと比べて，評価困難な左房/左心耳内血栓，右左シャント症，大動脈弓部粥腫（図7）や心臓腫瘍の評価に優れている。TTEでは評価困難だった左房粘液腫の1例を図8に示す。

V　経口腔頸部血管超音波検査法（TOCU）

transoral carotid ultrasonography：TOCUは，通常の頸動脈エコーでは観察できない高位の内頸動脈を観察するため，1998年Yasakaらによって考案された[5]。経直腸用プローベを口腔内に挿入し，左右の咽頭壁に先端を当てて内頸動脈遠位部を観察する。第2頸椎レベルまで観察可能で，CAS後や頸動脈内膜剝離術（carotid endarterectomy：CEA）後の挿管管理下の状況で，頸部血管超音波検査では評価の難しい高位病変や深い病変の血栓の確認に有用である。CAS後にTOCUでステント内血栓を認めた1例を図9に示す。

VI　経頭蓋ドプラ（TCD）

1982年にAaslidが2 Mhzのパルスドプラ装置を用い，経頭蓋的に中大脳動脈（middle cerebral artery：MCA）の血流速度の血流速度測定に成功し，経頭蓋ドプラ（transcranial Doppler sonography：TCD）として紹介した[6]。TCDは非侵襲的で，簡便かつリアルタイムに脳血流動態を評価可能な検査法で，頭部に固定し長時間のモニタリングも可能である。脳血管の狭窄性病変の評価，微小栓子（microembolic signal：MES）の検出，右左シャント疾患のスクリーニングなどに用いられる（図10）。TCDは盲目的な検査法であるため，信頼できるデータを得るためには，ある程度の修練が必要である。TCDの欠点として，目的とする血管の血流シグナルが検出できない場合，閉塞のために検出できないのか，超音波機器の検出精度の問題であるのかといった疑問が残ること，計測血管とドプラ入射角が不明なため，絶対値としての血流速度を計測することができないことなどが挙げられる。

MESはTCDによるドプラスペクトラム上，背景の血流信号と明らかに異なる持続時間が短い（300 msec以下），1方向性のシグナルで特徴的な音（chirp音）を伴うものである[7]。アーチファクトとの鑑別が問題となるが，一般にアーチファクトは基線に対して両方向性のシグナルで，持続時間が長いことなどにより

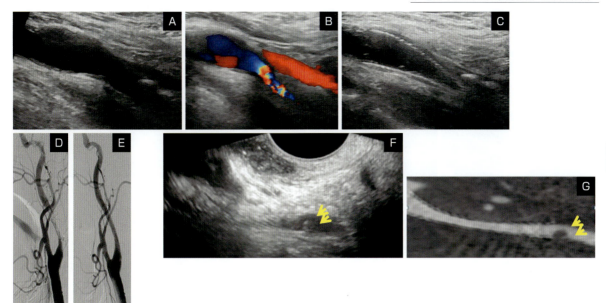

図9 症例は元々右内頸動脈狭窄症を指摘されていた80歳の男性。突然の左片麻痺を認め救急外来を受診した
A．来院時の頸部血管超音波検査　Bモード。長軸像。右内頸動脈に等〜高輝度のプラークを認める。
B．同　カラードプラ法。再狭窄部の流速は320 cm/sec，遠位部は深く潜っており観察困難だった。
C．ステント留置後の頸部血管超音波検査　Bモード。同様に遠位部は観察困難だった。
D．来院時の脳血管造影。側面像。NASCET：80％の右内頸動脈狭窄，狭窄部以遠の描出不良を認める。
E．ステント留置直後の脳血管造影　側面像。狭窄は解除され，右内頸動脈遠位の流れ（flow）も異常なし。
F．ステント留置後6日目の経口腔頸部血管超音波検査法　Bモード。ステント遠位端に血栓を疑う構造物あり。
G．3D-CTA　同部位に血栓を疑う造影欠損を認める。
　本症例はアスピリン，クロピドグレルに加え，ヘパリンとワルファリンによる抗凝固療法を施行し，術後13日目に血栓の消失を確認した。（国立循環器病研究センター　脳血管内科　日野天佑先生のご厚意による）

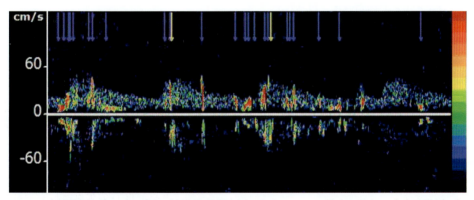

図10　経頭蓋ドプラ（TCD）　肺動静脈瘻症例で右左シャント検索を施行。中大脳動脈で観察し，多数のMESが観察された

MESと区別される[8,9]。MESがどの血管から検出されるかによって，ある程度塞栓源となる原因を推定することができる。すなわち，MESを両側中大脳動脈（MCA）で認める場合には心臓あるいは大動脈が，一側MCAより検出される場合には一側の内頸動脈，あるいはMCAが塞栓源である可能性が疑われる。

VII　経頭蓋カラードプラ法（TC-CFI）

　1980年代後半よりBモード，カラードプラ，およびパルスドプラを組み合わせたduplex超音波検査が登場した。TC-CFI (transcranial color flow imaging) はduplex超音波を利用し，脳動脈をカラーシグナルとして表示できる（図11）。固定できないため長時間

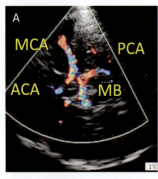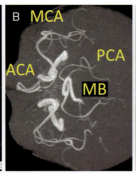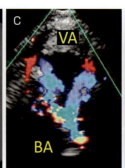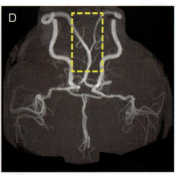

図11 正常例
A．経頭蓋カラードプラ法（TC-CFI）側頭骨ウインドウ．
B．Aの観察部位に相当するMRA．
C．経頭蓋カラードプラ法（TC-CFI）大後頭孔．
D．Cの観察部位に相当するMRA（点線枠内）．
　　MB：中脳　ACA：前大脳動脈　MCA：中大脳動脈　PCA：後大脳動脈　VA：椎骨動脈　BA：脳底動脈
　　（日本医科大学大学院医学研究科　神経内科学分野　松本典子先生の御厚意による）

のモニタリングには適さないが，計測血管を描出できることや血管とドプラビームの角度補正を行うことにより，血流速度の絶対値を計測できる．狭窄や閉塞病変の診断に用いられる．

VIII　下肢静脈超音波検査

脳卒中急性期に下肢静脈超音波検査を行う意義は二つある．一つは右左シャント疾患に伴う奇異性脳塞栓症の原因検索，もう一つは急性期合併症である深部静脈血栓症（deep vein thrombosis：DVT）の検索である．「肺血栓塞栓症および深部静脈血栓症の診断，治療，予防に関するガイドライン（2009年改訂版）」においても，脳卒中で麻痺を有する場合は高リスクとみなされている．いずれにしても抗凝固療法によりDVTが消失してしまうことがあり，可能な限り急性期での評価が望ましい．

IX　おわりに

脳卒中超急性期の超音波診断について，筆者が経験した症例を交えて述べた．これまで，rt-PA静注療法にかかわる脳卒中急性期の超音波診断の報告や研究がなされてきた．現在，主幹動脈閉塞を伴う急性期脳卒中症例に対して，rt-PA静注療法に加え，カテーテルによる血管内治療を行うことがスタンダードとなった．これまで先人達が構築したエビデンスや手法を元に，血管内治療に即した超音波診断の在り方が求められている．

文献

1) 篠原幸人, 峰松一夫：アルテプラーゼ適正使用のための注意事項〜胸部大動脈解離について〜. 脳卒中 30：443-444, 2008
2) Koga M, Kimura K, Minematsu K, et al：Diagnosis of internal carotid artery stenosis greater than 70% with power Doppler duplex sonography. AJNR Am J Neuroradiol 413-417, 2001
3) Kimura K, Yonemura K, Terasaki T, et al：Duplex carotid sonography in distinguishing acute unilateral atherothrombotic from cardioembolic carotid artery occlusion. AJNR Am J Neuroradiol 1447-1452, 1997
4) Yasaka M, Omae T, Tuchiya T, et al：Ultrasonic evaluation of the site of carotid axis occlusion in patients with acute cardioembolic stroke. Stroke 420-422, 1992
5) Yasaka M, Kimura K, Otsubo R, et al：Transoral carotid ultrasonography. Stroke 1383-1388, 1998
6) Aaslid R, Markwalder TM, Nornes H, et al：Noninvasive transcranial Doppler ultrasound recording of flow velocity in basal cerebral arteries. J Neurosurg 769-774, 1982
7) Spencer MP, Thomas GI, Nicholls SC, et al：Detection of middle cerebral artery emboli during carotid endarterectomy usuing transcranial Doppler ultrasonography. Stroke 1123, 1995
8) Consensus Committee of Ninth International Cerebral Hemodynamic Symposium, Basic identification criteria of Doppler microembolic signals. Stroke 1123, 1995
9) Ringelstein EB, Droste DW, Babikian VL, et al：Consensus on microembolus detection by TCD. International Consensus Group on Microembolus Detection. Stroke 725-729, 1998

II 脳卒中の急性期治療

7 治療方針決定のための脳梗塞の病型診断
8 急性期脳梗塞の内科的治療
9 急性期脳梗塞の外科的治療と血管内治療
10 脳出血の急性期治療
11 くも膜下出血の急性期治療

7 治療方針決定のための脳梗塞の病型診断

中島 誠 ［熊本大学大学院脳神経内科］

I 病型診断の意義

　脳梗塞の治療は，超急性期，急性期，慢性期に大別される。急性期から慢性期にかけての治療目標は，重症化や再発を防いで後遺症を最小限にすることである。この目標を達成するために，脳梗塞の病型診断（病因と病態の把握）を正しく行い，それぞれの病態で起こり得る増悪因子，再発因子を未然に防ぐ必要がある。さらに，慢性期の再発を防ぐために長期的（基本的には半永久的）に投与する内服薬の選択をするが，このときにも脳梗塞の病型診断が重要である。

　後述のように，最終的に病型が同定できないこともしばしば経験されるが，その場合にも，より強く疑われる病因，病態は何か，また複数の病態が疑われる場合には，その両者をカバーできる薬剤がないかを熟慮することが臨床医に求められる。これらの考察が十分なされていることにより，たとえ脳梗塞が再発したり，逆に出血性合併症が生じたりしたとしても，最善の対処をすることが可能となる。

II 脳梗塞の病型分類

　脳梗塞の病型は，1970年代に米国のNational Institutes of Neurological Disorders and Stroke（NINDS）の分類が発表され，わが国でも現在でもこの考え方に基づいた分類が多くなされている。NINDSの分類は定義が明確に示されていない，原因不明の脳卒中（潜因性脳卒中）が分類されていないなどの問題があった。その後Trial of Org 10172 in Acute Stroke Treatment（TOAST）という試験で用いられた分類では，定義が明確にされ，臨床研究のみならず実臨床においても広く用いられるようになった[1]。さらに，改良版のSSS（stop stroke study）-TOAST分類では，各病型の定義が見直されており，実臨床においてもより使いやすく

なっている（**表1**）[2]。例えば，small vessel occlusionの病変サイズは，最大径20 mm未満とされており，これまで分類不能とせざるを得なかった最大径15〜20 mmの梗塞も含まれることになった。また主幹動脈の軽度狭窄（<50％）であっても，ほかに原因がなければ，possible large artery atherosclerosisに分類される。一方，心原性塞栓と大動脈原性塞栓をひとまとめにして，cardio-aortic embolismとしている点などは，二次予防薬を選択する際に問題となるかもしれない（**表2**）。

　世界的には，そのほかにもさまざまな病型分類がある。たとえばA-S-C-O分類は，atherosclerosis（A），small vessel disease（S），cardiac source（C），other cause（O）の各病型の要素をどの程度有するかについて，grade 0から3までの4段階でそれぞれ評価するという方法である[3]。確定診断には至らなくても，どの病型の可能性が高いかを推測することが可能で，病型未同定が減る利点がある[4]。

III 潜因性脳卒中

　臨床の現場で最も大きな問題になるのが，潜因性脳梗塞（cryptogenic stroke）である。中でも，画像上塞栓症が疑われるものの塞栓源疾患が検出されないものをembolic stroke of undetermined sources（ESUS）と呼び，これが潜因性脳梗塞の大部分を占める。2014年にHartらが提唱した診断基準によると，アテローム血栓性脳梗塞が25％，ラクナ梗塞20％，ハイリスク塞栓源心疾患を有する心原性脳塞栓症20％，その他の原因が5％で，残りの25％がESUSとなっている[5]。

　ESUSの診断基準を**表3**に示す。ESUSは従来のcryptogenic stroke（潜因性脳卒中，主に潜因性脳梗塞）の一部であり，ESUSと診断するための検査には経食道心エコーなどは含まれていない。あくまで一般的なスクリーニング検査で検索して，塞栓源が特定で

表1 TOAST分類とSSS-TOAST分類の比較

脳梗塞の機序	確からしさの程度	診断基準
Large artery atherosclerosis	Evident	1. 症候に関連する，頭蓋外または内動脈のアテローム硬化による閉塞または径50%以上の狭窄 かつ 2. 閉塞/狭窄血管の灌流域外に新規虚血病変なし
	Probable	1. 過去1カ月以内の狭窄血管領域の一過性眼または脳虚血発作か脳梗塞 または 2. 症候に関連する，頭蓋外または内動脈（椎骨動脈以外）のアテローム硬化による偽閉塞または非慢性の閉塞 または 3. 同側性または一側性内側境界領域または責任血管領域のみの多発性梗塞
	Possible	1. 症候に関連する，頭蓋外または内動脈のアテローム硬化による軽度狭窄（＜50%）と2回以上の一過性眼または脳虚血発作または脳梗塞，少なくとも1回は1カ月以内 または 2. 他の機序について完全な精査はされていないが，large artery atherosclerosisの根拠あり
Cardioaortic embolism（TOASTではcardioembolism）	Evident	高リスクの心臓塞栓源の存在（表2参照）
	Probable	1. 全身性塞栓症 または 2. 短期間に左右，前方・後方循環の両方に多発性急性脳梗塞が存在し，すべての症候に関連する血管に閉塞や高度狭窄がなく，多発性脳虚血を起こしうる血管症や血清学的，血行力学的障害が存在しない
	Possible	1. 低リスク，不確定リスクの心臓塞栓源の存在（表2参照）または 2. 他の機序についての完全な精査はされていないが，cardioaortic embolismの根拠あり
Small-artery occlusion（TOAST分類ではsmall vessel occlusion）	Evident	画像上，基底核または脳幹部の穿通動脈領域の最大径20 mm未満の急性期梗塞の所見があり，穿通動脈起始部の局所アテロームや親血管解離，血管炎，血管攣縮などの親血管異常なし
	Probable	過去1週間以内のステレオタイプのラクナTIAの存在
	Possible	1. 小梗塞を検出するための高感度画像診断が未施行ながら古典的ラクナ症候群あり 2. 他の機序について完全な精査はされていないが，small vessel occlusionの根拠あり
Other causes（その他の原因）	Evident	臨床的に脳動脈を確実に侵す特定の疾患プロセスの存在
	Probable	動脈解離，心臓または動脈手術，心・血管内治療などの明らかに時間的に関連のある特定の疾患プロセス
	Possible	上述の機序について完全な精査はされていないが，他の原因の根拠あり
Undetermined causes	Unknown	潜因性塞栓症 1. 血管造影で頭蓋内動脈が正常でない場合は血管造影で血栓によると思われる血管途絶所見 または 2. 閉塞血管の完全再開通所見 または 3. 責任血管の異常が検出されず，近接する時間内に多発性に起きた脳梗塞の存在 その他の潜因性：cryptogenic embolismの基準を満たさないもの 評価不十分：検者の判断の範囲で潜在する原因を検出するのに必要な診断的検査がなされていないもの
	Unclassified	単独の原因として確定するためのprobableの根拠の有無にかかわらず，複数の機序の根拠が存在

きなければ，暫定診断としてはESUSとなる。

このような概念が生まれてきた背景には，二次予防の薬剤をどうすべきか，という問題がある．つまり入院後のスクリーニング検査により病型が確定できない脳梗塞はひとまず「ESUS」と診断して，直接作用型経口抗凝固薬（DOAC：ダビガトラン，リバーロキサ

表2 TOAST criteria と SSS-TOAST criteria における塞栓源心・大動脈疾患

TOAST	SSS-TOAST
高リスク塞栓源心疾患 (high-risk sources) 　機械弁 　心房細動を伴う僧帽弁狭窄症 ・心房細動（孤立性以外の） ・左房・左心耳内血栓 ・洞不全症候群 ・最近の心筋梗塞（＜4週） ・左室内血栓 ・拡張型心筋症 ・左室壁部分的無活動 ・左房内粘液腫 ・感染性心内膜炎 中リスク塞栓源心疾患 (medium-risk sources) ・僧帽弁逸脱症 ・僧帽弁輪石灰化症 ・心房細動を伴わない僧帽弁狭窄症 ・左房内もやもやエコー ・心房中隔瘤 ・卵円孔開存 ・心房粗動 ・孤立性心房細動 ・生体弁 ・非細菌性血栓性心内膜炎 ・うっ血性心不全 ・左室壁部分的低活動 ・心筋梗塞（＞4週，＜6カ月）	高い主要なリスクとなる塞栓源 (sources with high primary risk for ischemic stroke) 血栓性塞栓源疾患 ・左房内血栓 ・左室内血栓 ・心房細動 ・発作性心房細動 ・洞不全症候群 ・持続性心房粗動 ・最近の心筋梗塞（1カ月以内） ・リウマチ性僧帽弁・大動脈弁疾患 ・生体弁または機械弁 ・低左室駆出率（＜28％）を伴う慢性心筋梗塞 ・駆出率低下（＜30％）を伴う症候性心不全 ・拡張型心筋症 ・非細菌性血栓性心内膜炎 非血栓性塞栓源疾患 ・感染性心内膜炎 ・乳頭状線維弾性種 ・左房内粘液腫 低または不確定の主要リスクとなる塞栓源 (sources with low or uncertain primary risk for ischemic stroke) 塞栓源心疾患 ・僧帽弁石灰化 ・卵円孔開存 ・心房中隔瘤 ・心房中隔瘤と卵円孔開存 ・血栓を伴わない左室瘤 ・孤立性左房内もやもやエコー 　（僧帽弁狭窄や心房細動を伴わない） 塞栓源大動脈疾患 ・上行大動脈 or 弓部の複合粥腫病変

表3 ESUS の診断基準＊

・ラクナでない梗塞巣＊が CT または MRI で検出されること
　（＊発症 24～48 時間以上経過後に CT で検出され，最大径 1.5 cm 以下，MRI 拡散強調画像では 2.0 cm 以下，穿通動脈領域の皮質下梗塞）
・虚血領域を灌流する頭蓋外または頭蓋内血管にアテローム硬化による 50％以上の狭窄がないこと
・主要な塞栓源心疾患＊がないこと
　（＊発作性または永続性心房細動，持続性心房粗動，心内血栓，機械弁，心房内粘液腫瘍やその他の心内腫瘍，僧帽弁狭窄症，4週間以内の心筋梗塞，左室駆出率＜30％，弁疣贅，感染心内膜炎）
その他の特定の脳梗塞の原因が同定されていないこと（例：動脈炎，動脈解離，片頭痛/血管攣縮，不適切な薬物使用）

＊診断のために必要な最低限の検査
・脳 CT または MRI
・12 誘導心電図
・経胸壁心臓エコー
・自動リズム検出可能な心臓モニタリング（≧24 時間）
・虚血領域を灌流する頭蓋外と頭蓋内動脈の画像診断
　（血管造影，MRA，CTA，頸部血管エコーと経頭蓋ドプラ）

バン，アピキサバン，エドキサバンのいずれか）を投与しておく。その後精査や経過観察の結果で原因が特定されれば，それに応じて適切な二次予防薬を再考するという考え方である。現在 ESUS に対するアスピリンと DOAC との有効性，安全性を比較する複数の試験が進行中である[6]。

ただし ESUS はあくまで過渡的な概念であり，

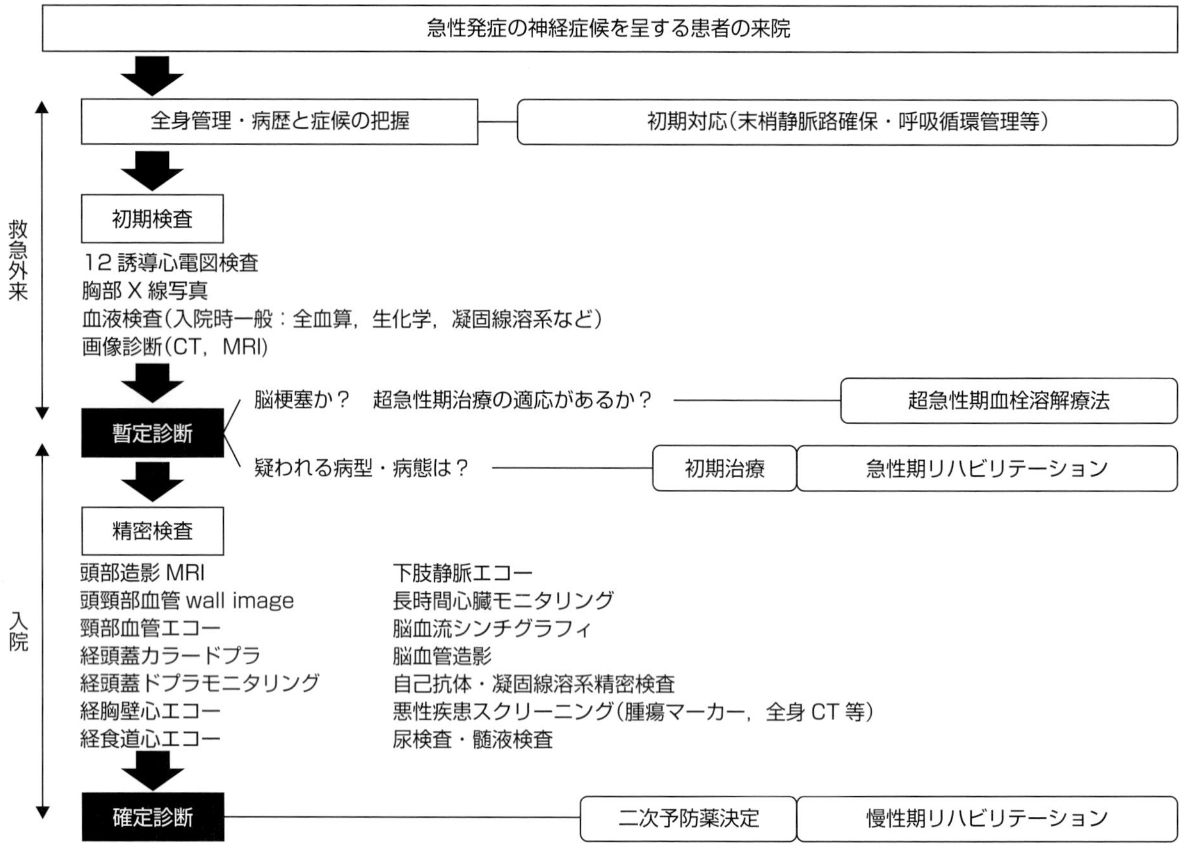

```
急性発症の神経症候を呈する患者の来院
        ↓
全身管理・病歴と症候の把握 → 初期対応(末梢静脈路確保・呼吸循環管理等)
        ↓
初期検査
 12誘導心電図検査
 胸部X線写真
 血液検査(入院時一般:全血算,生化学,凝固線溶系など)
 画像診断(CT, MRI)
        ↓
暫定診断 ─ 脳梗塞か? 超急性期治療の適応があるか? → 超急性期血栓溶解療法
        │ 疑われる病型・病態は? → 初期治療  急性期リハビリテーション
        ↓
精密検査
 頭部造影MRI           下肢静脈エコー
 頭頸部血管wall image   長時間心臓モニタリング
 頸部血管エコー         脳血流シンチグラフィ
 経頭蓋カラードプラ     脳血管造影
 経頭蓋ドプラモニタリング 自己抗体・凝固線溶系精密検査
 経胸壁心エコー         悪性疾患スクリーニング(腫瘍マーカー,全身CT等)
 経食道心エコー         尿検査・髄液検査
        ↓
確定診断 → 二次予防薬決定  慢性期リハビリテーション
```

（左側：救急外来／入院）

図1 脳梗塞急性期の病型診断と治療の流れ
　超急性期には，病型診断（確定診断）よりも，その患者が急性期脳梗塞を発症しているのか，超急性期治療の適応があるかどうかを正しく判断することが重要である．超急性期治療の時期を過ぎて（入院して）からは，できるだけ早期に正確な病型診断を目指すよう，シフトチェンジすることになる．

ESUSと判断された症例にどのように対処すべきかについては，いまだ模索段階である．当然のことながら，初回脳梗塞の発症後には，できるだけ早期に精査を行い，病型を確定することが望ましい．特に画像診断装置や血液学的検査が整備されている専門施設においては，安易に「塞栓源不明」と診断するのではなく，十分な精査を行った上で可能性の高い臨床病型を推定する努力をすることが重要である．病型が確定できずにやむを得ず何らかの抗血栓薬を選択する際にも，その後の経過を追いつつ，例えば長時間心電図モニターをくり返し行ったり，全身性血管イベントや悪性疾患が顕在化しないかを注意深く観察したりする必要がある．

IV　脳梗塞急性期における病型診断の手順

　脳梗塞の病型診断には，まず病歴聴取と神経症候が最も重要である．超急性期には，時間的制約や，患者本人の意識障害，家族が来院していないなどの問題から詳細な病歴聴取は難しいことが多いが，診断のためには，できるだけ早期に病歴を確認する（図1）．

　特にわが国ではMRIを中心とする画像診断装置が広く普及していることもあり，病型診断は画像診断に頼りがちになる．しかし画像は超急性期治療によっても大きく変化する可能性があるし，発症早期には異常が検出されないことも多い．あくまで初期診断は，病歴と診察所見から，どの血管領域がどのような機序で傷害されたのかを見極めることが重要である．常に画像を見る前に臨床病型と病変部位を想定する訓練を続けることにより，画像診断時の見落としも減るし，より正しい診断に早くたどり着きやすくなる．なお画像診断や超音波診断の実際については別項に譲り，ここではその他の検査を含めた病型診断のポイントについて述べる．

1　病歴と症候の把握

・既往歴：高血圧，耐糖能異常，脂質異常，外傷歴，心疾患（不整脈，虚血性心疾患，弁膜症，心筋症など），悪性疾患，膠原病，感染症など
・家族歴：脳血管障害，心血管疾患，神経疾患，両親

の近親婚など
- 生活歴：嗜好歴，職業歴，生活習慣など
- 現病歴：発症前のできごと，感染症，食事や水分摂取など
発症様式，その後の経過（改善，悪化，変動など）
本人が訴えたのか周囲が気づいたのか
本人が訴えたこと以外に周囲が気づいたこと
過去に同様のことがなかったか
- 診察所見：バイタルサイン，全身の皮膚の状態，胸腹部所見，頸部血管雑音，四肢末梢の動脈触知など
- 正確な神経症候（NIHSS〈National Institues of Health Stroke Scale〉スコアのみならず，高次脳機能，腱反射，病的反射，髄膜刺激徴候なども）

2 初期検査

　画像診断だけでなく，一見「入院時ルーチン検査」と思われている検査項目にも多くの情報がある。ひとつひとつ確認しておく。

- 全血算：感染症や貧血の有無（悪性疾患や消化管出血の除外が必要），骨髄増殖性疾患の有無など
- 血液生化学：肝・腎障害，炎症反応，電解質異常の有無など
- 凝固線溶系検査：PT，APTT，fibrinogen，D-dimerなど
- 内分泌：BNP 上昇，甲状腺機能異常の有無など
- 尿検査：血尿，蛋白尿，感染症の有無
- 胸部 X 線写真：心拡大，心不全，心臓弁石灰化，大動脈石灰化，肺癌，肺炎の有無など
- 12 誘導心電図：心房細動・心房粗動を含む不整脈，ST 変化（急性心筋梗塞や大動脈解離の除外），軸偏位，左室高電位，右心負荷所見（肺塞栓症の除外）など
- 頸部血管エコー：血管閉塞部位や病態の把握，大動脈解離の除外（救急外来で行うことが望ましい）
- 経胸壁心エコー：心内血栓や弁に付着した可動性構造物のスクリーニング（救急外来で行うことが望ましい）

　ここまでは，通常入院前の緊急検査でも行われる項目である。これらの情報と画像診断を組み合わせることで，病型診断を行う。たとえ画像診断が得られる前であっても，詳細な病歴聴取を前提として初期検査結果を十分吟味すれば，ある程度正確な臨床病型や病変部位の推定が可能である。

3 画像診断

- 頭部 CT and/or MRI：脳梗塞の診断が間違いないか，責任血管閉塞の有無と虚血病変の範囲，可逆性の有無について検討する
この時点で適応があれば超急性期血栓溶解療法を行う。すなわち，tPA 静注療法を行い，急性の主幹動脈の閉塞が疑われる場合には，さらに緊急脳血管造影，さらには血栓回収療法を行う。

　超急性期血栓溶解療法の適応がない場合，また治療が終了した場合には，患者を病棟に収容し，その後できるだけ早期に確定診断（病型診断）のための検査を行う。この病型診断は早ければ早いほどよく，入院当日もしくは数日以内が理想的である。

4 一般的な検査

- 経胸壁心エコー：心内血栓，心臓内腫瘍，弁膜症，弁付着構造物，心室肥大，心室拡大，心房拡大，右心負荷，左室壁運動，拡張障害など
- 長時間心電図モニター：自動リズム検出可能な心電図モニター（24 時間以上）による心房細動，心房粗動，その他頻脈性・徐脈性不整脈検出
- 頸部血管エコー検査：頭蓋外狭窄性病変の把握，椎骨動脈逆流のチェック，全身の動脈硬化の指標
- 頭部 MRI 再検：梗塞巣の拡大や増加，血管の形態変化の確認

5 精密検査

- 尿検査：微量アルブミン尿，尿蛋白，マルベリー小体（偏光顕微鏡でマルタの十字として観察される，Fabry 病に特徴的な所見）[7]
- 経食道心臓超音波検査：左心耳内血栓，左房内血栓，bubble study による右左シャント性疾患診断，心房中隔瘤，右房内異常構造物（Chiari ネットワークなど），大動脈内粥状硬化病変など
- 下肢静脈エコー検査：右左シャント性疾患存在下における塞栓源としての深部静脈血栓症の検索
- 経頭蓋ドプラ：長時間モニタリングによる微小栓子シグナル検出
- 脳血流シンチグラフィ：虚血病変と臨床症候との乖離の原因検索，主幹動脈狭窄性病変存在時の血管予備能評価など
- 脳波：高次脳機能障害や意識障害残存時には非けいれん性てんかん重積状態の除外
- 全身検索：腫瘍マーカー，自己抗体の検索，胸腹部骨盤 CT，上下部消化管内視鏡検査，腹部エコー，冠動脈 CT など（悪性疾患，結合織疾患，自己免疫性疾患，全身血管異常のスクリーニング）
- 凝血学的検査，免疫学的検査：プロテイン C，プロテイン S，アンチトロンビン，ループスアンチコアグラント，抗カルジオリピン抗体
- 髄液検査：中枢神経血管炎，感染症関連血管炎（細菌，真菌，結核菌，ウイルスなど）
- 遺伝子診断：CADASIL，Fabry 病など遺伝性脳血管障害の診断

表4 脳梗塞の主要3病型におけるMRI所見の特徴

	Large artery atherosclerosis（アテローム血栓性脳梗塞）	Small vessel occlusion（ラクナ梗塞）	Cardioembolism（心原性脳塞栓症）
DWI病巣サイズ	>20 mmが多い	<20 mm（慢性期には<15 mm）	>20 mmが多い
フォローアップ時のDWI病巣			
サイズ拡大	多い	比較的多い	まれ
数の増加	時にあり	ない	まれ
病巣部位			
大脳皮質	含むことあり	含まない	含むことが多い
大脳皮質下（表在穿通枝領域）	含むことが多い	含まない	含むことが多い
大脳皮質下（深部穿通枝領域）	少ない	多い	少ない
大脳境界領域（複数の主幹動脈の）	多い	ほとんどない	含むことあり
大脳境界領域（表在穿通枝と深部穿通枝との）	多い	少ない	含むことあり
脳幹部	含むことあり	多い	含むことあり
小脳	含むことあり	含まない	多い
複数の血管領域に多発	通常ない	ない	起こり得る
単独の血管領域に多発	多い	ない	起こり得る
神経症候と病巣の一致	さまざま	一致	一致
浮腫、中心線偏位	まれ	通常ない	さまざま
出血性梗塞	まれ	ない	多い
FLAIRでのhyperintense vessels[11]	見られることあり	ない	多い
虚血病変を灌流する主幹動脈狭窄	必須	ない	ないことが多い
責任血管以外の主幹動脈狭窄	多い	まれ	さまざま

DWI：diffusion-weighted imaging；FLAIR：fluid-attenuated inversion recovery

V 複数回MRIの有用性

　前述の諸検査のうち、特に重要なのは、フォローアップの頭部MRI検査である。現在わが国では多くの病院で入院時にMRI検査が施行されている。MRIを単回ではなく、複数回（具体的には2〜7日程度の間を空けて）施行することにより、さまざまな情報が得られる[8]。もちろん、初回に虚血病変が検出されなかったminor strokeや一過性脳虚血発作症例では、2回目で初めて病変が検出されることがしばしばある。そのほかにも、以下に挙げるような効果が期待される。

① **虚血病変の正確な把握と病型診断**

　超急性期には不鮮明であったり一部の病巣しか描出されなかったりすることが多いため、症候安定時の病巣により病型を確定した方が、より正確である。例えば、初回画像では虚血病巣が深部穿通動脈領域に1カ所しか捉えられなかったのに、2回目に同じ血管領域に複数の病巣が検出された場合、塞栓機序が疑われる。閉塞血管再開通に伴う出血性変化も、塞栓症を強く疑う所見である。

② **異なるシークエンスの追加**

　超急性期には時間的制約や患者の体動により、ヘモジデリン検出に有用なgradient echo法や位相差強調画像（磁化率強調画像：SWIなど）が施行されないことも多い。これらのシークエンスで検出される微小出血や脳表ヘモジデリン沈着症は、将来の脳出血リスクを予測したり、二次予防薬を決定したりする際に大変重要である[9]。またMRAもターゲットを絞って時間をかけて撮像したり、動脈壁の異常検出に特化したwall imageを加えたりすることにより、血管狭窄の機序が推定できる可能性がある。

③ **血管形態の変化**

　初回に狭窄や閉塞していた血管が2回目に正常化していれば、塞栓再開通の機序や動脈解離、血管攣縮など、逆に初回正常だった血管が後に解離性動脈瘤を形成することもあるし、多発性狭窄が認められれば、reversible cerebral vasoconstriction syndrome（RCVS）のような病態が推定される[10]。

　そのほか、MRI所見による各臨床病型の鑑別点を**表4**に示すので、参考にしていただきたい。

文献

1) Adams HP Jr, Bendixen BH, Kappelle LJ, et al：Classification of subtype of acute ischemic stroke. Definitions for use in a multicenter clinical trial. TOAST. Trial of Org 10172 in Acute Stroke Treatment. Stroke 24：35-41, 1993
2) Ay H, Furie KL, Singhal A, et al：An evidence-based causative classification system for acute ischemic stroke. Ann Neurol 58：688-697, 2005
3) Amarenco P, Bogousslavsky J, Caplan LR, et al：New

approach to stroke subtyping : the A-S-C-O (phenotypic) classification of stroke. Cerebrovasc Dis 27 : 502-508, 2009
4) Marnane M, Duggan CA, Sheehan OC, et al : Stroke subtype classification to mechanism-specific and undetermined categories by TOAST, A-S-C-O, and causative classification system : direct comparison in the North Dublin population stroke study. Stroke 41 : 1579-1586, 2010
5) Hart RG, Diener H-C, Coutts SB, et al : Embolic strokes of undetermined source : the case for a new clinical construct. Lancet Neurol 13 : 429-438, 2014
6) Diener HC, Bernstein R, Hart R : Secondary Stroke Prevention in Cryptogenic Stroke and Embolic Stroke of Undetermined Source (ESUS). Curr Neurol Neurosci Rep 17 : 64, 2017
7) Selvarajah M, Nicholls K, Hewitson TD, et al : Targeted urine microscopy in anderson-fabry disease : A cheap, sensitive and specific diagnostic technique. Nephrol Dial Transplant 26 : 3195-3202, 2011
8) Raza SA, Javalkar V, Dehkharghani S, et al : Utility of Repeat Cerebrovascular Imaging among Hospitalized Stroke Patients. J Stroke Cerebrovasc Dis 26 : 1588-1593, 2017
9) Charidimou A, Boulouis G, Gurol ME, et al : Emerging concepts in sporadic cerebral amyloid angiopathy. Brain 140 : 1829-1850, 2017
10) Chen SP, Fuh JL, Wang SJ, et al : Magnetic resonance angiography in reversible cerebral vasoconstriction syndromes. Stroke 67 : 648-656, 2010
11) Lee KY, Latour LL, Luby M, et al : Distal hyperintense vessels on FLAIR : an MRI marker for collateral circulation in acute stroke? Neurology 72 : 1134-1139, 2009

8 急性期脳梗塞の内科的治療

中島　誠［熊本大学大学院脳神経内科］

I　はじめに

　脳梗塞の超急性期治療としては，t-PA静注療法，機械的血栓回収療法の登場により，大きく様変わりした。一方，超急性期を過ぎて行われる急性期の内科的治療については，劇的な変化はない。しかし抗血小板薬の組み合わせや，新たな経口抗凝固薬の登場など，小さな変化は続いている。これらの薬物治療を含めた，急性期の内科的治療，特に抗血栓療法について概説する。

II　急性期内科的治療の考え方

　急性期内科的治療の主眼は，神経症候増悪や脳梗塞再発，さらに種々の合併症を防ぎつつ，適切な長期的な再発予防薬を選択し，慢性期治療につなげることである。これらがスムーズに行われることにより，リハビリテーションが急性期から慢性期まで継続して行われることが可能となり，長期予後の改善にもつながる。
　神経症候の増悪や再発を予防するには，各病型（病態）を正確に把握し，適切な方策をとることが求められる。その意味でも，前項の脳梗塞病型診断が重要となる。逆に再発や増悪により，病型や病態の見直しを図ることも求められる。このように，病型診断と急性期治療は密接に結びついているといえる。
　一方，合併症について考えてみると，こちらは脳梗塞病型とは無関係に起こるもの（感染症や誤嚥事故，転倒，関節炎など）もあるが，病型ごとに比較的多くみられる合併症もある。アテローム血栓性脳梗塞患者にみられる冠動脈イベントや，心原性脳塞栓症患者におけるうっ血性心不全，致死性不整脈などがそれに当たる。また一般的には，脳卒中の重症度が高くなるほど，合併症の発生率は高くなる。したがって，病型や重症度によって，出現し得る合併症を予測し，早めに回避，対処することが求められる。

III　各病型における治療

　脳保護薬であるエダラボンは，腎機能が保たれていれば，発症24時間以内の脳梗塞症例に対して，病型を選ばず投与することができる。ただし投与期間中は腎機能障害，肝機能障害が出現しないか注意が必要である。
　抗血栓療法という観点で脳梗塞病型を大別すると，心原性脳塞栓症と非心原性脳梗塞ということになる。特に欧米においては，わが国と違って経静脈的に投与できる薬剤はほとんどないため，非心原性脳梗塞に対する薬物治療は，大血管が侵される large artery atherosclerosis（アテローム血栓性脳梗塞）でも small vessel occlusion（ラクナ梗塞）でもあまり区別されない[1]。以下，主要な三つの臨床病型について，急性期治療の考え方を述べる。

1　Large artery atherosclerosis（アテローム血栓性脳梗塞）

　脳主幹動脈の狭窄・閉塞性病変に由来する脳梗塞を指すが，実際には三つの病態による発症が考えられる（図1）。これらの病態に対処するためには，抗血小板薬を中心とした早期の抗血栓治療と，脳灌流圧を保つための十分な輸液が治療の中心となる。
　まず経口抗血栓薬に関しては，非心原性脳梗塞に準じて抗血小板薬を用いる。古くから脳梗塞急性期におけるアスピリン160～300 mg/日の経口投与は，脳梗塞患者の転帰を改善させるものとして確立した治療とされてきた[2]。さらに発症24時間以内の軽症脳梗塞または一過性脳虚血発作（TIA）患者に対して，アスピリンとクロピドグレル（ただし初回のみ300 mg，翌日から75 mg）の併用を21日間行ったところ，アスピリン単剤に比して3カ月後までの脳卒中再発を減少

表1 各病型に対する日本と欧米の急性期薬物治療の比較

	日本	欧米
Small vessel occlusion	アスピリン 160〜300 mg または クロピドグレル 75 mg または シロスタゾール 200 mg オザグレルナトリウム 160 mg×14日間まで エダラボン 60 mg×14日間まで	アスピリン 160〜300 mg または クロピドグレル 300 mg×1日+2日目から 75 mg
Large artery atherosclerosis	アスピリン 160〜300 mg または クロピドグレル 75 mg または シロスタゾール 200 mg アルガトロバン 60 mg×2日間+20 mg×5日間 または オザグレルナトリウム 160 mg×14日間まで エダラボン 60 mg×14日間まで	アスピリン 160〜300 mg または クロピドグレル 300 mg×1日+2日目から 75 mg
Cardioembolism	適応があればDOAC開始 （DOAC非適応ならワルファリン） エダラボン 60 mg×14日間まで	適応があればDOAC開始 （DOAC非適応ならワルファリン）

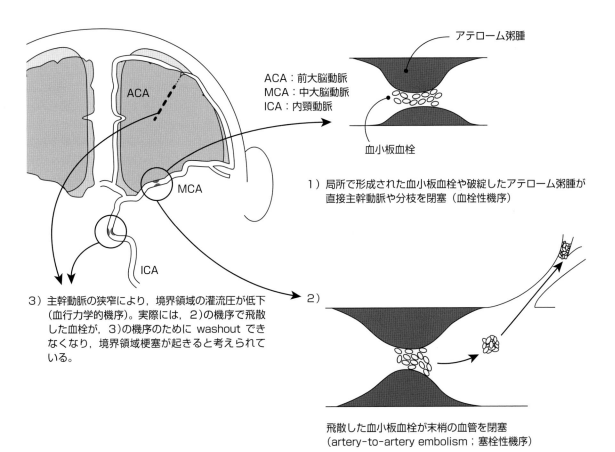

図1 Large artery atherosclerosisにおける脳梗塞発症機序

させ，重篤な出血性合併症は増加しなかったことが報告された[3]。わが国でも，脳梗塞再発予防のためのクロピドグレルのローディング（300 mg/日）が2018年から可能となった。ただし抗血小板薬の2剤併用を21日を超えて継続することの安全性は，証明されておらず，急性期を過ぎてからの併用は避けるべきと考えられる。さらに類似したプロトコルの試験 Platelet-oriented inhibition in new TIA and minor ischemic stroke（POINT）trialにおいても，2剤併用の有効性が示されたが，90日以内の出血性合併症が増加した[4]。

わが国では徐放性ジピリダモールは，脳梗塞再発予防薬としては使用されていないが，欧米ではアスピリン＋ジピリダモールによる再発予防についてもさまざまな試験が行われてきた。しかし最近英国を中心として行われたTARDIS trialにおいて，アスピリン＋クロピドグレル＋ジピリダモールの3剤併用は，従来治療（クロピドグレル単剤もしくはアスピリン＋ジピリダモール）に対して優越性を示さず，出血性合併症が有意に増加した。このため本試験は早期に中止となった[5]。

一方，経静脈的に投与する薬剤に目を向けると，わが国では，48時間以内のアテローム血栓性脳梗塞に対しては，抗トロンビン薬（抗凝固薬）であるアルガトロバンが保険適応となっている。その有効性については，過去の臨床試験で証明されているものの[6]，propensity score解析を用いた検討ではその効果について否定的な報告もなされており[7]，特に48時間の持続点滴静注の後，間欠投与に移行する際に，症候増悪をきたす症例を経験することも多い。またオザグレルナトリウム 160 mgの点滴静注は，発症5日以内の脳血栓症に保健適応があるとされているが，現在large artery atherosclerosisに対して積極的には用いられていない。

これらの薬剤のほか，特に主幹動脈狭窄を有する症例に対しては，脳灌流を保つために，低分子デキストラン製剤を含む十分な輸液を行う。また血行動態が不安定な患者においては，頭蓋内血流調節機構が破綻しており，頭位を挙上しただけで灌流圧低下により症候悪化をきたす恐れがある。このような患者では，血圧変動や頭位挙上時の症候変化に注意しつつ，慎重に離床を図ることが肝要である。また必要に応じて，脳血流シンチグラフィやMRI，CTを用いた脳灌流画像を評価し，血行動態の把握に努める。

頭蓋外頸動脈の高度狭窄が原因の場合には，頸動脈内膜剥離術もしくは頸動脈ステント術を考慮する。脳梗塞急性期にこれらの治療を行うことはリスクが高いが，他方，脳梗塞発症後の早期ほど再発リスクが高いことも事実であり，脳梗塞の病態が安定するのを待って，可及的速やかに治療を行う必要がある。

2　Small vessel occlusion（ラクナ梗塞）

ラクナ梗塞の発症機序としては，深部穿通動脈のlipohyalinosis（硝子変性，血管壊死）と，穿通動脈内もしくは起始部の微小アテローム，さらには心臓や大血管からの血栓塞栓症もあると考えられている。lipohyalinosisは高血圧性脳出血の原因にもなることから，このような機序によるラクナ梗塞は脳出血と表裏一体と考えられてきた。実際，ラクナ梗塞の患者を長期的にフォローアップすると，脳出血を発症する患者は，非ラクナ梗塞患者に比して有意に高いことが報告されている[8]。急性期に脳出血を発症することはめったにないとはいえ，長期的には血圧管理が重要といわれるゆえんである。一方，微小アテロームが関与する病態が推定される患者では，耐糖能異常や脂質異常症など，アテローム血栓性脳梗塞に類似する背景が予想される。また心房細動や頭蓋外頸動脈狭窄など，塞栓源を基礎に持つものも存在することを念頭に置く必要がある。これらが，実際に塞栓性機序でラクナ梗塞を発症したかどうかは別としても，検出されれば，これらを考慮した再発予防の方策が必要となる。

急性期の抗血栓療法としては，前述のlarge artery atherosclerosisと同様に，抗血小板薬を用いる。すなわち，アスピリン160～300 mg/日に加えて，クロピドグレル 75 mg/日が用いられることが多い。さらにシロスタゾール 200 mg/日は，長期的にアスピリンと同等の再発予防効果があり，さらに頭蓋内出血はアスピリンよりも少なくなることが示されている[9]。さらにシロスタゾールはクロピドグレルに比して，内服後の薬効発現も速やかであるため，急性期の神経症候増悪を予防することができる可能性がある。

このタイプの脳梗塞では，20～30％で急性期に症状の悪化がみられる[10,11]。機序については，局所の炎症や浮腫，穿通動脈の起始部のアテローム硬化病変（病理学的にはbranch atheromatous disease）の存在などが推定されている。このような症例には，やはり2剤併用が推奨される。またエビデンスはないものの，進行性のタイプには低用量の未分画ヘパリン（10,000～15,000単位/日）の持続点滴が併用されることも多い。低用量であれば出血性合併症のリスクは高くないと考えられるが，全血算を数日ごとに確認し，貧血の進行やヘパリン起因性血小板減少症（HIT）の合併に注意する必要がある。

3　Cardioembolism（心原性脳塞栓症）

心原性脳塞栓症の急性期に起こり得る増悪因子は，大きく三つある。浮腫と出血性梗塞と塞栓症再発である。さらに心原性脳塞栓症は他の病態よりも重症で意識障害を伴うことが多いため，誤嚥や肺炎，深部静脈血栓症，廃用性筋萎縮など，合併症にも注意が必要となる。

脳浮腫は軽いものも含めれば，必発すると考えるべきである。一般的に，脳虚血に伴う浮腫は3～4日でピークを迎え，徐々に軽快する。テント上病変では，一血管領域全域に及ぶようなものを除いて，症候を悪化させることは少ないが，小脳や脳幹部では比較的小さな病変でも症候を急激に悪化させることがある。治療としては，一般的に高張グリセロール（最大800～

1,200 mL/日）やマンニトール（500〜1,000 mL/日）を用いる。ただしマンニトールは減量・中止時にリバウンドがみられることがあるため，注意が必要である。またフリーラジカル・スカベンジャーであるエダラボンは，通常脳保護薬として用いられるが，抗浮腫作用も有する可能性がある[12]。これらの薬剤を用いても，意識障害が進行したり，画像上脳ヘルニアが増悪したりする場合には，開頭減圧術を考慮する必要がある。

出血性梗塞は15％程度に起こるとされ，そのほとんどは，閉塞血管の再開通時に起こる[13]。出血性梗塞の多くは無症候性であるが，まれに血腫形成をきたし，症候を増悪させる。このような場合には，抗浮腫薬を用いる必要があるだけでなく，再発予防のための抗血栓療法が開始できなくなるというジレンマが生ずる。心原性脳塞栓症に対しては，超急性期にtPA静注療法が施行されることも多く，遅発性に出血性梗塞をきたすことも増えている。やはり重症の浮腫をきたしている場合は，開頭減圧術を考慮する必要も出てくる。

急性期の脳梗塞再発は，発症から2週間以内に2.8〜8％で再発をきたすとされている[14]。再発予防のためには早期に抗凝固薬を開始すべきと考えられるが，前述のように出血性梗塞を助長したり，全身の出血性合併症をきたしたりする恐れもあるため，急性期に何日目から抗凝固療法を開始するかについては議論が多い。直接作用型経口抗凝固薬（DOAC）の登場により，脳梗塞発症後早期の開始も安全に行えるのではないかという期待がある。欧州では，1-3-6-12 ruleが提唱されているが[15]，わが国ではこれよりも早期から抗凝固薬が開始されているという現状がある[16]。DOACの導入時期に関しては，RELAXED研究[17]やTIMING研究[18]などの結果が待たれる。

一方，非弁膜症性心房細動以外の塞栓源心疾患による心原性脳塞栓症患者，また末期腎不全などDOACが使用できない患者に対しては，ワルファリンを用いる。ワルファリンの安全な開始時期についても，いまだ一定の見解はない。出血性梗塞のリスクが十分低下した段階で，慎重に開始することになる。ワルファリン開始時のヘパリン・ブリッジが必要か否かについては，否定的な論文が多いが，少なくともワルファリンを高用量で開始する際には，低用量のヘパリンを併用することが望ましい。ワルファリン開始時にはまずプロテインC，プロテインSなどの線溶系因子が抑制され，一時的に過凝固状態に傾いて血栓塞栓症を誘発するためである（ワルファリン・ジレンマ）。

IV その他の脳梗塞

上記三病型以外が原因の場合については，急性期治療として定まった見解のないものが多い。比較的頻度の高いものについて概説する。

上行大動脈から大動脈弓部付近の複合粥腫病変（4 mm以上の隆起性病変や潰瘍形成，可動性構造物を伴うもの）が原因となる，大動脈原性脳塞栓症に対しては，アテローム血栓性脳梗塞に準じて抗血小板薬と脂質管理など複合的治療を行う。

頸動脈解離や脳動脈解離に対しては，解離性動脈瘤や血管外への血液漏出，くも膜下出血がないことを確認して，抗血栓療法を行う。解離腔からの血栓塞栓症が疑われる場合には，急性期は未分画ヘパリンなどの抗凝固薬を用いることが多い。血栓塞栓症が起きていなければ，アスピリンが用いられることが多いが，抗血栓薬自体が必要ないという考え方もある。過度の血圧上昇には注意する。

悪性腫瘍に伴う脳梗塞は，いわゆるTrousseau症候群の一部として発症することが多い。全身の血液が過凝固に傾いており，しばしば抗血栓療法を行っても再発をくり返す。再発予防として，未分画ヘパリンや低分子ヘパリンなどを用いつつ，原疾患の治療を優先する。

感染性心内膜炎による心臓弁の疣贅を含む，心臓内・心臓弁の可動性構造物が原因の場合は，抗凝固療法が無効もしくは有害であることが多く，外科的切除術の適応となる。

V 病型未同定脳梗塞

潜因性脳梗塞，embolic stroke of undetermined source（ESUS）の治療の詳細については，別項に譲る。入院時点で病型が同定できない場合には，心房細動が検出されない限りは，基本的に「非心原性脳梗塞」ととらえて抗血小板薬を投与しながら塞栓源を検索することになる。病型が確定したら，速やかに再発予防の薬剤を導入する。

VI 全身管理・合併症対策

脳梗塞急性期には，多くの患者で血圧が普段よりも上昇している。ただし，急性期の降圧は虚血病変を拡大し，症候を悪化させる恐れがあるため，収縮期血圧＞220 mmHg，または拡張期血圧120 mmHgの高血圧が持続する場合や，大動脈解離，急性心筋梗塞，心不全，腎不全などを合併している場合には，慎重に降圧を図る[19]。米国脳卒中学会のガイドラインでは，発症24時間以内のコントロール目標は，15％の低下としている[1]。発症前から用いている降圧薬は，脳梗塞発症後にも継続して投与することが多い。

脱水や極端な低血圧，低酸素状態，低血糖，高血糖，

高体温は避ける。栄養管理は早期から行い，全身状態の把握に努めつつ，積極的に離床を図ることが重要である。脳卒中後の合併症は，その後のリハビリテーションや転帰に大きく影響するため，できる限り予防，早期発見に務めることが肝要である。感染症や薬剤による肝・腎障害・貧血の進行，HIT，深部静脈血栓症などを早期に検出するために，最初は2～3日毎，安定したら1週間毎に血液検査を行う。

急性期とはいえ，慢性期の血圧管理，血糖管理，脂質管理もこの時点から開始する必要がある。これらに対する食事指導に加えて，禁煙指導や生活習慣の改善について，指導してゆくことも必要である。必要に応じて薬物治療も開始して，回復期や維持期の施設に引き継いでゆくことになる。

文献

1) Jauch EC, Saver JL, Adams HP, Jr, et al：Guidelines for the early management of patients with acute ischemic stroke：a guideline for healthcare professionals from the American Heart Association/American Stroke Association. Stroke 44：870-947, 2013
2) Antithrombotic Trialists C. Collaborative meta-analysis of randomised trials of antiplatelet therapy for prevention of death, myocardial infarction, and stroke in high risk patients. BMJ 324：71-86, 2002
3) Wang Y, Wang Y, Zhao X, et al：Clopidogrel with aspirin in acute minor stroke or transient ischemic attack. N Engl J Med 369：11-19, 2013
4) Johnston SC, Easton JD, Farrant M, et al：Clopidogrel and aspirin in acute ischemic stroke and high-risk TIA. New Engl J Med 379：215-225, 2018
5) Bath PM, Woodhouse LJ, Appleton JP, et al：Antiplatelet therapy with aspirin, clopidogrel, and dipyridamole versus clopidogrel alone or aspirin and dipyridamole in patients with acute cerebral ischaemia（TARDIS）：a randomised, open-label, phase 3 superiority trial. Lancet. in press
6) Kario K, Kodama K, Koide M, et al：Thrombin inhibition in the acute phase of ischaemic stroke using argatroban. Blood Coagul Fibrinolysis 6：423-427, 1995
7) Wada T, Yasunaga H, Nakajima S, et al：Outcomes of Argatroban Treatment in Patients With Atherothrombotic Stroke：Observational Nationwide Study in Japan. Stroke 47：471-476, 2016
8) Jackson C, Sudlow C：Comparing risks of death and recurrent vascular events between lacunar and non-lacunar infarction. Brain 128：2507-2517, 2005
9) Shinohara Y, Katayama Y, Uchiyama S, et al：Cilostazol for prevention of secondary stroke（CSPS 2）：an aspirin-controlled, double-blind, randomised non-inferiority trial. Lancet Neurol 9：959-968, 2010
10) Del Bene A, Palumbo V, Lamassa M, et al：Progressive lacunar stroke：review of mechanisms, prognostic features, and putative treatments. Int J Stroke 7：321-329, 2012
11) Nakajima M, Field TS；Benavente O：Treatment approaches for lacunar strokes. In：Cerebral Small Vessel Disease.（ed by Pantoni L, Gorelick PB）p.323-333, Cambridge University Press, 2014
12) Suda S, Igarashi H, Arai Y, et al：Effect of edaravone, a free radical scavenger, on ischemic cerebral edema assessed by magnetic resonance imaging. Neurol Med Chir（Tokyo）47：197-202, 2007
13) Álvarez-Sabín J, Maisterra O, Santamarina E：Factors influencing haemorrhagic transformation in ischaemic stroke. Lancet Neurol 12：689-705, 2013
14) Lees KR, Bluhmki E, von Kummer R, et al：Time to treatment with intravenous alteplase and outcome in stroke：an updated pooled analysis of ECASS, ATLANTIS, NINDS, and EPITHET trials. Lancet 375：1695-1703, 2010
15) Kirchhof P, Benussi S, Kotecha D, et al：2016 ESC Guidelines for the management of atrial fibrillation developed in collaboration with EACTS. Europace 18：1609-1678, 2016
16) Toyoda K, Arihiro S, Todo K, et al：Trends in oral anticoagulant choice for acute stroke patients with nonvalvular atrial fibrillation in Japan：The SAMURAI-NVAF Study. Int J Stroke 10：836-842, 2015
17) Yasaka M, Minematsu K, Toyoda K, et al：Design and Rationale of the RELAXED（Recurrent Embolism Lessened by rivaroxaban, an anti-Xa agent, of Early Dosing for acute ischemic stroke and transient ischemic attack with atrial fibrillation）Study. J Stroke Cerebrovasc Dis. 25：1342-1348, 2016
18) Åsberg S, Hijazi Z, Norrving B, et al：Timing of oral anticoagulant therapy in acute ischemic stroke with atrial fibrillation：study protocol for a registory-based randmised controlled trial. Trials. 18：581, 2017
19) 日本脳卒中学会　脳卒中ガイドライン委員会　編：脳卒中治療ガイドライン2015. 協和企画，2015

9 急性期脳梗塞の外科的治療と血管内治療

三浦 正智［熊本赤十字病院脳神経内科］
蔵本 要二［兵庫医科大学脳神経外科］
吉村 紳一［兵庫医科大学脳神経外科］

I はじめに

急性期脳梗塞に対する内科治療として，アルテプラーゼ静注療法（rt-PA 静注療法）は広く行われ，近年，rt-PA 静注療法に加えて血管内治療（血栓回収療法）のエビデンスが明らかとなった。一方，急性期脳梗塞に対する外科的治療としては，バイパス術の他に救命目的の開頭外減圧術が挙げられる。本章では，急性期脳梗塞に対する外科的治療と血管内治療についてエビデンスを含めて述べる。

II 外科的治療

1 クリニカルエビデンス

急性期脳梗塞における外科的治療に関して，『脳卒中治療ガイドライン 2015』で救命目的が主となる開頭外減圧術と，脳動脈バイパス術について述べられている（表1）。開頭外減圧術は中大脳動脈領域で3つのランダム化比較試験（RCT）の結果から一年後の生存率と modified Rankin Scale（mRS）の改善が示されている[1-3]。一方，バイパス手術に関するRCTは行われていない。

2 開頭外減圧術

広範囲な脳梗塞を起こした場合，脳浮腫や出血性変化に伴い，頭蓋内圧亢進がコントロールできない状態に陥ることがある。これにより，脳ヘルニアをきたすと致命的な転帰をたどる可能性が高い。急性期脳梗塞に対する開頭減圧術は，この状態を回避することを主たる目的とする。

中大脳動脈領域の広範囲脳梗塞では，①年齢18～60歳，②National Institutes of Health Stroke Scale（NIHSS）15点，③Japan Coma Scale（JCS）II-10以上，④頭部CTで中大脳動脈領域の脳梗塞巣が50％以上，またはMRI拡散強調画像で脳梗塞体積が145 cm^{3}を超える場合，⑤症状発現後48時間以内，の適応を満たした場合に早期に硬膜形成を伴う減圧開頭術が強く勧められている。上記の条件は3つの大規模RCTの解析結果によるものである[4]。実臨床ではより高齢者が治療対象となることが多いが，61歳以上の患者が対象のRCTにて，mRS 0-4の生存割合は開頭外減圧術群で38％，対照群で18％と，対象群と比較して有

表1 脳梗塞急性期における外科的治療

術式	推奨	推奨グレード
開頭外減圧術	中大脳動脈灌流域を含む一側大脳半球梗塞において，①年齢18～60歳 ②NIHSS 15点 ③JCS10以上 ④CTで中大脳動脈領域の脳梗塞が50％以上か，MR・DWIで脳梗塞体積が145 cm^{3}を超える ⑤症状発現後48時間以内 の適応を満たせば，発症早期に硬膜形成を伴う減圧開頭術が強く勧められる	A
	小脳梗塞では 清明かつ水頭症や脳幹部への圧迫所見がない症例では保存的治療を考慮 水頭症を認め，これによる昏迷など中等度の意識障害がある症例では脳室ドレナージを考慮 脳幹部圧迫を認め，これにより昏睡など重度の意識障害をきたしている症例は減圧開頭術を考慮	C1
脳動脈バイパス術	バイパス術などの外科的治療を行うことを考慮してもよい	C1

（脳卒中治療ガイドライン2015より一部改変して引用）

意に救命率を高めることが報告されている[5]。しかし，治療群においても予後良好患者（mRS 0-2）は存在せず，その多くは介助が必要な状態であった。

小脳梗塞に関する大規模RCTは存在せず，その報告は症例集積研究に留まっている。意識清明で画像所見において水頭症や脳幹部圧迫がなければ保存的加療を行い，頭部CTで水頭症を認め，意識障害を伴うものは脳室ドレナージを行うことが勧められている[6]。昏睡を伴う脳幹圧迫症例では減圧開頭を施行することで，手術群（9例）においては，入院時のGlasgow Coma Scale（GCS）が平均5.3から4週間後に10.5まで改善した。一方，非手術群（6例）は，入院時GCS平均5.8から4週間後3.7と悪化した[7]。よって，画像上，脳幹圧迫を認め，それに伴う昏睡等の重度意識障害では後頭下開頭の減圧開頭術を考慮してもよい[6]。

3　脳動脈バイパス術

頭蓋内主幹動脈急性閉塞に対するバイパス手術についても大規模RCTは存在せず，症例集積研究に留まっている。

中大脳動脈急性閉塞に対する血管内治療の不適格・不成功例に緊急バイパス術（浅側頭動脈-中大脳動脈吻合術）を行った症例（9例）においては，NIHSSが改善し（治療前NIHSS 12±4.9，術3カ月後3.7±4.8），予後良好患者（mRS 0-2）が多かった（66%）と報告されており，血管内治療の有用性が示唆されている[8]。また，動脈硬化性変化に伴う中大脳動脈・内頚動脈閉塞において，内科治療抵抗群に対して，発症から平均3日後に緊急バイパス術を行った症例（9例）においても，一年後の転帰が良好であった（全例でmRS 0-2）と報告されている[9]。

後方循環領域においても，少数の症例集積研究しか存在しない。動脈硬化性の症候性椎骨動脈もしくは脳底動脈閉塞（7例）に対して，入院後平均20時間後に外科的治療（バイパス術6例，椎骨動脈内膜剥離1例）を行った報告でも，3カ月後mRS 0-2が4例（57%）と比較的転帰が良好であったとの報告がある[10]。

以上のように頭蓋内主幹動脈急性閉塞に対する脳動脈バイパス術は，エビデンスレベルが低いものの，症例を選択すれば，予後を改善できる可能性があるため，個々の症例で十分な検討が必要である。

III　脳血管内治療（血栓回収療法）

1　クリニカルエビデンス

2014年12月から2015年5月にかけて相次いで発表された5つのRCT（MR CLEAN[11]，ESCAPE[12]，EXTEND-IA[13]，SWIFT-PRIME[14]，REVASCAT[15]）および，これらのRCTのメタ解析であるHERMES Collaboration[12]により，発症6時間以内の主幹動脈閉塞による急性期脳梗塞に対して，rt-PA静注療法を含む内科治療に血栓回収療法を追加することが，患者転帰を改善するという科学的根拠が示された。エビデンスの確立には，患者選択（主幹閉塞の確認や灌流画像評価）に加えて，デバイスの進歩が挙げられる。

血栓回収デバイスとして現在，ステントリトリーバーと再灌流（吸引）カテーテルが使用可能であり，単独ならびに併用した治療戦略が存在する。また，閉塞血管，病態によっても治療方法や戦略は異なってくる。

本稿では，血栓回収療法の適応，治療デバイス，閉塞血管と病態ごとの治療方法について述べる。

2　治療適応

現在の血栓回収療法の適応については本書第4章の表4に示した（p.28参照）[16]。rt-PA静注療法が可能な場合はrt-PA静注療法を施行した上で，発症早期（発症6時間以内）の場合の適応は，18歳以上かつ発症前に自立しており，前方循環系主幹部動脈（内頚動脈，中大脳動脈近位部（M1））閉塞，中等症以上の神経症状（NIHSS ≧ 6点），広範囲病変ではない（Alberta Stroke Program Early CT Score；ASPECTS ≧ 6）を満たした症例のうち，6時間以内に治療開始可能な場合に，ステントリトリーバーを用いて血栓回収療法を行った場合である（グレードA）。

最終健常確認時刻から6時間を超えた内頚動脈または中大脳動脈近位部（M1部）の急性閉塞が原因と考えられる脳梗塞では，発症前のmRSが0または1で，NIHSSが10点以上かつMRI拡散強調画像で，ASPECTSが7点以上の症例に対して，最終健常確認時刻から16時間以内であれば血栓回収療法を開始することが強く勧められている（グレードA）。また，『虚血コア体積（頭部CT灌流画像またはMRI拡散強調画像）』と，『神経症状または灌流画像での灌流遅延領域』にミスマッチがあると判断される場合に，最終健常確認時刻から24時間以内に血栓回収療法を開始することが勧められている（グレードB）。

前方循環遠位部閉塞および後方循環主幹動脈閉塞や，軽症例（NIHSSが6点未満），広範囲病変（ASPECTSが6点未満）においては，症例ごとに適応を慎重に検討する必要がある。

3　治療デバイス

血栓回収デバイスには主に，ステントリトリーバー（Solitaire 2 FR，Trevo XP ProVue Retriever，REVIVE SE）と，再灌流カテーテル（Penumbraシステム）に大別される。ガイドラインの元となったRCT

表2 各種ステントリトリーバーの特徴

ステントリトリーバー		サイズ (mm)	推奨血管径 (mm)	ステント構造	先端構造	最大展開回数	適合カテーテル
Solitaire 2		4×15	2.0〜4.0	オープンスリット	open end	2	0.021 inch
		4×20				2	
		6×20	3.0〜5.5			2	0.027 inch
		6×30				2	
Solitaire Platinum		4×20	2.0〜4.0			2	0.021 inch
		6×24	3.0〜5.5			2	0.027 inch
		6×40				2	
Trevo XP Pro Vue		3×20	〜3.0	クローズドセル	open end	3	0.017 inch
		4×20	〜4.0			3	0.021 inch
		4×30				3	
		6×25	〜6.0			3	0.027 inch
REVIVE SE		4.5×22	1.5〜5.0	クローズドセル	closed end	5	0.021〜0.027 inch

ではステントリトリーバーが高率（86〜100％）で使用され，ステントリトリーバーを用いて血管内治療を行うことが現時点のガイドライン上では推奨されている。しかし，近年，再灌流カテーテルとステントリトリーバーの再開通率，機能予後の非劣性も証明され[17]，また組み合わせた様々な治療戦略（テクニック）も報告され，治療戦略を立てる上で，各デバイスの特徴を理解しておくことは重要である。

1）ステントリトリーバー

ステントリトリーバーは現在3種類が使用可能であり，それぞれにステントサイズバリエーションの違いやPass回数（1デバイスで病変に対して展開できる回数）が異なることに注意する必要がある。また，サイズによって適合するマイクロカテーテルの内腔が異なることにも注意が必要である。各ステントリトリーバーの概要を表2に示す。

2）再灌流カテーテル（図1）

再灌流カテーテル（Penumbraシステム）は，元来はセパレーターで血栓を破砕して吸引する方法が原法だったが，カテーテル先端に血栓を用手または吸引ポンプを用いて陰圧（用手または吸引ポンプを用いる）をかけた状態でカテーテルごと血栓を回収するADAPT（a direct aspiration first pass technique）によって高い再開通率が得られることが報告され，現在はADAPTを用いた方法が主流である[18]。ADAPTとステントリトリーバーとの再開通率を比較したRCTであるASTER trial[17]でADAPTはステントリトリーバーと同等の高率な再開通率が報告されている。

3）治療戦略（テクニック）

近年，ステントリトリーバーと再灌流カテーテルを組み合わせて治療を行うテクニックが報告され，臨床の現場でも使用される方法となっている。デバイスを組み合わせるため，やや手技や手順が複雑になるが，状況に応じて応用が効く利点や再開通率が高いとの報告がある。デバイスを組み合わせて使用する際，再灌流カテーテルは中間カテーテルとしての役割やステントリトリーバー回収時に吸引をかけて補助する役割を担う。

代表的な方法として，SOLUMBRA technique[19,20]，ARTS technique[21]，SAVE technique[20]，CAPTIVE technique[22]等がある（図2）。

4 末梢病変（中大脳動脈〈M2〉）閉塞と後方循環主幹動脈閉塞（脳底動脈閉塞）

1）末梢病変（中大脳動脈〈M2〉）閉塞

前方循環主幹動脈（内頸動脈ICA/中大脳動脈MCA M1）以外の病変に対してのエビデンスは確立していない。MCAのM2閉塞は臨床ではよく遭遇する閉塞部位であるが，HERMES Collaboration[12]では有効性は証明されていない部分である。しかし，後方視的な522例の検討では[23]，患者背景の差はあったが，機能予後良好（mRS 0-2）は血管内治療群（62.8％）で高く，頭蓋内出血の頻度は差がないという報告がある。個々の症例において適応を検討する必要がある。

2）後方循環主幹動脈閉塞（脳底動脈閉塞）

脳底動脈閉塞に関しては，重症度と死亡率の高い疾患であるが，その症例頻度は多くないため大規模な

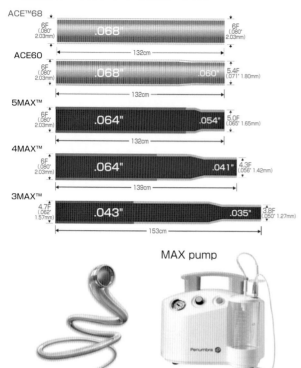
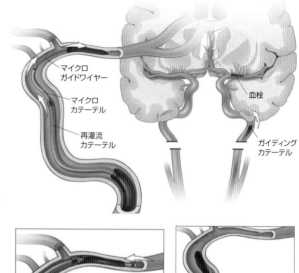

図1 再灌流カテーテルとADAPT （カラー口絵参照）

RCTが難しい背景がある．これまでの登録研究において，血管内治療後の予後は，mRS 0-2は34%，mRS 0-3は42%と報告されている[24]．現在，RCTが進行中であり，結果が期待される．

5 アテローム血栓性脳梗塞（Tandem lesion，頭蓋内動脈閉塞）

1) Tandem occlusion

Tandem occlusionは急性期脳梗塞の15%程度とされ，また内頸動脈閉塞に対するrt-PA静注療法の効果に乏しい[25]．血栓回収療法のエビデンスとしては，Mbabuikeらのレビューにて，血栓回収療法によって79%でthrombolysis in cerebral infarction scale (TICI scale) 2b/3の再開通が得られ，予後良好の割合も36〜60%と良好な結果が報告されている[26]．

治療戦略としてAntegradeアプローチ（頸部病変にcarotid artery stenting〈CAS〉を施行した後に，頭蓋内閉塞血管の再開通を行う方法）とRetrogradeアプローチ（頸部病変はバルーン拡張術まで行い，頭蓋内閉塞に対して再開通後に必要に応じてCASを行う方法）がある[25-28]．どちらの方法が適切であるかの結論は出ていないが，それぞれの特徴を紹介する．

Antegradeアプローチは頸部の血行再建（CAS）を行うことで大口径のデバイス（ガイディングカテーテル）を通過させやすいという利点がある．しかし，頭蓋内血管の再開通が遅くなることや，頸動脈ステントとデバイスの緩衝（大型デバイスがステントのedgeに引っかかる，ステントリトリーバーが絡む）に注意が必要である．

Retrogradeアプローチは，バルーンでデバイス（ガイディングカテーテル）が十分に通過する程度まで拡張を行い，頸部病変以遠にまでガイディングを留置し，頭蓋内血管の再開通から行う方法である．先に頭蓋内血管を再開通させることができることが利点である．欠点としては，頭蓋内の再開通を得た後に頸部病変に治療を追加する場合に，protectionを十分に行わないと遠位塞栓をきたす可能性があるため注意が必要である．その他にバルーン拡張術だけで再閉塞がなければ，後日，抗血小板剤の効果を待ってからCASを行うことも検討できる．

2) 頭蓋内アテローム硬化性病変

急性期脳梗塞で搬送された場合，事前検査が十分ではないため，動脈硬化性変化による閉塞か，塞栓性であるかを鑑別することが難しい．ステントリトリーバーの使用による血管損傷の懸念もあるため，ガイド

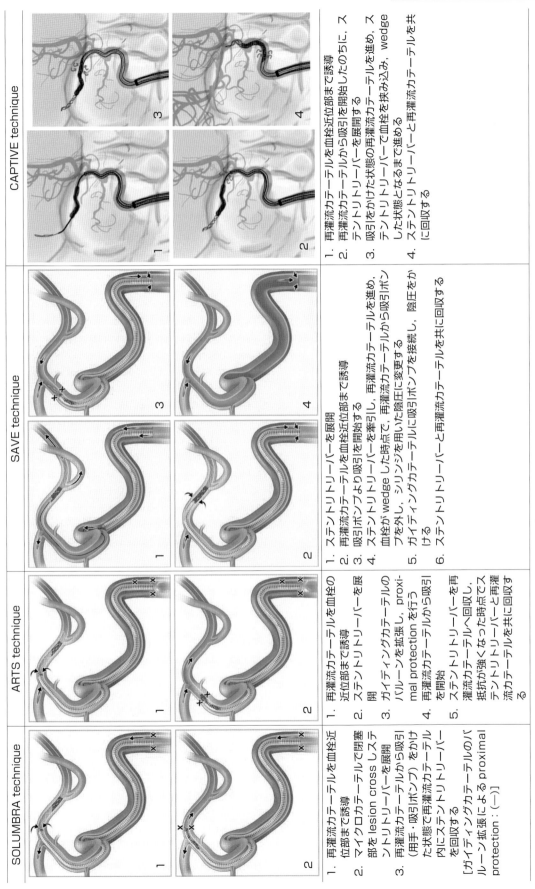

図2 Combined technique（カラー口絵参照）

ワイヤー通過時に抵抗があるなど，動脈硬化性を疑う場合は，ADAPTやバルーン拡張術を優先することを考慮した方がよい．

バルーン拡張術のみでは再閉塞を繰り返す，またはバルーン拡張術による動脈解離を疑う場合は，保険適応外ではあるが，緊急避難処置として頭蓋内ステントの留置を行うことも考慮される[29]．

6　術後管理

1）術後頭蓋内出血の有無

術後頭蓋内出血は，その程度によっては臨床転帰にも影響し，また抗血栓療法の開始タイミングにも影響するため，血栓回収療法後は頭部CTなどの画像評価を検討すべきである．くも膜下出血は血栓回収療法に伴う治療手技やデバイスの侵襲によって合併することがあり，デバイスによる明らかな血管解離や穿孔が術中認められなくても，デバイス回収時の血管の牽引に伴う操作（引き抜き損傷）で合併することがある．

再開通療法後の頭蓋内出血に対する予防法や治療法は明確なコンセンサスは確立していないが，ESCAPE[12]では『再開通療法後の正常血圧の維持』が，REVASCAT[15]では『TICI scale 2b以上の再開通後は160/90 mmHg以下の血圧管理』が記載されている．またREVASCATでは『術後24時間はヘパリン投与を行わない』ように規定されており，これらが参考になると考えられる．

2）病型診断と脳梗塞二次予防

術後抗血栓療法，二次予防については，病型に応じて適切に選択する必要がある．血栓回収療法の適応となる主幹動脈閉塞に伴う脳梗塞には，主として心原性脳塞栓症やアテローム血栓脳梗塞による機序が挙げられる．脳梗塞の病型診断としての，頸部血管エコー，心臓超音波検査，心電図検査（Holter心電図も含む），必要に応じて経食道心エコーや下肢静脈エコーを十分に行った上で，適切な二次予防を導入する．

IV　おわりに

急性期脳梗塞に対する外科的治療と血管内治療についてエビデンスを含めて概説した．それぞれの適応を理解し，急性期脳梗塞という時間の限られた中で，遅延なく治療が行えるように努める必要がある．

文献

1) Vahedi K, Vicaut E, Mateo J, et al：Sequential-design, multicenter, randomized, controlled trial of early decompressive craniectomy in malignant middle cerebral artery infarction (DECIMAL Trial). Stroke 38：2506-17, 2007
2) Juttler E, Schwab S, Schmiedek P, et al：Decompressive Surgery for the Treatment of Malignant Infarction of the Middle Cerebral Artery (DESTINY)：a randomized, controlled trial. Stroke 38：2518-25, 2007
3) Hofmeijer J, Kappelle LJ, Algra A, et al：Surgical decompression for space-occupying cerebral infarction (the Hemicraniectomy After Middle Cerebral Artery infarction with Life-threatening Edema Trial [HAMLET])：a multicentre, open, randomised trial. Lancet Neurol 8：326-33, 2009
4) Vahedi K, Hofmeijer J, Juettler E, et al：Early decompressive surgery in malignant infarction of the middle cerebral artery：a pooled analysis of three randomised controlled trials. Lancet Neurol 6：215-22, 2007
5) Juttler E, Unterberg A, Woitzik J, et al：Hemicraniectomy in older patients with extensive middle-cerebral-artery stroke. N Engl J Med 370：1091-100, 2014
6) Rieke KK, Derk & Adams, H.-P & Aschoff, A & Meyding-Lamade, U & Hacke, W. Therapeutic Strategies in Space-Occupying Cerebellar Infarction Based on Clinical, Neuroradiological and Neurophysiological Data. Cerebrovascular Diseases. 1993；3：44-55.
7) Mostofi K. Neurosurgical management of massive cerebellar infarct outcome in 53 patients. Surg Neurol Int 4：28, 2013
8) Hwang G, Oh CW, Bang JS, et al：Superficial temporal artery to middle cerebral artery bypass in acute ischemic stroke and stroke in progress. Neurosurgery 68：723-9；discussion 9-30, 2011
9) Inoue A, Kohno K, Iwata S, et al：Efficacy of Early Superficial Temporal Artery-Middle Cerebral Artery Double Anastomoses for Atherosclerotic Occlusion in Patients with Progressing Stroke. J Stroke Cerebrovasc Dis 26：741-8, 2017
10) Inoue T, Tamura A, Tsutsumi K, Saito I, Saito N. Acute to subacute surgical revascularization for progressing stroke in atherosclerotic vertebrobasilar occlusion. Acta Neurochir (Wien) 154：1455-61；discussion 61, 2012
11) Berkhemer OA, Fransen PS, Beumer D, et al：A randomized trial of intraarterial treatment for acute ischemic stroke. N Engl J Med 372：11-20, 2015
12) Goyal M, Demchuk AM, Menon BK, et al：Randomized assessment of rapid endovascular treatment of ischemic stroke. N Engl J Med 372：1019-30, 2015
13) Campbell BC, Mitchell PJ, Kleinig TJ, et al：Endovascular therapy for ischemic stroke with perfusion-imaging selection. N Engl J Med 372：1009-18, 2015
14) Saver JL, Goyal M, Bonafe A, et al：Stent-retriever thrombectomy after intravenous t-PA vs. t-PA alone in stroke. N Engl J Med 372：2285-95, 2015
15) Jovin TG, Chamorro A, Cobo E, et al：Thrombectomy within 8 hours after symptom onset in ischemic stroke. N Engl J Med 372：2296-306, 2015
16) 日本脳卒中学会，日本脳神経学会，日本脳神経血管内

治療学会策定：三．経皮経管的脳血栓回収機器．適正使用指針　第3版．2018年3月

17) Lapergue B, Blanc R, Gory B, et al：Effect of Endovascular Contact Aspiration vs Stent Retriever on Revascularization in Patients With Acute Ischemic Stroke and Large Vessel Occlusion：The ASTER Randomized Clinical Trial. JAMA 318：443-52, 2017

18) Turk AS, Spiotta A, Frei D, et al：Initial clinical experience with the ADAPT technique：a direct aspiration first pass technique for stroke thrombectomy. J Neurointerv Surg 6：231-7, 2014

19) Spiotta AM, Chaudry MI, Hui FK, et al：Evolution of thrombectomy approaches and devices for acute stroke：a technical review. J Neurointerv Surg 7：2-7, 2015

20) Maus V, Behme D, Kabbasch C, et al：Maximizing First-Pass Complete Reperfusion with SAVE. Clin Neuroradiol 2017

21) Massari F, Henninger N, Lozano JD, et al：ARTS（Aspiration-Retriever Technique for Stroke）：Initial clinical experience. Interv Neuroradiol 22：325-32, 2016

22) McTaggart RA, Tung EL, Yaghi S, et al：Continuous aspiration prior to intracranial vascular embolectomy（CAPTIVE）：a technique which improves outcomes. J Neurointerv Surg 9：1154-9, 2017

23) Sarraj A, Sangha N, Hussain MS, et al：Endovascular Therapy for Acute Ischemic Stroke With Occlusion of the Middle Cerebral Artery M2 Segment. JAMA Neurol 73：1291-6, 2016

24) Singer OC, Berkefeld J, Nolte CH, et al：Mechanical recanalization in basilar artery occlusion：the ENDOSTROKE study. Ann Neurol 77：415-24, 2015

25) Rangel-Castilla L, Rajah GB, Shakir HJ, et al：Management of acute ischemic stroke due to tandem occlusion：should endovascular recanalization of the extracranial or intracranial occlusive lesion be done first? Neurosurg Focus 42：E16, 2017

26) Mbabuike N, Gassie K, Brown B, Miller DA, Tawk RG：Revascularization of tandem occlusions in acute ischemic stroke：review of the literature and illustrative case. Neurosurg Focus 42：E15, 2017

27) Grigoryan M, Haussen DC, Hassan AE, et al：Endovascular Treatment of Acute Ischemic Stroke Due to Tandem Occlusions：Large Multicenter Series and Systematic Review. Cerebrovasc Dis 41：306-12, 2016

28) Sivan-Hoffmann R, Gory B, Armoiry X, et al：Stent-Retriever Thrombectomy for Acute Anterior Ischemic Stroke with Tandem Occlusion：A Systematic Review and Meta-Analysis. Eur Radiol 27：247-54, 2017

29) Chang Y, Kim BM, Bang OY, et al：Rescue Stenting for Failed Mechanical Thrombectomy in Acute Ischemic Stroke：A Multicenter Experience. Stroke 2018；49：958-64.

10 脳出血の急性期治療

野中 将［福岡大学医学部脳神経外科］
井上 亨［福岡大学医学部脳神経外科］

I はじめに

　脳血管障害は1970年代までは本邦における死因の第1位であったが，2016年の厚労省人口動態統計月報年計の概況によると，死亡者数は10万9,233人で2011年以降は悪性新生物，心疾患，肺炎に次いで第4位にまで下がっている。これは高血圧治療の普及により致命的な脳出血が減少していることが要因の一つである。しかしながら脳出血は，脳卒中の10～15％を占め，30日内死亡率は31～59％，生存しても半数以上は障害が残るといわれている重篤な疾患である[1]。本項ではその中でも最も頻度が高い高血圧性脳出血を中心に『脳卒中治療ガイドライン2015』[2]（追補2017含む，以下ガイドライン2015）と脳内出血の管理に関する『米国心臓協会／米国脳卒中協会（AHA/ASA）ガイドライン2015』[3]（以下AHA/ASAガイドライン）を踏襲した急性期治療について述べる（表1）。

II 保存的加療

1 入院管理と二次的脳損傷の予防

　急性期脳卒中治療室（acute stroke unit）で脳出血急性期治療を行うことで発症30日以内の死亡率が有意に低いことが示されており[4]，AHA/ASAガイドラインでも，初期のモニタリングおよび管理は，医師および神経系疾患の急性期看護知識をもった看護師がいる集中治療室またはstroke care unitで行うべきとされる。二次的脳損傷の予防のため，血糖値をモニタリングし高血糖および低血糖はいずれも回避すべきである。脳出血患者では持続した発熱が転帰に影響を及ぼすとされることから，発熱の治療は妥当と考えられる。臨床的けいれん発作には抗てんかん薬を投与すべきであるが，予防的投与は推奨されていない。

2 血圧コントロール

　本邦の脳出血の発生頻度は欧米諸国と比較し約2～3倍高いといわれている。脳出血の原因の70～90％は高血圧性であり，予防のみならず急性期治療においても血圧管理が重要となる。脳出血は発症後24時間以内に10～30％血腫拡大が起こる。血腫拡大は転帰を悪化させる重要な原因であり血圧上昇は血腫拡大に関連するといわれている。脳出血急性期において降圧が良好な症例では予後がよく血腫の増大が少ないことが報告されている。INTERACT2試験（Intensive Blood Pressure Reduction in Acute Cerebral Hemorrhage）[5]において，脳出血発症後6時間以内の収縮期血圧（systolic blood pressure：SBP）が150～220 mmHgの患者を対象としてSBP＜140 mmHgの積極的降圧療法とSBP＜180 mmHgの標準的降圧療法を比較し，積極的降圧による転帰の改善効果と安全性が示された。本邦でのSAMURAI-ICH研究（Stroke Acute Management with Urgent Risk-factor Assessment and Improvement- Intracerebral Hemorrhage）[6]では，来院時SBPが180 mmHgを超えている患者に対し，ニカルジピンの24時間持続静注によりSBPを120～160 mmHgにコントロールした。その結果，発症後24時間継続する降圧は転帰を改善し，SBPの変動は症状増悪と転帰不良と関連していた。これらの結果も含め，SBP目標が従来の180 mmHg未満から改訂され，ガイドライン2015では，できるだけ早期にSBP 140 mmHg未満に降下させ，7日間維持することを考慮してもよいとされた。INTERACT2試験を含む4つの無作為化比較試験のシステマティックレビューでは，SBP 140 mmHg未満または平均血圧110 mmHg未満の積極的降圧群はSBP 180 mmHg未満または平均血圧130 mmHg未満の標準降圧群と比較し，脳出血発症24時間後までの血腫増大は有意に抑制され，3カ月後の死亡と重大な機能障害も抑制される傾向を示し

表1 高血圧性脳出血の手術適応

脳卒中治療ガイドライン 2015			AHA/ASA ガイドライン 2015		
出血部位	推奨内容	グレード	出血部位	推奨内容	エビデンスレベル（推奨グレード）
	脳出血の部位に関係なく，血腫量10 mL 未満の小出血または神経学的所見が軽度な症例は手術を行わないよう勧められる	D		早期の血腫除去は，患者の神経学的所見が増悪した時点での血腫除去と比較して明らかな有益性は認められない	A（Ⅱb）
	また意識レベルが深昏睡（Japan Coma Scale：JCS で 300）の症例に対する血腫除去は科学的根拠がない	C2		血栓溶解薬併用の有無にかかわらず，定位的吸引または内視鏡的吸引による低侵襲的血栓除去の有効性は確実でない	B（Ⅱb）
被殻出血	神経学的所見が中等症，血腫量が31 mL 以上でかつ血腫による圧迫所見が高度な被殻出血では手術の適応を考慮してもよい	C1		手術の有用性は十分に確立されていない	A（Ⅱb）
	特に，JCS で 20〜30 程度の意識障害を伴う場合 — 定位的脳内血腫除去手術が勧められる	B	テント上脳内出血	神経学的所見が増悪した患者では救命手段として血腫除去を考慮してもよい	C（Ⅱb）
	特に，JCS で 20〜30 程度の意識障害を伴う場合 — 開頭血腫除去術を考慮してもよい	C1		血腫除去の併用の有無にかかわらず，開頭減圧術により，昏睡状態にある，著明な正中偏位を伴う大きな血腫を有する，または内科的治療に抵抗性の頭蓋内圧亢進を有する患者の死亡率が低下するかもしれない	C（Ⅱb）
視床出血	急性期の治療としての血腫除去術は科学的根拠がないので勧められない	C2			
	血腫の脳室内穿破を伴う場合，脳室拡大の強いものには脳室ドレナージ術を考慮してもよい	C1			
皮質下出血	脳表からの深さが 1 cm 以下のものでは，特に手術の適応を考慮してもよい	C1			
小脳出血	最大径が 3 cm 以上の小脳出血で神経学的症候が増悪している場合，または小脳出血が脳幹を圧迫し脳室閉塞による水頭症をきたしている場合には，手術を考慮する	C1	小脳出血	神経学的所見の増悪を認める場合，または脳幹圧迫および脳室閉塞による水頭症またはそのいずれかを有する場合 — できるだけ速やかに血腫の外科的除去を行うべきである	B（Ⅰ）
				神経学的所見の増悪を認める場合，または脳幹圧迫および脳室閉塞による水頭症またはそのいずれかを有する場合 — 外科的除去ではなく脳室ドレナージによる初期治療は推奨されない	C（Ⅲ）
脳室内出血（成人）	脳血管の異常による可能性が高く，血管撮影などにて出血源を検索することが望ましい	C1	脳室内出血	組み換え型組織プラスミノゲン活性化因子（rt-PA）の脳室内投与は合併症発症率がかなり低いように思われるが，その有効性および安全性は確実でない	B（Ⅱb）
	急性水頭症が疑われるものは脳室ドレナージを考慮する	C1		内視鏡治療の有効性は確実でない	B（Ⅱb）
	血腫除去を目的とする血栓溶解薬の投与を考慮してもよい	C1			
	神経内視鏡手術あるいは定位的血腫除去術を考慮してもよい	C1			
脳幹出血	急性期の脳幹出血例に血腫除去を勧めるだけの根拠はないので勧められない	C2			
	脳幹出血のうち脳室内穿破が主体で，脳室拡大の強いものは，脳室ドレナージ術を考慮してもよい	C1			

（脳卒中治療ガイドライン2015［追補2017］一部改変して引用）

（AHA/ASA ガイドライン 2015，一部改変して引用）

た[7]。AHA/ASA ガイドラインでも，SBP 150〜220 mmHg で急性期降圧療法が禁忌でない脳出血患者では，SBP 140 mmHg までの急激な降圧は安全であるとされる。また，このような降圧処置は機能的転帰の改善に有効と考えられる。SBP 220 mmHg を超える脳出血患者では，頻回な血圧モニタリング下での持続静注による積極的な降圧が推奨されている。

ガイドライン2015では，脳卒中急性期管理に具体的な推奨薬剤が示され，ニカルジピン，ジルチアゼム，ニトログリセリンやニトロプルシドの微量点滴静注が推奨されている。ニカルジピンは頭蓋内出血で止血が完成していないと推定される患者，または脳卒中急性期で脳圧が亢進している患者への使用は禁忌とされていた。しかし 2011 年の添付文書改正により禁忌項目

から削除され、SAMURAI-ICHにおいても安全性が確認された。

3 脳浮腫、頭蓋内圧の管理

脳浮腫、頭蓋内圧亢進症状を伴う大きな脳出血では脳ヘルニアに至り、致死的となる。グリセオールは本邦において40年以上前に脳浮腫、脳代謝を改善させ頭蓋内圧亢進を伴う大きな脳内出血での救命に有効であるとする報告があるが、欧米ではランダム化比較試験（randomized controlled study：RCT）にて6カ月の時点でのアウトカムによる有効性は示されなかった。マンニトールにおいても患者の転帰を改善することがRCTからは証明されていないが圧排所見が高度な例では有効な例がある。

4 抗血栓療法中の対応

ガイドライン2015において、抗血栓療法中に合併した脳出血では、原則として抗血栓薬を中止する。ワルファリン内服中の患者に対しては、プロトロンビン複合体（第IX因子複合体）（保険適用外）や新鮮凍結血漿を用いて速やかにプロトロンビン時間国際標準比（prothrombin time-international normalized ratio：PT-INR）を1.35以下にすることが勧められている。ダビガトラン、リバーロキサバンまたはアピキサバンなどの非ビタミンK拮抗経口抗凝固薬/直接作用型経口抗凝固薬（NOAC/DOAC）に関しては、内服直後であれば経口活性炭の投与やプロトロンビン複合体の投与（保険適用外）を考慮するが、ダビガトランについては現在、特異的中和剤であるイダルシズマブが使用でき、『脳卒中治療ガイドライン2015の［追補2017］』でも新たに加えられている。

III 外科加療

1 脳出血に対する手術の妥当性

ガイドライン2015とAHA/ASAガイドラインで、高血圧性脳出血に対する外科的治療の有用性を強く推奨するエビデンスはない。まず、部位に関係なく血腫量が10 ml未満、または神経症状が軽度であれば手術適応とはならない。Surgical Trial in Intracerebral Haematoma（STICH）trialは、発症72時間以内のテント上特発性脳内出血に対し早期外科治療と保存的治療を比較した最大の大規模ランダム化比較試験であるが、6カ月後の予後に有意差は認められなかった[8]。さらにサブ解析が行われたグループの中で、血腫が脳表から1 cm以内にある患者群では、開頭手術により良好な転帰をとる傾向にあったが、STICH II[9]において早期手術群と初期保存的治療群の結果に有意差は出なかった。しかしこれらの問題点として対象症例に偏りがある点や初期保存的治療群に振り分けられた症例のSTICHの26％、STICH IIの21％がのちに神経症候の悪化や再出血の理由で手術が行われていること、現在の主流である低侵襲手術があまり行われなかったことなどが指摘されている。STICHの結果だけでテント上脳出血に対する早期外科治療を否定することはできない。非外傷性テント上脳出血のメタ解析では外科的治療が有効な群もあり症例によって早期手術や低侵襲手術minimally invasive surgery（MIS）を考慮すべきである[10-12]。Minimally invasive surgery and rt-PA in ICH evacuation（MISTIE）試験は、脳出血に対しtissue plasminogen activator（tPA）を併用したMISに関する試験で、内科治療群と比較し手術群は機能的予後に優れ、入院やリハビリ施設入所期間が短く、経費節減につながる可能性が示唆された。現在MISTIE III試験が進行中である[13]。MISは今まで効果的な治療法がなかった脳出血に対する積極的な治療法として期待される。

2 部位別適応

1）小脳出血

血腫が大きく（最大径3 cm以上）進行性のもの、脳幹を圧迫し水頭症をきたしているものは、手術適応があるとされる。AHA/ASAガイドラインでも神経学的悪化を認める小脳出血患者、または脳幹圧迫および脳室閉塞による水頭症またはそのいずれかを有する患者では、できるだけ速やかに出血の外科的除去を行うべきであるとされるが、このような患者では、脳室ドレナージによる治療は推奨されていない。

2）脳幹出血

手術治療は無効であり保存的治療が中心となる。水頭症をきたしている場合は脳室ドレナージを考慮する。

3）被殻出血

神経学的所見が中等症、血腫量が31 ml以上でかつ血腫による圧排所見が高度であれば手術を考慮する。特に、Japan Coma Scale（JCS）で20〜30程度の意識障害を伴う場合は定位脳内血腫除去手術が勧められる。

4）視床出血

血腫の脳室穿破を伴う場合、脳室拡大の強いものには脳室ドレナージによる生命予後の有効性がいわれている。

5）脳室内出血

脳血管の異常による可能性が高く、血管撮影などにて脳動脈瘤、脳動静脈奇形、もやもや病などの出血源

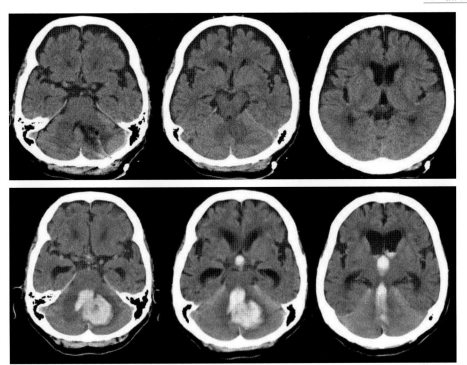

図1 左小脳出血，脳室内血腫に対し内視鏡下血腫除去術を行った症例
上段：術前頭部単純CT，下段：術後当日の頭部単純CT

を検索することが望ましい。脳室内血腫は予後不良因子として知られており急性水頭症が見られれば脳室ドレナージを考慮する。血腫除去を目的とする血栓溶解薬の投与や神経内視鏡による血腫除去も可能である。軟性鏡を用いれば第四脳室内血腫も速やかに取り除くことができ重症脳室内出血に対しその有用性が期待される[14]。

3 高血圧以外の原因による脳出血の治療

1）脳動脈瘤（cerebral aneurysm）

くも膜下出血に加え30％に脳出血が合併するといわれている。前交通動脈瘤破裂では前頭葉底面内側や脳室内血腫，内頸動脈後交通動脈分岐部動脈瘤や中大脳動脈瘤破裂では側頭葉やSylvius裂内に血腫をつくりやすい。血腫の除去にかかわらず，原因となる破裂脳動脈瘤を同定し開頭クリッピング術や血管内治療による再出血予防が重要である。

2）脳動静脈奇形（arteriovenous malformation：AVM）

脳出血発症例は再出血が多く，特に深部局在，深部静脈への流出，脳動脈瘤の合併例では外科治療を考慮する（グレードC1）。いずれもAVMの重症度を評価するSpetzler-Martin分類をもとに手術，定位的放射線治療，塞栓術を組み合わせながら個々の症例で治療適応を判断していく。

3）硬膜動静脈瘻（dural arteriovenous fistula：dAVF）

Borden分類やCognard分類で病型ごとに手術，血管内治療，定位的放射線治療を組み合わせながら治療を行うことが推奨されている。脳血管撮影にて皮質静脈への逆流を認めると再出血の危険が高く早期治療介入を行った方がよい。

4 治療方法

1）開頭手術

従来からの方法でガイドライン上にあるRCTも多くは開頭術による成績である。全身麻酔が必要で侵襲も大きいが動脈瘤や脳動静脈奇形など高血圧以外が原因の脳内出血に対しても対処しやすい。また，脳腫脹が強い場合は外減圧術に移行できるメリットがある。

2）神経内視鏡手術（図1～3）

約2cmの骨孔から内視鏡下に血腫を吸引する。手術は局所麻酔下でも可能であり手技に関してもほぼ確立されている。透明シースを用いることで開頭術と同等の血腫除去率が得られる。また，軟性鏡を用いることで従来の開頭術では除去できなかった脳室内血腫，特に第三脳室，第四脳室の血腫まで確実に除去できる。内視鏡手術は十分なトレーニングと熟練が求められており内視鏡ハンズオンコースなどに参加し技術認定を取得しておくことが望ましい[15]。

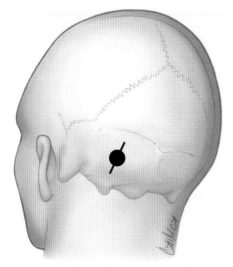

図2　小脳出血に対する皮膚切開と穿頭位置

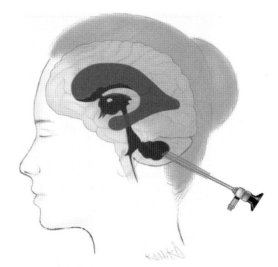

図3　脳室穿破を併発した小脳出血に対する内視鏡下小脳血腫除去術イメージ

3）定位脳手術

　局所麻酔下の手術も可能でありガイドライン上でも推奨されている．定位手術装置を用いてニードルまたはドレナージチューブを血腫腔へ挿入し，可及的に血腫を吸引する．簡便であるが，早期に十分に血腫除去ができず盲目的操作であること，超急性期には再出血が危惧されることが問題となる．残存血腫に対しtPAやウロキナーゼ投与による血腫溶解が必要となるが保険適応外である．ナビゲーションや神経内視鏡手術が普及してきたことから今後，症例は限られてくると思われる．

4）脳室ドレナージ術

　水頭症や脳室内血腫があるときに，小骨孔を通してドレナージチューブを留置する．上記手術と併用し行われることもある．長期留置により感染のリスクが上がることとADLが制限されることから早期抜去できるような治療を考えるべきである．

IV　おわりに

　ガイドラインを引用し現在の脳出血の急性期治療について述べた．最新の知見に基づいた急性期治療が大切であり，予後改善へとつながっていくと思われる．手術適応に関しては，神経内視鏡をはじめとしたMIS分野の発展はめざましいものがあるが，依然としてエビデンスが不十分なものが多い．有効性を証明する臨床試験が待たれるところである．

文献

1) Flaherty ML, et al：Long-term mortality after intracerebral hemorrhage. Neurology 66：1182-1186, 2006
2) 日本脳卒中学会　脳卒中ガイドライン委員会　編：脳卒中治療ガイドライン 2015．協和企画，2015
3) Hemphill JC 3rd et al：Guidelines for the management of spontaneous intracerebral hemorrhage：a guideline for healthcare professionals from the American Heart Association/American Stroke Association. Stroke 46：2032-2060, 2015
4) Claesson L, et al：Resource utilization and costs of stroke unit care integrated in a care continuum：A 1-year controlled, prospective, randomized study in elderly patients：the Göteborg 70＋Stroke Study. Stroke 31：2569-2577, 2000
5) Anderson CS, et al：Rapid blood-pressure lowering in patients with acute intracerebral hemorrhage. N Engl J Med 368：2355-2365, 2013
6) Sakamoto Y, et al：Systolic blood pressure after intravenous antihypertensive treatment and clinical outcomes in hyperacute intracerebral hemorrhage：the stroke acute management with urgent risk-factor assessment and improvement-intracerebral hemorrhage study. Stroke 44：1846-1851, 2013
7) Tsivgoulis G, et al：Intensive blood pressure reduction in acute intracerebral hemorrhage：a meta-analysis. Neurology 83：1523-1529, 2014
8) Mendelow AD, et al：Early surgery versus initial conservative treatment in patients with spontaneous supratentorial intracerebral haematomas in the International Surgical Trial in Intracerebral Haemorrhage（STICH）：a randomised trial. Lancet 365：387-397, 2005
9) Mendelow, et al：Early surgery versus initial conservative treatment in patients with spontaneous supratentorial lobar intracerebral haematomas（STICH II）：a randomised trial. Lancet 382：397-408, 2013
10) Gregson BA, et al：Individual patient data subgroup meta-analysis of surgery for spontaneous supratentorial intracere-

bral hemorrhage. Stroke 43：1496-504, 2012

11) Zhou X, Chen J, Li Q, et al：Minimally invasive surgery for spontaneous supratentorial intracerebral hemorrhage：a meta-analysis of randomized controlled trials. Stroke 43：2923-2930, 2012

12) 野中　将, 井上　亨：脳出血急性期の治療, 外科治療. 最新臨床脳卒中学(下)-最新の診断と治療-. pp.322-326, 日本臨床社, 2014

13) Mould WA, et al：Minimally invasive surgery plus recombinant tissue-type plasminogen activator for intracerebral hemorrhage evacuation decreases perihematomal edema. Stroke 44：627-634, 2013

14) 野中　将, 井上　亨：脳室内出血. 神経症候群神経症候群（第2版）I, pp.238-241, 日本臨床社, 2013

15) 野中　将：内視鏡手術は外科治療の限界を超えるものか, 分子脳血管病 12：275-280, 2013

11 くも膜下出血の急性期治療

小松 克也 ［京都大学医学部脳神経外科］
宮本 享 ［京都大学医学部脳神経外科］

くも膜下出血の原因にはさまざまな脳血管障害があるが，約85％は脳動脈瘤の破裂である[1]。本邦におけるくも膜下出血の発症頻度は人口10万人に対し約20人/年であり[2]，女性に多い傾向を認める（男女比1：2[19]）。脳梗塞や脳出血の発生率や死亡率が減少している中で，くも膜下出血の発症率や死亡率は減少傾向を示していない。くも膜下出血による死亡率は人口10万人に対し10.1人である。UCAS Japan[3]の結果では破裂脳動脈瘤によるくも膜下出血において，35％が死亡し，29％が介護を要する状態となった（modified Rankin Scale：mRS 3-5）。

くも膜下出血を発症すると，発症から6時間以内に約半数が再破裂をきたし[4]，8時間以内に35％が死亡し[5]，30日以内の総死亡率も58％と高い[6]。現代の医療がこれほど発展を遂げている中でも，いまだ予後不良な疾患である。さらに破裂脳動脈瘤が再破裂することにより急激に病態は重篤化するため，くも膜下出血の早期診断と急性期治療が極めて重要である。ここでは脳動脈瘤破裂によるくも膜下出血の初期診断から診断後の初期対応，動脈瘤に対する治療，脳血管攣縮に対する加療を中心に述べる。くも膜下出血の病態や臨床症状については他項に譲る。

I 診断

くも膜下出血の診断にはCT検査が有用である。発症から数日経過した例においては，MRI FLAIR imageやT2*WI，SWI等の磁化率強調画像が有用である。脳動脈瘤の診断には，脳血管撮影やCT Angiography（CTA）での検出感度が高く，脳血管撮影装置を用いた3D-RA（rotational angiography）が最も詳細に脳動脈瘤を検出する。

II 初期対応

くも膜下出血による頭痛，嘔気に伴う循環動態の変動を安定化させるため，くも膜下出血を疑った時点で安静を指示し，診断がついた時点で十分な除痛と鎮静を行う。侵襲的な検査や処置は十分な鎮痛と鎮静を確認したのちに行う。具体的な例を挙げると，血圧管理を目的とした動脈ラインの挿入や膀胱留置カテーテルの挿入，気道管理を目的とした経口挿管などがある。十分な鎮痛と鎮静がなされ，全身状態が安定したのを確認した後に，脳血管撮影やCTAなどの動脈瘤診断を実施する。

血圧管理についての明確な基準は確立しておらず，AHA/ASA（American Heart/Stroke Association）の2012年のガイドライン[7]では，収縮期血圧を160 mmHg以下と推奨しているが，「脳卒中治療ガイドライン2015」では明確な基準は示されていない。頭蓋内圧が亢進している重症例の場合において，積極的な降圧を実施することにより脳還流圧を低下させ脳虚血を増悪させる可能性があるためとあるが，実際の初期対応の場面では再破裂の予防を優先し，120～140 mmHg以下に収縮期血圧を管理することが多いと思われる。

III 脳動脈瘤治療

脳動脈瘤の治療方法には，開頭による外科的治療あるいは開頭を要しない血管内治療がある。具体的には脳動脈瘤クリッピング術とコイル塞栓術を中心とし，血行再建の併用例やバルーンやステントアシスト例等が含まれる。破裂脳動脈瘤に対する大規模試験の結果を十分に理解した上で，動脈瘤の状況や重症度を含む患者の状態を考慮し，各施設における診療体制をふまえて治療法を選択する。

脳動脈瘤の形状や部位によって，「クリッピングに向いているもの」，「コイル塞栓術に向いているもの」，「どちらの治療でも治療可能なもの」，「どちらの治療でも治療が困難なもの」と4つに分けられる．実臨床においては，「どちらの治療でも治療可能」なものも多いが，決してクリッピングに向いていない動脈瘤がコイル塞栓術に向いているというわけではなく，コイル塞栓術に向いていない動脈瘤がクリッピングに向いているというわけでもないのである．

開頭手術における利点としては，動脈瘤再破裂の予防とともに脳内血腫の除去やくも膜下腔の血腫の除去，急性水頭症に対する治療を同時に実施できることが挙げられる．動脈瘤の特徴としては，3 mm以下の小さなもの，頸部の広いもの，動脈瘤から直接分枝があるもの（中大脳動脈瘤や内頸動脈前脈絡叢動脈分岐部動脈瘤）についてはクリッピング術を優先する．また血管内治療における利点としては低侵襲であることや多発例に対する一期的な治療が可能であることが挙げられる．このため，「どちらの治療でも治療可能な」破裂脳動脈瘤に対しては血管内治療による治療が選択されていることが多い．また，動脈瘤の部位としては椎骨脳底動脈系や前床突起近傍の動脈瘤については血管内治療を選択することが多い．

日本脳卒中学会において編集された「脳卒中治療ガイドライン2015」[18]では，破裂脳動脈瘤に関する海外の大規模試験の結果をもとに治療法選択についての記載がある．具体的には International Subarachnoid Aneurysm Trial（ISAT）[8-10]，The Barrow Ruptured Aneurysm Trial（BRAT）[11,12]，The cerebral Aneurysm Rerupture After Treatment（CARAT）study[13]の報告と長期成績の報告が反映されている．

ISAT研究では2,143例のくも膜下出血症例がコイル塞栓術1,073例とクリッピング術1,070例に割り付けられ，World Federation Neurological Surgeons（WFNS）grade 1および2が9割，11 mm以下の前方循環の動脈瘤が多いという背景を持つ．治療1年後の自立不能および死亡（mRS 3-6）率はコイル塞栓術群で23.7%，クリッピング群で30.6%とコイル塞栓術群において有意に少なかった．5年後までの追跡では，発症から1年以降の治療部位からの再出血はコイル塞栓術後とクリッピング術後では，有意にコイル塞栓術で多かった．死亡率はコイル塞栓術群において有意に低い結果であったが，無障害生存率では両群に差は認めなかった．さらに10年後までの結果では，10年生存率と無障害生存率ともにコイル塞栓術群が高い傾向にあったが，有意な差を認めなかった[8-10]．

BRAT研究ではコイル塞栓術が233例とクリッピング術が238例に割り付けられ，Hunt & Hess gradeの平均値は2.6±1.1，平均7 mm弱で，約7割が前方循環の動脈瘤という背景を持つ．治療1年後のmRS 3-6はコイル塞栓術群で20.4%，クリッピング術群で33.9%とコイル塞栓術群で優位に低かったが，3年後のmRS 3-6ではコイル塞栓術群30.0%とクリッピング術群35.8%と有意な差を認めなかった[11,12]．

CARAT研究はコイル塞栓術群299例とクリッピング術群711例に対し，術中破裂と術後出血について両群を比較したものである．術中破裂はコイル塞栓術群で5%，クリッピング群19%とクリッピング群に多かったが，1年後の再出血率はコイル塞栓術群3.8%，クリッピング術群1.3%とコイル塞栓術後に多く，1年以降の再出血率はコイル塞栓術群0.11%，クリッピング術0%であった[13,14]．

以上をまとめるとISAT研究とBRAT研究では治療後1年の時点での無障害生存率が血管内治療群で優位であったが，ISAT研究の5年後までの追跡調査の結果やBRAT研究の3年後までの追跡調査では無障害生存率に有意な差を認めなかった．ISAT研究の10年後までの追跡調査の結果でも同様に無障害生存率について，血管内治療群に多い傾向はあるものの有意な差を認めなかった．また再破裂について検討したCARAT研究の4年間の追跡調査の結果では血管内治療において再出血率が高い傾向を示したが有意な差を認めなかった．

これらの結果をふまえて動脈瘤治療におけるクリッピング術とコイル塞栓術との間には，長期成績を含めても治療法の優位性がないことが示され，個々の症例における動脈瘤の局在や形状，重症度を含む患者の状態を考慮し，各治療法の利点を考慮した治療法を決定するべきとガイドライン上で解釈されている．

IV 遅発性脳血管攣縮に対する予防と治療

遅発性脳血管攣縮はくも膜下出血発症後Day 4〜14にかけて発生する脳主幹動脈の可逆性狭窄である．遅発性脳血管攣縮の結果，脳梗塞を発症し患者の機能予後および生命予後に影響を与える．遅発性脳血管攣縮の予防に対する研究が継続されているが，現状としてもまだ解決されていない課題の一つであり，ある一定の確率で症候性の脳血管攣縮に至っている．現時点で確立されている予防法と，脳血管攣縮の早期発見および治療法について述べる．

現時点で脳血管攣縮に対して有効とされている予防法には，オザグレルNa（トロンボキサンA2合成酵素阻害薬）の持続静脈投与とファスジル（Rhoキナーゼ阻害薬）の静脈投与とがある．薬物治療以外では腰椎ドレナージによるくも膜下出血の排出が，脳血管攣縮の頻度を減少させ転帰を改善するとされている[15]．

V 脳血管攣縮の早期発見

　脳血管攣縮の早期発見を目的に，非侵襲的補助検査として経頭蓋ドプラ検査（TCD）が有用である．中大脳動脈水平部の平均血流速度を発症早期から連日測定し，平均血流速度の上昇を認めた場合，あるいは前日との比較で急激な血流速度の上昇を認めた場合に脳血管攣縮の発生が示唆される．またCTAによる脳血管の形態評価や脳血流SPECT検査による局所脳血流低下の評価も有用ではあるが，脳血管攣縮期にわたり連日CTA検査や脳血流SPECT検査を繰り返すことは現実的ではない．MRI検査では拡散強調画像とともにMRAを評価することが可能であり，虚血巣の有無の評価と脳主幹動脈の形態評価が可能である．各検査の侵襲性や経済性を考慮するとTCD検査による流速の上昇を早期にとらえ，MRIにより脳血管と虚血巣の有無を評価し，脳血管撮影を実施し確定診断とすることが最も有用と思われる．症候性脳血管攣縮時の症状は意識障害や見当識障害が先行し，その後に脳局所症状を呈することが多いため，意識障害や見当識障害を呈した際は積極的に脳血管攣縮の有無を評価する必要がある．

VI 脳血管攣縮の治療

　脳血管撮影検査により脳血管攣縮の診断が確定されたら，引き続き脳血管内治療としてファスジルの選択的動注療法や経皮的血管形成術（percutaneous transluminal angioplasty：PTA）を考慮する．PTAはより効果的かつ持続的であるとされているが，血管解離等の合併症のリスクもあることに留意する必要がある．

VII 脳血管攣縮時の全身管理

　脳血管攣縮による脳循環障害を改善することを目的に，全身管理としては循環血液量の増加（hypervolemia），血液希釈（hemodilution），人為的高血圧（hypertention）を組み合わせた治療法であるtriple H療法を考慮してもよい．また，循環血液量を正常に維持し，心機能を増強させることにより脳循環障害の改善を目的としたHyperdynamic療法を考慮してもよい[16]．くも膜下出血を発症すると低ナトリウム血症がみられることが多く，低ナトリウム血症の病態の把握と水分出納およびナトリウムの補正が必要となる．おもな病態は2つあり，1つは中枢性塩類喪失症候群（cerebral salt wasting syndrome：CSWS）であり，もう1つは抗利尿ホルモン分泌異常症候群（syndrome of inappropriate secretion of antidiuretic hormone：SIADH）である．CSWSは名前の通りナトリウムの過剰な排泄とともに起こる水分排泄が病態の本体であり，低ナトリウム血症と脱水を呈する．SIADHは抗利尿ホルモンであるADHの過剰分泌が病態の本体であり，水貯留に伴う希釈性の低ナトリウム血症であるため循環血症量が増加する．低ナトリウム血症を呈する両病態であるが，CSWSでは脱水状態となるため，脳血管攣縮時の全身管理において脱水状態にならぬよう適切なナトリウムの補充と水分の補充が必要となる．ナトリウム・水貯留を目的に鉱質コルチコイドの投与が有用との報告もある[17]．

文献

1) Tuomilehto J, Sarti C, Narva EV, et al：The finmonica stroke register. Community-based stroke registration and analysis of stroke incidence in Finland, 1983-1985. American journal of epidemiology 135：1259-1270, 1992
2) de Rooij NK, Linn FH, van der Plas JA, et al：Incidence of subarachnoid haemorrhage：A systematic review with emphasis on region, age, gender and time trends. Journal of neurology, neurosurgery, and psychiatry 78：1365-1372, 2007
3) Morita A, Kirino T, Hashi K, et al：The natural course of unruptured cerebral aneurysms in a japanese cohort. The New England journal of medicine 366：2474-2482, 2012
4) Ohkuma H, Tsurutani H, Suzuki S：Incidence and significance of early aneurysmal rebleeding before neurosurgical or neurological management. Stroke；a journal of cerebral circulation 32：1176-1180, 2001
5) Iwamoto H, Kiyohara Y, Fujishima M：Noudoumyakuryu to daidoumyakuryu no ekigaku—hisayama machi kenkyu kara—. The Japanese journal of Clinical and Experimental Medicine 884：1893-1896, 1998
6) Phillips LH, 2nd, Whisnant JP, O'Fallon WM, et al：The unchanging pattern of subarachnoid hemorrhage in a community. Neurology 30：1034-1040, 1980
7) Connolly ES, Jr., Rabinstein AA, Carhuapoma JR, et al：Guidelines for the management of aneurysmal subarachnoid hemorrhage：A guideline for healthcare professionals from the american heart association/american stroke association. Stroke；a journal of cerebral circulation 43：1711-1737, 2012
8) Molyneux A, Kerr R, Stratton I, et al：International subarachnoid aneurysm trial (isat) of neurosurgical clipping versus endovascular coiling in 2143 patients with ruptured intracranial aneurysms：A randomised trial. Lancet 360：1267-1274, 2002
9) Molyneux AJ, Kerr RS, Birks J, et al：Risk of recurrent subarachnoid haemorrhage, death, or dependence and standardised mortality ratios after clipping or coiling of an intracranial aneurysm in the international subarachnoid aneurysm trial (isat)：Long-term follow-up. Lancet neurology 8：427-

433, 2009
10) Molyneux AJ, Birks J, Clarke A, et al：The durability of endovascular coiling versus neurosurgical clipping of ruptured cerebral aneurysms：18 year follow-up of the uk cohort of the international subarachnoid aneurysm trial (isat). Lancet 385：691-697, 2015
11) McDougall CG, Spetzler RF, Zabramski JM, et al：The barrow ruptured aneurysm trial. Journal of neurosurgery 116：135-144, 2012
12) Spetzler RF, McDougall CG, Albuquerque FC, et al：The barrow ruptured aneurysm trial：3-year results. Journal of neurosurgery 119：146-157, 2013
13) Elijovich L, Higashida RT, Lawton MT, et al：Predictors and outcomes of intraprocedural rupture in patients treated for ruptured intracranial aneurysms：The carat study. Stroke；a journal of cerebral circulation 39：1501-1506, 2008
14) Rates of delayed rebleeding from intracranial aneurysms are low after surgical and endovascular treatment. Stroke；a journal of cerebral circulation 37：1437-1442, 2006
15) Kwon OY, Kim YJ, Kim YJ, et al：The utility and benefits of external lumbar csf drainage after endovascular coiling on aneurysmal subarachnoid hemorrhage. Journal of Korean Neurosurgical Society 43：281-287, 2008
16) Origitano TC, Wascher TM, Reichman OH, et al：Sustained increased cerebral blood flow with prophylactic hypertensive hypervolemic hemodilution ("triple-h" therapy) after subarachnoid hemorrhage. Neurosurgery 27：729-739；discussion 739-740, 1990
17) Katayama Y, Haraoka J, Hirabayashi H, et al：A randomized controlled trial of hydrocortisone against hyponatremia in patients with aneurysmal subarachnoid hemorrhage. Stroke；a journal of cerebral circulation 38：2373-2375, 2007
18) 日本脳卒中学会　脳卒中ガイドライン委員会　編：脳卒中治療ガイドライン 2015, 協和企画, 2015
19) 小林祥泰　編：脳卒中データバンク　2015. 中山書店, 2015

III 脳梗塞の慢性期治療

12 抗血小板療法
13 抗凝固療法

12 抗血小板療法

長尾　毅彦　［日本医科大学多摩永山病院脳神経内科］

I　抗血栓療法の原則

　脳梗塞は血管内に血栓が形成され，その血栓が血管を塞ぎ血流を遮断することで発症する。したがってその予防には血栓形成を阻止する抗血栓療法が不可欠となる。しかしながら，抗血栓療法は一方で出血時の血栓形成＝止血を抑制することになり，出血合併症の増加が避けられない。不適切な抗血栓薬の選択は無効なばかりか出血を助長するだけで有害である。症例にあわせた薬剤選択が非常に重要であることをまず認識していただきたい。

　そもそも健常者の血管内で血液は凝固しない。血管に備わるさまざまな抗血栓作用により保護されているからである。しかし病的な状態ではこの抗血栓作用が減弱し，血栓が形成されやすくなる。「病的」な状態は大きく二つの要素からなる。一つは血管内壁の損傷，もう一つは血流速度の変化である。動脈硬化が進展すると，血管内皮が脱落したり逆に増生して血管内腔を狭めるようになる。内腔が狭くなると，指でつぶしたゴムホースよろしく狭窄部位で血流速度は上昇し，狭窄部位を抜けると一部は渦をまき層流から乱流へと変化する。脱落した血管内皮の部分の抗血栓性は失われているために，そこへ血小板が容易に付着し凝集が始まる。乱流そのもので血小板は活性化されるので，さらに凝集は加速していく。凝集しあった血小板の表面では血液中の各種凝固因子が次々に活性化され最終的にフィブリンを生成，血栓が出来上がることになる。しかし動脈内では血流が非常に速いため，形成されたフィブリン塊は次々に押し流されてしまうためになかなか成長できない。逆に部分的に血栓が剥がれ落ち，下流にあたる血管に流れ込んでその場所を塞いでしまうこともある（動脈源性塞栓症）。この状況では血栓形成の初動は血小板の活性化，凝集であるために，抗血小板薬によって血小板の活性化が抑制できれば血栓形成，増大を予防することが可能である。

　一方，静脈は加齢変化が起こりにくく，血管壁の損傷は軽い。血流はもともと遅い上に血管壁は薄く口径が大きいために軽微な外力で折れ曲がったり，つぶれたりする。その部位では動脈のように血流速度は上がらず，逆に堰止められたように血流速度が急激に低下してしまう。血管壁の損傷は軽いために血小板凝集，活性化はほとんど起こらず，血流低下によって凝固因子のみが順次活性化されてフィブリン形成を続ける。血流は遅いか停滞しているので，血栓は押し流されることなくどんどん巨大化する。このような静脈内血栓に抗血小板薬を投与してもそもそも血小板活性化が軽いので血栓形成は阻止できず，凝固因子を直接抑制する抗凝固薬の投与が必要となる。脳梗塞のうち，左心房に血栓が形成された血栓が原因となる場合（心房細動に起因する心原性脳塞栓症）も上記のような静脈と類似の環境になっていると想定され，抗凝固療法の適応となる。詳細は次項を参照されたい。

II　抗血小板療法の適応

　上述したように，抗血小板薬は活性化した血小板を沈静化させ，凝集を阻止することにより威力を発揮する。その適応となる脳梗塞は1）加齢現象などにより血管内皮損傷が強い症例，2）動脈の狭小化により乱流形成が想定される症例となる。心原性脳塞栓症でも弁膜症や心室の異常に由来するものは，乱流形成の影響が出る可能性があり，一部の症例で適応となりうるが，理論的には抗凝固療法との併用が望ましい。

　原則的には抗血小板療法は非心原性脳梗塞（アテローム血栓性脳梗塞，ラクナ梗塞などの動脈硬化性脳梗塞）に適応となると考えてよい。

III 経口抗血小板薬

本稿は慢性期治療に関するものであるので、経口薬について解説する[1]。

1 アスピリン（アセチルサルチル酸）

全世界で使用される古典的かつ最も普及している抗血小板薬である。もともとは消炎鎮痛剤として開発されたが、血小板中のサイクロオキシゲナーゼ1（cyclo-oxygenase 1：COX-1）を阻害してトロンボキサン A_2（thromboxan A_2：TXA_2）合成を阻害することで血小板抑制作用を持つことが確認されている。TXA_2合成阻害は少量から発揮されるが、用量を増やすと血小板抑制作用のあるプロスタグランジン I_2（prostaglandin I_2：PGI_2）の合成も抑制してしまう。したがって小児量に該当する用量（81〜100 mg/日）の方が抗血小板作用の観点からは有用性が高い。アスピリンの作用は不可逆的であるため、その効果は血小板寿命（約2週間）まで持続する。選択的な中和薬はなく、その効果は新たに生成されるアスピリンの影響を受けていない血小板との兼ね合いで臨床的には1週間程度持続するとされている。また、効果発現までにはある程度の時間が必要であるため、急速に発現させたい場合には1回目の内服の際に160〜300 mgを嚙み砕いて内服してもらう必要がある。低用量で投与されるため、そもそもの薬効である抗炎症作用が脳梗塞でも発揮されるかは不明な点が多いが、急性期からの使用が全世界で認められている唯一の抗血小板薬である。

アスピリンの効力判定としては、血小板凝集能検査によるコラーゲン凝集パターンで検討する。低濃度コラーゲンでも凝集が認められる場合には内服していないか、アスピリン耐性が疑われるが、凝集抑制の程度と有効性については明らかな関連は確認されていない。

特徴的な副作用として胃腸障害がある。これは本来の薬効から胃粘膜のプロスタグランジンも低下し胃粘膜の粘膜防御作用を脆弱化させるためと推定されている。この障害には用量依存性がないため少量でも発症しうる。アスピリンによる胃腸障害は無症候性の場合も多く、自覚症状に頼っていると見逃す恐れがあるので注意が必要である。腸溶錠を使用するか予防的にプロトンポンプ阻害薬（proton pump inhibitor：PPI）を併用することが望ましい[2]。近年ではピロリ菌感染者に発症しやすいとの報告もある。

日本人に関してはもう一つ問題点が挙げられている。欧米での各種臨床試験と比較して、日本人を対象とした臨床試験ではアスピリン投与群で頭蓋内出血の頻度が高いことが注目されている[3]。その背景には脳梗塞に占めるラクナ梗塞の割合が多いことが一因とされており、ラクナ梗塞では微小出血の合併率が高く、微小出血を有する症例で頭蓋内出血が増加しているのではないかと推論されている。アスピリンは極めて安価で使いやすいために非心原性脳梗塞の第一選択の地位は揺るがないが、ラクナ梗塞症例、微小出血合併例では慎重に適応決定することが求められている。

なおアスピリンはピリン系薬剤ではない。

2 チクロピジンとクロピドグレル

両剤ともにチエノピリジン系薬剤に分類され、血小板のアデノシン二リン酸（ADP）受容体であるP2Y12受容体を阻害することで抗血小板作用を発揮する[4]。この作用も不可逆的である。クロピドグレルはチクロピジンの次世代薬剤に位置づけられ、効果は同等で後述する副作用が少ない点で優位にある。また両剤は体内で吸収後、肝臓で代謝されて初めて活性体となるプロドラッグであるため、肝臓での代謝効率により効果が変動する[5]。特に日本人をはじめ東アジア人種では代謝酵素CYP2C19遺伝子多型として代謝効率の低い（効果が出にくい）症例が欧米よりもかなり多く存在するために、チエノピリジン耐性が問題となることがある。またPPIとの併用によりCYP2C19の競合が起こり、作用が減弱（代謝が遅れる）ことも報告されている[6]。効果が安定するまでには数日かかるため、クロピドグレルの場合、アスピリン同様急速に効力を発揮させたい時には初回投与量を300〜600 mgに増量する方法が提唱されている。効果判定には血小板凝集能検査でのADP凝集が利用される。耐性の評価は可能であるが有効性判定に応用できないこともアスピリンと同様である。特異的中和薬も存在しない。

特有の副作用として顆粒球減少症や血小板減少症などの造血器障害と肝障害がある。投与初期に起こりやすいといわれているので、投与初期には血液検査（血算および肝機能）を何度か行うことを忘れてはならない。

3 シロスタゾール

わが国で開発されたホスホジエステラーゼ3（phosphodiesterase 3：PDE3）阻害薬である。PDE3阻害によりプロテインキナーゼA（proteinkinase A：PKA）の増加が起こり、血小板凝集抑制とともに平滑筋弛緩作用を介して血管拡張作用を併せ持つ点がユニークである。その他の抗血小板薬と異なりPDE3阻害作用は可逆的で、48時間経てばその効果は失われる。不可逆性の抗血小板薬と異なり、速やかに効果が発揮される反面1日2回の服薬遵守が重要な薬剤であり、休薬の必要な手術、処置の際には対応しやすい薬剤ともいえる。また血小板凝集能では一定した法則性がないため、日常臨床での効力判定は難しい。

PDE3抑制により特有の副作用を生じる。血管拡張作用によると思われる拍動性頭痛は比較的多く，服薬困難となることも少なくない。頻脈もほぼ必発であり，動悸などの自覚症状が出ることもある。頭痛，動悸は中止により速やかに消失する。心不全を増悪させることが欧米から報告されており，心不全の既往のある症例では投与すべきではない。導入に関して時間に余裕のある症例では，半量から緩徐に導入する試みも行われている。

シロスタゾールの脳梗塞での適用はアジア数カ国に留まっており，欧米では使用されていない。わが国での検討ではアスピリンと比較して有意に脳出血が少なく，その傾向は特にラクナ梗塞で顕著であった[7]。忍容性に課題はあるが，我が国ではラクナ梗塞の第一選択と考えている医師も多い。

4 その他の抗血小板薬

ジピリダモールは歴史も古く，シロスタゾールと似たPDE5阻害作用を持つ薬剤である。海外では徐放型ジピリダモールとアスピリンの合剤がAgglenox®という商品名で販売されているが，わが国での開発試験（JASAP）では有用性を実証できず発売に至らなかった[8]。閉塞性動脈硬化症に適応のあるサルポグレラートもアスピリンとの比較試験を実施した（S-ACCESS）が，有用性は確認できず適用拡大できなかった[9]。

次世代の国産チエノピリジン系薬剤として期待されるプラスグレルは，我が国では欧米よりも用量を大幅に下げて，冠疾患および非心原性脳梗塞で開発試験が行われている。プラスグレルはクロピドグレルと同じプロドラッグであるが，肝臓での代謝の影響が少なく遺伝子多型の影響が出にくいので日本人に適した薬剤と考えられている。冠疾患では優れた有効性と安全性が示され[10,11]，保険適用となったが，脳梗塞領域ではクロピドグレルとの非劣性が示せず[12]，未だ適用拡大には至っていない。

まったく異なる機序の可逆性P2Y12受容体阻害薬として開発されたチカグレロールは急性期非心原性脳梗塞に対してアスピリンを対照薬としてわが国を含めた大規模臨床試験（SOCRATES）が行われた[13]。一次エンドポイントでは有用性を示せず，こちらも冠疾患には条件つきでわが国でも使用可能であるが，脳梗塞については現時点で世界的に適用拡大はされていない。

その他にも新しい機序の抗血小板薬がいくつか開発されているが，いずれの薬剤も先行する冠疾患の臨床試験で出血合併症が増える傾向があり，近い将来に脳領域で使用できる可能性は少ない。

IV 抗血栓薬の併用について

抗血栓薬の併用は効果が増強される反面，出血のリスクは確実に高まる。症例のリスクとベネフィットを十分に勘案しなければならない。すなわち適応は血栓傾向の強い症例，時期に限定し，投与期間も最低限とする努力が必要となる。中国から軽症非心原性脳梗塞および一過性脳虚血発作の急性期にアスピリンとクロピドグレルによる抗血小板剤2剤併用療法（dual antiplatelet therapy：DAPT）の有用性が報告されている（CHANCE）[14]。DAPT投与期間は3週間限定であった。脳梗塞急性期は症状増悪や再発も多く，血栓傾向の強い時期と推測される。この使用法であれば，出血合併症は増えることなくアスピリン単剤（single antiplatelet therapy：SAPT）よりも有意に再発を抑制することができたと報告されている。逆に長期に（具体的には1年以上）両者を併用すると，有効性は消え，出血合併症や死亡などが増加するという報告が多い[15-17]。それ以外の抗血小板薬の組み合わせによるDAPT療法で勧められるものは現時点ではないと思われる。

また，急性期，短期であっても抗血小板薬3剤併用（triple antiplatelet therapy：TAPT）は出血合併症を増やすのみであった[18]ので，推奨できない。

抗凝固薬と抗血小板薬の併用（double antithrombotic therapy：DATT）はDAPTよりさらに出血リスクが高く，その適応は極めて限定的と考えられる。各種抗血栓療法を実施しても再発が食い止められない非心原性脳梗塞症例で出血リスクを十分に説明した上で実施を検討することが重要である。その場合はDOAC（直接作用型経口抗凝固薬）との併用ではなく低用量ワルファリン（目標PT-INR＝1.4-1.6）療法を筆者は勧めている。

V 抗血小板薬のモニタリング

各薬剤の項で記載したとおり，確立した薬効のモニタリング手法はない[19]。アスピリンとチエノピリジン系については，血小板凝集能検査である程度の薬効の確認は可能である。繰り返しになるが，血小板凝集能検査でわかることは「その薬剤が確かに抗血小板作用を発揮している」ということだけで，有効性や安全性の目安にはならないということは理解しておかねばならない。その他には，血小板から放出される分子マーカーとしてβ-トロンボグロブリン（β-thromboglobulin：BTG）や血小板第4因子（platelete factor 4：PF4）などの有用性も報告されているが，採血時の条件により結果が大きく変動し安定性に欠けるため実用的とは

いいがたい。

　薬効よりも重要なモニタリングは出血合併症の「監視」である．抗血小板療法では消化管出血が多いので，定期的な貧血や肝機能監視に加えて年に1度は便潜血を確認しておくことが勧められる．脳微小出血も将来的な脳出血予測因子となりうるので，脳卒中専門医であれば定期的に頭部MR検査を実施して評価する方が無難であろう．

　そして何よりも頭蓋内出血を予防するために重要なモニタリングは血圧である．抗血小板療法実施中の血圧は常に130/80 mmHg以下を目標に厳格にコントロールすることに最大限注力する姿勢が肝要である[20,21]．最近は診察室での血圧よりも家庭血圧，中でも早朝血圧の重要性が指摘されている．二次予防の症例では上腕型家庭血圧計（手首型は非推奨）を準備してもらい，早朝家庭血圧の継続的測定を徹底させることが望ましい．

VI　抗血小板薬の中和療法

　前述したいずれの抗血小板薬も特異的な中和療法は存在しない．シロスタゾールは可逆的作用であるので休薬により比較的速やかに失活するが，アスピリン，チクロピジン，クロピドグレルは不可逆性作用であるため，新たな血小板が増加するまで，臨床的には1週間は効力は持続すると考えられる．重篤な出血合併症や緊急手術が必要な病態が発生した場合には，なす術がない．血小板輸血をする発想もあるが，メタ解析や臨床試験では有用性が確認されていないため，現時点では推奨できない．その意味では特異的中和薬のある抗凝固薬よりも厄介である．

VII　おわりに

　抗血小板薬について，執筆時点での最新情報をまとめて解説した．認識しておくべき重要なポイントは，次章の抗凝固薬と比較してその有用性が明らかに劣ることである．アスピリンの脳梗塞予防効果はワルファリンの約1/3，20％程度しかない[22]．つまり適切な抗血小板薬を取捨選択しても，一定割合で再発が起こることになる．出血合併症予防だけでなく，再発予防という観点からも動脈硬化危険因子の抽出と徹底的な維持管理が必要不可欠である．

　脳梗塞は全身病の一表現型であり，抗血小板療法は原則として一生涯継続する予防療法である．しかし医師も患者さんもその薬効はまったく実感できない．実感できるのは副作用だけである．それでも長期的に根気よく継続する治療戦略を考えることが重要であることを最後に強調しておきたい．

文献

1) Uchiyama S, Nakamura T, Yamazaki M, et al：New modalities and aspects of antiplatelet therapy for stroke prevention. Cerebrovasc Dis 21 Suppl 1：7-16, 2006
2) Uemura N, Sugano K, Hiraishi H, et al：Risk factor profiles, drug usage, and prevalence of aspirin-associated gastroduodenal injuries among high-risk cardiovascular Japanese patients：the results from the MAGIC study. J Gastroenterol 49：814-824, 2014
3) 長尾毅彦：抗凝固療法中や抗血小板療法中の頭蓋内出血　アジア人の特徴も踏まえて．Cardio-Coagulation 11；4：161-6，2017
4) Siller-Matula JM, Trenk D, Schror K, et al：Response variability to P2Y12 receptor inhibitors：expectations and reality. JACC Cardiovasc Interv 6：1111-1128, 2013
5) Siller-Matula JM, Trenk D, Schror K, et al：How to improve the concept of individualised antiplatelet therapy with P2Y12 receptor inhibitors—is an algorithm the answer？ Thromb Haemost 113：37-52, 2015
6) Furuta T, Iwaki T, Umemura K：Influences of different proton pump inhibitors on the anti-platelet function of clopidogrel in relation to CYP2C19 genotypes. Br J Clin Pharmacol 70：383-392, 2010
7) Shinohara Y, Katayama Y, Uchiyama S, et al：Cilostazol for prevention of secondary stroke（CSPS 2）：an aspirin-controlled, double-blind, randomised non-inferiority trial. Lancet Neurol 9：959-968, 2010
8) Uchiyama S, Ikeda Y, Urano Y, et al：The Japanese aggrenox（extended-release dipyridamole plus aspirin）stroke prevention versus aspirin programme（JASAP）study：a randomized, double-blind, controlled trial. Cerebrovasc Dis 31：601-613, 2011
9) Shinohara Y, Nishimaru K, Sawada T, et al：Sarpogrelate-Aspirin Comparative Clinical Study for Efficacy and Safety in Secondary Prevention of Cerebral Infarction（S-ACCESS）：A randomized, double-blind, aspirin-controlled trial. Stroke 39：1827-1833, 2008
10) Saito S, Isshiki T, Kimura T, et al：Efficacy and safety of adjusted-dose prasugrel compared with clopidogrel in Japanese patients with acute coronary syndrome：the PRASFIT-ACS study. Circ J 78：1684-1692, 2014
11) Isshiki T, Kimura T, Ogawa H, et al：Prasugrel, a third-generation P2Y12 receptor antagonist, in patients with coronary artery disease undergoing elective percutaneous coronary intervention. Circ J 78：2926-2934, 2014
12) 山上　宏，小川　彰，池田康夫，ほか：虚血性脳血管障害患者におけるプラスグレルとクロピドグレルの非劣性検証第3相試験：PRASTRO-I．第42回日本脳卒中学会学術集会；大阪，2017
13) Johnston SC, Amarenco P, Albers GW, et al：Ticagrelor versus Aspirin in Acute Stroke or Transient Ischemic Attack. N

Engl J Med 375：35-43, 2016

14) Wang Y, Wang Y, Zhao X, et al：Clopidogrel with aspirin in acute minor stroke or transient ischemic attack. New Engl J Med 369：11-19, 2013

15) Wong KS, Wang Y, Leng X, et al：Early dual versus mono antiplatelet therapy for acute non-cardioembolic ischemic stroke or transient ischemic attack：an updated systematic review and meta-analysis. Circulation 128：1656-1666, 2013

16) Zhou YH, Wei X, Lu J, et al：Effects of combined aspirin and clopidogrel therapy on cardiovascular outcomes：a systematic review and meta-analysis. PloS one. 7：e31642, 2012

17) Lee M, Saver JL, Hong KS, et al：Risk-benefit profile of long-term dual- versus single-antiplatelet therapy among patients with ischemic stroke：a systematic review and meta-analysis. Ann Intern Med 159：463-470, 2013

18) Bath PM, Woodhouse LJ, Appleton JP, et al：Antiplatelet therapy with aspirin, clopidogrel, and dipyridamole versus clopidogrel alone or aspirin and dipyridamole in patients with acute cerebral ischaemia（TARDIS）：a randomised, open-label, phase 3 superiority trial. Lancet. 391：850-859, 2018

19) 山崎昌子：血栓を測る　脳梗塞の血栓止血学的評価. 日本血栓止血学会誌 28：297-305，2017

20) Toyoda K, Yasaka M, Uchiyama S, et al：Blood pressure levels and bleeding events during antithrombotic therapy：the Bleeding with Antithrombotic Therapy（BAT）Study. Stroke 41：1440-1444, 2010

21) Odden MC, McClure LA, Sawaya BP, et al：Achieved Blood Pressure and Outcomes in the Secondary Prevention of Small Subcortical Strokes Trial. Hypertension 67：63-69, 2016

22) Baigent C, Blackwell L, Collins R, et al：Aspirin in the primary and secondary prevention of vascular disease：collaborative meta-analysis of individual participant data from randomised trials. Lancet 373：1849-1860, 2009

13 抗凝固療法

橋本 洋一郎 [熊本市民病院神経内科]

I はじめに

　直接作用型経口抗凝固薬（direct oral anticoagulant：DOAC）の登場で，非弁膜症性心房細動（nonvalvular atrial fibrillation：NVAF）による心原性脳塞栓症の一次予防，二次予防が大きく変わってきている。脳梗塞でも心筋梗塞と同様に発症直後より二次予防を行っているが，心原性脳塞栓症の発症直後は出血性梗塞，特に血腫形成型の出血性梗塞が大きな問題となる。

II 抗凝固療法

　ワルファリン（一般名ワルファリンカリウム，商品名ワーファリン）はわが国では1962年に発売され，発売から50年以上が経過している。使用経験が豊富で，安価で強力な抗凝固作用を示し，汎用性の高い薬剤である。ワルファリンは胃および上部小腸から吸収され，生物学的利用率はほぼ100％で，投与後12～24時間で抗凝固効果が現れ始め，36～48時間で十分な効果が現れ，その後48～72時間持続する。心原性脳塞栓症の発症予防や再発予防に長年にわたって使用されてきた。対象疾患として一番多いのが，NVAFである。しかし重篤な出血合併症を引き起こすことがあり，血液検査による頻回の用量調節が必要となる。また薬物相互作用も大きな問題である。

　ワルファリンのいろいろな問題点を解決するためにDOACが登場してきた。2011年にダビガトランエテキシラート（プラザキサ®）[1,2]，2012年にリバーロキサバン（イグザレルト®）[3,4]，2013年にアピキサバン（エリキュース®）[5,6]，2014年にエドキサバン（リクシアナ®）[7]が"非弁膜症性心房細動患者における虚血性脳卒中および全身性塞栓症の発症抑制"の適応を取得した。NVAFとは"人工弁置換（機械弁，生体弁とも

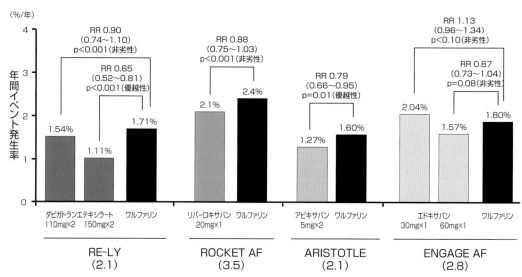

図1　DOACの脳卒中・全身性塞栓症の年間発症率[1,3,5,7]（ITT解析）

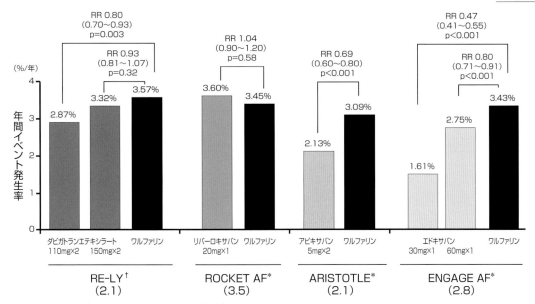

図2 DOACの大出血の年間発症率[1,3,5,7]
†ITT, *safety population/on treatment

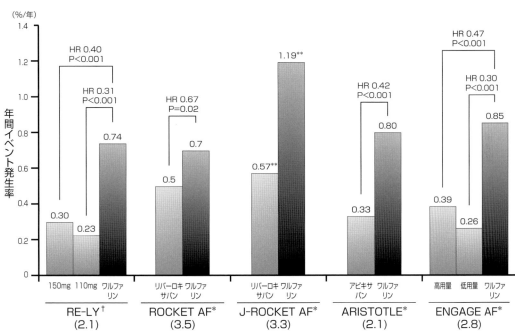

図3 DOACの頭蓋内出血の年間発症率[1,3-5,7]
†ITT, *safety population/on treatment

とリウマチ性僧帽弁膜症(おもに狭窄症)を有しない心房細動"と定義されている。図1に各DOACの脳卒中・全身性塞栓症の年間発症率(intention-to-treat：ITT解析)，図2に大出血の年間発症率，図3に頭蓋内出血の年間発症率を示す[1,3-5,7]。ワルファリンに比してDOACは脳卒中・全身性塞栓症が同等か少なく，大出血も同等か少なく，頭蓋内出血は半減することが示され，NVAFに関してはDOACを第一選択薬として使用するようになってきている。

2014年にエドキサバン[8]，2015年にリバーロキサバン[9-12]とアピキサバン[13]が，"静脈血栓塞栓症(深部静脈血栓症および肺血栓塞栓症)の治療および再発抑

表1 DOACの主な臨床試験の除外期間[1-7]

臨床試験	脳卒中発症からの除外期間（発症から）
RE-LY試験[1]（ダビガトランエテキシラート）	14日以内（重症脳梗塞6カ月以内）
ROCKET AF試験[3]（リバーロキサバン） J-ROCKET AF試験[4]（リバーロキサバン）	14日以内（TIA 3日以内） （重症脳梗塞mRS≧4：3カ月以内）
AVERROES試験[6]（アピキサバン）	10日以内
ARISTOTLE試験[5]（アピキサバン）	7日以内
ENGAGE AF試験[7]（エドキサバン）	30日以内（頭蓋内出血の既往も除外）

制"の適応を取得した。なおエドキサバンは2011年に下肢整形外科手術（膝関節全置換術，股関節全置換術，股関節骨折手術）施行患者における静脈血栓塞栓症の発症抑制で適応を取得している。

III 脳梗塞急性期のヘパリンとワルファリン

急性期の二次予防のためにわが国では，出血性梗塞に注意しながら低用量（1日10,000単位程度）のヘパリンの24時間点滴が行われ，同時にワルファリンが併用され治療域に達した時点でヘパリンが中止されている。心原性脳塞栓症ではCT上の出血性梗塞は全体の40％程度で，多くは症候の変化を伴わないが，悪化を伴う血腫型のものも5～10％程度存在していた[14]。現在では塞栓源心疾患の多くがNVAFになったためか血腫型は減少している。注意すべき点は，発症24時間以内の出血性梗塞はしばしば塊状となり，早期梗塞巣内血腫（early spontaneous intra-infarct hematoma：ESIH）と呼ばれる[15]。また発症から2～3週目に梗塞内の出血が増大し，症候を悪化させることが稀にある[16]。

わが国の脳卒中データバンクからの報告によれば，心原性脳塞栓症の6.2％が30日以内に再発している[17]。『脳卒中治療ガイドライン2015』における急性期抗凝固療法については，「発症48時間以内の脳梗塞ではヘパリンを使用することを考慮してもよい（グレードC1）」[18]，2013年のAHA/ASAの脳梗塞急性期診療ガイドラインでは，「早期の再発予防，神経学的増悪停止，転帰改善を目的とした急性期の緊急抗凝固療法は，急性期脳梗塞の治療として推奨されない（classⅢ，エビデンスレベルA）」と記載されている[19]。またワルファリンを急性期に効かせるとよい[20]，心原性脳塞栓症急性期のヘパリンや低分子ヘパリンなどによる抗凝固療法のメタ解析では出血が増えて，再発は減らないという結果がでている[21]。

上記を踏まえて，当院では軽症例では発症当日（ワルファリンのみ投与して，ヘパリンは発症から24時間経過時点で開始することもあり），中等症以上では2枝病変でなければ発症から24時間経過してCTで脳内血腫がないことを確認してからヘパリンとワルファリンを同時に開始している。

IV DOACによる急性期二次予防

DOACの臨床試験では表1に示したように急性期脳梗塞例は除外されている[1-7]。DOACの急性期治療薬としての位置づけを確立するために，我々はDOACを積極的に急性期脳梗塞に投与してきた[22-24]。患者の意識があり，嚥下可能な症例は発症当日にDOACを投与することもあり，発症当日の投与で出血合併症が懸念される場合は発症から24時間経過してCT/MRIで血腫形成型の出血性梗塞がないことを確認してDOACを投与している。なお嚥下できない症例へのDOACの粉砕投与はリハビリテーション専門病院との連携を前提に当院では原則行っていない。

2013年に欧州心臓律動学会（EHRA）より出されたNVAF患者に対するDOAC使用の実用ガイドでは，"1-3-6-12 day rule"を提示している[25]。一過性脳虚血発作では1日後，小梗塞では3日後，中等症の脳梗塞では6日後に開始するが，大梗塞では2（あるいは3）週間以内は治療しないと記載している[25]。2015年の改訂された実用ガイドに提示されているNVAF患者の急性脳梗塞/TIA・脳出血に対する抗凝固療法の開始/再開のフローチャートでも"1-3-6-12 day rule"には変更はなかった[26]。

RAF研究では，低分子ヘパリンのみあるいは低分子ヘパリンに引き続く経口抗凝固薬よりもDOACを含む経口抗凝固薬のみの投与が転帰良好で，脳卒中二次予防のための経口抗凝固薬単独投与開始の最適なタイミングは発症4～14日目の時点であることが示された[27]。

わが国のSAMURAI-NVAF研究では，DOACの投与開始日の中央値は，TIAは2日後，軽症（NIHSS≦4）は3日後，中等症（5-14）は4日後，重症（NIHSS≧15）は5日後の"2-3-4-5 day rule"となっている[28]。なおわが国ではDOACの急性期投与の登録試験であるRELAXED研究が行われ，結果を待つのみとなっている。当院ではNVAFのある急性期脳梗塞の40％程度にしかDOACは使えていない。最大の理由

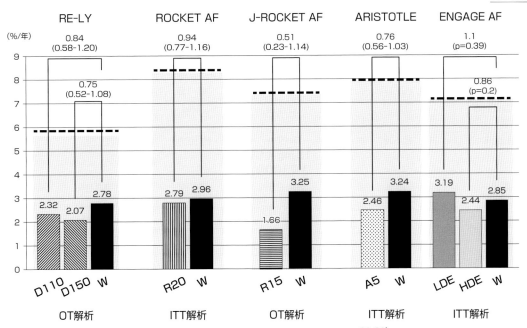

図4 DOACの臨床試験の二次予防集団での脳卒中/全身塞栓症発症率[29-33]
D：ダビガトランエテキシラート，R：リバーロキサバン，A：アピキサバン，LDE：30 mgエドキサバン，HDE：60 mgエドキサバン，W：ワルファリン，OT：on treatment，ITT：intention-to-treat

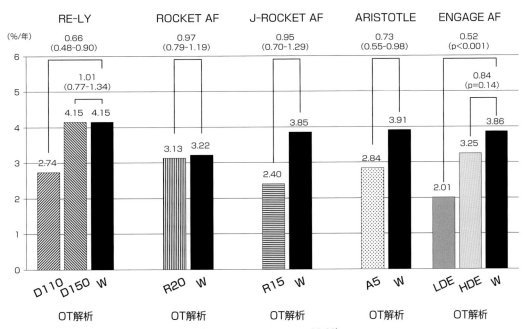

図5 DOACの臨床試験の二次予防集団での大出血の発症率[29-33]
D：ダビガトランエテキシラート，R：リバーロキサバン，A：アピキサバン，LDE：30 mgエドキサバン，HDE：60 mgエドキサバン，W：ワルファリン，OT：on treatment

は，嚥下障害があり内服できないことであり，一部は腎機能障害，患者・家族の希望，転院先の希望などである．

V DOACによる慢性期二次予防

DOACの臨床試験における二次予防集団での脳卒中/全身性塞栓症発症率は，ワルファリン群と差がな

表2 DOACの特徴[37-39]

	ダビガトランエテキシラート（プラザキサ®）	リバーロキサバン（イグザレルト®）	アピキサバン（エリキュース®）	エドキサバン（リクシアナ®）	ワルファリン（ワーファリン®）
標的因子	トロンビン	第Xa因子	第Xa因子	第Xa因子	VKORC1
半減期（時間）	12-14	5-13	8-15	10-14	40
最高血中濃度到達時間（時間）	0.5-2	0.5-4	1-4	1-3	4～5（日）
生物学的利用率	6.5%	>80%（15 mg投与時ほぼ100%）	約50%	約62%	100%
蛋白結合率	35%	92-95%	87%	40-58.9%	99%
代謝	グルクロン酸抱合	CYP3A4/2J2	CYP3A4	CYP3A4（<10%）	CYP2C9
腎排泄	80%	36%（活性体として）	27%*	50%	なし
プロドラッグ	○	×	×	×	×
内服回数	1日2回	1日1回	1日2回	1日1回	1日1回
モニター	×	×	×	×	○
相互作用	P-gp	3A4/P-gp	3A4/P-gp	P-gp	多数

*全身クリアランスに占める未変化体の尿中排泄率。P-gp：P-glycoprotein（P-糖蛋白）

表3 DOACの禁忌（添付文書より）

	ダビガトランエテキシラート	リバーロキサバン	アピキサバン	エドキサバン
腎機能障害	透析患者を含むクレアチニンクリアランス30 mL/min未満	クレアチニンクリアランス15 mL/min未満	クレアチニンクリアランス15 mL/min未満	クレアチニンクリアランス15 mL/min未満
肝機能障害		凝固障害を伴う肝疾患中等度以上の肝障害（Child-Pugh分類BまたはC相当）	血液凝固異常および臨床的に重要な出血リスクを有する肝疾患	凝血異常を伴う肝疾患の患者
禁忌薬剤	イトラコナゾール（経口剤）投与中	アゾール系抗真菌薬*（フルコナゾールを除く）投与中 HIVプロテアーゼ阻害薬（リトナビル，アタザナビル，インジナビル等）投与中	なし	なし
心疾患		急性細菌性心内膜炎の患者（血栓剥離に伴う血栓塞栓様症状の恐れ）		急性細菌性心内膜炎の患者（血栓剥離に伴う血栓塞栓様症状の恐れ）
過敏症・出血	本剤の成分に対して過敏症の既往歴のある患者・出血している患者			
その他の特記事項	出血リスクのある器質的病変（6カ月以内の出血性脳卒中を含む）脊椎・硬膜外カテーテル留置，もしくは抜去後1時間以内	妊婦または妊娠している可能性のある女性		下肢整形外科手術施行患者における静脈血栓塞栓症の発症抑制：高度の腎機能障害（クレアチニンクリアランス30 mL/min未満）のある患者

*アゾール系抗真菌薬：フルコナゾール，イトラコナゾール，ボリコナゾール，ケトコナゾール

いことが示されている[29-33]（**図4**）。一方，二次予防集団での大出血の発症率では差がないか，あるいはDOAC群で少ないことが示されている[29-33]（**図5**）。

3つのDOAC臨床試験（RE-LY, ROCKET AF, ARISTOTLE）の脳卒中/TIAの既往のある二次予防のメタ解析においてはDOACのワルファリンに対する優越性は示されなかったが，頭蓋内出血は有意に減少させていた[34]。

4つのDOAC臨床試験（RE-LY, ROCKET AF, ARISTOTLE, ENGAGE AF-TIMI 48）のメタ解析における脳卒中/TIAの既往の有無のデータでは，ワルファリン群に対して脳卒中/全身塞栓症の発症については既往なしでは0.78（0.66-0.91），既往ありでは0.86（0.76-0.98），大出血の発症率は既往なしでは

表4 DOACの慎重投与（添付文書より）

	ダビガトランエテキシラート	リバーロキサバン	アピキサバン	エドキサバン
腎機能障害	クレアチニンクリアランス 30～50 mL/min	クレアチニンクリアランス 15～49 mL/min	クレアチニンクリアランス 15～50 mL/min	クレアチニンクリアランス 15～50 mL/min
肝機能障害			重度の肝障害のある患者	高度の肝障害のある患者
併用薬剤	P-糖蛋白阻害薬*（経口剤）			
出血性疾患	消化管出血の既往を有する患者/上部消化管出血の潰瘍の既往のある患者/出血の危険性が高い患者	出血リスクの高い患者	出血リスクの高い患者	出血する可能性の高い患者
年齢	高齢者（65歳以上）			
体重		低体重の患者	低体重の患者	体重40 kg未満の患者

*P-糖蛋白阻害剤：ベラパミル，アミオダロン，キニジン，タクロリムス，シクロスポリン，リトナビル，ネルフィナビル，サキナビル

表5 DOACの薬物相互作用（添付文書より）

	ダビガトランエテキシラート	リバーロキサバン	アピキサバン	エドキサバン
抗凝固薬の効果増強	110 mg×2回への減量考慮 ・ベラパミル ・アミオダロン ・キニジン ・タクロリムス ・シクロスポリン ・リトナビル ・ネルフィナビル ・サキナビルなど 併用注意 ・クラリスロマイシン	10 mgへの減量考慮 ・フルコナゾール ・クラリスロマイシン ・エリスロマイシン	2.5 mg×2回への減量考慮 ・アゾール系抗真菌薬*（フルコナゾールを除く） ・HIVプロテアーゼ阻害薬（リトナビルなど） 併用注意 ・フルコナゾール ・マクロライド系抗菌薬（クラリスロマイシン，エリスロマイシンなど） ・ナプロキセン ・ジルチアゼム	30 mgへの減量 ・キニジン ・ベラパミル ・エリスロマイシン ・シクロスポリン 30 mgへの減量考慮 ・アジスロマイシン ・クラリスロマイシン ・イトラコナゾール ・ジルチアゼム ・アミオダロン ・HIVプロテアーゼ阻害薬（リトナビル等）
抗凝固薬の効果減弱	カルバマゼピン，リファンピシン，セイヨウオトギリソウ（セント・ジョーンズ・ワート含有食品）	カルバマゼピン，フェノバルビタール，フェニトイン，リファンピシン，セイヨウオトギリソウ（セント・ジョーンズ・ワート含有食品）		
併用薬の効果増強	・血小板凝集抑制作用を有する薬剤 ・抗凝固薬 ・血栓溶解薬 ・非ステロイド性消炎鎮痛薬 ・選択的セロトニン再取り込み阻害薬 ・セロトニン・ノルアドレナリン再取り込み阻害薬	・血小板凝集抑制作用を有する薬剤 ・抗凝固薬 ・血栓溶解薬 ・非ステロイド性解熱鎮痛消炎薬		
禁忌薬剤	イトラコナゾール（経口剤）投与中	アゾール系抗真菌薬*（フルコナゾールを除く）投与中 HIVプロテアーゼ阻害薬（リトナビル，アタザナビル，インジナビル等）投与中	なし	なし

*アゾール系抗真菌薬：フルコナゾール，イトラコナゾール，ボリコナゾール，ケトコナゾール

0.85（0.72-1.01），既往ありでは 0.89（0.77-1.02）という結果である[35]。すなわち二次予防では一次予防よりも脳卒中/全身塞栓症の減少率は少ないものの，ワルファリンより有意差を持って脳卒中/全身塞栓症を減少させるが，大出血は一次予防と同じく二次予防でもワルファリンと差がないことが示されている。以上，二次予防においても DOAC が有用と考えられる。

VI DOAC による二次予防の問題点

急性期病院（DPC 病院），回復期リハビリテーショ

表6 DOACの減量基準（添付文書より）

	ダビガトランエテキシラート	リバーロキサバン	アピキサバン	エドキサバン
減量する基準	なし	クレアチニンクリアランス 15～49 ml/min	①80歳以上，②体重60 kg以下，③血清クレアチニン1.5 mg/dL以上の2項目以上あるとき	・体重60 kg以下 ・クレアチニンクリアランス 15～50 mL/min ・P-糖蛋白阻害作用を有する薬剤の併用（キニジン・ベラパミル・エリスロマイシン・シクロスポリン）の1項目以上あるとき
減量を考慮する基準	中等度の腎機能障害（クレアチニンクリアランス 30～50 mL/min）のある患者 P-糖蛋白阻害薬（経口剤）を併用している患者 ・ベラパミル ・アミオダロン ・キニジン ・タクロリムス ・シクロスポリン ・リトナビル ・ネルフィナビル ・サキナビル 出血の危険性が高いと判断される患者 ・70歳以上の高齢者 ・消化管出血の既往を有する患者	併用薬剤 ・フルコナゾール ・ホスフルコナゾール ・クラリスロマイシン ・エリスロマイシン 75歳以上かつ体重50 kg以下（expert opinion）	併用薬剤 ・アゾール系抗真菌薬*（フルコナゾールを除く） ・HIVプロテアーゼ阻害薬（リトナビルなど）	P-糖蛋白阻害作用を有する薬剤（経口剤）を併用している患者 ・アジスロマイシン ・クラリスロマイシン ・イトラコナゾール ・ジルチアゼム ・アミオダロン ・HIVプロテアーゼ阻害薬（リトナビルなど）

*アゾール系抗真菌薬：フルコナゾール，イトラコナゾール，ボリコナゾール，ケトコナゾール

ン病棟，地域包括ケア病棟では薬剤は包括となり，薬価の低いワルファリンを使えば病院の収益は増す．しかしDOACを用いることで脳卒中/全身塞栓症が減り，頭蓋内出血が減る．また医療費（費用対効果）に関しては，わが国のNVAFにおいてDOACはワルファリンに対する費用対効果のある代替物と報告がなされた[36]．

脳卒中の連携においては，多くの回復期リハビリテーション専門病院ではDOACの継続は行ってくれている．在宅医療において出来高払いで算定する場合は，医療機関としては処方しやすくなり，経管栄養例での粉砕投与も可能となる．

介護療養病床，介護老人保健施設では高額の薬剤は使用できないため，ワルファリンの選択にならざるを得ない．医療療養病床でも薬剤費が負担となる．在宅では患者の自己負担を考慮しなければならないし，維持期の施設や病床では薬剤費負担からDOACが使えないことも考えて連携する．

リハビリテーション専門病院からは，①経腸栄養中の脳卒中患者のワルファリンコントロールは比較的やりやすい，②経腸栄養患者ではDOACの粉砕投与ではなくてワルファリン粉砕投与で転院させてほしい，③経口摂取できるようになった症例ではその時点でワルファリン続行かDOACに切り替えるか患者・家族と相談するので，リハビリテーション専門病院に任せてほしい，④急性期病院や回復期リハビリ専門病院において薬剤費は包括で，退院後の外来で薬剤が高いとクレームがくることがある，急性期病院では一律にDOAC投与はしてほしくない，十分なinformed consentの上でDOACを投与してほしい，などの意見が出ており，それを考慮して二次予防を考えなければならない．

VII DOAC使用のためのルール

DOACの特徴を表2に示す[37-39]．DOACの大規模臨床試験のデータや使用経験をもとに，4剤のDOAC（2用量の8パターン）の中から選択できる時代となったが，それぞれの薬剤の特徴や約束事を熟知しておく必要がある．

DOACの禁忌を表3，慎重投与を表4に示す．Cockcroft & Gaultの式によるクレアチニンクリアランス（Creatinine clearance：Ccr）推算式で算出されたクリアランス・クレアチニン（CLcr）の数値で，ダビガトランは30 ml/min未満，リバーロキサバン，アピキサバン，エドキサバンでは15 ml/min未満は禁忌である．ワルファリンは，重篤な肝障害・腎障害のある患者では禁忌となっているが，腎機能障害がある症例に使える薬剤がないため使用されている．

DOACの薬物相互作用について表5に示す．薬物相互作用に関連して，DOACを減量する薬剤，減量を考慮する薬剤，併用注意の薬剤に分けられている．減量

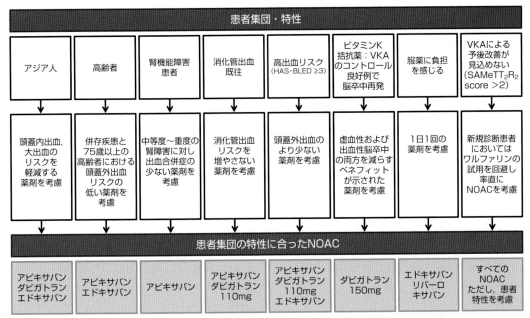

図6 心房細動患者の脳卒中予防における患者特性に合わせた適切な抗凝固薬の選択[40]

表7 抗てんかん薬を併用した場合の抗凝固薬の凝固能の変化（添付文書より）

	ワルファリン	ダビガトランエテキシラート	リバーロキサバン	アピキサバン	エドキサバン
フェノバルビタール	↓	→	↓	↓	→
フェニトイン	↑or↓	→	↓	↓	→
カルバマゼピン	↓	↓	↓	↓	→
バルプロ酸	↑	→	→	→	→
ガバペンチン	→	→	→	→	→
トピラマート	→	→	→	→	→
ラモトリギン	→	→	→	→	→
レベチラセタム	→	→	→	→	→
ペランパネル	→	→	→	→	→
ラコサミド	→	→	→	→	→

↑ 凝固能亢進，↓ 凝固能低下，→ 凝固能に関して添付文書に記載なし

の基準を，添付文書をもとに「減量する基準」と「減量を考慮する基準」に分けて表6に記載する。

VIII 経口抗凝固薬の処方

メタ解析でDOACはワルファリンに比して脳卒中（脳梗塞や頭蓋内出血）の発症を0.81に減少させることができ，また頭蓋内出血を半減させ，頭蓋内出血は程度が軽い場合が多い。一方，メタ解析で消化管出血がワルファリンより25％増加するというデータがあるが，アジア人や日本人ではワルファリンと同等か少ないというデータが出ており，DOACは日本人向けの薬剤ということになる。したがってDOACを第1選択薬としている。

NVAF患者の心原性脳塞栓症予防における抗凝固薬の選択（使い分け）について図6に示す[40]。大規模臨床試験で75歳以上の高齢者は，アピキサバンとエドキサバンがワルファリンより出血性合併症が少なく，脳卒中などのイベントは同等か少なくなるというデータがあり，この2剤を選択することが多い。75歳未満はダビガトランエテキシラートやリバーロキサバンの効果は高いと考えられる。DOACは心房細動による心原性脳塞栓症は高齢者に発症することが多いが，急性期治療にも大変便利である。

高齢者では他の疾患の合併も多く，特にてんかん合併例における抗てんかん薬と抗凝固薬の薬物相互作用は重要である。表7に抗てんかん薬に抗凝固薬を併用した場合の凝固能の変化を示す。

ワルファリンを長期内服して経過がよい症例をDOACに切り替えるかという課題がある。個人的には，ワルファリンは高齢者で出血合併症が増加することがあり，他の疾患の合併も多いため，多剤併用・薬物相互作用の問題から80歳以上になった時点で，患者・家族と相談してDOACに切り替えるようにしている。

腎機能が正常でも低体重や出血の既往がある場合，減量規定に合致しない場合は減量していない。頭蓋内出血の既往がある場合は，ワルファリンよりもDOACを使用して，血圧管理を徹底している。消化管出血の既往に関しては，がんなどの見つかっていない原因不明の下部消化管では，ダビガトランエテキシラートの選択は控えて，リバーロキサバンを選択するようにしている。低体重症例ではアピキサバンやエドキサバンを選択している。

ラクナ梗塞やアテローム血栓性脳梗塞に心房細動を合併している場合は，脳卒中領域では抗血栓薬の併用は可能な限り行わない，あるいは少なければ少ないほどよい（"Less is more"）[41]とされ，さらにWARSS研究やWASID研究の結果などからステント留置例は例外としつつ，抗血小板薬とワルファリンの併用（double therapy）は行わず，ワルファリンによるmonotherapyを行ってきた。DOAC誕生後も抗凝固薬の単剤投与を続けており，DOAC単独治療を行っている。冠動脈領域に疾患の心房細動を合併した場合も，抗血小板薬2剤と抗凝固薬1剤の併用（triple therapy）よりも抗血小板薬1剤と抗凝固薬1剤のdouble therapyがよいという流れになってきており，安定したら抗血小板薬1剤のmonotherapyを目指す動きになってきている。

IX 最後に

DOACは，似て非なるもの，お互い別の薬剤である。各DOACを有効活用するためには薬剤の特性，禁忌，慎重投与，薬物相互作用，減量基準をしっかり熟知して，目の前にいる患者に適する薬剤・量を選択する。基本的には一次予防における選択と同じでよいと考えているが，二次予防では高齢，低腎機能，低体重などの抗凝固療法では問題となるリスクを持っている症例が多いことは注意すべきである。減量規定にない減量，減量考慮しての減量で発症した多くの重症の心原性脳塞栓症を診療している立場からは，4剤のDOACを選択できる時代となったので減量を考慮しないDOACの選択を心掛けている。半減期が短いためアドヒアランス対策が大きな課題である。

文献

1) Connolly SJ, et al：Dabigatran versus warfarin in patients with atrial fibrillation. N Engl J Med 361：1139-1151, 2009
2) Hori M, et al：Dabigatran versus warfarin：effects on ischemic and hemorrhagic strokes and bleeding in Asians and non-Asians with atrial fibrillation. Stroke 44：1891-1896, 2013
3) Patel MR, et al：Rivaroxaban versus warfarin in nonvalvular atrial fibrillation. N Engl J Med 365：883-891, 2011
4) Hori M, et al：Rivaroxaban vs. warfarin in Japanese patients with atrial fibrillation：the J-ROCKET AF study. Circ J 76：2104-2111, 2012
5) Granger C, et al：Apixaban versus warfarin in patients with atrial fibrillation. N Engl J Med 365：981-992, 2011
6) Connolly SJ, et al：Apixaban in patients with atrial fibrillation. N Engl J Med 364：806-817, 2011
7) Giugliano RP, et al：Edoxaban versus warfarin in patients with atrial fibrillation. N Engl J Med 369：2093-2014, 2013
8) The Hokusai-VTE Investigators：Edoxaban versus warfarin for the treatment of symptomatic venous thromboembolism. N Engl J Med 369：1406-1415, 2013
9) EINSTEIN Investigators：Oral rivaroxaban for symptomatic venous thromboembolism. N Engl J Med 363：2499-2510, 2010
10) EINSTEIN-PE Investigators：Oral rivaroxaban for the treatment of symptomatic pulmonary embolism. N Engl J Med 366：1287-1297, 2012
11) EINSTEIN Investigators：Oral rivaroxaban versus standard therapy for the treatment of symptomatic venous thromboembolism：a pooled analysis of the EINSTEIN-DVT and PE randomized studies. Thromb J 11：21, 2013
12) Yamada N, et al：Oral rivaroxaban for Japanese patients with symptomatic venous thromboembolism-the J-EINSTEIN DVT and PE programThromb J 13：2, 2015
13) Agnelli G, et al, for the AMPLIFY investigators：Apixaban for the treatment of acute venous thromboembolism. N Engl J Med 369：799-808, 2013
14) Okada Y, et al：Hemorrhagic transformation in cerebral embolism. Stroke 20：598-603, 1989
15) Bogousslavsky J, et al：Early spontaneous hematoma in cerebral infarct：Is primary cerebral hemorrhage overdiagnosed? Neurology 41：837-840, 1991
16) 伊藤康幸，ほか：遅発性出血性梗塞をきたした脳梗塞の2例．臨床神経 47：589-592, 2007
17) Toyoda K, et al：Early recurrence of ischemic stroke in Japanese patients：the Japan stabdard stroke registry study. Cerebrovasc Dis 24：289-295, 2007
18) 日本脳卒中学会　脳卒中ガイドライン委員会：脳卒中治療ガイドライン2015. pp58-60, 協和企画, 2015
19) Jauch EC, et al：Guidelines for the early management of patients with acute ischemic stroke：A guideline for Health-

care Professionals from the American Heart Assiciation/American Stroke Association. Stroke 44：870-947, 2013
20）Hylek EM, et al：Effect of intensity of oral anticoagulation on stroke severity and mortality in atrial fibrillation. N Engl J Med 349：1019-1026, 2003
21）Paciaroni M, et al：Efficacy and safety of anticoagulant treatment in acute cardioembolic stroke：A meta-analysis of randomized controlled trials. Stroke 38：423-430, 2007
22）橋本洋一郎：ダビガトランエテキシラートを用いた治療. 脳神経外科速報22：214-219, 2012
23）橋本洋一郎：リバーロキサバンを用いた治療. 脳神経外科速報22：1404-1410, 2012
24）橋本洋一郎：アピキサバンを用いた治療. 脳神経外科速報23：914-919, 2013
25）Heidbuchelet H, et al：European Heart Rhythm Association Practical Guide for use of new oral anticoagulants in patients with non-valvular atrial fibrillation. Europace 15：625-651, 2013
26）Heidbuchelet H, et al：Update European Heart Rhythm Association Practical Guide on the use of non-vitamin K antagonist anticoagulants in patients with non-valvular atrial fibrillation. Europace 17：1467-1507, 2015
27）Paciaroni M, et al：Early recurrence and cerebral bleeding in patients with acute ischemic stroke and atrial fibrillation：effect of anticoagulation and its timing：The RAF study. Stroke 46：2175-2182, 2015
28）Toyoda K, et al：Trends in oral anticoagulant choice for acute stroke patients with nonvalvular atrial fibrillation in Japan：The SAMURAI-NVAF study. Int J Stroke 10：836-842, 2015
29）Diner HC, et al：Dabigatran compared with warfarin in patients with atrial fibrillation and previus transient ischaemic attack or stroke：a subgroup analysis of the RE-LY trial. Lancet Neurol 9：1157-1163, 2010
30）Hankey GJ, et al：Rivaroxaban compared with warfarin in patients with atrial fibrillation and previous stroke or transient ischaemic attack：a subgroup analysis of ROCKET AF. Lancet Neurol 11：315-322, 2012
31）Tanahashi N, et al：Rivarixaban versus warfarin in Japanese patients with nonvalvular atrial fibrillation for secondary prevention of stroke：a subgroup analysis of J-ROCKET AF. J Stroke Cerebrovasc Dis 22：1317-1325, 2013
32）Easton JD, et al：Apixaban compared with warfarin in patients with atrial fibrillation and previus stroke or transient ischaemic attack：a subgroup analysis of the ARISTOTLE trial. Lancet Neurol 11：503-511, 2012
33）Rost NS, et al：Outcomes with edoxaban versus warfarin in patients with previous cerebrovascular events；findings from ENGAGE AF-TIMI 48（effective anticoagulation with factor Xa next generation in atrial fibrillation-thrombolysis in muocardial infarction 48）. Stroke 47：2075-2082, 2016
34）Sardar P, et al：New oral anticoagulants are not superior to warfarin in secondary prevention of stroke or transient ischemic attacks, but lower the risk of intracranial bleeding：insight from a meta-analysis and indirect treatment comparisons. PLOS ONE October 2013, Vol8, Issue10, e77694
35）Ruff CT, et al：Comparison of the efficacy and safety of new oral anticoagulants with warfarin in patients with atrial fibrillation：a meta-analysis of randomized trials. Lancet 383：955-962, 2013
36）Kamae I, et al：Cost-effectiveness analysis of apixaban against warfarin for stroke prevention in patients with nonvalvular atrial fibrillation in Japan. Clin Ther 37：2837-2851, 2015
37）橋本洋一郎：心房細動に伴う脳塞栓症予防と新規経口抗凝固薬. 神経内科77：420-431, 2012
38）Weitz JI, Gross PL：New oral anticoagulants：which one should my patient use? Hematology Am Soc Hematol Educ Program 2012：536-540, 2012
39）橋本洋一郎：新規経口抗凝固薬（NOAC）の比較. 脳神経外科24：298-303, 2014
40）Shields AM, et al：J Intern Med. 2015 Mar 10. doi：10.1111/joim. 12360.［Epub ahead of print］
41）Hansen ML, et al：Risk of bleeding with single, dual, or triple therapy with warfarin, aspirin, and clopidogrel in patients with atrial fibrillation. Arch Intern Med 170：1433-1441, 2010

V 一歩踏み込んだリスクファクターの管理
一次予防と二次予防

14 脳卒中のリスクファクター　総論
15 糖尿病
16 脂質異常症
　　―脂質異常症は単独で脳卒中の
　　リスクファクターとなりうるか―
17 心房細動
18 喫煙

14 脳卒中のリスクファクター総論

松尾 龍　［九州大学大学院医学研究院医療経営・管理学　病態機能内科学］
鴨打 正浩　［九州大学大学院医学研究院医療経営・管理学　病態機能内科学］

脳卒中はその発症機序により，出血性脳卒中（脳実質内出血，くも膜下出血）と虚血性脳卒中（脳梗塞）に分けられ，さらに脳梗塞はアテローム血栓性脳梗塞，ラクナ梗塞，心原性脳塞栓症とそれ以外の病型に分類される。これらの臨床病型毎に病態や発症様式は異なっており，リスクファクターの関与も異なる。例えば，高血圧は出血性脳卒中，ラクナ梗塞の発症により深く関与する一方，糖尿病や脂質異常はアテローム血栓性脳梗塞，心房細動は心原性脳塞栓症の発症に関与している。このように，脳卒中の臨床病型によって関与するリスクファクターは異なることに留意が必要である[1]。

I 脳卒中のリスクファクター

1 修正可能および修正不能なリスクファクター

リスクファクターは，性別や人種など先天的な要因と高血圧や糖尿病などの生活習慣病のように後天的に獲得される要因に大別することができる。年齢自体が発症に関与することから，加齢もまたリスクファクターの一つといえる（図1）。年齢や性別，人種などの要因は修正できないが，生活習慣病は介入による修正が可能であり，このような修正可能なリスクファクターが発症予防のターゲットになりうる[1]。これまで

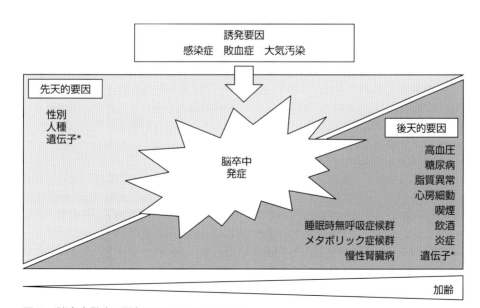

図1　脳卒中発症に関与するリスクファクター
　脳卒中の発症に関連する要因は先天的要因と後天的要因に分類できる。年齢により寄与する要因は異なる。遺伝子*は先天的かつ後天的要因である。脳卒中を誘発する因子として感染症，敗血症，大気汚染物質があげられる。

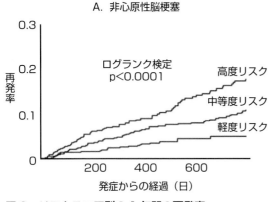
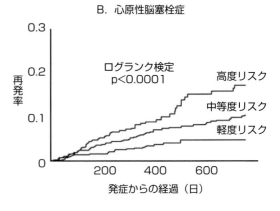

図2 リスクスコア別の1年間の再発率
A. 非心原性脳梗塞, B. 心原性脳塞栓患者における, 軽度リスク群（≦3点）, 中等度リスク群（4-5点）, 高度リスク群（≧6点）の再発率を示す.

の研究の結果からさまざまなリスクファクターが提唱されている.

2 発症因子

米国における代表的な循環器疾患の疫学研究であるフラミンガム心臓研究では，年齢，性別，収縮期血圧，降圧治療，ECG上の左室肥大，心血管疾患，現喫煙，心房細動，糖尿病が脳卒中のリスクファクターとして提唱されている．これらのリスクファクターを用いて10年間の脳卒中リスクを予測する，フラミンガム脳卒中リスクプロファイル（Framingham Stroke Risk Profile：FSRP）がリスク管理のツールとして活用されている．近年改訂された改訂版は一般住民の脳卒中リスクをより正確に予測できることが示されている[2]．

最近では，32カ国142カ所の医療機関で行われた標準化国際ケースコントロール試験（INTERSTROKE研究）において，世界の地域や人種，性別にかかわらず，全脳卒中発症の原因の約90％に関与する10項目のリスクファクターが明らかにされている[3]．INTERSTROKE研究は，発症5日以内で入院72時間以内の急性期脳卒中患者13,447例（虚血性脳卒中10,388例，脳内出血3,059例）と対照群とを比較し，リスクファクター別のオッズ比（OR）と人口寄与危険度割合（PAR）を算出した．その結果，全脳卒中と関連した因子は，①高血圧の既往，あるいは収縮期血圧/拡張期血圧が140/90 mmHg以上（OR 2.98；PAR 47.9），②定期的な運動（OR 0.60；PAR 35.8），③アポリポ蛋白（Apo）B/A1比（3分位最低群に対する3分位最高群のOR 1.84；3分位最低群に対するそれ以外の群のPAR 26.8），④修正代替健康食指数（modified Alternative Healthy Eating Index：mAHEI）を用いた食事内容（3分位最低群に対する3分位最高群のOR 0.60；3分位最低群に対するそれ以外のPAR 23.2），⑤ウエスト・ヒップ比（3分位最低群に対する3分位最高群のOR 1.44；3分位最低群に対するそれ以外のPAR 18.6），⑥精神的ストレス等心理社会要因（OR 2.20；PAR 17.4），⑦喫煙習慣（OR 1.67；PAR 12.4），⑧心臓疾患（OR 3.17；PAR 9.1），⑨アルコール嗜好（少量または無し群に対する中等量群を除く多量群のOR 2.09；少量または無し群に対する中等量群と多量群のPAR 5.8），⑩糖尿病（OR 1.16；PAR 3.9）であった．これらの因子はいずれも修正可能なものであり，年齢，性別，人種を問わず，全世界の脳卒中の90％（虚血性脳卒中91.5％，脳内出血87.1％）を説明できるとされる．

しかしながら，リスクファクターの頻度は地域，人種によって異なっており，それぞれのリスクファクターの管理を適切に行う必要がある．本邦における脳卒中治療ガイドラインでは，古典的リスクファクターである高血圧，糖尿病，脂質異常症，心房細動，喫煙，飲酒に加え，炎症マーカーを合わせた7つのリスクファクターの管理についての推奨が記載されている．さらに，睡眠時無呼吸症候群，メタボリック症候群，慢性腎臓病も独立した発症因子であり，ハイリスク群としてその管理の重要性が指摘されている[4]．

3 再発因子

再発を予測する因子に関しては，本邦の地域疾患コホート（Fukuoka Stroke Registry）において，年齢，高血圧，糖尿病，喫煙，心房細動，心疾患，非ラクナ梗塞，脳梗塞の既往がリスクファクターとして認められ，それらの因子をスコア化することにより脳卒中再発の予測が可能であった（**図2**）[5]．

4 誘発因子（Stroke Trigger）

近年の疫学研究により，感染症や敗血症，大気汚染物質なども脳卒中発症の誘因となりうる可能性が示唆されている[1]．例えば，急性感染症での入院は，30日

表1 リスクファクターの有病率・平均値の時代的推移—久山町5集団，40歳以上，年齢調整

	1961年コホート	1974年コホート	1983年コホート	1993年コホート	2002年コホート	傾向性P
男性						
対象者数	705	855	1048	747	1305	
高血圧（%）	38.4	43.1	47.7	43.7	41.3	0.71
降圧薬服用（%）	2.0	8.4	10.9	14.7	17.5	<0.001
高血圧者の収縮期血圧（mmHg）	161	157	152	152	148	<0.001
高血圧者の拡張期血圧（mmHg）	91	90	92	88	89	0.01
肥満	7.0	11.6	20.2	26.7	29.2	<0.001
糖代謝異常	11.6	14.1	14.3	29.9	54.0	<0.001
高コレステロール血症	2.8	12.2	23.0	25.2	22.2	<0.001
現在の喫煙	75.0	73.3	57.6	47.0	47.4	<0.001
現在の飲酒	69.6	63.8	65.2	64.6	71.8	0.004
女性						
対象者数	913	1183	1411	1236	1803	
高血圧（%）	35.9	40.1	41.2	34.6	30.8	<0.001
降圧薬服用（%）	2.1	7.4	11.5	15.2	16.2	<0.001
高血圧者の収縮期血圧（mmHg）	163	161	155	155	149	<0.001
高血圧者の拡張期血圧（mmHg）	88	87	87	84	86	<0.001
肥満	12.9	21.5	23.5	26.2	23.8	<0.001
糖代謝異常	4.8	7.9	7.0	21.0	35.1	<0.001
高コレステロール血症	6.6	19.9	33.5	35.7	35.3	<0.001
現在の喫煙	16.6	10.2	7.4	4.6	8.5	<0.001
現在の飲酒	8.3	5.7	7.8	12.9	29.3	<0.001

（文献11より改変して引用）

表2 脳卒中病型別罹患率の時代的推移—久山町5集団，40歳以上，各7年追跡，年齢調整

	1961年コホート 1961-1968	1974年コホート 1974-1981	1983年コホート 1983-1990	1993年コホート 1993-2000	2002年コホート 2002-2009	傾向性P
男性						
対象者数	705	855	1048	747	1305	
罹患率						
全脳卒中	14.34	6.99	5.45	4.38	4.22	<0.001
脳梗塞	9.50	5.61	4.33	2.51	2.70	<0.001
脳出血	3.75	1.38	1.00	0.58	1.04	<0.001
くも膜下出血	0.70	0.00	0.12	1.29	0.41	0.87
女性						
対象者数	913	1183	1411	1236	1803	
罹患率						
全脳卒中	7.19	4.07	4.29	3.76	2.12	<0.001
脳梗塞	5.31	2.87	2.99	2.75	1.45	<0.001
脳出血	0.78	0.48	0.69	0.64	0.35	0.40
くも膜下出血	0.84	0.72	0.60	0.37	0.32	0.05

（文献11より改変して引用）

以内の脳卒中発症のリスクを有意に高め[6]，重症敗血症は心房細動に伴う脳卒中発症のリスクを高めることが報告されている[7]。また，大気汚染物質であるPM_{10}や$PM_{2.5}$の長期または短期曝露により脳卒中の発症リスクが上昇することも近年注目されている[8]。本邦においても，黄砂あるいは$PM_{2.5}$の短期曝露により脳梗塞の発症リスクが有意に上昇することが認められた[9,10]。

II 本邦におけるリスクファクターと脳卒中罹患率の時代的推移

本邦における代表的な住民コホートである久山町研究は，1961年，1974年，1983年，1993年，2002年に40歳以上の健診対象者に対して調査を行い，これら5集団におけるリスクファクターの年齢調整有病率を算出するとともに，その時代的推移を明らかにした

(**表1**)[11]。2002年の集団においては，1961年の集団と比較して，高血圧の有病率は男性で微増，女性では減少していた。降圧薬の内服率は8倍近くに増加したが，高血圧者の収縮期血圧は160 mmHgから150 mmHgへの低下にとどまった。肥満，糖代謝異常，高コレステロール血症は，男性でそれぞれ約4倍，5倍，8倍，女性でそれぞれ約2倍，7倍，5倍と著明に増加していた。一方，喫煙率は男性で75.0％から47.4％，女性で16.6％から8.5％へ減少した。このように血圧治療は普及したものの，未だコントロールとしては不十分な可能性がある。また，喫煙率は低下した一方で，肥満，糖代謝異常，高コレステロール血症が著増しており，背景に食生活の欧米化や運動不足など生活習慣の変化が影響していると考えられる。

脳卒中リスクファクターの時代的推移にしたがって，脳卒中罹患率も変化している。久山町研究では，5集団を7年間追跡し脳卒中罹患率（対1,000人年）を推定した（**表2**）[11]。その結果，男女ともに全脳卒中の罹患率は1960年代から1970年代にかけて大幅に低下したものの，その後は緩やかな減少にとどまっていた。脳出血，脳梗塞の罹患率はともに血圧管理の普及とともに低下したが，脳梗塞罹患率の減少は鈍化しており代謝性リスクファクターの有病率の増加が関与していると考えられる。

文献

1) Boehme AK, Esenwa C, Elkind MS. Stroke Risk Factors, Genetics, and Prevention. Circ Res 120, 472-495, 2017
2) Dufouil C, Beiser A, McLure LA, et al. Revised Framingham Stroke Risk Profile to Reflect Temporal Trends. Circulation 135, 1145-1159, 2017
3) O'Donnell MJ, Chin SL, Rangarajan S, et al. Global and regional effects of potentially modifiable risk factors associated with acute stroke in 32 countries（INTERSTROKE）：a case-control study. Lancet 388, 761-775, 2016
4) 日本脳卒中学会 脳卒中ガイドライン委員会：3．発症予防．脳卒中治療ガイドライン2015．pp.24-45，協和企画，2015
5) Kamouchi M, Kumagai N, Okada Y, et al. Risk score for predicting recurrence in patients with ischemic stroke：the Fukuoka stroke risk score for Japanese. Cerebrovasc Dis 34, 351-357, 2012
6) Elkind MS, Carty CL, O'Meara ES, et al. Hospitalization for infection and risk of acute ischemic stroke：the Cardiovascular Health Study. Stroke 42, 1851-1856, 2011
7) Walkey AJ, Hammill BG, Curtis LH, et al. Long-term outcomes following development of new-onset atrial fibrillation during sepsis. Chest 146, 1187-1195, 2014
8) Wellenius GA, Schwartz J, Mittleman, MA. Air pollution and hospital admissions for ischemic and hemorrhagic stroke among medicare beneficiaries. Stroke 36, 2549-2553, 2005
9) Kamouchi M, Ueda K, Ago T, et al. Relationship between asian dust and ischemic stroke：a time-stratified case-crossover study. Stroke 43, 3085-3087, 2012
10) Matsuo R, Michikawa T, Ueda K, et al. Short-Term Exposure to Fine Particulate Matter and Risk of Ischemic Stroke. Stroke 47, 3032-3034, 2016
11) Hata J, Ninomiya T, Hirakawa Y, et al. Secular trends in cardiovascular disease and its risk factors in Japanese：half-century data from the Hisayama Study（1961-2009）．Circulation 128, 1198-1205, 2013

15 糖尿病

松尾 龍　［九州大学大学院医学研究院医療経営・管理学　病態機能内科学］
鴨打 正浩　［九州大学大学院医学研究院医療経営・管理学　病態機能内科学］

I 糖尿病と脳卒中リスク

1 発症リスク

糖尿病は，虚血性脳卒中，出血性脳卒中の発症リスクをそれぞれ2.27倍（95％信頼区間1.95-2.60），1.56倍（95％信頼区間1.19-2.05）に高めると102のコホート研究によるメタアナリシスで報告されており，確立したリスクファクターである[1]。本邦における地域住民コホート研究（久山町研究）でも，糖尿病患者における脳梗塞発症リスクは男性で2.54倍，女性で2.02倍高いことが明らかにされている[2]。

2 再発リスク

糖尿病合併の有無で比較した脳卒中の再発率は，糖尿病合併例で9.4（％/年），非合併例で4.7（％/年）であり，糖尿病は再発リスクとなることが示されている[3]。本邦における地域脳卒中疾患コホート（Fukuoka Stroke Registry）を対象とした再発予測因子の検討でも，糖尿病は年齢や血圧と同様にリスク因子の一つであった[4]。一過性脳虚血発作患者においても糖尿病は脳梗塞発症に関わる重要な因子と考えられ，発症予測スコアであるABCD2スコアの中に含まれている[5]。

3 機能予後不良リスク

糖尿病は脳梗塞発症後の機能予後不良と関連していると考えられている。Fukuoka Stroke Registryを用いた研究によると，急性期脳梗塞患者において，入院時HbA1cで評価した発症前血糖コントロールが不良なほど，改善に乏しく，増悪しやすく，機能予後は不良であった（図1）[6]。

II 耐糖能異常と脳卒中リスク

糖尿病発症に至る前の耐糖能異常も，脳卒中のリスクとなりうると考えられている。米国糖尿病学会診療ガイドラインでは，空腹時血糖値が100-125 mg/dL，または経口ブドウ糖負荷試験2時間後血糖値が140-199 mg/dL，HbA1c 5.7〜6.4％（NGSP値）を満たすものをPrediabetes（糖尿病前状態）と定義しているが，prediabetesは脳卒中の発症リスクを1.20倍と有意に増加させることが76万人を対象とした8つのコホート研究によるメタアナリシスで示されている[7]。一方，脳梗塞患者における耐糖能異常の合併は一般住民と比べて高いとされ，本邦でも占部らによると，発症前に糖尿病と診断されていなかった脳梗塞患者のうち，耐糖能異常は38％，新規糖尿病は25％と報告されており，注意が必要である[8]。

軽症脳梗塞あるいは一過性脳虚血発作患者を対象に耐糖能異常と脳卒中再発の関連性を検討した研究では，2.6年間の追跡期間中の再発率は正常糖代謝群6％，耐糖能異常群12％，糖尿病群18％であり，正常糖代謝群と比べたハザード比は，耐糖能異常群で1.8倍（95％信頼区間1.1-3.0），糖尿病群で2.8倍（95％信頼区間1.9-4.1）と有意に再発リスクが上昇していた[9]。脳卒中の発症を防ぐためには，耐糖能異常の段階から管理を行う必要があると考えられる。

III 糖尿病の管理と脳卒中発症予防

1 血糖管理

糖尿病患者において，厳格な血糖管理による大血管障害の発症抑制効果は明らかではない。2型糖尿病患者に対して血糖管理強化治療の有効性を検討した臨床

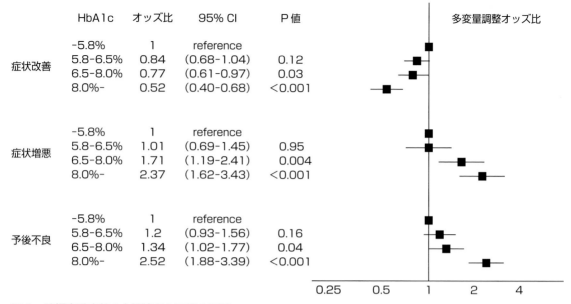

図1 脳梗塞発症前の血糖管理と予後の関連
　発症時のHbA1cにより評価した発症前血糖管理が不良であると，神経症状の改善に乏しく，神経症状が増悪しやすく，機能予後不良の割合が増加した。
（文献6より改変して引用）

試験のメタアナリシスでも，脳卒中の発症抑制効果は認められなかった[10]。HbA1c値を指標とした血糖管理の強化により，むしろ低血糖などの有害事象が発生し，血糖コントロールの有用性が損なわれた可能性が指摘されている。一方で，インスリン抵抗性に注目して行われた臨床試験 PROspective pioglitAzone Clinical Trial In macroVascular Events（PRO active）研究では[11]，インスリン抵抗性改善薬ピオグリタゾンの投与により，脳卒中既往を有する2型糖尿病患者では脳卒中再発リスクが47％低下した[12]。さらに，Insulin Resistance Intervention after Stroke（IRIS）試験においては，虚血性脳卒中または一過性脳虚血発作の既往を有し，かつインスリン抵抗性を有する非糖尿病患者に対してピオグリタゾンの投与を行い，脳卒中再発のリスクは24％低下した[13]。インスリン感受性の改善は脳卒中リスクを低下させる可能性が示唆され，今後の検討が待たれる。

2　包括的リスク管理

　糖尿病患者における脳卒中予防に関しては，血圧管理やスタチン投与による脂質管理などリスクファクターの包括的な管理が有効であると報告されている。例えば，血糖管理に血圧管理を加えると脳卒中発症は抑制され，降圧による脳卒中発症抑制効果は糖尿病患者でより大きいことが示されている[14]。脂質管理についてもLDLコレステロール値の低下やスタチンの投与により，脳卒中を含む血管イベントは抑制されると報告されている[15]。

　Steno-2 studyでは，糖尿病患者における高血糖，高血圧，脂質代謝異常などの複合的な危険因子の強化治療が，脳卒中予防に極めて有効であることが明らかになった[16]。治療介入が終了した後7.8年の追跡期間中においても，強化治療群では従来治療群と比べ，脳卒中の発症が1/5に減少した。また，本邦における2型糖尿病患者を対象に，「従来治療群」と「生活習慣介入群」に無作為割り付けを行ったJDCS（Japan Diabetes Complications Study）研究では，脳卒中発生率が生活習慣介入群で5.48/1,000人年と，従来治療群の9.52/1,000人年と比較し有意に低いことが示された[17]。糖尿病患者においては血糖管理のみならず，高血圧，脂質異常，肥満，喫煙など他の危険因子を包括的にコントロールすることが，脳卒中を予防するために重要と考えられる。

文献

1) Emerging Risk Factors C, Sarwar N, Gao P, et al：Diabetes mellitus, fasting blood glucose concentration, and risk of vascular disease：a collaborative meta-analysis of 102 prospective studies. Lancet 375, 2215-2222, 2010
2) Doi Y, Ninomiya T, Hata J, et al：Impact of glucose tolerance status on development of ischemic stroke and coronary heart disease in a general Japanese population：the Hisayama study. Stroke 41, 203-209, 2010
3) Shinohara Y, Gotoh F, Tohgi H, et al：Antiplatelet cilostazol

is beneficial in diabetic and/or hypertensive ischemic stroke patients. Subgroup analysis of the cilostazol stroke prevention study. Cerebrovascular diseases 26, 63-70, 2008

4) Kamouchi M, Kumagai N, Okada Y, et al：Risk score for predicting recurrence in patients with ischemic stroke：the Fukuoka stroke risk score for Japanese. Cerebrovascular diseases 34, 351-357, 2012

5) Rothwell PM, Giles MF, Flossmann E, et al：A simple score (ABCD) to identify individuals at high early risk of stroke after transient ischaemic attack. Lancet 366, 29-36, 2005

6) Kamouchi M, Matsuki T, Hata J, et al：Prestroke glycemic control is associated with the functional outcome in acute ischemic stroke：the Fukuoka Stroke Registry. Stroke 42, 2788-2794, 2011

7) Lee M, Saver JL, Hong KS, et al：Effect of pre-diabetes on future risk of stroke：meta-analysis. BMJ 344, e3564, 2012

8) Urabe T, WatadaH, Okuma Y, et al：Prevalence of abnormal glucose metabolism and insulin resistance among subtypes of ischemic stroke in Japanese patients. Stroke 40, 1289-1295, 2009

9) Vermeer SE, Sandee W, Algra A, et al：Impaired glucose tolerance increases stroke risk in nondiabetic patients with transient ischemic attack or minor ischemic stroke. Stroke 37, 1413-1417, 2006

10) Ray KK, Seshasai SR, Wijesuriya S, et al：Effect of intensive control of glucose on cardiovascular outcomes and death in patients with diabetes mellitus：a meta-analysis of randomised controlled trials. Lancet 373, 1765-1772, 2009

11) Dormandy JA, Charbonnel B, Eckland DJ, et al：Secondary prevention of macrovascular events in patients with type 2 diabetes in the PROactive Study (PROspective pioglitAzone Clinical Trial In macroVascular Events)：a randomised controlled trial. Lancet 366, 1279-1289, 2005

12) Wilcox R, Bousser MG, Betteridge DJ, et al：Effects of pioglitazone in patients with type 2 diabetes with or without previous stroke：results from PROactive (PROspective pioglitAzone Clinical Trial In macroVascular Events 04). Stroke 38, 865-873, 2007

13) Kernan WN, Viscoli CM, Furie KL, et al：Pioglitazone after Ischemic Stroke or Transient Ischemic Attack. N Engl J Med 374, 1321-1331, 2016

14) Group AS, CushmanWC, Evans GW, et al：Effects of intensive blood-pressure control in type 2 diabetes mellitus. N Engl J Med 362, 1575-1585, 2010

15) Cholesterol Treatment Trialists Collaborators, Kearney PM, Blackwell L, et al：Efficacy of cholesterol-lowering therapy in 18,686 people with diabetes in 14 randomised trials of statins：a meta-analysis. Lancet 371, 117-125, 2008

16) Gaede P, Lund-Andersen H, Parving HH, et al：Effect of a multifactorial intervention on mortality in type 2 diabetes. N Engl J Med 358, 580-591, 2008

17) Sone H, Tanaka S, Iimuro S, et al：Long-term lifestyle intervention lowers the incidence of stroke in Japanese patients with type 2 diabetes：a nationwide multicentre randomised controlled trial (the Japan Diabetes Complications Study). Diabetologia 53, 419-428, 2010

16 脂質異常症—脂質異常症は単独で脳卒中のリスクファクターとなりうるか—

下村 怜 ［広島大学大学院脳神経内科学］
細見 直永 ［広島大学大学院脳神経内科学］

I はじめに

　脳卒中の発症・再発予防に脳・心血管リスク因子の内科的治療が重要である。わが国の脂質異常症患者は，200万人を超えており，急性期脳梗塞患者の3割強が脂質異常症を有する。脂質異常症は冠動脈疾患のリスクとして確立しており，血清コレステロール値が上昇すると，心筋梗塞発症頻度が増加することが示されている。近年，脂質異常症が脳卒中のリスク因子となるか，また脂質異常症に対する治療が脳卒中発症予防となりうるかに関して研究が進められており，本稿でその知見を述べる。

II 脳卒中と脂質異常症

　冠動脈疾患と比較すると，脂質異常症の脳卒中への関与は小さいと長らく考えられてきた。実際，血清コレステロール値と脳卒中および冠動脈疾患による死亡との関連を年齢別にみたメタ解析では，どの年齢においても血清コレステロール値と冠動脈疾患は死亡率が正に相関していた一方，脳卒中とはほとんどの年齢（60, 70, 80歳代）で有意な相関は認めず，40～50歳代で弱い正の相関（ハザード比0.90）を認めるのみだった[1]。しかし，脳梗塞と脳出血の発症機序は異なることから，両者を区別してリスクを評価することが望ましい。

　わが国からの報告であるEvidence for Cardiovascular Prevention from Observational Cohorts in Japan（EPOCH-JAPAN）は，心血管病の既往のない日本人の平均10.1年の追跡研究である。総コレステロール値は，脳梗塞の発症に関して有意な関連がない一方，脳出血と総コレステロール値が負に相関した[2]。同様に茨城県の報告では，LDLコレステロール値が80 mg/dL未満では，有意に脳出血発症リスクが高く[3]，低コレステロール血症特に低LDLコレステロール血症は脳出血のリスクとなる可能性が示唆されている。

　また，わが国の久山町研究では，LDLコレステロール値と脳卒中との関連が報告されている[4]。この報告では，LDLコレステロール値と脳梗塞，脳出血，全脳卒中との間に有意な相関は認めなかった。しかし，脳梗塞を病型別にみると，アテローム血栓性脳梗塞とラクナ梗塞では，LDLコレステロール値が高値であるほど脳梗塞発症リスクが高くなっていた。

　以上のように，脂質異常症と全脳卒中との関連は示されていない。しかし，脳卒中を病型別に分けて脂質異常症との関連をみると，わが国からの報告により脳出血と低コレステロール血症の関連，アテローム血栓性脳梗塞とラクナ梗塞と高コレステロール血症の関連が示唆されている。脂質異常症と脳卒中の関連をみる場合には，病型別に発症リスク・治療方針を検討することが重要である。

III 一次予防

　海外からの報告では，冠動脈疾患患者を対象とした大規模臨床試験により，HMG-CoA還元酵素阻害薬（スタチン）大量投与により脳卒中または脳梗塞の発症が減少したことが示されている。Cholesterol Treatment Trialists'（CTT）Collaborationによるスタチンの介入試験のメタ解析では，LDLコレステロールが38.6 mg/dL（1 mmol/L）低下すると，脳卒中の発症がスタチン投与群で15％低下し，脳梗塞の発症が20％低下していた（図1）[5]。わが国の脳・心血管疾患の既往のない患者を対象としたManagement of Elevated Cholesterol in the Primary Prevention Group of Adult Japanese（MEGA）studyにおいても，5年目での評価で食事療法およびプラバスタチン内服群（10～20 mg/日）は，食事療法単独群と比較し，脳卒中発症が35％低下しており[6]，一次予防にスタチンの効果が

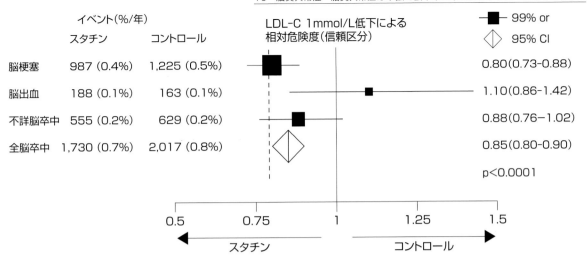

図1 スタチンの脳卒中に及ぼす影響
（文献5より改変して引用）

示されている．さらに MEGA study のサブ解析では，高血圧を有した場合，食事療法およびプラバスタチン内服群では5年目での評価で脳梗塞発症が46％低下した[7]．脂質異常症以外の脳・心血管リスク因子を有する患者においてもスタチンにより脂質異常症をコントロールすることが有用であることが示された．

一方，非スタチン系薬剤によるコレステロール低下療法による脳卒中発症の抑制効果は示されていない．したがって，スタチン療法による脳卒中の発症予防効果にはコレステロールの低下作用の他，血小板機能の抑制，血管内皮機能の改善，抗酸化作用，抗炎症作用，プラークの安定化などのプレオトロピック効果が関与している可能性がある．

IV 二次予防

脳卒中既往患者に対する再発予防の臨床研究はほとんどなされていない．Stroke Prevention by Aggressive Reduction of Cholesterol Levels（SPARCL）試験では，冠動脈疾患のない発症後6カ月以内の脳卒中もしくは一過性脳虚血発作（transient ischemic attack：TIA）が登録され，LDL コレステロール値 100–190 mg/dl の患者に対するスタチン治療のランダム化比較試験：randomized controlled trial（RCT）である．スタチン（アトルバスタチン 80 mg）投与群では，5年間で非致死的および致死的脳卒中はプラセボ群と比較し相対リスクが16％減少しており[8]，スタチンを用いた脳卒中の二次予防試験のメタ解析でも，脳梗塞再発の減少が示されている[9]．

しかし，欧米からの報告では，スタチンの大量投与を行っており，わが国の実臨床で使用しているスタチン量と比較すると解離を認める．2015年に発表されたわが国の多施設共同大規模研究である「脳血管疾患の再発に対する高脂血症治療薬 HMG-CoA 還元酵素阻害薬の予防効果に関する研究（Japan Statin Treatment Against Recurrent Stroke：J-STARS）」は，心原性脳塞栓症を除いた脳梗塞患者 1,578 例を対象としており，スタチン（プラバスタチン 10 mg 内服）群とスタチン非投与群の2群にランダムに割り付けし，平均4.9年の追跡調査を行った研究である．TIA を含む全脳卒中発症リスクはスタチン群とスタチン非投与群で変わらなかった．さらに病型別に発症リスクをみたところ，ラクナ梗塞，心原性脳塞栓症，脳出血については全脳卒中と同様，両者に差を認めなかった．しかし，スタチン群ではアテローム血栓性脳梗塞の発症が67％抑制されたことが示された[10]（図2）．J-STARS 研究のサブ解析においても，プラバスタチンによるプレオトロピック効果として hsCRP 低下と頸動脈 IMT 肥厚抑制が報告された[11,12]．プラバスタチン 10 mg はわが国の通常容量であり，日本人の LDL コレステロール値を下げるのに多くの場合十分な量である．これまでの欧米からの報告と異なり，わが国の通常容量のスタチン投与により，脳梗塞再発抑制効果が有意に示されたことは意義がある．

V 急性期脳梗塞患者に対するスタチンによる脂質管理

急性期のスタチン使用により，死亡や転帰不良が減る可能性も観察研究からは示唆されているが，これまでに RCT では示されていない．わが国においても多施設共同研究の RCT である Administration of Statin on Acute Ischemic Stroke Patient（ASSORT）研究が2017年に発表された[13]．入院時の LDL コレステロー

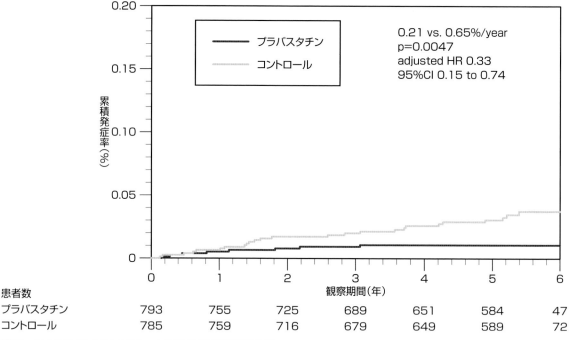

図2 スタチンによるアテローム血栓性脳梗塞抑制効果
登録時脳卒中病型，血圧高値，糖尿病で調整
（文献10より改変して引用）

表1 急性期脳梗塞患者に対するスタチン投与開始時期による相違

	早期群（n=131）	遅延群（n=126）	P
NIHSSスコアの変化（発症7日目-入院時），中央値（IQR）	−1（−2〜0）	−1（−2〜0）	0.40
LDL-C（mg/dL）の変化（発症21日目もしくは退院時-入院時），平均値±SD	−65.0±30.6	−51.0±29.2	0.001
急性心筋梗塞，n（%）	0（0）	1（0.8）	0.49
不安定狭心症，n（%）	0（0）	0（0）	1
新規脳梗塞，n（%）	9（6.9）	5（4.0）	0.41
非外傷性脳出血，n（%）	1（0.7）	0（0）	1
非外傷性くも膜下出血，n（%）	1（0.7）	0（0）	1
治療を要する大血管または末梢動脈疾患，n（%）	0（0）	1（0.8）	0.49

（文献13より改変して引用）

ル値が100 mg/dL以上の急性期脳梗塞患者を対象とし，発症24時間以内にスタチン（アトルバスタチン20 mg）を開始した早期群と発症7日目に投与開始した遅延群の2群を比較している．結果は，発症90日後までの脳梗塞および心血管イベントの発症は両群間で有意な差はなく，スタチンを早期に使用することの有用性は示されなかった（**表1**）．しかし，早期群において，遅延群と比較し，出血イベントは増加しておらず，この研究からは脳梗塞急性期においてもスタチン使用の安全性が示唆された．安全性が示され，脳梗塞発症を増加させるわけではないことから，急性期のスタチン投与を行うべきではないという結果ではない．

さらに，本研究の対象患者は，入院時のNIHSS（National Institutes of Health Stroke Scale, 本書p.13参照）スコア8点未満の軽症患者が9割を占めていた．したがって，本研究からは軽症急性期脳梗塞患者に対するスタチンの有用性は示されなかったが，重症脳梗塞患者に対する急性期のスタチン投与の有用性については現時点では不明である．今後，対象患者をより重症の脳梗塞患者かつアテローム血栓性脳梗塞患者として，本研究と同様に急性期のスタチン投与の有用性について，RCTが行われることとなっていることから，さらなる研究結果の蓄積が待たれる．

VI スタチンのリスク

前述のように、低コレステロール血症は脳出血のリスクとなる可能性が示唆されている。一方でスタチンによりコレステロール値を低下させた場合の脳出血発症リスクの増加の有無に関する報告もされている。先に挙げたSPARCL試験において、スタチン群で脳出血発症率が66％増加していた[8]。そのサブ解析で脳出血の既往、男性、加齢、スタチン治療が独立した脳出血のリスク因子となっていることが示された[14]。しかし、この解析からはLDLコレステロール低値は、スタチン群において脳出血発症を増加させる因子ではなかった。加えて、先に述べたスタチンによるLDLコレステロール低下と脳梗塞発症リスクのメタ解析では、LDLコレステロール低下にかかわらず、脳出血の発症リスクの増加は示されなかった[15]。

日本人は欧米人と比較して、脳卒中のうち脳出血が占める割合が高い。また、世界各国の疫学研究のメタ解析において、白人と比較し、アジア人の脳出血罹患率が2.1倍と有意に高かったことが報告されている[16]。したがって、スタチンにより脳出血が増加するか否かは日本人においては非常に重要な問題である。先に挙げたJ-STARS試験では、プラバスタチン内服により脳出血の増加は認めていないなど、日本人においてもこれまでにスタチンによる脳出血増加リスクは示されていない。したがって、現時点では、スタチン治療によるLDLコレステロールの低下が脳出血のリスク増加の原因となる根拠はない。

VII スタチン内服中の脳梗塞発症

これまでの研究結果からは、スタチン内服により、脳梗塞の発症リスクは抑制されることが示唆されているが、スタチン内服中に脳梗塞を発症した場合にもスタチン内服が影響する可能性がある。一次予防および二次予防のためのスタチン内服中に脳梗塞を発症した場合の転帰に関するメタ解析では、脳梗塞発症1年後の転帰良好（modified Rankin Scale〈mRS〉0-2）とスタチン内服は、関連しなかったものの、発症30日、90日後の転帰良好と有意に関連していた[17]。また、死亡率は発症30日、90日および1年後いずれもスタチン内服により有意に低下していた。このメタ解析で用いられた研究はRCTが少なく、ほとんどが非ランダム化観察研究であるが、スタチン内服中に脳梗塞を発症した場合にもスタチンが有用であることが示唆されている。

VIII スタチン以外の脂質異常低下薬

ここまで、脂質異常症の治療薬として、スタチンに主眼を当ててきた。しかし、実際にはスタチン以外にも脂質異常低下薬が存在しており、それらの薬剤についても脳卒中への影響が検討されている。

50歳以上の急性期虚血性心疾患患者に対するスタチン（シンバスタチン40 mg）＋エゼチミブ10 mg併用群とスタチン単独群を比較した多国間大規模臨床研究であるImproved Reduction of Outcomes：Vytorin Efficacy International Trial（IMPROVE-IT）試験では、併用群が単独群と比較し、脳梗塞発症を有意に抑制した（ハザード比0.79、p＝0.008）[18]。

また、Japan EPA Lipid Intervention Study（JELIS）は、日本人の総コレステロール250 mg/dL以上の高コレステロール血症患者に対するエイコサペンタエン酸（EPA）投与による心血管イベント予防を検討した研究である。スタチン（プラバスタチン10 mgもしくはシンバスタチン5 mg）単独群とスタチン＋EPA併用群の2群について約5年間の追跡評価している。JELISのサブ解析では、EPA併用による脳卒中の発症予防効果は認めなかった。しかし、脳卒中の既往のある患者においてスタチン単独群と比較し、スタチン＋EPA併用群で脳卒中再発リスクを20％抑制した[19]。また同時に出血性イベントも両群間に有意差は認めず、再発予防に対する有効性に加え、安全性も示唆された。

2017年に発表されたFurther Cardiovascular Outcomes Research with PCSK9 Inhibition in Subjects with Elevated Risk（FOURIER）試験は、脳・心血管疾患の既往を有するスタチン治療下でLDLコレステロール値が70 mg/dL以上もしくはnon-HDLコレステロール値が100 mg/dL以上の患者を対象とし、PCSK9阻害薬のエボロクマブが心血管イベント抑制効果をみた試験である[20]。対象患者をランダムにエボロクマブ群とプラセボ群の2群に分け、中央値2.2年のフォローアップを行った。エボロクマブ群では、脳・心血管イベントの発症リスクは有意に低下し、脳梗塞は25％低下した。本試験で特筆すべき点として、スタチン治療にエボロクマブを追加することで、LDLコレステロール値は中央値30 mg/dLまで低下していたが、脳出血リスクはプラセボ群と変わらなかった点がある。このことから脂質低下療法によりLDLコレステロールを30 mg/dLと極端に低下させても安全性が保たれることが示唆された。以上のように、スタチンに他剤を併用することによる上乗せ効果を認めた。他剤併用を脳卒中の予防目的に検討してもよい。

IX おわりに

　脂質異常症の管理により，脳梗塞発症を予防できる可能性がある．現時点では脂質低下療法による脳出血リスク増加は示されておらず，急性期のスタチン投与に関してもまだ議論の余地があり，引き続きデータの蓄積が必要である．J-STARS研究では，スタチン治療が脳卒中全体の発症低下をもたらすことは示されなかったが，アテローム血栓性脳梗塞の発症率を下げることは示された．脳梗塞病型もふまえ，脂質異常症に対する管理を慎重に行っていく必要がある．

文献

1) Lewington S, Whitlock G, Clarke R, et al：Blood cholesterol and vascular mortality by age, sex, and blood pressure：A meta-analysis of individual data from 61 prospective studies with 55,000 vascular deaths, Lancet. 370：1829-1839, 2007

2) Nagasawa SY, Okamura T, Iso H, et al：Relation between serum total cholesterol level and cardiovascular disease stratified by sex and age group：A pooled analysis of 65,594 individuals from 10 cohort studies in Japan, J Am Heart Assoc. 1：e001974, 2012

3) Noda H, Iso H, Irie F, et al：Low-density lipoprotein cholesterol concentrations and death due to intraparenchymal hemorrhage：The Ibaraki Prefectural Health Study. Circulation. 119：2136-2145, 2009

4) Imamura T, Doi Y, Arima H, et al：LDL cholesterol and the development of stroke subtypes and coronary heart disease in a general Japanese population：The Hisayama study. Stroke. 40：382-388, 2009

5) Baigent C, Blackwell L, Emberson J, et al：Efficacy and safety of more intensive lowering of LDL cholesterol：A meta-analysis of data from 170,000 participants in 26 randomised trials. Lancet. 376：1670-1681, 2010

6) Nakamura H, Arakawa K, Itakura H, et al：Primary prevention of cardiovascular disease with pravastatin in Japan (MEGA study)：A prospective randomised controlled trial. Lancet. 368：1155-1163, 2006

7) Kushiro T, Mizuno K, Nakaya N, et al：Pravastatin for cardiovascular event primary prevention in patients with mild-to-moderate hypertension in the Management of Elevated Cholesterol in the Primary Prevention Group of Adult Japanese (MEGA) study. Hypertension. 53：135-141, 2009

8) Amarenco P, Bogousslavsky J, Callahan A, et al：High-dose atorvastatin after stroke or transient ischemic attack. N Engl J Med. 355：549-559, 2006

9) Manktelow BN, Potter JF：Interventions in the management of serum lipids for preventing stroke recurrence. Cochrane Database Syst Rev. CD002091, 2009

10) Hosomi N, Nagai Y, Kohriyama T, et al：The Japan Statin Treatment Against Recurrent Stroke (J-STARS)：A Multicenter, Randomized, Open-label, Parallel-group Study. EBioMedicine. 2：1071-1078, 2015

11) Kitagawa K, Hosomi N, Nagai Y, et al：Reduction in High-Sensitivity C-Reactive Protein Levels in Patients with Ischemic Stroke by Statin Treatment：Hs-CRP Sub-Study in J-STARS. J Atheroscler Thromb. 24：1039-1047, 2017

12) Koga M, Toyoda K, Minematsu K, et al：Long-term Effect of Pravastatin on Carotid Intima-Media Complex Thickness：The J-STARS Echo Study (Japan Statin Treatment Against Recurrent Stroke). Stroke. 49：107-113, 2018

13) Yoshimura S, Uchida K, Daimon T, et al：Randomized Controlled Trial of Early Versus Delayed Statin Therapy in Patients With Acute Ischemic Stroke：ASSORT Trial (Administration of Statin on Acute Ischemic Stroke Patient). Stroke. 48：3057-3063, 2017

14) Goldstein MR, Amarenco P, Szarek M, et al：Hemorrhagic stroke in the Stroke Prevention by Aggressive Reduction in Cholesterol Levels study. Neurology. 70：2364-2370, 2008

15) Amarenco P, Labreuche J, Lavallée P, et al：Statins in stroke prevention and carotid atherosclerosis：Systematic review and up-to-date meta-analysis. Stroke. 35：2902-2909, 2004

16) van Asch CJ, Luitse MJ, Rinkel GJ, et al：Incidence, case fatality, and functional outcome of intracerebral haemorrhage over time, according to age, sex, and ethnic origin：A systematic review and meta-analysis. Lancet Neurol. 9：167-176, 2010

17) Ní Chróinín D, Asplund K, Åsberg S, et al：Statin therapy and outcome after ischemic stroke：Systematic review and meta-analysis of observational studies and randomized trials. Stroke. 44：448-456, 2013

18) Cannon CP, Blazing MA, Giugliano RP, et al：Ezetimibe Added to Statin Therapy after Acute Coronary Syndromes. N Engl J Med. 372：2387-2397, 2015

19) Tanaka K, Ishikawa Y, Yokoyama M, et al：Reduction in the recurrence of stroke by eicosapentaenoic acid for hypercholesterolemic patients：Subanalysis of the JFLIS trial. Stroke. 39：2052-2058, 2008

20) Sabatine MS, Giugliano RP, Keech AC, et al：Evolocumab and Clinical Outcomes in Patients with Cardiovascular Disease. N Engl J Med. 376：1713-1722, 2017

17 心房細動

奥村 謙［済生会熊本病院心臓血管センター　循環器内科］

I はじめに

　心房細動（atrial fibrillation：AF）は直接的には致死的ではないが，QOLを障害し，生命予後，機能予後を悪化させるため，決して放置してはならない[1]。AFは動悸，めまい，運動耐容能低下などによりQOLを障害する。発作性AFでは顕著であるが，持続性AFでは無症状のことも多い。AFはしばしば頻脈となるが，これが持続すると頻脈誘発心筋症，心不全へと至り，突然死をきたすことも少なくない。AFは種々の心疾患に合併しやすいが，心不全がさらに悪化する「悪循環」が形成される。さらに重要なこととして，AFは血栓塞栓症，とくに心原性脳塞栓症（脳梗塞）の主たる原因となり，致死的となるか，重度の機能障害を残すことが多い。

　AFは高齢者に多いが，わが国でも60歳を過ぎると罹患率は指数関数的に増加する。80歳以上の男性のAF罹患率（慢性AF）は4％以上で[2]，発作性AFを加えると1.5～2倍に増加するだろう。心原性脳梗塞リスクは75歳以上で高くなるが，さらなる人口高齢化を考慮すると，AF患者数はさらに増加し，したがって心原性脳塞栓症のリスクを有する患者がこれまでになく増加することとなる。以下にAFの概略と血栓塞栓症予防のための治療戦略について解説する。

II 心房細動の分類

　初めて確認（診断）されたAFは**初発AF**と呼ばれる。発症後の経過により，7日以内に自然停止し，再発を繰り返す**発作性AF**，7日以上持続するか除細動が必要となる**持続性AF**，1年以上持続する**長期持続性AF**，そして除細動不能の**永続性AF**に分類される[1]。これらは症状や心電図でAFの存在が明らかな場合に適用され，症状が軽微または無症候性であれば，最初から長期持続性AFであることも少なくない。典型的には初発AF→発作性/持続性AF→長期持続性/永続性AFと進展するが，治療（抗不整脈薬）によりこの進展が抑制されるとは限らず，長期に見れば多くの例（10年で約半数）が（長期）持続性AFに移行する（図1）[3]。すなわち，AFの病態は経過とともに進展し，抗不整脈薬の効果には限界があるのである。なお病態の進展の機序として，心房筋の電気的リモデリング（不応期短縮，伝導遅延など），構造的リモデリング（肥大・拡大・線維化など）の関与が知られている[1]。

III 心房細動の症状と治療戦略

　AFの自覚症状を調査したフランスのALFA研究[4]の結果によると，もっとも多い症状は動悸で，発作性AF例の約80％に認められる。次に多い症状は呼吸困難で，持続性AF例では約半数に認められる。めまい，失神も大切で，全体の約10％に認められる。図2は発作性（ときに持続性）AF患者を対象とし，AF特異的QOL調査表（AFQLQ）を用い，AFの発作頻度（自覚的頻度）と症状，QOL障害（不自由感および不安感）の相関を検討した結果である[5]。発作頻度が増えると症状も増悪し，QOL障害も悪化している。すなわち発作頻度はQOL障害と密接に関連しており，AF自体に対する治療（リズム治療またはレート治療）が必要となる。

　リズム治療versusレート治療：以前は抗不整脈薬によるリズム治療により，症状とQOLが改善され，脳梗塞リスクも減少すると考えられてきた。しかし，2000年以降の臨床研究[6,7]により，レート治療は症状軽減とQOL改善に有用なだけでなく，リズム治療よりむしろ安全な治療法であることが示された。図3はわが国のガイドライン[1]に記載されているレート治療の進め方で，WPW（Wolff-Parkinson-White）症候群がなく，心不全も認めなければβ遮断薬や非ジヒドロ

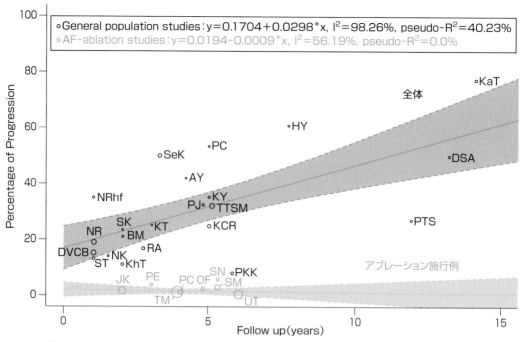

図1 発作性心房細動から持続性心房細動への進展
全体（薬物治療）では時間経過とともに持続性心房細動へと進展するが，カテーテルアブレーション施行例では進展しにくい．（文献3より引用）

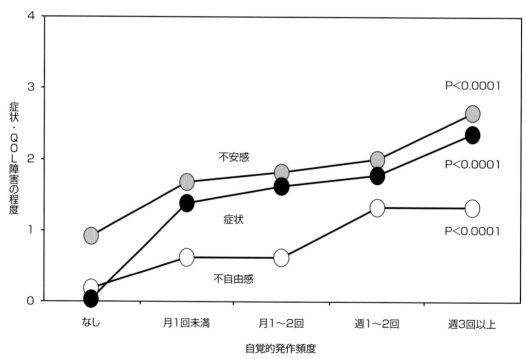

図2 発作性・持続性心房細動（178例）の自覚的発作頻度と症状・QOL障害の関連
（文献5より引用）

ピリジン系Ca拮抗薬を使用する．心不全を合併すれば，利尿薬などの心不全の治療とともにジゴキシンまたはアミオダロン，少量のβ遮断薬（経過とともに増量）を投与する．なおジゴキシンは生命予後を悪化させる可能性があり，単独での長期使用は避け，β遮断薬を中心に用いる．

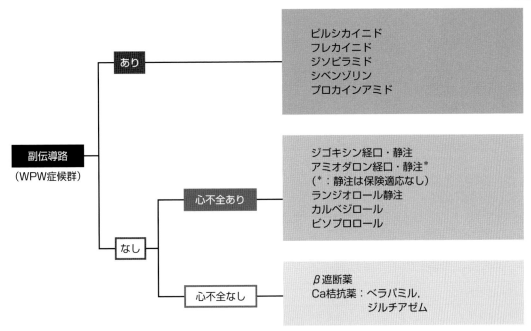

図3 心房細動レート治療の進め方
（文献1より引用）

　一方，わが国で実施されたJ-RHYTHM試験では[8]，発作性AFは症状が強く，レート治療に対する認容性は低く，リズム治療の有用性が認められた。問題は抗不整脈薬の効果と安全性には限界があることで，非薬物治療のカテーテルアブレーションが推奨される。なお以上のレートおよびリズム治療と心原性脳塞栓症予防は同時進行で進めなければならない。

IV　心房細動の生命予後への影響

　AF例は非AF例に比して生命予後が不良であることが報告されている。米国の一般住民を対象としたFramingham研究[9]では，観察期間中にAFを発症した例（621例）と年齢・性別を一致させたAF非発症例（1,242例）の累積死亡率が比較検討された。AF例の死亡のオッズ比は男性1.5倍，女性1.9倍で，AFは独立した生命予後悪化因子であった。カナダ空軍の新入パイロット3,983人を44年間観察したManitoba Follow-up研究では，新規AF発症の299例と非発症例の予後が比較された[10]。AF発症例の相対調整リスク比は，全死亡が1.31と高く，脳卒中による死亡が2.48，脳卒中を除く心血管死亡が1.37と高値であった。非心血管疾患死亡は1.1で有意差は認められなかった。

　AF例の死亡原因：直接作用型経口抗凝固薬（direct oral anticoagulant：DOAC）の臨床試験のメタ解析によると[11]，心不全死，突然死などの心臓死がもっとも多く（全体の46％），一方，脳梗塞/塞栓症による死亡は5.7％であった。AF例は高齢で，高血圧，左室肥大，心不全，虚血性心疾患，腎不全，糖尿病など，様々な背景疾患を有することが多く，これらが心臓死の増加に関わっていると考えられる。生命予後を改善するためには，血栓塞栓症予防だけでなく，AFの背景疾患を各ガイドラインに準拠して管理・治療し，さらにレート治療で頻脈を防ぎ，頻脈誘発心筋症（心不全）を予防する必要がある。

V　心原性脳塞栓症の塞栓源としての心房細動

　心原性脳塞栓症の原因として，弁膜症性および非弁膜症性AF，心筋梗塞，心室瘤，人工弁置換術後，拡張型心筋症，心房中隔瘤，感染性心内膜炎，奇異性塞栓などがあげられる。筆者らの検討では[12]，入院時の画像診断（MRIおよびMRA）で心原性脳塞栓症と診断または疑われた846例中，非弁膜症性AFが688例（81％）ともっとも多く，病型別に見ると発作性AFが237例（28％），持続性/永続性AFが451例（53％）であった。AF以外では，心筋梗塞後左室内血栓29例，心筋症12例，人工弁3例，洞不全/ペースメーカー植込み8例，心不全16例，感染性心内膜炎1例，奇異性塞栓症11例，不明78例であった。なお不明例は「塞栓源不明脳塞栓症（embolic stroke of undetermined source：ESUS）」として最近注目されている[13]。ESUSを含む潜因性脳梗塞例を対象とし，植込み型心電図記録計を用いてAFの頻度を検討したCRYSTAL

IV 一歩踏み込んだリスクファクターの管理　一次予防と二次予防

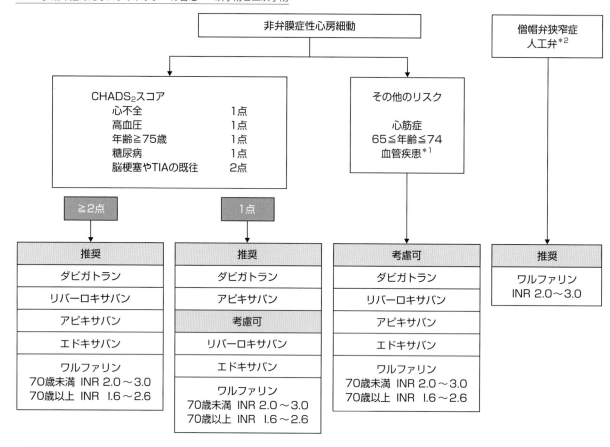

図4　心房細動に対する血栓塞栓症のリスク評価法と推奨される抗凝固薬
（文献1より引用）

AF試験の結果では[14]，6カ月間の観察で8.9％，12カ月間で12.4％，36カ月間で30.0％にAFが記録された。ESUSの原因としての潜在性AFの重要性が確認され，脳梗塞二次予防におけるAF検出の重要性が示された。

発作性AFと持続性AFのリスク：AF病型別にみた塞栓症リスクに関し，Stockholm Cohort研究では発作性AF（855例）の脳梗塞年間発症率は2.6％で，慢性AF（1,126例）の2.9％と差はなく，リスクは同等であることが示された[15]。一方，最近のROCKET-AF試験[16]，ENGAGE AF試験[17]のサブ解析結果では，持続性/永続性AF例の脳卒中・全身性塞栓症発症率（各々2.18，1.8～2.0％/年）は発作性AF例（各々1.73，1.5％/年）より有意に高かった。ただし，発作性AFの持続時間と血栓塞栓症リスクの関連は明らかではなく，また個々の例でAFの持続時間を確認することは不可能である。現時点では発作性AFでも以下に述べる塞栓症リスクを有する例は抗凝固療法を導

入，継続すべきである。

VI 血栓塞栓症の予防

1 血栓塞栓症リスク層別化法

非弁膜症性AF例の心原性脳塞栓症のリスク層別化法として，CHADS$_2$およびCHA$_2$DS$_2$-VAScスコアが広く使用されている。CHADS$_2$のリスク因子は心不全（C），高血圧（H），75歳以上（A），糖尿病（D），脳梗塞既往（S$_2$）で，脳梗塞既往を2点，その他を各1点としてカウントする[18]。2010年ESC（欧州心臓病学会）ガイドラインに初めて記載されたCHA$_2$DS$_2$-VAScでは，冠動脈・末梢動脈などの心血管疾患（V），65～74歳（A），そして女性（Sc）を各1点として追加し，75歳以上（A$_2$）はリスクがさらに高くなるとして2点が付与された[19]。2013年のわが国のガイドライン（**図4**）はCHADS$_2$を基本とし，心筋症，血管疾

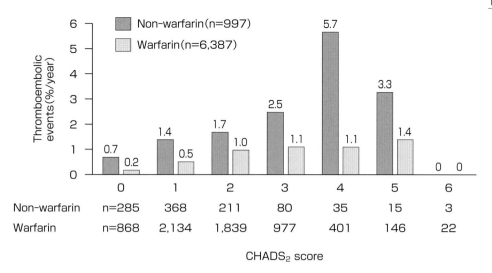

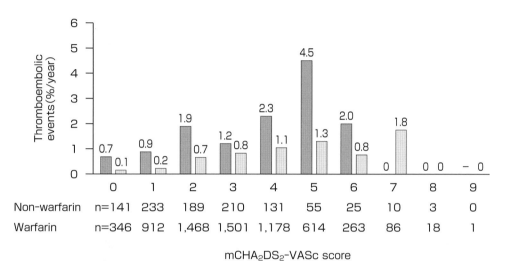

図5　J-RHYTHM Registry で示されたワルファリン非服薬例（■）とワルファリン服薬例（□）の脳梗塞/血栓塞栓症の年間発症率
　　　CHADS$_2$（上段）および修正 CHA$_2$DS$_2$-VASc スコア（下段）の点数毎に示す。
（文献20より引用）

患，65〜74歳は点数化せずにその他のリスクとして記載した[1]）。図5はわが国のJ-RHYTHM Registryの結果で[20]，ワルファリン非服薬例（■）とワルファリン服薬例（□）の脳梗塞/血栓塞栓症の年間発症率をCHADS$_2$スコア（上段）および修正 CHA$_2$DS$_2$-VAScスコア（下段）（「V」を「冠動脈疾患」とした）の点数毎に示す。ワルファリン非服薬例を見ると，0点例の塞栓症発症率が0.7％に対し，2点以上ではそれぞれ1.7％以上，1.9％以上と高くなっている。なお非服薬例では5〜6点以上のハイリスク例の発症率が低くなっているが，症例数が少ないためと思われる。

日本人 AF 患者の血栓塞栓症リスク：上記のリスク因子のすべてが必ずしも有意なリスクとならないことも指摘されている。わが国のShinken Database，J-RHYTHM Registry，Fushimi AF Registry に登録された抗凝固療法なしのAF例の解析結果では[21]，「年齢（75歳以上）」，「脳梗塞既往」，「高血圧」のみが脳梗塞発症の独立した危険因子であった。「女性」については，J-RHYTHM Registryのサブ解析により，CHA$_2$DS$_2$-VASc から「女性（Sc）」を除いた CHA$_2$DS$_2$-VA の方が，統計量が増加することが示された[22]。最近のデンマークの報告も，「女性」は有意なリスク因子ではなく，むしろリスク修飾因子として捉えるべきと記載している[23]。以上は抗凝固療法の適応を決定する上で重要な知見で，今後，わが国独自のリスク層別化法を確立する必要があるだろう。

2 抗凝固療法の適応

AFに伴う血栓塞栓症の予防に抗血小板薬は無効で[24]、抗凝固療法（ワルファリンおよびDOAC）が有効である[25]。ただし抗凝固療法は頭蓋内出血などの重大な出血リスクを伴うため、血栓塞栓症リスク低減率から頭蓋内出血リスクを差し引いたネット値がプラスの場合に適応となる（net clinical benefit）[26]。ワルファリンの場合、$CHADS_2$スコアの合計が2点以上の例で効果が出血リスクを上回り、適応と判断される。DOACの場合、頭蓋内出血リスクが低いため、1点以上が適応とされる。

一方、血栓塞栓症発生率から見ると、$CHADS_2$スコア0点は低リスク、1点は中等度リスク、2点以上は高リスクと評価される（図5）[20]。わが国のガイドラインでは（図4）[1]、1点以上の例にはダビガトラン、アピキサバンが、2点以上にはリバーロキサバン、エドキサバン、ワルファリンが推奨されている（クラスⅠ適応）。その他のリスクはいずれかの抗凝固薬が考慮可とされている（クラスⅡa適応）。クラスⅠ適応にDOAC間で違いがあるのは各DOACの臨床試験の対象の$CHADS_2$スコアが1点以上または2点以上と異なっていたためである。実際には、非弁膜症性AFで上記のリスクを1つ以上認めれば、いずれかの抗凝固薬が投与されることが多い。なお弁置換術後や僧帽弁狭窄に伴うAF（弁膜症性AF）はDOACの適応とはならず、ワルファリンが適応となる。

ワルファリン versus DOAC：まずワルファリンの効果であるが、J-RHYTHM Registryの結果を見ると（図5）[20]、ワルファリン服薬例の血栓塞栓症発症率は、リスクの程度に関係なく非服薬例に比して低く、全体のオッズ比は0.50（95%CI＝0.33-0.75）であった。一方、2011年以降相次いで上市されたDOACは、よくコントロールされたワルファリンと同等またはそれ以上の塞栓症予防効果を有し、一方、頭蓋内出血と大出血に起因する死亡（致死的出血）はワルファリンの約半分で、総死亡も約10%少ない[27]。DOACはワルファリンより利便性が高く、わが国では半数以上のAF例にDOACが使用されている。アジア人はワルファリン服薬中の頭蓋内出血のリスクが白人の約4倍高いことを考慮すると[28]、DOACはアジア人AF患者に最適の抗凝固薬と言える。ワルファリンとDOACの効果の詳細については他章を参照されたい。

出血リスクの評価：抗凝固療法でもっとも注意すべきは出血で、予め出血リスクを評価し、可能な限り低減を図る必要がある。もっとも有用な評価法はHAS-BLEDスコアで、「高血圧（H）」、「腎機能または肝機能異常（A）」、「脳卒中既往（S）」、「出血（B）」、「ワルファリンコントロール不良（L）」、「65歳以上（E）」、「抗血小板薬/NSAIDs使用またはアルコール依存（D）」の各々を1点とし、合計点数で評価する[19]。J-RHYTHM Registryの結果では[20]、3点以上のAF例ではワルファリン投与中の大出血発現率が高くなることが示された。収縮期血圧を130未満に管理し、脱水等による腎機能低下を予防し、抗血小板薬やアルコールを中止することなどで出血リスクの低減を図る必要がある。

3 カテーテルアブレーションの有用性

最近のAFに対するアブレーション治療の進歩は目覚ましく、最近のコホート研究、レジストリー研究の結果では、アブレーション施行群は非施行群に比して、脳梗塞発症率のみでなく死亡率も低下することが示されている[29]。さらに重症心不全例を対象とした無作為化比較試験の結果では、アブレーションは不全入院とともに死亡率を低下させている[30]。脳梗塞既往例に対する二次予防効果として、最近の我々の脳梗塞既往を有する47例（77%はDOAC服用）と有さない400例（76%はDOAC服用）に対するアブレーションの検討では、急性期合併症、長期再発予防効果に差はなく、平均14カ月の経過観察中に脳梗塞発症を認めていない[31]。とくに発作性AF、持続性AF例にはアブレーションの効果は高く、生命予後、機能予後の双方の面から積極的に適用すべきだろう。

文献

1) 日本循環器学会合同研究班報告．心房細動治療（薬物）ガイドライン（2013年改訂版）．http://www.j-circ.or.jp/guideline/pdf/JCS2013_inoue_h.pdf
2) Inoue H, Fujiki A, Origasa H, et al：Prevalence of atrial fibrillation in the general population of Japan：an analysis based on periodic health examination. Int J Cardiol 137：102-107, 2009
3) Proietti R, Hadjis A, AlTurki A, et al：A Systematic Review on the Progression of Paroxysmal to Persistent Atrial Fibrillation JACC. Clinical Electrophysiology 1：105-115, 2015
4) Lévy S, Maarek M, Coumel P, et al：Characterization of different subsets of atrial fibrillation in general practice in France. The ALFA study. Circulation. 99：3028-3035, 1999
5) 奥村　謙，小林孝男，小松　隆，ほか：発作性心房細動治療の目標．発作頻度か持続時間かQOLか．日内会誌 92：1722-1726, 2003
6) The Atrial Fibrillation Follow-up Investigation of Rhythm Management（AFFIRM）Inverstigators. A comparison of rate control and rhythm control in patients with atrial fibrillation. N Engl J Med 347：1825-1833, 2002
7) Van Gelder IC, Hagens VE, Bosker HA, et al：for the Rate Control Versus Electrical Cardiovesion for Persistent Atrial Fibrillation Study Group. A comparison of rate control and rhythm control in patients with recurrent persistent atrial

8) Ogawa S, Yamashita T, Yamazaki T, et al：for the J-RHYTHM Investigators. Optimal Treatment Strategy for Patients With Paroxysmal Atrial Fibrillation. Circ J 73：242-248, 2009

9) Benjamin E J, Wolf PA, D'Agostine RB, et al：Impact of atrial fibrillation on the risk of death. The Framingham Heart Study. Circulation 98：946-952, 1998

10) Krahn AD, Manfreda J, Tate RB, et al：The natural history of atrial fibrillation：incidence, risk factors, and prognosis in the Manitoba Follow-Up Study. Am J Med 98：476-484, 1995

11) Gómez-Outes A, Lagunar-Ruíz J, Terleira-Fernández A, et al：Causes of Death in Anticoagulated Patients With Atrial Fibrillation. J Am Coll Cardiol. 68：2508-2521, 2016

12) 奥村　謙，萩井譲士，目時典文，ほか：ワルファリン療法中に発症した心原性脳塞栓症および脳出血例の発症時 PT-INR の検討：直接経口抗凝固薬時代におけるワルファリン療法の問題点と限界．臨床神経 56：309-317, 2016

13) Hart RG, Diener HC, Coutts SB, et al：Embolic strokes of undetermined source：the case for a new clinical construct. Lancet Neurol 13：429-438, 2014

14) Sanna T, Diener HC, Passman RS, et al：Cryptogenic Stroke and Underlying Atrial Fibrillation. N Engl J Med 370：2478-2486, 2014

15) Friberg L, Hammar N, Rosenqvist M：Stroke in paroxysmal atrial fibrillation：Report from the Stockholm Cohort of Atrial Fibrillation. Eur Heart J 31：967-975, 2010

16) Steinberg BA, Hellkamp AS, Lokhnygina Y, et al：Higher risk of death and stroke in patients with persistent vs. paroxysmal atrial fibrillation：results from the ROCKET-AF Trial. Eur Heart J. 36：288-296, 2015

17) Link MS, Giugliano RP, Ruff CT, et al：Stroke and mortality risk in patients with various patterns of atrial fibrillation：Results from the ENGAGE AF-TIMI 48 Trial. Circ Arrhythm Electrophysiol. 2017 Jan；10（1）. pii：e004267. doi：10.1161/CIRCEP. 116.004267.

18) Gage BF, Waterman AD, Shannon W, et al：Validation of clinical classification schemes for predicting stroke：results from the National Registry of Atrial Fibrillation. JAMA 285：2864-2870, 2001

19) Camm AJ, et al：Guidelines for the management of atrial fibrillation：The task force for the management of atrial fibrillation of the ESC. Eur Heart J. 31：2369-2429, 2010

20) Okumura K, Inoue H, Atarashi H, et al：Validation of CHA_2DS_2-VASc and HAS-BLED scores in Japanese patients with nonvalvular atrial fibrillation：an analysis of the J-RHYTHM Registry. Circ J 78：1593-1599, 2014

21) Suzuki S, Yamashita T, Okumura K, et al：Incidence of ischemic stroke in Japanese patients with atrial fibrillation not receiving anticoagulation therapy—pooled analysis of the Shinken Database, J-RHYTHM Registry, and Fushimi AF Registry. Circ J 79：432-438, 2015

22) Tomita H, Okumura K, Inoue H, et al：Validation of Risk Scoring System Excluding Female Sex From CHA_2DS_2-VASc in Japanese Patients With Nonvalvular Atrial Fibrillation—Subanalysis of the J-RHYTHM Registry. Circ J. 79：1719-1726, 2015

23) Nielsen PB, Skjøth F, Overvad TF, et al：Female sex is a risk modifier rather than a risk factor for stroke in atrial fibrillation：Should we use a CHA_2DS_2-VA score rather than CHA_2DS_2-VASc? Circulation 137：832-840, 2018

24) Sato H, Ishikawa K, Kitabatake A, et al：Low-dose aspirin for prevention of stroke in low-risk patients with atrial fibrillation：Japan atrial fibrillation stroke trial. Stroke 37：447-451, 2006

25) Connolly S, Pogue J, Hart R, et al：Clopidogrel plus aspirin versus oral anticoagulation for atrial fibrillation in the atrial fibrillation clopidogrel trial with irbesartan for prevention of vascular events（Active W）：A randomised controlled trial. Lancet 367：1903-1912, 2006

26) Singer DE, Chang Y, Fang MC, et al：The net clinical benefit of warfarin anticoagulation in atrial fibrillation. Ann Intern Med 151：297-305, 2009

27) Ruff CT, Giugliano RP, Braunwald E, et al：Comparison of the efficacy and safety of new oral anticoagulants with warfarin in patients with atrial fibrillation：a meta-analysis of randomised trials. Lancet 383：955-962, 2014

28) Shen AY, Yao JF, Brar SS, et al：Racial/ethnic differences in the risk of intracranial hemorrhage among patients with atrial fibrillation. J Am Coll Cardiol. 50：309-315, 2007

29) Friberg L, Tabrizi F, Englund A：Catheter ablation for atrial fibrillation is associated with lower incidence of stroke and death：data from Swedish health registries. Eur Heart J 37：2478-8247, 2016

30) Marrouche NF, Brachmann J, Andresen D, et al：Catheter Ablation for Atrial Fibrillation with Heart Failure. N Engl J Med 378：417-427, 2018

31) Nishizaki K, Itoh T, Kimura M, et al：Safety and efficacy of contemporary catheter ablation for atrial fibrillation patients with a history of cardioembolic stroke in the era of direct oral anticoagulants. J Cardiol 70：86-91, 2017

18 喫煙

橋本 洋一郎 [熊本市民病院神経内科]

I はじめに

　喫煙は，病気の原因の中でも「予防できる最大で単一の原因」（WHO）といわれ，悪性腫瘍，呼吸器疾患や循環器疾患の発症と関連することはよく知られている。一方，神経疾患では，過去には喫煙は Alzheimer 病や Parkinson 病の発症には抑制的に働くといわれていた。しかし現在，喫煙は Alzheimer 病の発症を促進し，またわが国でも脳卒中の発症に大きく関わっていることが示されている。

　2011年9月に国連において NCD（non-communicable disease，非感染性疾患）対策を国際的に推進していくことが採択されている。①タバコの使用，②不健康な食事，③身体活動不足，④アルコールの有害使用の4つのリスクが，①がん，②循環器疾患（脳卒中や心疾患など），③糖尿病，④慢性呼吸器疾患（COPDや気管支喘息など）の4つの NCD を引き起こし，特にタバコの使用はすべての NCD の発症に関与する（図1）。本項では喫煙と脳卒中の関連，禁煙の効果について述べる。

II 欧米の報告

　1989年に報告された Shinton らの32の研究のメタ解析では喫煙者の非喫煙者に対する脳卒中の相対危険度は1.51倍（1.45-1.58）であり，病型別では脳梗塞1.92倍（1.71-2.16），脳出血0.74倍（0.56-0.98），くも膜下出血2.93倍（2.48-3.46）であった[1]。年齢別では55歳未満では2.94倍（2.40-3.59），55～74歳では1.75倍（1.56-1.97），75歳以上では1.11倍（0.96-1.28）であり，若年者ほど相対危険度が高い。喫煙量（1日あたりの本数）では，10本未満が1.37倍（1.24-1.52），10～20本が1.45倍（1.33-1.57），20本を超えると1.82倍（1.70-1.96）で，喫煙量が多いほどリスクが大きかった。

　女性では，経口避妊薬を服用しない非喫煙者と比べると，脳梗塞のリスクが喫煙で1.24倍，経口避妊薬内服で2.09倍，両者がある場合は7.20倍となり，相乗効果がある。片頭痛，特に前兆のある片頭痛が脳卒中のリスクになるといわれているが，45歳未満の女性，喫煙者，経口避妊薬使用者でリスクが上昇するといわれている[2]。45歳未満の片頭痛を有する女性は禁煙と経口避妊薬を使わないことが勧められる。

　脳出血は高血圧が原因であることが多く，喫煙は脳出血の危険因子とはなっていない報告が多いが，日系アメリカ人を追跡した Honolulu Heart Program では喫煙で脳出血が2.8倍と発症危険度が増加することが報告されている。

　米国男性医師22,022人を対象とした Physicians' Health study（17.8年の追跡）では脳出血は20本/日未満で1.60倍（0.50-5.07），20本/日以上で2.06倍（1.08-3.96）の相対危険度であると報告された。また米国女性医療者39,783人を対象とした Women's Health study（9年の追跡）でも非喫煙者と過去喫煙者では脳出血やくも膜下出血の発症に差はないが，現在喫煙者では15本/日未満で2.15倍（0.62-7.43），15本/日以上で2.67倍（1.04-6.09）の脳出血の相対リスクが上昇した。

III わが国の報告

　1997年に報告された Shibata study で喫煙が脳梗塞の危険因子（男性2.81倍）であることが示された。20本/日以上の男性喫煙者の脳梗塞リスクは20本/日未満に比べて1.72倍であった。2000年に報告された Hisayama study では喫煙がラクナ梗塞の危険因子であることが示された。

　NIPPON DATA 80 によると，男性では過去喫煙者では1.56倍，20本/日以下の現在喫煙者では1.60倍，

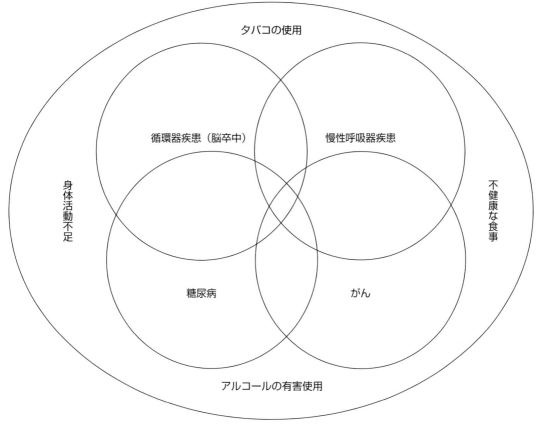

図1　4つの危険因子と4つのNCD
（非感染性疾患：non-communicable disease, WHO）

21本/日以上の現在喫煙者では2.17倍と脳卒中による死亡が増加することが示されている。女性では，各々1.31倍，1.42倍，3.91倍である。脳出血では喫煙の影響はなかった。

The Japan Public Health Center-based Prospective (JPHC) Study on Cancer and Cardiovascular Disease Study Cohort I では，40～59歳の男性19,782人と女性21,500人の住民を平均11年追跡し，喫煙の脳卒中に対するリスクを検討している。喫煙による全脳卒中発症の相対危険度は男性1.27倍（1.05-1.54），女性1.98倍（1.42-2.77）であった。病型別では，男性では脳梗塞1.66倍（1.25-2.20），脳出血0.72倍（0.49-1.07），くも膜下出血3.60倍（1.62-8.01），女性では脳梗塞1.57倍（0.86-2.87），脳出血1.53倍（0.86-4.25），くも膜下出血2.70倍（1.45-5.02）であった。男性では喫煙本数が増加すると脳梗塞の発症が増加する用量依存性がみられ，ラクナ梗塞（1.54倍）とアテローム血栓性脳梗塞（2.16倍）の発症リスクとなることが分かったが，塞栓性梗塞では有意ではなかった。

Japan Collaborative Cohort Study (JACC study) for Evaluation of Cancer Risk では，喫煙は脳出血と有意ではないものの関連が認められ[3]，またわが国のメタ解析でも脳出血の相対リスクは1.24倍（0.98-1.57）であった。

わが国のJPHC study, JACC study, Three-Prefecture Cohort Study (TPCS) の3つの大きなコホート研究のメタ解析では，喫煙による致死的全脳卒中の発症リスクが男性で1.24倍，女性で1.70倍増加することが示された[4]。

IV　受動喫煙

受動喫煙と脳卒中発症に関する2011年のメタ解析では，受動喫煙で脳卒中は1.25倍増加することが示された[5]。用量に依存し，受動喫煙に安全なレベルは存在しないことも示された[5]。なお受動喫煙防止法（smoking ban, smoke-free legislation）で脳卒中の入院が16%[6]，死亡率が32%[7]減少することが近年のメタ解析で示された。受動喫煙を避けることによって脳卒中の発症リスクは減少する。

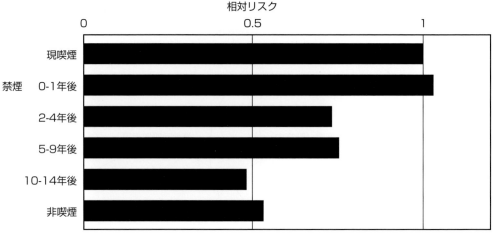

図2 禁煙による脳卒中死亡リスクの低下
(JACC Study[3])

V 他の危険因子との相乗効果

　喫煙は単独で動脈硬化性疾患の危険因子であるばかりでなく，2型糖尿病，脂質異常症，メタボリック症候群などの発症リスクを高めるといわれている。
　Framingham study[8]や British Regional Heart study では高血圧と喫煙は脳卒中発症において相乗効果が示されている。メタボリックシンドロームと喫煙の相乗効果もわが国で示されている。わが国の10のコホート研究の解析では，男性で喫煙と高血圧の相乗効果は示されている。また久山町研究で喫煙と高コレステロール血症との相乗効果も脳梗塞発症で示されている。Heart Protection study では，スタチンの脳卒中発症予防効果が示されているが，サブ解析で非喫煙者や過去喫煙者では効果があるものの，現在喫煙者では効果がないとされている。

VI 禁煙の効果

　Framingham study では，禁煙すると脳卒中発症率は2年間で低下し始め，5年で非喫煙者と同じレベルまで達する[8]。British Regional Heart study でも5年以内に禁煙の効果は現れ，それ以降のリスク低下はないが，喫煙量に依存する。禁煙による脳卒中リスクの低下は高血圧合併例で顕著であることが報告されている。
　わが国の報告（JACC study）でも禁煙すると脳卒中死亡リスクは2～4年で低下していき，10～14年経つと非喫煙者と同等になる[3]（図2）。さらにわが国の3つのコホート研究（JPHC study, JACC study, TPCS）の解析から禁煙で男性でも女性でも5年で脳卒中を含む心血管疾患による死亡は低下し始め，10年で非喫煙者と同じレベルになる[5]。

VII Smoker's paradox

　非喫煙者に比べ喫煙者は急性心筋梗塞後の死亡率が低いという smoker's paradox が25年以上前からいわれており，議論されている。脳梗塞でも喫煙者は非喫煙者より，①急性期の脳卒中の重症度を評価するNIHSS (National Institutes of Health Stroke Scale) が低い，②死亡率が低い，③t-PA 治療を受ける比率が低い，④t-PA 治療を受けた場合の転帰がよいといったsmoker's paradox が報告されている。喫煙者は非喫煙者よりも若年で発症し，男性に多いが，年齢や性別で補正しても死亡率は低いと報告されている。喫煙者は高血圧，糖尿病，脂質異常症，冠動脈疾患，心房細動などの危険因子が少ない。
　熊本のリハビリテーション専門病院における検討では，喫煙者は脳梗塞を若年（約11年脳梗塞発症が早まる）で発症していた。さらに，急性期の転帰や回復期リハビリテーション後の転帰に非喫煙者との有意差はなかった。

VIII 喫煙と認知症

　私が医師になった1981年（37年前）はタバコを吸うと Alzheimer 病と Parkinson 病が予防できるといわれていた。1998年のロッテルダム研究で喫煙者は非喫煙者の2倍，Alzheimer 病あるいは認知症が増加すると報告され[9]，それまでの通説が覆った。以後，喫煙者では Alzheimer 病が増加する報告が圧倒的に多い。喫煙は血管性認知症よりも Alzheimer 病発症への関与が強いと systematic review で示されている[10]。
　わが国でも久山町研究において，中年期や老年期の

喫煙が認知症のリスクファクターであることが示されており，すべての認知症では 2.28 倍（1.49-3.49），Alzheimer 型認知症では 1.98 倍（1.09-3.61），血管性認知症 2.88 倍（1.34-6.20）であった．また，禁煙した中年期の喫煙者では認知症との関連なしと報告された[11]．

Lancet オンライン版[12]に認知症の予防・治療・介護に関する膨大なレビュー（62 頁）が掲載された．認知症発症抑制へのリスク因子の寄与割合は，潜在的に修正不可能が 65%，潜在的に修正可能が 35% で，＜小児期＞教育期間の短さ 8%，＜中年期＞難聴 9%，高血圧 2%，肥満 1%，＜老年期＞喫煙 5%，抑うつ 4%，運動不足 3%，社会的孤立 2%，糖尿病 1% と記載され，禁煙の重要性がわかる．認知症の潜在的に修正可能なリスク要因としての喫煙については，相対的リスクが 1.6 倍（1.15-2.20）となっている．

IX　脳卒中後の喫煙

脳卒中発症 5 年後の禁煙に関する研究（North East Melbourne Stroke Incidence Study：NEMESIS）では，979 例の脳卒中患者で 5 年後に生存していた 441 例（45%）の中で 343 例の喫煙状況判明例を対象としたところ，36 例（10%）が現在喫煙者（脳卒中発症時 3 例が過去喫煙者，32 例が現在喫煙者，1 例が喫煙歴不明），140 例（41%）が過去喫煙者であった[13]．発症時の喫煙者 51 例の 37% が 5 年後には非喫煙者になっていたのみで，脳卒中発症後も多くの喫煙者が喫煙を続けており，また禁煙のアドバイスを受けたことをほとんど忘れていた．10 年後の本研究の報告では，喫煙者は，脳卒中後の血管イベントや死亡が高くなる，また脳卒中再発時の転帰は不良となり[14]，Smoker's paradox は再発では否定された．

脳卒中発症後の喫煙継続の予測因子としては，男性，機能低下なし，肉体労働者，独居者であった[15]．他の研究では，ニコチン依存スコア高値，同一世帯内の喫煙者数，老年者うつスコア高値，機能低下が軽いこと，発症前の喫煙本数の多いことであった[16]．くも膜下出血での検討では，若年での喫煙開始（16 歳以下），うつ（本人の申告），飲酒歴であった[17]．脳卒中後の喫煙継続のハイリスク群に対する介入が必要である[17]．

インスリン抵抗性を有する糖尿病非発症例で，脳梗塞または一過性脳虚血発作（TIA）発症 6 ヵ月以内の患者でピオグリタゾンを投与する IRIS（Insulin Resistance Intervention after Stroke）研究（対象 3871 例）において，喫煙者が禁煙した場合と喫煙を継続した場合の転帰について IRIS 研究のサブ解析が報告された[18]．インデックス・イベント（脳梗塞あるいは TIA）時に 1,072 人（28%）が現喫煙であった．インデックス・イベント 180 日以内のランダム化時に 450 人（42%）が禁煙し，622 人（58%）が喫煙を継続していた．4.8 年のフォローアップで，5 年間の脳卒中，心筋梗塞，死亡の複合エンドポイントは，禁煙者は 15.7%，喫煙継続者 22.6%（調整ハザード比 0.66，95%CI 0.48-0.90）で有意差が認められた．脳卒中，心筋梗塞が禁煙した者で低下したが有意差はなく，死亡（禁煙者 23 例：喫煙継続者 66 例，5 年間のリスクは 6.1%：13.1%，調整 HR0.49，95%CI 0.30-0.79）で有意差がでた．主な死因の中で大きな差がでたのはがんで，禁煙者 7 例に対し喫煙継続者 21 例（1.5% vs 3.4%，p=0.07）であった．脳血管疾患は禁煙者 0.2% vs 喫煙継続者 1.6%（p=0.03），心疾患は 0.7% vs 1.6%（p=0.16），原因不明は 1.8% vs 2.9%（p=0.24）であった．このように脳梗塞あるいは TIA 後に禁煙すると，その後の生命予後が改善することが示された．

当院は敷地内禁煙のため，脳卒中になり入院すると禁煙はできるので，患者は退院・転院後も禁煙を続けると約束してくれるが，かなりの比率で再喫煙をしてしまう．退院後に 1 本くらいいいだろうと考えての"快気祝いの 1 本"で喫煙者に逆戻りしているようである．当院では退院後に禁煙が続行できない場合は，神経内科で行っている禁煙外来を受診するよう助言している．

X　非燃焼・加熱式タバコ

新型タバコが登場して，臨床の現場で混乱が生じているが，①日本禁煙学会の緊急警告[19]，②日本禁煙推進医師歯科医師連盟：加熱式タバコに対する運営委員会緊急声明[20]（2017 年 10 月 24 日，2017 年 11 月 1 日改訂），③日本呼吸器学会：非燃焼・加熱式タバコや電子タバコに対する日本呼吸器学会の見解[21]（2017 年 10 月 31 日）が大変分かりやすい（表1）．

軽いタバコの有害性が少ないというのは間違いだったという経験も踏まえ，非燃焼・加熱式タバコが，従来の燃焼式タバコに比べて害が少ないという根拠はないという考えで対処すべきである．

XI　5A アプローチと行動変容ステージモデル

われわれ医療従事者は，愛情と熱意をもちながら，医学的な知識をもとに毅然とした態度で，「5A アプローチ」（Ask, Advice, Assess, Assist, Arrange）を用いて日常診療の中で禁煙支援を行う．禁煙が困難な場合，「5 つの R」（Relevance, Risks, Rewards, Roadblocks, Repetition）や基本的な質問，ニコチン

表 1　新型タバコの分類と各団体の見解

1. 電子タバコ　E-cigarettes
   液体（リキッド）を加熱してエアロゾルを発生させて吸引するタイプ
   液体（リキッド）には，ニコチンを含むものと含まないもの，の 2 種類がある[注]
   a）ニコチンを含むもの：electronic nicotine delivery system（ENDS）
   b）ニコチンを含まないもの：electronic non-nicotine delivery system（ENNDS）
   注）海外ではニコチン入りリキッドが販売されている（ENDS）。
   一方，日本では，医薬品医療機器法（旧薬事法）による規制により，ニコチン入りリキッドは販売されていない。
2. 非燃焼・加熱式タバコ　Heat-not burn tobacco
   a）葉タバコを直接加熱し，ニコチンを含むエアロゾル吸引するタイプ（商品名 iQOS，glo）
   b）低温で霧化する有機溶剤からエアロゾルを発生させた後，タバコ粉末を通過させて，タバコ成分を吸引するタイプで，電子タバコに類似した仕組み（商品名 Ploom TECH）

（文献 20 より引用）

加熱式タバコに対する 3 団体の声明・見解

緊急警告!!　一般社団法人　日本禁煙学会理事長　作田　学　2017 年 7 月 21 日[19]
「加熱式電子タバコ」は，普通のタバコと同様に危険です。
受動喫煙で危害を与えることも同様で，認めるわけにはいきません。
　タクシー，レストラン，バーなどの狭い施設・公共交通機関などは特に危険であり，「加熱式タバコ」を容認するわけにはいきません。

加熱式タバコに対する運営委員会緊急声明（改訂版）
平成 29 年 11 月 1 日　日本禁煙推進医師歯科医師連盟声明[20]
1. 「加熱式タバコ」はタバコ葉を使用したタバコ製品であり，タバコを使用しない「電子タバコ」と混同して論じるべきではありません。
2. 現段階までに得られた科学的知見からは，喫煙者本人に対しても受動喫煙についても，加熱式タバコと紙巻きタバコを比較して害の大小を論じることはできません。
3. 加熱式タバコの使用は，ニコチン依存症からの脱却（紙巻きタバコも加熱式タバコも吸わない状態）を阻害し，タバコによる健康被害をなくす機会を喪失ないし遅らせている可能性があります。
4. ニコチンによって生じる脳の報酬回路不全（依存症）や健康被害を軽視すべきではなく，全てのニコチン含有製品は規制するべきです。
5. 受動喫煙の防止のため，加熱式タバコも紙巻きタバコと同様に規制する必要があります。

非燃焼・加熱式タバコや電子タバコに対する日本呼吸器学会の見解　2017 年 10 月 31 日[21]
1. 非燃焼・加熱式タバコや電子タバコの使用は，健康に悪影響がもたらされる可能性がある。
2. 非燃焼・加熱式タバコや電子タバコの使用者が呼出したエアロゾルは周囲に拡散するため，受動吸引による健康被害が生じる可能性がある。従来の燃焼式タバコと同様に，すべての飲食店やバーを含む公共の場所，公共交通機関での使用は認められない。

依存症，医学的な知識，治療の紹介などを実践し，禁煙のための動機づけを行う。

　禁煙支援は，一律にやってもうまくいかない。"禁煙しませんか"と質問し，①無関心期（禁煙する気はない），②関心期（6 ヵ月以内に禁煙しようと考えているが 1 ヵ月以内ではない），③準備期（1 ヵ月以内に禁煙しようと考えている），④実行期（禁煙して 6 ヵ月未満），⑤維持期（禁煙して 6 ヵ月以上）の行動変容ステージモデルのどのステージにあたるかを考え，そのステージに応じた禁煙支援を行う（図 3）。

　5A アプローチで，まず喫煙しているかを尋ね（ステップ 1：Ask），喫煙者には禁煙が必要であることをアドバイス（ステップ 2：Advice）し，患者のステージがどこにあるか推察する（ステップ 3：Assess）。次に各ステージに応じて禁煙支援を行う（ステップ 4：Assist）。禁煙が成功してもしっかりとフォローアップする（ステップ 5：Arrange）。まずは行動変容ステージを一段階ずつステップアップするように支援して，自力で禁煙できない場合には禁煙外来を受診してもらう。科学的な理由を添えて「タバコをやめましょう」という医療者の一言で，6 ヵ月以上禁煙する人が 1～3％増加するという。禁煙の動機付けは根気が要るが，医療の醍醐味の一つである。

XII　禁煙支援

　喫煙には「身体的依存（ニコチン依存）」と「心理的依存（習慣）」の二つの依存がある。喫煙者の 7 割以上は「ニコチン依存症」であり，気合いだけでは喫煙はやめられない。

　正しい禁煙方法は，①期日を決めて一気に禁煙を実行すること（完全禁煙），②ある程度の禁断症状（ニコ

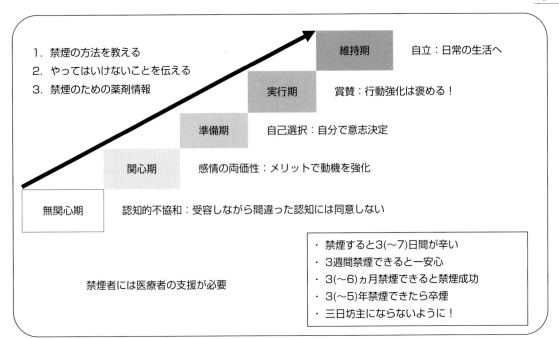

図3 行動変容ステージモデルによる禁煙支援

チン離脱症状）を覚悟すること，③喫煙しやすい「行動」をやめること，④喫煙しやすい「環境」を作らないこと，⑤喫煙したくなったら「代わりの行動」をとることである。

①禁煙をするとニコチン離脱症状で3〜7日間が辛いが，それを過ぎると楽になる，②3週間禁煙できると一安心，③3〜6ヵ月間禁煙できると禁煙成功，④3〜5年間禁煙できたら卒煙，三日坊主にならないようにと説明している。

喫煙したくなったときの4D，①Delay（時間をかせぐ），②Drink Water（冷水を飲む），③Deep Breath（深呼吸をする），④Do Something Else（他のことをする）を指導する。

「環境改善」は最も重要であり，"捨てる""買わない""もらわない"が3原則である。自力で禁煙する場合には，ある程度の禁断症状（ニコチン離脱症状：イライラ，いらだたしさ・欲求不満・怒り，不安・不快・抑うつ気分，落ち着きのなさ，集中困難，不眠）は覚悟してもらう。自力でできない場合は禁煙補助薬を用いるが，禁煙外来にて禁煙支援を受けながら禁煙に取り組んだほうが格段にうまくいき，再喫煙を減らすことができる。

禁煙でやってはいけないこととして，①軽いタバコに変えること，②徐々に減らそうとすること，③「1本くらいなら」と甘くみること，④非燃焼・加熱式タバコに変えること，がある。

禁煙支援を行う場合，喫煙者に「タバコは控えましょう」「本数を徐々に減らしていけばいいです」といった誤った助言は，かえって禁煙を困難にする。本数を減らせばよいのだという大儀名分を与えてしまい，禁煙しない言い訳となる。また節酒をして次の喫煙までの間隔が長くなると，その都度離脱症状が出現し，次に吸ったときの快感がより大きく感じられ，禁煙する意欲も逆にそがれる。喫煙はニコチン依存症であり，依存症に対しては，本人の意志で徐々にやめるという治療法は存在しない。

XIII おわりに

脳卒中を含む生活習慣病の予防あるいは再発予防のためには，禁煙・減塩・適正体重維持（食事療法や運動療法）・節酒が必要である。さらに血圧が高ければ降圧薬，LDLコレステロールが高ければスタチン，糖尿病があれば糖尿病治療薬，心房細動があれば抗凝固薬，自力で禁煙できないニコチン依存症に対しては禁煙補助薬など，適応があれば薬物療法を開始する。

脳卒中診療従事者は，脳卒中，寝たきり，認知症といった厳しい症例の対応を行っている。図4に示した生活習慣病の進展と対策の上流でしっかり対応しなければと常々考えて診療を行っているが，脳卒中になった喫煙者が，現実的に喫煙が止められないことも前提に対応を考える必要がある。脳卒中の発症予防・再発予防の米国心臓協会／米国脳卒中協会（AHA/ASA）のガイドラインでも禁煙や受動喫煙の回避を強く推奨している。脳卒中の発症に関して受動喫煙でさえ安全なレベルは存在しないことが示されており，喫煙の多

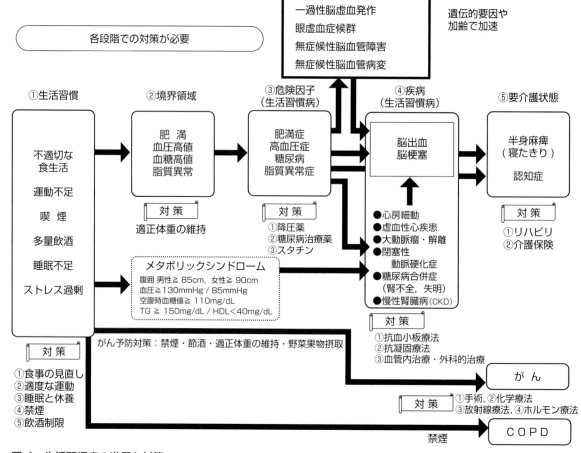

図4 生活習慣病の進展と対策

寡にかかわらず，すべてリスクになると考えるべきである．まずは医療従事者が禁煙を実践し，5Aアプローチや行動変容ステージモデルを活用して目の前の喫煙者にまず禁煙支援を始めることが脳卒中の発症予防や再発予防の第1歩である．

文献

1) Shinton R, Beevers G：Meta-analysis of relation between cigarette smoking and stroke. BMJ 298：789-794, 1989
2) Schürks M, Rist PM, Bigal ME, et al：Migraine and cardiovascular disease：systematic review and meta-analysis. BMJ 339：b3914, 2009
3) Iso H, Date C, Yamamoto A, et al：JACC Study Group：Smoking cessation and mortality from cardiovascular disease among Japanese men and women：the JACC Study. Am J Epidemiol 161：170-179, 2005
4) Honjo K, Iso H, Tsugane S, et al：The effects of smoking and smoking cessation on mortality from cardiovascular disease among Japanese：pooled analysis of three large-scale cohort studies in Japan. Tob Control 19：50-57, 2010
5) Oono IP, Mackay DF, Pell JP：Meta-analysis of the association between secondhand smoke exposure and stroke. J Public Health 33：496-502, 2011
6) Tan CE, Glantz SA：Association between smoke-free legislation and hospitalization for cardiac, cerebrovascular, and respiratory disease：a meta-analysis. Circulation 126：2177-2183, 2012
7) Stallings-Smith S, Zeka A, Goodman P, et al：Reductions in cardiovascular, cerebrovascular, and respiratory mortality following the national Irish smoking ban：interrupted time-series analysis. Plos One 8（4）：e62063, 2013
8) Wolf PA, D'Agostino RB, Kannel WB, et al：Cigarette smoking as a risk factor for stroke, The Framingham Study. JAMA 259：1025-1029, 1988
9) Ott A, Slooter AJ, Hofman A, et al：Smoking and risk of dementia and Alzheimer's disease in a population-based cohort study：the Rotterdam study. Lancet 351：1840-1843, 1998
10) Peters R, Poulter R, Warner J, et al：Smoking, dementia and cognitive decline in the elderly, a systematic review. BMC Geriatrics 8：36, 2008
11) Ohara T, Ninomiya T, Hata J, et al：Midlife and late-life smoking and risk of dementia in the community：the

Hisayama study. J Am Geriatr Soc 63：2332-2339, 2015
12) Livingston G, Sommerlad A, Orgeta V, et al：Dementia prevention, intervention, and care. Lancet. 2017 Jul 19. pii：S0140-6736（17）31363-6. doi：10.1016/S0140-6736（17）31363-6.［Epub ahead of print］
13) Gall SL, Dewey HM, Thrift AG：Smoking cessation at 5 years after stroke in the North East Melbourne Stroke Incidence Study. Neuroepidemiology 32：196-200, 2009
14) Kim J, Gall SL, Dewey HM, et al：Baseline smoking status and the long-term risk of death or nonfatal vascular event in people with stroke. a 10-year survival analysis. Stroke 43：3173-3178, 2012
15) Bak S, Sindrup SH, Alselev T, et al：Cessation of smoking after first-ever stroke：a follow-up study. Stroke 33：2263-2269, 2002
16) Sienkiewicz-Jarosz H, Zatorski P, Baranowska A, et al：Predictors of smoking abstinence after first-ever ischemic stroke：a 3-month follow-up. Stroke 40：2592-2593, 2009
17) Ballard J, Kreiter KT, Claassen J, et al：Risk factors for continued cigarette use after subarachnoid hemorrhage. Stroke 34：1859-1863, 2003
18) Epstein KA, Viscoli CM, Spence JD, et al：Smoking cessation and outcome after ischemic stroke or TIA. Neurology 89：1723-1729, 2017
19) 日本禁煙学会：緊急警告 http://www.jstc.or.jp/modules/information/index.php?content_id＝119
20) 日本禁煙推進医師歯科医師連盟：加熱式タバコに対する運営委員会緊急声明（2017年10月24日，2017年11月1日改訂）http://www.nosmoke-med.org/wp/wp-content/uploads/2015/11/171101_運営委員会緊急声明_v2.pdf
21) 日本呼吸器学会：非燃焼・加熱式タバコや電子タバコに対する日本呼吸器学会の見解（2017年10月31日）http://www.jrs.or.jp/uploads/uploads/files/photos/hikanetsu_kenkai.pdf

V 脳卒中の基礎知識

19 脳卒中の概念と分類
20 脳卒中の臨床疫学―久山町研究―
21 脳卒中を理解するための神経解剖学
22 脳卒中の病理
23 脳卒中データバンク
24 Fukuoka Stroke Registry
25 「脳卒中治療ガイドライン2015」の目指すもの
26 脳卒中と遺伝子
27 脳卒中の画像診断
28 脳の機能画像
　　―PETやSPECTで何がわかるか―
29 脳卒中と神経生理学

19 脳卒中の概念と分類

荒川 修治 [製鉄記念八幡病院脳血管神経内科]

I 脳卒中の概念と分類

　脳卒中とは脳の血管障害により意識障害や局所性脳機能障害などを呈する疾患の総称である．原因は多岐にわたるが，脳梗塞・脳出血・くも膜下出血が代表的な疾患である．脳血管障害という場合は，脳ドックなどで検出される無症候性病変（無症候性脳梗塞や無症候性脳微小出血）も含んでいる．脳卒中の分類として，本稿では現在広く使用されている NINDS（National Institute of Neurological Disorders and Stroke）分類[1]と TOAST（Trial of ORG 10172 in Acute Stroke Treatment）分類[2]を紹介し，また最近提唱された新たな疾患概念である塞栓源不明脳塞栓症（Embolic Stroke of Undetermined Source：ESUS）についても解説したい．

II NINDS 分類

　1990年に米国の NINDS から発表された Classification of Cerebrovascular Disease：CVD-III[1] のことである（表1）．NINDS 分類では，脳卒中をまず脳出血，くも膜下出血，脳動静脈奇形による頭蓋内出血，脳梗塞に分類する．脳梗塞はさらに発症機序（血栓性，塞栓性，血行力学性），臨床カテゴリー（ラクナ梗塞，アテローム血栓性脳梗塞，心原性脳塞栓症，その他の脳梗塞），閉塞血管（部位）による症候（内頸動脈，中大脳動脈，前大脳動脈，椎骨脳底動脈系）によって分類している．

　この分類が広く受け入れられた理由は，脳梗塞の分類に発症機序と臨床カテゴリーの概念を導入した点にある[3]．例えば，内頸動脈起始部の粥状動脈硬化性病変が脳梗塞の原因となった場合，臨床カテゴリーはアテローム血栓性脳梗塞である．しかし一口にアテローム血栓性脳梗塞といっても発症機序については，粥状

表1　NINDS 分類
　Ｉ．臨床的分類
　　Ａ．無症候性脳血管障害
　　Ｂ．局所性脳機能障害
　　　1．一過性脳虚血発作
　　　2．脳卒中
　　　　a．経過・病期
　　　　　1）回復期
　　　　　2）悪化期
　　　　　3）安定期
　　　　b．脳卒中の病型
　　　　　1）脳出血
　　　　　2）くも膜下出血
　　　　　3）脳動静脈奇形による頭蓋内出血
　　　　　4）脳梗塞
　　　　　　a）発症機序
　　　　　　　①血栓性
　　　　　　　②塞栓性
　　　　　　　③血行力学性
　　　　　　b）臨床カテゴリー
　　　　　　　①アテローム血栓性
　　　　　　　②心原塞栓性
　　　　　　　③ラクナ
　　　　　　　④その他
　　　　　　c）閉塞血管（部位）による症候
　　Ｃ．血管性認知症
　　Ｄ．高血圧性脳症

（文献1より引用）

動脈硬化の進展により内腔が狭窄し，さらに動脈硬化プラーク表面に血栓が形成され血管閉塞に至って脳梗塞を発症した場合は血栓性であり，動脈硬化プラーク表面の血栓が剥離したり，あるいはプラーク破裂によりその内容物が流出して末梢血管を閉塞した場合は塞栓性である．また動脈硬化による血管狭窄が高度であって，例えば心筋梗塞や消化管出血などにより全身血圧が低下し狭窄部より末梢の灌流が障害された結果脳梗塞を生じる場合は血行力学性である．

　それ以前の脳血栓症・脳塞栓症という分類では，穿

表2 TOAST 分類における脳梗塞各病型の診断基準

	LAA	CE	SAO	OC
臨床症候				
大脳皮質または小脳の障害	+	+	−	+/−
ラクナ症候群	−	−	+	+/−
画像所見				
皮質，小脳，脳幹，皮質下の梗塞 >1.5 cm	+	+	−	+/−
皮質下，脳幹の梗塞 <1.5 cm	−	−	+/−	+/−
検査所見				
主幹動脈狭窄（>50%）	+	−	−	−
塞栓源心疾患	−	+	−	−
その他の検査異常	−	−	−	+

LAA : large-artery atherosclerosis, CE : cardioembolism, SAO : small-artery occlusion, OC : other cause.（文献2より引用）

表3 TOAST 分類における塞栓源心疾患

高リスク	中リスク
・機械弁	・僧帽弁逸脱症
・心房細動を伴う僧帽弁狭窄症	・僧帽弁輪石灰化症
・心房細動（孤立性を除く）	・心房細動を伴わない僧帽弁狭窄症
・左房・左心耳内血栓	・左房内もやもやエコー
・洞不全症候群	・心房中隔瘤
・発症4週未満の心筋梗塞	・卵円孔開存症
・左室内血栓	・心房粗動
・拡張型心筋症	・孤立性心房細動
・左室壁部分的無収縮	・生体弁
・粘液腫	・非細菌性血栓性心内膜炎
・感染性心内膜炎	・うっ血性心不全
	・左室壁部分的低収縮
	・発症4週〜6カ月の心筋梗塞

（文献2より引用）

通枝系脳血栓症と皮質枝系脳血栓症を区別できなかったし，心原性脳塞栓症と動脈原性脳塞栓症（artery-to-artery embolism）も区別できないなどの問題があったが，NINDS 分類により脳梗塞の多彩な病態を的確に捉えることが可能になった．一方欠点としては，診断基準が明記されていないこと，原因不明の脳梗塞が分類されていないことなどがあげられる．例えばアテローム血栓性脳梗塞でどの程度の動脈硬化性血管病変を有意とするのか，そうした基準は示されていない．

III TOAST 分類

1993年に発表された TOAST 分類は低分子ヘパリン danaparoid のランダム化比較試験（RCT）に際して作られたもので，基本的には NINDS 分類に準じ各脳梗塞臨床カテゴリーの診断基準を明確に設定したものである[2]．脳梗塞を 1) large-artery atherosclerosis（アテローム血栓性脳梗塞），2) cardioembolism（心原性脳塞栓症），3) small-vessel occlusion（ラクナ梗塞），4) stroke of other determined etiology（その他の原因による脳梗塞），5) stroke of undetermined etiology（原因不明の脳梗塞）の5つに分類する．1)〜4) は診断確度によって "probable" と "possible" に分ける．"probable" は一つのカテゴリーの診断基準を満たし，かつ他のカテゴリーが除外できる場合，"possible" は臨床症候や画像所見が一つのカテゴリーを示唆するが，他のカテゴリーを除外するに足る検査が施行できていない状態である．TOAST 分類における脳梗塞各病型の診断基準を表2に示す．

large-artery atherosclerosis は梗塞巣を灌流する主幹動脈やその分枝に 50% 以上の動脈硬化性の狭窄あるいは閉塞を認める必要があり，臨床症候は大脳皮質障害や脳幹障害あるいは小脳障害を呈する．CT/MRI 所見は大脳皮質病変や小脳病変，あるいは脳幹や大脳皮質下の 1.5 cm 以上の病変が特徴的である．cardioembolism は心由来の塞栓子により脳動脈が閉塞したもので，表3に示すような塞栓源心疾患を認める必要がある．塞栓源心疾患は高リスク群と中リスク群に分けられている．臨床症候と CT/MRI 所見は large-artery atherosclerosis と同様であるが，複数の支配血管領域に及ぶ梗塞巣は cardioembolism を示唆する．中リスク群の塞栓源心疾患の場合，他に脳梗塞の原因

表4 ESUSの診断基準

ESUSの診断基準
1. ラクナ梗塞ではない梗塞病変（CT/MRI）
2. 病変を灌流する頭蓋外・頭蓋内主幹脳動脈に50％以上の狭窄がない
3. 高リスク塞栓源心疾患がない（心房細動，心房粗動，人工弁，心内血栓，左房粘液腫，僧帽弁狭窄，最近の心筋梗塞，感染性心内膜炎など）
4. そのほかの特殊な脳卒中の原因がない（血管炎，動脈解離，片頭痛，薬物中毒など）
ESUSの診断に必要な検査
1. 頭部CTまたはMRI
2. 12誘導心電図
3. 経胸壁心エコー
4. 自動リズム検出可能な24時間以上の心電図モニター
5. 脳虚血領域を灌流する頭蓋内外動脈の画像検査（血管造影，MRA，CTA，頸部エコー経頭蓋ドップラ）

（文献8より引用）

がなければpossible cardioembolismと診断する。small-vessel occlusionでは臨床症候は古典的ラクナ症候群を呈し，CT/MRI所見は異常を認めないか脳幹や皮質下に1.5 cm未満の梗塞巣を認める。塞栓源心疾患や同側主幹動脈に50％以上の狭窄を認めない。stroke of other determined etiologyは，動脈硬化によらない脳血管の障害（例えば動脈解離，血管炎，血管攣縮など），血液凝固亢進や血液疾患による脳梗塞などで，前述の三つには分類されない稀なものである。stroke of undetermined etiologyは，a）二つ以上の原因が存在する，b）検査で異常がみつからない，c）検査が不完全である場合に分けられる。二つ以上の原因が存在する場合の例としては，中リスクの塞栓源心疾患があり他にも脳梗塞の原因がある場合，心房細動があり同側主幹動脈に動脈硬化性の50％狭窄を認める場合，古典的ラクナ症候群を呈し同側主幹動脈に動脈硬化性の50％狭窄を認める場合などがある[2]。

TOAST分類の利点としては，診断基準を明確にしたことで多施設共同研究などで有用であること，診断のためのアルゴリズム[4,5]も作成されており，それを使えば使用者間での診断一致率がさらに上がることなどがあげられる。欠点としてはstroke of undetermined etiologyのカテゴリーに分類される症例が多くなること，またsmall-vessel occlusion（ラクナ梗塞）は臨床症候や梗塞巣サイズから診断されるが，中大脳動脈水平部（M1）の動脈硬化性狭窄による単一の皮質下梗塞と類似しているのでM1の評価が不十分である場合にlarge-artery atherosclerosisをsmall-vessel occlusionと誤診しやすいことなどが指摘されている[6]。後者についてはわが国ではMRA検査がルーチンに行われているのであまり心配は要らないものと思われる。

IV 塞栓源不明脳塞栓症（ESUS）

cryptogenic stroke（潜因性脳梗塞）とは，一般に十分な検査を行っても原因が特定できない脳梗塞をいう。TOAST分類でのstroke of undetermined etiologyにおおよそ相当するが，このような脳梗塞の病態として，1）原因が可逆性あるいは一過性であるために検査で異常がみつからない（例：発作性心房細動，血管攣縮，塞栓子の消失など），2）原因が複数あり主因が特定できない（例：頸動脈狭窄もあって心房細動もある），3）所見の意義が不明あるいは未確立である（50％未満の脳動脈狭窄，大動脈粥腫，深部静脈血栓が検出されない卵円孔開存など）場合などが考えられる[7]。様々な病態があり，また施設によってどこまで原因検索を行うかその程度にも差があるため，一口にcryptogenic strokeといっても不均質な集団である。したがって実臨床においては再発予防の抗血栓薬の選択に苦慮することになる。

塞栓源不明脳塞栓症（ESUS）とは，cryptogenic strokeのなかで塞栓症が疑われる一群である。2014年にCryptogenic Stroke/ESUS International Working Groupから診断基準が提唱された[8]（表4）。症候性脳梗塞のうち，ラクナ梗塞，アテローム血栓性脳梗塞，心原性脳塞栓症，特定の原因が判明しているものを除外したものと定義されている。診断に必要な検査として頭部CT/MRI，12誘導心電図，経胸壁心エコー，自動リズム検出が可能な24時間以上の心電図モニター，頭蓋内外動脈の画像検査があげられている。経食道心エコーや下肢静脈エコー，長期間の心電図モニターは必須ではない。したがってこれらの検査を行って診断に至る病態，すなわち奇異性脳塞栓症や大動脈原性脳塞栓症はESUSに包括されることになる。

ESUSの塞栓源としては，1）低リスクの心内塞栓源（逸脱を伴った粘液腫性弁膜症，僧房弁輪石灰化など），2）潜在性の発作性心房細動，3）悪性腫瘍関連（非細菌性血栓性心内膜炎，腫瘍塞栓など），4）大動脈原性脳塞栓症，5）奇異性脳塞栓症（卵円孔開存，心房中隔欠損，肺動静脈瘻）などが考えられる[8]。こ

の中で最も頻度が高く重要と考えられているのが潜在性の発作性心房細動である．心電図モニターの時間を長くすると発作性心房細動の検出率は上がっていくが，検査には限界があるし原因を突き止めるまで治療を開始できないというジレンマもある[7]．最小限の検査と評価によってESUSを診断するメリットは，この一群にDOAC（直接作用型経口抗凝固薬）による抗凝固療法が有効ではないかと考えられているからである．現在，ESUSを対象としてアスピリンとDOACの有効性と安全性を比較する大規模臨床試験が進行中である[9,10]．もちろんESUSの診断で終わらずにさらなる原因を追究できれば，病態に応じた治療が追加できる．例えば発作性心房細動に対するカテーテルアブレーション，悪性腫瘍に対する治療，奇異性脳塞栓症では右左シャントの閉鎖などである．

文献

1) NINDS：Classification of the Cerebrovascular Disease III, Stroke 21：564-616, 1990
2) Adams HP, Bendixen BH, Kappelle LJ, et al：Classification of subtype of acute ischemic stroke. Definitions for use in a multicenter clinical trial, Stroke 24：35-41, 1993
3) 髙木　誠：NINDSのCVD-III分類（1990）は現在でも有効か，日本臨牀64巻 増刊号7（イノベーション時代の脳卒中学），p.51-55，日本臨牀社，2006
4) Goldstein LB, Jones MR, Matchar DB, et al：Improving the reliability of stroke subgroup classification using the Trial of Org 10172 in Acute Stroke Treatment（TOAST）criteria, Stroke 32：1091-1097, 2001
5) Ay H, FurieKL, Singhal A, et al：An evidence-based causative classification system for acute ischemic stroke, Ann Neurol 58：688-697, 2005
6) Amarenco P, Bogousslavsky J, Caplan LR, et al：Classification of stroke subtypes, Cerebrovasc Dis 27：493-501, 2009
7) 平野照之：潜因性脳卒中とESUS，分子脳血管病 16：152-154，2017
8) Hart RG, Diner HC, Coutts SB, et al：Embolic stroke of undetermined source：the case for a new clinical construct. Lancet Neurol 13：429-438, 2014
9) Diner HC, Easton JD, Granger CB, et al：Design of Randomized, double-blind, Evaluation in secondary Stroke Prevention comparing the Efficacy and safety of the oral Thrombin inhibitor dabigatran etexilate vs. acetylsalicylic acid in patients with Embolic Stroke of Undetermined Source（RESPECT ESUS）, Int J Stroke 10：1309-1312, 2015
10) Geisler T, Poli S, Meisner C, et al. Apixaban for treatment of embolic stroke of undetermined source（ATTICUS randomized trial）：Rationale and study design, Int J Stroke 12：985-990, 2017

20 脳卒中の臨床疫学―久山町研究―

古田　芳彦　[九州大学大学院医学研究院衛生・公衆衛生学分野]
二宮　利治　[九州大学大学院医学研究院衛生・公衆衛生学分野]

I　はじめに

　日本の人口動態統計による死因別死亡では，1980年代まで脳血管疾患が第1位であった。降圧療法の普及などに伴い死亡率や発症率は低下したものの，高齢人口が増加してきたために社会への負担は依然として大きく，平成28年の国民生活基礎調査によると脳血管疾患は要介護になる原因疾患として第2位である（ちなみに1位は認知症である）。また最も重度な要介護5に限ると原因疾患の第1位は脳血管疾患であり，超高齢社会の日本において持続可能な社会を築くために克服すべき疾患であることは明らかである。そのための第一歩が実態や危険因子を解明することであるが，食生活の欧米化などの生活習慣の変化や，医療技術の進歩により脳卒中の病態も時代とともに変化してきていると考えられる。そこで本稿では，1961年に開始された疫学調査である久山町研究の成績（コホート研究）を用いて，脳卒中や危険因子，またこれらの時代的推移について概説する。

II　脳卒中と危険因子の時代的推移

1　危険因子有病率の時代的推移

　福岡県久山町は福岡市の東に隣接する町で，人口は約8,200人（2015年）である。都市の近郊ではあるが人口増加は緩やかで，年齢構成や職業構成は日本全体と近い。すなわち日本人を代表するサンプル集団と言える。久山町では1961年からおおよそ5年ごとに40歳以上の全住民を対象としたスクリーニングの健診を行い，時代ごとにコホートを形成している。脳卒中（脳梗塞，脳出血，くも膜下出血）などをはじめとしたエンドポイントを設定し，前向きに追跡している。本研究の特徴としては，健診の受診率（約80％）や追跡率（99％以上）はいずれも高く，また剖検や画像検査（CT，MRIなど）により正確な病型診断を行っていることが挙げられる。このような研究を50年以上にわたってほぼ一定した手法で継続していることから，選択バイアスや情報バイアスが少ない正確な脳卒中および危険因子の有病率の時代的推移も検討可能である。

　そこで，まず1961年，1974年，1983年，1993年，2002年の久山町健診の成績から，脳卒中の危険因子の年齢調整有病率の時代的推移を表1に示す[1]。まず血圧140/90 mmHg以上または降圧薬の服用と定義したときの高血圧の有病率の推移を図1に示す。男性では1961年の38％から2002年の41％までほとんど変化なく，女性では36％から31％と若干の減少傾向にあるものの大きな変化はなかった。しかし降圧薬の服用率は時代とともに上昇しており，それに伴い血圧も低下した。高血圧者の収縮期血圧の平均値は，1961年には男性が161 mmHg，女性が163 mmHgであったのが，2002年には男性148 mmHg，女性149 mmHgと低下している。

　これとは対照的に肥満の有病率は上昇し，1961年には男性7.0％，女性12.9％だったが2002年にはそれぞれ29.2％と23.8％となった。また糖代謝異常（糖尿病および境界型）の有病率も大きく上昇した。このような代謝性疾患増加の背景には，食生活の欧米化や自家用車の普及による運動不足など，生活習慣の変化があると考えられる。

2　脳卒中発症率の時代的推移

　続いて久山町の1961年，1974年，1983年，1993年，2002年の健診を受診した住民を五つの集団として設定し，それぞれ7年間の追跡調査を行った成績から脳卒中発症率の時代的推移を検討した[1]。図2に示すように年齢調整後の脳卒中発症率（対1,000人/年）は男性では1960年代から1970年代にかけて約半分に

V 脳卒中の基礎知識

表1 脳卒中危険因子の有病率・平均値の時代的推移，久山町5集団，40歳以上，年齢調整

	1961年 (n=1,618)	1974年 (n=2,038)	1983年 (n=2,459)	1993年 (n=1,983)	2002年 (n=3,108)	傾向性p
男性						
対象者数（人）	705	855	1,048	747	1,305	
高血圧（%）	38.4	43.1	47.7	43.7	41.3	0.71
降圧薬服用（%）	2.0	8.4	10.9	14.7	17.5	<0.001
高血圧者の収縮期血圧（mmHg）	161	157	152	152	148	<0.001
高血圧者の拡張期血圧（mmHg）	91	90	92	88	89	0.01
肥満（%）	7.0	11.6	20.2	26.7	29.2	<0.001
糖代謝異常（%）	11.6	14.1	14.3	29.9	54.0	<0.001
高コレステロール血症（%）	2.8	12.2	23.0	25.2	22.2	<0.001
現在の喫煙（%）	75.0	73.3	57.2	47.0	47.4	<0.001
現在の飲酒（%）	69.6	63.8	65.2	64.6	71.8	0.004
女性						
対象者数（人）	913	1,183	1,411	1,236	1,803	
高血圧（%）	35.9	40.1	41.2	34.6	30.8	<0.001
降圧薬服用（%）	2.1	7.4	11.5	15.2	16.2	<0.001
高血圧者の収縮期血圧（mmHg）	163	161	155	155	149	<0.001
高血圧者の拡張期血圧（mmHg）	88	87	87	84	86	<0.001
肥満（%）	12.9	21.5	23.5	26.2	23.8	<0.001
糖代謝異常（%）	4.8	7.9	7.0	21.0	35.1	<0.001
高コレステロール血症（%）	6.6	19.9	33.5	35.7	35.3	<0.001
現在の喫煙（%）	16.6	10.2	7.4	4.6	8.5	<0.001
現在の飲酒（%）	8.3	5.7	7.8	12.9	29.3	<0.001

高血圧：血圧140/90 mmHg以上または降圧薬服用。肥満：body mass index 25 kg/m²以上。糖代謝異常：糖尿病または前糖尿病状態。高コレステロール血症：総コレステロール220 mg/dL以上。（文献1より改変して引用）

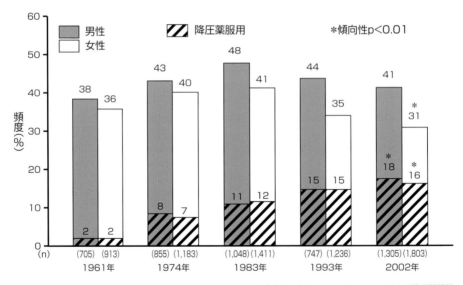

図1 高血圧頻度の時代的推移。久山町6集団の断面調査，40歳以上，年齢調整
（文献1より改変して引用）

低下したが，その後の低下は鈍化した。女性では1960年代から1970年代に大きく，その後も緩やかながら低下した。この脳卒中発症率の低下に最も貢献したのは降圧療法の普及である。それに対してその後の低下の鈍化には，糖代謝異常などの代謝性疾患の増加が関与していると考えられる。

さらに脳卒中を脳梗塞，脳出血，くも膜下出血の三つの病型に分類して発症率を検討した。男性では1960年代から1970年代にかけて，脳梗塞と脳出血発症率が大きく低下した。一方女性では，脳梗塞は低下傾向にあるものの，脳出血は明らかな時代的変化を認めなかった。またくも膜下出血発症率は男性では一定

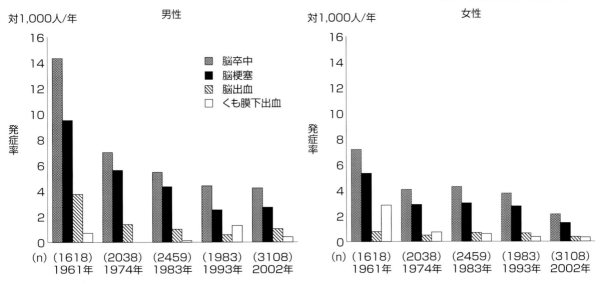

図2 脳卒中病型別の年齢調整発症率の時代的推移，久山町5集団，40歳以上，各7年追跡
（文献1より改変して引用）

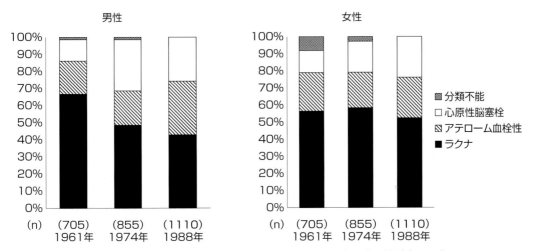

図3 脳梗塞サブタイプ別頻度の時代的推移，久山町3集団，40歳以上，追跡各12年
（文献2より引用）

の傾向は認められず，女性でわずかながら減少傾向にあるものの有意差はなかった。

3 脳梗塞サブタイプ別発症率の推移

さらに，脳梗塞を心原性脳塞栓，アテローム血栓性脳梗塞，ラクナ梗塞の三つのタイプに分類して，それぞれの割合の推移を検討した[2]。1961年，1974年，1988年に健診を受診した40歳以上の住民を対象として三つの集団を設定し，それぞれ13年間追跡した。脳梗塞全体の発症率が時代とともに低下しているが，その中でも男女ともにラクナ梗塞の年齢調整後の発症率が有意に低下しており，1961年の集団と比較して1988年の集団では男性で56％，女性で40％まで減少した。アテローム血栓性脳梗塞や心原性脳塞栓の発症率に有意な傾向はみられなかった。その結果，脳梗塞全体に占めるラクナ梗塞の割合は特に男性で大きく低下し，代わってアテローム血栓性脳梗塞と心原性脳塞栓の割合が上昇した（図3）。高血圧は，穿通動脈のリポヒアリノーシスや微小粥腫の進展に寄与することから，これらの血管障害を原因とするラクナ梗塞の頻度が減少し，一方で粥状硬化の原因となる代謝性疾患の増加がアテローム血栓性脳梗塞の増加につながったと考えられる。

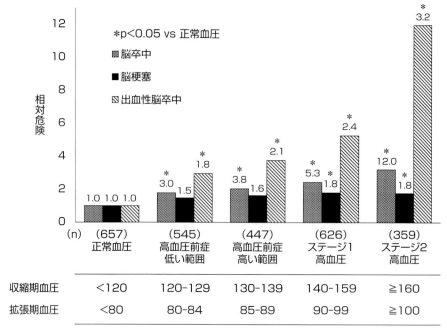

図4 血圧レベル別にみた脳卒中発症の相対危険，久山町2,634人，40歳以上男女，1988-2007年，多変量調整
調整因子：年齢，性，BMI，総コレステロール，HDLコレステロール，糖尿病，慢性腎臓病，心電図異常，喫煙，飲酒，運動．（文献3より改変して引用）

III 危険因子と脳卒中発症との関連

1 高血圧

1988年に久山町健診を受診した40歳以上の男女2,634人を19年間追跡し，血圧レベルと脳卒中発症との関連を検討した[3]．血圧は米国のガイドライン Joint National Committee on Prevention, Detection, Evaluation, and Treatment of High Blood Pressure（JNC7）に基づき正常血圧（＜120/80 mmHg），高血圧前症（120〜139/80〜89 mmHg），ステージ1高血圧（140〜159/90〜99 mmHg），ステージ2高血圧（≧160/100 mmHg）に分類し，高血圧前症は低い範囲（120〜129/80〜84 mmHg）と高い範囲（130〜139/85〜89 mmHg）にさらに分けた．その結果，性・年齢調整後の発症率は脳卒中，脳梗塞，出血性脳卒中のいずれも血圧レベルの上昇とともに上昇した．正常血圧の群を基準としたハザード比は，脳卒中全体および出血性脳卒中では高血圧前症の低い範囲から，脳梗塞では高血圧前症の高い範囲から有意な上昇を認めた（図4）．

高血圧と診断される140/90 mmHgよりも低いレベルの血圧であっても脳卒中発症のリスクが高まること

が示された．高血圧前症の軽度血圧が上昇した段階から減塩などの食事療法，運動習慣，禁煙や節酒など，生活習慣の改善に取り組むことが重要であると考えられる．

2 糖尿病および糖代謝異常

1988年の健診を受診した40〜79歳の住民のうち，75g経口糖負荷試験を受けた住民2,427人を対象として14年間追跡した成績から，糖尿病や糖代謝異常と脳卒中発症との関係を検討した[4]．空腹時血糖と糖負荷2時間後の血糖から世界保健機関（World Health Organization：WHO）の基準にしたがって正常耐糖能，耐糖能異常，糖尿病の3群に分類した．その結果，脳梗塞発症の性・年齢調整後のハザード比は，正常耐糖能に比べ糖尿病群では2.6倍と有意に高かった．また虚血性心疾患の発症リスクは，糖尿病群のみならず，耐糖能異常群においても1.9倍と有意に上昇した．この関連は収縮期血圧，総コレステロール，HDLコレステロール，body mass index（BMI），心電図異常，喫煙，飲酒を考慮した多変量解析でも変わらなかった．

また2002年に健診を受診した住民を7年間追跡した成績よりHb（ヘモグロビン）A1cレベルと脳梗塞，出血性脳卒中発症との関連を検討した研究の結果を図5に示す．脳梗塞ではHbA1cレベルの上昇とともに発症リスクは直線的に上昇し，HbA1c 5.0％以下の群

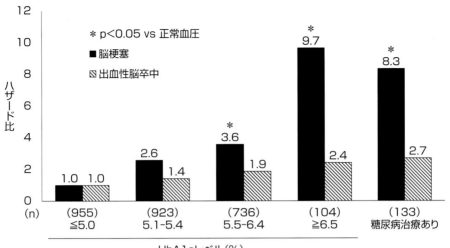

図5 HbA1cレベル別にみた脳卒中発症のハザード比，久山町2,851人，40〜79歳男女，2002-2009年，多変量調整
調整因子：年齢，性，高血圧，総コレステロール，HDLコレステロール，BMI，心電図異常，喫煙，飲酒，運動。（文献5より改変して引用）

を基準とした性・年齢調整後のハザード比はHbA1c 5.5〜6.4%のレベルから有意に高くなった。一方，出血性脳卒中ではこのような関連はみられなかった。

このように糖尿病は脳梗塞発症の危険因子であるが，糖尿病発症前の耐糖能異常や比較的低いHbA1cレベルでも脳梗塞発症のリスクが上昇することが示された。

3 脂質異常

高コレステロール血症は虚血性心疾患の危険因子として確立しているが，脳卒中発症との関連についての疫学研究の結果は必ずしも一致していない。久山町研究では1983年の健診を受診した住民を19年追跡し，LDLコレステロールレベルと脳梗塞発症との関連を報告している[6]。多変量解析でLDLコレステロールレベルと脳梗塞発症との間に有意な関連はなかったが，脳梗塞をタイプ別に分けて検討すると，LDLコレステロールレベルの上昇とともにアテローム血栓性脳梗塞発症のリスクが有意に上昇した。LDLコレステロールレベルとラクナ梗塞では有意ではないものの同様の傾向がみられた。一方で，LDLコレステロールレベルと心原性脳塞栓症発症との間には負の関連が認められた。総コレステロール低下に伴い心房細動の発症リスクが上昇するとの報告があり，総コレステロールの低下が心房細動発症を介して心原性脳塞栓症の発症リスクを増加させている可能性が考えられる。

またVLDL（超低比重リポ蛋白）などの動脈硬化惹起性のリポ蛋白も含めて総合的に評価できる指標として注目されているnon-HDLコレステロールについても検討しているが，同様の結果であった[7]。

4 肥満・メタボリックシンドローム

肥満と脳卒中発症との関連を明らかにするために，1988年に循環器健診を受診した40〜79歳の久山町住民2,421人を12年間追跡した成績を用いて，BMIレベル別に脳梗塞の発症リスクを比較・検討した[8]。年齢，収縮期血圧，心電図異常，糖尿病，総コレステロール，HDLコレステロール，中性脂肪，喫煙，飲酒，運動習慣を調整した多変量解析の結果，男性ではBMIレベルの上昇とともに脳梗塞の発症リスクは有意に上昇し，23.0〜24.9 kg/m2のレベルから有意差を認めた。一方，女性においてBMIと脳梗塞発症との間に有意な関連は認めなかった。この理由は，脳梗塞の発症数が統計学的検出力を得るのに不十分であったためかもしれない。肥満には，高血圧，糖尿病，脂質異常症など他の心血管病危険因子が合併しやすいため脳梗塞の発症リスクが上昇すると考えられる。そこで，1988年の健診を受診した2,452人を14年追跡した成績を用いて，心血管病危険因子が集積した状態であるメタボリックシンドロームと脳梗塞発症との関連を検討した[9]。メタボリックシンドロームは，日本の診断基準から腹囲基準を国際糖尿病連合が日本人を含むアジア人向けに提唱している男性90 cm以上，女性80 cm以上に変更した修正診断基準を用いた。年齢，血清総コレステロール，心電図異常，蛋白尿，喫煙，飲酒，運動を調整した多変量解析において，メタボリックシンドロームを有さない群を基準とした，有する群の脳梗塞発症のハザード比は男性で3.07，女性で2.21と有

意に高かった．このように，心血管病の危険因子の集積した患者は，特に脳梗塞のハイリスク群と考えて管理する必要があるといえよう．さらに，前述の肥満と脳梗塞発症に関する検討では，高血圧，糖尿病，脂質異常症などの危険因子を多変量調整しても有意な関連を認めたことから，脂肪組織から分泌されるアディポネクチンの低下やプラスミノゲンアクチベーターインヒビター1（PAI-1）の上昇によるインスリン抵抗性，炎症，血栓傾向の亢進などの関与が考えられる．

IV そのほかの脳卒中発症の危険因子やバイオマーカー

1 蛋白質摂取

久山町研究では栄養と生活習慣病発症との関係にも注目している．1988年に久山町健診を受診し，栄養調査（70品目の半定量食事摂取頻度調査）に参加した40～79歳の男女2,400人を対象として1日あたりの総蛋白質摂取量と脳卒中発症との関連を検討した[10]．その結果，総蛋白質摂取量の増加とともに脳卒中発症率は低下した．この結果は心血管病の危険因子や総エネルギー量で調整した多変量解析でも同様であった．また脳卒中を脳梗塞，脳出血，くも膜下出血の三つの病型に分類し，蛋白質摂取を植物性蛋白質と動物性蛋白質の摂取量で検討した．その結果，植物性蛋白質摂取の増加につれて脳梗塞発症のリスクは有意に低下し，動物性蛋白質摂取の増加により脳出血発症のリスクが有意に低下した．植物性蛋白質を多く含む食品には大豆，大豆製品，野菜，海藻類があり，動物性蛋白質では魚，牛乳，肉，卵が挙げられる．脳卒中を予防する上で，これらの食品をバランス良く摂取することが重要であることが示唆される．

2 高感度CRP

近年いくつかのバイオマーカーが脳卒中の発症と関連していることが示されてきている．C反応性蛋白（C-reactive protein：CRP）は炎症のバイオマーカーであるが，より低レベルでCRP濃度を測定できるようになり，高感度CRP（high sensitivity CRP：hsCRP）が動脈硬化における血管の慢性炎症を評価する指標として注目されるようになった．1988年に健診を受診した住民を12年間追跡し，hsCRPレベルと脳卒中発症との関連を検討した[11]．その結果，男性ではhsCRPレベルの上昇とともに脳梗塞の発症リスクが有意に上昇したのに対し，女性では明らかな関連はなかった．さらに，男性において，高血圧，糖尿病，高コレステロール血症にhsCRPの高値が合併することにより，脳梗塞の発症リスクが相乗的に上昇することが示された．

3 NT-proBNP

N末端プロ脳性ナトリウム利尿ペプチド（NT-proBNP）は心不全の診断や診療の補助として活用されている．血清NT-proBNP濃度が心血管病発症と関連していることが示されているが，アジア人での報告は少なく，また脳卒中を病型別に分類して検討した報告はみられない．そこで2002年の久山町健診を受診した心血管病のない40歳以上の男女3,104人の住民を5年間追跡した成績を用いて，血清NT-proBNP値と脳卒中発症との関連を病型別に検討した[12]．なお，血清NT-proBNPレベルを四分位に分類した．その結果，血清NT-proBNPレベルの上昇に伴い脳卒中発症のリスクは直線的に上昇し，NT-proBNPレベルが最も高い群（≧400 pg/mL）では，最も低い群（＜55 pg/mL）に比べ，脳卒中発症の性・年齢調整後のハザード比は5.20倍有意に高かった．また脳卒中を病型別に分けて検討すると脳梗塞，頭蓋内出血では同様の関係がみられたが，くも膜下出血では関連はなかった．この関係は性・年齢や拡張期血圧，心電図異常などの影響を調整した多変量解析においても認められた．血清NT-proBNP値の上昇が脳卒中発症のリスク上昇と関連していたメカニズムは不明であるが，血清NT-proBNP値は，全身の動脈硬化の障害の程度と相関しているのかもしれない．今後，さらなる研究が必要といえよう．

V おわりに

久山町研究について，その歴史，方法とこれまで脳卒中について得られてきた成果を紹介した．降圧療法の普及に伴い日本における脳卒中発症率は大きく低下してきたが，代謝性の危険因子の増加によりその速度は鈍っている．さらなる脳卒中予防のために，糖尿病をはじめとする代謝性疾患の是正や，新たなバイオマーカーの活用などに取り組むことが今後の課題である．

文献

1) Hata J, Ninomiya T, Hirakawa Y, et al：Secular trends in cardiovascular disease and its risk factors in Japanese：Half-century data from the Hisayama Study（1961-2009）. Circulation 128：1198-1205, 2013
2) Kubo M, Hata J, Doi Y, et al：Secular trends in the incidence of and risk factors for ischemic stroke and its subtypes in Japanese population. Circulation 118：2672-2678, 2008
3) Fukuhara M, Arima H, Ninomiya T, et al：Impact of lower range of prehypertension on cardiovascular events in a general population：the Hisayama Study. J Hypertens 30：893-900, 2012

4) Fujishima M, Kiyohara Y, Kato I, et al：Diabetes and cardiovascular disease in a prospective population survey in Japan：The Hisayama Study. Diabetes 45（Suppl. 3）：Sl4-Sl6, 1996
5) Ikeda F, Doi Y, Ninomiya T, et al：Haemoglobin A1c even within non-diabetic level is a predictor of cardiovascular disease in a general Japanese population：the Hisayama Study. Cardiovasc Diabetol 12：164-171, 2013
6) Imamura T, Doi Y, Arima H, et al：LDL cholesterol and the development of stroke subtypes and coronary heart disease in a general Japanese population：the Hisayama Study. Stroke 40：382-388, 2009
7) Imamura T, Doi Y, Ninomiya T, et al：Non-high-density lipoprotein cholesterol and the development of coronary heart disease and stroke subtypes in a general Japanese population：the Hisayama Study. Atherosclerosis 233：343-348, 2014
8) Yonemoto K, Doi Y, Hata J, et al：Body mass index and stroke incidence in a Japanese community：the Hisayama Study. Hypertens Res 34：274-279, 2011
9) Doi Y, Ninomiya T, Hata J, et al：Proposed criteria for metabolic syndrome in Japanese based on prospective evidence：the Hisayama study. Stroke 40：1187-1194, 2009
10) Ozawa M, Yoshida D, Hata J, et al：Dietary Protein Intake and Stroke Risk in a General Japanese Population：The Hisayama Study. Stroke 48：1478-1486, 2017
11) Wakugawa Y, Kiyohara Y, Tanizaki Y, et al：C-reactive protein and risk of first-ever ischemic and hemorrhagic stroke in a general Japanese population：the Hisayama Study. Stroke 37：27-32, 2006
12) Doi Y, Ninomiya T, Hata J, et al：N-terminal pro-brain natriuretic peptide and risk of cardiovascular events in a Japanese community：the Hisayama Study. Arterioscler Thromb Vasc Biol 31：2997-3003, 2011

21 脳卒中を理解するための神経解剖学

永沼 雅基 [済生会熊本病院神経内科]
川村 傑 [済生会熊本病院中央放射線部]
槌田 智美 [済生会熊本病院中央放射線部]

I はじめに

脳卒中では，脳血管が破綻することによる血流遮断や，脳実質内に形成された血腫による圧排などにより，脳組織が障害され症状が出現する。脳の隅々にまで血管が張り巡らされているため，破綻をきたす血管により実に様々な症状を呈する。すなわち脳卒中を理解するために必要な神経解剖学的知識とは，神経解剖すべてにほかならない。しかしそのすべてを記述することはできないため，本稿では脳卒中診療で中心的役割を果たしている頭部画像（主に MRI 軸位断）において，画像の辺縁に存在してその構造がやや捉えにくい部位，大脳皮質について述べることにする。

II 大脳皮質の神経解剖

前頭葉の障害では麻痺や失語，遂行機能障害，頭頂葉の障害では失認や失行，側頭葉の障害では失語や記憶障害，後頭葉の障害では視覚障害など，大脳皮質の障害部位に応じて様々な症状が出現する。障害部位と神経症候を対比して理解することは非常に重要である。脳溝などが比較的直線的に表現されていることが多い模式図上で大脳皮質の解剖を理解するのは容易である。しかし，実際の脳では脳溝や脳回は直線的ではないため，一般的によく用いられている頭部 CT/MRI 軸位断での病巣の局在を正確に評価するのに苦慮することもある。基本的には解剖学的知識を念頭に置いて，連続する MRI 断面上で脳溝や脳回を追跡すればそれらを MRI 断面上で同定できるはずである。ここでは脳 3D 画像と平面画像を対比させて部位の同定を行う。角度の異なる軸位断では脳溝や脳回の位置が大きく異なるため，本稿の頭部 MRI 軸位断は，CT で頻用される外眼角耳孔線（canthomeatal line：CML）にほぼ平行とされている鼻根部最陥凹点-橋延髄移行部を結んだ線を基準線とした画像を提示する。

1 大脳

大脳皮質は，前頭葉，頭頂葉，側頭葉，後頭葉の4つに大きく区分される。前頭葉は中心溝および Sylvius 裂により区分される（図 1-A）。頭頂葉は，中心溝によって前頭葉と，内側面の頭頂後頭溝によって後頭葉と境界される（図 1-B，C，図 2）。頭頂葉と側頭葉の境界面は，前方は Sylvius 裂であるが後方には明確な境界がないため，Sylvius 裂後端と後頭極を結ぶ想像線とする。側頭葉は，前頭葉とは Sylvius 裂により，後頭葉とは後頭前切痕と頭頂後頭溝の上端とを結ぶ凸側を前方へ向けた弧線をもってその境とする。側頭葉と頭頂葉，あるいは後頭葉とは機能的，細胞構築学的に連続しているためあまり境界に執着する必要はない[1]。

2 前頭葉

1）解剖

前頭葉は上前頭溝，下前頭溝，中心前溝により上前頭回，中前頭回，下前頭回，中心前回に区分される。中心溝は，その前方に中心前回（運動野）が存在するため，正しく同定することは非常に重要である（図 3）[2]。中心前回の前方の前頭葉は，上前頭溝，下前頭溝により上・中・下前頭回に区分され（図 4），下前頭回は Sylvius 裂前水平枝と前上行枝により眼窩部，三角部，弁蓋部に区分される（図 5）。大脳半球の内側面には上前頭回，その後方には中心傍小葉（paracentral lobule）がある（図 6）。上前頭回の後方部分（運動野の前方）が補足運動野である。

2）機能

一次運動野においては身体部位のどの部分を支配するかの局在が決まっており（Penfield のホムンクルス），一次運動野である中心前回に脳梗塞が生じると

21 脳卒中を理解するための神経解剖学

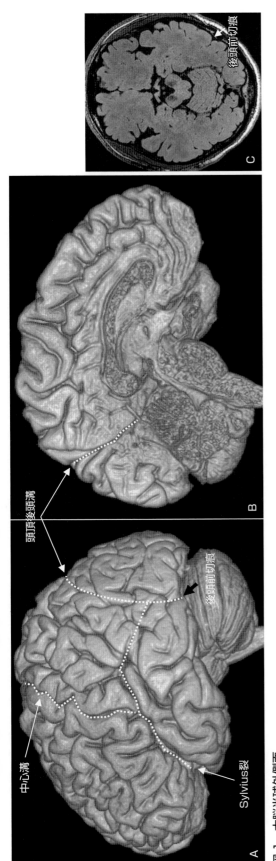

図1 大脳半球外側面
A. 左大脳を真横から見た図。中心溝、Sylvius裂、側頭葉・頭頂葉・後頭葉を区分する想像線を点線で示している。
B. 左大脳半球を内側面から見た図。頭頂後頭溝を点線で示している。
C. 矢印が側頭葉と後頭葉の区分となる後頭前切痕。

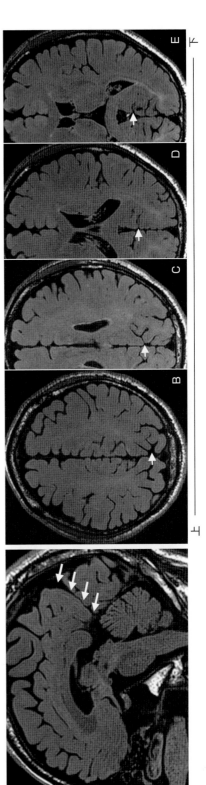

図2 頭頂後頭溝
A. 左大脳半球の矢状断。矢状断では頭頂後頭溝の位置は非常に理解しやすい。
B-E. 軸位断での頭頂後頭溝の位置を矢印で示している。図B-Eの頭頂後頭溝（矢印）は、図Aの矢印と対応している。これより後方が後頭葉である。

143

上 ―――――――――― 下

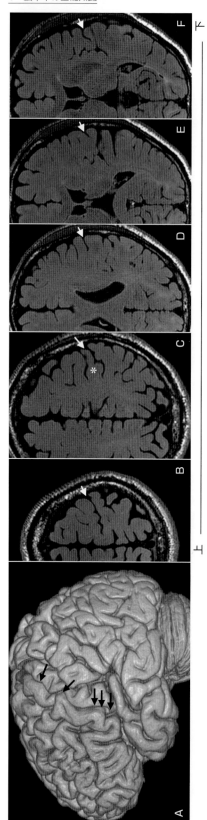

図 3
中心溝
A．左大脳半球を外側から見た図。矢印は中心溝の位置を示している。

B-F．軸位断での中心溝の位置（矢印）。図 B-F の中心溝（矢印）の位置は，図 A の中心溝（矢印）の位置と対応している。
中心溝の同定：いくつか方法があるが，代表的な方法を以下に挙げる。まず半卵円中心レベル（側脳室が見えなくなる高さ）でドアの取手あるいはΩを逆さにしたような形も見える部分を含む大脳皮質を探す。そのΩ状に膨らんだ部分は precentral knob sign（図 3．C の＊部分）と呼ばれ，手を支配する運動野にあたる。この皮質が中心前回であり，その後方が中心溝になる。中心前溝は上前頭溝と，中心後溝は頭頂間溝と連続性を持つのに対し，中心溝はいずれの溝とも連続しないことで確認できる。あとは連続的に追跡すればどの高さでも中心溝および中心前回の同定が可能となる。なお本画像では異なるが，中心溝の下端は Sylvius 裂まで達していないことが多い。

上 ―――――――――― 下

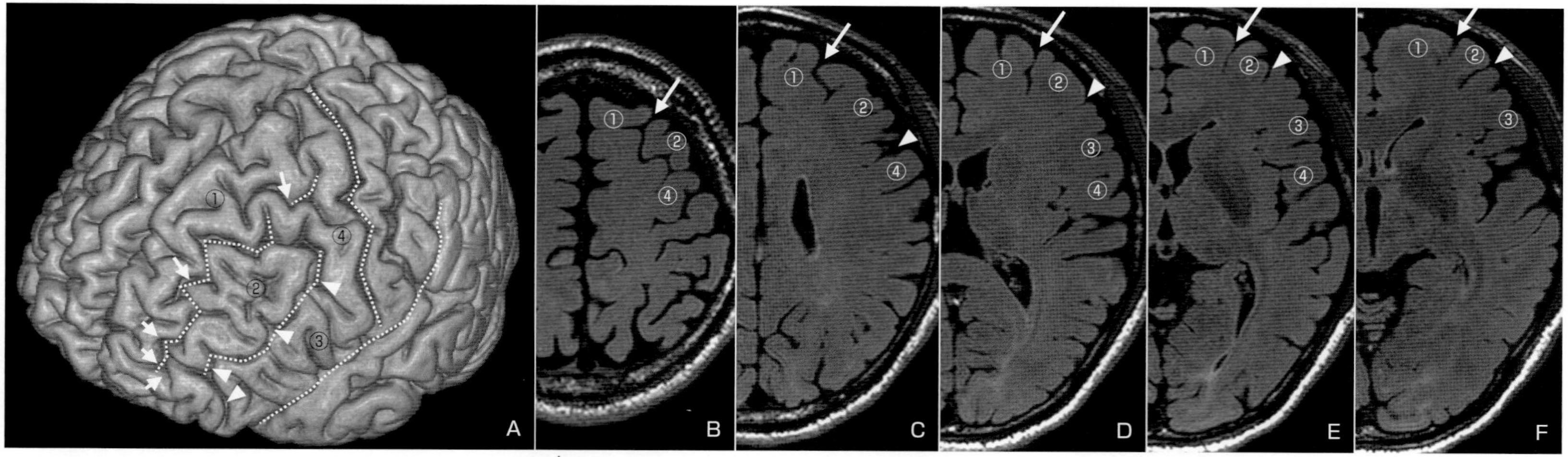

図 4
前頭葉

A．左大脳半球を前外側上方から見た図。上前頭溝，下前頭溝，中心前回および Sylvius 裂を点線で示している。
B-F．軸位断での上・下前頭溝および上・中・下前頭回を示している。矢印が上前頭溝，矢頭が下前頭溝を示している。軸位断でのそれぞれの同定の仕方は以下のようにする。上前頭溝は，大脳縦裂から大脳表面を外側に回って一番はじめの比較的深い切れ込みがこれにあたる（図 B-F　矢印）。上前頭溝より内側が上前頭回である。視床や中脳が見える高さで，上前頭溝の次に現れる深い切れ込みが下前頭溝になる。上・下前頭溝の間が中前頭回であり，下前頭溝より外側が下前頭回である。図 B-F の上・下前頭溝（矢印・矢頭）は図 A 上の矢印・矢頭の位置と対応している。①上前頭回　②中前頭回　③下前頭回　④中心前回　矢印：上前頭溝　矢頭：下前頭溝

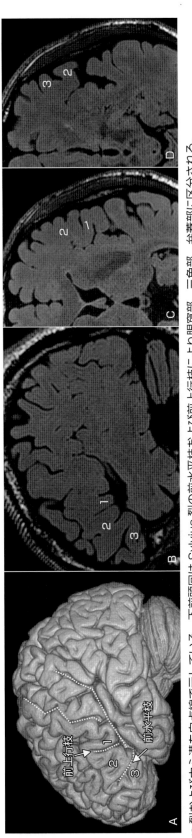

図5 下前頭回

A. Sylvius 裂および中心溝を白点線で示している。下前頭回は Sylvius 裂の前水平枝および前上行枝により眼窩部、三角部、弁蓋部に区分される。
B. 矢状断での眼窩部、三角部、弁蓋部の位置。
C, D. 軸位断での眼窩部、三角部、弁蓋部の位置。
1：弁蓋部　2：三角部　3：眼窩部

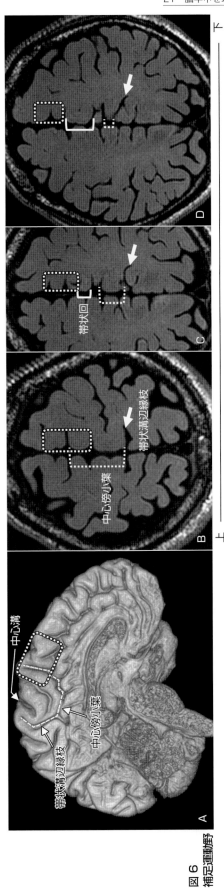

図6 補足運動野

A. 左大脳半球を内側から見た図。上前頭回の後方に中心傍小葉 (paracentral lobule) が確認できる（---で囲まれた部分）。その前方が Brodmann 6 野、補足運動野（…で囲まれた部分）になる。
B-D. 軸位断での補足運動野の位置。白点線で囲まれた部分が中心傍小葉、点線で示した部分が補足運動野。白矢印が帯状溝辺縁枝を指している。補足運動野の同定の仕方であるが、半卵円中心レベルで大脳縦裂を後ろからたどっていき、中央よりもやや下方で最も深く切れ込んでいる部分が帯状溝辺縁枝（帯状溝が脳表に向かう部位）をみつける。その一部分のひとかたまりが中心傍小葉（上前頭回後方部分）が補足運動野にあたる。下の断面では前頭葉内側に帯状回が入ってくる。

障害部位に応じた運動障害が生じる。precentral knob（図3-C）に限局した脳梗塞の場合，末梢に限局した上肢の単麻痺をきたし，一見下垂手のような末梢神経障害のようにもみえることがあるため注意が必要である[3]。

前頭葉の障害で言語に関する障害（失語）が生じる。下前頭回弁蓋部と三角部にはBroca野と呼ばれる運動性言語中枢があり，同部位の障害で喚語障害が出現する。中前頭回の障害では（単語レベルでの）理解障害が生じ，優位半球の中心前回下部部分では失構音（構音の歪みと音の連結障害）が生じる。

補足運動野は，一般に一次運動野の前方の大脳半球内側面（Brodmann 6野の内側部）を指す。補足運動野を含む前頭葉内側面の障害で，把握反射や本態性把握反応，道具の強制使用，運動開始困難などが生じる[4]。

Brodmann 8野に含まれる前頭眼野は運動前野との移行部に位置し，同部位の障害で反対側の刺激に目を向けることが困難となる。

3 頭頂葉

1）解剖

頭頂葉の外側面には中心溝と中心後溝の間に挟まれた中心後回（一次感覚野）がある。その後方には頭頂連合野があり，頭頂間溝によって上・下頭頂小葉に区別される（図7）。下頭頂小葉はSylvius裂後端を囲む縁上回と，上側頭溝の後端周囲の角回に区分される。また内側面では帯状溝縁部で中心傍小葉と楔前部に区分される（図6, 7）。

2）機能

中心後回の障害では，対側の感覚障害や肢節運動失行が生じる。頭頂連合野の障害では失語，失行，失認など様々な高次脳機能障害が出現する。左半球の縁上回を含む上側頭回後部から中心後回の領域障害で音韻性錯語が出現し，Broca野と下側頭回後部にくわえて角回の障害で喚語障害が出現する。左縁上回上部から角回，側頭葉中下部の障害で超皮質性感覚失語が出現しうる。左下頭頂小葉を含む病巣で観念運動性失行や観念性失行が見られる。左角回を含む病巣では手指失認，左右障害，失算，失書をきたすGerstmann症候群が生じるとされている。両側角回から頭頂後頭葉境界領域を含む広範な病巣によってBalint症候群（視覚失調，視覚性注意障害，精神性注視麻痺）が生じる。右頭頂葉病巣では，左半側空間無視の出現頻度が高く，程度も強い。楔前部や脳梁膨大後域，帯状回後部障害で道順障害が生じうる[5]。

4 側頭葉

1）解剖

側頭葉の外側面は，上・下側頭溝により上・中・下側頭回に区別される（図8）。上側頭回の上面には横側頭回（聴覚中枢）がある（図9）。

側頭葉下面には，外側から内側に向かって紡錘状回（外側後頭側頭回），舌状回（内側後頭側頭回），海馬傍回の3つの脳回が存在し，これらの脳回は側副溝と後頭側頭溝で境されている（図10）。側頭葉から後頭葉にかけて，底面中央を前後に走る長い溝が側副溝（図10-D）である。側副溝の内側が海馬傍回である。海馬傍回は前端では鉤状に曲がって鉤となり，後上方では帯状回峡部を介して帯状回に，後下方では舌状回へ続く。側副溝の外側で前後に長い紡錘状の回転が紡錘状回である。

2）機能

優位半球の上側頭回後方1/3がWernicke野（Brodmann 22野）とされている。Wernicke野を含む中・下側頭回，角回や縁上回の障害でWernicke失語が生じる。Wernicke野を除いた中・下側頭回より頭頂葉後部におよぶ障害で超皮質性感覚失語が生じる[6]。

後頭葉の一次視覚野からの視覚情報の一部は，側頭葉底部から外側部に向かう腹側経路をとり，この経路は物体の同定に関与する。優位半球の舌状回や紡錘状回の障害で色名呼称障害，劣位半球の障害で相貌失認や街並失認が生じる。

5 後頭葉および側頭葉下面

1）解剖

後頭葉の内側面には上部の楔部と下方の舌状回があり，鳥距溝によって区分される（図10）。舌状回は後頭葉内側面と底面との移行部に当たる。舌状回の外側には側副溝で境された紡錘状回がある。

2）機能

鳥距溝周囲の皮質は内部に白質線条（Gennari線条）を認めることから有線野（Brodmann 17野）とも呼ばれ，その大部分は後頭葉の内側面にある。17野の後端は後頭葉の極部を占め，その一部は外側面に顔を出している。この極部は網膜の黄斑部に対応しており，同部位の障害で半盲が出現する。後頭葉外側面付近の障害で中枢性錯視（大視症，小視症，視覚性補続），中枢性幻視，運動視障害が生じることがある[7]。後頭葉下面の障害では，舌状回・紡錘状回の障害で相貌失認，海馬傍回後部の障害で街並失認が生じる。また左の舌状回，紡錘状回，脳梁膨大部の障害では純粋失読，色名呼称障害が生じる。

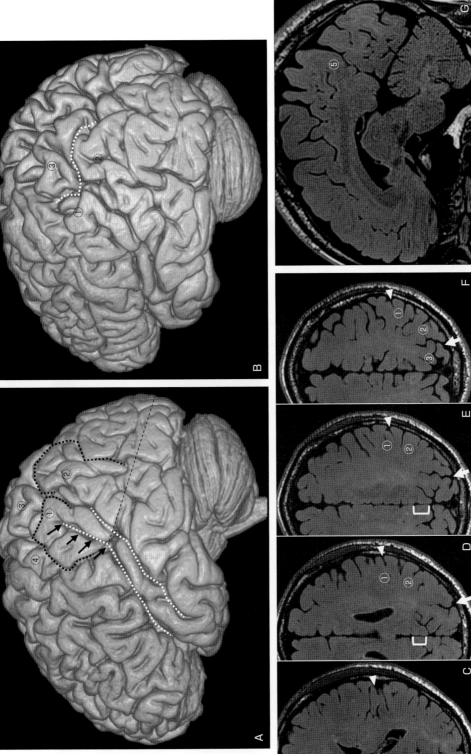
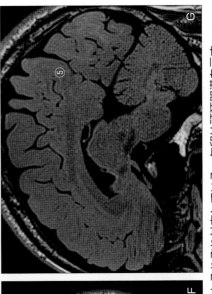

図7 頭頂葉
A. 左大脳半球外側面。Sylvius 裂および上側頭溝を白点線で示している。黒点線で囲まれた部分が縁上回①と角回②である。
B. 左大脳半球外側面。頭頂間溝を白点線で示している。頭頂間溝の内側が上頭頂小葉(③)、外側が下頭頂小葉(①と②)である。
C-F. 軸位断。楔前部⑤の位置を示す。
G. 矢状断。楔前部⑤の位置を示す。

C-F の矢印は図 A の矢印とそれぞれ対応している。矢印は頭頂間溝を示す。図 C-F の矢頭は中心後溝の後上方への連続する上側頭小葉(③)と下頭頂小葉(①+②)に区分される。頭頂間溝は前端で中心後溝に連続することが多い。下頭頂小葉の一部である縁上回(A④)の後上縁上回の同定は、Sylvius 裂の後上方枝を上方へ追いかけていきその前後が縁上回①となる。軸位断で縁上回を囲む部位は、Sylvius 裂の後上方枝(図 A の矢印)の後上端の縁上回(D-F の矢印)であり、縁上回と頭頂間溝の間が角回②となる。楔前部は矢状断ではわかりやすく(図 G)、軸位断では図 D-E で白括弧の部分にあたる。

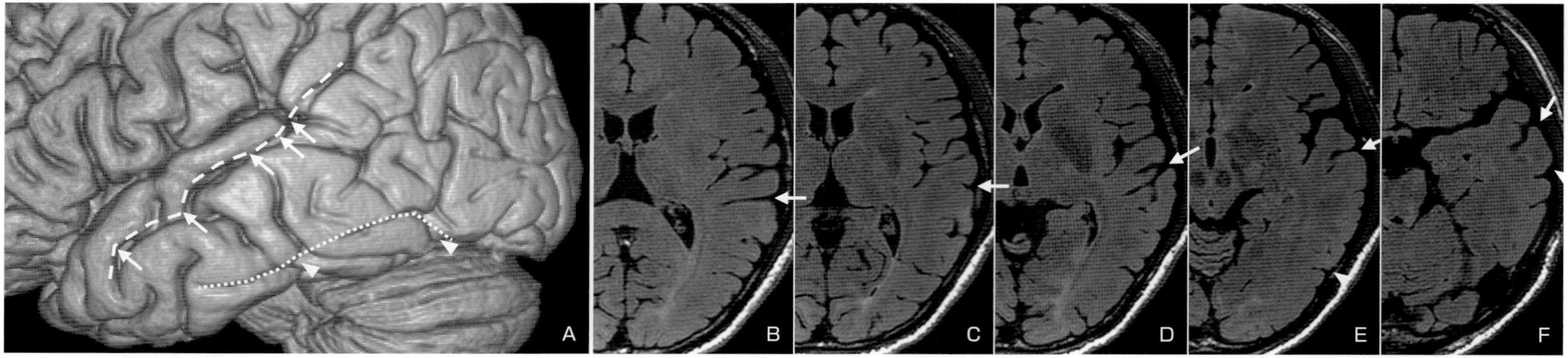

図 8 側頭葉
A. 左側頭葉外側面。上側頭溝（---）と下側頭溝（…）を示している。
B-F. 側頭葉の軸位断。矢印が上側頭溝、矢頭が下側頭溝を指しており、図 A の矢印と対応する。B-F で上側頭溝より前方が上側頭回、上側頭溝と下側頭溝の間が中側頭回、下側頭溝より後方が下側頭回である。

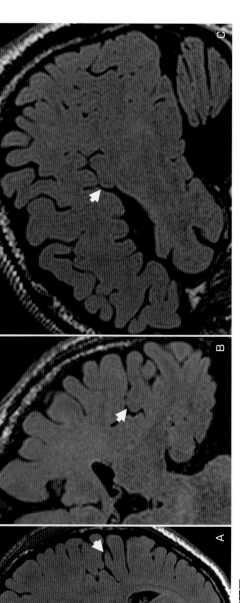

図 9 横側頭回
A. 軸位断、B. 冠状断、C. 矢状断。
横側頭回（Heschl 回）は、上側頭回の上部で Sylvius 裂の深部にある（矢印）。Heschl 回は軸位断では島の後方から脳表に向かって前外側に帯状に伸びており、冠状断では上方に凸のΩ型を呈する。

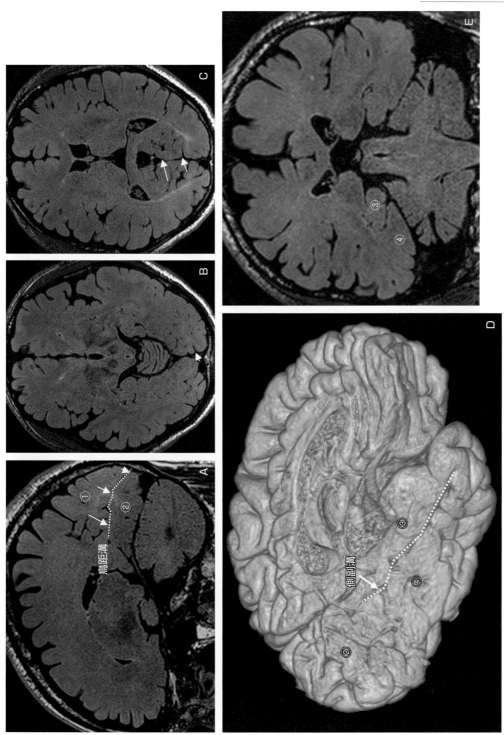

図10 後頭葉
A. 矢状断。白点線が鳥距溝を示している。
B, C. 軸位断での鳥距溝の位置。鳥距溝は、傍正中矢状断では断面角度に平行に近いので同定が難しい。図Aの矢印と図B、Cの矢印はそれぞれの位置に対応している。
D. 左大脳半球を内側下方から見た図となっている。底面中央を前後に走る長い溝が側副溝である。側副溝の外側で前後に長い紡錘状の回転が、紡錘状回である。
E. 冠状断。

①楔部 ②舌状回 ③海馬傍回 ④紡錘状回

文献

1) 篠原治道：大脳の回と溝：前頭葉・頭頂葉・側頭葉・後頭葉．最新医学 70：126-130，2015
2) Yousry TA, Schmid UD, Alkadhi H, et al：Localization of the motor hand area to a knob on the precentral gyrus. A new landmark. Brain 120：141-157, 1997.
3) Gass A, Szabo K, Behrens S, et al：A diffusion-weighted MRI study of acute ischemic distal arm paresis. Neurology 57：1589-1594. 2001
4) Boccardi E, Della Sala S, Motto C, et al：Utilisation behaviour consequent to bilateral SMA softening. Cortex 38：289-308, 2002.
5) Suzuki K, Yamadori A, Hayakawa Y, et al：Pure topographical disorientation related to dysfunction of the viewpoint dependent visual system. Cortex 34：589-99, 1998.
6) Alexander MP, Hiltbrunner B, Fischer RS：Distributed anatomy of transcortical sensory aphasia. Arch Neurol 46：885-892, 1989.
7) Zihl J, von Cramon D, Mai N, et al：Disturbance of movement vision after bilateral posterior brain damage. Further evidence and follow up observations. Brain 114：2235-2252, 1991.

22 脳卒中の病理

宮田 元 ［秋田県立脳血管研究センター脳神経病理学研究部／久留米大学医学部病理学講座］

I はじめに

米国 National Institute of Neurological Disorders and Stroke：NINDS による脳血管障害（cerebrovascular disease：CVD）の臨床分類第3版（NINDS-Ⅲ，1990）[1]で，脳卒中は一過性脳虚血発作（transient ischemic attack：TIA）とともに局所性脳機能障害（focal brain dysfunction）に区分され，①脳出血，②くも膜下出血，③脳動静脈奇形からの頭蓋内出血，④脳梗塞の4病型に分類されている。

II 脳出血

脳卒中急性期患者データベース[2]では，脳出血（brain hemorrhage）は50～70歳代に好発し，脳卒中

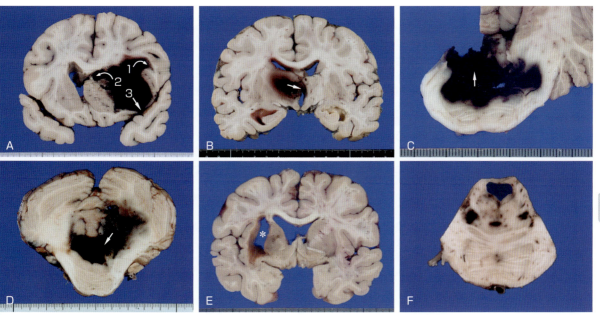

図1 高血圧性脳出血の典型的肉眼所見
A．被殻出血が白質に進展すると，脳回内白質に入り込むとともに（矢印1），尾状核頭部の背側を経て側脳室前角に穿破する（矢印2）。ときに脳回頂部を穿破し，くも膜下出血を生じることもある（矢印3）。
B．視床出血は多くの場合，第三脳室に直接穿破する（矢印）。
C．橋出血は背側橋底部に好発し，橋被蓋に進展して第四脳室に穿破する（矢印）。
D．小脳出血は歯状核に好発し，腹側に進展して第四脳室に直接穿破する（矢印）。
E．慢性期被殻出血（*）。血腫は既に完全に吸収され，キサントクロミーを伴う平滑な壁で囲まれた空洞になっている。
F．頭蓋内圧亢進に伴う二次性橋出血（Durét hemorrhage）。高血圧性橋出血（C）とは異なり，橋被蓋の正中と外側部に好発し，しばしば「小」の字型を呈す。

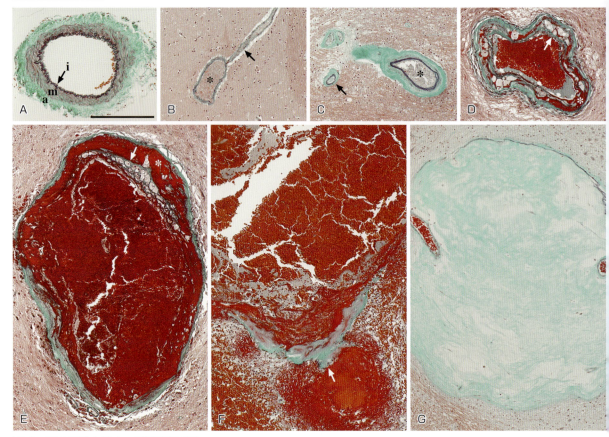

図2　高血圧性血管症の組織学的所見

A．くも膜下腔の健常な中等大動脈は1層の内皮細胞からなる内膜(i)，5～6層の平滑筋細胞からなる中膜(m)，および膠原線維からなる外膜(a)を有し，内膜と中膜の間には規則的な波状構造を示す内弾性板が存在する。頭蓋外動脈とは異なり，中膜と外膜の間に外弾性板は存在しない。

B．被殻の健常な小動脈(＊)と細動脈(矢印)。小動脈は直径100～300μmで，2～3層の平滑筋細胞からなる中膜を持つ。細動脈は直径100μm以下で，1～2層の平滑筋細胞からなる中膜を持つ。

C．小動脈硬化(＊)と細動脈硬化(矢印)。いずれも中膜が平滑筋細胞の変性，消失と線維化を示し，動脈壁が著明な線維性肥厚を呈している。壁の一部は線維構造も不明瞭で無構造化(硝子化)している。この状態を硝子様肥厚もしくはヒアリノーシス(hyalinosis)という。

D．血漿性動脈壊死。硝子様肥厚した小動脈壁に血漿成分が浸潤し類線維素(＊)が沈着している(類線維素変性)。さらに脂質を貪食した泡沫状マクロファージ(矢印)の浸潤を伴い(リポヒアリノーシス)，血管は拡張している。周囲の脳実質は著明なグリオーシスを呈している。

E．脳内小動脈瘤。類線維素変性(＊)とリポヒアリノーシス(矢印)に陥った小動脈がさらに著明に拡張し，小動脈瘤を形成している。

F．破綻した脳内小動脈瘤。橋出血剖検例(図1-C)の血腫内に観察された類線維素変性を示す血管壁(矢印)。

G．血管結節瘤または線維性小球(fibrous ball)。脳内小動脈瘤が血栓性閉塞して器質化したものと考えられる。

Elastica-Masson染色。Bar for all panels＝500μm

の18.5％を占める。そのうち82.4％が高血圧性脳出血である。高血圧性脳出血は被殻に最も多く発生し(図1-A)，次いで視床，皮質下，脳幹，小脳の順となっている。急性期に高血圧性脳出血が脳室内へ穿破する際には典型的な経路がある。とくに高血圧性被殻出血は隣接する白質に進展し，尾状核頭部の背・吻側縁を回り込んで側脳室前角へ穿破する(図1-A)。したがって，これ以外の経路で脳室内穿破を伴う被殻出血では高血圧以外の原因(血管奇形など)が存在する可能性を考慮する必要がある。その他，視床出血は第三脳室や側脳室体部へ直接穿破し(図1-B)，橋出血と小脳出血は第四脳室へ直接穿破する(図1-C, D)。亜急性期になると血腫はマクロファージによって貪食され次第に吸収されていく(器質化血腫)。慢性期には血腫は完全に吸収され，ヘモジデリン沈着を反映した黄褐色調(キサントクロミー)を伴う平滑な壁で囲まれた空洞となる(図1-E)。組織学的にはヘモジデリン含有マクロファージに加え反応性アストロサイトの胞体

表 1　高血圧による脳動脈の病理

1. 粥状動脈硬化（atherosclerosis）
　　主幹動脈から直径400μm前後の穿通枝まで
2. 高血圧性血管症（hypertensive angiopathy）
　1）小動脈硬化（arteriosclerosis）
　　①ヒアリノーシス（hyalinosis）
　　　小動脈（直径100〜300μm）の内膜，中膜の肥厚と硝子化
　　②血漿性動脈壊死（plasmatic arterionecrosis）→閉塞→ラクナ梗塞
　　　ⅰ．ヒアリノーシスを生じた小動脈に血漿浸潤と組織融解
　　　ⅱ．類線維素物質の沈着：類線維素変性（fibrinoid degeneration）
　　　ⅲ．脂質を貪食したマクロファージの浸潤：リポヒアリノーシス（lipohyalinosis）
　　　ⅳ．血管壊死（angionecrosis）
　　③小動脈瘤（microaneurysm）（血漿性動脈壊死の過程で生じる）
　　　1）破綻→高血圧性脳出血
　　　2）破綻せずに血栓性閉塞，器質化→血管結節瘤，線維性小球（fibrous ball）
　2）細動脈硬化（arteriolosclerosis）
　　　細動脈（直径100μm以下）の内膜，中膜の肥厚と硝子化

内にもヘモジデリン顆粒が見られる（ジデローシス）。なお，著明な頭蓋内圧亢進に伴い二次性橋出血を生じることがある（Durét hemorrhage）。高血圧性橋出血とは異なり，橋被蓋の正中部と外側部に好発し，しばしば「小」の字型を呈する（図 1-F）。

1　背景病理

1）高血圧性血管症（hypertensive angiopathy）

正常の脳動脈は組織学的に一層の内皮細胞からなる内膜（intima），平滑筋細胞からなる中膜（media），線維成分からなる外膜（adventitia）の3層からなる筋型動脈である（図 2-A）。内膜と中膜の間には波状構造を呈する一層の内弾性板（internal elastic lamina）があるが，頭蓋外動脈に認められる外弾性板や弾性型動脈の特徴はない。ごく一部を除き「血管の血管（vasa vasorum）」もない。脳動脈の外膜は頭蓋外筋型動脈に比して菲薄である。動脈の分岐部では中膜は非連続性で，同部では外膜が連続性の内弾性板に接する。直径100〜300μmで2〜3層の中膜平滑筋細胞を有する動脈を小動脈，直径100μm以下で1〜2層の中膜平滑筋細胞を有する動脈を細動脈という（図 2-B）。細動脈は末梢側で毛細血管に移行する。

高血圧は脂質異常症，喫煙，糖尿病など動脈硬化および脳血管障害の危険因子の中で最大の危険因子である。動脈硬化の組織学的性状は動脈の太さによって異なり，穿通枝（直径400μm前後）以上の太い動脈（脳底部主幹動脈や大動脈など）では粥状（アテローム）硬化が生じるが[3]，小動脈や細動脈では血管壁の硝子様肥厚を特徴とする硬化を生じ，粥腫が形成されることはない（小動脈硬化，細動脈硬化）。硝子様肥厚した小動脈（ヒアリノーシス）（図 2-C）に血漿成分が浸潤すると血管壁は融解し，類線維素（フィブリノイド）変性が生じ，やがて血管壊死（angionecrosis）に至る。この血漿浸潤から血管壊死に至るまでの過程を広義の血漿性動脈壊死（plasmatic arterionecrosis）という[4]。小動脈の硝子様肥厚や血漿性動脈壊死に脂質を貪食したマクロファージの浸潤を伴う状態をリポヒアリノーシスという（図 2-D）。小動脈は血漿性動脈壊死の過程で著明に拡張して脳内小動脈瘤（図 2-E）となり，これが破綻すると脳出血となる（図 2-F）。また，小動脈が血漿性動脈壊死の過程で血栓性閉塞すると後述するラクナ梗塞を生じ，脳内小動脈瘤が血栓性閉塞して器質化した状態を血管結節瘤または線維性小球（fibrous ball）（図 2-G）という。脳内小動脈瘤や血管結節瘤は直径150μm前後の小動脈に好発し，その分布は概ね高血圧性脳出血の好発部位に一致する。外側線状体動脈の末梢枝に発生する小動脈瘤はCharcot-Bouchard microaneurysmの名でも知られている。高血圧の既往歴を有する剖検例で，大動脈や頸部内頸動脈起始部など全身性に著明な粥状硬化が見られるのに頭蓋内動脈には粥状硬化がほとんど認められないことがしばしば経験される。そのような例であっても小動脈硬化や細動脈硬化は必ず認められ，これらは高血圧性血管症と総称される（表 1）。

2）脳アミロイド血管症

本症は高齢者皮質下出血の原因としてよく知られた動脈病変である。脳アミロイド血管症（cerebral amyloid angiopathy：CAA）による脳出血はしばしば皮質下白質を広く占拠する大血腫となり，脳葉型出血（lobar hemorrhage）と呼ばれる。大出血の割には頭蓋内圧亢進所見が軽いことが多く，再発，多発しやすい。くも膜下出血を伴うことが多く，脳溝内に生じたくも膜下出血が脳実質内に進展したことを示す剖検例が報告されている[5]（図 3）。CAAは60歳以上の一般剖検

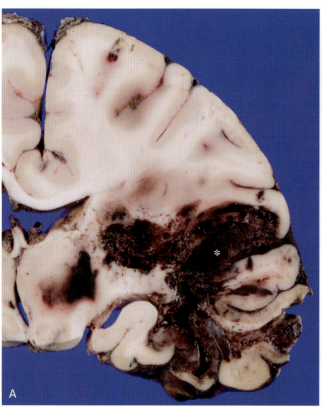
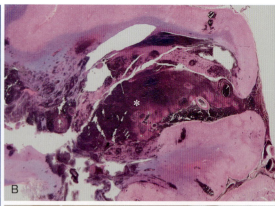
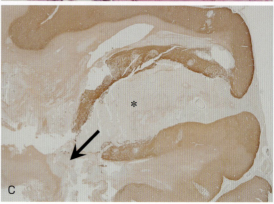

図3　脳アミロイド血管症による脳出血
画像所見から右大脳皮質下血腫と脳室内穿破と診断され，全経過2日で死亡した79歳，男性。
A．剖検脳の冠状断割面。右側頭葉を中心に新鮮な血腫が認められ，くも膜下出血を伴っている。血腫の主座は一見，皮質下白質にあるように見える（＊）。
B．Luxol Fast Blue-Hematoxylin & Eosin（LFB-HE）染色標本のルーペ像。血腫（＊）と周囲脳組織を含む領域の標本では，血腫の主座がくも膜下腔にあることが示唆され（＊），血腫の辺縁部にはくも膜下腔のものと考えられる小動脈や中等大動脈が認められ，病理学的に重度の脳アミロイド血管症と診断された（図4参照）。
C．同上の synaptophysin 免疫組織化学標本のルーペ像。血腫の周囲を大脳皮質（synaptophysin 陽性）が取り囲み，さらに脳溝谷部の皮質が血腫により途絶している。このことから血腫の主座は脳溝内（くも膜下腔）にあり（＊），脳溝谷部の皮質を破って実質内穿破をきたしたと考えられる（矢印）。

例の50%に認められ，高齢者ほど有病率が高い。Alzheimer 病剖検例における CAA 合併率は95.7%ととくに高いが，このうち脳葉型出血の頻度は3.3%である[6]。CAA はくも膜下腔の小動脈に好発し，進行すると大脳皮質の小動脈や細動脈にも広がるが，皮質下白質の血管にまで及ぶことは極めて稀である。したがって病理学的に本症を確定診断するためには，血腫自体よりは血腫周囲のくも膜下腔の血管を観察することが重要である。CAA は進行すると動脈壁の断片化，フィブリノイド変性，小動脈瘤形成などの二次性破壊性変化（CAA-associated microangiopathy）を生じ，これらが微小出血や脳葉型出血を引き起こすと考えられる（図4）。また，血管の自動調節能の破綻や閉塞性変化に関連して大脳白質の慢性虚血性変化や大脳・小脳皮質の微小梗塞が認められることもある。稀には肉芽腫性血管炎を生じて，脳梗塞や亜急性白質脳症（進行性認知症や高次脳機能障害）を呈することもある[7,8]。

III　くも膜下出血

くも膜下出血（subarachnoid hemorrhage：SAH）は脳卒中の5.6%を占める[2]。50〜70歳代に好発し，女性が約7割を占める[2]。原因のほとんどは脳動脈瘤（aneurysm）の破裂である。脳動脈瘤は形態から嚢状動脈瘤（saccular）と紡錘状動脈瘤（fusiform）に区別される。病因として，特発性，血行動態性，解離性，アテローム硬化性，感染性（細菌性，真菌性），外傷性，腫瘍関連性（心臓粘液腫，絨毛癌，肺癌の血行性転移）などが挙げられる。嚢状動脈瘤は脳底部主幹動脈の分岐部に好発する（図5-A，B）。発生機序としては脳底部主幹動脈分岐部の器質的脆弱性（正常でも分岐部では中膜は菲薄になっており，しばしば内弾性

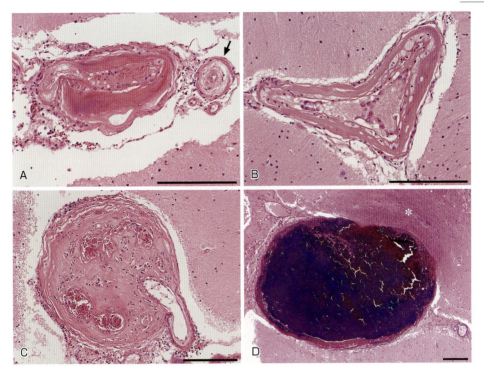

図4 脳アミロイド血管症による二次性破壊性変化
　脳アミロイド血管症は進行すると動脈壁に様々な二次性破壊性変化を生じ，CAA-associated microangiopathy と総称される。ここに示す組織写真は図3に示した症例の小脳くも膜下腔に認められた所見である。
A．フィブリノイド変性と double barreling または 'vessel-within-a-vessel' appearance（矢印）。
B．リポヒアリノーシス。
C．血管結節瘤。フィブリノイド変性やリポヒアリノーシスに陥った小動脈が血栓性閉塞して器質化したものと考えられる。
D．小動脈瘤。フィブリノイド変性に陥った小動脈が著明な動脈瘤様拡張をきたし，一部で漏出性出血（＊）も生じている。
LFB-HE 染色。Bar＝200 μm

板が欠損する）に加え，高血圧や局所の血流負荷などの血行力学性要因も重視されている。破裂脳動脈瘤の頻度は前交通動脈で最も高く（32.9％），次いで内頸動脈・後交通動脈分岐部（29.0％），中大脳動脈（21.4％），前大脳動脈末梢部（6.6％）などであり，前方循環系で全体の約90％を占めている。約20％の患者は複数の動脈瘤を有し，とくに女性に多い。嚢状動脈瘤は頸部（neck）と体部（dome）からなり，体部で破裂する。組織学的に動脈瘤 neck では中膜平滑筋層と内弾性板が途絶・消失しており，dome は主に膠原線維からなっている。脳動脈瘤の破裂による SAH は通常，脳底部を中心に Sylvius 裂や脳幹周囲，小脳橋角部などに広がる。前交通動脈瘤や内頸動脈終末部動脈瘤の破裂では SAH に加え前頭葉内血腫を形成し，さらに側脳室前角に穿破することもある（図5-C）。中大脳動脈瘤の破裂では側頭葉内血腫を生じる場合や，厚い Sylvius 裂血腫（Sylvian hematoma）を形成し，被殻出血様の肉眼所見を呈することがあるほか，高血圧性被殻出血と鑑別困難な実質内血腫を生じることもある（図6）。解離性動脈瘤は椎骨動脈・後下小脳動脈分岐部に好発する。巨大（血栓化）動脈瘤は周囲脳組織を圧迫し神経症状をきたすことがある。アテローム硬化性動脈瘤や感染性動脈瘤は紡錘状であり，破裂することは稀である。感染性動脈瘤や腫瘍関連性動脈瘤は末梢側に好発する。

　SAH の 1～3 週間後には遅発性脳血管攣縮（delayed cerebral vasospasm）が発生し，その灌流域に脳梗塞をきたし予後を悪化させることがある。

IV 脳動静脈奇形からの頭蓋内出血

　脳出血の 2.1％ を占め，好発年齢は 20 歳代と 50 歳代の 2 峰性を示す[2]。脳動静脈奇形（arteriovenous

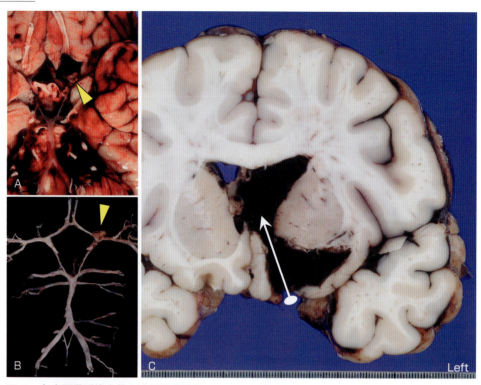

図5 左内頸動脈終末部の破裂脳動脈瘤によるくも膜下出血
A. 左前頭葉底面の嗅神経起始部付近に厚いくも膜下血腫と破裂脳動脈瘤が見られる（矢頭）。
B. 脳動脈瘤は左内頸動脈終末部に発生している（矢頭）。
C. 動脈瘤の位置を通る脳の冠状断。新鮮な血腫が嗅溝から前頭葉白質に穿破し，さらに中隔側坐核と梁下野の間を経て側脳室前角に穿破している。○は脳動脈瘤の位置を，矢印は血腫の進展方向を示す。

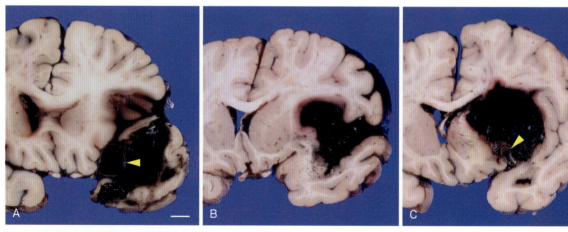

図6 破裂中大脳動脈瘤による様々な血腫
A. 側頭葉内血腫。Sylvius 裂には側頭葉に陥入した直径約 2 cm の中大脳動脈瘤（破裂）が認められ（矢頭），側頭葉内血腫は動脈瘤と側頭葉の脳回頂部で Sylvius 裂のくも膜下出血と連続している。
B. Sylvius 裂血腫。新鮮な血腫が下前頭回弁蓋部，島および上側頭回の皮質で囲まれており，円蓋部のくも膜下出血に連続している。
C. 脳室内穿破を伴う新鮮な被殻出血。Sylvius 裂に面する後眼窩回から脳実質に向かって陥入した中大脳動脈瘤（破裂）が認められる（矢頭）。
Scale bar for all panels＝1 cm

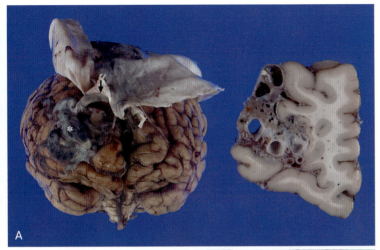

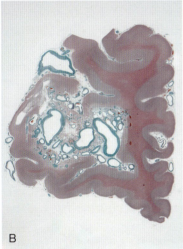
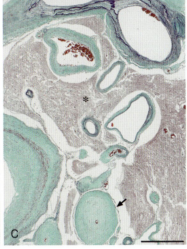

図7 脳動静脈奇形
A．剖検脳の肉眼所見。外表所見（左，正面像）では，右前頭葉に著明な拡張とうっ血を呈する表在静脈の集簇が見られ（＊），拡張した架橋静脈（矢印）を介して上矢状静脈洞に連続している。右前頭葉の冠状断（右）では，著明に拡張した多数の血管が主としてくも膜下腔に認められ，脳実質に向かって楔状の広がりを呈している。
B．右前頭葉割面のパラフィン包埋切片，Elastica-Masson 染色，ルーペ像。拡張血管の集簇はくも膜下腔から脳実質内に及んでいる。
C．組織学的に多くの拡張血管は内弾性板を有しながら中膜平滑筋層の低形成や無形成を呈している。個々の異常血管の間には脳実質（＊）が介在している。ときに閉塞性血管も見られる（矢印）。Elastica-Masson 染色。Scalebar＝500μm

malformation：AVM）は脳血管形成の始まる胎生3週頃に発生する血管形成の異常である。動脈血が流入動脈（feeder）から毛細血管を経ることなく奇形血管の集合からなる部（nidus）すなわち AVM の本体に流入し，流出静脈（drainer）に出ていく（図7-A）。奇形血管とは，内弾性板を有しながら中膜平滑筋層の低形成や無形成を示すなど，正常の動脈や静脈の壁構造を持たない大小の異常血管を指す。個々の血管の間には線維性グリオーシスをきたした脳実質が介在する（図7-B，C）。Nidus の血管の一部が破裂すると，くも膜下出血や脳内出血を起こす。導出静脈の破綻により硬膜下出血を合併することもある。流入動脈に動脈瘤が合併し，これが破裂することもある。

図1-A，図3，図5-C および図6-A からわかるように，脳実質内出血がくも膜下腔へ穿破する際は脳回頂部を経て，くも膜下出血が脳実質内に穿破する際は脳溝谷部を経て進展する。したがって，脳実質内出血とくも膜下出血が共存する症例においては，両者が連続する解剖学的部位を把握することが出血源を特定するうえで有用である（図8）。

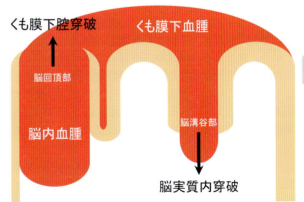

図8 くも膜下出血と脳内出血が共存するとき
脳内血腫がくも膜下腔に穿破する際は脳回頂部を破り，くも膜下血腫が脳実質内に穿破する際は脳溝谷部を破る。くも膜下出血と脳内出血が共存する場合には，2つの出血が連続する部を同定することが出血源と出血の進展経路を推定するポイントである。

V 脳梗塞（brain infarct）

1 脳虚血の基本病態

　脳虚血（brain ischemia）とは，脳組織への血液供給が低下または停止し正常な細胞機能を維持できない状態をいう．脳虚血は全脳虚血（global brain ischemia）と局所脳虚血（focal brain ischemia）の2つの異なる病態に大別される．

　全脳虚血は心停止や重度の全身血圧低下により脳全体が一様に虚血に陥った状態である．通常，虚血に伴い低酸素状態や無酸素状態にもなることから，全脳虚血による脳障害は低酸素性虚血性脳症（hypoxic-ischemic encephalopathy）といわれる．中枢神経系では細胞の種類や解剖学的部位によって虚血に対する脆弱度が異なり，これを選択的易損性（selective vulnerability）という．神経細胞は虚血に対して最も脆弱で，なかでも海馬CA1錐体神経細胞が最も弱い．次いで乏突起膠細胞（オリゴデンドログリア），アストロサイトの順に虚血に対して脆弱である．したがって全脳虚血の程度が軽い場合は海馬CA1錐体神経細胞のみが細胞死に陥り，その他の神経細胞やグリア系細胞は細胞死を免れる．この状態を選択的神経細胞死（selective neuronal necrosis）という．虚血の程度がより強くなると大脳基底核（とくに淡蒼球）の神経細胞や大脳皮質第3, 5, 6層の神経細胞，小脳プルキンエ細胞なども細胞死に陥る．さらに強い虚血では，神経細胞に加えグリア細胞や血管などすべての細胞成分が細胞死に陥り，組織壊死（pan-necrosis）すなわち脳梗塞（brain infarct）となる[9]．大脳皮質の中〜深層に広がる線状壊死は皮質層状壊死（cortical laminar necrosis）といわれる．全脳虚血による脳梗塞は脳主幹動脈支配領域の境界域に生じやすく分水嶺梗塞（watershed infarct）という．また，脳梗塞は脳溝谷部の皮質に好発する．このように全脳虚血では選択的神経細胞死から脳梗塞に至るまでの様々な虚血性病変が特定の部位に概ね両側対称性に生じる[9]．そして，病変に陥らない部も病変部と同じ虚血負荷を被っていることに留意する必要がある．

　一方，局所脳虚血は脳主幹動脈や穿通枝動脈，小動脈など，特定の血管支配領域が虚血に陥った状態で，脳卒中としての脳梗塞における基本病態である．病変は，梗塞に陥った虚血中心部（ischemic core）と，周囲の虚血周辺部（peri-infarct area）またはペナンブラ領域（ischemic penumbra）[10,11]とからなっている．ペナンブラ領域は梗塞にならない程度の虚血状態にあり適切な治療により梗塞の回避が期待できる領域で，これに隣接して虚血を免れた健常な脳組織が存在する．このように局所脳虚血による組織障害の特徴は全脳虚血とは異なっている．

　なお，梗塞という医学用語の英訳にはinfarctionとinfarctの2つがある．前者（infarction）は，ある臓器に梗塞という病変（infarct）が生じた状態や状況を表し，疾患名や臨床診断名として用いられる．これに対して後者（infarct）は，組織の虚血性壊死そのものを表す言葉であり，病理所見や病理診断名として用いられる．したがって和文表記は同じ「梗塞」ではあるが，英文表記する際には状況に応じて適切な用語を選択する必要がある[12]．

2 脳梗塞の病理像と経時的変化[13]

　脳梗塞は肉眼的に蒼白に見える貧血性梗塞（anemic infarct）と，出血を伴う出血性梗塞（hemorrhagic infarct）に分けられる（図9-A, B）．出血性梗塞は梗塞に陥った灰白質に点状出血を伴うものであり，貧血性梗塞の二次的変化である（hemorrhagic transformation）．その多くは塞栓性梗塞であり，形成機序として閉塞血管の再開通や頭蓋内圧亢進に伴う静脈閉塞が重視される．

　脳梗塞の病理像は急性期（fresh：数日以内），液化・吸収期（recent：数日から2〜3カ月），慢性期（old：2〜3カ月以上）と大まかな3期に区別できる．貧血性梗塞の急性期に肉眼的異常所見を指摘することは難しい．組織学的に発症1〜3時間以内ではアストロサイトの突起が腫大し，ニューロピル（neuropil）に微細空胞性変化が出現する（細胞毒性浮腫 cytotoxic edema）．発症4〜12時間後には神経細胞が強い好酸性萎縮を示すとともに血液脳関門が破綻し，血管内の水分が血漿成分とともに血管外に漏出し脳実質の細胞間隙に貯留する（血管性浮腫 vasogenic edema）．浮腫液は白質に貯留しやすく，脳浮腫で体積が増加するのは主に白質である．発症後15〜24時間で病変に好中球が浸潤し始め，1週間ほど著しい状態が続く．発症後2日ほどで脳浮腫が顕在化し，病巣は軟化する（図9-A）．3日目頃から脳梗塞内に壊死組織を貪食した泡沫状マクロファージが出現し始め，その後，数カ月から数年にわたり存在する．梗塞巣周囲の白質では軸索腫大（axonal swelling または spheroid）が観察される．発症5日目〜1週間以降になると梗塞巣周囲に反応性アストロサイトの増生と新生毛細血管が見られる（図9-B, C）．十分な時間が経過した慢性期（3〜4カ月以降）には壊死組織が完全に吸収されて空洞化し，内部は脳脊髄液で満たされる（図9-D）．空洞壁は線維性グリオーシスやグリア瘢痕（glial scar）となる．梗塞巣が小さい場合はグリア瘢痕のみを残す．一般に1 cm^{3}の脳梗塞巣が完全に空洞化するのに3カ月を要するといわれる[14]．ラクナ梗塞が多発した状態を

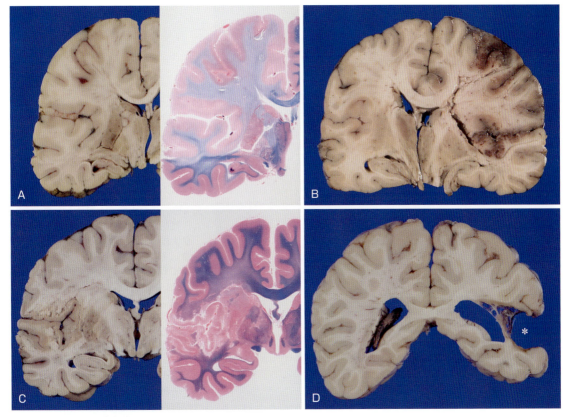

図9 脳梗塞の経時変化
A．内頸動脈灌流域の貧血性梗塞（発症2日後）。肉眼的に白質の浮腫に伴う容積増加と頭蓋内圧亢進所見を呈している。LFB-HE染色標本のルーペ像では梗塞部の染色性は著しく低下している。
B．中大脳動脈灌流域の出血性梗塞（発症12日後）。梗塞巣内の大脳皮質に点状出血を伴っている。
C．中大脳動脈灌流域の貧血性梗塞（発症21日後）。梗塞巣は液状化ないし空洞化しつつあり，LFB-HE染色標本のルーペ像では梗塞巣の染色性低下に加えて一部が空洞化している。
D．中大脳動脈灌流域の陳旧性梗塞（発症数年後）。梗塞巣は完全に吸収され脳脊髄液で満たされた空洞になっている（*）。

état lacunaire という。これに対して，拡大した血管周囲腔があたかもラクナ梗塞のように見える状態を état criblé といい，いずれも被殻で観察されることが多い（図10）。

3 背景病理

脳梗塞は脳卒中の75.9%を占め，その内訳はアテローム血栓性脳梗塞33.2%（このうち6.4%はアテローム血栓性塞栓〈artery-to-artery embolism〉と診断されている），ラクナ梗塞31.2%，心原性脳塞栓27.7%，その他8.0%となっている[2]。ラクナ梗塞は直径1.5 cm未満の陳旧性小梗塞をいい[1]，被殻，視床，皮質下白質，橋底部などの穿通枝領域に発生する。脳梗塞は発生機序により血栓性（thrombotic），塞栓性（embolic），血行動態性（hemodynamic）の3つに分類されている[1]。その背景病理は病理学的に（1）動脈病変，（2）塞栓，（3）静脈血栓，（4）その他の4つに大別することができる（**表2**）[3,8,12,13,15]。代表的なものについて概説する。

1）動脈病変（arterial disease）
① 粥状動脈硬化（atherosclerosis）

アテローム血栓性脳梗塞の原因として最も重要な病態で，大動脈や頸動脈などの太い動脈から脳底部主幹動脈や直径400 μm前後の穿通枝にも発生する[3,8]。高血圧，高血糖，脂質異常症などの危険因子により血管内皮細胞が障害されると細胞表面に単球が付着し内皮下に侵入する。単球は内膜に入り込んだ酸化low-density lipoprotein（LDL）を取り込み泡沫状マクロファージとなって集積し，線状脂肪斑（fatty streak）を形成する。泡沫細胞はやがてその場で死滅し，壊死物質とともに脂質成分が沈着し柔らかい粥腫となる。同部に単球が継続して投入される結果，粥腫は成長を続け，線維性内膜肥厚と相俟って血管内腔は狭窄し同部で閉塞に至る。また，粥腫を囲む線維性被膜が破綻すると，粥腫内出血や潰瘍形成，血栓形成などの二次

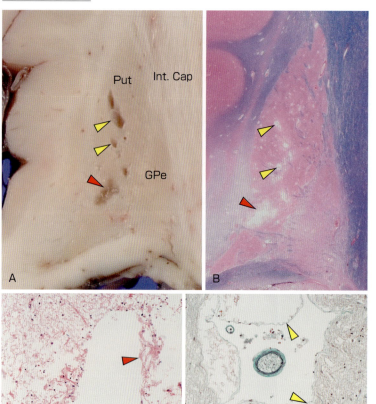

図10 ラクナ梗塞と拡大した血管周囲腔
A. 被殻の多発性空洞性病変。肉眼的にラクナ梗塞は虫食い状の境界を呈し（赤矢頭），拡大した血管周囲腔は平滑な境界を示す（黄矢頭）。略字：GPe, globus pallidus externa；Int. Cap, internal capsule；Put, putamen
B. 同部のLFB-HE染色標本ルーペ像。
C. ラクナ梗塞の境界はグリア瘢痕からなっている（矢頭）。LFB-HE染色。Bar=100μm
D. 拡大した血管周囲腔の境界は固有軟膜で覆われている（矢頭）。空洞内には血管が存在する。Elastica-Masson染色。Bar=100μm

表2 脳梗塞の発生機序と各種原因

A. 全脳虚血（global brain ischemia）
　1. 重症低血圧
　2. 心停止
B. 局所脳虚血（focal brain ischemia）
　1. 動脈病変
　　①粥状硬化症　　　　⑥脳アミロイド血管症
　　②線維筋性異形成　　⑦動脈炎・血管炎
　　③もやもや病　　　　⑧遺伝性疾患（CADASIL, CARASIL）
　　④動脈解離　　　　　⑨血液凝固線溶系異常による動脈血栓
　　⑤高血圧性血管症（血漿性動脈壊死）
　2. 塞栓症
　　①血栓塞栓　　②心原性塞栓　　③腫瘍塞栓
　3. 静脈血栓症
　4. その他
　　①脳血管攣縮（くも膜下出血後）
　　②重症頭蓋内圧亢進（後頭葉の出血性梗塞）
　　③医原性（カテーテル検査や血管内手術，心臓・冠動脈外科手術など）

的変化を生じる。**アテローム血栓性脳梗塞**の発症機序には，粥状硬化による内腔狭窄が進行し閉塞に至ることによる場合（**アテローム血栓性梗塞**）と，粥状硬化に伴って形成された血栓の一部が崩壊し，塞栓子となって末梢の頭蓋内動脈を閉塞すること（artery-to-artery embolism）による場合（**アテローム血栓性塞栓**）とがある[2]（**図11**）。また，粥状硬化による内腔狭窄に急激な全身血圧低下や心拍出量低下が加わると，脳血管の末梢部が虚血となり**血行力学性脳梗塞**が発生する。穿通枝1本が分岐部（起始部）で粥腫により閉塞したと考えられている脳梗塞は，発症後も経時的に梗塞巣が拡大し神経症状も増悪する頻度が高く，治療抵抗性で機能的予後も不良であることから，病巣が小さくてもラクナ梗塞とは異なる病態と考えられており，臨床的に**branch atheromatous disease (BAD)** と呼ばれている[16]。しかしながら本病態が提

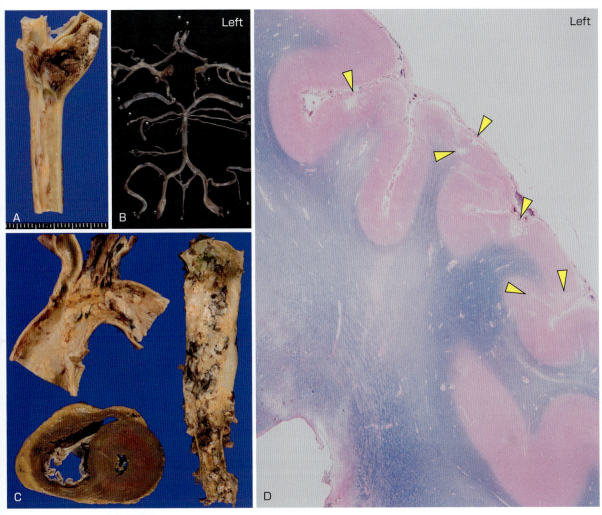

図11 アテローム血栓性塞栓
　高血圧症の既往歴を有する高齢者剖検例（79歳，男性）を示す．
A．左内頸動脈起始部に粥腫による高度狭窄が見られ，粥腫内出血を伴っている．
B．頭蓋内主幹動脈に粥状硬化は目立たず，むしろ79歳としては極めて軽い．
C．大動脈弓と腹部大動脈の著明な粥状硬化および求心性左室肥大．このように著明な全身性粥状動脈硬化を示しながら頭蓋内動脈に粥状硬化がほとんど認められないことはしばしば経験される．
D．左中大脳動脈領域に認められた新旧様々な多発性皮質梗塞（矢頭）．以上の剖検所見から，左内頸動脈起始部病変に起因するアテローム血栓性塞栓（A to A embolic infarct）と考えられる．LFB-HE染色標本のルーペ像．

唱されて以来，今日に至るまで穿通枝起始部の粥腫による急性期閉塞像を病理学的に証明した報告はない．国内からは橋BADの一剖検例が報告されているが，剖検所見は慢性期のものである[17]．

② もやもや病

　もやもや病（moyamoya disease）は頭蓋内内頸動脈から前大脳動脈および中大脳動脈近位部にかけて慢性進行性に狭窄ないし閉塞する原因不明の疾患である．代償性の側副血行路として既存の頭蓋内外血管吻合や頭蓋内血管吻合が異常に増加する．ウィリス動脈輪およびその近傍から分岐する穿通枝は拡張し，とくに外側線条体動脈の拡張は脳血管撮影やMRIにおいて異常血管網（もやもや血管）として診断価値が高い．

病理学的には脳底部主幹動脈における内膜の線維筋性肥厚，内弾性板の伸展・粗大な屈曲蛇行・重層化および中膜の萎縮が見られ（図12-A），しばしば血小板やフィブリンを含む血栓が形成される[3,8,12]．大脳には新旧あるいは大小様々な梗塞巣が形成される．また，もやもや血管に動脈瘤が発生することがあり，脳出血や脳室内出血との関連性が示唆されている．動脈壁の病的変化は頭蓋内動脈に限らず浅側頭動脈にも認められる（図12-B，C，D）．

③ 動脈解離

　動脈解離（arterial dissection）は内頸動脈系より椎骨脳底動脈系に多く，なかでも椎骨動脈・後下小脳動脈分岐部は好発部位といわれる．同部では解離性動脈

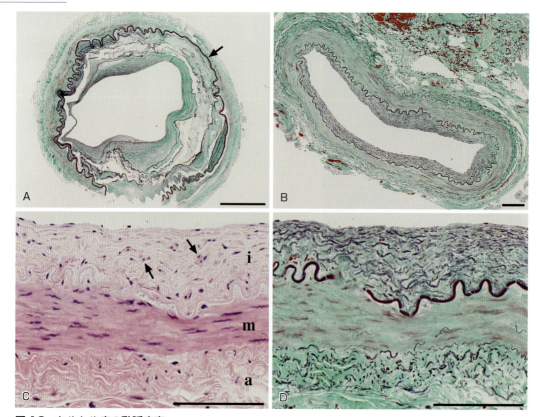

図12　もやもや病の動脈病変
A．内頸動脈。内膜の線維性肥厚，内弾性板（矢印）の伸展，粗大な屈曲蛇行，重層化，および中膜平滑筋層の著明な萎縮が認められる。Elastica-Masson 染色。Bar＝500μm
B．浅側頭動脈・中大脳動脈吻合術の際に採取された浅側頭動脈断端の生検組織。病変の程度は比較的軽いものの，内膜の肥厚，内弾性板の伸展，粗大な屈曲蛇行，重層化，および中膜の萎縮と線維化を呈し，もやもや病の閉塞性内頸動脈や中大脳動脈と同様の病理所見を示している。Elastica-Masson 染色。Bar＝100μm
C．浅側頭動脈の一部拡大。肥厚内膜（i）には正常平滑筋細胞に比して小さく丸みを帯びた異常な平滑筋様細胞（α-smooth muscle actin 陽性）が多数含まれている（矢印）。中膜（m）では平滑筋細胞の変性・消失と線維化が見られる。外膜（a）には著変を認めない。HE 染色。Bar＝100μm
D．同前。内弾性板は伸展，粗大な屈曲蛇行，重層化，途絶などの変性を示し，肥厚内膜に重層化した弾力線維が含まれている。Elastica-Masson 染色。Bar＝100μm

瘤を形成し SAH を生じるほか，解離に伴う穿通枝の血流障害により延髄梗塞を生じ，外側延髄症候群（Wallenberg 症候群）をきたすこともある。動脈解離の真の原因は不明であるが，分節性動脈中膜融解（segmental arterial mediolysis：SAM）による腹部内臓動脈瘤と頭蓋内動脈解離との合併例が少数報告されており，頭蓋内動脈解離の病態における SAM の関与の可能性が指摘されている[18]。病理学的には内弾性板と中膜の変性が重視される（図13）。

④　小動脈硬化（血漿性動脈壊死，リポヒアリノーシス）

高血圧性脳出血の背景病理として前述した小動脈硬化は，血漿性動脈壊死の過程で血栓形成によって閉塞し（血管結節瘤を含む），ラクナ脳梗塞の原因にもなる。

⑤　脳アミロイド血管症

本症は高齢者の皮質下出血のみならず，大脳に様々な虚血性変化も引き起こすことは前述した通りである。

2）塞栓（emboli）

塞栓性脳梗塞は多くの場合，心房細動に伴い左心室に形成される血栓塞栓や，心臓弁膜症で僧帽弁や大動脈弁に形成された器質化血栓の一部が遊離して脳血管を閉塞することによる。奇異性脳塞栓は通常，下肢静脈血栓症に由来する剥離血栓が卵円孔開存による右室・左室短絡を経て脳血管に流入することにより生じる。小さな剥離血栓が時空間的に多発すると大脳皮質に多発性小梗塞を生じるが，このような病態は

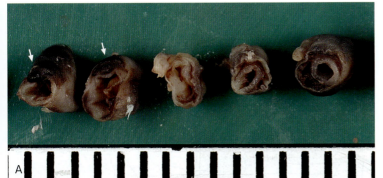

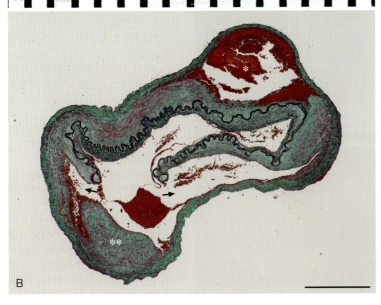

図13 動脈解離

脳卒中の危険因子や既往歴，家族歴を持たない46歳，男性。前大脳動脈（A2～A3）の解離と閉塞による脳梗塞とくも膜下出血を発症し，再出血予防のため発症9日後に開頭トラッピング術が施行された。

A．切除された前大脳動脈（A2）の固定後横断面。肉眼的に新鮮な壁在血栓（矢印）が認められる。また，拡張した動脈の壁が真腔と偽腔に解離し，double barreling を呈している。

B．組織学的には中膜平滑筋細胞が分節性に変性・消失し，著明な中膜萎縮を呈している。中膜の消失部かつ内弾性板の途絶部で動脈壁が解離している（矢印）。解離腔（偽腔）は中膜・外膜境界部（＊）に及び外側に膨隆している。一部に無秩序に配列した平滑筋様細胞と線維成分からなる変性中膜様組織が島状に認められる（＊＊）。粥状動脈硬化や血管炎の所見は認められず，病理学的には segmental arterial mediolysis（SAM）と診断したが，本例では頸動脈，大動脈および腹部内臓動脈に画像上の異常所見は指摘されなかった。Elastica-Masson 染色。Bar＝500μm

shower embolism といわれる。脳塞栓症にはこのほか心臓粘液腫や頭蓋外悪性腫瘍（絨毛癌，血管内悪性リンパ腫症，肺癌など）による腫瘍塞栓もある[8,12]。

3）静脈血栓症（venous thrombosis）

脳静脈閉塞による脳実質の壊死を静脈性梗塞（venous infarct）という。上矢状静脈洞血栓症では大脳皮質および白質の広範囲に出血性壊死が生じ，脳実質内血腫が形成されることもある。

VI 二次変性

脳卒中によって破壊された部位からの遠心性線維束や投射先の神経核には亜急性期以降に二次変性（secondary degeneration）が生じる（図14）。脳梗塞も二次変性も MRI T2強調画像で高信号病変として描出されるが，以下2種類の二次変性を理解しておくと両者の鑑別に役立つ。

1 Waller 変性（Wallerian degeneration）

出血や梗塞など何らかの原因で神経線維束が損傷・切断された後，断裂部より遠位側に生じる順行性変性である。組織学的に初期は髄鞘の淡明化が生じ，亜急性期から慢性期にかけてはマクロファージが出現し崩壊産物を貪食するとともに反応性アストロサイトが増生する。慢性期にはマクロファージが消退し線維性グリオーシスに置き換わる。Waller 変性は原病巣に対して近位側ほど顕著で，遠位側ほど軽い。

2 経シナプス変性（trans-synaptic degeneration）

一次ニューロンの障害により投射先の二次ニューロンや三次ニューロンが変性・消失する現象（順行性経シナプス変性）と，三次ニューロンの障害により投射元の二次ニューロンや一次ニューロンが変性・消失する現象（逆行性経シナプス変性）がある。ヒトでは視覚路，Papez 回路および Guillain-Mollaret 三角（一側中脳赤核と同側延髄下オリーブ核および反対側小脳歯

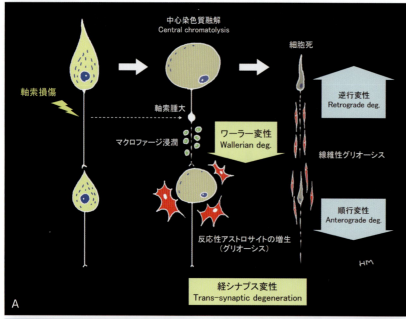
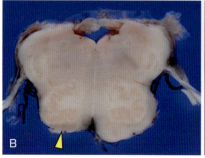
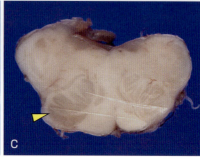

図14 二次変性

A．Waller変性と経シナプス変性の模式図。一次および二次ニューロンからなる投射系を想定した場合，一次ニューロンの軸索損傷後に生じる末梢側有髄神経線維の変性をWaller変性といい，この一次ニューロンのシナプス投射を受ける二次ニューロンが変性することを経シナプス変性という。

B．橋底部梗塞（発症18年後）による延髄錐体Waller変性の肉眼像。一側錐体が灰白色調を呈しつつ著明に萎縮している（矢頭）。

C．橋出血（発症10.5カ月後）による延髄下オリーブ核仮性肥大（経シナプス変性）の肉眼像。一側下オリーブ核のリボンが灰白色調を呈しつつ腫大している（矢頭）。

状核を頂点とする三角）で観察される。これらはいずれも閉鎖回路に近く，線維連絡路も解剖学的に狭い範囲に局在する投射系である。橋の中心被蓋路や小脳歯状核が脳卒中により破壊されると，発症3週から数カ月後に下オリーブ核神経細胞の腫大とアストロサイトの腫大・増生をきたし，下オリーブ核が肥大する（下オリーブ核仮性肥大）[19]。数年後には神経細胞の消失と線維性グリオーシスに移行し，下オリーブ核自体は萎縮する[20]。この一連の経時的変化，とくに仮性肥大は，下オリーブ核の経シナプス変性に特異的で，他の部位における経シナプス変性では見つかっていない。

VII おわりに

脳卒中の医療において外科病理診断が必要となる症例は限られており，最近では病理解剖の機会も極めて少なくなっている。しかしながら昔も今も病理によって疾患の確定診断や病態解明に役立つ知見が得られることに変わりはなく，画像所見を理解する上で参考になる情報が得られることも少なくない。とくに，日進月歩で発展する各種画像診断技術による情報を切除組織や剖検脳で検証することは，より実践的な知識として医療に還元できる点で今後も重要性を増していくと思われる。脳卒中医療の現場に役立つ病理学の多くは肉眼所見である。このことを踏まえて，本稿では脳卒中における脳病変と血管病変の両者について，ヒト剖検脳の肉眼所見に重点を置きつつ概説した。

文献

1) A committee established by the Director of the National Institute of Neurological Disorders and Stroke, National Institute of Health：Classification of cerebrovascular diseases III. Stroke 21：637-676, 1990
2) 小林祥泰編：脳卒中データバンク2015. 中山書店, 2015
3) 吉田泰二：脳梗塞の病理. 画像診断 19：583-591, 1999
4) 大根田玄寿：脳出血の病理. 文光堂, 1974
5) Takeda S, Yamazaki K, Miyakawa T, et al：Subcortical hematoma caused by cerebral amyloid angiopathy：does the first evidence of hemorrhage occur in the subrachnoid space? Neuropathology 23：254-261, 2003
6) Jellinger KA, Lauda F, Attems J：Sporadic cerebral amyloid angiopathy is not a frequent cause of spontaneous brain hem-

orrhage. Eur J Neurol 14：923-928, 2007
7) Vinters HV, Vonsattel JP：Neuropathologic features and grading of Alzheimer-related and sporadic CAA. In Verbeek MM, de Waal RMW, Vinters HV（eds）；Cerebral amyloid angiopathy in Alzheimer's disease and related disorders. Kluwer Academic Publishers. pp.137-155, 2000
8) 宮田　元：脳梗塞の病理. 画像診断 29：1102-1113, 2009
9) Auer RN, Dunn JF, Sutherland GR：Hypoxia and related conditions. In Love S, Louis DN, Ellison DW（eds）；Greenfield's neuropathology. Vol 1. 8th ed. pp.63-119, Hodder Arnold, 2008
10) Astrup J, Symon L, Branston NM, et al：Cortical evoked potential and extra-ellular K^+ and H^+ at critical levels of brain ischemia. Stroke 8：51-57, 1977
11) Astrup J, Siesjö BK, Symon L：Thresholds in cerebral ischemia-the ischemic peumbra. Stroke 12：723-725, 1981
12) 宮田　元：脳血管障害の病理を知る―脳卒中の基本病態から血管病理そして神経病理へ―. 画像診断 36：110-125, 2016
13) Ferrer I, Kaste M, Kalimo H：Vascular disease. In Love S, Louis DN, Ellison DW（eds）；Greenfield's neuropathology. Vol 1. 8th ed, Hodder Arnold, pp.121-240, 2008
14) Petito CK：The neuropathology of focal brain ischemia. In Kalimo H（ed）；Pathology & genetics. Cerebrovascular diseases. ISN Neuropath Press, pp.215-221, 2005
15) Ellison D, Love S, Chimelli L, et al（eds）；Neuropathology. A reference text of CNS pathology. 2nd ed, Mosby, 2004
16) Caplan LR：Intracranial branch atheromatous disease：a neglected, understudied, and underused concept. Neurology 39：1246-1250, 1989
17) Tatsumi S, Yamamoto T：An autopsied case of an apparent pontine branch atheromatous disease. Eur Neurol 63：184-185, 2010
18) Shinoda N, Hirai O, Mikami K, et al：Segmental arterial mediolysis involving both vertebral and middle colic arteries leading to subarachnoid and intraperitoneal hemorrhage. World Neurosurg 88：694. e5-694. e10., 2016
19) 篠原祐樹, 木下俊文, 木下富美子, ほか：画像診断と病理　延髄下オリーブ核仮性肥大. 画像診断 29：826-827, 2009
20) 後藤　昇, 柳下　章, 大浜栄作, 宮田　元：臨床のための神経形態学入門. 三輪書店, 2008

23 脳卒中データバンク

小林 祥泰 ［耕雲堂小林病院/島根大学名誉教授・特任教授］

I 脳卒中データバンク構築の経緯

　脳卒中データバンクの構築を思い立ったのは，1998年に厚生省で「健康21」プラン策定の中に脳卒中が組み込まれ，その委員になった時である。山口武典座長の下で毎月会議が開かれたが脳卒中関係のどの分野でも日本人に関するエビデンスが極めて乏しかった。このため，これからは全国的な脳卒中データベースが必須と思い，私の発表の際にはFilemakerProで自ら作成した脳卒中データベースのプロトタイプ版を厚生省に持ち込み，プロジェクターで実際の入力動作を行ってプレゼンした。当時は班研究でも紙ベースの調査票しかなく，パソコンによるデータベースなど時期尚早といわれた時代であったが，このアイデアが認められ1999年の厚生科学研究費補助金に採用され，Japan Standard Stroke Registry Study Group（JSSRS）として発足した[1,2]。最初の分担研究者（当時の所属）は小川　彰（岩手医大脳神経外科），棚橋紀夫（慶應義塾大学医学部神経内科），大櫛陽一（東海大学医用工学情報系），峰松一夫（国立循環器病センター脳血管内科），松浦達雄（香川成人医学研究所），井林雪郎（九州大学医学部第2内科）であった。その時に申請した研究目的の抜粋を示す。

　「我が国は脳卒中大国でありながら，脳卒中の予防，治療等の評価と標準化（ガイドライン作成）に必要なEvidence Based Medicine（EBM）が欧米に比し立ち遅れている。EBMを確立するためには全国レベルの大規模かつ継続性のある脳卒中急性期患者データベースを作成することが急務である。パソコンによる脳卒中データベースは各施設で開発途上にあるが，いまだ十分に機能しうるものは開発されておらず，臨床研究だけでなく種々の調査にも対応できる標準フォーマットが切望されている。また，近い将来の電子カルテ化に向けてデータ項目および定量的評価の統一を早急に行う必要がある。本研究は従来型の登録用紙による調査を入力するものではなく，急性期脳卒中を扱う中核病院のデータベースを兼ねた，パソコンによる情報精度の高い将来型データベースシステムを開発するものである」。

　初年度には373例の登録結果を解析し改訂版への準備を行った。日本脳卒中学会で作成したJapan Stroke Scale（JSS）[3]とNational Institute of Health Stroke Scale（NIHSS）[4]の間にも良好な相関が確認された。JSSは計算が面倒なのでNIHSSとのハイブリッド入力表を作成して自動計算できる仕組みとした。

　脳卒中データベースで最も重要なのは診断，重症度評価，予後評価の標準化であり，また，現場医師の入力の手間を省くために項目をいかに必要最小限に絞り込むかという点である。私も北里大学の田崎内科時代から何度か試作してきたが，あれもこれもと検査値や稀な症状を入れたために継続できずすべて失敗していた。そこで入退院時血圧以外の検査データはすべて削除し，脳卒中に関係する高血圧，糖尿病，心房細動などの基礎疾患の有無と家族歴に絞ることにした。神経症状も脳卒中重症度評価に国際標準のNIHSSを採用することで頻度の高いものは集計可能とした。予後も国際標準のmodified Rankin Scaleを採用した。これは簡単なので発症前，入院時にもチェックすることで病前からの変化も知ることができ有用であった。診断分類は診断機器精度の進歩を見据えて病理学的な根拠を持つ国際標準のNational Institute of Neurological Disorders and Stroke（NINDS）IIIの脳卒中分類を用いた。日本では当時国際標準化はされておらず学会で発表されても比較が困難であったが，脳卒中データベースに採用したこともあり，現在ではこれらが標準となり国際比較も容易になった。

1 脳卒中データバンクの目的と操作性

　脳卒中データバンク[1,2]は大学主導の詳細な追跡研

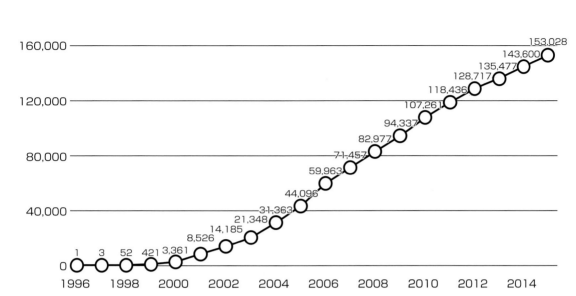

図1 脳卒中データバンク2014年度までの累積登録患者数（国立循環器病研究センター作成）

究目的ではなく，全国の第一線の拠点病院における急性期脳卒中の実態の概要を把握するための入院患者登録研究である。参加病院の連続例登録が原則であり，倫理委員会の承認を得て同意不要の登録システムを採用している。このため病院独自のパソコンにある脳卒中データベース（FilemakerPro）に入力保存され，送信の際には個人情報は自動消去され暗号化された連結不可能匿名化データ（独自暗号コードで重複チェック可能）が年一回事務局にインターネット経由で蓄積される仕組みとしていた[5]。電子カルテが普及してからは電子カルテのチェックリストに脳卒中データベースと同じ入力項目を設定しておくと，カルテ記載中にそれを呼び出して基礎疾患や家族歴，NIHSSなどを簡単に入力できる。これは島根大学病院の電子カルテで開発したが大半のメーカーの電子カルテで応用可能であった[6,7]。1カ月毎にチェックリスト記入退院例を検索して，まとめて半自動的にテキストファイルに書き出し，それを脳卒中データベースに一括読み込みすることにより日常診療の中で極めて容易に入力が可能である。責任者による最終チェックは必要であるが，大量の登録をしてくれた施設の多くはこの仕組みを使っている[7]。脳卒中データバンクでは同意を得る手間が要らないことが大きなメリットであるが，追跡調査はできないというデメリットがある。学会主導の一般的なWebベースのデータベースとの違いはWeb方式ではデータを中央に吸い上げて全体的な解析をするのが目的なのに対して，脳卒中データバンクでは参加病院独自のデータベース構築も主目的としている点である。病院自体の情報公開が求められる時代に脳卒中等

の治療成績を公開していくためには病院自体が継続性のあるデータベースを持つ必要がある。全国を網羅する脳卒中データバンクは多くの国で試みられているが，German Stroke Data Bankのように国レベルで半義務化されたもの以外はなかなか成功していない。Canadian Stroke Networkは我々と同じく1999年に発足したが産官学連携組織で予算規模が大幅に大きく，2014年までの登録数は日本脳卒中データバンクより多い177,000例超で世界最大規模となっている。しかし，日本と同様に施設の登録数に地域格差が大きいようである。

2 脳卒中データバンクのその後の経緯

3年間の厚生科学研究班の研究が終わったときには7,000例近くが登録されていた。班研究は終了したが，せっかく作った脳卒中データベースを活用して，本来の目的である日本脳卒中データバンクを作るべく日本脳卒中協会に脳卒中データバンク部門を受け皿として作っていただき，島根大学第3内科で筆者が厚労科研費等を得ることにより継続することになった。「脳卒中データバンク2003」では8,000例，ついで「脳卒中データバンク2005」では16,000例，「脳卒中データバンク2009」では47,782例，最後の「脳卒中データバンク2015」[7]では101,165例の解析結果を出版することができ，2015年までの登録累積数は15万例に達し（図1），日本の脳卒中標準データバンクと認められるまでに成長した。「脳卒中データバンク」の執筆にデータ登録施設の担当者に参加してもらったことが継続できた一つの理由と思われる。参加施設は200近いがき

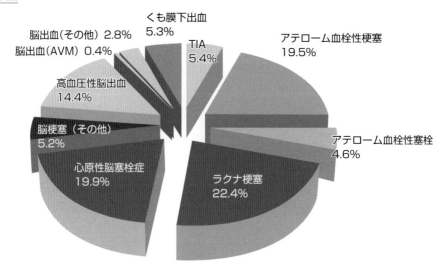

図2 脳卒中の病型別頻度[8)]

ちんとしたデータ登録は北海道から沖縄までの約100施設であった．本脳卒中データバンクの目標であった日本における脳卒中データ標準化がほぼ達成されたので，これからは厚労省プロジェクトとして全国基幹病院を網羅した脳卒中データバンクを構築してもらうべく，2015年春に脳卒中データバンクを国立循環器病研究センターに移管した．小さな班研究で始めた脳卒中データバンクが国家プロジェクトの一環として継続されることは大変嬉しいことであり，足踏みしている脳卒中循環器病等対策基本法の成立も含め，今後の脳卒中対策への国レベルでの活用が期待される．現在，国立循環器病研究センターではデータ収集法の改善のためSS-MIX2（「厚生労働省電子的診療情報交換推進事業」〈Standardized Structured Medical Information eXchange〉において策定された，医療機関を対象とした医療情報の交換・共有のための規約）を用いたデータ入力・サマリー出力機能の活用も検討している．さらに多疾患データベースとのリンクが可能なMulti-purpose Clinical Data Repository System（MCDRS），DPCデータ等の公的データベースとのデータリンクの確立が今後の課題とされている．また，今後，病院の質の評価に重要な集積されたデータ解析結果と自病院のデータを比較できるフィードバックシステムの導入も検討している．

II 脳卒中データバンクにより明らかになった日本の脳卒中の特徴

1 脳卒中病型別頻度

　脳卒中データバンクでは脳梗塞病型は脳梗塞の発症機序と臨床病型を分け，その組み合わせで病型診断を行う世界標準のNINDS（National Institute of Neurological Disorders and Stroke）Ⅲ（1990）の分類を用いている．臨床試験などでは1993年に作成されたTOAST（The trial of Org 10172 in Acute Stroke Treatment）分類が用いられることが多く，1．大血管アテローム硬化，2．心原性脳塞栓，3．小血管病変，4．その他確定的な原因，5．その他の不確定な原因（undetermined）（2つ以上の原因，異常所見なし，検査未完了）に分類されるが，臨床応用するには煩雑であること，真面目に分類していくと治療方針の参考にならず統計解析にもあまり役立たないundeterminedが大幅に多くなる欠点がある．基幹病院ではほとんどの例に脳MRI，MRA，頸動脈エコーさらに塞栓疑い例には経食道心エコー含む心エコーまで実施され正確な診断がなされている日本では，治験を前提としたTOAST分類より機序を重視したNINDS Ⅲ分類が適切と考えている．

　図2は脳卒中データバンク2015で解析した脳卒中の病型別頻度である[8)]．TIA 5.4%，アテローム血栓性梗塞19.5%，アテローム血栓性塞栓4.6%，ラクナ梗塞22.4%，心原性脳塞栓症19.9%，その他の脳梗塞

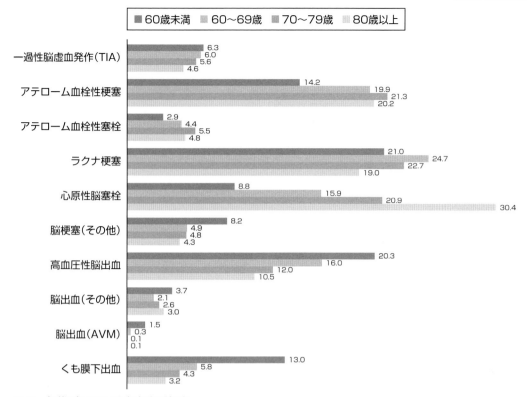

図3 年代別に見た脳卒中病型頻度

5.2%，高血圧性脳出血14.4%，AVM殼の脳出血0.4%，その他の脳出血2.8%，くも膜下出血5.3%であった。アテローム血栓性塞栓は頸動脈プラークや大動脈弓プラーク等からの動脈-動脈塞栓が主体であるが，このような分類ができるのは日本の脳卒中データバンクだけであり海外の脳卒中データバンクの統計を見ても記載はない。大動脈弓プラークからの塞栓も疑い例に徹底して経食道心エコーを実施している施設を中心に100例以上が登録されている。その他の脳出血の多くは高齢者でアミロイドアンギオパチーによる可能性が推測される。また，抗血栓薬投与がこの十数年で倍増している[9]ことも関係しているかもしれない。

2 年代別に見た脳卒中病型頻度

従来は脳卒中の多くは加齢と共に増加すると思われていた。しかし，平均寿命が世界一になった日本では70歳が古来稀なりといわれていた時代と異なり，図3に示すようにアテローム血栓性脳梗塞でも80代では減少，ラクナ梗塞は70代から減少に転じている。高血圧性脳出血やくも膜下出血では60歳未満がピークでその後は減少傾向にある。しかし，心原性脳塞栓症だけは加齢と共に直線的に増加している[9]。これは心房細動が加齢と共に直線的に増加することと関係しており，以前から平均寿命の長い欧米の心房細動の疫学データと一致する。筆者らが2001年に中国瀋陽で共同調査した結果では，中国の平均寿命が日本よりも7年以上短かったためか心房細動と心原性脳塞栓が圧倒的に少なく，高齢者比率が発症頻度に影響していることが裏付けられた[10]。この結果から今後の脳卒中動向としては心原性脳塞栓が増加することに留意して心房細動の予防，治療を十分に行う必要がある。

また，アミロイドアンギオパチーの早期診断にT2*強調画像による皮質の微小脳出血検索を行うことも重要である。ラクナ梗塞においても微小脳出血が多発している例では脳出血をきたしやすいことが筆者らの脳ドック追跡調査[11]で明らかであるので，抗血小板薬投与は頸動脈不安定プラークや冠動脈狭窄がある場合を除き控えるべきである。

3 脳卒中病型頻度の12年間の変化

脳卒中データバンクは疫学調査ではないため絶対数の推移の比較はできないのであくまで推測に過ぎないが，ほぼ同じ例数の3期に分割して脳卒中病型頻度を比較したものが図4である[7]。上段の虚血性脳卒中ではその割合に有意の経年変化を認め，心原性脳塞栓がⅠ期の25%からⅢ期の28%に増加した。これは高齢者比率の増加に伴って前述したように高齢者で多い心房細動が増加したためと思われる。他の病型はほとんど変化を認めなかった。一方，心原性脳塞栓例における発症前抗凝固療法はⅠ期の15.6%からⅢ期は24.8%

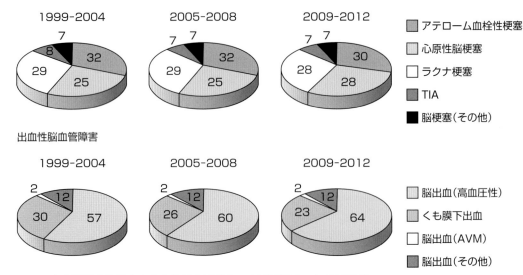

図4 虚血性脳血管障害と出血性脳血管障害の病型別頻度の年次別推移

と有意に増加しており,入院時重症度は低下傾向にあった[8]。出血性脳卒中について脳卒中全体に占める割合の変化をみると,高血圧性脳出血がⅠ期13％,Ⅱ期15％,Ⅲ期14％とやや増加を認めた。一方,くも膜下出血はⅠ期7％,Ⅱ期6％,Ⅲ期5％と減少傾向を認めた。また,高血圧性脳出血の患者で抗血栓薬の服用者の経年的変化を検討した結果では,抗血小板薬,抗凝固薬,その併用のすべてにおいて服用率の上昇が認められた[9]。この服用率上昇が脳出血頻度の増加に関係していることも否定できないが,比率だけなので何ともいえない。しかし,今後さらに高齢化が進むと,アミロイドアンギオパチーによる脳出血が増加する可能性があり高齢者への抗血小板薬投与は慎重に行うべきである。くも膜下出血の減少は脳ドックの普及等による未破裂脳動脈瘤発見と予防的手術による効果が出ている可能性が考えられる。脳神経外科学会の集計でも,くも膜下出血の手術件数はかなり減少しているとのことである[12]。

III 今後の脳卒中データバンクの在り方

脳卒中データバンクをコンピューターベースで構築し12年以上運用してきた中で最も大変だったのはデータクリーニングであった。この作業は分担してできないので一人でやる必要がある。そこで毎回の修正データを集めて頻度の多い項目に対しては半自動クリーニングソフトを開発した。それでも次々と例外が出るので,今後,数十万例以上の集計を行うには人工知能ソフトを活用して開発する必要がある。

現在は脳卒中拠点病院クラスではすべて電子カルテが導入されており,前述したように,その入力と脳卒中データベース入力が一体化されることが必須である。

また,国立循環器病研究センターで脳卒中データバンクを運用するにあたっては,がんセンターのデータバンクのように同意なしで追跡調査ができる仕組みを作る必要がある。このためにはがん対策基本法のように同意を得なくても登録と追跡が可能になる「脳卒中循環器病等対策基本法」が必要である。これが全国レベルで大規模脳卒中データバンクを構築する際の必須条件である。同意を必要としていたのでは国レベルのデータバンク構築は不可能である。脳卒中データバンクではすでにDPCデータの取込ソフトも開発して試行段階にあり,もし,これが可能となれば国立循環器病研究センターでDPCと合わせた世界初の詳細な脳卒中ビッグデータ解析が可能となる。さらに,脳卒中の保険診療の科学的裏付けが可能となり,診療報酬改定を含めた脳卒中診療改革にも大きな影響力を持つ可能性がある。これらが実現することを期待している。

文献
1) 小林祥泰:全国脳卒中データバンク構築に向けて.脳卒中 24:255-259, 2002
2) 小林祥泰:脳卒中データバンク.脳卒中 27:469-473, 2005
3) Gotoh F, Terayama Y, Amano T, for the Stroke Scale Committee of the Japan Stroke Society:Development of a Novel, Weighted, Quantifiable Stroke Scale—Japan Stroke Scale—. Stroke 32:1800-1807, 2001
4) Brott T, Adams HP Jr., Olinger CP, et al:National Institutes

of Health Stroke Survey. Stroke. 20：864-870, 1989
5) Kobayashi S, JSSRS group：International Experience in Stroke Registry Japanese Stroke Databank. American Journal of Preventive Medicine, 31（Suppl. 2）：S240-S242, 2006
6) 小林祥泰：脳卒中データバンクの生い立ちと今後. 脳卒中 31：395-403, 2009
7) 小林祥泰編：脳卒中データバンク 2015. 中山書店, 2015
8) 山口修平, 小林祥泰：脳卒中データバンクからみた最近の脳卒中の疫学的動向. 36：378-384, 2014
9) Nezu T, Hosomi N, Lip YHG, et al：Temporal trends in stroke severity and prior antithrombotic use among acute ischemic stroke patients in Japan. Circulation J 80：2033-2036, 2016
9) 小林祥泰：日本人の脳卒中のエビデンス―無症候性脳梗塞から急性期脳卒中, 地域連携まで―. 内科学会雑誌 99：2021-2034, 2010
10) 呉 麗華, 高橋一夫, 小林祥泰, ほか：脳卒中急性期患者データベースをもちいた日本と中国（瀋陽市）における脳梗塞の比較. 臨床神経学 44：335-341, 2004
11) Bokura H, Saika R, Yamaguchi T, et al：Microbleeds are associated with subsequent hemorrhagic and ischemic stroke in healthy elderly individuals. Stroke. 42：1867-1871.2011
12) 井川房夫, 日高敏和, 黒川泰玄, ほか：本邦の脳動脈瘤治療の現状―当院, 脳卒中データバンク,（社）日本脳神経外科学会調査より―. 脳卒中の外科 43：262-266, 2015

24 Fukuoka Stroke Registry

黒田 淳哉［九州大学大学院医学研究院病態機能内科学］
北園 孝成［九州大学大学院医学研究院病態機能内科学］

I はじめに

　わが国では近年，急速に高齢者の割合が増加し，世界でも類を見ない速さで超高齢社会に至っている。それに伴い脳卒中患者が増加し，後遺症により生活の質が著しく低下し寝たきりや認知症の原因となり，介護の問題も含めて社会的に大きな影響を与えている。脳卒中の発症予防対策・医療の充実をさらに進める必要がある。他疾患と同様，脳卒中診療においても近年の臨床疫学研究の成果をもとに，ガイドラインを活用してエビデンスに基づいた診療が行われることが推奨されている。しかしながら，そのガイドラインのもとになるエビデンスの多くは海外での臨床研究に基づいており，真に日本人にあてはめられるものかどうかは未だもって不明であると言わざるを得ない。このような状況において，わが国の実情を反映した多数の患者情報を集積した大規模な臨床研究システムが必要とされている。そこで我々は，共通の診断基準・治療方針のもとで脳卒中急性期医療の中心的役割を果たす福岡県下の7施設が参加する多施設共同脳卒中データベース（福岡脳卒中データベース Fukuoka Stroke Registry；FSR）を構築した。この研究では，脳卒中急性期患者を登録することにより，病態分析や病因解明，治療効果の評価などを通じて，脳卒中診療に関するわが国独自のエビデンスを見出すことを目的としている。また，FSRのサブ研究として，脳梗塞バイオマーカー探索研究を行い，脳梗塞の病態に重要な役割を果たすバイオマーカーを発見しており，脳梗塞の病因解明を試みている。本稿では，FSRの概要およびこれまでに発信した成果の一部を紹介したいと思う。

II FSRの概要

　FSRは，九州大学病院腎・高血圧・脳血管内科，国立病院機構九州医療センター脳血管・神経内科，国立病院機構福岡東医療センター脳神経内科，福岡赤十字病院脳血管内科，製鐵記念八幡病院脳血管内科，九州労災病院脳血管内科，聖マリア病院脳血管内科の7施設が参加する多施設共同の臨床疫学研究である。これらの施設に入院した発症7日以内の脳卒中患者全例を対象として，二つのデータベースを構築している（図1）。前向きデータベースは，同意取得後に急性期臨床情報を収集し，血漿とゲノムを採取・保存するとともに，退院後の再発・死亡・日常生活動作についての追跡調査を行っている。2007年6月より登録を開始して2017年10月31日現在で14,354名の同意を取得しており，年間約1,300例のペースで登録を継続している。退院後の追跡調査は発症後3カ月，6カ月，1年，その後は1年ごとに電話などでの聞き取りにより追跡率は91％と高い値を維持している。後ろ向きデータベースは診療録を用いて急性期臨床情報を収集するものであり，連結可能匿名化データとして登録を行っている。1999年6月以降の対象症例1万例以上の登録が完了している。

　これまでに我々は，臨床上の素朴な疑問を端緒として，脳卒中の病態解析や要因解明につながる多くの報告を行っている。次項より，これらの解析結果の中からいくつかの成果について紹介する。

III 危険因子と脳梗塞急性期病態

1 糖尿病

　糖尿病および糖代謝異常は脳卒中を含む心血管疾患の確立された危険因子であるが，血糖コントロールの状態と脳卒中発症の関連については十分なエビデンスがない。臨床実地では血糖管理不良な糖尿病患者が脳梗塞を発症すると予後があまり良くない印象を受けていたが，脳梗塞急性期病態に発症前血糖管理が及ぼす

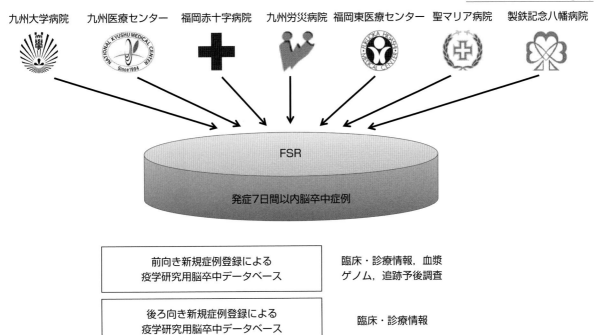

図1 FSRの概要
　FSRは，脳卒中急性期医療の中心的役割を果たす福岡県下の7施設が参加する多施設共同脳卒中データベースである。発症7日以内の脳卒中患者を対象に，二つのデータベースを構築している。前向きデータベースは，同意取得後に急性期臨床情報を収集し，血漿とゲノムを採取・保存するとともに，退院後の再発・死亡・日常生活動作についての追跡調査を行っている。後ろ向きデータベースは診療録を用いて急性期臨床情報を収集するものであり，連結可能匿名化データとして登録を行っている。

影響については明らかになっていなかった。

　我々は，2010年8月までにFSRに登録された発症24時間以内の初発脳梗塞3,627例を対象に，発症前の血糖状態が脳梗塞の急性期病態に及ぼす影響について解析した[1]。発症前の血糖管理状態は入院時HbA1c値を国際標準であるNGSP値として評価し，発表当時の日本糖尿病学会の管理レベルに合わせて，優（HbA1c＜6.2%），良（6.2～6.8%），可（6.9～8.3%），不可（≧8.4%）の4群に分類した。入院中にNIHSS（National Institutes of Health Stroke Scale）が4点以上改善するか退院時NIHSSスコアが0点であった症例を「症状改善」，入院中にNIHSSスコアが1点以上増加した例を「症状増悪」，死亡退院または退院時mRS（modified Rankin Scale）が2以上の例を「予後不良」とした。発症時HbA1cが高いと神経症状の改善が起こりにくく，反対に増悪例が増加し，予後不良になりやすかった。発症前血糖管理が悪いと脳梗塞急性期に症状が増悪しやすく，機能予後不良に関連していることが明らかとなった（**図2**）。

2　慢性腎臓病

　慢性腎臓病（chronic kidney disease：CKD）は，何らかの腎障害が慢性的に（3カ月以上）続く状態のことをいい，蛋白尿や推定糸球体濾過率（eGFR）の低下により診断される。CKDは脳梗塞を含む心血管疾患の危険因子であるが，CKD患者が脳梗塞を起こした場合の脳梗塞急性期病態に与える影響については明らかになっていなかった。

　我々は，2011年2月までにFSRに登録された発症24時間以内の脳梗塞症例3,778例を対象に，CKDが脳梗塞急性期の病態に及ぼす影響について解析した[2]。CKDは，eGFR＜60 mL/min/m^{2}または蛋白尿を有する場合と定義した。経過中にNIHSSが2点以上増加したものを「症状増悪」，退院時mRSが2以上であったものを「予後不良」とし，「退院時死亡」と合わせて評価した。CKDは脳梗塞急性期患者の34.9%に合併しており，CKD合併例では多変量調整後も症状増悪（オッズ比1.49［95%信頼区間1.17-1.49］），退院時死亡（2.38［1.61-3.57］），予後不良（1.25［1.05-1.48］）のいずれも有意なリスクの増大が認められた。eGFRと蛋白尿を独立した因子として多変量解析を行うと，eGFRの低下は予後との相関を認めなかったが，蛋白尿は症状増悪，退院時死亡，機能予後不良のいずれとも有意に関係していることが明らかとなった。（**図3**）。また，蛋白尿症例では，血液中の高感度CRP，D-ダイマー，フィブリノーゲン，TATなど，炎症や

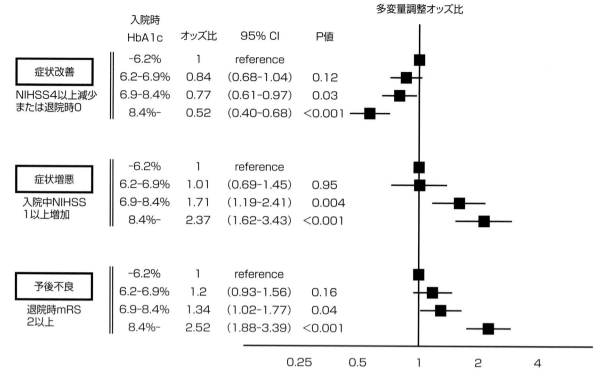

図2 脳梗塞発症前の血糖管理が脳梗塞急性期病態に及ぼす影響
発症前のHbA1cレベルが上昇するほど神経症状改善のオッズ比が低下し，症状増悪や予後不良に対するリスクが増大することが示されている。
（文献1より作図）

凝固線溶系のマーカーが有意に増加しており，炎症や凝固亢進を介したメカニズムにより脳梗塞急性期病態に関与している可能性が示唆された。

3 脂質異常症（スタチン服用）

脂質異常症も脳梗塞を含む心血管疾患の危険因子である。脂質異常症の標準治療としてスタチンが用いられている。スタチンには血管保護効果があるとの報告もあるが，スタチンの服用が脳梗塞急性期病態に及ぼす影響は明らかになっていなかった。

我々は，2014年10月までにFSRに登録された発症24時間以内の初発脳梗塞症例3,275例を対象に，スタチン服用が脳梗塞発症時の神経学的重症度に及ぼす影響を解析した。発症前にスタチンを服用していると，服用なしの症例に比較して，入院時NIHSSが4点以下の軽症となる頻度が有意に高かった（58% vs 66%，p＜0.01）。また，ロジスティック回帰分析での検討で，全症例，脂質異常症を有する症例のみ，臨床背景を考慮したプロペンシティ・スコア合致例のいずれを対象とした場合でも，発症前スタチンの服用は有意にNIHSS 4点以下の軽症と関連することが示された（図4）[3]。また，FSR登録の脳梗塞患者2,822例を2年間追跡したところ，スタチン服用群は非服用群と比較して脳血管イベント再発のリスクが有意に小さいことが分かった（多変量調整ハザード比：0.70［95%信頼区間 0.53-0.92］，p＜0.011）[4]。

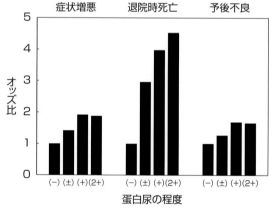

図3 蛋白尿が脳梗塞急性期病態に及ぼす影響
蛋白尿の程度が増すほど症状増悪，退院時死亡，予後不良のリスクが増大することが示されている。特に退院時死亡との関連が大きい。
（文献2より作図）

4 心房細動（抗凝固療法）

心原性脳塞栓症は，脳梗塞の中でも非常に重篤な後遺症を残す病型である。心房細動は心原性脳塞栓症の主要な原因であるが，高齢になるに伴って心房細動の有病率が増加することから，心原性脳塞栓症も増加しており，予防が最も重要であることは言うまでもない。予防のための抗凝固療法には従来ワルファリンが用いられてきたが，心原性脳塞栓症患者における発症前ワルファリン療法の強度と神経学的重症度および機能転帰との関連については必ずしも明らかでなかった。

我々は，2012年3月までにFSRに登録された心原性脳塞栓症症例のうち，発症前にワルファリンが処方されていた602例を対象に，ワルファリンの治療強度が入院時重症度および退院時機能転帰に及ぼす影響を検討した[5]。入院時PT-INR（プロトロンビン時間国際標準化比）レベルが高いほど入院時に重症（NIHSS≧10）になるリスクが小さく，退院時の機能転帰不良（mRS≧4）になりにくいことが示された。ワルファリンを有効に使用することで，たとえ脳梗塞を発症しても軽症で済む可能性が示された（図5）。

IV 脳梗塞の再発リスクスコア

脳梗塞を発症してそれを乗り切ったからといって安心することはできない。脳卒中をいったん発症すると再発のリスクは高くなり，久山町研究によれば，再発率は発症後1年間で12.8%，5年間で35.3%，10年間で51.3%にものぼる。したがって，脳梗塞急性期における治療だけでなく，再発をいかに予防するかも非常に重要である。近年になり欧米人を対象とした再発のリスクスコアが報告されるようになったが，アジア

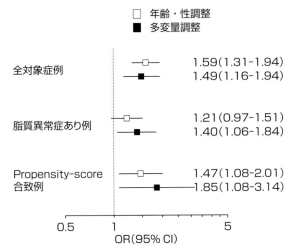

図4 発症前のスタチン服用が脳梗塞急性期病態に及ぼす影響
発症前スタチン服用症例では，脳梗塞発症時にNIHSS 4点以下の軽症になりやすいことが示されている。
（文献3より作図）

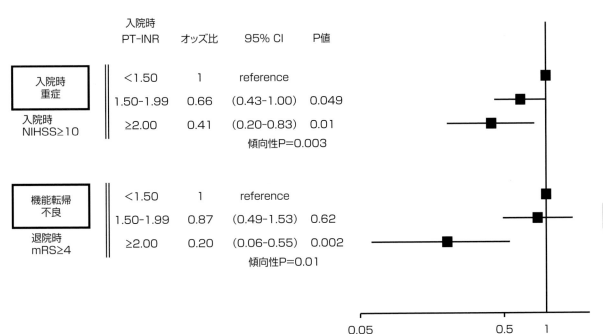

図5 発症前ワルファリン服用症例における入院時PT-INRと神経学的重症度および退院時転帰との関連
PT-INRレベルが高いほど，神経学的重症（NIHSS≧4）および退院時転帰不良（mRS≧4）に対するリスクが低下することが示されている。
（文献5より作図）

人での検討例はなかったことから，我々は1年後の脳梗塞再発リスクを予測しうるスコアの開発を行った[6]。

2011年3月までにFSRに登録された脳梗塞3,067例を対象として解析し，日本人における脳梗塞発症後1年間の再発リスクを評価するスコアを提唱した（Fukuoka Stroke Risk score for Japanese；FSR-J）。これは，年齢（65-74歳：1点，75歳以上：2点），高血圧（1点），糖尿病（1点），喫煙（1点），心房細動（1点），心疾患（心筋梗塞・心房細動を除く）（1点），慢性腎臓病（1点），非ラクナ梗塞（1点），虚血性脳血管障害の既往（1点）の有無の合計点数であり，その有効性を検証するため，低リスク群（3点以下），中等度リスク群（4-5点），高リスク群（6点以上）の3群に分類して検証を行った。その結果，1年後の再発率は，低リスク群で2.93％，中等度リスク群で5.83％，高リスク群で7.96％であり，スコアの上昇に伴い，再発率も上昇していた。再発リスクを適正に評価することにより，再発予防治療の方針決定に有用である可能性がある。

V 環境因子と脳卒中

近年，黄砂や粒子状物質（particulate matter；PM）の飛来が大規模化するのに伴って，その健康に対する影響に関心が集まっている。PMは心筋梗塞などの心疾患の発症に関与することが報告されているが，脳卒中発症との関係は不明であった。欧米に比較して脳卒中発症率の高いわが国においては，黄砂やPMの脳卒中に対する影響を評価することは大変意義あることと考えられる。

まず2010年3月までにFSRに登録された7,429例を対象として，黄砂が脳卒中，特に脳梗塞の発症に及ぼす影響について検討した[7]。気象官署が発表する情報に基づき黄砂飛来について評価し，国立環境研究所のデータベースから，大気汚染物質（PM，窒素酸化物，硫黄酸化物，オゾン）のデータも収集した。黄砂観測日における脳卒中発症患者と推定黄砂曝露量をもとに，ケースクロスオーバーデザインを用いて解析した。解析対象期間において黄砂飛来日数は137日であった。黄砂飛来と脳梗塞発症との関連を気温・湿度を調整して解析した結果，発症当日から5日前までの黄砂曝露は脳梗塞全体の発症に関連がみられなかったが，脳梗塞病型別に解析を行うと，黄砂曝露によってアテローム血栓性脳梗塞のみが有意に増加することが分かった。他の病型では曝露による有意な発症増加はみられなかった（図6）。

また，特にPMの中でも粒子が細かい$PM_{2.5}$（直径2.5μm未満）は，より大きな粒子よりもその毒性が高く，健康上の問題を引き起こすことが報告されてきて

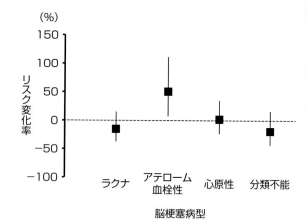

図6 黄砂と脳梗塞病型別発症リスク
黄砂曝露によってアテローム血栓性脳梗塞の発症が有意に増加したことが示されている。
（文献7より作図）

いるが，$PM_{2.5}$の短期間曝露と脳卒中リスクの関連については結果が一定しておらず，日本人における関連は不明であった。そこで，$PM_{2.5}$についてもFSRのデータを用いて検討を行ったところ，発症1日以内の短期間の$PM_{2.5}$への曝露が脳梗塞発症に関連しており，特に冬期に顕著な関連がみられることが明らかとなった[8]。

これらの黄砂やPMが脳梗塞の発症に関与する機序は不明であるが，粒子が気道から取り込まれ，それが局所の炎症を経て，全身の炎症反応，血液凝固系の活性化，自律神経失調などを介して，粥腫部位の破綻，血栓形成，虚血，不整脈などが起こる可能性が考えられている。

VI 脳梗塞バイオマーカー探索研究（REBIOS）

脳卒中診療の課題において，その解決に役立つ可能性のあるバイオマーカーに関する報告は数多くなされているが，今までに診療に有用なレベルで実用化されているものはほとんどない。特に脳卒中発症率の高いわが国においては，日本人を対象とした新規の脳梗塞バイオマーカーの発見とエビデンスの構築が必要である。

このような現状を切り拓き，わが国における脳卒中診療に少しでも役立てる目的で，我々はFSRのサブ研究として，脳梗塞バイオマーカー探索研究（Research for Biomarkers in Ischemic Stroke；REBIOS）を行っている。本研究では，九州大学病院，国立病院機構九州医療センター，聖マリア病院に入院した発症24時間以内の脳梗塞患者171名を前向きに登録し，年齢および性をマッチさせた福岡県久山町在住の健常者を対

照として発症時・3日後・7日後・14日後・3カ月後に採血を行い，同時に神経学的重症度の指標であるNIHSSを評価した．また，14日後（または退院時）および3カ月後には日常生活活動の指標であるmRsを用いて評価した．当初我々は，バイオマーカーとなり得る蛋白質の血中濃度は，脳梗塞サイズや重症度に規定され，急性期に上昇し，慢性期（発症3カ月後頃）にはベースラインに戻ると予想していた．しかし，測定項目の中で脳梗塞との関連が考えられる蛋白質の経時的な変動を観察すると，大きく3つのパターンに分類することができた（図7）．驚いたことに，発症3カ月後においても健常者より高値を示す蛋白質やさらに上昇を続ける蛋白質が存在した．このことは，脳梗塞慢性期においても活発な反応が起こっていることを示しており，治療介入の可能性を慢性期に広げる発見であると考える．

REBIOSではこれまでに脳梗塞の病態に関連するバイオマーカーとして，有用な蛋白質を多数発見している．例えば，vascular endothelial growth factor (VEGF) は健常者と比較して病型を問わず脳梗塞発症時に高値であり，脳梗塞診断のバイオマーカーとなり得ることが示された．VEGF高値は心原性脳塞栓症のみで機能転帰不良と関連しており，VEGF値と機能転帰との関連は脳梗塞病型により異なる可能性が示唆された[9]．S100A12も脳梗塞患者で発症時の血漿濃度が有意に高値であったが，発症24時間以内の血漿S100A12濃度が高いほど3カ月後の機能転帰が不良となるリスクが高いことが示唆された[10]．脳梗塞発症時の血漿アディポネクチンはアテローム血栓性脳梗塞で低値，心原性脳塞栓症で高値であり，脳梗塞の病型診断に有用であると考えられた．またアディポネクチン値は脳梗塞発症時の重症度と相関しており，3カ月後の機能転帰不良に関連している可能性が示唆されている[11]．

REBIOSによるバイオマーカー研究から得られた結果について，基礎研究によりその意義を検証して，脳梗塞病態の解明につながる報告も行っている．ケモカ

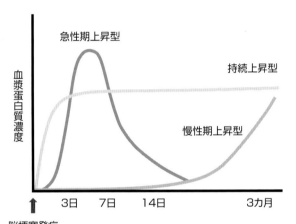

図7 脳梗塞後の蛋白質経時的変動パターンの模式図
経時的変動はその特徴により大きく3つのパターンに分類できる．

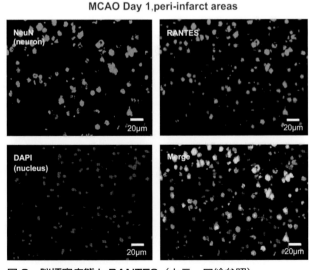
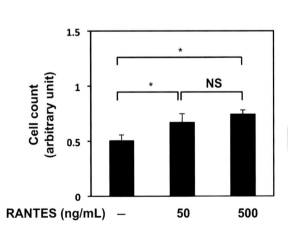

図8 脳梗塞病態とRANTES（カラー口絵参照）
A．マウス脳梗塞モデルにおいて，発症早期から梗塞巣周囲の神経細胞（NeuN陽性細胞）にRANTESの強い発現がみられる．
B．培養神経細胞にRANTESを添加すると神経細胞死が抑制された．
*P<0.05 （文献12より引用）

インの一種である Regulated upon Activation, Normal T-cell Expressed, and Secreted (RANTES) は脳梗塞患者において血漿中濃度が有意に上昇しており，神経栄養因子として知られる蛋白質群と強い相関が認められた．マウス脳梗塞モデルでは，発症早期から梗塞巣周囲の神経細胞に RANTES の強い発現がみられ，培養神経細胞に RANTES を添加すると神経細胞死が抑制されたことから，虚血に伴って神経細胞に発現する RANTES は神経細胞自身に作用することで神経栄養因子を介した細胞保護作用を有する可能性が示された（図8）[12]．

VII おわりに

多施設共同の脳卒中登録研究であるFSRの概要を，いくつかの研究成果とともに紹介した．わが国では高齢化に伴って増加している脳卒中に対する対策が急務であり，診療の質をさらに向上させ，機能予後の改善を目指す必要がある．臨床実地の脳卒中診療・患者背景の豊富な情報を有するFSRを用いて，今後も積極的に研究を進めることにより，わが国独自のエビデンスを構築するための成果を発信していきたい．また，臨床応用できるバイオマーカーの確立を目指すだけでなく，バイオマーカー研究の成果をもとにした基礎研究を通じて脳梗塞病態解明を行うなど，脳卒中診療の進歩に広く貢献していきたいと考えている．

文献

1) Kamouchi M, et al：Prestroke glycemic control is associated with the functional outcome in acute ischemic stroke：the Fukuoka Stroke Registry. Stroke 42：2788, 2011
2) Kumai Y, et al：Proteinuria and clinical outcomes after ischemic stroke. Neurology 78：1909, 2012
3) Ishikawa H, et al：Influence of statin pretreatment on initial neurological severity and short-term functional outcome in acute ischemic stroke patients：the Fukuoka Stroke Registry. Cerebrovasc Dis 42：395, 2016
4) Makihara N, et al：Statins and the risks of stroke recurrence and death after ischemic stroke：the Fukuoka Stroke Registry. Atherosclerosis 231：211, 2013
5) Nakamura A, et al：Intensity of anticoagulation and clinical outcomes in acute cardioembolic stroke：the Fukuoka Stroke Registry. Stroke 44：3239, 2013
6) Kamouchi M, et al：Risk score for predicting recurrence in patients with ischemic stroke：the Fukuoka stroke risk score for Japanese. Cerebrovasc Dis 34：351, 2012
7) Kamouchi M, et al：Relationship between Asian dust and ischemic stroke. A time-stratified case-crossover study. Stroke 43：3085-3087, 2012
8) Matsuo R, et al：Short-term exposure to fine particulate matter and risk of ischemic stroke. Stroke 47：3032, 2016
9) Matsuo R, et al：Clinical significance of plasma VEGF value in ischemic stroke—research for biomarkers in ischemic stroke (REBIOS) study. BMC Neurol 13：32, 2013
10) Wakisaka Y, et al：Plasma S100A12 is associated with functional outcome after ischemic stroke：Research for Biomarkers in Ischemic Stroke. J Neurol Sci 340：75, 2014
11) Kuwashiro T, et al：Significance of plasma adiponectin for diagnosis, neurological severity and functional outcome in ischemic stroke—Research for Biomarkers in Ischemic Stroke (REBIOS). Metabolism 63：1093, 2014
12) Tokami H, et al：RANTES has a potential to play a neuroprotective role in an autocrine/paracrine manner after ischemic stroke. Brain Res 1517：122, 2013

25 「脳卒中治療ガイドライン2015」の目指すもの

小川 彰［日本脳卒中学会元理事長
脳卒中ガイドライン委員会前委員長
/岩手医科大学理事長］

I はじめに

「脳卒中治療ガイドライン 2015」は，過去の 2004 年版，2009 年版から全面改訂され 2015 年 6 月発刊された。前版の約 2.5 倍にのぼる 23,500 件の文献検索を背景に最新のエビデンスを網羅して編纂したものである。

医学・医療・生命科学の進歩発展は極めて速く，脳卒中の分野でも重要なエビデンスが毎月のように発表されており，次回全面改訂版を出版するまで大きな変更が予想されることから，2015 年版を準備している段階から，2 年毎に小改訂を行い追補として公開することを企画していた。初の追補は「追補 2017」として 2017 年 9 月編纂され日本脳卒中学会ホームページに公開された。さらに，追補 2017 対応の「脳卒中治療ガイドライン 2015 第 2 版」が 2017 年 10 月発刊された（**図 1**）。

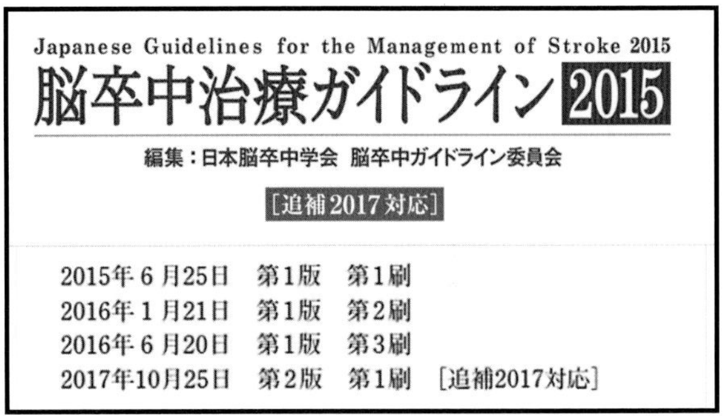
Japanese Guidelines for the Management of Stroke 2015
脳卒中治療ガイドライン2015
編集：日本脳卒中学会 脳卒中ガイドライン委員会
［追補2017対応］

2015年 6 月25日 第1版 第1刷
2016年 1 月21日 第1版 第2刷
2016年 6 月20日 第1版 第3刷
2017年10月25日 第2版 第1刷 ［追補2017対応］

図 1 追補 2017 対応の第 2 版「脳卒中治療ガイドライン 2015」（2017 年 10 月 25 日発刊）

II 脳卒中治療ガイドライン発刊の意義

脳卒中は長く日本の死亡原因の 1 位を独占してきた。しかし近年，脳卒中死亡は激減し，現在では「がん」，心疾患，肺炎に次ぐ第 4 位となった。一方で入院受療率では脳卒中はがんの約 1.5 倍，心疾患の約 3.5 倍を数え極めて多い疾患である。脳卒中に罹患すれば，重篤な症状を残し，社会復帰は難しく，認知症やねたきりの最も多い原因疾患にも挙げられている。この点で，脳卒中は健康寿命を短くする最大の原因疾患である。

脳卒中診療は「急性期治療」のみではなく，「予防」や「再発予防」，脳卒中罹患後の「全身管理」，「リハビリテーション」，さらに，啓蒙を含む「市民教育」などの社会活動まで，診療のみならず幅広い活動が求められる。このように多彩な診療活動に忙殺されている脳卒中医の負担は極めて大きい。したがって忙しい診療の現場において，日々更新されてゆく脳卒中の新しいエビデンスを文献から拾い出すのは不可能に近いといえる。この点，最新のエビデンスを容易かつ短時間に参照できる「脳卒中治療ガイドライン」が持つ意味は極めて大きい。本ガイドラインを参照すれば，日常診療の現場において適切な「臨床判断」のもと，的確な「治療方針の決定」が可能となり，多忙な診療医の負担軽減につながるのみならず，診療に多くの時間を割くことが可能となり，患者のメリットも極めて大きい。

具体的には，まず日常診療の現場において，診療方針決定に際し速やかに有効な判断ができるよう「推奨文」は数行で簡潔に表現し，推奨グレードを明記した。推奨の根拠については「エビデンス」として推奨文を裏付ける文献と共に説明文として明示した。参照文献から導き出されたエビデンスはエビデンス毎に 5 段階のレベルを付けて提示した。実際には，診療の現場では簡潔に表現された「推奨文」のみを参照すればよく，時間に余裕がある時，その裏付けとなる文献の説明文をチェックすることにより，最先端の知識を得ることができるよう工夫されている（**図 2**）。

1 脳梗塞急性期

1-3 血栓溶解療法

> **推奨**
>
> 1. 遺伝子組み換え組織プラスミノゲン・アクティベータ(rt-PA、アルテプラーゼ)の静脈内投与は、発症から4.5時間以内に治療可能な虚血性脳血管障害で慎重に適応判断された患者に対して強く勧められる(グレードA)。わが国ではアルテプラーゼ0.6mg/kgの静注療法が保険適用されており、治療決定のための除外項目、慎重投与項目が「rt-PA(アルテプラーゼ)静注療法適正治療指針第二版」に定められている。また、日本脳卒中学会によりrt-PA静注療法実施施設要件が提案、推奨されている。
>
> 2. 発症後4.5時間以内であっても、治療開始が早いほど良好な転帰が期待できる。このため、患者が来院した後、少しでも早く(遅くとも1時間以内に)アルテプラーゼ静注療法を始めることが強く勧められる(グレードA)。
>
> 3. 前方循環の主幹脳動脈(内頚動脈または中大脳動脈M1部)閉塞と診断され、画像診断などに基づく治療適応判定がなされた急性期脳梗塞に対し、アルテプラーゼ静注療法を含む内科治療に追加して、発症6時間以内に主にステントリトリーバーを用いた血管内治療(機械的血栓回収療法)を開始することが強く勧められる(グレードA)。わが国では、脳血栓回収用機器(Merci、Penumbra、Solitaire、Trevo、Revive)による血管内治療が保険適用されており、「経皮経管的脳血栓回収用機器 適正使用指針 第2版」に従って、定められた実施医療機関において、適切な症例選択と手技によって行わねばならない。
>
> 4. 現時点において、アルテプラーゼ以外のt-PA、desmoteplase(本邦未承認)、tenecteplase(本邦未承認)の静脈内投与は十分な科学的根拠がないので、勧められない(グレードC2)。

●エビデンス

発症3時間以内の脳梗塞患者に対するrt-PA(アルテプラーゼ)0.9mg/kgの静脈内全身投与法の臨床治験では、症候性頭蓋内出血の頻度を有意に増加させたものの、3か月後の死亡数に有意差はなく、転帰良好群を有意に増加させた[1](レベル2)。1年後の有効性も同様に良好であった。発症3〜4.5時間の患者を対象とした臨床試験(European Cooperative Acute Stroke Study:ECASS Ⅲ)でも、症候性頭蓋内出血の頻度を有意に増加させたものの、3か月後の死亡数に差はなく、転帰良好群を有意に増加させた[2](レベル2)。発症3〜6時間の患者を対象として頭部MRIで拡散強調画像と脳灌流画像を撮影後にアルテプラーゼ静脈内投与の効果を評価した臨床試験(Echoplanar Imaging Thrombolysis Evaluation Trial:EPITHET)では、有意ではなかったもののアルテプラーゼが梗塞巣拡大抑制と再灌流増加に関連していた。このなかの再灌流した患者では有意に梗塞巣拡大が抑えられ、転帰良好が多かった[3](レベル2)。2010年のランダム化試験の統合解析では、発症から治療開始までの時間が短いほど3か月後の転帰良好の割合が有意に増加し、アルテプラーゼによる転帰良好を増加させる効果は4.5時間を超えると消失し、巨大な頭蓋内出血の発生は発症から治療開始までの時間に関連なく、死亡は4.5時間を超えると増加した[4](レベル1)。オープンラベル・エンドポイント盲検化評価で行われた80歳を超える高齢者を半数以上含む発症6時間以内の患者を対象とした臨床試験(Third International Stroke Trial:IST3)では、アルテプラーゼ静脈内投与によって発症7日以内の症候性頭蓋内出血と死亡の頻度が有意に増加したものの、7日から6か月後の死亡は有意に少なく、6か月以内で死亡率に差がなかった。6か月後の日常生活自立の割合に差はなかったが、転帰評価スコアの順序解析では転帰良好な方向に有意にシフトしていた[5](レベル2)。この効果は18か月後にも確認された[6]。2012年のランダム化試験のシ

図2 『脳卒中治療ガイドライン2015[追補2017]』の内容の例示
速やかに有効な臨床判断が出来るよう「推奨文」は数行で簡潔に表現し,推奨グレードを明示した。推奨の根拠については「エビデンス」として推奨文を裏付ける文献と共に説明文として明示した。この後に文献が続く。
(日本脳卒中学会 脳卒中ガイドライン委員会より許可を得て引用)

III 委員会および委員構成

過去の 2004, 2009 年版では日本脳卒中学会, 日本脳神経外科学会, 日本神経学会, 日本神経治療学会, 日本リハビリテーション医学会の代表で構成する任意団体としての脳卒中合同ガイドライン委員会が編集の任にあたった。一方, 最近は社会的信頼性の担保や責任の所在が厳しく問われるようになったため, ガイドラインの信頼性を保持するためには, 社会的人格を持つ法人組織がその責任を負う必要があると考えられた。したがって「脳卒中治療ガイドライン 2015」では委員会組織を全面的に改組し, 法人である日本脳卒中学会の中に委員会を置き, 日本脳神経外科学会, 日本神経学会, 日本神経治療学会, 日本リハビリテーション医学会の全面的協力を得て作成の任にあたることとした。

前述した脳卒中関連 5 学会で委員長, 副委員長を構成し, 目次に沿って「脳卒中一般」,「脳梗塞・TIA」,「脳出血」,「くも膜下出血」,「無症候性脳血管障害」,「その他の脳血管障害」,「リハビリテーション」それぞれに班長を, また, 全体の取りまとめとして, 臨床疫学担当, 事務局担当を置く構成とし, 最終的に全ガイドライン委員 147 名のご協力を得た。したがって, 脳卒中治療に携わる社会的責任ある 5 学会の総力を挙げた労作となった。

IV 2015 年版作成のための論文検索

2015 年版では 1992 年以降 2013 年 12 月末までの文献を参照した。委員から指摘・追加があったハンドサーチ文献は, 委員会として妥当性を検討し追加した。脳領域の研究の進歩・発展は速く, 発刊までの約 2 年の準備期間にも新たな知見が続々追加されてくる。締め切り後の 2013 年以降の重要文献もハンドサーチ文献としてできる限り追加した。また, ステント型脳血栓回収機器の安全性と有効性が評価され, 厚生労働省の委託を受けた日本脳卒中学会, 日本脳神経外科学会, 日本脳神経血管内治療学会の 3 学会合同で, 適正使用指針が公表された。これも印刷直前であったにもかかわらず本ガイドラインに「付記」として盛り込んだ。rt-PA (アルテプラーゼ) 静注療法適正治療指針第二版も同様である。

V 新たなエビデンスレベルと推奨グレード分類

今回の改訂では, 推奨グレードの分類も改訂し, A:「行うよう強く勧められる」, B:「行うよう勧められる」, C1:「行うことを考慮しても良いが, 十分な科学的根拠がない」, C2:「科学的根拠がないので, 勧められない」, D:「行わないよう勧められる」, の 5 段階とした。

この推奨の根拠となる論文のエビデンスレベルは Oxford Centre for Evidence-Based Medicine (OCEBM) 2011 Levels of Evidence を採用し, エビデンスレベルを 1～5 の 5 段階とした。

「追補 2017」ではレベル 1 エビデンスとなった論文を追補し, レベル 3 以下だったものがレベル 2 となり, 特に重要なものを追補した。

VI ガイドラインの透明性と中立性

ガイドラインには企業などの恣意的な意図に影響されない極めて厳密な透明性と中立性が求められる。推奨する薬剤の表記の順は,「委員会が中立な立場で吟味した上で, 1) エビデンスレベルの高いものから並べる。2) エビデンスレベルが同じ場合は, 副作用なども含めたトータルベネフィットの高いものから並べる。3) エビデンスレベル, 副作用なども含めたトータルベネフィットも同等の場合は日本国内での発売順に並べる」という原則を策定しこれに従った。これはガイドラインの社会性と公平性を厳密に担保するためである。

また, 利益相反 (conflict of interest) にも配慮した。2015 年 3 月に改定された日本脳卒中学会「COI 指針・細則」, 日本医学会の診療ガイドライン策定参加資格基準ガイダンスに沿って COI マネージメントにも準拠している。

VII 「追補 2017」について

2015 年版を準備している段階から企画されていた 2 年毎の小改訂とそれを追補として公開について, 初の追補は「追補 2017」として 2017 年 9 月に編纂され日本脳卒中学会ホームページに公開された。

追補における文献検索は 2015 年版以降の 2014 年 1 月以降 2015 年 12 月末までの文献を検索した。2015 年版同様 2016 年 1 月以降の文献でも委員から指摘・追加があったハンドサーチ文献は, 委員会として妥当性を検討し追加した。引用文献表示は, 追補に当たり追加された文献は「追●」と表示し, 削除した文献は欠番とした。

「脳卒中治療ガイドライン 2015」は 337 ページであったが,「追補 2017」で修正のあった項目 (項目の全文が修正されたわけではないが) を含む「追補」全

体のページ数は91ページにのぼり，1/3弱に及ぶ項目が修正された．わずか，2年でこれだけの修正を加えなければならないほど，脳卒中診療の最先端は進歩発展は速い．

VIII　目次構成と特徴的点，「追補」での変更点

目次は「1．脳卒中一般」，「2．脳梗塞・TIA」，「3．脳出血」，「4．くも膜下出血」，「5．無症候性脳血管障害」，「6．その他の脳血管障害」，「7．リハビリテーション」，「8．付録」，「索引」から構成されている．それらの項目に関してはそれぞれ最新の知見が網羅されている．

「追補」では「1．脳卒中一般」では4つの中項目中2項目が，「2．脳梗塞・TIA」では3つの中項目すべてが，「3．脳出血」では6つの中項目中4項目が，「4．くも膜下出血」では6つの中項目中1項目が，「5．無症候性脳血管障害」では5つの中項目中1項目が，「7．リハビリテーション」では2つの中項目中1項目が改訂された．

IX　脳卒中に関する様々なスケール・スコア・評価法など

近年，多くの脳卒中に関する大規模研究が行われるようになった．その結果，新しいスケールやスコア，評価法が用いられるようになり，診療の現場では，常に新たなグレーディングの理解が求められている．本ガイドラインでは，旧来から用いられてきたグレーディングはもとより，このような新しいスケールやスコア，評価法を容易に検索できるように，付録としてできる限りまとめて参照できるようにした．と共に各疾患に必要な知識が短時間で効率よく参照できるよう工夫されている．

X　さいごに

医学・医療・生命科学の進歩は，今の常識が数年後には非常識となるほど著しい．この著しい学問の進歩についていかなければ患者中心の良質な医療を提供できないことも事実である．一方，極めて多忙な日常診療の現場にあって，日々，国内外の多くのジャーナルに毎月発表される論文を「批判的吟味」をしながら目を通すことは不可能である．

「マスター脳卒中学」は脳卒中臨床に携わる方々に必須かつ十分な知識を網羅的にマスターすることを目的に編集されている（編集者）．本書で基本的知識を十分に涵養し，臨床の現場では「脳卒中治療ガイドライン2015」を参照し，速やかかつ適切な「臨床判断」のもと脳卒中診療を行っていただくことを願っている．また，2年毎に発刊される「追補」を用い，医学の進歩により変更のあった部分については最新の知見に更新していけば，時代に応じて常に最新の最良の診断・治療を提供することができる．

今後は「追補2019」，「脳卒中ガイドライン2021」と2年毎の発刊が予定されており，継続して新知見に対応していくこととなっている．「脳卒中ガイドライン」にせよ，「追補」にせよ，毎月多くのジャーナルに発表された膨大な文献を検索し，それらを「批判的に吟味し」取捨選択し簡潔に文章化してゆく作業には膨大な時間と労力が必要である．労をいとわずボランティアベースでご協力いただいている委員・実務担当者のご努力には頭が下がる．心より感謝申し上げる．

脳卒中関連学会の総力を挙げ刊行されている「脳卒中ガイドライン」が脳卒中診療の現場で最大限活用され，脳卒中診療のレベルの向上と均霑化に資することを希望する．本ガイドラインの利用により脳卒中罹患によって不幸な転帰をとる患者が一人でも減少し，国民の医療福祉に大きく貢献することを期待している．

26 脳卒中と遺伝子

吾郷　哲朗［九州大学病院腎・高血圧・脳血管内科］

I　はじめに

多くの疾患は遺伝要因と環境要因の組み合わせによって発症する。通常の脳血管障害は多要因からなり，特殊な病態を除き遺伝要因の関与は低いように思える。しかしながら，家族歴研究や双生児研究は脳血管障害における遺伝要因の存在を示唆している。本項では，まず単一遺伝子の異常によって生じる代表的な脳血管疾患について言及した後，近年のゲノムワイド関連解析（Genome-Wide Association Study：GWAS）が明らかにしてきた疾患関連遺伝子について簡潔に言及する。

II　単一遺伝子異常による脳血管疾患

1　細小血管障害に関連するもの

1）CADASIL（cerebral autosomal dominant arteriopathy with subcortical infarct and leukoencephalopathy）

30歳前後から片頭痛，脳梗塞・TIA（皮質下梗塞と白質脳症）を発症し，徐々に認知機能障害を呈する。

① 遺伝子

Notch 3遺伝子（遺伝子座19p13）の異常，優性遺伝。Notch3は周皮細胞・平滑筋細胞の細胞膜に発現し内皮細胞との相互作用に重要な役割を果たす。

② 病態

Notch3の細胞外領域が細胞周囲に凝集蓄積する。凝集塊にはTIMP3やvitronectinを含む[1]。変異Notch3によるシグナル伝達障害よりも，凝集塊に対する応答が主たる病因と推定されている。脳表動脈は平滑筋層がほぼ完全に変性崩壊し，皮質下動脈〜髄質動脈に血栓形成，内弾性板の断裂，微小出血を生じる。

2）CARASIL（cerebral autosomal recessive arteriopathy with subcortical infarcts and leukoencephalopathy）

30歳前後で発症，脳小血管病，早発性禿頭，腰痛・脊椎変性を三徴とし，歩行障害や嚥下障害を呈しながら認知機能障害を呈する。CADASILに類似した大脳白質の広汎な病変を認める。

① 遺伝子

HTRA1遺伝子（10q26）異常，劣性遺伝。HTRA1はTGFβシグナル抑制分子である[2]。TGFβは血管内皮細胞・平滑筋細胞の増殖や分化，細胞外マトリックス・タンパク質の発現を制御する重要分子であり，HTRA1変異によるTGFβシグナルの慢性亢進が原因とされている。

② 病態

いわゆるBinswanger病の病理所見と類似し，小血管における内膜の線維性肥厚，血管平滑筋層の菲薄化，内弾性板の断裂を特徴とする。これらの変化は大血管では認めず，頭蓋外小血管では軽度の内膜線維性肥厚に留まる。

3）遺伝性出血性末梢血管拡張症（hereditary hemorrhagic telangiectasia：HHT）

毛細血管の介在なく動脈と静脈が直接吻合する多発動静脈奇形（AVM）を特徴とする。小さなAVM・末梢血管拡張症は皮膚ないし粘膜表面に生じ繰り返す鼻出血を特徴とする。約25％は消化管出血をきたす。大きなAVMは，脳，肺，肝臓に出現する。奇異性塞栓による脳梗塞，脳AVMによるてんかん，脳出血の原因になる。

① 遺伝子

TGFβ familyタンパク質のシグナル伝達異常が原因とされる。1型（HHT1）はEndoglin（9q34）の異常，2型（HHT2）はactivin A receptor type II-like 1（ACVRL1）（12q31）の異常。約80％にどちらかの変

異が検出される。脳と肺の病変はHHT1, 肝病変はHHT2に多い[3]。他に, SMAD4, GDF2の異常が知られている。いずれも優性遺伝。

4) Fabry病

四肢の疼痛, 血管角被腫, 低汗症を呈する古典型のほか, 腎型, 心型, 脳血管型がある。30歳前後より白質病変, 椎骨脳底動脈の蛇行, 末梢神経障害などが観察され, 約6％に脳血管障害を発症する。小血管障害が主体であるが, 心型の進展に伴う心原性脳塞栓症も生じうる。

① 遺伝子

α-galactosidase A 遺伝子（Xq22）の異常。劣性遺伝。

② 病態

細胞内のライソゾームに存在する加水分解酵素α-galactosidase A 欠損・活性低下によりグロボトリアオシルセラミド（スフィンゴ糖脂質の一つ）が分解されず, 血管内皮細胞・平滑筋など全身の細胞に蓄積する。内皮細胞膨化による内腔閉塞, 壁細胞異常による血管反応性低下が病因とされている。

5) 結節性多発動脈炎

結節性多発動脈炎（polyarteritis nodosa）は発症機序がほとんど解明されていない全身性壊死性血管炎であるが, 小児期に発症し多発ラクナ梗塞を起こす一群において遺伝子異常が同定されている[4]。

① 遺伝子

adenosine deaminase 2（ADA2）（22q11）, 劣性遺伝。

② 病態

ADA2は主として単球・マクロファージから産生されるが, ADA2欠乏により内皮機能障害, 炎症反応の持続による血管炎が生じる。

2 細胞外マトリックス・タンパク質の機能異常に関連するもの

血管壁の構造維持に必要な細胞外マトリックスの異常は動脈解離や脳動脈瘤の原因になる。

1) Ehlers-Danlos 症候群

皮膚・関節の過伸展, 組織の脆弱性を特徴とする。遺伝子異常の種類により古典型含め多様な病型があるが, 血管型は3型コラーゲン（COL3A1）（2q31）の異常により, 脳動脈瘤や動脈解離などを10％程度の頻度で生じる。優性遺伝。

2) Marfan 症候群

高身長, 長い手足などの特徴を有し, 水晶体偏位や若年性大動脈瘤・解離を併発する。心臓弁膜症を原因とした心原性脳塞栓症を合併する場合もある。fibrillin 1（15q21）の異常。優勢遺伝。fibrillin 1は心臓・弾性血管に発現する細胞外マトリックス・タンパク質の一つでありTGFβの制御に関わる。TGFβの過剰シグナルにより組織変化がもたらされると考えられている。

3) 多発性嚢胞腎（polycystic kidney）

腎臓に無数の嚢胞が生じ60歳前後で約半数の患者が末期腎不全に至る。脳動脈瘤・くも膜下出血の発生率が高く, 平均発症年齢も40歳前後と若い。

① 遺伝子

polycystin 1（16p13）（頻度85％）, polycystin 2（4p21）（頻度15％）。ともに優性遺伝。

② 病態

polycystin 1/2は, 細胞外マトリックスから細胞内へのシグナル伝達に関わるタンパク質であり血管構築にも寄与する。肝臓・膵臓・くも膜などに嚢胞ができるほか, 僧帽弁逆流症なども引き起こす。

3 血小板凝集・血液凝固に関連するもの

1) プロテインC, プロテインS, アンチトロンビン

これらの遺伝子異常は日本人の三大・先天性血栓性素因である。とくにプロテインS欠乏症は欧米人と比較して5〜10倍高い。いずれも優性遺伝。静脈系血栓を生じやすく, 奇異性脳塞栓症や脳静脈洞血栓症を生じる。

① 遺伝子

プロテインC（2q14）, プロテインS（3q11）, アンチトロンビン（1q25）欠損やアミノ酸置換による活性低下。

② 病態

凝固カスケードによりトロンビンが形成されるが, 生体には過凝固抑制システムが存在する。アンチトロンビンはトロンビンと複合体を形成してトロンビンを不活化する。また, トロンビンはトロンボモジュリンと結合し, プロテインCを活性化（APC）する。APCはプロテインSとともに活性化V因子などを不活化して過凝固を抑制する。APCによる不活化を逃れるFactor V Leiden（R506Q）は欧米の主たる血栓性素因であるが日本人には報告されていない。同様にプロトロンビン遺伝子20210G/A変異も日本人では報告されていない。

2) 血友病

先天性血液凝固因子欠損には, 第VIII因子（Xq28）欠

損（血友病A）と第IX因子（Xq27）欠損（血友病B）がある。血友病では関節内出血や筋肉内出血が主症状であり，頭蓋内出血・脳出血の発症頻度は必ずしも高くないが，一旦出血を生じると重症化するため速やかな凝固因子製剤の補充が必要となる。

3) 本態性血小板血症（essential thrombocytosis：ET）

ETでは，頭痛・めまい・視覚異常などの症状や血栓症を生じることがある。

① 遺伝子

janus kinase 2（JAK2）V617F変異（9q24）。JAK2は血液細胞の増殖・分化を調節するサイトカインシグナルを担う細胞質型チロシンキナーゼである。

② 病態

真性多血症（polycythemia vera：PV），ETにV617F変異を認め，JAK2の恒常的活性化を認める。ホモの頻度はPV＞ETであるが，ETホモでは血栓易形成性に伴う血管合併症の頻度が高いことが示唆されている[5]。ETにおける白血球増加が血栓症発症と関連するとの報告もある。

4) 血栓性血小板減少性紫斑病（thrombotic thrombocytopenic purpura：TTP）

微小血管性溶血性貧血，血小板減少，精神神経症状，腎機能障害，発熱を5徴候とする。

① 遺伝子

von Willebrand Factor（vWF）切断酵素（ADAMTS13）（9q34）欠損。

② 病態

ADAMTS13活性の低下によりvWFが切断されずに全身臓器の細小血管に過剰な血小板凝集・血栓（＝thrombotic microangiopathy：TMA）を生じる。後天性TTP（全身性エリテマトーデス：SLEや妊娠などに合併）ではADAMTS13に対する自己抗体が産生され血栓を生じる。

5) 高ホモシステイン血症

高ホモシステイン血症は，すべてのタイプの脳梗塞，とくに非心原性脳梗塞の発症に関連することが示唆されている[6]。

① 遺伝子

シスタチオニンβシンターゼ（21q22）欠損によるものが多く，次いでメチレンテトラヒドロ葉酸還元酵素（MTHFR）（1p36）欠損が多い。MTHFRの一塩基置換C677T多型ではホモシステイン濃度が上昇する。

② 病態

ホモシステイン自体の抗凝固因子抑制作用，凝固因子活性化作用，血小板活性化作用や，ホモシステインが酸化されて2量体ホモシスチンとなる際に生じる活性酸素が内皮機能障害を引き起こす可能性が示唆されている。

4 その他

1) もやもや病

一卵性双生児による研究や家族内発症，東アジア偏在などの事実から遺伝要因の強い疾患と考えられてきたが，疾患感受性遺伝子としてRNF213遺伝子（17q25）が同定された。G14576A多型は家族性もやもや病の95％に認められる。ホモ接合体は，発症率が高く，低年齢発症，脳梗塞重篤化に関連することが指摘されている[7]。

2) mitochondrial encephalomyopathy, lactic acidosis, and stroke-like episodes（MELAS）

MELASは側頭・頭頂・後頭葉皮質に好発する脳卒中様発作と血中・髄液中の乳酸高値を特徴とする。多くのミトコンドリアDNA（mtDNA）の変異が報告されているが，一般に塩基置換は母系遺伝，欠失は孤発性とされる。mtDNAにコードされるロイシンtRNA（tRNA-Leu）遺伝子の1塩基置換A3243Gが約80％を占める。他にtRNA-Leu T3271C，tRNA-Lys A8344Gなどがある。ミトコンドリア機能異常によるATP産生が低下するため，ATP需要の多い細胞における嫌気性解糖と細胞死が引き起こされる。

3) 脳アミロイドアンギオパチー（cerebral amyloid angiopathy：CAA）

CAAは孤発性（sporadic）が多く（Ⅲ. 4）参照），遺伝性（hereditary）は稀であるが早発・重症である。遺伝性は沈着するアミロイド種によりAβおよびnon-Aβに大別される。孤発性および遺伝性CAA/Aβ型では主としてAβ40が軟膜動脈・細動脈に蓄積する。シスタチンCが蓄積するアイスランド型を除きnon-Aβ型では脳葉出血は稀とされる。

① 遺伝子

遺伝性CAA/Aβ型ではamyloid precursor protein（21q21）遺伝子のAβ中央部に変異が集中し，家族性Alzheimer病を生じる変異部位とは異なる。CAA/non-Aβ型には複数の遺伝子異常が存在する[8]。

III ゲノムワイド関連解析（GWAS）が明らかにした脳血管障害関連遺伝子

2003年ヒトゲノム計画完了後，ゲノム全体にわたる遺伝子多型情報の基盤が整備され，脳血管障害にお

いても網羅的な疾患関連遺伝子の探索が進められている。2007 年には International Stroke Genetics Consortium（ISGC）（http://www.strokegenetics.org）が組織され，GWAS による病型別解析やメタ解析[9]などが組織的に進められ再現性の高い知見が得られている。

1）心原性脳塞栓症
① PITX2（4q25）

洞房結節の発生に必要な転写活性化因子であり，心房細動の発生にも関連することが知られている遺伝子である[10]。神経堤細胞にも発現しており細小血管障害との関連も示唆されている[11]。

② ZFHX3（16q22）

AT motif-binding factor 1 と呼ばれる転写因子で PITX2 との相互作用も示唆されている[12]。

両遺伝子はその後の検証でも心原性脳塞栓症と関連することが再現性よく示されている[9,13-15]。

2）アテローム血栓性脳梗塞
① HDAC9（7p21）

種々の転写因子活性制御に関わるヒストン脱アセチル化酵素の一つ。脳・心・筋に発現が高い[13]。再現性よく脳梗塞関連遺伝子であることが示されている[9,14,15]。

② TSPAN2（1p13）

遺伝子産物 Tetraspanin-2 は大血管や白血球に発現する膜タンパク質である。病型別大規模解析から同定されたが冠動脈疾患の GWAS では関連が示されておらず，虚血性脳卒中に関連の強い遺伝子と考えられている[14]。

3）ラクナ梗塞
① アルデヒド脱水素酵素 2（ALDH2）（12q24）

ミトコンドリアにおいてアルデヒドを酢酸へ代謝する酵素。酒酔いの原因遺伝子である。東アジアに広く分布する K487E 多型（不活型）とラクナ梗塞の関連が報告されている[14,15]。本多型は高血圧，糖尿病，心筋梗塞などとの関連も示唆されているが，脳出血とは関連しない[15]。

② FOXF2（6p25）

周皮細胞の分化・発生と血液脳関門維持に必要な転写因子。メタ解析からラクナ梗塞や白質病変との関連が明らかになった[11]。

4）脳出血
① ApoE（19q13）

ε2 多型と脳葉型出血，ε4 多型と脳葉型・深部型出血との関連が報告されている[16]。ε2 を有する脳葉型出血はサイズが大きく予後不良であることが報告されている。

② コレステリルエステル転送タンパク（cholesteryl ester transfer protein, CETP）（16q13）

HDL コレステロールを VLDL や LDL に転送する分子。HDL-C 上昇に関連する CETP 多型が脳出血と関連することが報告された[17]。

③ COL4A1/A2（ともに 13q34）

血管基底膜形成に関与する 4 型コラーゲン遺伝子。これらと細小血管障害，とくに深部型脳出血との関連が示唆されている[18]。COL4A3/A4/A5 の異常は Alport 症候群の原因となる。

④ 遺伝子座 1q22

GWAS メタ解析から遺伝子座 1q22 と非脳葉型出血の関連が示唆されている。

その他，ISGC により白質病変や頸動脈解離などに関連する遺伝子の探索も進められている。ISGC は欧米を中心とした解析であり日本人データによる検証の余地はある。

IV おわりに

特殊な病態における病因遺伝子の同定や GWAS による関連遺伝子の同定は，より一般的な脳血管障害の病態解明や新たな視点による治療開発に繋がりうるものと期待される。さらなる研究の発展が望まれる。

文献

1) Monet-Lepretre M, Haddad I, Baron-Menguy C, et al：Abnormal recruitment of extracellular matrix proteins by excess Notch3 ECD：a new pathomechanism in CADASIL. Brain 136：1830-1845, 2013
2) Hara K, Shiga A, Fukutake T, et al：Association of HTRA1 mutations and familial ischemic cerebral small-vessel disease. N Engl J Med 360：1729-1739, 2009
3) Komiyama M, Ishiguro T, Yamada O, et al：Hereditary hemorrhagic telangiectasia in Japanese patients. J Hum Genet 59：37-41, 2014
4) Zhou Q, Yang D, Ombrello AK, et al：Early-onset stroke and vasculopathy associated with mutations in ADA2. N Engl J Med 370：911-920, 2014
5) Vannucchi AM, Antonioli E, Guglielmelli P, et al：Clinical profile of homozygous JAK2 617V＞F mutation in patients with polycythemia vera or essential thrombocythemia. Blood 110：840-846, 2007
6) Cotlarciuc I, Malik R, Holliday EG, et al：Effect of genetic variants associated with plasma homocysteine levels on stroke risk. Stroke 45：1920-1924, 2014
7) Miyatake S, Miyake N, Touho H, et al：Homozygous c.14576G＞A variant of RNF213 predicts early-onset and

severe form of moyamoya disease. Neurology 78：803-810, 2012

8) Charidimou A, Gang Q, Werring DJ：Sporadic cerebral amyloid angiopathy revisited：recent insights into pathophysiology and clinical spectrum. J Neurol Neurosurg Psychiatry 83：124-137, 2012

9) Traylor M, Farrall M, Holliday EG, et al：Genetic risk factors for ischaemic stroke and its subtypes（the METASTROKE Collaboration）：a meta-analysis of genome-wide association studies. Lancet Neurol 11：951-962, 2012

10) Gretarsdottir S, Thorleifsson G, Manolescu A, et al：Risk variants for atrial fibrillation on chromosome 4q25 associate with ischemic stroke. Ann Neurol 64：402-409, 2008

11) Chauhan G, Arnold CR, Chu AY, et al：Identification of additional risk loci for stroke and small vessel disease：a meta-analysis of genome-wide association studies. Lancet Neurol 15：695-707, 2016

12) Gudbjartsson DF, Holm H, Gretarsdottir S, et al：A sequence variant in ZFHX3 on 16q22 associates with atrial fibrillation and ischemic stroke. Nat Genet 41：876-878, 2009

13) International Stroke Genetics C, Wellcome Trust Case Control C, Bellenguez C, et al：Genome-wide association study identifies a variant in HDAC9 associated with large vessel ischemic stroke. Nat Genet 44：328-333, 2012

14) Pulit SL, McArdle PF, Wong Q, et al：Loci associated with ischaemic stroke and its subtypes（SiGN）：a genome-wide association study. Lancet Neurol 15：174-184, 2016

15) Kilarski LL, Achterberg S, Devan WJ, et al：Meta-analysis in more than 17,900 cases of ischemic stroke reveals a novel association at 12q24.12. Neurology 83：678-685, 2014

16) Biffi A, Sonni A, Anderson CD, et al：Variants at APOE influence risk of deep and lobar intracerebral hemorrhage. Ann Neurol 68：934-943, 2010

17) Anderson CD, Falcone GJ, Phuah CL, et al：Genetic variants in CETP increase risk of intracerebral hemorrhage. Ann Neurol 80：730-740, 2016

18) Rannikmae K, Sivakumaran V, Millar H, et al：COL4A2 is associated with lacunar ischemic stroke and deep ICH：Meta-analyses among 21,500 cases and 40,600 controls. Neurology 89：1829-1839, 2017

27 脳卒中の画像診断

篠原 祐樹 ［鳥取大学医学部病態解析医学講座画像診断治療学分野
／現 秋田県立脳血管研究センター放射線医学研究部］
小川 敏英 ［鳥取大学医学部病態解析医学講座画像診断治療学分野］

　脳卒中の分野において，画像診断から得られる情報は，治療方針決定や予後予測の上で必要不可欠である．本稿では，脳梗塞，脳出血，くも膜下出血の3疾患について，画像所見を中心に概説する．

I 脳梗塞

1 はじめに

　脳梗塞とは，脳動脈の閉塞や狭窄に伴って脳虚血をきたし，神経細胞が障害される疾患で，本邦では脳卒中の75.9%を占める[1]．病態により「心原性脳塞栓」「アテローム血栓性脳梗塞」「ラクナ梗塞」などの病型に分けられ，それぞれ画像所見には病変の分布等に特徴がある（表1）．

2 病理と画像変化[2,3]

　脳梗塞超急性期（発症6時間以内）では，脳細胞の一次的障害により細胞性浮腫が生じ，細胞外腔が狭小化する．それを反映してMRIの拡散強調像（diffusion weighted image：DWI）では高信号を示し，見かけの拡散係数（apparent diffusion coefficient：ADC）は低下する．その後，血液脳関門の破綻により細胞外腔に徐々に水分が漏出し，血管性浮腫が出現する．この時期よりCTでは，早期虚血サインと呼ばれる皮髄境界の不明瞭化，レンズ核辺縁の不明瞭化，島皮質の不明瞭化，脳溝の狭小化を生じる（図1）[4]．

　急性期では血管性浮腫がさらに増強し，脳腫脹や脳溝狭小化の増悪を認め，CTでは低吸収域の明瞭化，MRIではT1強調像で低信号，T2強調像で高信号をきたす．この時期に再灌流が生じると出血性梗塞を合併することがあるため，梗塞内のCTでの高吸収域やMRIでのT2*強調像低信号域の出現に注意する．

　亜急性期では，初期には細胞性浮腫と血管性浮腫が混在した状態が続き，中期以降は細胞性浮腫が消退し，血管性浮腫が優位になる．CTでは低吸収域が不明瞭化し（fogging effect），DWIの等信号化とADCの正常化（pseudonormalization）が生じる．側副血行路の発達と代償性の灌流増加により，梗塞内に点状出血を認めることがあるが，急性期の出血性梗塞と異なり，重篤な神経症状の増悪を招くことは稀である．造影CT/MRIでは梗塞巣の皮質沿いに異常増強効果

表1　脳梗塞の病型分類と画像所見

臨床病型		病変の分布
心原性		皮質を含む，動脈支配域に一致した境界明瞭な梗塞 閉塞動脈支配領域にほぼ一致した最終梗塞
アテローム 血栓性	血栓性	白質に優位で，境界不鮮明な梗塞
	動脈原性	皮質枝末梢領域 脳表や隣接する皮質枝との境界領域
	血行力学性	①表在型：皮質枝の支配境界領域に梗塞．白質側を頂点，皮質側を底辺に楔状形状の梗塞 ②深部型：皮質枝と穿通枝もしくは髄質動脈との境界領域
ラクナ		数〜10 mm以下の小梗塞．①外側線条体動脈領域：被殻，淡蒼球，②後大脳動脈からの穿通動脈：視床，③脳幹からの回旋枝：橋深部
分枝粥腫型		深部穿通動脈起始部から末梢側にかけ，長軸方向に進展．①中大脳動脈外側線条体動脈領域，②橋傍正中動脈領域

27 脳卒中の画像診断

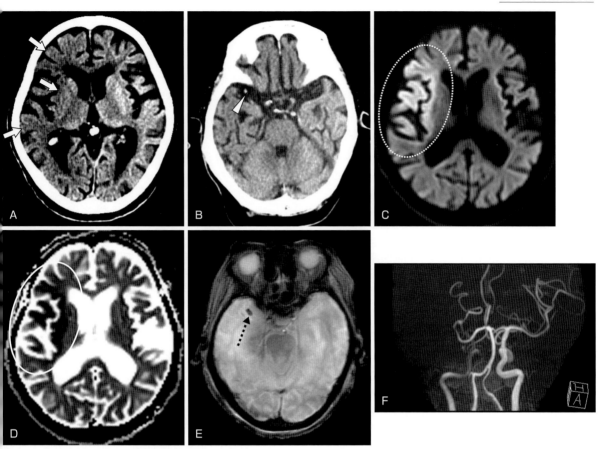

図1　突然の左片麻痺，意識障害で発症した80歳台・女性
　発症後2時間に施行された頭部単純CTおよびMRIである。基底核レベルの頭部単純CTにて，右前頭葉，右側頭葉の皮髄境界不鮮明化，右島皮質の不明瞭化を認める（A）。右Sylvius谷には，右中大脳動脈内の塞栓子を反映した高吸収域（hyperdense MCA sign）を認める（B）。拡散強調像（b=1000 s/mm²）では，右前頭弁蓋，右島皮質，右側頭弁蓋に一致して高信号域を認め（C），ADC mapでもADC低下を反映した低信号を認める（D）。T2*強調像では，右Sylvius谷に右中大脳動脈内の塞栓子を反映した低信号域（susceptibility vessel sign）を認める（E）。3D time-of-flight（TOF）MRAでは，右内頸動脈遠位から右中大脳動脈にかけて描出を認めない（F）。その他MRAでは，髄軟膜吻合を介した右中大脳動脈領域への逆行性側副路形成を示唆する，右後大脳動脈皮質枝の伸展像を認める（F）。以上の所見と心房細動の既往より，右中大脳動脈領域の急性期塞栓性梗塞と診断された。

（gyriform enhancement）を認める。亜急性期後期より皮質に沿ったT1強調像高信号域を認めることがあり，これを皮質層状壊死（cortical necrosisあるいはpseudolaminar necrosis）と呼ぶ（図2）[5]。通常，発症2週目頃より出現し，1～2カ月後に顕著になり，その後緩徐に消退する。T1強調像で高信号になる原因については未だ不明だが，出血とは異なる。
　慢性期では，神経細胞の壊死により細胞外腔が開大するため，CT・MRIともに脳脊髄液に近い吸収値および信号を示す。萎縮も加わり，梗塞辺縁はグリオーシスを反映してT2強調像やFLAIR像で高信号を呈する。

3　急性期脳梗塞治療と画像診断[6]

　急性期脳梗塞に対する血栓溶解・回収療法を安全かつ有効に行う上で，術前画像診断は極めて重要な意味を持つ。特に「虚血コア」「閉塞血管」「救済可能領域（虚血ペナンブラ）」の同定がポイントとなる。
　急性期脳梗塞のCTでは，早期虚血サインや，CT灌流画像における局所脳血液量および脳血流量の低下や造影剤到達時間の延長を検出することにより，虚血コアの存在やその範囲をいち早く，かつ正確に評価することが要求される。最近ではMRIの進歩・普及により，救急の現場でも頭部MRIを行う機会が増えている。特に撮像時間の短さや病変のコントラストの良さなどから，DWIの有用性は広く知られている。
　また，画像所見から閉塞血管の同定をいち早く行うことも極めて重要である。CTであれば，塞栓子を反映した血管内高吸収域（hyperdense artery sign）の同定や，CT血管造影（CT angiography：CTA）での閉

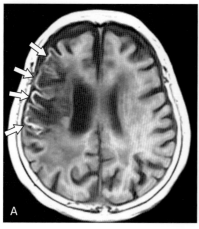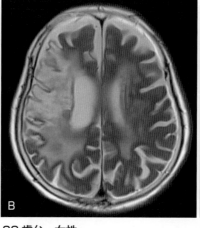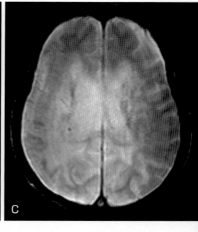

図2　右中大脳動脈領域亜急性期梗塞の90歳台・女性
　発症後2カ月の頭部MRIである。右前頭葉にT1強調像低信号，T2強調像高信号の亜急性期以降の梗塞を反映した所見を認める（A，B）。T1強調像では梗塞巣の皮質に沿って高信号を示している（A，矢印）が，T2*強調像では同部に出血を示唆する低信号域は同定されない（C）。亜急性期梗塞でみられる皮質層状壊死（cortical necrosisまたはpseudolaminar necrosis）の所見と考えられる。

塞血管の同定が，簡便かつ有効とされる。MRIにおいても，MR血管造影（MRA）を用いて，造影剤を使用せずに閉塞血管を同定することは可能である。T2*強調像や磁化率強調像では，塞栓子内のデオキシヘモグロビンによる磁化率効果を反映して，顕著な低信号域（susceptibility vessel sign）として同定される（図1）。
　救済可能領域の評価には，CT/MR灌流画像を用いることが一般的であるが，近年ではCTAにおける側副血行路の発達の程度が虚血ペナンブラの推測に有用との報告もある[7]。

4　vessel wall imaging

　頸動脈狭窄症は脳梗塞の大きな危険因子の一つであり，その狭窄度の評価は治療方針決定のために重要である。現時点でのgold standardは血管造影であるが，近年では比較的非侵襲的かつ正確に評価できるとしてCTAが広く普及している。超音波検査，MRI，CTなどを用いた頸動脈プラーク性状の評価も，周術期脳梗塞合併症の対策の一つとして有用である（図3）。最近では，三次元高速スピンエコー法T1強調像による頭蓋内血管のプラーク性状評価も可能となり，アテローム血栓性頭蓋内主幹動脈狭窄症の治療への貢献が期待されている[8]。

II　脳出血

1　はじめに

　本邦における脳出血の割合は，脳卒中の18.5％を占める[1]。急性期脳出血の画像診断では，出血の有無に加えて，血腫の部位や大きさ，浮腫やmass effectの程度，水頭症の有無，出血源となり得る異常などを評価することも，治療方針を決定する上で重要である。

2　病理とCTでの画像変化[9]

　血管外に出た血液は速やかに血漿中の水分を失って濃縮した凝血塊となり，CTで高吸収域を呈する。時間の経過とともに血腫周辺部から赤血球などの崩壊が始まり，不鮮明化，等吸収化，液化し，吸収される。
　血液も凝血塊もCT値はヘマトクリットに比例し，ヘモグロビン量によって決まる。急性期の血腫のCT値はおよそ80〜85 HUで，通常は明らかな高吸収を呈する。発症後1〜2日後には，血漿成分が吸収されるために最も高吸収となる。3〜5日後には周囲に浮腫が広がって低吸収域となり，この頃mass effectが最大となる。
　亜急性期から慢性期にかけて血腫は辺縁部から不鮮明化し，約3〜4週間で等吸収化する。一見，血腫の吸収のようにみえるが，病理学的には同部にはまだ赤褐色の軟らかい血腫が存在する。この時期に造影剤を投与すると，血腫外側の血管新生や肉芽組織層によりリング状の造影効果を認めることが多い。3カ月位経つと低吸収を示し，稀に石灰化を示す。

3　病理とMRIでの画像変化[3]

　脳出血のMRI所見も，血球ヘム鉄の酸化・還元状態と赤血球内外の局在と分布の違いから経時的に変化する。血腫超急性期のオキシヘモグロビンは反磁性であるため磁化率変化による信号変化をきたさないが，血腫の水分含量を反映してT2強調像で中等度高信号，

27 脳卒中の画像診断

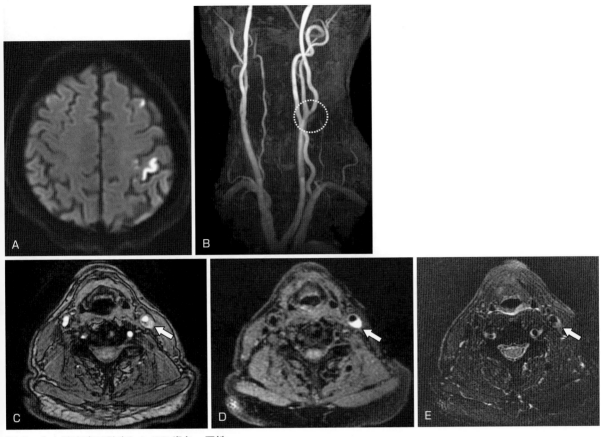

図3　右上肢麻痺で発症した70歳台・男性
　左中心前回および左中前頭回には，急性期梗塞を示唆する拡散強調像（b＝1000 s/mm²）高信号域が散在している（A）。頭蓋外の3D TOF MRAにて左内頸動脈起始部に軽度狭窄を認め（B），同元画像では狭窄部に陽性リモデリング像を伴うプラークを認め，周囲の筋肉と比較して高信号を示す（C）。再収束フリップ角可変型三次元高速スピンエコー法（SPACE）によるT1強調像においても，左内頸動脈起始部狭窄部のプラークは明瞭な高信号を示し（D），脂肪抑制T2強調像では軽度高信号を呈する（E）。出血を伴う脂質成分に富んだ不安定プラークが示唆される。以上から，左内頸動脈起始部狭窄部のプラーク破綻に伴う，動脈原性の右大脳皮質境界域急性期梗塞と考えられる。

T1強調像で軽度低信号を呈する。拡散強調像では凝血の粘稠度を反映して高信号，ADC低下を示すが，血腫の組成によりさまざまな信号パターンをとる。
　急性期には血液が血管外漏出し，赤血球内でデオキシヘモグロビンに変化する。デオキシヘモグロビンはT2強調像で著明な低信号を示し，その検出にはT2*強調像が鋭敏である。血腫周囲には浮腫性変化による高信号域が認められる。
　亜急性期のメトヘモグロビンはT1強調像で高信号を呈する。酸素分圧の高い血腫辺縁部からメトヘモグロビンになるため，T1強調像でリング状の高信号を呈する。亜急性期前半ではメトヘモグロビンが赤血球内に局在し全体的に不均一な分布となるため，T2強調像が低信号を呈する。亜急性期後半では溶血によりメトヘモグロビンの血腫内の分布が均一となり，水分含量を反映してT2強調像で高信号を呈する。
　慢性期では，マクロファージに貪食されたヘモジデリンにより，血腫辺縁部を中心にT2強調像で低信号を示す。血腫吸収後のグリオーシスはT2強調像で高信号，吸収後の中心部の液化嚢胞変性はT2強調像で脳脊髄液と同等の高信号を呈する。陳旧性の微小出血（microbleeds）検出には，T2*強調像や磁化率強調像が有用である（図4）。

4　高血圧性脳出血

　脳出血は高血圧性と非高血圧性（二次性）に大別され，特に高血圧性の頻度が高く，8割以上を占める。高血圧性脳出血の好発部位は，被殻（31％），視床（28％），脳幹（特に橋，9％），小脳（8％），皮質下（20％）である[10]。長期にわたる持続的な高血圧および加齢による変化は，深部穿通動脈の細動脈硬化をきたし，血漿性動脈壊死をきたした穿通動脈の閉塞によりラクナ梗塞をもたらしたり，末梢の微小動脈瘤の破裂により脳出血をきたすことになる[9]。

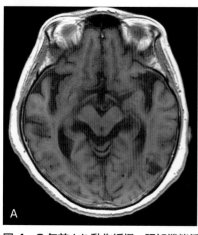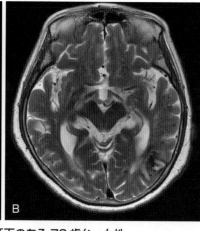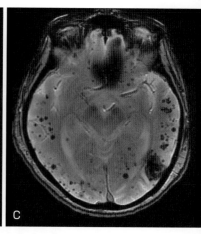

図4　3年前より動作緩慢，認知機能低下のある70歳台・女性
　左側頭葉皮質から皮質下にかけて，T1強調像で低信号（A），T2強調像で中心部は高信号，辺縁はヘモジデリン沈着を示唆する低信号（B）を示す約2 cm大の病変を認める。慢性期の皮質下出血と考えられる。その他，T2*強調像では両側頭葉および後頭葉の皮質および皮質下を中心に多発する低信号域を認め，陳旧性の多発微小出血と考えられる（C）。年齢，症状，血腫の分布などを考慮すると，背景因子として脳アミロイド血管症が示唆される。

表2　CAA関連脳出血に関するボストン診断基準

確実（definite CAA）	剖検で以下をすべて満たす ●脳葉型，皮質・皮質下出血 ●CAA関連血管変化を伴う高度なCAA ●他の原因の欠如
ほぼ確実（生検組織の陽性所見を伴う）（probable CAA with supporting pathology）	臨床データおよび病理組織（血腫吸引あるいは皮質生検）が以下を示す ●脳葉型，皮質・皮質下出血 ●標本におけるCAA ●他の原因の欠如
臨床的にほぼ確実（probable CAA）	臨床データおよびMRI/CTが以下を示す ●脳葉型，皮質・皮質下に限局する多発性出血（小脳出血を含む） ●年齢55歳以上 ●他の出血の原因の欠如
疑い（possible CAA）	臨床データおよびMRI/CTが以下を示す ●脳葉型，皮質・皮質下に限局する単発性出血（小脳出血を含む） ●年齢55歳以上 ●他の出血の原因の欠如

　皮質下出血の原因は高血圧性と非高血圧性が半々であるため，脳動脈瘤破裂による脳内血腫，腫瘍性出血，脳アミロイド血管症，出血性梗塞，脳動静脈奇形などの血管奇形，もやもや病，静脈洞血栓症といった疾患の可能性についても念頭に置く必要がある[9]。特にCTAは，脳動脈瘤破裂，血管奇形，もやもや病，静脈洞血栓症の診断に有用である。また，高血圧性脳出血におけるCTAでは，CTA spot signと呼ばれる血腫内の造影効果を認めることがある（**図5**）。このCTA spot signが血腫増大予測に有用か否かについては，未だ議論が多い[11]。

5　脳アミロイド血管症

　脳アミロイド血管症（cerebral amyloid angiopathy：CAA）は，髄膜や皮質の小・中動脈血管壁に主にアミロイドβ蛋白（Aβ）が沈着し，動脈壁の脆弱化，内腔狭窄，閉塞などをきたす疾患である。高齢者に好発し，Alzheimer型認知症との関連性も知られている。CAAに関連する脳出血の診断には，ボストン診断基準が用いられる（**表2**）[12]。
　大脳皮質・皮質直下を中心とする脳葉型出血や多発微小出血が，CAAの典型像である（**図4**）。くも膜下出血の合併も高頻度に認められ，皮質・皮質下出血のくも膜下腔への穿破，またはAβによる髄軟膜血管の破壊に起因すると考えられている。CAAに伴う微小出血や脳表ヘモジデリン沈着の検出には，T2*強調像や磁化率強調像が有用である。またCAAでは白質脳症や血管炎を合併することも知られている。

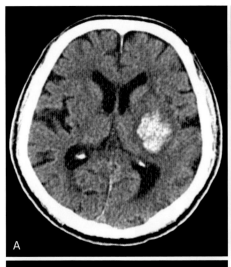
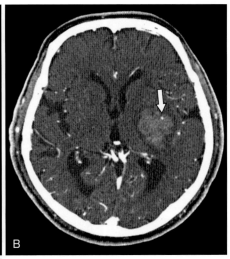
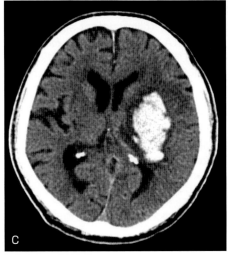

図5 右片麻痺を突然発症した70歳台・男性

救急搬送時の頭部単純CTにおいて、左被殻後部を主座とする新鮮出血と考える高吸収域を認める(A)。血腫の一部は左内包後脚にも及び、血腫周囲には浮腫性変化と考える低吸収域を認める。左側脳室の軽度圧排を認めるが、正中偏位は認めない。直後に施行されたCTAでは、血腫内に造影剤の血管外漏出と考える点状高吸収域を認める(CTA spot sign, B)。本症例では、3日後の経過観察のCTにて左被殻出血の増大を認める(C)。

III くも膜下出血

1 はじめに

くも膜下出血は、軟膜とくも膜との間に存在するくも膜下腔に出血をきたすすべての状態を指し、脳卒中全体の5.6%を占める[1]。非外傷性くも膜下出血の主な原因は、脳動脈瘤の破裂である。

2 CTによるくも膜下出血の診断

くも膜下出血の診断は単純CTが中心であり、くも膜下出血のCT所見を的確に把握することが重要である。鞍上槽を中心として前大脳縦裂、両側シルビウス谷・裂、橋前槽、迂回槽へと高吸収の血腫が広がる、所謂"ペンタゴン"の形状を示すような出血であれば、診断は容易である（図6）。しかし、少量のくも膜下出血や、発症から時間が経過して吸収値が低下したくも膜下出血では、時として診断が困難となる。臨床的にくも膜下出血が疑われる頭部単純CTでは、"脳槽・脳溝の高吸収域を探す"というより、"脳槽・脳溝が正常の脳脊髄液の吸収値を示していない部位を探す"、あるいは"脳槽・脳溝の不明瞭な部位を探す"という意識での読影が、くも膜下出血の見落としを防ぐ上で大切である。

また、くも膜下出血の15～30%に水頭症が合併し、発症早期より出現する特徴的な所見の一つである（図6）。特に両側側脳室下角の拡大が最も早期に観察されやすく、CTでの両側側脳室下角の拡大を微笑んだ時の表情に見立てて、Niko-niko signと呼ばれる[13]。脳室内へ逆流した少量の出血が側脳室後角に液面像を伴って認められることがあり、これもくも膜下出血を示唆する重要な二次的所見である。

3 くも膜下出血の分布

内頸動脈瘤破裂では破裂側の鞍上槽やSylvius谷に出血が多く、Sylvius裂、脚間窩および迂回槽にも広がることも多い。中大脳動脈瘤では破裂側のSylvius

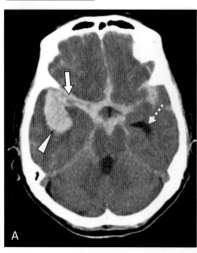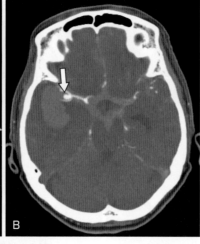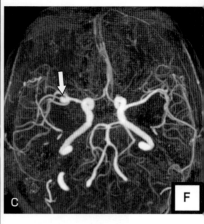

図6　意識障害で救急搬送された60歳台・女性
頭部単純CTにて，鞍上槽，前大脳縦裂，両側Sylvius谷・裂，脚間槽，迂回槽に，くも膜下出血と考える高吸収域を認める。右Sylvius谷の血腫内には，脳動脈瘤を示唆する相対的低吸収域（filling defect sign）を認め（A，矢印），右Sylvius谷と連続するように約4 cm大の右側頭葉内血腫も見られる（A，矢頭）。以上より，右中大脳動脈瘤破裂によるくも膜下出血ならびに右側頭葉への実質内穿破と診断できる。また左側脳室下角の開大（A，点線矢印）を認めることから，急性水頭症の合併が示唆される。直後に施行された頭部CTAにて，右中大脳動脈瘤を確認できる（B，C）。

裂を中心に出血を認めることが多く，前交通動脈瘤破裂では前大脳縦裂下部から透明中隔腔を中心に左右対称性に分布することが多い。また椎骨脳底動脈瘤破裂では，橋前槽，脚間槽，迂回槽などの後頭蓋窩の脳幹周囲を主体に出血を認めることが多く，高率に第四脳室に逆流する。

このように，脳動脈瘤破裂によるくも膜下出血では，CT上の出血の分布から破裂動脈瘤の部位をある程度は予測できる。一方で，患者の安静時体位や時間の経過などによっては，CTでの血腫の分布が破裂脳動脈瘤の部位と必ずしも一致しないことも念頭に置く必要がある。その他，比較的厚みを持ったくも膜下出血の中に，破裂動脈瘤を反映した相対的な低吸収域を認めることがあり（filling defect sign）[14]，単純CTによる破裂動脈瘤の部位同定に補助的に役立つこともある（図6）。

破裂脳動脈瘤では，瘤の向きや癒着部位によって，実質内出血・脳室内穿破・硬膜下出血などのくも膜下出血以外の所見を呈し得る（図6）。これらの出血を合併したくも膜下出血では，早期に麻痺や言語障害等の神経症状をきたし得るため予後不良といわれており，治療法選択にも影響を与える。また時として，実質内出血や脳室内穿破の所見がくも膜下出血よりも顕著に観察されることがあり，読影に注意を要する。

4　MRIによるくも膜下出血の診断

臨床症状からはくも膜下出血が強く疑われ，頭部単純CTにおいて軽微な，もしくは時間の経過したくも膜下出血の可能性を否定できない場合，頭部MRIの適

表3　FLAIR像でくも膜下腔が高信号を呈する病態・疾患

くも膜下出血
脳脊髄液の流れや拍動
金属アーチファクト
感染性あるいは癌性髄膜炎
ガドリニウム造影剤投与後
MRI撮影時の高濃度酸素吸入
脳動脈閉塞部遠位側の逆行性血流や停滞した血流（intra-arterial signal）
もやもや病における髄軟膜吻合（ivy sign）
神経皮膚黒色腫
脂肪腫
破裂類上皮腫
髄膜腫等の腫瘍による圧排効果
硬膜動静脈瘻による静脈うっ滞
静脈血栓症
プロポフォールによる静脈麻酔

応がある。通常のT1強調像およびT2強調像では急性期くも膜下出血の診断は困難であるが，Fluid-attenuated inversion recovery（FLAIR）像，T2*強調像，磁化率強調像はその診断に有用とされる（図7）[15]。しかし，たとえMRI所見が陰性であっても，特徴的な臨床症状を呈している場合にはくも膜下出血を否定することはできず，腰椎穿刺による髄液検査でその有無を確認する必要がある。その他，くも膜下出血におけるMRIの利点の一つとして，FLAIR像などと同一検査内でMRAを施行し，脳動脈瘤の有無を確認できる点も挙げられる。

一方で，FLAIR像ではくも膜下出血以外の他の病態・疾患でもくも膜下腔が高信号を示す場合があり

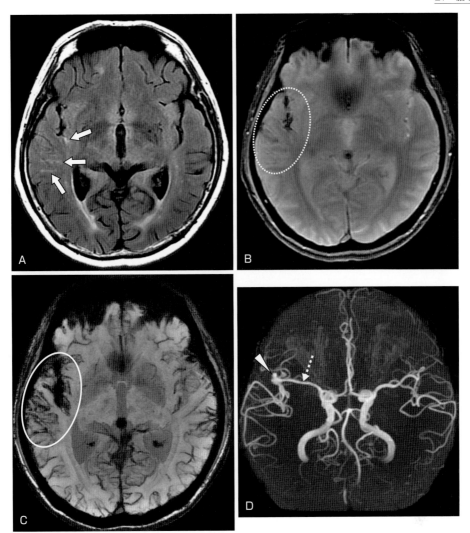

図7　1週間前からの頭痛・嘔気を主訴とする60歳台・女性
　右Sylvius裂および右側頭葉脳溝に、FLAIR像で高信号（A）、T2*強調像で低信号（B）、磁化率強調像（susceptibility-weighted angiography：SWAN，C）で低信号を示す病変を認め、亜急性期のくも膜下出血と考えられる。3D TOF MRAでは、出血源と考える右中大脳動脈にblebを伴う動脈瘤を認める（D，矢頭）。また、右中大脳動脈水平部は対側に比して狭小化しており、脳血管攣縮が示唆される（D，点線矢印）。

（**表3**）、T2*強調像や磁化率強調像ではくも膜下出血の新旧の鑑別が難しく、また、頭蓋底に近い部位では磁化率アーチファクトによりくも膜下出血の同定が難しいといった課題もある。詳細な臨床情報の取得、パラメータ変更、他のシーケンスとの対比等も含め、注意深い読影を要する。

文献

1) 荒木信夫，ほか：1. 急性期脳卒中の実態 1. 病型別・年代別頻度．脳卒中データバンク2015（小林祥泰編），p.18-19，中山書店，2015
2) 日向野修一：3. 虚血性変化，脳梗塞 A. 脳梗塞一般．脳血管障害の画像診断（高橋昭喜 編）．pp.133-149，中外医学社，2003
3) 井田正博：脳血管障害．よくわかる脳MRI 第3版（青木茂樹ほか 編）．pp.240-283，秀潤社，2012
4) Tomura N, et al：Early CT finding in cerebral infarction：obscuration of the lentiform nucleus. Radiology 168：463-367, 1988
5) Kinoshita T, et al：Curvilinear T1 hyperintense lesions representing cortical necrosis after cerebral infarction. Neuroradiology 47：647-651, 2005
6) Goyal M, et al：Endovascular thrombectomy after large-vessel ischaemic stroke：a meta-analysis of individual patient data from five randomised trials. Lancet 387：1723-1731, 2016

7) Menon BK, et al：Multiphase CT angiography：a new tool for the imaging triage of patients with acute ischemic stroke. Radiology 275：510-520, 2015
8) Mandell XDM, et al：Intracranial vessel wall MRI：principles and expert consensus recommendations of the American Society of Neuroradiology. AJNR Am J Neuroradiol 38：218-229, 2017
9) 河田 泰：4. 脳出血. 脳血管障害の画像診断（高橋昭喜 編）. pp.193-216, 中外医外社, 2003
10) 瀧澤俊也：3. 脳卒中の実態 2. 脳出血の原因別・部位別・年代別・性別頻度. 脳卒中データバンク 2015（小林祥泰 編）. pp132-133, 中山書店, 2015
11) Morotti A, et al：Intensive blood pressure reduction and spot sign in intracerebral hemorrhage：a secondary analysis of a randomized clinical trial. JAMA Neurol 74：950-960, 2017
12) Knudsen KA, et al：Clinical diagnosis of cerebral amyloid angiopathy：validation of the Boston criteria. Neurology 56：537-539, 2001
13) Hosoya T, et al：Dilatation of the temporal horn in subarachnoid haemorrhage. Neuroradiology 34：207-209, 1992
14) Noguchi K, et al：Filling defect sign in CT diagnosis of ruptured aneurysm. Neuroradiology 39：480-482, 1997
15) Verma RK, et al：Detecting subarachnoid hemorrhage：comparison of combined FLAIR/SWI versus CT. Eur J Radiol 82：1539-1545, 2013

28 脳の機能画像—PETやSPECTで何がわかるか—

中川原 譲二［大阪なんばクリニック］

I はじめに

1970年代後半に登場した^{15}OガスPETによって，脳血管障害では，脳虚血の病態が精力的に研究され，1980年代前半には脳虚血に対する血行再建治療の基盤となる様々な概念が確立した。すなわち，^{15}OガスPETによる脳血流量（cerebral blood flow：CBF）と脳酸素代謝量（cerebral metabolic rate of oxygen：$CMRO_2$），脳酸素摂取率（oxygen extraction fraction：OEF）および脳血液量（cerebral blood volume：CBV）の各指標の計測によって，脳虚血超急性期に見られるischemic penumbra[1,2]，脳梗塞急性期の再灌流に伴うluxury perfusion，慢性期に見られるmisery perfusion[3]などの概念がCBFとOEFを中心に整理され，脳虚血・脳梗塞の病態診断の基礎ができ上がった。そして，これらの概念は，1990年代の脳血流SPECT機器の普及によって，研究施設から一般診療施設へと受け継がれ，脳虚血の病態診断の中核的概念として普遍的に活用されている。特に，脳虚血に対する急性期の血流再開治療法や慢性期の血行再建術が標準的治療となりつつある現状においては，PETやSPECTによる治療適応の判定や術後のリスク評価などが臨床的に重要である。

本稿では，脳主幹動脈の閉塞性アテローム病変に起因する脳虚血発作のうち，動脈病変末梢の脳動静脈圧の較差である脳灌流圧（cerebral perfusion pressure：CPP）の低下を機序とする脳虚血，すなわち血行力学的脳虚血（hemodynamic cerebral ischemia）[4]を取り上げる。血行力学的脳虚血の病態生理上の特徴は，CPPの低下に応じて脳血管拡張や脳酸素摂取率の上昇などの代償能が働き，CBFや$CMRO_2$の維持が図られることである[5]が，これらの代償能が，急性期でも慢性期でも同様に発動するかどうかについては，これまで明確な研究がなされていない。そこで，血行力学

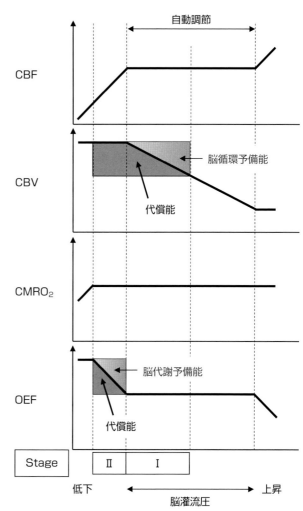

図1 血行力学的脳虚血の重症度（Stage）と脳循環・代謝予備能の関係（概念図）
Stage I：CBFの維持（脳循環予備能の喪失まで）
Stage II：CBFの減少＋脳循環予備能の喪失（脳代謝予備能の喪失まで）
（Misery perfusion）

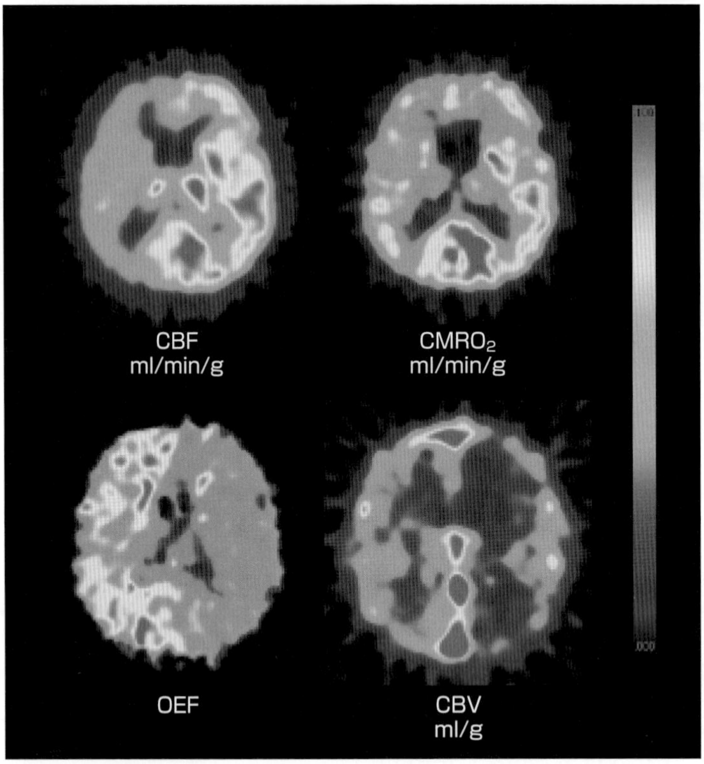

図2 chronic misery perfusion の ^{15}O ガス PET
76歳男性，一過性の左片麻痺にて発症した右頸部内頸動脈狭窄症の患者。慢性期の^{15}O ガス PET では，右中大脳動脈領域に，CBF の中等度低下，$CMRO_2$ の軽度低下，OEF の中等度上昇，CBV の増大が見られる。（カラー口絵参照）

的脳虚血の重症型とされる misery perfusion を，急性期の脳主幹動脈の閉塞性アテローム病変を原因とする進行性脳卒中に見られる acute misery perfusion，慢性期のアテローム血栓性脳梗塞に見られる chronic misery perfusion，長期間脳虚血が継続するもやもや病に見られる long-standing misery perfusion の 3 型に分類し，脳虚血に対する代償能の発動様式の違いと治療介入の適切な時期の視点から，PET や SPECT 診断のポイントについて解説する。

II chronic misery perfusion

血行力学的脳虚血の一般的な知見を整理確認する上で，まず慢性期の血行力学的脳虚血と chronic misery perfusion を理解することが必要である。これらの脳虚血の重症度とその病態生理については，慢性期のアテローム血栓性脳梗塞症例を対象とした^{15}O ガス PET の解析から，以下のように説明することができる。

CPP の低下が軽度の場合には，脳血管の自動調節能（autoregulation）の範囲内で，CBF は血管性代償能である脳血管の拡張（CBV の増大）によって維持される。脳血管の拡張は脳循環予備能（vascular reserve）の低下として指標化され，脳循環予備能は自動調節能の下限において喪失する。CPP が自動調節能の下限よりも低下すると，CBF は CPP に依存して減少し脳酸素供給量が減少するため，代謝性代償能である OEF の上昇によって，$CMRO_2$ は維持される[5]。OEF の上昇は脳代謝予備能（metabolic reserve）の低下としても理解され，OEF の上昇が見られる脳虚血が misery perfusion：貧困灌流［OEF の上昇（>0.4）］と定義されている。すなわち，慢性期の血行力学的脳虚血の重症度は，脳循環予備能が喪失するまでを Stage I，脳循環予備能の喪失から脳代謝予備能の喪失までを Stage II（misery perfusion）として分類するとされてきた（図1）。しかし，慢性期の chronic misery perfusion と診断される症例では，CBF の低下と CBV の増大に対して，OEF の上昇は中等度にとどまり，最大値まで上昇することはない（図2，図3-(2)）。慢性期の chronic misery perfusion については，これまで OEF の上昇のみで定義され，OEF の上昇は EC-IC Bypass などの脳血行再建術により回復可能な病態であること[3]，脳卒中再発の surrogate marker としても有用であること[6,7]などが報告されている。

一方，脳血流 SPECT では，血行力学的脳虚血にお

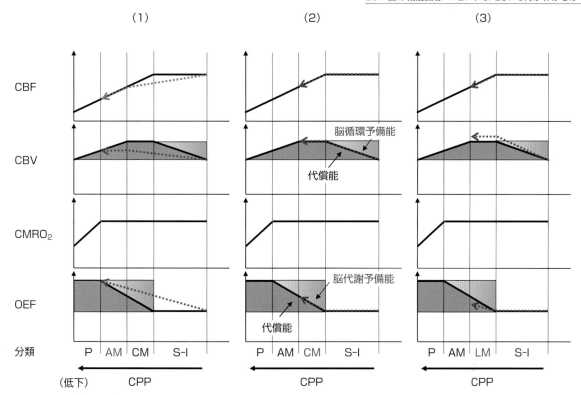

図3 脳虚血病態の類型と代償能の発動様式（概念）

脳虚血病態をischemic penumbra (P), acute misery perfusion (AM), chronic misery perfusion (CM) および long-standing misery perfusion (LM), stage I ischemia (S-I) に分類し，各々に対する血管性代償能（CBVの増大）および代謝性代償能（OEFの上昇）の発動様式を統合的に図式化した。

CBF: cerebral blood flow, CBV: cerebral blood volume, CMRO2: cerebral metabolic rate of oxygen, OEF: oxygen extraction fraction, CPP: cerebral perfusion pressure

(1) AMは，概念的にはPとCMとの間に位置づけられ，脳循環を維持するためのCBVの増大は限定的にとどまり，$CMRO_2$を維持するためのOEFの上昇が著明。

(2) CMでは，低下したCBFがCBVの増大により維持され，$CMRO_2$は中等度のOEFの上昇により維持される。

(3) LMは，CMに位置づけられるが，CBFの低下は軽度にもかかわらず，CBVの増大が著明で，$CMRO_2$は軽度のOEFの上昇により維持される。

ける脳血管の拡張（CBVの増大）の程度を，acetazolamide (Diamox) 負荷に対する脳血管反応性の低下に置き換えて，安静時脳血流量と脳血管反応性の低下を定量解析することにより，血行力学的脳虚血の重症度評価が行われる。すなわち，安静時およびacetazolamide負荷時のCBFから，脳循環予備能〔(acetazolamide負荷時CBF/安静時CBF-1)×100%〕(cerebrovascular reserve：CVR) を算出し，安静時CBFとCVRにそれぞれ閾値を設定することにより，血行力学的脳虚血の重症度が判定される。安静時およびacetazolamide負荷時のCBFをX-Y座標軸上にプロットすると，血行力学的脳虚血の定量的重症度（Stage 0～Ⅱ）は階層性に表される[8,9]。そして，安静時CBFが健常値の80％以下かつCVRが10％以下をStageⅡと定義し，PETにおけるmisery perfusionに相当するとしてきた。すなわち，慢性期の血行力学的脳虚血の脳血流

SPECT診断では，CBVの増大とOEFの上昇が同程度に共存し，脳血管の拡張によりCVRが10％以下となったときにOEFが有意に上昇するとして，重症度判定が可能である。

Ⅲ acute misery perfusion

脳主幹動脈の閉塞性アテローム病変に起因する急性期の進行性脳卒中においても脳虚血に対する代償機転は生じるが，その発動様式は慢性期とは全く異なる。すなわち，急性期の血行力学的脳虚血では，CPPの急速な低下によるCBFの著しい減少に伴って脳酸素供給量の急激な低下が生じるため，まずOEFの上昇により$CMRO_2$が維持され，次いで脳血管の軽度拡張（CBVの軽度増大）によってCBFの維持が図られる。このような代償機転の発動様式は，アテローム血栓性

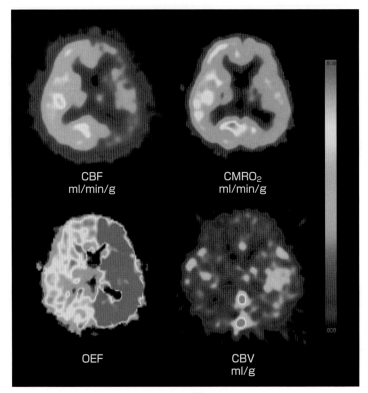

図4　acute misery perfusion の ^{15}O ガス PET
　61歳男性，右片麻痺および言語障害で発症した左総頸動脈閉塞症の患者。発症から5日目の ^{15}O ガス PET では，左大脳半球の CBF が広汎に低下し，CMRO$_2$ の低下は軽度にとどまる。OEF は著明に上昇し，CBV の増大は軽度である。急性期の脳血行再建術の適応例と判定された。（カラー口絵参照）

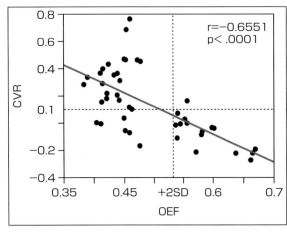 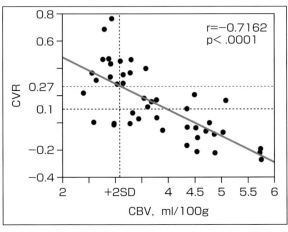

図5　もやもや病における脳循環予備能（CVR-SPECT）と OEF-PET および CBV-PET との相関関係
　もやもや病患者の脳血流 SPECT から得られた脳循環予備能（CVR）と ^{15}O ガス PET から得られた OEF および CBV との相関関係を示すが，CVR の低下は，OEF の上昇とよく相関し，CVR の有意な低下（＜10％）は，OEF の有意な上昇（＋2 SD＜）と対応していた。一方，CVR の低下は，CBV の増大ともよく相関しているが，CVR の軽度の低下（10％＜，＜30％）でも，CBV の有意な増大（＋2 SD＜）と対応し，CVR の有意な低下（＜10％）は，CBV の著明な増大と対応していた。すなわち，もやもや病では，OEF の上昇が生じる前から，CBV の有意な増大が先行すると考えられる。

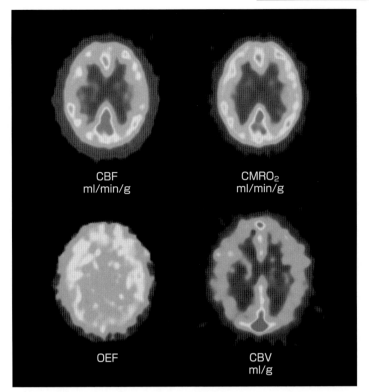

図6 もやもや病の^{15}O ガス PET
30歳女性，TIA発症のもやもや病。半年前から，大笑いした時に繰り返し両上肢の脱力発作（TIA）が出現したために，精査入院となった。CBFは両側前頭葉で軽度低下し，CMRO$_2$には問題がなかった。両側前頭葉では，OEFの上昇は軽度であったが，CBVは皮質および皮質下において著明に増大していた。chronic misery perfusion（CM）に比較すると，CBFの低下が軽度にもかかわらず，CBVの増大が著明で，脳循環を維持する代償機能をはるかに超えた脳血管の拡張が生じており，CMとは明らかに異なる特徴を示す long-standing misery perfusion と診断された。（カラー口絵参照）

脳梗塞の慢性期に見られる chronic misery perfusion とは異なるため，これと区別する意味で，acute misery perfusion[10]と呼ぶ。心原性脳塞栓症などのように CPP が更に急激に低下する ischemic penumbra では，同様に OEF が直ちに最大値まで上昇する[11]が，脳血管拡張（CBV の増大）による CBF の維持はほとんど生じないため，ischemic penumbra を救済するための血流再開療法の therapeutic time window（TTW）は数時間以内にとどまる。これに対して acute misery perfusion では，限定的とはいえ脳血管の軽度拡張（CBV の軽度増大）により低下した CBF の維持が生じるため，脳梗塞の進展阻止のための time window が発症から数日間は確保される（図4に，典型例の^{15}O ガス PET 所見を示す）。すなわち，脳虚血急性期では，CPP の低下に対する脳血管拡張（CBV の軽度上昇）の有無が，ischemic penumbra と acute misery perfusion を鑑別する鍵となる。このような観点からすれば，acute misery perfusion は，概念的には chronic misery perfusion と ischemic penumbra との中間に位置付けられる脳虚血病態とすることができる（図3-(1)）。

acute misery perfusion は，本来は PET によって診断されるべき病態であるが，脳主幹動脈のアテローム血栓性梗塞による進行性脳卒中例では，脳血流 SPECT による critical flow level（健側の50％程度）の診断や perfusion CT による CBV-mean transit time（MTT）mismatch あるいは diffusion-perfusion mismatch に加えて CBV の軽度上昇を確認することによってある程度の診断が可能である。

IV long-standing misery perfusion

慢性期の chronic misery perfusion については，前述の通り血管性代償能である CBV の増大と代謝性代償能である OEF の上昇とが同時に生じ，両者は相互補完的に機能する。しかし，罹病期間の長いもやもや

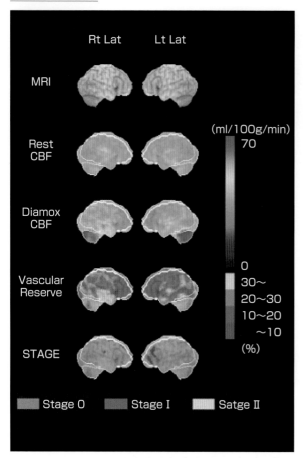

図7 もやもや病の脳血流SPECT（図6と同一症例）
脳血流SPECT（DTARG法）の定位定量的解析であるSEE解析を行った結果を示す。安静時の脳表脳血流量分布（2段目）に対して，acetazolamide（Diamox）負荷時の脳表脳血流量の分布（3段目）では，両側前頭葉において脳血管反応性が低下しているために，脳循環予備能（4段目）では，両側前頭葉を中心に広汎な低下が認められた。血行力学的脳虚血のStage評価では，両側前頭葉にStageⅡの領域やCVRが-30%以下のsteal領域が認められ，図6のPETよりも血行力学的脳虚血の重症度が過大に評価された。（カラー口絵参照）

病などでは，CBVの顕著な増大とOEFの比較的軽度の上昇が遷延して見られることが多く，慢性期のアテローム血栓性脳梗塞に見られるchronic misery perfusionと区別する意味で，long-standing misery perfusion[12]と呼ぶ。もやもや病に関するこれまでのPET/SPECT研究により，脳虚血発症のもやもや病では，脳虚血に対するCBVの増大およびOEFの上昇といった血行力学的脳虚血に特徴的な代償機転を備え，その重症度分類は慢性期のアテローム血栓性脳梗塞の場合と同様に考えられてきた[13]。しかしながら，最近のPET/SPECT研究によって，もやもや病では，無症候であっても著しい脳血管拡張が生じていることが明らかとなり，拡張した穿通枝や髄質動脈などの脳動脈

（もやもや血管）は，CBFを維持するための脳内側副路として機能していると考えられる。著しく拡張した脳血管では，acetazolamideに対する反応性（CVR）が低下し，15OガスPETではOEFの上昇が明瞭ではないにも関わらず，脳血流SPECTではCVRの有意な低下を示す場合がある（血行力学的脳虚血の過大評価）。図5に，もやもや病患者の脳血流SPECTから得られたCVRと15OガスPETから得られたOEFおよびCBVとの相関関係を示すが，CVRの低下は，OEFの上昇とよく相関し，CVRの有意な低下（<10%）は，OEFの有意な上昇（+2 SD<）と対応している。一方，CVRの低下は，CBVの増大ともよく相関しているが，CVRの軽度の低下（10%<，<30%）でも，CBVの有意な増大（+2 SD<）と対応し，CVRの有意な低下（<10%）は，CBVの著明な増大と対応していた[14]。すなわち，もやもや病では，軽度のOEFの上昇は軽度の血行力学的脳虚血を意味しない（血行力学的脳虚血の過少評価）。OEFの上昇を判定基準とする15OガスPETによる血行力学的脳虚血の過小評価と，CVRの低下を判定基準とする脳血流SPECTによる過大評価は，著しいCBVの増大により説明が可能である。もやもや病では，長期にわたり一過性虚血発作を繰り返す症例でも，CBVの増大の割にOEFの上昇が比較的軽度にとどまる（図6，7に代表的症例の15OガスPETおよび脳血流SPECT：DTARG法で測定した脳表CBFをSEE-JET法で解析した結果を示す）。すなわち，もやもや病に見られるlong-standing misery perfusionでは，脳内側副血行路の発達に伴う脳血管拡張が先行し，これに加えて脳虚血に対する代償性血管拡張が生じるため，CBVの増大が著明となり，OEFの上昇が相対的に軽度にとどまると考えられる（図3-(3)）。したがって，long-standing misery perfusionの重症度評価では，PETによる過少評価，脳血流SPECTによる過大評価を常に考慮することが重要である。

V まとめ

以上のように，血行力学的脳虚血に対する血管性代償能（CBVの増大）および代謝性代償能（OEFの上昇）の発動様式は，脳虚血の病因・病期により一様ではなく，misery perfusionについては，代償能の発動様式からacute misery perfusion，chronic misery perfusion，long-standing misery perfusionに分類される。ischemic penumbraを含めて，これら3様式のmisery perfusionを，代償能の発動とtherapeutic time window（TTW：治療介入時期）の視点で並べてみる（図8）と，主として急性期の脳塞栓症に見られるischemic penumbraでは，OEFの最大レベルへの上昇

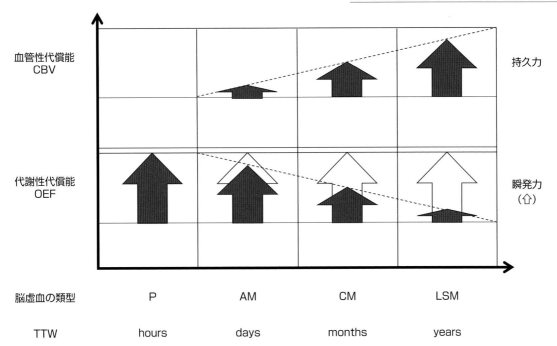

図8 脳虚血病態の各類型に対する代償能の発動とtherapeutic time window（TTW）
ischemic penumbra（P）は心原性脳塞栓症の急性期，acute misery perfusion（AM）はアテローム血栓性脳梗塞（進行性脳卒中）の急性期，chronic misery perfusion（CM）はアテローム血栓性脳梗塞の慢性期，long-standing misery perfusionはもやもや病において見られる。血管性代償能（CBVの増大）は血行力学的脳虚血に対する持久力として，また代謝性代償能（OEFの上昇）は急性期には瞬発力，慢性期には持久力として発動し，両者が相補的に機能する。TTWは，Pでは数時間，AMでは数日，CMでは数カ月，LSMでは数年に及ぶ。

のみが$CMRO_2$の維持に関与し，血流再開のためのTTWは数時間にとどまる。急性期の進行性脳卒中に見られるacute misery perfusionでは，OEFの著明上昇とCBVの軽度増大により，CBFと$CMRO_2$の維持が図られるが，血行再建のためのTTWは数日間となる。アテローム血栓性脳梗塞の慢性期に見られるchronic misery perfusionでは，OEFの上昇とCBVの増大が同程度に生じ，CBFと$CMRO_2$が維持され，血行再建のためのTTWは数カ月以内となる。また，もやもや病に見られるlong-standing misery perfusionでは，OEFの上昇は比較的軽度でCBVの著明な増大によって，CBFと$CMRO_2$が維持され，血行再建のためのTTWは数年にわたる。このように，血行力学的脳虚血に対する血管性代償能（CBVの増大）は脳虚血に対する持久力として，代謝性代償能（OEFの上昇）は急性期には瞬発力，慢性期には持久力として発動し，両者が相補的に機能することが特徴的である[14,15]。脳虚血のPET/SPECT診断では，acute misery perfusionやlong-standing misery perfusionの概念を導入することによって，病態診断の精度が高まり，より適切な治療介入が可能となる。

文献

1) Astrup J, Siesjo BK, Symon L：Thresholds in cerebral ischemia－The ischemic penumbra. Stroke 12：723-725, 1981
2) Jones TH, Morawetz RB, Crowell R. M, et al：Threshold of focal cerebral ischemia in awake monkeys. J Neurosurg 54：773-782, 1981
3) Baron JC, Bousser MG, Ray A, et al：Reversal of "misery perfusion syndrome" by extra-intracranial bypass in hemodynamic cerebral ischemia：a case study with ^{15}O positron emission tomography. Stroke 12：454-459, 1981
4) National Institute of Neurological Disorders and stroke Ad Hoc Committee：Classification of cerebrovascular disease Ⅲ. Stroke 21：637-676, 1990
5) Powers WJ, Grubb RL Jr, Raichle ME：Physiological responses to focal cerebral ischemia in humans. Ann Neurol 16：546-552, 1984
6) Grubb RL Jr, Derdeyn CP, Fritsch SM, et al：Importance of hemodynamic factors in the prognosis of symptomatic carotid occlusion. JAMA 280：1055-1060, 1998
7) Yamauchi H, Fukuyama H, Nagahama Y, et al：Significance of increased oxygen extraction fraction in five-year prognosis of major cerebral arterial occlusive diseases. J Nucl Med 40：1992-1998, 1999
8) 中川原譲二：脳虚血の臨床画像診断. 脳と神経 51：502-

513, 1999
9) 中川原譲二：脳虚血とSPECT. 脳神経外科ジャーナル 16：753-761, 2007
10) 中川原譲二：Acute misery perfusion と脳血行再開療法. 医学のあゆみ 247：629-630, 2013
11) Lassen NA, Astrup J：Ischemic penumbra. In：Cerebral blood flow, Physiological and Clinical Aspects, Wood JH(ed), McGraw-Hill, New York, pp458-466, 1987
12) 中川原譲二：最新のPET/SPECTを用いた血行力学的脳虚血の画像診断の進歩. 医学のあゆみ 254：47-52, 2015
13) もやもや病（ウイリス動脈輪閉塞症）診断・治療ガイドライン：脳卒中の外科 37：321-337, 2009
14) Nakagawara J：Reconsideration of hemodynamic cerebral ischemia using recent PET/SPECT studies. Acta Neurochirurgica Supplement 123：99-108, 2016
15) 中川原譲二：O15 ガス PET による脳血管障害の病態診断の進展. No Shinkei Geka, 45：831-846, 2017

29 脳卒中の神経生理学

鶴田 和仁［潤和会記念病院脳神経センター］

　脳卒中の神経生理学には主に三つのテーマがある。一つは脳卒中後の神経機能の変化と回復のメカニズムを神経生理の視点から解明することである。二つ目は中枢神経機能の回復に関して非侵襲的な脳刺激の方法が出てきたことである。三つ目はBCI（brain computer interface）もしくはBMI（brain machine interface）の技術が確立されつつある中でリハビリテーションの世界が大きく変わろうとしている点である。これらの点を順に解説してみたい。この分野は未だ解明されていない部分も多いが，今後の発展を理解するために必要な知識を深める一助となれば幸いである。

I 脳卒中による中枢神経機能の変化

　脳卒中後の神経機能障害に関しては局所の神経破壊が起こり病変部の機能が失われるが，周辺の神経ネットワーク，対側半球にも機能的変化が起こる。神経ネットワークにおいてシナプスで情報の伝達が行われているが，重要な情報のやりとりは振動（oscillation），同期（synchronization），脱同期（desynchronization）によって行われる。お互いの波形の周波数，位相と振幅などとの関連を見るコヒーレンス（coherence）として解析される現象もある。oscillationは神経同士が共鳴して固有の情報をやりとりして各々の機能を果たし，興奮と抑制のバランスに影響する。oscillationの周波数によって役割が異なり，delta band oscillationは睡眠中の脳に顕著に見られるが記憶の統合に関連すると考えられている。theta band oscillationは記憶の強化に関連し，alpha band oscillationは脳の安静時，視覚認知，作業記憶，短期記憶に関連し，beta band oscillationは感覚の統合，感覚運動連関で運動の実行と継続に関連し，運動開始の直前に減少し運動後にゆっくり上昇する。gamma band oscillationは記憶関連の視覚認知や注意に関与していると考えられている。synchronizationは一定の動作を行う時に運動野にalpha band synchronizationの抑制が見られ，これをevent-related desynchronizationと呼ぶ。一方alpha band synchronizationの興奮が見られる場合event-related synchronizationと呼ぶが，これは運動準備段階の活動を反映しており，その後運動を誘発するとalpha band desynchronizationが見られる[1]。

II 脳機能評価の神経生理学的手法

　神経活動の検出装置はいくつかあり，その特徴について概略を述べる。

① 脳波（electroencephalography：EEG）

　脳の電気的活動をミリ秒（ms）単位で記録するため時間分解能が高い。しかしながら頭皮上で記録する脳波は電気抵抗の異なる媒体を通過してくるため歪みが生じ，電気信号の発生源を特定するには正確さに欠け，空間分解能に難点がある。

② 脳磁図（magnetoencephalography：MEG）

　電流の発生に伴って磁場が発生する。したがって脳波の発生源は磁場の発生源でもある。磁場は電気抵抗の影響を受けないため歪みが少ない。近年多チャンネルMEGが開発され300チャンネル以上の同時記録が可能となった。したがって脳波よりはるかに空間分解能に優れている。しかしながら強力な冷却装置を必要とする超電導コイルを使用しており，強固な磁気シールドが必要であるため高価で大きな装置になる。また磁場は距離に反比例して信号強度が減衰することから頭部の形に合わせたデューアーと呼ばれる装置に頭部を密着固定することが必要であり動作時の記録には制約が大きいことが欠点となる。信号源推定には「逆問題」の壁があり，通常は等価電流双極子推定法（equivalent current dipole：ECD）を用いているが，NME法，ビームフォーマー法なども用いられている[2]。

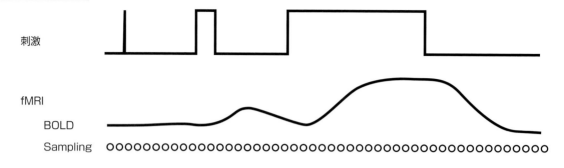

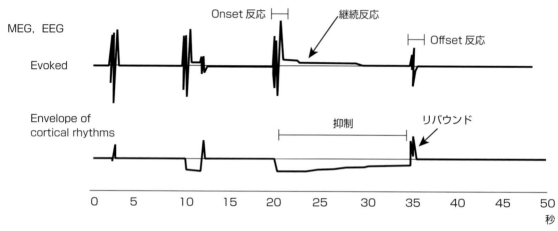

図1 一定の刺激に対する反応
縦軸が反応量，横軸が時間．上段が刺激，2段目がfMRIのBOLD信号，3段目がMEG，EEGの反応，皮質反応を示す．BOLD反応は刺激に対する脳の血流反応（neurovascular coupling）を反映し時間分解能に劣る．MEG，EEGは時間分解能に優れ，反応の開始と終了各々別々に反応を捉えることができる．
（文献2より改変して引用）

③ fMRI（functional MRI）

MRIでBOLD（blood oxygen level dependent）信号を画像化したものである．したがってこの方法はneurovascular couplingを利用して脳機能の変化を解析することで時間的遅延を生じる．本法は空間分解能に優れ脳深部の活動も解析できる．時間分解能に関しては解析対象がどこまでの時間分解能を必要とする現象かによって有用性が変わってくる（図1）．

④ 機能的近赤外線分光法：fNIRS（functional near infrared spectroscopy）

脳局所の酸素化ヘモグロビンを測定する装置であり，BOLD信号を捉えていることになる．装置が比較的安価で動作時の記録が容易である点に優れているが，空間分解能に劣る面がある．

⑤ 磁気刺激運動誘発電位：MEP（magnetic evoked potential）

大脳一次運動野（M1）を経頭蓋磁気刺激をすることで運動誘発反応を記録し運動野の興奮性を解析する．

III 損傷された神経機構の回復過程

損傷を受けた神経組織は修復過程で可塑性を持ち，それが機能回復につながる．そのメカニズムの主なものはシナプス形成，樹状突起のremodeling，軸索のsprouting，刈込み，ルートの再構築であり，その過程でホメオスタシスが働き神経の興奮性が高まるとシナプスを減らし，神経活動が低下するとシナプスを増やす方向に働く．神経可塑性は常に人体にとって有利に働くというものではなく，逸脱した神経可塑性は機能回復を阻害する作用を持ち，運動失調症，慢性疼痛または新たに発症したてんかんなどが起こる．また，急性期から亜急性期にかけて興奮性ニューロトランスミッターの働きで病変部位周辺の興奮性がもたらされ，慢性期には皮質内，皮質間抑制のより複雑な調整によって機能回復が促進されたり抑制されたりする．脳卒中急性期の患側一次感覚皮質と前頭前野皮質の強い機能的alpha band結合性は，亜急性期での臨床症状の回復とよく相関する．運動イメージと機能の関連

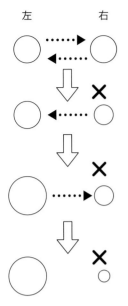
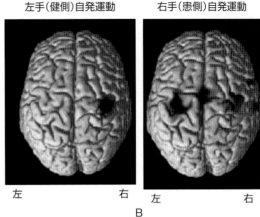

図2 脳卒中における半球間抑制
A. 脳卒中後の健側と患側の興奮性および抑制性についての説明。B. 自発運動時のfMRI画像。患側運動時に健側の脳活動が活発になっており、患側は抑制され、補足運動野、その他の脳部位の活動が見られる。

性を見ると，コヒーレンスで解析した機能的結合（functional connectivity：FC）の変化は病変の周囲のみならず，遠隔部位においてもalpha band位相同期の変化として認められる。このようなalpha band活動の変化と脳卒中後の運動および運動回復とは相関すると考えられている。alpha band活動変化の次に見られるのが徐波のoscillationの変化である。徐波oscillationは軸索のsproutingを反映し，健側の徐波oscillationも機能予後に相関する。速いリズムから遅いリズムへのシフトが脳卒中後に観察され，健側の遅いdelta band oscillationが脳卒中後の臨床転帰と相関することが示されている。健側の過剰興奮は亜急性期においては患側の機能回復にとって有害であるが，慢性期になると有益な作用を持つと考えられており治療の介入には注意が必要である（図2）。脳卒中後の異常興奮の獲得はそれに続く機能回復の一過程と考えられている[1]。

ヒトの歩行に関してステップの直前に前頭皮質（premotor cortex：PMC）および補足運動野（supplementary motor cortex：SMC）が活性化されるが，これは運動の準備段階といえる。SMCとPMCは動揺で引き起こされる平衡の不安定化を予測し，それを打ち消すことによって平衡を維持するように働く。fMRIを用いて，脳卒中後の下肢麻痺の運動回復が，健側半球を含む複数の脳領域における過活性化に関連するが，それは両側M1皮質，二次体性感覚皮質，SMC，PMC，帯状回，小脳および視床が含まれている。脳卒中によってM1皮質から脊髄への投射が破壊された後，SMCおよびPMCから下行線維を補充し，歩行能力の回復の過程で失われた皮質脊髄路の役割を「引き継ぐ」傾向がある[3]。

IV 非侵襲的脳刺激（NIBS：non invasive brain stimulation）

NIBSにはいくつかの方法がある。直流電気刺激のtDCS（transcranial direct current stimulation），交流電気刺激のtACS（transcranial alternating current stimulation），経頭蓋磁気刺激（transcranial magnetic stimulation：TMS），連続経頭蓋磁気刺激（repetitive TMS：rTMS），シータバースト刺激（theta burst stimulation：TBS）：この中に連続TBS（continuous TBS：cTBS）と間欠的TBS（intermittent TBS：iTBS）がある。これらの刺激で神経ネットワークの活動を高めたり抑制したりする。神経可塑性を複数のレベルで活性化するには，NIBSを他の神経可塑化促進技術と組み合わせて用いることが推奨される。亜急性および慢性脳卒中患者へのNIBSの適用に関する報告では上記のほとんどの方法が有効とされている。神経損傷周囲組織は，脳卒中後数日以内に代謝の低下および神経突起密度の低下を示し，脳卒中発症後2週間まで新しい神経可塑性は観察されない。したがって，NIBS療法は，内因性神経可塑性再編成の自然なペースを考慮して実施される場合に最も効果的である可能性が高い。

1 経頭蓋直流刺激：tDCS（transcranial direct current stimulation）

　直流電流刺激で陽性の刺激と陰性の刺激がある。tDCSの作用機序には三つあり，一つは局所血流増加，二つ目はシナプスでの効果促進，三つ目は神経栄養因子の放出増加である。陽性刺激は自発放電を増加させ膜の脱分極を通じて興奮性を高める。また，陽性刺激は活動依存性のBDNF（brain derived neurotrophic factor）を放出させることで神経活動の促通（long term synaptic potentiation：LTP）が起こる。陰性刺激は膜電位に過分極を起こさせることで興奮性を抑制する（long term synaptic depression：LTD）[4]。一定の条件下で新皮質の深部では陰性刺激で活性化し，陽性刺激で抑制がかかる。50 Hzもしくはそれ以上の頻度のtDCSは継続的に熟練した動作の改善をもたらし，皮質誘発電位の多シナプスコンポーネントを促進させる。tDCSそれ自体で神経反応性の持続が得られるが，テタヌス刺激や感覚運動タスクを組み合わせることでシナプス強度を持続的に高めることができる。低頻度刺激は通常LTDをもたらすがtDCSの二重刺激でシナプス後の細胞がLTPを示す。alpha bandの脱同期（ミュー波脱同期：muERD）時に陽性のtDCSを加えることで運動イメージを誘発することができる。陽性のtDCSで前頭前皮質を刺激するとワーキングメモリーの改善が見られ，側頭葉刺激で問題解決能力を促進することができ，運動野刺激で運動能力の改善を図ることができる。脳卒中患者で健側に陰性tDCSを行ったところ良好な運動スキルの改善を示した。陰性tDCSは軽度の障害を持った患者に対して選択的に上肢近位側のコントロールを改善するが，中等度もしくは重度障害群では悪化させる。運動機能の改善はtDCSによる皮質内抑制と有意に相関していた。健康対照者に関しては陰性tDCSは運動特異的に同側の上腕二頭筋の興奮性を高めた。患側の陽性刺激，健側の陰性刺激の両側刺激でtDCSの効果をより高め効果持続を長くすることができる。tDCSは言語機能の改善にも有効である。陽性tDCSは重症の脳卒中患者の運動イメージを改善することができるが，経頭蓋磁気刺激でも脳卒中片麻痺患者で同様の効果が報告されている。

　脳卒中後の神経成長因子の生成と放出は障害された皮質周辺の神経再生を促す。これらの蛋白は脳卒中後の回復を促進するのに大きな影響を持っている。tDCSはBDNFの放出を促進しておりTrkB受容体を介してNMDA受容体依存性LTPを誘導している。

　NREM睡眠中の0.75 Hzのslow wave oscillatory tDCSは，slow wave oscillationの増加を誘発し，陳述記憶保持を強化した。

2 経頭蓋交流刺激：tACS（transcranial alternating current stimulation）

　EEG-tACSの組み合わせによって，10 Hzの刺激が頭頂後頭アルファ活動を惹起し，Oddball課題における反応を位相依存的に変調する。

3 経頭蓋磁気刺激：TMS（transcranial magnetic stimulation）

　円形コイル内に数千アンペアの直流パルスを流すことでそれによって数テスラのパルス磁場を作り出すことができる。頭蓋直上にコイルを当てパルス磁場を発生させることによって，脳内に渦電流を発生させ神経軸索もしくは神経ネットワークを刺激することができる。

　コイルの形状は1）円形コイル：比較的広範囲の刺激を行う時に用いる。2）8の字コイル：できるだけ刺激の焦点を絞りたいときに用いる（数センチ四方の範囲）。3）double coneコイル：8の字コイルの変形であるが，8の字のくびれの部分を頭蓋の形状に弯曲させることでより脳深部の刺激が可能となり刺激強度も強くなる。特に小脳刺激，半球間裂にある下肢領域のM1刺激に有用である。TMSの効果を判定するためにはプラセボ（sham）刺激を行わなければならない。理想的なプラセボ刺激の条件は（ⅰ）頭皮上の活動コイルとプラセボコイルの位置は同じでなければならない。（ⅱ）主観的な身体の頭皮感覚（表在性神経/筋肉の活性化による）および刺激中の音響アーチファクトは，活動およびプラセボコイルについても同じでなければならないが，（ⅲ）シャムコイルでは標的皮質領域に対する生理学的効果は見られてはいけない[5]。最近これに近いコイルが海外で製品化されているようである。

　その効果は以下の要素で変わってくる。刺激部位（範囲），刺激強度，刺激持続時間，刺激頻度，パルスの性質（直流か交流か），コイルの形状によって作用が異なる。直流刺激はジェネレーターの制約から通常1発の刺激を発生させることができる。連続刺激は通常交流刺激を用いるが刺激の最大頻度は60 Hzである（repetitive TMS：rTMS）。直流の連続刺激をするためには複数のジェネレーターを連結して使う必要があり，交流刺激に比べ反応性の変動は少ない点が有利である。刺激頻度については1 Hz以下の低頻度刺激（low frequency rTMS：LFrTMS）と5 Hz以上の高頻度刺激（high frequency rTMS：HFrTMS）に分けられる。前者は抑制性刺激，後者は興奮性刺激となるが条件によっては逆の作用になるとの報告もある。直流刺激では刺激間隔（inter stimulous interval：ISI）が1.5～10 msでは興奮性に作用し，ISIが30～100 msでは抑制性となる。興奮と抑制のメカニズムは相対的なものであり，その評価には運動誘発電位（MEP）の振

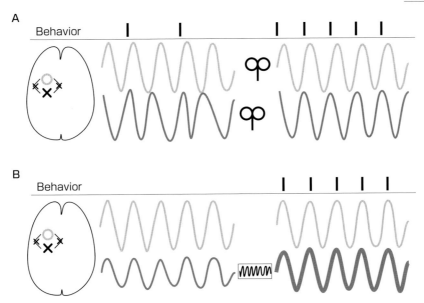

図3
A：右片麻痺患者の記録。×は障害部位である一次運動野（M1），○障害されていない関連野（premotor cortex）。濃いトレースは×の不規則な alpha oscillation が見られ，薄いトレースは premotor cortex の規則的な alpha oscillation を示す。○と×の rTMS 2箇所刺激で右図のように alpha oscillation は同期し臨床症状も改善した。
B：×の alpha oscillation は低振幅で rTMS に反応しないが，tRNS（transcranial random noise stimulation）を加えることで alpha oscillation の振幅が増大し閾値上になるため同期されて A と同じ効果が現れた。
（Krawinkel, L. A. et al：Modulating pathological oscillations by rhythmic non-invasive brain stimulation—a therapeutic concept? Frontiers in Systems Neuroscience Vol. 9 (33), 1-11, 2015 より改変して引用）

幅を興奮性のパラメータとして用いる。興奮性の増加は直接的な運動野の興奮というより，興奮性 HFrTMS の後得られる皮質内抑制作用のある GABA が減少する結果であると考えられている。皮質の興奮性は個々の rTMS 反応性の変動に影響する。例えば，事前に tDCS を行っていれば HFrTMS によって皮質の興奮性は低下する。一次運動野である M1 の興奮性を増強する患側刺激の HFrTMS または健側の過剰興奮性を低下させる健側刺激の LFrTMS は，脳卒中患者の運動能力を改善する可能性がある。この健側の過剰興奮は脳卒中回復を促進する可能性があるため，健側半球の過剰興奮を減少させるための LFrTMS の使用には注意が必要であるともいわれている。したがって，どの半球を刺激するかの決定は簡単ではない。患側の促通刺激が有益であることが判明しているが，近年の研究では，健側半球の抑制刺激をより多く支持している。連続刺激である rTMS で自発性の oscillatory な皮質神経回路の活性化に関して相互作用がある。NIBS は alpha band 活性を調節し，alpha band 活動の変化は，脳卒中後の回復およびパフォーマンスと相関する。例えば，失語症患者では 10 Hz rTMS が oscillation 活動および臨床転帰の両方を改善する。

脳卒中後の球麻痺患者に対して NIBS を施行したところ，10 Hz の小脳 rTMS のみが，250 の連続パルス刺激で介入後 30 分間持続する効果を認めた。それは皮質-咽頭 MEP 振幅を増加させた。小脳刺激に double cone TMS コイルを使用することにより，刺激深度と MEP 応答の一貫性が，8 の字コイルと比較して低い強度でトレースの再現性と安定性が改善された[6]。

リズミカルな NIBS は，損傷部位および同側および対側の前頭皮質のような関連する連結領域の alpha band の同調につながる。アルファ周波数での二焦点 TMS は，病変領域と関連する隣接領域との間の alpha band 活動を同調させることができる。障害部位の alpha band 活動振幅が低い場合は同調が困難でノイズを加える（transcranial random noise stimulation：tRNS）ことで振幅が閾値レベルまで増大し同調が得られ，皮質興奮性および BOLD 活性を調節するために使用されている技術である[1]（図3）。

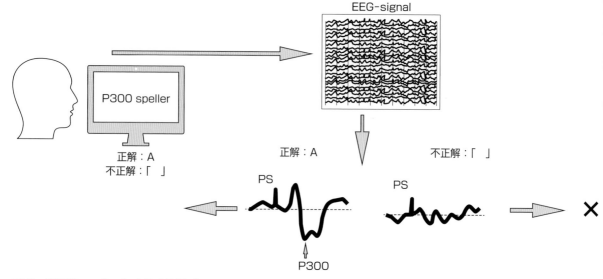

図4　P300 speller による文章作成
発語不能の患者（閉じ込め症候群，ALSなど）を対象とする．スクリーン上に現れた文字を認識し，正解の文字が出た時に事象関連電位であるP300が出現し，不正解ではP300が見られない．この現象を利用して1文字ずつ作成していく．

4 シータバースト刺激（Theta-burst stimulation：TBS）

継続刺激（continuous theta burst stimulation：cTBS）と間欠刺激（intermittent theta burst stimulation：iTBS）の2種類がある．前者は抑制性刺激，後者は興奮性刺激である．安静閉眼時のcTBSは，theta band powerを増加させ，beta band powerを減少させた．非安静の条件では，cTBSは，少なくとも30分間の一次運動野刺激でイベント関連のより低いベータパワーを増加させ，20 Hzで10個の興奮性TMSパルスの40個の列を用いた場合，刺激側のalphaおよびbeta bandのイベント関連同期を増加させた．半側空間無視患者で健側の左半球の後頭頂皮質へのcTBSの反復刺激の使用が有効であった．

一方，今後解決すべき問題点として，脳卒中の急性期における傷害部位での興奮性増強刺激の適用はseizureのリスクを含む安全性の問題を提起しており，脳卒中患者における健側または患側の刺激に対する安全性の問題（発作誘発を含む）に関するエビデンスが不十分である．関連学会ではガイドラインが作成されているので，それに則って施行すべきであろう．

V BMI（brain machine interface），BCI（brain computer interface）

Wolpaw[7]は1991年に，実際の動きや感覚がない時に，人間が感覚運動リズムの振幅を変調することによって，コンピュータスクリーン上のカーソルを制御できることを示した．これ以降BCI（BMI）の手法が研究され始めた．脳損傷後のBCIシステムの共通の目的は，患者が正常な脳活動を生み出すことを習得し，訓練装置を操作するために必要な脳活動を賦活させることによって失われた運動機能を回復させることである．重度の障害のため全く手足を動かせない患者を主な対象としている．BCIには以下のステップがある．

1）患者が特定の動作のイメージを持ったり実際の動作をする際の脳信号を記録する．2）その信号を解読し特定の動作に変換する．3）それを患者にフィードバックする．その段階でNIBSを組み合わせる場合もある．以上が基本的な流れになる．

脳信号の記録は，埋め込み電極を用いる「侵襲性BCI」と脳信号を頭皮上から記録する「非侵襲性BCI」に分けられる．脳信号の記録には脳波，脳磁図，fMRI，NIRSなどが用いられ，時にPETを用いた報告もある．脳の信号を取り出す際に問題となるのは，複雑なノイズが混ざっており信号も小さいことである．各々の記録法には長所短所があり，簡便性，携帯性，記録の安定性などでそれぞれの特徴を生かして用いられている．脳波を用いる場合，特定の誘発電位（例えば，事象関連電位であるP300），slow cortical potentials：SCP，または感覚運動リズム（sensory-motor rhythm：SMR）の脱同期化もしくは同期化などを利用する．麻痺が重症で完全に動かせない場合（感覚運動の脳の領域が休止または抑制されている場合），SMRの振幅は高く（SMR同期）「アイドル」状態を反映する．運動情報が処理されると，SMR振幅の減少が観察

される（SMR 脱同期化）。

　BMI の応用はいくつかの分野で行われているが，一つはコミュニケーションツールとして利用されている。重度の障害のためコミュニケーションが取れない場合（閉じ込め症候群，筋萎縮性側索硬化症の終末期など）BMI を利用することで意思疎通を図ることができる。この際最も優れているのは P300 を利用した P300 speller（モニター上に文字を映し出し，P300 の陽性電位をターゲットにする）であり，これを利用して 1 文字ずつ選び出して文章を完成させることができる（図 4）。またコミュニケーション以外の場面では車椅子の操作やロボットを操作して患者の意思通りに動かす試みも一部成功している。仮想現実（vertial reality：VR）上で実行される運動イメージをリアルタイムで神経生理学的フィードバックをかけ，それを利用する方法も考案されている。運動イメージ（motor imagery：MI）を BCI に結合することによって，MI の脳活動を垂直バーを用いてを視覚化することができ，バーの高さを見ることで患者は運動タスクで良い方向にあることが自覚でき，リハビリテーション療法士にもその情報が共有される[8]。

　BMI トレーニング：通常用いられる方法は sensory motor cortex で記録される 8〜13 Hz の SMR である。動作中は SMR の脱同期が起こり振幅は低下する。安静時もしくは準備期には SMR の振幅が増大する（同期）。SMR の振幅が低下した時に麻痺した手足を強制的に動かす刺激を加えるか，装具を用いて目的の動きをさせるのと平行して感覚フィードバックをかける。この回路を強化することで運動機能の改善が期待される。近年，BMI と NBS の組み合わせが注目されている。tDCS は脳に興奮性刺激を与えることがわかっているが障害側に tDCS を事前に与えることで SMR の脱同期を促進し機能回復に効果があることが報告されている。

文献

1) Krawinkel LA, Engel AK, Hummel FC：Modulating pathological oscillations by rhythmic non-invasive brain stimulation—a therapeutic concept? Frontiers in Systems Neuroscience 9：1, 2015
2) Salmelin R, Parkkonen L, Experimental Design, MEG：An Introduction to Methods (ed. by Hansen PC, Kringelbach ML, Salmelin R). Oxford univ. press. 2010
3) Xu Y, Hou QH, Russell SD, et al：Neuroplasticity in post-stroke gait recovery and noninvasive brain stimulation. Neural Regen Res 10（12）：2015
4) Venkatakrishnan A, Sandrini M：Combining transcranial direct current stimulation and neuroimaging：novel insights in understanding neuroplasticity. J Neurophysiol 107（1）：1, 2012
5) Lefaucheur J, André-Obadia N, Antal A, et al：Evidence-based guidelines on the therapeutic use of repetitive transcranial magnetic stimulation （rTMS）. Clinic Neurophy 125：2150, 2014
6) Vasant DH, Michou E, Mistry S, et al：High-frequency focal repetitive cerebellar stimulation induces prolonged increases in human pharyngeal motor cortex excitability. J Physiol 593.22：4963, 2015
7) Wolpaw JR, McFarland DJ, Neat GW, et al：An EEG-based brain-computer interface for cursor control. Electroenceph Clinic Neurophy 78（3），252, 1991
8) Dokkum LEH, Ward T, Laffont I：Brain computer interfaces for neurorehabilitation—its current status as a rehabilitation strategy post-stroke. Ann Physical and Rehabilitation Medicine 58：3, 2015

VI 臨床病型からみた脳梗塞の治療と二次予防

30 心原性脳塞栓症
31 アテローム血栓性脳梗塞
32 ラクナ梗塞
33 一過性脳虚血発作
34 潜因性脳梗塞と塞栓源不明脳塞栓症
35 眼虚血症候群

30 心原性脳塞栓症

星野 晴彦 [東京都済生会中央病院神経内科・脳卒中センター]

■ 心原性脳塞栓症には心房細動以外もある

心原性脳塞栓症は National Institute of Neurological Disorders and Stroke（NINDS，本書 p.131 参照）の分類によれば，心房細動や心弁膜症のような心臓疾患以外にも，心臓を介する栓子も含まれる[1]。例えば，静脈血栓が卵円孔開存を介する右左シャントによって起こる奇異性塞栓も含まれるし，細菌性心内膜炎も心原性脳塞栓症としてしばしば発症する疾患でもある。これら各疾患に伴う心原性脳塞栓症では特有の治療が必要となるが，ここでは，心原性脳塞栓症の原因として最も多い心房細動による心原性脳塞栓症を中心にその治療法について解説する（図1）。

1 心原性脳塞栓症の一次予防

心房細動があると脳梗塞発症は5倍に増えるとされており，心房細動からの心原性脳塞栓症を発症前に予防すること，つまり一次予防する必要がある。心原性脳塞栓症は一度発症すると死亡率は約8%と極めて重篤な転帰となる[2]ことから一次予防が最も有効な治療法である。

心房細動からの脳梗塞予防のための抗凝固療法の適応については，$CHADS_2$あるいはCHA_2DS_2-VAScによって脳梗塞発症リスクを検討し，抗凝固療法の適応を決める。脳卒中治療ガイドライン2015では，「非弁膜症性心房細動（NVAF）患者における脳卒中発症を予

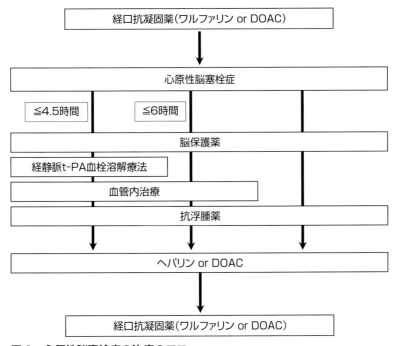

図1 心原性脳塞栓症の治療のフロー

表1 DOACとワルファリンを比較した無作為化比較臨床試験のメタアナリシス。全症例と脳卒中既往例でのメタアナリシスでの各転帰の相対危険率とオッズ比を示す。薬剤によって高用量群のみが選択されているものがある点に注意

	全体	脳卒中既往例
脳卒中＋全身塞栓	0.81 (0.73-0.91)	0.86 (0.75-0.98)
出血性脳卒中	0.49 (0.38-0.64)	0.51 (0.38-0.69)
非出血性脳卒中	0.92 (0.83-1.02)	0.98 (0.85-1.14)
重篤な出血	0.86 (0.73-1.00)	0.89 (0.78-1.00)
消化管出血	1.25 (1.01-1.55)	1.35 (0.96-1.92)
頭蓋内出血	0.48 (0.39-0.59)	0.54 (0.42-0.70)
全死亡	0.90 (0.85-0.95)	0.90 (0.82-1.00)

(文献4と10より作成)

防するためには，CHADS$_2$スコア2点以上の場合，直接作用型経口抗凝固薬（direct oral anticoagulant：DOAC）もしくはワルファリンによる抗凝固療法の実施が強く勧められる（グレードA）。CHADS$_2$スコア1点の場合，DOACによる抗凝固療法が勧められる（グレードB）。CHADS$_2$スコア0点で，心筋症，年齢65歳以上，血管疾患の合併の場合，抗凝固療法を考慮しても良い（グレードC1）。危険因子のない60歳未満のNVAF患者に対する抗血栓療法を考慮しても良い（グレードC1）」とされている[3]。ワルファリンはコントロールと比較して，心房細動患者での脳梗塞発症を64％減少させることができ，DOACについては，ワルファリンとの比較試験で有効性と安全性が高く，特に頭蓋内出血と出血性脳卒中の発症を半減させることが示されている[4]（表1）。

心房細動以外の心原性塞栓症の原因となるような心疾患に対する一次予防についてはAmerican Heart Association/American Stroke Association（AHA/ASA）のガイドラインでは，表2のように推奨されている[5]。

2 急性期治療

1）経静脈t-PA血栓溶解療法

脳梗塞では発症4.5時間以内にt-PAが投与できる時間帯に来院した場合には，経静脈t-PA血栓溶解療法の適応を検討し，実施する。心原性脳塞栓症は発症時間が明確で重症度も高いことから，救急隊が発症早期に医療施設に搬送する可能性が最も高い疾患のひとつであり，経静脈t-PA血栓溶解療法の適応となる率も他の臨床病型の脳梗塞よりも高い。

経静脈t-PA血栓溶解療法は治療指針に従って適応を決める。慎重投与項目には心原性脳塞栓症の原因となる「感染性心内膜炎」があげられている[3]。NINDS臨床試験やAHA/ASAの2013年のガイドラインでも除外項目にはなっていないが，細菌性心内膜炎の栓子は細菌塊を含み血管炎を惹起することから出血性変化となりやすいことが危惧され，2016年のAHA/ASAのt-PA治療に関するstatementではClassⅢ，Level of Evidence Cで経静脈t-PA血栓溶解療法は推奨していない[6]。

また，「3カ月以内の心筋梗塞」も慎重投与項目である[3]。AHA/ASAの以前のガイドラインでは心破裂の危険性から適応外項目として扱っていた[7]が，発症7週後では心破裂は起こりにくいと考えられることから，最近のAHA/ASAのstatement[6]でも日本の治療指針[3]でも慎重投与項目とされ，禁忌にはなっていない。

また，一次予防として，すでに抗血栓薬，特に抗凝固薬を内服している場合も多く，適応を慎重に検討する必要がある。PT-INR（プロトロンビン時間国際標準比）が1.7を超える場合とAPTT（活性化部分トロンボプラスチン時間）が前値の1.5倍（目安として約40秒）を超える場合には禁忌である[3]。DOACの多くでは抗凝固活性がこれらの凝固検査では目安とならないことが多く，PTとAPTTが基準値内であってもt-PA投与の安全性と有効性は確立していない。Dabigatranについては特異的な中和剤イダルシズマブの投与後にtPA治療を安全に行えたとする報告がなされているが，それ以外のDOACである抗Xa薬については特異的な中和剤がない。また，ワルファリンの中和剤として静注用人プロトロンビン複合体製剤であるケイセントラが2017年に保険適応となり，PT-INRを短時間で改善させられるようになったが，ワルファリン内服中のPT-INRが高い症例でこれを投与してから経静脈tPA血栓溶解療法を行うことに関しては推奨されていない。抗凝固療法中の再開通治療については，日本脳卒中学会より2017年11月に推奨が発表されている[8]。

2）t-PA以外の急性期治療（図1）

脳保護薬であるエダラボンはfree radical scavenger

表2 AHA/ASAによる脳卒中一次予防ガイドラインより心原性脳塞栓症に関わる病態ごとの推奨治療法と推奨度の抜粋

病態	推奨	推奨度
塞栓症既往を有する僧帽弁狭窄(洞調律であっても)	抗凝固療法	ClassⅠ, Level of Evidence B
左心房内血栓を伴う僧帽弁狭窄	抗凝固療法	ClassⅠ, Level of Evidence B
大動脈弁or僧帽弁への機械弁置換術後	アスピリン+ワルファリン	ClassⅠ, Level of Evidence B
左房粘液腫	切除	ClassⅠ, Level of Evidence C
Fibroelastoma(症候性or 1 cm<or 可動性)	切除	ClassⅠ, Level of Evidence C
大動脈弁or僧帽弁の生体弁置換術後	アスピリン	ClassⅡa, Level of Evidence B
大動脈弁or僧帽弁の生体弁置換術後3カ月	ワルファリン	ClassⅡa, Level of Evidence C
心房細動も塞栓症既往もない心不全	抗凝固療法or抗血小板療法	ClassⅡa, Level of Evidence A
無症候性心室壁在血栓を有するSTEMI	ワルファリン	ClassⅡa, Level of Evidence C
左心房径55 mm以上の無症候性高度僧帽弁狭窄	抗凝固療法	ClassⅡb, Level of Evidence B
左房拡大ともやもやエコーを伴う高度僧帽弁狭窄	抗凝固療法	ClassⅡb, Level of Evidence C
前壁心尖部の無動や壁運動異常を伴うSTEMI	抗凝固療法	ClassⅡb, Level of Evidence C
卵円孔開存	脳梗塞一次予防のためのカテーテルによる閉鎖は勧めない	ClassⅢ, Level of Evidence C

(文献5より作成)

であり,血流再開後の再灌流による障害予防を含めて,心原性脳塞栓症に投与されることが多い。

発症から4.5時間を超えている場合,6時間以内の前方循環の主幹脳動脈閉塞に対しては,ステントリトリーバーを用いた血管内治療が進められる(脳卒中ガイドライン2015の2017年追補でグレードA)。また,血管内治療については,発症時間が未定でもpenumbraが広く残存している場合には有効な可能性があることが臨床試験で示され[9]てきており,脳虚血の病態に基づく適応を決められるようになると,今後,治療の適応がさらに広がる可能性がある。

また,心原性脳塞栓症では梗塞巣が比較的大きく,出血性変化を伴うことも多く,脳浮腫による神経症状増悪対策として,抗浮腫薬であるグリセオールが投与されることが多い。

3 再発予防としての抗凝固療法

1)非弁膜症性心房細動

心原性脳塞栓症のほとんどの原因疾患に対して,抗凝固療法が適応となる。ただし,経口抗凝固薬のうち,DOACが適応となるのは非弁膜症性心房細動と深部静脈血栓症による奇異性塞栓のみであり,他の原因疾患に対してはワルファリンを用いることになる。

ワルファリンはビタミンK依存性の凝固因子であるⅡ,Ⅶ,Ⅸ,Ⅹ因子の産生を抑えると同時にProtein C,S活性も低下させることから,投与直後には凝固活性がむしろ亢進することが指摘されている。また,PT-INRを目安に投与量を調整する必要があることから,十分な抗凝固作用を得るには4～5日以上かかることが多い。また,病状的に内服できない場合も多い

表3 ESCによる心房細動治療のガイドラインから,脳梗塞発症後DOAC再開時期に関して,早期の開始と開始の遅延に関する推奨要件

早期開始	開始を遅延
NIHSS 8未満	NIHSS 8以上
梗塞巣が小さい	梗塞巣が中等度以上
再発リスクが高い(超音波で血栓)	
胃瘻形成が不要	胃瘻あるいは大手術が予定
頸動脈手術が不要	頸動脈手術が予定
出血性梗塞がない	出血性梗塞
臨床的に安定している	神経学的に不安定
若年者	高齢者
血圧コントロール良好	血圧コントロール不良

(文献10より作成)

ことから,導入に際しては,ヘパリン投与がなされることが多い。ただし,脳梗塞急性期へのヘパリン投与については,海外のガイドラインでは推奨されていない。また,その投与法についても1日1万単位の低用量やAPTTの1.5～2.0倍を目安に用量調節する方法等がわが国で用いられているが,明確なエビデンスがない。また,ヘパリンとして,より安全性の高いと考えられる低分子ヘパリン(LMWH)は保険適応がない。

DOACに関しては,投与直後より十分な抗凝固作用を得ることができることから,経口可能であれば,ヘパリンの事前投与は必要ないと考えられる。非弁膜症性心房細動による心原性脳塞栓症の再発予防に関しては,再発予防だけを対象とした臨床試験は行われていないが,大規模臨床試験の中から,TIA/脳梗塞を抽出したメタアナリシスによって,DOACはワルファリンと比較して有効性と安全性が認められている[10](表

表4 AHA/ASAによる脳卒中二次予防ガイドラインより急性心筋梗塞，左心室血栓，心筋症での再発予防の推奨治療法と推奨度

病態	推奨	推奨度
画像で左心室壁在血栓を認める急性心筋梗塞	3カ月間ワルファリン（PT-INR 2.5（2.0-3.0））	Class I, Level of Evidence C
血栓はないが急性前壁STEMIで心尖壁運動低下や壁運動異常	3カ月間ワルファリン（PT-INR 2.5（2.0-3.0））	Class IIb, Level of Evidence C
左心室壁在血栓または左室駆出率40％未満で，前壁か心尖壁運動異常を伴う急性心筋梗塞で，非出血性有害事象のためにワルファリンができない時	3カ月間のLMWH, dabigatran, rivaroxaban, apixabanの有効性は不明	Class IIb, Level of Evidence C
画像で左心房あるいは左心室内血栓を伴う洞調律の心筋症	3カ月以上のワルファリン	Class I, Level of Evidence C
機械的左室補助人工心臓	ワルファリン（PT-INR 2.5（2.0-3.0））	Class IIa, Level of Evidence C
左心房あるいは左心室内血栓を伴わない，洞調律の左室駆出率35％以下の拡張型心筋症か拘束型心筋症	抗血小板療法 or 抗凝固療法	Class IIb, Level of Evidence B
左心房あるいは左心室内血栓を伴わない，洞調律の左室駆出率35％以下の拡張型心筋症か拘束型心筋症または機械的左室補助人工心臓で非出血性有害事象のためにワルファリンができない時	dabigatran, rivaroxaban, apixabanの有効性は不明	Class IIb, Level of Evidence C

（文献12より作成）

表5 AHA/ASAによる脳卒中二次予防ガイドラインより心弁膜症での再発予防の推奨治療法と推奨度

病態	推奨	推奨度
リューマチ性僧帽弁疾患と心房細動	ワルファリン（PT-INR 2.5（2.0-3.0））	Class I, Level of Evidence A
リューマチ性僧帽弁疾患で，心房細動や頸動脈狭窄などの別の原因がない場合	ワルファリン（PT-INR 2.5（2.0-3.0））	Class IIb, Level of Evidence C
リューマチ性僧帽弁疾患で，ワルファリン治療中	抗血小板薬追加はルーチーンでは勧めない	Class III, Level of Evidence C
リューマチ性僧帽弁疾患で，的確なワルファリン治療中	アスピリン追加	Class IIb, Level of Evidence C
大動脈弁および非リューマチ性僧帽弁疾患で，心房細動も他の抗凝固療法適応病態がない場合	抗血小板療法	Class I, Level of Evidence C
僧帽弁輪石灰化で，心房細動も他の抗凝固療法適応病態がない場合	抗血小板療法	Class I, Level of Evidence C
僧帽弁逸脱で，心房細動も他の抗凝固療法適応病態がない場合	抗血小板療法	Class I, Level of Evidence C

（文献12より作成）

表6 AHA/ASAによる脳卒中二次予防ガイドラインより人工弁での再発予防の推奨治療法と推奨度

病態	推奨	推奨度
弁置換前に脳梗塞/TIAの既往のある機械的大動脈弁	ワルファリン（PT-INR 2.5（2.0-3.0））	Class I, Level of Evidence B
弁置換前に脳梗塞/TIAの既往のある機械的僧帽弁	ワルファリン（PT-INR 3.0（2.5-3.5））	Class I, Level of Evidence C
弁置換前に脳梗塞/TIAの既往のある機械的僧帽弁または大動脈弁で，出血リスクが低い場合	ワルファリン治療にアスピリン75-100 mg/d追加	Class I, Level of Evidence B
的確な抗血栓療法中の機械弁	出血リスクに基づいてアスピリンを325 mg/dに増量または目標INRを上げる	Class IIa, Level of Evidence C
弁置換前に脳梗塞/TIAの既往のある生体大動脈または僧帽弁で置換術後3～6カ月以降	アスピリン75-100 mg/d	Class I, Level of Evidence C
的確な抗血小板療法中の生体大動脈または僧帽弁	ワルファリン（PT-INR 2.5（2.0-3.0））の追加	Class IIb, Level of Evidence C

（文献12より作成）

1)。特に，ワルファリンよりも DOAC の方が頭蓋内出血を含めた重篤な出血合併症が少ないことから，脳卒中治療ガイドライン 2015 ではワルファリンよりも DOAC をまず考慮するよう勧められている[3]。

これら，抗凝固療法の急性期での的確な開始時期については明確にはされていない。脳卒中治療ガイドライン 2015 では，「脳梗塞発症後 2 週間以内が一つの目安となる」とされている[3]。tPA 治療を行った場合には 24 時間以内は抗血栓療法が行えないが，軽症例であれば，早期に抗凝固療法による再発予防を行うべきと考えられる。DOAC 開始に関しては，TIA は 1 日目，軽症例は 3 日目，中等度は 6 日目，重症例は 12 日目という目安が海外のガイドラインで示されている。European Stroke of Cardiology（ESC）のガイドラインで早期投与した方がよいと考えられる要件と，開始時期を遅らせた方がよいと考えられる要件が示されている[11]（**表3**）。早期開始に伴う最大のリスクは出血性梗塞による血腫形成である。発症早期の重篤な出血性梗塞は閉塞血管の再開通が起こる時に生じると考えられることから，閉塞血管の再開通の有無も抗凝固療法開始の目安として重要な因子と考えられる。

2）その他の心原性脳塞栓症の再発予防

心房細動以外の心原性脳塞栓症の原因となる心筋梗塞，弁膜症，人工弁についての AHA の再発予防の推奨を**表4～6**に示した[12]。

文献

1) Special report from the national institute of neurological disorders and stroke：Classification of cerebrovascular diseases iii. Stroke 21：637-676, 1990
2) 豊田一則, 奥村謙, 橋本洋一郎, ほか：潜因性脳梗塞と塞栓源不明脳塞栓症　わが国における臨床的意義と潜在性心房細動検出の重要性．脳卒中 38：77-85, 2016
3) 日本脳卒中学会脳卒中ガイドライン委員会：脳卒中治療ガイドライン 2015．協和企画，2015
4) Ruff CT, Giugliano RP, Braunwald E, et al：Comparison of the efficacy and safety of new oral anticoagulants with warfarin in patients with atrial fibrillation：A meta-analysis of randomised trials. Lancet 383：955-962, 2014
5) Meschia JF, Bushnell C, Boden-Albala B, et al：Guidelines for the primary prevention of stroke：A statement for healthcare professionals from the american heart association/american stroke association. Stroke 45：3754-3832, 2014
6) Demaerschalk BM, Kleindorfer DO, Adeoye OM, et al：Scientific rationale for the inclusion and exclusion criteria for intravenous alteplase in acute ischemic stroke：A statement for healthcare professionals from the american heart association/american stroke association. Stroke 47：581-641, 2016
7) Adams HP, Jr., del Zoppo G, Alberts MJ, et al：Guidelines for the early management of adults with ischemic stroke：A guideline from the american heart association/american stroke association stroke council, clinical cardiology council, cardiovascular radiology and intervention council, and the atherosclerotic peripheral vascular disease and quality of care outcomes in research interdisciplinary working groups：The american academy of neurology affirms the value of this guideline as an educational tool for neurologists. Stroke 38：1655-1711, 2007
8) 日本脳卒中学会　脳卒中医療向上・社会保険委員会：抗凝固療法中患者への脳梗塞急性期再開通治療に関する推奨　2017 年 11 月．脳卒中 40：123-135, 2018
9) Nogueira RG, Jadhav AP, Haussen DC, et al：Thrombectomy 6 to 24 hours after stroke with a mismatch between deficit and infarct. N Engl J Med 378：11-21, 2018
10) Ntaios G, Papavasileiou V, Diener HC, et al：Nonvitamin-k-antagonist oral anticoagulants versus warfarin in patients with atrial fibrillation and previous stroke or transient ischemic attack：An updated systematic review and meta-analysis of randomized controlled trials. Int J Stroke 12：589-596, 2017
11) Kirchhof P, Benussi S, Kotecha D, et al：2016 esc guidelines for the management of atrial fibrillation developed in collaboration with eacts. Eur Heart J 37：2893-2962, 2016
12) Kernan WN, Ovbiagele B, Black HR, et al：Guidelines for the prevention of stroke in patients with stroke and transient ischemic attack：A guideline for healthcare professionals from the american heart association/american stroke association. Stroke 45：2160-2236, 2014

31 アテローム血栓性脳梗塞

棚橋 紀夫 ［埼玉医科大学国際医療センター神経内科］

アテローム血栓性脳梗塞には血栓性，塞栓性，血行力学的の3つの機序がある。アテローム血栓性脳梗塞は安静時や起床時に発症することが多い。一過性脳虚血発作が先行したり皮質症状を伴ったり，症状が増悪する進行発作を呈する場合はアテローム血栓性脳梗塞と考えられる。アテローム血栓性脳梗塞は進行発作を呈することが多く，臨床経過を注意深く観察することが重要である。とくに脳底動脈血栓症では進行発作を呈する場合が多い。動脈原性塞栓症の場合は心原性脳塞栓症と同様に突発完成型で皮質症状を呈する。同一の血管領域のTIAが先行したり同じ血管領域に再発する場合は動脈原性塞栓症の可能性が高く注意深く検索する必要がある。内頸動脈に狭窄病変があり，血圧低下や脱水などで灌流圧が低下すると前大脳動脈と中大脳動脈の境界領域に梗塞が起こる。アテローム血栓性脳梗塞の急性期治療の目標は回復可能な虚血領域（ペナンブラ）を生かし，梗塞に陥るのを防ぎ機能を回復させることにある。抗血栓療法の選択は，発症後の時間，重症度，血管の閉塞部位，梗塞の大きさなどを参考に決定される。

アテローム血栓性脳梗塞治療，二次予防に関しては，「脳卒中治療ガイドライン2015[1]」，「脳卒中治療ガイドライン2015［追補2017］[2]」を参考に解説する。

I 急性期治療

1 全身管理

アテローム血栓性脳梗塞患者では，頭蓋内外の主幹動脈に狭窄・閉塞を認めるため，急性期の血圧管理には，下げすぎによる灌流圧低下に伴う脳虚血の増悪に注意する必要がある。超急性期にt-PA静注療法を施行する場合は，180/105 mmHg未満にする必要があるが，それ以外の場合は，220/120 mmHgを超える場合は，前値の15％を目安に降圧する[1,3]。この場合，降圧による症状の増悪に注意しながら降圧する。一般には，急性期には，高血圧は1日以内に自然に降圧する場合が多い。気道確保，呼吸管理は意識障害患者，気道閉塞が疑われる患者に必要となる。酸素飽和度が94％を超えるよう酸素投与を行う。また脱水を防ぐため補液を行う。

2 血栓溶解療法（アルテプラーゼ静注療法）

発症4.5時間以内の症例では，t-PA静注療法の適応をまず検討しなければならない。最も効果が期待できる治療法である。脳卒中治療ガイドライン2015[1]でもグレードAで推奨されている。患者選択には，必須項目，禁忌項目，慎重投与項目などのチェックリストが活用される。「rt-PA（アルテプラーゼ）静注療法適正指針 第二版」（日本脳卒中学会が作成した血栓溶解法の指針）が参考となる[4]。

CTまたはMRIで広汎な早期虚血性変化の有無が参考とされるが，MRI，MRA所見により梗塞範囲，責任血管の同定が容易にできるようになり，rt-PA静注療法適応患者選択に有用である。さらに脳血流低下領域の情報があれば，脳血流低下領域と梗塞領域の差に注目したdiffusion-perfusion mismatch（MRI拡散強調画像による高信号領域〈梗塞領域〉と脳血流低下領域とのミスマッチ），脳血流を測定しない場合でも，臨床的重症度あるいは主幹動脈病変の有無と梗塞領域の程度との比較 clinical diffusion mismatch（臨床的重症度とMRI拡散強調画像による高信号領域〈梗塞領域〉のミスマッチ），MRA-diffusion mismatch（MRAによる脳主幹動脈閉塞とMRI拡散強調画像による高信号領域〈梗塞領域〉のミスマッチ）などがt-PA適応症例の選択の一助となる。

t-PAによる再開通率は，内頸動脈閉塞例では極めて低い。中大脳動脈閉塞ではMRA上で中大脳動脈起始部から残存する血管の長さ5 mm未満では，t-PA静

注療法により再開通しにくい。また，アテローム血栓性脳梗塞の場合，t-PA静注療法により再開通が得られたのちに再閉塞し症状が悪化する場合もあるため，抗血小板療法が必要となるが，rt-PA静注療法施行例では施行後24時間までは抗血栓療法は禁止されている。

3 血管内治療

近年，ステント型血栓回収デバイスの導入後，rt-PA静注療法後の追加脳血管内治療の有効性が相次いで示された。米国脳卒中協会のガイドライン[5]では，①脳卒中発症前の日常生活動作が自立（modified Rankin Scale：mRS 0-1），②発症4.5時間以内にrt-PA静注療法施行，③閉塞血管が内頸動脈（ICA）や中大脳動脈近位部（M1），④18歳以上，⑤神経学的重症度が中等度以上（National Institute of Health Stroke Scale：NIHSS score≧6〈p.13参照〉），⑥梗塞範囲が比較的小さい（Alberta Stroke Programme Early CT Score：ASPECTS≧6〈ASPCTS：頭部CT単純写真により脳内10カ所で脳虚血による変化の有無を評価し点数化する。10点満点で点数が高いほど脳虚血の範囲が少ない〉），⑦発症から6時間以内に穿刺，の条件すべてを満たす患者が，ステント型デバイスを用いた治療の最も良い適応としている。本邦の脳卒中治療ガイドラインでも2017年の追補版[5]で，前方循環の主幹動脈（内頸動脈または中大脳動脈M1部）閉塞と診断され，画像診断などに基づく治療適応判定がなされた急性期脳梗塞に対し，アルテプラーゼ静注療法を含む内科治療に追加して，発症6時間以内に主にステントリトリーバーを用いた血管内治療（機械的血栓回収療法）を開始することを強く勧められる（グレードA）としている。

急性期脳梗塞に対する血管内治療では，来院から治療開始時間（door to puncture time）が短いほど有効であるとされている。アテローム血栓性脳梗塞で血管内治療を行った場合，頸動脈や中大脳動脈M1で狭窄病変があり，ステント留置を余儀なくされる場合もある。

4 抗血小板薬

アテローム血栓性脳梗塞急性期に対して使用される抗血小板薬は，欧米ではアスピリンのみであるが本邦では選択的トロンボキサンA2合成阻害薬（オザグレルナトリウム）がある。

米国脳卒中協会のガイドライン[2]では，アスピリン（初期投与量は325 mg）は，脳梗塞発症24～48時間以内に投与すべきであるとしているが，t-PAなどの急性期治療薬の代用薬ではないとしている。アスピリンの急性期での使用は血栓溶解薬や抗凝固薬に比較すると重大な出血性合併症はより少ない。しかし，血栓溶解療法に補助的治療としてアスピリンを使用すると出血性合併症の増加する可能性がある。したがって，血栓溶解療法施行24時間以内のアスピリンの使用は禁忌である。脳卒中治療ガイドライン2015[1]では，発症早期（24～48時間以内）の症例に対して，アスピリン160～300 mg/日の経口投与が推奨されている（グレードA）。また，オザグレルナトリウム160 mg/日の点滴投与は，急性期（発症5日以内）の脳血栓症（心原性脳塞栓症を除く脳梗塞）患者の治療法として推奨される（グレードB）。

中国で行われたCHANCE試験[6]では，発症24時間以内の軽症脳卒中またはTIA患者を対象にクロピドグレル（初回量300 mg，その後75 mg）とアスピリン75 mgの併用21日間その後クロピドグレル75 mg単独90日までの群と，アスピリン75 mg単独90日間の群で脳卒中の発症を検討した。その結果，併用群で脳卒中の発症は有意に少なく，出血性脳卒中の発症も両群で差はなかった。これらの結果から脳卒中治療ガイドライン2015では，非心原性脳梗塞急性期患者では，発症早期では抗血小板薬の併用も推奨される（グレードC1）としている。

5 抗凝固薬

アテローム血栓性脳梗塞急性期の抗凝固療法については，ヘパリンまたはアルガトロバンが使用される。そのうち，発症48時間以内の脳梗塞ではヘパリンを使用することを考慮してもよい（グレードC1）。発症3時間以内の非ラクナ性半球梗塞に通常のヘパリンを投与（APTT 2～2.5倍に調整）した結果，自立できる患者が有意に増加したが，症候性脳出血が増加したとする報告もある。発症48時間以内で病変最大径が1.5 cmを超すような脳梗塞（心原性脳塞栓症を除く）には，選択的トロンビン阻害薬のアルガトロバンが推奨される（グレードB）。アルガトロバンは，発症48時間以内の脳血栓症（特に皮質梗塞）に有用であり，出血性合併症が少ない。抗血小板薬と併用する場合が多い。

6 脳保護薬

抗酸化薬であるエダラボンは，世界で唯一認可されている脳保護薬で，発症24時間以内のあらゆる臨床病型に勧められている（グレードB）。また，脳浮腫の軽減効果，発症後早期に投与すると効果が大きいことも報告されている。また，動物の虚血実験で，エダラボンはt-PAと併用すると，脳出血の合併が少ないこと，脳血管とastrocyteの乖離を防止すること，細胞外マトリックスを分解するMMP-9の産生を抑制することなどが報告されている。エダラボンは，脳浮腫を

抑制するのみでなく，血液脳関門を保護する働きがあり t-PA との併用により出血性梗塞の発症を軽減する効果が期待されている．

7　脳浮腫治療薬

頭蓋内圧亢進を伴う大きな梗塞巣を有するアテローム血栓性脳梗塞急性期では，高張グリセロール（10%）静脈内投与が推奨される（グレード C1）．また，マニトール（20%）の投与も考慮してよい（グレード C1）．

8　血液希釈療法

低分子デキストランなどの血漿増量薬を用いた血液希釈療法は，行うことを考慮してよい（グレード C1）．

9　頸動脈内膜剥離術，頸部頸動脈血行再建術，バイパス手術

アテローム血栓性脳梗塞で，頸動脈高度狭窄を伴う進行例などでは，急性期に頸動脈内膜剥離術，頸部頸動脈血行再建術，バイパス手術などを考慮してもよいが，十分なエビデンスはない（グレード C1）．

II　再発予防

1　危険因子の管理と是正

再発予防のためには，危険因子（高血圧症，糖尿病，脂質異常症，肥満，糖尿病，心房細動など）の発見・管理をまず行う．生活習慣の改善（禁煙，節酒），食事療法，適度な運動が推奨される．

1）高血圧症

140/90 mmHg 未満を目標とする（グレード A）．糖尿病や蛋白尿合併例は，130/80 mmHg 未満，後期高齢者には 150/90 mmHg 未満を目標とすることを考慮する（グレード C1）．Ca 拮抗薬，アンギオテンシン受容体拮抗薬，ACE 阻害薬，少量の利尿薬などが推奨される．厳格な 24 時間にわたる降圧が求められる．糖尿病，慢性腎臓病，および発作性心房細動や心不全合併例，左室肥大や左房拡大が明らかな症例などはアンギオテンシン受容体拮抗薬，ACE 阻害薬が推奨される（グレード B）．血圧変動性の観点からはカルシウム拮抗薬が勧められる（グレード B）．

2）糖尿病

血糖のコントロールとともに血圧管理，脂質管理が重要である．チアゾリジン系薬は，糖尿病を合併した脳梗塞患者の再発予防効果が期待できる．

3）脂質異常症

再発予防のため高用量のスタチンが推奨される（グレード B）．総コレステロール＜200 mg/dL，LDL コレステロール＜120 mg/dL，HDL コレステロール≧40 mg/dL，中性脂肪＜150 mg/dL を目標とする．米国のガイドラインでは，アテローム血栓性脳梗塞では，再発予防のため，LDL コレステロール＜120 mg/dL を推奨している．また低用量のスタチン系薬剤で脂質異常症を治療中の患者において，エイコサペンタエン酸（EPA）製剤の併用が脳卒中再発予防に勧められる（グレード B）．

2　抗血小板療法

抗血小板薬（低用量アスピリン，プラビックス，プレタール）が適応となる．急性期ではアスピリンとプラビックスの併用も選択肢となるが，1 年以上の抗血小板薬の併用は，単剤と比較して有意な脳梗塞再発予防効果は実証されておらず，むしろ出血性合併症を増加させる．したがって単剤が推奨される．アスピリンは消化管出血，プラビックスは肝障害，プレタールは頭痛，頻脈に特に注意する必要がある．出血時の対処が容易な処置・小手術（抜歯，白内障手術など）の施行時は，抗血小板薬の内服続行が望ましい．出血高危険度の消化管内視鏡治療の場合は，血栓塞栓症の発症リスクが高い症例では，アスピリンまたはシロスタゾールへの置換を考慮する．

3　外科的治療

1）頸動脈内膜剥離術（carotid endarterectomy：CEA）

症候性頸動脈高度狭窄（＞70%，NASCET 法）では，抗血小板療法を含む最良の内科的治療に加えて，手術および周術期管理に熟達した術者と施設において頸動脈内膜剥離術を行うことが推奨される（グレード A）．

2）経皮的血管形成術と頸動脈ステント留置術（carotid artery stenting：CAS）

内頸動脈狭窄症において，頸動脈内膜剥離術の危険因子（心臓疾患，重篤な呼吸器疾患，対側頸動脈閉塞，対側咽頭神経麻痺，頸部直達手術，または頸部放射線治療の既往，CEA 再狭窄例）を持つ症例に対して，経皮的血管形成術と頸動脈ステント留置術（carotid artery stenting：CAS）を行うことが奨められる（グレード B）．内頸動脈狭窄症において，血行再建術を考慮すべき患者で，高位頸動脈分岐部や既往治療による癒着など頸部の状態が血管手術に好ましくない症例においては，頸動脈内膜剥離術よりも CAS を行うことが奨められる（グレード B）．

文献

1) 日本脳卒中学会 脳卒中ガイドライン委員会：脳卒中治療ガイドライン 2015. 協和企画，2015
2) 日本脳卒中学会 脳卒中ガイドライン委員会 編：脳卒中治療ガイドライン 2015［追補 2017］日本脳卒中学会ホームページ
3) Jauch EC, et al：Guidelines for the early management of adults with ischemic stroke. A Guideline From the American Heart Association/American Stroke Association Stroke Counsil. Clinical Cardiology Council, Cardiovascular Radiology and Intervention Council, and the Atherosclerotic Peripheral Vascular Disease and Quqlity of Care Outcomes in Research Interdiscriplinary Working Groups. Stroke 44：870-947, 2013
4) 日本脳卒中学会 脳卒中医療向上・社会保険委員会. rt-PA（アルテプラーゼ）静注療法指針改定部会：rt-PA（アルテプラーゼ）静注療法適正治療指針 第二版. 2012 年 10 月
http://www.jsts.gr.jp/
5) Powers WJ, et al：2015 Ameriacn Heart Association/American Stroke Association Focused Update of the 2013 Guidelines for the Early Management of patients With Acute Ischemic Stroke Regarding Endovascular Treatment. A Guideline for Health care Professionals From the American Heart Association/American Stroke Association. Stroke 46：3020-3035, 2015
6) Wang Y, et al：Clopidogrel with aspirin in acute minor stroke or transient ischemic attack. N Engl J Med 369：11-19, 2015

32 ラクナ梗塞

下山 隆 ［日本医科大学大学院医学研究科神経内科学分野］
木村 和美 ［日本医科大学大学院医学研究科神経内科学分野］

I はじめに

ラクナ梗塞は直径 100～500 μm の穿通動脈領域に発症する最大径 1.5 cm 以下の脳梗塞と定義する。ラクナ梗塞の多くは高血圧・脂質異常症・糖尿病を基盤として穿通枝の血管壁に lipohyalinosis, fibrinotic necrosis, microatheroma をきたし閉塞する。発症 4.5 時間以内の超急性期症例では rt-PA 静注療法を行う。しかし，ラクナ梗塞では①軽症例が多い，②穿通動脈閉塞であることから rt-PA 静注療法の有効性や安全性について多くの議論がなされてきた。またラクナ梗塞患者のみを対象とした急性期抗血小板療法のエビデンスも少ない。二次予防に関しては脳梗塞再発だけでなく頭蓋内出血発症のリスクも考慮し，適切な抗血小板薬の使用や危険因子管理が重要である。本稿では，ラクナ梗塞患者の超急性期治療，急性期抗血小板療法，二次予防（抗血小板療法・危険因子管理）について最新の知見をふまえ概説する。

II 超急性期ラクナ梗塞に対するrt-PA 静注療法

1 有効性

本邦における「rt-PA（アルテプラーゼ）静注療法適正治療指針　第二版」では軽症例における投与は慎重項目に該当している。神経症候が非常に軽微でかつ頭蓋内出血のリスクが高いと判断した場合には rt-PA 静注療法を行わず抗血小板療法などで経過をみる事例も経験する。しかし臨床的に特別な事象がない限り発症 4.5 時間以内のラクナ梗塞患者に対しては rt-PA 静注療法が第一選択になる。過去にラクナ梗塞患者だけを対象に rt-PA 静注療法の有効性と安全性を検討した randomised control study はない。現時点では rt-PA 静注療法の大規模臨床試験のサブ解析やレジストリーデータなどの解析から転帰や有害事象を判断するしかない。

NINDS（National Institute of Neurological Disorders and Stroke）trial では，ラクナ梗塞患者における 3 カ月後の機能予後良好（modified Rankin Scale〈mRS〉：0-1）が rt-PA 投与群（63％）でプラセボ群（40％）より有意に多かった[1]。一方で IST-3（Third International Stroke Trial）ではラクナ梗塞患者における 6 カ月後の機能予後良好（Oxford Handicap Score〈OHS〉：0-2）に両群間で差はなかった（rt-PA 投与群 59.5％ vs. プラセボ群 62.8％，Adjusted odds ratio 0.91）[2]。ただし IST-3 は発症 6 時間以内の超急性期脳梗塞患者に対する rt-PA 静注療法の有効性と安全性を検討した臨床試験であり結果の解釈に注意が必要である。Registry of the Canadian Stroke Network data からの報告では rt-PA 投与群がプラセボ群と比較して退院時の機能予後良好（mRS 0-2）であった（relative risk〈RR〉1.84；95％ CI 1.59-2.13）[3]。しかし 3 カ月後の機能予後や死亡率に影響はなかった[3]。Grieb らの報告では入院時 NIHSS（National Institutes of Health Stroke Scale）score は rt-PA 投与群で高値であったが（median NIHSS of 5 vs. 3, $P<0.001$），急性期の神経症候は rt-PA 群で有意に改善した（median NIHSS improvement of 3 vs. 1, $P<0.001$）[4]。一方で 3 カ月後の転帰は両群間で差がなかった（median mRS of 2, $P=0.211$）[4]。2017 年の Australia Stroke Unit Registry の報告でも rt-PA 投与群はプラセボ群と比較して急性期神経症候が有意に改善した（median NIHSS improvement points of 3 vs. 2, $P<0.001$）[5]。これらの結果からラクナ梗塞患者に対する rt-PA 静注療法の有効性が示唆される。

2 頭蓋内出血発症リスク

ラクナ梗塞患者に対する rt-PA 静注療法後の頭蓋内

出血発症頻度に関してはいくつか報告がある。Grieb ら[4]の報告では症候性頭蓋内出血は rt-PA 静注療法およびプラセボ群ともに認めなかったが，無症候性頭蓋内出血の頻度は rt-PA 投与群で有意に多かった（11.6％ vs. 1.9％，P＝0.001）。また主幹動脈閉塞を有さない患者を対象に rt-PA 静注療法の有効性と安全性を検討した報告では，ラクナ梗塞患者における症候性頭蓋内出血の頻度は rt-PA 投与群で 2 例（3.7％）認めたが非投与群と比較して有意差はなかった（P＝0.18）[6]。ラクナ梗塞患者では rt-PA 静注療法によりプラセボ群より頭蓋内出血のリスクが上がる可能性はあるが，症候性頭蓋内出血の頻度は他の病型と比較しても多くない。ラクナ梗塞患者に対する rt-PA 静注療法はプラセボ群よりも転帰良好であり，頭蓋内出血のリスクを考慮しても他病型と同様に積極的投与が推奨される。

III 急性期抗血小板療法

1 抗血小板薬単剤療法

抗血小板療法は非心原性脳梗塞患者において急性期より使用されるがラクナ梗塞患者のみを対象としたエビデンスは非常に少ない。非心原性脳梗塞に対するアスピリンの効果を検討した大規模多施設共同研究に International stroke trial（IST）[7]や Chinese acute stroke trial（CAST）[8]の報告がある。IST では，発症 14 日以内の脳梗塞再発はアスピリン投与群で 2.8％，非投与群で 3.9％とアスピリン投与群で有意に低く，発症 14 日以内の頭蓋内出血はアスピリン投与群で 0.9％，非投与群で 0.8％と両群間に差はなかった[7]。また CAST では，発症 4 週間以内の頭蓋内出血はアスピリン群で 1.1％，プラセボ群で 0.9％とアスピリン群で高頻度であったが，発症 4 週間以内の脳梗塞の再発率，および総死亡率はアスピリン投与群で有意に低かった[8]。この二つの大規模臨床試験の結果からアスピリンはラクナ梗塞を含む非心原性脳梗塞患者における急性期治療の第一選択薬となっている。

一方で急性期 small vessel disease（ラクナ梗塞もしくは branch atheromatous disease：BAD）患者に対するシロスタゾールの効果を検討した報告がある[9]。シロスタゾール群はアスピリンをはじめとした conventional 治療群と比較して退院時転帰が良好であった（mRS 1.9 and 2.3，P＝0.03）[9]。一方で，急性期ラクナ梗塞に対するクロピドグレル単剤投与の有効性と安全性を示した報告はない。現状では急性期ラクナ梗塞に対する抗血小板薬単剤療法に関してどの薬剤を選択するかは症例に応じて選択するのが妥当と考える。

2 抗血小板薬併用療法

CHANCE（Clopidogrel in High-Risk Patients with Acute Nondisabling Cerebrovascular Events）では急性期虚血性脳卒中症例（TIA もしくは NIHSS score 3 点以下）に対して発症から 21 日間アスピリンとクロピドグレルによる抗血小板併用療法を行い有効性と安全性を示した[10]。ラクナ梗塞症例に限定した検討ではないが抗血小板併用療法群はアスピリン単剤療法群と比較して 90 日以内の脳梗塞再発率は併用療法群で有意に低かった（8.2％ vs. 11.7％，HR 0.68；95％CI 0.57-0.81，P＜0.001）[10]。一方で頭蓋内出血は両群間ともに 0.3％であり有意差はなかった[10]。本研究は TIA および minor stroke 症例が対象であるが，ラクナ梗塞症例でも急性期のみに限れば抗血小板薬併用療法を積極的に考慮する必要がある。実際に入院時頭部 MRI 拡散強調画像でラクナ梗塞と診断した患者が入院後急性期神経症候の増悪を認め，梗塞巣が拡大し BAD 型梗塞へと移行する症例を経験する（図 1）。単施設での検討ではあるが Yamamoto ら[11]は BAD 型梗塞の症例に対して強化抗血小板療法の有用性を報告している。

本邦でも非心原性脳梗塞急性期に抗血小板薬 2 剤併用療法（アスピリン＋シロスタゾール）を行い有効性と安全性を検討する多施設共同ランダム化比較研究-ADS-が実施された。ADS は発症 48 時間以内の急性期非心原性脳梗塞患者を対象に，アスピリン（200 mg／日）＋シロスタゾール（200 mg／日）併用群とアスピリン（200 mg／日）単独群を比較し，投与 14 日以内の神経症候の増悪と脳卒中の再発率，3 カ月後の機能予後を主要評価項目とした。今後，ADS の研究結果が報告される予定であり，本邦からラクナ梗塞を始めとした急性期抗血小板療法に関する多くの知見を得られることが期待される。

IV 抗血小板療法による二次予防

1 抗血小板薬単剤療法

急性期同様ラクナ梗塞患者のみを対象とした抗血小板療法による二次予防のエビデンスも少ない。ラクナ梗塞患者の抗血小板薬単剤療法による二次予防効果については大規模臨床試験のサブ解析や systematic review などから検証されている。Kwok ら[11]の systematic review によると抗血小板薬単剤療法はプラセボ群と比較して脳卒中（RR 0.77；95％ CI 0.62-0.97，2 studies）と虚血性脳梗塞（RR 0.48；95％ CI 0.30-0.78，2 studies）のリスクを有意に低下させた[11]。一方で脳卒中の転帰，心筋梗塞，死亡に関しては影響な

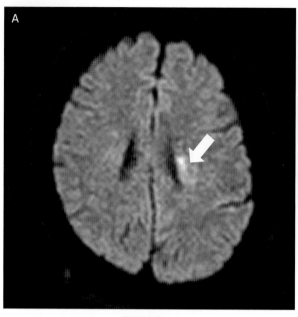 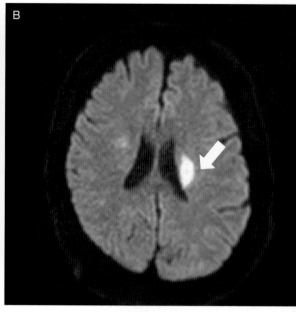

来院時 DWI　　　　　　　　　　　　　　　入院翌日 DWI

図1　ラクナ病巣が拡大し BAD に進行した1例
A．来院時 NIHSS score 2点。左放線冠にラクナ病巣を認めアスピリン 200 mg 内服開始。
B．入院翌日麻痺が進行し NIHSS score 6点。左放線冠の病巣は直径 17 mm に拡大。BAD と診断しアルガトロバンを追加。

かった（RR 0.89, 95％ CI 0.75-1.05, 2 studies）。アスピリンと他の抗血小板薬（チクロピジン，シロスタゾール，ジピリダモール）との間に脳卒中発症リスクに差はなかった（RR 0.91, 95％ CI 0.75-1.10, 3 studies）[11]。ただしこの systematic review では頭蓋内出血発症リスクに関して検討されていない。本邦で実施された CSPS II（Cilostazol for Prevention of Secondary stroke II）のサブ解析では，ラクナ梗塞患者においてシロスタゾール群はアスピリン群よりも頭蓋内出血発症のリスクが低かった（2.69％ vs. 2.88％ in person-year, risk reduction rate 6.3％）[12]。クロピドグレルに関しては日本での非心原性脳梗塞患者を対象とした使用成績調査（ClOpidogrel Safety and effectiveness with non-cardioeMbOlic stroke study：COSMO study）によると年間頭蓋内出血発症率はラクナ梗塞患者で 0.45％ であった[13]。頭部 MRI T2* で微小脳出血を有する症例では二次予防としてアスピリンでなくシロスタゾールやクロピドグレルを考慮してよい。ラクナ梗塞患者でいつまで抗血小板療法を継続するか見解が定まっていない。特に頭蓋内出血発症リスクが高い症例では，抗血小板薬を長期間内服するより適切な危険因子管理を行うことが重要である。

2　抗血小板薬併用療法

ラクナ梗塞患者を対象に抗血小板薬併用療法（アスピリン 325 mg とクロピドグレル 75 mg）とアスピリン単独療法を比較した SPS3 試験（Secondary Prevention of Small Subcortical Stroke Trial）では，全脳卒中の年間発症率（併用群 2.5％ vs. 単独群 2.7％。HR 0.92；95％CI, 0.72 to 1.16）および脳梗塞の年間発症率（併用群 2.0％ vs. 単独群 2.4％，HR 0.82；95％ CI, 0.63 to 1.09）は両群間で差はなかった[14]（併用群 2.5％ vs. 単独群 2.7％，HR 0.92；95％CI, 0.72 to 1.16）。一方で，出血性合併症の年間発症率は併用群に有意に多かった（併用群 1.1％ vs. 単独群 2.1％，HR 1.97；95％ CI, 1.41 to 2.71, P＜0.001）[14]。したがってラクナ梗塞の二次予防に関しては抗血小板併用療法ではなく単独療法が望ましい。

V　危険因子管理

1　高血圧

ラクナ梗塞患者の脳卒中再発予防において高血圧の管理は極めて重要である。SPS3 試験のサブ解析では積極的降圧群（目標収縮期血圧 130 mmHg 未満）と標準降圧群（目標収縮期血圧 130-149 mmHg）に分けたところ，脳梗塞の年間発症率は両群間で差は認めなかった（積極的降圧群 2.0％ vs. 標準降圧群 2.4％，HR 0.81；95％CI, 0.64-1.03）[15]。一方で，脳出血の年間発症率は積極的降圧群で有意に低かった（積極的降圧群 0.11％ vs. 0.29％，HR 0.37；95％CI, 0.15-0.95,

P=0.03)15)。ラクナ梗塞患者では収縮期血圧130 mmHg未満でのコントロールを目標に管理を行っていくが，80歳以上の高齢者や認知症を合併した症例では140 mmHg未満でのコントロールを考慮する。

2 脂質異常症

高用量アトルバスタチン（80 mg/日）を用いた脂質管理と脳卒中再発予防効果を検討したSPARCL（Stroke Prevention by Aggressive Reduction of Cholesterol Levels）では，ラクナ梗塞患者における高用量アトルバスタチン投与群はプラセボ群と比較して脳卒中再発（HR 0.85；95%CI 0.64-1.12，P=0.249），冠動脈イベント（HR 0.84；95%CI 0.66-1.04，P=0.170），全死亡（HR 1.20；95%CI 0.86-1.67，P=0.280）において有意差はなかった16)。また高用量アトルバスタチン投与は高齢，男性，stage 2以上の高血圧を有する症例では頭蓋内出血発症のリスクとなる17)。ラクナ梗塞患者ではガイドラインに準拠してLDL-C 120 mg/dL以下もしくは冠動脈疾患の既往を有する症例ではLDL-C 100 mg/dL以下を管理する。

3 糖尿病

SPS3のサブ解析では，糖尿病およびメタボリックシンドロームを有するラクナ梗塞患者はそれらを有さないラクナ梗塞患者に比べて脳卒中再発（HR 1.7；95%CI 1.3-2.3，P=0.0004），ラクナ梗塞再発（HR 2.4；95% CI 1.5-3.7，P=0.0003），冠動脈イベント（HR 2.6；95% CI 1.4-4.9，P=0.026）が有意に多かった18)。しかし，現状においては積極的血糖管理が脳卒中および心血管イベントの再発を明らかに抑制するというエビデンスはなく，ガイドラインに準じてまずはHbA1c 7%未満を目標にコントロールすることが重要である。

VI おわりに

ラクナ梗塞の治療と二次予防について概説した。ラクナ梗塞患者だけを対象にした大規模臨床試験が少ないのが現状である。しかし他の病型と同様に超急性期治療はrt-PA静注療法を実施するべきである。二次予防に関しては脳梗塞再発だけでなく頭蓋内出血のリスクを考慮し適切な抗血小板療法の選択と高血圧管理が重要である。

文献

1) National Institute of Neurological Disorders and Stroke rt-PA Stroke Study Group：Tissue plasminogen activator for acute ischemic stroke. N Engl J Med 333：1581-1587, 1995
2) The IST-3 collaborative group：The benefits and harms of intravenous thrombolysis with recombinant tissue plasminogen activator within 6 h of acute ischemic stroke（the third international stroke trial ［IST-3］）：a randomized controlled trial. Lancet 379：2352-2363, 2012
3) Shobha N, Fang J, Hill MD：Do lacunar strokes benefit from thrombolysis? Evidence from the Registry of the Canadian Stroke Network. Int J Stroke 8 Suppl：45-49, 2013
4) Griebe M, Fischer E, Kablau M, et al：Thrombolysis in patients with lacunar stroke is safe：an observational study. J Neurol 261：405-411, 2014
5) Eggers CCJ, Bocksrucker C, Seyfang L；Austrian Stroke Unit Registry Collaborators：The efficacy of thrombolysis in lacunar stroke- evidence from the Austrian Stroke Unit Registry. Eur J Neurol 24；780-787, 2017
6) Lahoti S, Gokhale S, Caplan L：Thrombolysis in ischemic stroke without arterial occlusion at presentation. Stroke 45；2722-2727, 2014
7) International Stroke Trial Collaborative Group. The International Stroke Trial（IST）：a randomized trial of aspirin, subcutaneous heparin, both, or neither among 19,435 patients with acute ischaemic stroke. Lancet 349；1569-1581, 1997
8) CAST（Chinese Acute Stroke Trial）Collaborative Group. CAST：a randomized placebo-controlled trial of early aspirin use in 20,000 patients with acute ischaemic stroke. Lancet 349；1641-1649, 1997
9) Nakase T, Sasaki M, Suzuki A：The effect of acute medication with cilostazol, an anti-platelet drug, on the outcome of small vessel brain infarction. J Stroke Cerebrovasc Dis 23；1409-1415, 2014
10) Wang YJ, Zhao X, Liu L, et al；CHANCE Investigators. Clopidogrel with aspirin in acute minor stroke or transient ischemic attack. N Engl J Med 369；11-19, 2013
11) Yamamoto Y, Nagakane Y, Makino M, et al：Aggressive antiplatelet treatment for acute branch atheromatous disease type infarcts：a 12-year prospective study. Int J Stroke 9；E8, 2014
12) Uchiyama S, Shinohara Y, Katayama Y, et al：Benefit of cilostazol in patients with high risk of bleeding：subanalysis of cilostazol stroke prevention study 2. Cerebrovasc Dis 37；296-303, 2014
13) 嘉代博之，横森淳二，周東祐仁：クロピドグレル硫酸塩（プラビックス錠）の非心原性脳梗塞患者を対象とした使用成績調査（COSMO study）―脳梗塞病型別の安全性ならびに有効性の副次的検討―．新薬と臨床 61；750-765, 2012
14) The SPS3 investigators, Benavente OR, Hart RG, McClure LA, et al：Effects of clopidogrel added to aspirin in patients with recent lacunar stroke. N Engl J Med 367；817-825, 2012
15) SPS3 Study Group, Benavente OR, Coffey CS, Conwit R, et al：Blood-pressure targets in patients with recent lacunar

stroke: the SPS3 randomised trial. Lancet 382: 507-515, 2013
16) Amarenco P, Benavente O, Goldstein LB, et al: Results of the stroke prevention by aggressive reduction in cholesterol levels (SPARCL) trial by stroke subtypes. Stroke 40: 1405-1409, 2009
17) Goldstein LB, Amarenco P, Szarek M, et al: Hemorrhagic stroke in the stroke prevention by aggressive reduction in cholesterol levels study. Neurology 70: 2364-2370, 2008
18) Zhu S, McClure LA, Lau H, et al: Recurrent vascular events in lacunar stroke patients with metabolic syndrome and/or diabetes. Neurology 85: 935-941, 2015

33 一過性脳虚血発作

長谷川 泰弘 [聖マリアンナ医科大学脳神経内科]

　一過性脳虚血発作(transient ischemic attack：TIA)を経験した患者の15〜20％が発作後3カ月以内に脳梗塞を発症し[1]，そのうちの半数はTIA発症後48時間以内に集中して脳梗塞に移行するとされている[2,3]。わが国の『脳卒中治療ガイドライン2015』においても，「TIAと診断すれば，可及的速やかに発症機序を評価し，脳梗塞発症予防のための治療を直ちに開始するよう強く勧められる」と記載されているように[4]，TIAは緊急症と考えて対応すべき疾患である。

　TIAの疾患概念は1950年代にほぼ確立し[5]，その定義は50年以上変わらず受け入れられてきた。しかし拡散強調MRIの普及により発症早期から梗塞巣を描出できる時代となり，旧来のTIAの定義は見直され，新たな定義(tissue-based definition)に変わりつつある。本稿ではこの新しいTIAの定義に基づく，緊急症としてのTIAの初療や脳梗塞の二次予防のあり方について概説する。

I TIAの定義

　頸椎症，低血糖，てんかん，片頭痛，末梢性めまい，脳出血など様々な疾患で一過性の神経脱落症状が見られる。CTのなかった1970年代以前に，一過性の神経脱落症状の原因を「脳虚血である」と診断して抗血栓療法を行うことは，慎重さが求められる作業であった。TIAと診断するためには，脳血管症候群の存在を重視して，頸動脈系TIA，椎骨脳底動脈系TIAのように診断根拠とした推定血管系を冠して診断することが推奨された(表1)[6]。「急にめまいがしたが30分ほどでおさまった」，「昨晩なんとなく右手が重い感じがし

表1　問診の参考となる症状

A．左内頸動脈系（典型的には以下の1つあるいは複数が突発し，症状は2分以内に最大となる）
　・運動障害（構音障害，右上下肢 and/or 顔面の脱力，麻痺，巧緻性の障害）
　・左眼の視力消失（一過性黒内障），稀に右同名半盲
　・感覚障害（右上 and/or 下肢 and/or 顔面を含む感覚消失または異常感覚）
　・失語（言語障害）
B．右内頸動脈系（上記と同様の症状が身体の左側に起こる。ただし失語は，優位半球が右半球である人のみ）
C．椎骨脳底動脈系（以下の1つあるいは複数が突発し，症状は2分以内に最大となる）
　・上肢・下肢・顔面，左・右の種々の組み合わせの運動障害（脱力，麻痺，巧緻性の障害）
　・左右または両方を含む感覚障害（感覚消失，しびれまたは異常感覚）
　・一側または両側の同名半盲
　・バランスの消失，めまい，不安定性や平衡障害，複視，嚥下障害，構音障害
＊構音障害は頸動脈系，椎骨脳底動脈系いずれにも随伴しうる
D．TIA以外の可能性が高いと思われる症状
　・発作持続時間が数秒
　・意識消失のみで，後方循環（椎骨脳底動脈系）の症状を伴わない
　・便失禁または尿失禁
　・Confusion（意識不鮮明）のみ
　・閃輝暗点
　・片頭痛に伴う局在症状
　・強直性および/または間代性運動
　・身体の数カ所にわたって遷延性にマーチする症状
　・過換気後の四肢のしびれ

表2 一過性脳虚血発作の定義

- 米国 AHA/ASA (Scientific statement, 2009)
  局所脳，脊髄または網膜の虚血による神経機能障害の一過性のエピソードであり，急性梗塞を呈さないもの。
- WHO ICD-11 (2018年)
  脳の臨床的該当領域に急性梗塞の所見がない，局所脳虚血に起因する局所神経機能障害の一過性のエピソード，または網膜の虚血による単眼の一過性視覚消失。症状は24時間以内に完全に消失しなければならない。

表3 TIA疑い患者のリスク層別化に開発されたABCD^{2}スコア

A (age, 年齢)	60歳以上	1 point
B (blood pressure, 血圧)	SBP≧140and/or DBP≧90 mmHg	1 point
C (clinical features, 臨床症状)	片側脱力 脱力を伴わない発語障害 その他	2 point 1 point 0 point
D (duration, 持続時間)	60分以上 10〜59分 10分未満	2 point 1 point 0 point
D (diabetes, 糖尿病)	糖尿病	1 point

たが，朝になったらなんともなかった」などの異常体験を主訴に来院する患者は多いが，明確な血管症候群を示唆する病歴のないこのような患者は，TIAとはしなかった。しかし拡散強調MRIが普及した今日，このようなあいまいな病歴の患者の中にも梗塞巣が確認される例のあることはよく経験されるところである。また，従来の定義で診断される明らかな病歴を持つTIA患者の約3分の1には拡散強調MRI等で梗塞巣が確認され[7,8]，その後の対応も脳梗塞のそれと何ら変わるところがないことも明白となってきた。このため2009年米国心臓協会および脳卒中協会は，神経脱落症状の持続時間によってTIAか脳梗塞かを分ける旧来の定義を廃し，梗塞巣の存在の証拠をもとに診断する新たな定義を採用し[7]，脳卒中診療ガイドラインにも変更を加えた[9]。更に医学統計の基礎となっている「疾病及び関連保健問題の国際統計分類第11版(International Statistical Classification of Diseases and Related Health Problems：ICD-11)」(2018年6月改訂)[10]においても，急性梗塞の証拠があれば脳梗塞とし，なければTIAとするtissue-based definitionが採用されることとなった（表2）。

II TIA/脳梗塞疑い例の初療

何らかの一過性神経脱落症状を主訴に来院した患者では，詳細な問診と神経学的所見をとり，現に神経脱落症状があれば脳卒中を疑って直ちに救急要請を行うなどの対応をとるべきである。一方，初療段階で神経脱落症状が完全に消失している場合には，病歴のみを

表4 ABCD^{2}スコアと脳梗塞移行リスク

スコア得点	TIA後 2日以内	TIA後 7日以内	TIA後 90日以内
0〜3 point	1%	1.2%	3.1%
4〜5 point	4.1%	5.9%	9.8%
6〜7 point	8.1%	11.7%	17.8%

(Johnston S. C. et al：Lancet 369：283-292, 2007)

診断根拠としなければならない。発作時の症状を明確に陳述することのできない患者や，すでに何らかの脳卒中後遺症を有する患者では，専門医がいかに詳細な問診や診察を行ったとしても初療段階でTIAか軽症脳卒中かを診断することは困難である。歩いて受診するTIAや軽症脳卒中の初療を担う医師の大半は，プライマリーケアに従事する非専門医であることも留意しておかねばならない[11]。

TIAの新定義（表2）に従えば，TIAか脳梗塞かの診断は画像診断等を行った後に下されることとなるため，TIA，脳梗塞疑い例の初期対応は診断をつけることではなく，梗塞への移行リスクに従って画像診断装置を有する専門医との後方連携を決定するトリアージと考えられる。ABCD^{2}スコア4点以上（表3, 4），クレセンドTIA（1週間以内に2回以上くり返すTIA），心房細動，有意な脳血管閉塞所見等のある患者は高リスクと考えられ[4]，速やかな後方連携と治療開始が必要とされる。参考までに神奈川県で使用されている初療医向けトリアージツールを示す（図1）[12]。

初療医から診療依頼を受けた専門医は，可及的速やかに脳虚血の原因を精査すべく，CT，MRI，頭蓋内外

脳動脈の評価（高度狭窄，閉塞，解離の有無），塞栓源心疾患の評価を行い，異常所見に応じた二次予防策を講ずる。症状を説明できる血管病変や塞栓源心疾患がない場合，潜因性脳梗塞の診断手順を参考に精査を行う。

III 治療

1 初療段階における治療

英国では，TIA 疑い例には，CT 検査を待つことなくアスピリン 300 mg を投与することが推奨されている[13]。これは，脳出血患者に間違ってアスピリンを投与しても脳出血を増悪させるという明確なエビデンスがないこと，TIA 発作後数時間以内の脳梗塞移行が特に危険と考えられることによると説明されている。しかしこの対応は，頭部 CT 等画像診断装置の普及がわが国よりはるかに少なく，すべての国民がまず総合医を受診しなければ専門医による診断を受けることができないという英国の医療事情を反映するものである。わが国の CT，MRI の普及台数は世界一であり，多くの国民が必要であれば 24 時間以内に頭部 CT を受けることが不可能ではない環境にある。わが国には初診医のための TIA 疑い例の対応に関する実践的なガイドラインは整備されていないが，わが国の医療環境にあっては，できる限り早い時期に頭部 CT を行って脳出血を否定した後に，抗血栓療法を行うことが適切であろう。少なくとも，TIA が疑われる高リスク患者については緊急疾患であるとの認識を地域で共有し，かかりつけ医と専門医の連携を確立しておくことが重要である。

図 1 プライマリーケアに当たる医師のためのトリアージツール
（神奈川脳神経科医会，日本脳卒中協会神奈川県支部作成 https://www.kanagawa-nna.com/）

1) 抗血小板療法

わが国の『脳卒中治療ガイドライン 2015』[4] では，TIA と診断した医師はアスピリン（初回投与量 160-300 mg）を投与することを推奨している。この初回投与量は，脳梗塞慢性期の再発防止に推奨されている用量（75〜150 mg/日）よりも多いことに注意が必要である。体内で代謝を受けた後に効果を発揮するクロピドグレルは，再発防止の常用量である 75 mg を投与しても即効性が期待できず，諸外国では初回 300 mg の投与を推奨している。急性期に限定した抗血小板薬 2 剤併用療法（アスピリン＋クロピドグレル）も考慮してよい。

2) 抗凝固療法

わが国のガイドラインには明確な記載はないが，英国[13]やカナダ[14]のガイドラインでは，脳出血が否定されない段階での抗凝固療法開始は容認していない。心房細動を有する TIA 疑い例では，画像診断で脳出血が否定され，他に禁忌がないことが確認されれば，直ちに直接経口抗凝固薬の投与を開始すべきとしている。TIA を疑う発作を呈した心房細動患者の初療にあっては，できる限り早急に CT 等の画像診断を行って脳出血を否定し，即効性のあるヘパリンによる抗凝固療法を行うか，直接経口抗凝固薬の投与を考慮することとなる。TIA 発作から時間がたった症例では，$T2^*$MRI 画像を撮ることも脳出血を否定する上で役に立つ。

3) 外科的治療

頸動脈狭窄については，血栓内膜剥離術やステント留置が有効となる場合もあるためできる限り早く血管病変の評価を行うことが重要である。適応については，脳梗塞の二次予防の適応と変わらない。

IV おわりに

TIA は梗塞巣を有さないものという定義に従えば，TIA は画像検査施行後に診断可能となる疾患名となる．確定診断を得るまでの脳卒中疑い例の傷病名について，acute cerebrovascular syndrome（ACVS）あるいは acute ischemic cerebrovascular syndrome（AICS）なども提案されており[15]，歩いて受診する脳卒中/TIA の初療に関する研究が更に進むものと期待される．

文献

1) Wu CM, et al：Early risk of stroke after transient ischemic attack：a systematic review and meta-analysis. Arch Intern Med 167：2417-2422, 2007
2) Johnston SC, et al：Short-term prognosis after emergency department diagnosis of TIA. JAMA 284：2901-2906, 2000
3) Lisabeth LD, et al：Stroke risk after transient ischemic attack in a population-based setting. Stroke 35：1842-1846, 2004
4) 日本脳卒中学会 脳卒中ガイドライン委員会 編：TIA の急性期治療と再発予防．脳卒中治療ガイドライン 2015．協和企画，pp.81-87, 2015
5) Sacco RL, et al：An updated definition of stroke for the 21st century：a statement for healthcare professionals from the American Heart Association/American Stroke Association. Stroke 44：2064-2089, 2013
6) No authors are listed：Special report from the National Institute of Neurological Disorders and Stroke. Classification of cerebrovascular diseases III. Stroke 21：637-676, 1990
7) Easton JD, et al：Definition and evaluation of transient ischemic attack. Stroke 40：2276-2293, 2009
8) Brazzelli M, et al：Diffusion-weighted imaging and diagnosis of transient ischemic attack. Ann Neurol 75：67-76, 2014
9) Kernan WN, et al：Guidelines for the prevention of stroke in patients with stroke and transient ischemic attack：A Guideline for Healthcare Professionals From the American Heart Association/American Stroke Association. Stroke 45：2160-2236, 2014
10) World Health Organization：ICD-11 Beta Draft, last update：Dec 22, 2017.
https://icd.who.int/dev11/l-m/en（2017 年 12 月 23 日アクセス）
11) Akiyama H, et al：Knowledge of transient ischemic attack among the Japanese. J Stroke Cerebrovasc Dis 22：457, 2013
12) 神奈川脳神経科医会，TIA クリニック研究会，日本脳卒中協会神奈川県支部：一過性脳虚血発作（TIA）資料 前文，2012
http://www.kanagawa-nna.com/
13) Intercollegiate Stroke Working Party. National clinical guideline for stroke, 4th edition. London：Royal College of Physicians, pp34-38, 2016
14) Canadian Stroke Best Practice Recommendation
http://www. strokebestpractices. ca/, Accessed Mar 15, 2015
15) 長谷川泰弘：TIA の AICS としてのとらえ方．（鈴木則宏，祖父江 元，荒木信夫，宇川義一，川原信隆 編）Annual Review 2015 神経 第 1 版，pp.140-146, 中外医学社，2015

34 潜因性脳梗塞と塞栓源不明脳塞栓症

長谷川 泰弘［聖マリアンナ医科大学脳神経内科］

潜因性脳梗塞（cryptogenic stroke）と塞栓源不明の脳塞栓症（embolic stroke of undetermined source, ESUS）は，各々成立の背景や疾患概念は異なり，単に原因不明の脳梗塞を指す用語ではない．本稿では各々の疾患概念と臨床的意義について概説する．

I 潜因性脳梗塞

1 疾患概念の成立

潜因性脳梗塞（cryptogenic stroke）は，米国NINDS（National Institute of Neurological Disorders and Stroke）が1987年から開始したStroke Data Bank研究[1]の中で，「適切な検査を行っても原因が確定できない脳梗塞」を指す用語として確立した概念である．同研究の中心人物の一人であるJP Mohr氏が1988年New England Journal of Medicineに"Cryptogenic Stroke"と題するeditorial comment[2]を掲載して以降，この用語は広く用いられるようになった．Stroke Data Bank研究の成果は，NINDS-CVD分類第Ⅲ版（1990年）[3]に反映され，今日広く用いられているラクナ梗塞，アテローム血栓性脳梗塞，心原性脳塞栓症，その他の脳梗塞という脳梗塞の臨床亜病型分類が確立され，発症24時間以内の脳梗塞患者に対する低分子ヘパリン静注の効果を検証する本格的な無作為化試験であるTOAST（The Trial of ORG 10172 in Acute Stroke Treatment）試験[4]の実現に結びついた．

TOAST試験の病型分類（**表1**）は，発症24時間以内という限られた時間内に取得可能な情報のみを元にNINDS-CVD分類第Ⅲ版に準じた亜病型分類を行うことができるよう作成されたものであり，ラクナ梗塞は，直径1.5cm以下の深部穿通枝領域梗塞であること，アテローム血栓性脳梗塞は梗塞巣灌流血管の50％以上の狭窄を有すること，心原性脳塞栓症は，高リスク，中リスクの塞栓源心疾患を有すること（**表2**）を重視して，各々small-vessel occlusion, large-artery atherosclerosis, cardioembolismと分類される．また原因を特定できない脳梗塞(広義の潜因性脳梗塞)は，①二つ以上の原因が発見され，いずれが原因かを特定できなかったもの，②可能な限り検査を行っても原因が不明であったもの，③十分検索ができなかったため原因を特定できなかったものに分類される．脳梗塞の未知の原因や病態を解明し，新たな治療法を開発するためには，②の十分検査した後に残る狭義の「潜因性脳梗塞」を対象として研究を行うことが重要となる．

表1 TOAST分類

Large-artery atherosclerosis
Cardioembolism (high-medium risk)
Small-vessel occlusion
Stroke of other determined etiology
Stroke of undetermined etiology
    a．Two or more causes identified
    b．Negative evaluation
    c．Incomplete evaluation

表2 TOAST分類における高ないし中リスクの塞栓源心疾患

1. 高リスク疾患
   機械弁，心房細動を伴う僧帽弁狭窄症，心房細動（孤立性を除く），左房内血栓，洞不全症候群，心筋梗塞（発症4週未満），左室内血栓，拡張型心筋症，左室壁運動消失，左房粘液腫，感染性心内膜炎
2. 中リスク疾患
   僧帽弁逸脱，僧帽弁輪石灰化，心房細動を伴わない僧帽弁狭窄症，左房モヤエコー，心房中隔瘤，卵円孔開存，心房粗動，孤立性心房細動，生体弁，非細菌性心内膜炎，うっ血性心不全，左室壁運動障害，心筋梗塞（4週以上6カ月未満）

表3 潜因性脳梗塞の診断基準

1. 単一穿通枝領域梗塞巣（ラクナ梗塞など）でないことのMRIでの同定
2. 梗塞巣に関連する頸部動脈または脳動脈の閉塞ないし50％以上の狭窄が存在しない
3. 高リスク塞栓源心疾患が存在しない
4. 奇異性脳塞栓症の確診例でない
5. 大動脈原性脳塞栓症の確診例でない
6. 脳梗塞を起こしうる特殊な原因（血管炎，動脈解離，片頭痛，血管攣縮，薬剤不正使用，血栓性素因など）が存在しない

（文献5より引用）

表4 潜因性脳梗塞診断における高リスク塞栓源心疾患

左房血栓，左室血栓，心房細動，発作性心房細動，洞不全症候群，持続性心房粗動，1カ月以内の心筋梗塞，リウマチ性僧帽弁・大動脈弁疾患，機械弁，28％未満の低駆出率を伴う陳旧性心筋梗塞，30％未満の低駆出率を伴ううっ血性心不全，拡張型心筋症，非感染性血栓性心内膜炎，感染性心内膜炎，乳頭上線維弾性腫，左房粘液腫

（文献5より引用）

表5 潜因性脳梗塞患者の診断に必要な検査法

1. 必須
   - 頭部MRI（MRI撮影禁忌・困難例では頭部CT）
   - 12誘導心電図
   - 自動リズム検出可能な24時間以上の心電図モニター
   - 経胸壁心エコー
   - 梗塞巣に関連する頸部動脈の画像診断：カテーテル血管造影，MRA，CTA，頸部超音波のいずれか
   - 梗塞巣に関連する頭蓋内動脈の画像診断：カテーテル血管造影，MRA，CTAのいずれか（これらが行えない場合は，経頭蓋超音波検査）
2. 強く推奨
   - 経食道心エコーまたは大動脈CT
   - 奇異性脳塞栓症を疑う患者への右左短絡検査（経食道心エコーまたは経頭蓋超音波検査）と下肢静脈エコー
   - 脳梗塞を起こしうる特殊な原因（表3の6参照）検索のための血液検査

（文献5より引用）

2 診断

　狭義の潜因性脳梗塞の診断に必要な検査については，日本脳卒中学会潜因性脳梗塞患者診断の手引き作成部会による「植込み型心電図記録計の適応となりうる潜因性脳梗塞患者の診断の手引き（2016年5月）」[5]に詳述されているので参考となる。同手引きにおける潜因性脳梗塞の診断基準，検索すべき高リスク塞栓源心疾患，診断のために必須の検査および強く推奨される検査は，**表3～5**に示すとおりである。

　心房細動は慢性心房細動のみならず発作性心房細動も脳塞栓症の高リスクとなる。近年，貼付型長時間心電図モニター[6]や，家庭血圧計，腕時計，Tシャツなどに不整脈検出機能を付けたデバイス等が開発され，発作性心房細動の有無を長時間観察できるようになった。デバイス毎に工夫された検出アルゴリズムで心房細動を特定することから，このようなデバイスで検出される心房細動が，通常の12誘導心電図やHolter ECGで診断されてきた心房細動や発作性心房細動と同等の脳卒中リスクを有するか否かについては慎重に取り扱う必要がある。近年，心臓植込み型電子デバイス（cardiac implantable electronic device：CIED）の心房内電極で確認された心房頻拍（atrial high rate episodes：AHREs）の観察の結果，心房の繊維化など心房自体の器質的障害が血栓形成に重要であり，その背景の上に生ずる心房細動が増幅因子として働くとするatrial cardiopathyの概念が提唱されている[7]。

　皮下植込み型心電図記録計（implantable loop recorder：ILR）であるReveal LINQ™（日本メドトロニック社）は，約3年にわたるモニタリングも可能で，**表3～5**の手順を踏んでもなお原因を特定できない潜因性脳梗塞について使用を検討しうる検査機器として，2016年3月薬事承認を得た。潜因性脳梗塞患者にILRを植え込んだ場合，2年で約2割の患者に心房細動が検出され[8]，潜因性脳梗塞患者の心房細動検出に対するILRの利用は理にかなっている。しかし脳梗塞は，たとえ原因不明であっても何らかの抗血栓療法が行われる。このため，潜因性脳梗塞の原因検索目的でのILR利用の費用対効果は，ILRを利用せずに医師が経験的に行っているempiricalな抗血栓療法の効果と比較して論ずる必要がある。脳卒中再発防止効果の費用対効果に関するエビデンスが明らかになるまでは，

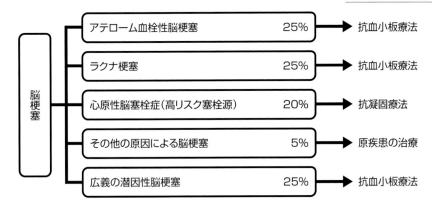

図1 脳梗塞亜病型の頻度と二次予防のための治療法選択
　ESUSは，広義の潜因性脳梗塞の中から一定の診断基準のもとに特定される集団で，DOACとアスピリンの効果を比較する臨床試験が行われている．

ILRの適応は臨床試験等を除き慎重に行うべきである[9]．

3 治療

　TOAST分類が成立した1990年代以降，大動脈原性脳塞栓症，奇異性脳塞栓症，CADASIL (cerebral autosomal dominant arteriopathy with subcortical infarcts and leukoencephalopathy)，ヘパリン起因性血小板減少症等，様々な疾患が診断可能となり，狭義の潜因性脳梗塞から分離されてきた．今日の知識，技術で原因を特定できない潜因性脳梗塞に対する二次予防は，抗血小板療法が選択される．

　ILRを挿入し，心房細動が出現した時点で抗凝固療法を行う戦略は魅力的であるが，ILRで検出される心房細動出現時期と塞栓症発症とは関連がないことが示されているので[10]，このような方法は行うべきではない．

II 塞栓源不明の脳塞栓症（ESUS）

　可能な限りの検査を行っても原因を特定しえない脳梗塞を研究対象としようとする潜因性脳梗塞の立場とは対照的に，ESUSは一般的に行いうる必要最低限の検査のみ行って，二次予防につなげようとする実臨床に即した概念である．この背景には，ワルファリンに代わる新たな直接経口抗凝固薬（direct oral anticoagulant：DOAC）の登場が大きい．

1 疾患概念の成立

　脳梗塞の二次予防は，亜病型診断に基づいて行われる（図1）．脳梗塞患者の20～40％を占めるとされる[11,12]広義の潜因性脳梗塞の中には，低リスク塞栓源心疾患，潜在性心房細動，奇異性脳塞栓症など塞栓性機序による脳梗塞も多く含まれている可能性があるにもかかわらず，二次予防としては抗血小板療法が推奨されている．仮に脳梗塞の原因を解明しようと検査を厳密に行ったとしても，複数の原因疾患が検出され原因を特定しがたくなるという矛盾も指摘されるようになった[13]．潜因性脳梗塞については，ワルファリンよりも出血リスクが少ないDOACによる抗凝固療法の方が，抗血小板療法よりも二次予防効果を期待できるかもしれない．

　ESUSは，国際ESUSワーキンググループが提案した新たな脳梗塞の臨床診断カテゴリーである．広義の潜因性脳梗塞の中から一定の診断基準のもとに特定可能な集団であり，その概念，診断基準の詳細はHartらによって2014年Lancet Neurologyに報告されている[14]．論文の区分がPersonal viewとされたように，現時点で学会等が承認を与えた臨床カテゴリーではない．ESUSが名実ともに脳梗塞の新たな臨床亜病型として認知されるか否かは，同グループを中心に計画された大規模臨床試験の成果にかかっている．

2 診断

　表6に示す4項目の存在が否定できたものをESUSとする．ESUS診断には，表7の検査をすべて行う必要があるが，経食道心エコー検査は不要である．なおESUSの定義で必要となる否定すべき主要な塞栓源心疾患は，TOAST分類や脳卒中学会の潜因性脳梗塞診断における高リスク塞栓源心疾患（表2，4）とは一部異なる．

　このように診断される集団は脳梗塞全体の15～20％程度となると見込まれる．その多くは，塞栓性機序による脳梗塞と推定され，原因として低リスクの塞栓

表6 ESUS 診断基準（診断には表7の検査が必須）

(1) CT または MRI でラクナ梗塞が否定される[†]
(2) 脳虚血領域を灌流する頭蓋外または頭蓋内動脈に内腔＞＝50％の狭窄を伴う動脈硬化症がない
(3) 主要な塞栓源心疾患がない[‡]
(4) 他の脳卒中の原因が存在しない（例：血管炎，解離，片頭痛/血管攣縮，薬物誤用など）

[†] ラクナ梗塞：径＜＝1.5 cm の穿通動脈領域梗塞（拡散強調 MRI では＜＝2.0 cm）
[‡] 心房細動（発作性を含む），持続性心房粗動，心腔内血栓，人工弁，左房粘液腫，他の心腫瘍，僧帽弁狭窄，新鮮心筋梗塞（発症4週未満），左室駆出率（LVEF）＜30％，弁疣贅，感染性心内膜炎

表7 ESUS 診断の必須検査

- 脳 CT または MRI
- 12 誘導心電図
- 経胸壁心エコー
- 24 時間以上のホルター心電図（心電図テレメトリーのみでは不十分）
- 脳虚血領域を灌流する頭蓋内，頭蓋外動脈の画像（カテーテル，MR/CT angiography，または頸部 duplex エコーかつ経頭蓋超音波検査）

*近位大動脈弓部の画像は不要。血栓準備状態を評価する特殊血液検査は，これを疑う家族歴のある症例のみ必要

表8 ESUS で想定される塞栓源

低リスクの塞栓源心疾患*
 僧帽弁 Mitral valve
  ・逸脱を伴う粘液腫性弁膜症
  ・僧帽弁輪石灰化
 大動脈弁
  ・大動脈弁狭窄
  ・石灰化大動脈弁
 非心房細動性心房性不整脈およびうっ滞
  ・心房無収縮，洞不全症候群
  ・心房性頻拍のエピソード
  ・左心耳流速低下を伴ううっ滞またはモヤエコー
 心房形態の異常
  ・心房中隔瘤
  ・キアリネットワーク
 左室
  ・収縮期または拡張期の中等度機能異常（全般性または局所性）
  ・左室緻密化障害
  ・心内膜心筋線維症
潜在発作性心房細動
悪性腫瘍関連
 ・潜在性非細菌性血栓性心内膜炎
 ・潜伏がんの腫瘍塞栓
動脈原性塞栓
 ・大動脈弓部動脈硬化性粥腫
 ・潰瘍を伴う脳動脈非狭窄性粥腫
奇異性塞栓症
 ・卵円孔開存
 ・心房中隔欠損
 ・肺動静脈瘻

*低リスク塞栓源は偶発的に発見されることがある疾患で，脳卒中リスクは低いか不明であることから，通常因果関係や管理方法について言及しがたい

源心疾患，潜在性発作性心房細動，悪性腫瘍に関連する塞栓症，動脈原性塞栓，奇異性塞栓症などが推定される。ただし Hart 氏自らが，その個人的見解論文[14]に述べているように，頻度は不明であるが ESUS の中には塞栓性ではなく，血栓性機序（in-situ thrombosis）による脳梗塞も含まれうる。

3 治療

この診断基準に準拠して抽出される集団を対象として，DOAC とアスピリンの脳卒中再発予防効果を比較する後述のような三つの多施設共同二重盲検試験が開始された。本稿記載時点で，リバーロキサバンの効果を検討した NAVIGATE ESUS 試験は中間解析の結果，試験は中止となり，ダビガトランの効果を検討する RE-SPECT ESUS，アピキサバンの効果を検討する ATTICUS の2試験が進行中である。ESUS を新たな診断カテゴリーとする価値があるかどうかは，これら臨床試験の結果を待つ必要がある。

1) NAVIGATE ESUS（ClinicalTrials. gov：NCT02313909）

ESUS 患者 7,000 例を，リバーロキサバン 15 mg 1日1回投与群とアスピリン 100 mg 1日1回投与群に無作為化し，二次予防効果を比較する二重盲検試験であり，主要評価項目は，脳卒中再発（虚血性，出血性，病型不明の脳卒中，神経学的画像所見に異常を認める TIA），全身性塞栓症と International Society on Thrombosis and Haemostasis の基準による大出血であった。

2017年12月，6,934例が登録され，中間解析を行ったところ，試験を継続しても結果が得られないと判断

されたことから試験の早期中止に至った。試験結果の詳細が報告されるものと思われるが，少なくともESUS集団に対するリバーロキサバンのアスピリンに対する優位性を示唆する証拠は得られなかったと考えられる。

2) RE-SPECT ESUS（ClinicalTrials. gov：NCT02239120）

ESUS患者6,000例を，ダビガトラン150 mgの1日2回投与とアスピリン100 mg 1日1回投与に無作為化し，二次予防効果を比較する二重盲検試験である。主要評価項目は，脳卒中再発（虚血性，出血性，病型不明の脳卒中）である。試験終了は2018年6月を予定している。

3) ATTICUS（NCT02427126）

NAVIGATE ESUS, RE-SPECT ESUSは，6,000例以上の症例を登録して行う国際多施設共同試験であるが，ATTICUSはドイツの施設を中心に行われている登録予定患者500例とやや小規模な試験で，主要評価項目も，12カ月後のMRIにおける1つ以上の新規脳梗塞巣の出現という代替えエンドポイントとなっている。対象患者はESUSであることに加えて，以下のいずれか1つ以上有する症例とした。

①左房径＞45 mm
②左房内モヤエコー
③左房血流速度＜＝0.2 m/s
④心房ハイレート事象（atrial high rate episodes：AHREs）
⑤CHA2DS2-Vasc score＞＝4
⑥卵円孔開存

アピキサバン5 mg 1日2回投与群とアスピリン100 mg群に無作為化し，試験中心房細動が確認された場合はアピキサバン群への移動が可能な2×2要因デザインとなっており，試験終了は2019年12月を予定している。

文献

1) Foulkes MA, et al：The Stroke Data Bank：design, methods, and baseline characteristics. Stroke 19（5）：547-54, 1988
2) Mohr JP：Cryptogenic stroke. N Engl J Med 318（18）：1197-8, 1988
3) No authors are listed：Special report from the National Institute of Neurological Disorders and Stroke. Classification of cerebrovascular diseases III. Stroke 21：637-676, 1990
4) Adams HP Jr, et al：Classification of subtype of acute ischemic stroke. Definition for use in a multicenter clinical trial. Stroke 24：35-41, 1993
5) 日本脳卒中学会 脳卒中医療向上・社会保険委員会 潜因性脳梗塞患者診断手引き作成部会，植込み型心電図記録計の適応となり得る潜因性脳梗塞患者の診断の手引き（2016年5月）
http://www.jsts.gr.jp/img/tebiki_noukousoku.pdf
6) Akiyama H, et al：Utility of Duranta, a wireless patch-type electrocardiographic monitoring system developed in Japan, in detecting covert atrial fibrillation in patients with cryptogenic stroke：A case report. Medicine（Baltimore）2017.96（6），e5995
7) Kamel H, et al：Cardioembolic Stroke. Circ Res 120：514-526, 2017
8) Ziegler PD et al：Long-term detection of atrial fibrillation with insertable cardiac monitors in a real-world cryptogenic stroke population. Int J Cardiol. 244：175-179, 2017
9) Gorenek B, et al：Device-detected subclinical atrial tachyarrhythmias：definition, implications and management. Europace 19, 1556-1578, 2017
10) Martin DT, et al：Randomized trial of atrial arrhythmia monitoring to guide anticoagulation in patients with implanted defibrillator and resynchronization devices. Eur Heart J 36：1660-8, 2015
11) Schulz UG, et al：Differences in vascular risk factors between etiological subtypes of ischemic stroke：importance of population-based studies. Stroke. 34（8）：2050-2059, 2003
12) Li L, et al：Incidence, outcome, risk factors, and long-term prognosis of cryptogenic transient ischaemic attack and ischaemic stroke：a population-based study. Lancet Neurol. 14（9）：903-13, 2015 Sep
13) Amarenco P, et al：The ASCOD phenotyping of ischemic stroke（Updated ASCO Phenotyping）. Cerebrovasc Dis. 36（1）：1-5, 2013
14) Hart RG, Diener HC, Coutts SB, et al：Embolic strokes of undetermined source：the case for a new clinical construct. Lancet Neurol 13：429-438, 2014

35 眼虚血症候群

橋本 洋一郎 ［熊本市民病院神経内科］

I はじめに

 急性や慢性の視力低下が眼球の虚血で起こっている場合，眼虚血症候群（ocular ischemic syndrome：図1）と呼ぶ[1]。内頸動脈が眼動脈を灌流し眼動脈が網膜動脈を灌流しているので，眼球の虚血をきたすような病態は脳梗塞の原因となりうる。内頸動脈病変で起こる眼虚血症候群は，内頸動脈の狭窄や閉塞の程度，側副血行の状態，合併疾患などによって異なり必ずしも一定しない。しかし神経症候が乏しい場合，眼症状や眼所見から脳梗塞の発生以前に内頸動脈病変，さらには心疾患，血管炎，凝固異常などの存在を察知することにより脳梗塞の発症を予防しうる。

 眼虚血症候群には一過性の片眼の視力障害をきたす一過性黒内障，急性に発症し重篤な視機能障害を示し，治療抵抗性である網膜動脈閉塞症と虚血性視神経症がある[1]。さらに網膜への動脈血行不全による綿花様白斑，点状・斑状出血，静脈の拡張などが出現し後眼部が侵される venous stasis retinopathy，前眼部まで侵され血管新生緑内障（neovascular glaucoma）にまで進展し失明に至る ischemic oculopathy がある[1-5]。慢性に進行する眼病変を眼虚血症候群とする立場もある。

II 一過性黒内障

1 症候

 Fisher は，内頸動脈の狭窄または閉塞を認める場合，対側の片麻痺に前駆する一過性の片眼の視力障害に注目し，transient monocular blindness（TMB，一過性単眼盲）と呼んだ[6]。現在は一過性黒内障（amaurosis fugax，一過性視矇）という用語が使用されている[7,8]。突然，片眼の視野で幕が降りるように上方から，または幕がせり上がるように下方から暗くなり，完全な盲となるが，数分後には自然に回復する。霧のかかった，かすんだ，曇った，もやのかかったなどと表現されることもある。発作時間は，通常15分以内で，1～5分以内が最も多く，30分を超えることは稀である。視力低下から回復の過程において視野に部分的な差を認め，眼底をみると網膜動脈，特に分岐部に栓子を認めることがある。数日から数年で数回から100回以上の発作をきたすことがある。時期を別にして一過性または永続性の対側の片麻痺をきたすことがある[6]。一部は永続性の視力障害（網膜動脈閉塞症）をきたすこともある。

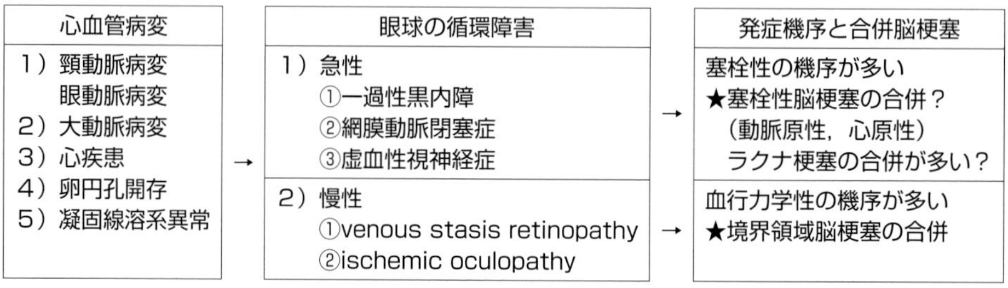

心血管病変	眼球の循環障害	発症機序と合併脳梗塞
1）頸動脈病変　眼動脈病変 2）大動脈病変 3）心疾患 4）卵円孔開存 5）凝固線溶系異常	1）急性 ①一過性黒内障 ②網膜動脈閉塞症 ③虚血性視神経症 2）慢性 ①venous stasis retinopathy ②ischemic oculopathy	塞栓性の機序が多い ★塞栓性脳梗塞の合併？ 　（動脈原性，心原性） 　ラクナ梗塞の合併が多い？ 血行力学性の機序が多い ★境界領域脳梗塞の合併

図1 眼虚血症候群（ocular ischemic syndrome）

表1　一過性黒内障の原因[8]

塞栓症
　①動脈原性塞栓症
　　　大動脈・頸動脈のアテローム硬化，動脈解離
　②心原性塞栓症
　③薬物乱用による血管内血栓
血行力学性
　①アテローム硬化性閉塞
　②大動脈炎症候群
眼性
　①網膜中心動脈の虚血
　②非血管性（出血，眼球圧迫，腫瘍，先天性異常）
神経疾患
　視神経炎，神経圧迫，乳頭浮腫，多発性硬化症，片頭痛，心因性
全身性疾患
　①心不全，脱水
　②凝固能異常
　　　抗リン脂質抗体症候群
　　　プロテインC欠損症
　　　アンチトロンビンIII欠損症
特発性

2　原因疾患

　内頸動脈のアテローム硬化性閉塞性病変が原因となるが[8,9]，眼動脈の狭窄でも起こる。心疾患や脳梗塞をきたす他の疾患も原因（表1）になる[8,9]。若年者では特殊な原因の場合が多い。また心因性のこともある。発作時に診察できることは稀なため詳しい問診が不可欠である。幕が上から降りるように視野欠損が起こることが一番多く，次は下から上へ視野欠損が起こることが多い。横から見えなくなることはほとんどない。両眼あるいは単眼に起こる一過性視覚障害（閃輝暗点 scintillating scotoma）との鑑別が重要である。

　一過性黒内障における脳血管造影所見の検討では，8～29％に内頸動脈の閉塞を認め，閉塞や狭窄，潰瘍や壁不整の頻度が高く，これらのないものは0～39％と報告されている[9]。一方，本邦では一過性黒内障では内頸動脈サイフォン部の病変が多いという報告[10]があるが，我々の脳血管造影による検討では15例中1例であった[9]。一過性黒内障は狭窄性病変が閉塞すると発作が消失するといわれている[8]。しかし内頸動脈閉塞部位のstumpからの栓子が外頸動脈を経由して眼動脈に達して一過性黒内障を繰り返すこともある。この場合一過性黒内障のみを繰り返すのは，主に前交通動脈を介して対側からの大脳半球への側副血行が優位な場合に栓子が眼動脈を越えることはないためと説明されている。血行力学性の一過性黒内障では発症が緩徐で持続時間が長く，かつ緩徐に改善するという[8]。

III　網膜動脈閉塞症（retinal artery occlusion：RAO）

1　症候

　網膜中心動脈閉塞症（central retinal artery occlusion：CRAO）は，眼科における緊急疾患のひとつで，発症直後の診断と治療が重要である。片眼の視力障害（視力低下や視野欠損）で始まり，眼底は動脈の狭小化が著しく，網膜は動脈の支配領域に一致して乳白色の混濁がみられる。視力障害は，無痛性に突然起こり，灰色，ときには色彩のある霧が突然視界をおおい，やがて暗黒になるという。黄斑部は cherry red spot（桜実紅斑）と呼ばれる典型像を示す。黄斑部が網膜中心動脈以外に毛様網膜動脈から支配を受けている場合を除いて一般に視機能予後は不良で，著しい視力・視野障害を残す。また網膜中心動脈より末梢の動脈の分枝に閉塞を認めることもある（網膜動脈分枝閉塞症 branch retinal artery occlusion：BRAO）。この場合，栓子を見出すことも多く，症状は閉塞血管支配領域による。多くは耳側動脈に起こる。黄斑部を含まない場合は本人も気付かず眼底検査の際に偶然見つかることも多い。

2　原因疾患

　網膜動脈閉塞症は，内頸動脈病変が原因となることが多く[9,11]，欧米の脳血管造影や神経超音波検査を用いた報告によると内頸動脈病変を60～85％に認め，閉塞は0～36％である。内頸動脈の動脈解離による報告もある。網膜動脈閉塞症における頸部超音波検査による我々の検討では60～70％に内頸動脈病変を認めた[9,11,12]。また網膜動脈閉塞症に心疾患を28％認めたとする報告もあり，我々も約20％に心疾患を認めている[9,12]。網膜動脈閉塞症と一過性黒内障を比べると明らかに網膜動脈閉塞症の方が内頸動脈病変の頻度が高く，かつ重度である[12]。網膜動脈閉塞症では無症候性脳梗塞を認めたり，後に脳梗塞を発症することが多い。

　我々の検討では，一過性黒内障に比べて網膜動脈閉塞症では頸動脈や大動脈病変が強く，一方，一過性黒内障では卵円孔開存の頻度が高い。

IV　虚血性視神経症（ischemic optic neuropathy：ION）

1　分類

　片眼に視力障害が突然発症し，視神経乳頭は蒼白浮腫状となり，乳頭周囲に綿状出血を認めることもあ

る。これを前部虚血性視神経症（anterior ischemic optic neuropathy：AION）と呼び，乳頭に異常所見の認められない後部虚血性視神経症（posterior ischemic optic neuropathy：PION）と区別する。乳頭炎やうっ血乳頭との鑑別が必要である。

2 原因

原因別に動脈硬化によるもの（動脈硬化型），動脈炎によるもの（動脈炎型）に分けられる。短後毛様動脈レベルの障害といわれている。欧米に比べ，本邦では動脈炎によるものは稀で，高血圧，動脈硬化，高脂血症，糖尿病などとの関わりが重要である。視野は特徴的な水平盲を含む部分欠損を示し，中心視力は比較的保たれるが，ときに侵されることもある。視神経乳頭は時間の経過とともに萎縮を示す。PIONは除外診断が重要で，球後視神経炎（多発性硬化症，特発性）や他の疾患との鑑別は発症直後には困難である。

Bogousslavskyらは，血行力学的な内頸動脈疾患として同側の眼球（視神経）梗塞と脳梗塞（前方と後方の分水嶺梗塞）を「optico-cerebral syndrome」として報告した[13]。内頸動脈領域の梗塞の0.5％に認められるという。内頸動脈閉塞とともに眼動脈の逆流を認め，血圧低下などにより血行力学的に発症すると推測している。

V 網膜静脈閉塞症（retinal vein occlusion：RVO）

網膜中心静脈閉塞症（central retinal vein occlusion：CRVO）は，一側の視力障害で発症し，網膜中心静脈の閉塞によって視神経乳頭の発赤・浮腫，網膜のびまん性の出血および網膜静脈の拡張・蛇行を示す疾患である。高血圧の合併が多く，一側の視力障害のみのものから牽引性網膜剥離や血管新生緑内障をきたして失明する場合もある。

欧米では網膜静脈閉塞症に頸動脈病変の合併が多いといわれているが，我々の検討では本邦の他の報告と同様に網膜動脈閉塞症に比べ頸動脈病変の合併頻度は低く，軽度であった[14]。網膜静脈閉塞症では，頸動脈病変の存在はアテローム硬化の併存を示唆するのみと考えられる。

VI venous stasis retinopathyとischemic oculopathy

1 分類

眼循環がいろいろな原因で障害され，眼球が虚血状態になると眼底所見として細動脈の狭小化，静脈の拡張と蛇行，点状・斑状出血，軟性白斑などが認められようになる。Kearnsらは内頸動脈閉塞患者の5％にこのような網膜症を認め，これをvenous stasis retinopathy（静脈うっ滞性網膜症）と名付けた[4]。さらに虚血が進行すると，最終的には新生血管が認められるようになる。前眼部に新生血管が生じた場合，虹彩ルベオーシス・隅角部増殖膜に伴う眼圧上昇による血管新生緑内障（neovascular glaucoma, rubeotic glaucoma）となり，後眼部に生じた新生血管は，硝子体出血・牽引性網膜剥離をきたし，眼球は終末像（ischemic oculopathy，虚血性眼症）に至る[2,3,5]。これらを狭義に眼虚血候群と呼ぶ場合がある。

実際患者が眼科外来を訪れた時には，既に血管新生緑内障を起こしている場合が多く，治療として汎網膜光凝固を行い，さらに必要に応じて眼圧降下目的で濾過手術などを行うが，視力予後は不良である。眼所見が軽度の場合，EC-IC bypassで進行を止めたり，改善させることができるという。

血管新生緑内障は，①糖尿病網膜症，網膜中心静脈閉塞症，網膜中心動脈閉塞症，網膜剥離，ぶどう膜炎，眼内炎，眼内腫瘍，内眼手術後などによる網膜虚血，②炎症や手術後の前眼部虚血，③内頸動脈閉塞・高度狭窄による眼虚血で起こる。眼底や前眼部に新生血管の発生を十分に説明できる眼所見がない場合に内頸動脈閉塞・高度狭窄を疑う。

2 糖尿病網膜症との鑑別

venous stasis retinopathyやischemic oculopathyは，閉塞性内頸動脈病変が強く，しばしば動脈病変が両側性に存在すること，基礎疾患として糖尿病の存在する場合，糖尿病網膜症と誤診されることが多いことなどから重要である[2]。糖尿病網膜症との鑑別のポイントは，①糖尿病網膜症は一側性ではなく両側性であり，venous stasis retinopathyは一側性である。②糖尿病網膜症では病変は後極部に集中するが，venous stasis retinopathyでは中間周辺部まで病変が広がる。③眼底血圧の測定では糖尿病網膜症では低下はないが，venous stasis retinopathyでは著明な低下を認める[2,3]。糖尿病網膜症においては一側の内頸動脈または眼動脈に閉塞性病変があれば，同側の糖尿病網膜症が

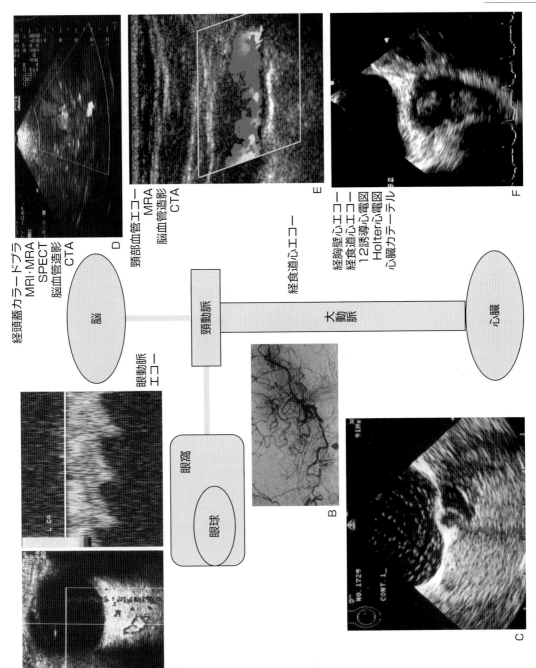

図2 眼虚血症候群の検査（A, D, Eはカラー口絵参照）

眼虚血症候群においては各種の超音波検査で心血管病変の評価を行わなければならない。まず頸部血管エコーで頸動脈病変の評価を行い（Eでは内頸動脈起始部狭窄），眼虚血の評価の関連はないが経頭蓋カラードプラで頭蓋内血管病変の有無をスクリーニングする（D）。さらに経胸壁心エコーを行い，必要に応じて経食道心エコー（Fでは左耳内血栓を認める）を行い，また bubble study で卵円孔開存の有無をチェックする（Cではシャントあり）。眼動脈エコーで眼動脈の逆流（A）をチェックする。Bは脳血管造影での眼動脈の逆流を確認。

極端に悪化することが知られている。このように糖尿病患者の眼底所見に左右差が著しいときには糖尿病網膜症のみでなく内頸動脈病変も考慮すべきである。また糖尿病患者で視力低下があるものの眼底の網膜症が軽度であったり，ルベオーシスがある場合には眼虚血症候群を疑う必要がある。Venous stasis retinopathy や ischemic oculopathy は血行力学的な脳梗塞を合併しやすい。

3 原因

Huckman らは血管新生緑内障を伴う内頸動脈病変の患者に脳血管造影を行い，眼動脈を逆行性に流れる血流の存在を見出し，この現象を血管新生緑内障を起こす慢性眼虚血の原因と考え，眼動脈盗血現象（ophthalmic artery steal phenomenon）と呼んだ[15]。内頸動脈閉塞の症例では，ウィリス輪による側副血行が不良で，眼動脈を逆流する眼動脈を主体とした側副血行が認められる場合に起こりやすい[5]。内頸動脈狭窄に伴い ischemic oculopathy をきたした我々の症例は眼動脈の狭窄性病変を合併していた。また総頸動脈閉塞でも対側総頸動脈系や同側の椎骨動脈系からの側副血行で外頸動脈から眼動脈を逆流する側副血行により発症することがある。

VII 検査

眼球の循環障害が原因と考えられる眼虚血症候群に行う検査を図2に示す。従来の蛍光眼底造影（FAG）以外に，眼動脈エコーを用いての眼動脈血流速度の評価が有用である。眼動脈エコーを用いることによりこの部位の血流動態の観察を簡便かつ非侵襲的に行うことが可能となり，内頸動脈閉塞症における眼動脈の逆流現象も検出可能である（図2）。眼動脈の逆流があれば頸部血管エコーや脳血管造影などで内頸動脈病変を確認しなければならない。

内頸動脈のアテローム硬化に基づく狭窄性病変の有無およびその性状は，頸部血管エコーにより比較的容易に行うことができる。MRA や CTA も血管の評価に有用である。さらに12誘導心電図や24時間ホルター心電図，経胸壁心エコーで心疾患をスクリーニングし，必要に応じて経食道心エコーを行い，左房内血栓，卵円孔開存，大動脈病変などを検索する。これらで異常のない症例や若年者は凝固線溶系検査などを施行する。頭部X線CTやMRIで梗塞巣の検索を行い，SPECTも主幹動脈病変例では施行する。これらの検査が有効に行われた場合，眼虚血症候群をきたした症例の脳梗塞の発症や眼虚血症候群の再発予防が可能となる。

VIII 最後に

脳梗塞に先行して現れたと考えられる眼虚血症候群では，まず視機能の維持・改善が第一の目的となる。さらに以後の虚血性脳血管障害発症の可能性を念頭において眼科，神経内科，循環器内科が協力し，積極的に全身的な検索を行い，原疾患に対する処置を併せて行う。眼虚血症候群の認識の拡大により，脳梗塞発症が予防可能と考えられる。また内頸動脈病変を有する症例は，眼虚血から生じる血管新生緑内障に対する処置が手遅れにならないように，眼症候が現れる以前から眼科医による定期的診察が必要である。

文献

1) 橋本洋一郎，古吉直彦：眼虚血症候群．脳梗塞の診断と治療：ブレインアタック時代の新たな展開（内野　誠監修，橋本洋一郎編集），165-177，診療新社，1999
2) Carter JE：Chronic ocular ischemia and carotid artery disease. Stroke 16：721-728, 1985
3) Young LYH, Appen RE：Ischemic oculopathy：a manifestation of carotid artery disease. Arch Neurol 38：358-361, 1981
4) Kearns TP, Hollenhorst RW：Venous stasis retinopathy of occlusive disease of the carotid artery. Mayo Clin Proc 38：304-312, 1963
5) 森安秀樹，橋本洋一郎，宮下孟士，ほか：閉塞性内頸動脈病変に伴う venous stasis retinopathy と ischemic oculopathy の臨床放射線学的検討．脳卒中 12：381-386，1990
6) Fisher CM：Transient monocular blindness associated with hemiplegia. AMA Arch Ophthalmol 47：167-203, 1952
7) Fisher CM：'Transient monocular blindness' versus 'amaurosis fugax' Neurology 39：1622-1624, 1989
8) The Amaurosis Fugax Study Group：Current management of amaurosis fugax. Stroke 21：201-208, 1990
9) 橋本洋一郎，木村和美，大野尚登，ほか：網膜動脈閉塞症と一過性黒内障の原因疾患に関する検討．臨床神経 38：219-223，1998
10) 寺尾心一，石川作夫，武田明夫，ほか：一過性黒内障 amaurosis fugax の臨床的検討—その発現機序の多様性について—．臨床神経 31：12-18，1991
11) Kimura K, Hashimoto Y, Ohno H, et al：Carotid artery disease in patients with retinal artery occlusion. Intern Med 35：937-940, 1996
12) Inatomi Y, Hino H, hashimoto Y, et al：Transesophageal echocardiography for detection of cardiac diseasesin patients with retinal artery occlusion. Intern Med 40：475-478, 2001
13) Bogousslavsky J, Regli F, Zografos L, et al：Optico-cerebral syndrome：simultaneous hemodynamic infarction of optic nerve and brain. Neurology 37：263-268, 1987
14) 日野洋健，橋本洋一郎，原　靖幸，ほか：網膜静脈閉

塞症と網膜動脈閉塞症の頸動脈病変の検討. 臨床神経 40：121-124, 2000
15) Huckman MS, Haas J：Reversed flow through the ophthalmic artery as a cause of rubeosis irridis. Am J Ophthalmol 74：1094-1099, 1972

VII "Uncommon" 脳卒中学

- 36 "Uncommon" 脳卒中学総論
- 37 脳アミロイド血管症
- 38 もやもや病
- 39 脳動脈解離
- 40 脳動静脈奇形と脳動静脈瘻
- 41 脳静脈血栓症
- 42 奇異性脳塞栓症
- 43 抗リン脂質抗体症候群
- 44 悪性腫瘍と脳血管障害
- 45 CADASILとCARASIL
- 46 一過性全健忘
- 47 片頭痛と脳卒中
- 48 後部可逆性脳症症候群
- 49 可逆性脳血管攣縮症候群(RCVS)
- 50 脊髄血管障害

36 "Uncommon" 脳卒中学　総論

稲富　雄一郎［済生会熊本病院神経内科］

I　はじめに

本章では，まれな原因による脳血管障害について解説する．脳血管障害の原因疾患の分類は，その機序により大別して 1．血管症，2．塞栓症，3．血行力学性虚血症とした（表 1）．表 2 にはスクリーニング検査一覧を付記した．

II　血管症

1　血管炎

1）細菌性髄膜炎

続発した脳血管炎により，脳梗塞を起こすことがある．頭蓋底部の皮質動脈，穿通動脈領域に多発性梗塞をきたす．

2）ウイルス性血管炎

帯状疱疹ウイルス血管炎がよく知られている[1]．帯状疱疹罹患後 6 週以内に発症する．皮質動脈，穿通動脈ともに障害される．

3）真菌性血管炎

真菌性髄膜炎に続発して動脈炎をきたすことがある．また真菌性血管炎による動脈瘤も起こりうる．

4）大動脈炎症候群，高安病

大動脈およびその基幹動脈，冠動脈，肺動脈に生じる大血管炎であり，再燃緩解を繰り返す．若年女性に好発する．病理学的には，弾性型動脈に現況下平滑筋細胞の壊死，弾力線維の破壊，線維化，外膜の炎症性肥厚を認める．急性期には発熱倦怠感があり，脈拍血圧の左右差，血管雑音，心雑音，さらにめまいや意識消失などの頭部乏血症候も伴う．炎症所見や，脳血管造影で上述の血管の狭窄を確認する．頸部血管エコーでは頸動脈の同心円状の狭窄を認め，マカロニサイン macaroni sign と呼称する．脳卒中の合併も知られている．

表 1　uncommon 脳卒中

血管症	炎症性	感染性	細菌性髄膜炎，ウイルス性血管炎，真菌性血管炎
		自己免疫性	大動脈炎症候群，高安病，Carotidynia，側頭動脈炎，巨細胞性動脈炎，膠原病，抗リン脂質抗体症候群，好酸球性多発血管炎性肉芽腫症（Churg-Strauss 症候群）結節性多発動脈炎，Behçet 病，primary angiitis of the central nervous system，Buerger 病，Eales 網膜炎
	非炎症性		大動脈解離，脳動脈解離，もやもや病，Fabry 病，線維筋形成不全，Marfan 症候群，弾力性偽性黄色腫，Ehlers-Danlos 症候群，MELAS，CADASIL，脳アミロイドアンギオパチー，片頭痛，RCVS，川崎病，ネフローゼ症候群，カルシウム異常，褐色細胞腫，薬剤性血管障害，悪性萎縮性丘疹症，炎症性腸疾患，Sneddon 症候群，多発性嚢胞腎，超巨大脳底動脈，脳血管奇形，毛細血管拡張症，静脈奇形（静脈腫，海綿状血管腫，脳動静脈奇形，脳動静脈瘻）
塞栓症	動脈血栓症		左房粘液腫，感染性心内膜炎，非感染性血栓性心内膜炎，播種性血管内凝固症候群，血栓性血小板減少性紫斑病，ヘパリン起因性血小板減少症，先天性凝固異常，高ホモシステイン血症，チアリ網，未破裂脳動脈瘤に伴う脳塞栓症，血管内悪性リンパ腫，脳脂肪塞栓症，空気塞栓症
	静脈血栓症		脳静脈血栓症，右左シャント疾患，卵円孔開存症，肺動静脈瘻
血行力学性			出血性ショック，貧血，原始遺残動脈，Bow hunter 症候群

表2 スクリーニング検査
以下検査（想定疾患）の追加を考慮する。病歴，家族歴からあり得ないものまで絨毯爆撃しないように。

脳梗塞

想定疾患	
血液検査	ATⅢ，SFMC，FDP，フィブリノゲン，トータル Pai-1（tPA・PAI-1 複合体），TAT，PIC，α2-PI，F1+2
検体以外	

原因不明脳塞栓症

想定疾患	▶Trousseau 症候群，奇異性脳塞栓症（PFO，肺動静脈瘻），NBTE，IE，大動脈プラーク ▶血液培養，β-D グルカン，プロカルシトニンは炎症症候/所見陽性例。pAVF の造影 CT は DVT 確認後。ムチン（腺癌）関連マーカー。
血液検査	CEA，CA19-9，AFP，プロテイン C，S 抗原量
検体以外	下肢静脈エコー（なるべく早期），2 階心エコー TEE，胸部造影 CT，胸腹部 CT，マンモグラフィ，ホルター複数回

原因不明血管症（アテロームでは説明困難な分節性狭窄）

想定疾患	▶感染性血管炎として結核を含む細菌性血管炎。VZV，真菌もあるが，まずは髄液検査で細胞増多確認。 ▶自己免疫性では SLE，APS，EGPA，甲状腺疾患，IgG4 関連症候群，癌性髄膜炎。 ▶血管症としては Fabry 病，ホモシステイン血症，線維筋形成不全，MELAS，CADASIL，RCVS ▶異常高血圧，脳動脈攣縮を来す褐色細胞腫があるが，高血圧，分節性脳動脈狭窄確認後 H とする。
血液検査	乳酸，IgG，A，M，E，D，赤沈（平日日中のみ），TSH，fT3，fT4，C3，C4，CH50，IgG4，総ホモシステイン，ANA，抗 DNA，dsDNA，CL・β2GP1，カルジオリピン，SS-A，SS-B，PR3-ANCA，MPO-ANCA，TPO，TG 髄液検査：ADA，IgG インデックス，（乳酸→当院で髄液の測定可能か調査中） 外注オーダ外：α-ガラクトシダーゼ活性（サノフィ？），Notch 3（熊本大）
検体以外	CTA，腎動脈エコー，胸腹部 CT，造影 MRI，眼科受診（角膜混濁）

5）側頭動脈炎，巨細胞性動脈炎

中高年に好発する大動脈およびその分枝の中大脳動脈に生じる動脈炎である。浅側頭動脈などの頭蓋外動脈が好発部位であり，網膜動脈閉塞による失明，リウマチ性多発筋痛症などを合併する。超音波検査では浅側頭動脈に dark halo，halo sign と呼ばれる狭窄像を認める。まれながら脳梗塞をきたすこともある。

6）膠原病

脳梗塞は全身エリテマトーデスで高頻度にみられる[2]。機序としては免疫複合体を介した血管炎，抗リン脂質抗体症候群，Libman-Sacks 心内膜炎による心弁膜疣贅による塞栓，ステロイド投与による動脈硬化，高血圧などが考えられる。脳血管障害では，小梗塞，小出血が主体である。強皮症，Sjögren 症候群，関節リウマチについては，同年齢の対照群と頻度に変わりはないと考えられる。

7）抗リン脂質抗体症候群

脳梗塞の危険因子である。血栓症もしくは妊娠合併症の臨床所見があり，かつ検査所見としては抗カルジオリピン β2GPI 抗体，ループスアンチコアグラントのいずれかが 12 週以上離れて 2 回以上陽性であれば抗リン脂質抗体症候群と診断される。抗リン脂質抗体症候群は発症機序として，1．プロテイン C 活性化に抑制的に働き内皮期脳の異常をきたす，2．β2GPI の血栓形成阻止を阻害する，3．心臓弁膜症をきたし塞栓症を起こす，4．血中参加 LDL と交叉反応し動脈硬化を促進する[3]。

8）好酸球性多発血管炎性肉芽腫症（Churg-Strauss 症候群）

気管支喘息，アレルギー性鼻炎などのアレルギー症状に続発し，血管炎が出現する疾患。診断基準は上述のアレルギー症状に加え，血管炎症候，好酸球増多，抗好中球細胞質抗体（特に MPO-ANCA）陽性，血清 IgE 増加，白血球，血小板増加，リウマトイド因子陽性，肺浸潤影が挙げられる[4]。また病理学的には罹患臓器における好酸球浸潤を伴う細小血管の肉芽腫やフィブリノイド壊死性血管炎を確認する。神経内科的には多発性単神経炎の原因疾患の一つとして重要であるが，虚血性脳卒中もまれに報告される。

9）結節性多発動脈炎

中・小型の動脈に壊死性血管炎を認め，かつ細動脈炎，毛細血管炎（糸球体腎炎を含む）を認めない疾患である。厚生労働省特定疾患難治性血管炎班の結節性多発動脈炎の診断基準（2006 年）が提唱されており，

発熱，体重減少，高血圧，臓器虚血症候などの主要症候，組織所見，血管造影所見から診断する。脳梗塞の合併も多く，20～30％ともされている。脳梗塞はラクナ梗塞など皮質下梗塞が多い[5]。

2　非炎症性血管症

1）大動脈解離

大動脈壁が中膜のレベルで2層に剥離し，動脈走行に沿ってある長さの血管腔が2つになり，動脈壁内に血流あるいは血腫が存在する病態である。解離が脳血管に波及し血管閉塞をきたすこともあるが，多くはうっ滞した解離腔内で生じた栓子が脳動脈に飛び脳塞栓症をきたすことが多い。

2）脳動脈解離

脳血管造影所見が決め手となるが，最近はMRAで診断可能となっている。Intimal flap，double lumen，intramural pooling sign，(pearl and) string sign，tapering occlusion，動脈瘤。頸部外傷，カイロプラクティクやスポーツなどによる急激あるいは過剰な頸部の回転・伸展により動脈解離をきたして，脳梗塞やくも膜下出血を発症する。医原性：開心術後やカテーテル操作などで塞栓症を起こす場合がある。

3）もやもや病

頭蓋内内頸動脈終末部，前，中大脳動脈近位部に狭窄または閉塞がみられ，その付近に異常血管網が動脈層においてみられ，これら所見が両側性にみられる病態と定義されている。5歳頃の小児期と20～30歳代に2相性のピークがあり，小児では一過性脳虚血発作（TIA）が，成人では出血の頻度が多くなる。小児では虚血性脳血管障害，成人では出血性脳血管障害を起こしやすい。

4）Fabry病

ライソゾーム酵素であるα-ガラクトシダーゼの欠損によりグロボトリアオシルセラミド（GL-3）やガラビオシルセラミド（GL-2），血液型B型糖脂質などが血管内皮細胞，心筋細胞，神経節細胞に蓄積し他臓器に障害をきたす[6]。遺伝形式はX連鎖性劣性であるが，軽症ながら女性でも出現する。GL-3の臓器沈着により心症候としては肥大型心筋症，不整脈，腎症候としては蛋白尿，血尿，さらには腎不全，皮膚症候としてはびまん性体幹被角血管腫，発汗低下をきたす。さらには渦巻き状角膜混濁，白内障，難聴，下痢や腹痛もきたす。神経症候としては末梢神経障害として疼痛発作，発汗低下，脳血管障害としては様々な程度の梗塞を，特に後方循環系に認め，椎骨脳底動脈の異常拡張megadolico ectasiaを認めることがある。脳中小動脈の肥厚と内腔の狭小化，血管の拡張や蛇行を認める。GL-3の血管細胞内蓄積を認める。診断は血中α-ガラクトシダーゼ活性低下（正常の10％以下）で判断される。

5）線維筋形成不全

頭頸部動脈と腎動脈に好発する。内膜，中膜，外膜過形成型に分類され，中膜過形成が90％以上である[7]。中膜の皮動脈硬化性，炎症性の狭窄性病変であり，線維造成，抗原線維造成が生じ，中膜筋層や内弾性板が破壊され，脳動脈瘤も生じる。頸動脈狭窄で脳梗塞が，腎動脈狭窄で高血圧が起こる。多発性狭窄と隣接部の動脈瘤様拡大により"string of beads"と呼ばれる特有な脳血管造影所見を呈する。

6）Marfan症候群

多臓器の先天異常であり，高身長，長い四肢，扁平足，鳩胸，漏斗胸，手首と母指症候，脊柱側弯，水晶体脱臼などをきたす。大動脈の病理所見の首座は中膜病変であり，進行すると弾性線維の欠損をきたし，これが解離を起こす。内頸動脈，椎骨動脈に大動脈からの進展もしくは独自に解離をきたす。また大動脈弁閉鎖不全，僧帽弁逸脱症，不整脈も伴い，この結果塞栓性脳梗塞もきたしうる。

7）弾力性偽性黄色腫

黄色丘疹状の偽黄色腫が頸部や腋窩などに多発し，眼底に網膜色素線条（angioid streak）という独特の所見を呈する[8]。心臓では若年性冠動脈疾患をきたす。脳血管障害では若年性閉塞性頸部頭蓋疾患と動脈瘤性くも膜下出血をきたす。

8）Ehlers-Danlos症候群

古典的には脆弱で弾性の強い皮膚と過進展，多発性斑状出血，関節の過進展からなる結合織疾患である[9]。現在では古典型，関節可動亢進型，血管型，後側弯型，多発性関節弛緩型，皮膚弛緩型，新型（D4ST-1欠損型）に分けられる。このうち血管型は常染色体優性遺伝で，COL3A1異常による最も重症なタイプである。頸動脈-海綿静脈洞瘻，頸動脈解離をきたす。

9）脳アミロイドアンギオパチー

髄膜動脈や皮質動脈などの脳血管壁にアミロイドが沈着した病態で，その多くはAβアミロイドである。脳葉型出血，大脳皮質の微小出血，微小梗塞，白質病変などの血管障害をきたす。孤発性，遺伝性が知られているが，本邦では家族性の報告はない。正常血圧の高齢者に再発を繰り返す脳葉型出血を臨床像とするが，てんかん，認知症，あるいは基底核部出血もきたす。

10）片頭痛

脳梗塞の危険因子としても知られている。これは様々な機序が考えられるが，奇異性脳塞栓症との関連では，卵円孔開存症などの右左シャントにより，静脈塞栓のみならず，本来は静脈内に留まり，肺で捕捉されるはずの片頭痛誘発物質が脳動脈に到達することで，片頭痛をきたすのではないかと考えられている[10]。

11）多発性嚢胞腎

脳血管障害では，嚢状脳動脈瘤，血管腫あるいは解離性脳動脈瘤との関連が指摘されている。虚血性脳血管障害は脳動脈解離に伴うものの報告が多い。

12）脳血管奇形

脳血管奇形には以下のものがある[11]。**毛細血管拡張症，静脈奇形，静脈腫**はごくまれに脳内出血をきたすがほとんど無症候性。**海綿状血管腫**は脳内出血の原因となりうる。通常の脳血管造影では流入，流出動脈を確認できず，また組織学的には血管塊内に脳組織は存在しない。**脳動静脈奇形（AVM）**は脳内出血の原因となりうる。脳血管造影で nidus と呼ばれる血管塊があり，流入動脈を認めまた流出動脈が動脈巣早期より描出される。**脳動静脈瘻**は動脈と静脈が直接吻合した状態であり，nidus としての血管塊は認めない。

III 塞栓症

1 動脈血栓症

1）左房粘液腫

左房内の粘液腫に伴う脳塞栓症である。腫瘍本体の一部が自壊して栓子となることもありうるが，主として腫瘍表面にできた血栓が剝離して塞栓することが多いと考えられる。

2）感染性心内膜炎

多くは脳塞栓症をきたすが，末梢脳動脈に感染性動脈瘤を形成しくも膜下出血や皮質下出血を起こすこともある。皮膚，粘膜のうっ血斑，Osler 痛斑（指先，上腕，下肢に認める中心に白色変化を伴う有痛性隆起性紅色斑），Janeway 発疹（手掌の無痛性赤色疹），Roth 斑（中心に白色変化を伴う網膜表層出血）などを伴う。心エコーで僧帽弁に疣贅を確認する。

3）非感染性血栓性心内膜炎

癌患者における症候性脳梗塞の最も多い原因とされている。心臓弁特に左心弁にフィブリンや血小板が増生する。これが剝離し，脳塞栓症となる。肺，胃の腺癌で多いとされているが，あらゆる種類の癌で起こりうる。腫瘍から放出された凝固因子によるものと考えられる。多くは剖検での確認であり，生前に心エコーで弁の異常を検出できることは少ない。担癌患者ではDICや下肢深部静脈血栓による奇異性脳塞栓症も鑑別に挙げる必要がある。Trousseau 症候群とは癌に関連する静脈動脈系の血栓塞栓症である。

4）血栓性血小板減少性紫斑病

血小板減少，溶血性貧血，腎不全，発熱，さらに動揺性の精神症候をきたす疾患，脳では多発性小梗塞，あるいは出血を起こすこともある。最近ではチクロピジン，クロピドグレルの副作用として問題になっている。後天的に a disintegrin-like and metalloproteinase with thrombospondin type 1 motifs 13（ADAMT 13）活性が低下することによって生じているものが多いことが分かってきた。

5）ヘパリン起因性血小板減少症

ヘパリン投与により血小板減少症をきたす。HIT抗体が陽性となる。投与早期に起こり軽症の Type I が高頻度であるが，免疫学的機序により血小板が破壊され，二次的に凝集を期待し動脈血栓を形成する Type II もあり，予後不良である[12]。

6）先天性凝固異常

アンチトロンビンIII（ATIII）欠乏症：常染色体優性遺伝，抗原量，活性値とも低下するI型と，活性値のみが50％低下するII型がある。脳梗塞，脳静脈血栓症ともに起こしうる。また脳梗塞急性期にATIII・トロンビン複合体が生じ，ATIII濃度が低下し進行性脳梗塞となることがあり，そのような場合にはATIII補充が必要である。プロテインC，S欠乏症：常染色体優性遺伝で脳静脈血栓症をきたす。脳梗塞を起こすことは少ないが，脳梗塞の発症年齢を下げることがあると考えられている。

7）高ホモシステイン血症

動脈血栓，静脈血栓と関連する。ホモシステインは内皮障害を介して凝固を活性化することが実験的に証明されている。特にアテローム血栓性脳梗塞の危険因子となる[13]。

一方，遺伝性代謝性疾患であるホモシステイン尿症では血漿ホモシステイン値が正常の20倍以上になる。同疾患では知的障害，Marfan 様外観，水晶体脱臼，痙攣発作を伴うことがある。動脈性，静脈性に血栓症をきたし，小児期に脳梗塞をきたすことがある。

8）脳脂肪塞栓症

大腿骨をはじめとする長管骨骨折や髄内釘手術を契

機に，非乳化脂肪滴である中性脂肪が循環系に流入し，肺，脳，皮膚に脂肪塞栓症をきたして，呼吸器症状，中枢神経症状，皮膚点状出血などを呈する症候群である．中枢神経症状を呈する脂肪塞栓症候群を，特に脳脂肪塞栓症と呼ぶ．

9）空気塞栓症

脳循環内に空気が入り込む病態である．カテーテル，開心術の操作に伴う医原性のもの，潜函病，さらには肺嚢胞の患者が，飛行機離陸時の外界陰圧に伴い空気塞栓をきたしたとする報告がある．

2 静脈血栓症

1）脳静脈血栓症

原因として，薬剤性，先天性，後天性凝固異常症，感染症（中耳炎，副鼻腔炎）などがある[14]．

3 右左シャント疾患

1）卵円孔開存症

奇異性脳塞栓症は，主として下肢で生じた深部静脈血栓が，心臓，肺の右左シャントを経由して，脳に塞栓症をきたす病態である．卵円孔開存症は剖検では27〜29％に存在するといわれている．通常は閉塞しているが Valsalva 負荷がかかったり，起立動作，排便，運動，咳，性交などで右房圧が左房圧を上回ったときにたまたま栓子が右房内に存在したときに，左房内に流入する．

2）肺動静脈瘻

肺内における動静脈間の異常なシャントである．シャント量が大きいと慢性低酸素血症に伴う，チアノーゼ，ばち指，赤血球増多症を伴う．常染色体優性遺伝の遺伝性出血性毛細血管拡張症，Rendo-Osler-Weber 病が知られ，皮膚，粘膜，肝臓に毛細血管整形不全，反復性出血をきたす．本疾患の15％に肺動静脈瘻を合併する．

IV 血行力学性

1）出血性ショック

脳血管狭窄，閉塞性病変がなくても，全身的な血圧低下により境界領域梗塞が起こりうる．

貧血：軽微な血圧低下を伴う，重度の貧血例で，高度の動脈狭窄病変を伴わずに境界領域梗塞をきたしたとする症例が知られている．また好酸球増多症に伴う過粘稠症候群により境界領域梗塞をきたしたとする報告もある．

2）Bow hunter 症候群

頭位変換による椎骨脳底動脈領域の循環不全が起こり，めまいや意識障害，感覚障害などの症状をきたす病態である．その多くはC1/2レベルでの椎骨動脈狭窄で起こるとされている．しかしまれながら下部頸椎レベルの狭窄で生じる症例も報告されている．

文献

1) Gilden D, Cohrs RJ, Mahalingam R, et al：Varicella zoster virus vasculopathies：diverse clinical manifestations, laboratory features, pathogenesis, and treatment, Lancet Neurol 8：731-740, 2009
2) Behrouz R：The risk of ischemic stroke in major rheumatic disorders. J Neuroimmunol 277：1-5, 2014
3) 北川泰久，大熊壮尚，徳岡健太郎：抗リン脂質抗体陽性脳梗塞，Brain Nerve 60：1144-1158, 2008
4) Mouthon L, Dunogue B, Guillevin L：Diagnosis and classification of eosinophilic granulomatosis with polyangiitis（formerly named Churg-Strauss syndrome），J Autoimmun 48, 49：99-103, 2014
5) Reichart MD, Bogousslavsky J, Janzer RC：Early lacunar strokes complicating polyarteritis nodosa：thrombotic microangiopathy, Neurology 54：883-889, 2000
6) Kolodny E, Fellgiebel A, Hilz MJ, et al：Cerebrovascular Involvement in Fabry Disease：Current Status of Knowledge, Stroke. 46：302-313, 2015
7) Olin JW, Gornik HL, Bacharach JM, et al：Fibromuscular dysplasia：state of the science and critical unanswered questions：a scientific statement from the American Heart Association, Circulation 129：1048-1078, 2014
8) van den Berg JS, Hennekam RC, Cruysberg JR, et al：Prevalence of symptomatic intracranial aneurysm and ischaemic stroke in pseudoxanthoma elasticum, Cerebrovasc Dis 10：315-319, 2000
9) Debette S, Markus HS：The genetics of cervical artery dissection：a systematic review, Stroke 40：e459-466, 2009
10) Kurth T, Chabriat H, Bousser MG：Migraine and stroke：a complex association with clinical implications, Lancet Neuro 111：92-100, 2012
11) Al-Shahi R, Bhattacharya JJ, Currie DG, et al：Scottish Intracranial Vascular Malformation Study（SIVMS）：evaluation of methods, ICD-10 coding, and potential sources of bias in a prospective, population-based cohort, Stroke 34：1156-1162, 2003
12) Linkins LA, Dans AL, Moores LK, et al：Treatment and prevention of heparin-induced thrombocytopenia：Antithrombotic Therapy and Prevention of Thrombosis, 9th ed：American College of Chest Physicians Evidence-Based Clinical Practice Guidelines, Chest 141（2 Suppl）：e495S-530S, 2012
13) Ansari R, Mahta A, Mallack E, et al：Hyperhomocysteinemia and neurologic disorders：a review, J Clin Neurol 10：

281-288, 2014
14) Ferro JM, Canhão P, Stam J, et al：Prognosis of cerebral vein and dural sinus thrombosis：results of the International Study on Cerebral Vein and Dural Sinus Thrombosis(ISCVT), Stroke 35：664-670, 2004

37 脳アミロイド血管症

村賀 香名子 ［三重大学医学部脳神経内科/日本医科大学脳神経内科］
冨本 秀和 ［三重大学医学部脳神経内科］

I はじめに

　脳アミロイド血管症（CAA：cerebral amyloid angiopathy）は，脳血管へのアミロイド沈着症であり，1938年Scholz[1]によって提唱された。脳血管壁へのアミロイドβ蛋白（Aβ：Amyloid β）の沈着は加齢とともに出現し，脳出血や微小梗塞を引き起こすだけでなく，認知症とも密接に関連している。
　本疾患は，加齢に伴って散発的に発症する孤発性が大部分を占めているが，遺伝性CAAも報告されている。本章では孤発性CAAについて概説をする。

II 疫学

　臨床的に遭遇する頻度の高い孤発性CAAは加齢とともに増加し，60歳以上の10〜50%にみられ，90歳以上では74%に達する[2]。Aβ関連疾患の代表であるアルツハイマー病（AD：Alzheimer's disease）では，80〜90%にCAAがみられる。CAAは脳血管障害の原因の一つであり，CAAの増加は必然的にその一症状である脳葉型出血（皮質下出血）の増加に関連する。実際に，CAAに起因する高齢者の脳出血の割合は，剖検例で10〜20%，臨床例で34%と推定されている[3]。

III 病態（図1）

　CAAはAβの産生および除去（分解/排泄）の不均衡によって蓄積した場合に発症する。

1 Aβ産生

　CAAにおけるAβは主に脳の神経細胞で産生・分泌される。Aβの前駆体であるアミロイドβ前駆蛋白（APP：amyloid precursor protein）が脳内で産生され，細胞膜上で一定期間機能した後，通常はα-セクレターゼとγ-セクレターゼにより分解されるがAβの切り出しに関与するβ-セクレターゼが機能することによりAβが産生される。
　C末端側のγ-セクレターゼの切断部位によりAβ40とAβ42が存在する。Aβ42は40に比し凝集性が高いため，脳実質内に容易に沈着し老人斑の主体となる。他方，Aβ40は42に比し凝集性が低いこともあり，血管壁まで運ばれて沈着の主体となる。ただし，毛細血管レベルで沈着するアミロイドの多くはAβ42となる。
　Aβには血管収縮作用があり高度になると脳の循環不全を引き起こし，低酸素状態[4]などからβセクレターゼ1（BACE1：β-site β-amyloid precursor protein（APP）cleavage enzyme 1）が誘導され，さらなるAβの産生増加を招くことになる。

2 Aβ除去

　産生されたAβが脳から除去される経路は多数認められている。具体的には，1）グリア細胞などの細胞内への取り込み・分解，2）酵素による分解，3）血液脳関門を介した血管内への直接的な排出，4）血管周囲を伝わっての排泄，がある。

1）グリア細胞などの取り込みと分解

　Aβがまだ可溶性である段階で，アストロサイト，ミクログリア，周皮細胞，平滑筋細胞，神経細胞により，LRP-1（low-density lipoprotein receptor-related protein-1）やLDLR（low-density lipoprotein receptor）などの受容体を介してAβの取り込みが生じる可能性が示されている。

2）酵素による分解

　neprilysin，ACE（angiotensin-converting enzyme），IDE（insulin-degrading enzyme）などの酵素によりAβが分解される。特にneprilysinは，その発現量とAβ沈着との間に逆相関が報告されてい

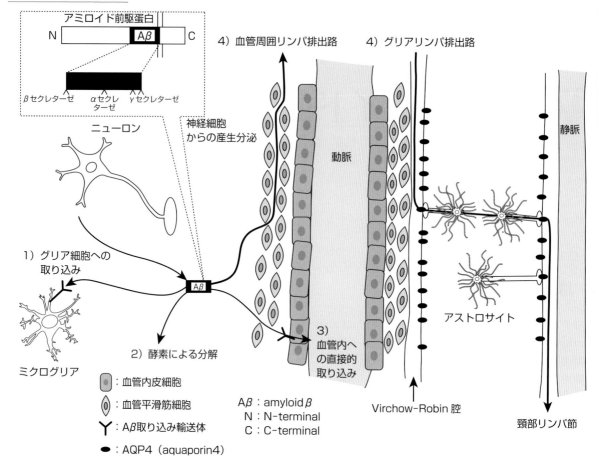

図1 Aβ産生・除去の仕組み

る[5]。

3）血液脳関門を介した排泄

LRP-1・2，LDLR family，ABC transporters（ATP-binding cassette transporters），insulin-sensitive transporter，Npr-C（natriuretic peptide receptor C）といった血管壁に存在する輸送体を介して，脳実質側から血管内腔側へAβが直接排出される経路である。

4）血管周囲排出路を介した排泄

近年，脳脊髄液や間質液による脳内輸送経路が注目されており，CAAにおけるAβ排出路としても関心が高い。

① 血管周囲リンパ排出路（perivascular drainage pathway）

中枢神経にはリンパ管が存在しないため，Aβを含む間質液は毛細血管基底膜から入り，中膜平滑筋細胞の間を血管拍動の駆動力により血流とは逆行性に流れ，最終的に脳脊髄液や頸部リンパ節に排出される経路である[6]。CAAの初期におけるAβ沈着は，血管中膜平滑筋を取り囲む基底膜から始まることが指摘されており[7]，加齢に伴う血管弾力性の低下が，拍動による排泄駆動力減弱を招き，次第に血管中膜内へAβが蓄積していく。

② グリアリンパ排出路（glymphatic system/paravascular drainage pathway）

脳脊髄液が，血管周囲腔の外壁を構成するアストロサイトの足突起（glia limitans）に存在するアクアポリン4を介して，アストロサイトから組織間に入る。そして，組織中にある老廃蛋白質を回収し，血流と順行性に静脈周囲を伝わって，頸部リンパ節・静脈洞といった脳外へと排出される経路である。この排出路はげっ歯類で主に研究され，ヒトにも存在することが実証されつつある[8]。Aβ除去における重要な経路の一つである可能性が示されている。

IV 病理・分類

CAAでは主に，脳皮質血管や軟膜血管にAβが沈着する。その分布は大脳皮質，特に後頭葉優位であり[9]，基底核・視床・脳幹や大脳白質には稀である。

Aβの沈着は中膜外側（電子顕微鏡では基底膜外側

で確認）より始まり，進行するにつれて血管全周性に浸潤し，平滑筋細胞層の変性をきたす。そして最終的に，重度のCAAでは血管中膜・外膜の間に空隙を生じる"double barrel"の像を呈し，硝子体変性・微小脳動脈瘤・フィブリノイド壊死などの脈管障害に関連する。特にフィブリノイド壊死は，CAA関連出血によく関係するといわれる[10]。その一方で，血管内皮細胞は障害なく維持されている。毛細血管（時に細動脈・小動脈においても）におけるアミロイド沈着は血管周囲の実質組織への染み出し像を伴い，変性神経突起に近接することがある。毛細血管を含んで皮質・軟膜血管にアミロイドの沈着を認める場合は，"capillary CAA（CAA-Type 1）"とし，毛細血管への沈着を認めない non-capillary CAA（CAA-Type 2）とは区別される。なお，ADと同様にCAAにおいてもApoEは危険因子であるといわれているが，CAA-Type 1 は ApoE の対立遺伝子 ε4 発現症例に好発する。

一般的に使用されているCAAの病理学的分類がある。Vonsattelら[10]は，血管の病理学的変化に応じて，mild：平滑筋細胞の破壊を伴わないアミロイド沈着が中膜に限局した状態，moderate：中膜がアミロイドに置換され正常より肥厚した状態，severe：広範なアミロイドの沈着と共に，血管壁の doublebarrel 構造や微小動脈瘤形成，フィブリノイド壊死，アミロイドの血管外への漏出を伴う状態，の3段階に分類している。

V 臨床的特徴

1 脳出血

1）脳葉型脳出血（lobar ICH：lobar intracranial hemorrhage）

CAAは血管壁が徐々にAβ沈着に置換されていくため，血管壁の脆弱性を招き，微小脳動脈瘤の形態を呈するようになる。CAAに伴う出血は，高齢者における非外傷性出血のうち，5〜20％を占める[10,11]。CAAは皮質や軟膜血管が関与しているために，出血部位は脳葉に限局し，比較的短期間に再発しやすいことが特徴である。なお，非脳葉型出血に比べ，高血圧症の関与の程度は軽いとされる。

2）限局型脳表ヘモジデローシス

脳表ヘモジデローシス（cSS：cortical superficial siderosis）は，非動脈瘤性のくも膜下出血の亜型として，脳表で微小出血が繰り返された結果出現すると考えられており，MRIのT2*強調画像やSWI（susceptibility-weighted imaging）画像にて脳溝に沿う形で低信号域として描出される。cSSは，CAAにおいて高い有病率を有し，病理学的にCAAと診断された症例の60.5％に認め，また，症候性脳葉型出血の将来的発症リスクを高めるといわれている[12]。

なお，cSSは，transient focal neurological episodes（TFNEs）と呼ばれる一過性の神経症候を呈することがある。TFNEsを一過性脳虚血発作と誤診して抗血小板療法または抗凝固療法を行うことは，CAA関連脳出血を誘発する危険性がある。

3）脳微小出血

脳微小出血（CMB：cerebral microbleeds）は，組織学的に周囲の組織を破壊することなく血液が血管周囲や Virchow-Robin 腔へ漏出した状態で，一般的に直径10 mm未満とされる。高齢者におけるCMBの有病率は，MRIの撮像方法に影響を受けるが3.1％[13]〜23.5％[14]といわれる。一方，病理学的にCAAと診断された症例では47.4％を占めることが指摘されている[15]。CAAに起因するCMBの分布は脳葉に限局し（strictly lobar microbleeds），基底核・視床・脳幹や小脳に存在する高血圧性血管症とは異なる。脳葉型微小出血も，症候性脳葉型出血発症のリスクと考慮される。

2 脳虚血（皮質微小梗塞/白質病変）

CAAにおける脳虚血の病態には，皮質微小梗塞（CMI：cortical microinfarct）や白質病変（WMH：white matter hyperintensities）がある。CMIは数十ミクロン〜4 mmサイズの皮質梗塞である。その虚血メカニズムは明白となっていないが，血管壁のAβ沈着が，血管壁肥厚および内腔狭窄による低灌流と，局所虚血に対する血管の自動調節の低下の両方を誘導することによると推測される。さらに，Aβ沈着により皮質や軟膜血管周囲腔が閉塞して血管周囲リンパ排出路を障害することが，半卵円中心の白質（特に皮髄境界直下）における血管周囲腔の拡大を招く。それ自体がCAAに特異的ではないものの，一般的にCAAに多くみられる傾向がある。

3 認知症

CAAに関連する出血・虚血病態が認知症に関連すると示唆されるが，実際に関連性が報告されているのは，脳出血で発症したCAA関連出血症例のみとなっている[16]。剖検例において，非認知症患者にはsever CAA が24％であったのに対して，認知症患者では43％を占めていることが報告されており，severe CAAと認知症との相関についてはよく証明されている[17]。

4 CAA関連炎症（CAA-related inflammation）

CAAでは稀に，沈着したAβに対する免疫反応によって炎症を生じる。亜急性の可逆的白質脳症を呈す

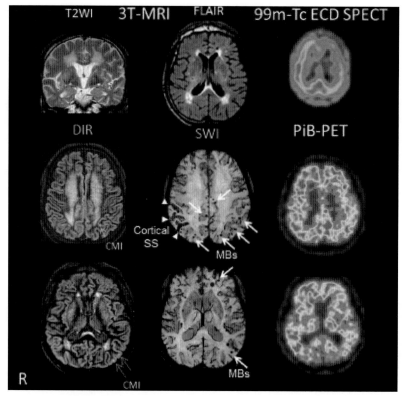

図2 81歳男性。頭部MRIのT2強調，DIR，FLAIR，SWI，脳血流SPECT，PiB-PETの各画像を示す（SPECTとPiB-PETはカラー口絵参照）
　頭部MRIの白質病変，多発ラクナ梗塞に加えて，皮質微小梗塞，限局型脳表ヘモジデローシス，脳葉型微小出血の存在から脳アミロイド血管症，アルツハイマー病の合併が疑われた。脳血流SPECTでは前頭葉の血流低下，アミロイドPET陽性であった。
　CMI：皮質微小梗塞，Cortical SS：限局型脳表ヘモジデローシス，MBs：微小出血（文献19より引用）

るが，免疫抑制療法の効果を認める。臨床症状は，亜急性の認知機能障害やけいれんを生じ，MRIのT2強調画像では高信号の非対称性白質病変を認める。CAA関連炎症の脳脊髄液では，抗Aβ抗体が上昇する[18]。

VI　検査

　CAAの診断に，画像・検査所見が補助診断となり得る。
　MRIのT2*強調画像やSWIは，CMB，cSSの診断に有用である（図2）[19]。また，MRI画像で後頭葉領域優位の白質病変の存在もCAA診断に有用なマーカーとなる。急性ないし亜急性のCMIは拡散強調画像（DWI：diffusion-weighted images）で検出可能なこともある一方で，慢性期のCMIは1mm以下のサイズでは検出不能である。しかし，比較的サイズが大きいものは3 tesla MRIのDIR（double inversion recovery）法を用いて検出が可能である[20]。前述の半卵円中心の拡大血管周囲腔（EPVS：enlarged perivascular spaces）も，CAAでみられる画像所見の一つである。
　MRIの画像所見に加えて，アミロイドイメージング（PIB-PET：Pittsburg compound B（Pib）positron emission tomography）も診断の一助になる。ただし，健康高齢者にしばしば認めるPibの高集積は初期のADを反映するため，CAAの診断においてPIB-PETは特異度が低いと考えられる。他方，Pibの集積を認めない場合は十分な感度をもってCAAを除外できる[21]。
　同様に，脳脊髄液でのAβ40，42濃度が，CAAの診断に有用である可能性がある。CAAではAβ40と42がいずれも血管で捕捉されるために，両者の脳脊髄液濃度が有意に低下すると報告されている[22]。

VII　診断基準（表1）

　"Boston criteria"はCAAの臨床診断のために開発された基準であり，必ずしも必須ではないが吸引した血腫や脳生検にて得られた組織，MRI/CT画像，お

表 1　Classic/Modified Boston criteria（[　] 内が Modified の基準に記載）

Difinite CAA
　　剖検での証明：
　　　・脳葉，皮質または皮質直下の出血
　　　・severe CAA を伴う脈管障害＊
　　　・他の診断の欠如

Probable CAA with supporting pathology
　　臨床所見と病理学組織（吸引された血腫や皮質生検）での証明：
　　　・脳葉，皮質または皮質直下の出血
　　　・標本である程度の CAA を伴う
　　　・他の診断の欠如

Probable CAA
　　臨床所見と MRI または CT での証明
　　　・脳葉，皮質または皮質直下に限局する多発出血（小脳出血も認める）
　　　　[もしくは単発の脳葉，皮質または皮質直下の出血や限局性†または広範な††ヘモジデローシス]
　　　・年齢が 55 歳以上
　　　・出血［またはヘモジデローシス］のその他原因の欠如#

Possible CAA
　　臨床所見と MRI または CT での証明
　　　・単発の脳葉，皮質または皮質直下の出血
　　　　[もしくは限局性†または広範な††ヘモジデローシス]
　　　・年齢が 55 歳以上
　　　・出血［またはヘモジデローシス］のその他原因の欠如#

＊Vonsattel JP らによる定義（文献 6）
†3 つもしくはそれ以下の脳葉に限局
††少なくとも 4 つ以上の脳葉に及ぶ
#頭蓋内出血のその他原因：ワルファリン過剰（国際標準比，INR＞3.0），先行する頭部外傷または脳虚血，脳神経系腫瘍，血管奇形または血管炎，血管悪液質または凝固異常
（文献 15 を改変して引用）

び臨床データに基づいて診断する．近年，cSS が CAA の画像診断マーカーとして重要視されており，Classic Boston criteria に cSS を診断項目に追加した Modified Boston criteria が提唱された．特異度は両者とも 81.2％と差はないが，感度では Classic Boston criteria と比較して 89.5％から 94.7％に上昇している[15]．

VIII　治療

　現時点では，エビデンスに基づく治療または予防法は存在しない．

　その中において，剖検で CAA と診断された出血症例は，そうでない症例と比較し高血圧の有病率は有意に高いことが報告され[10]，CAA 関連脳出血の発症には高血圧が関係していることが示唆されている．また，CAA に関係する脈管障害，特にフィブリノイド壊死は高血圧によって進行する．そのため近年，PROGRESS 研究のサブスタディーの結果から，高血圧性脳出血と同様に CAA 関連脳出血予防には，降圧療法が有効であることが示されている[23]．

文献

1) Scholz WZ：Studienzurpathologiederhirngefabe II：die drusige entartung der hirnarterien und capillaren, Gesamte Neurol Psychiatr 162：694-715, 1938
2) Yamada M：Cerebral amyloid angiopathy：an overview, Neuropathology 20：8-22, 2000
3) Jellinger KA：Alzheimer disease and cerebrovascular pathology：an up-date, J Neural Transm 109：813-836, 2002
4) Sun X, et al：Hypoxia facilitates Alzheimer's disease pathogenesis by up-regulating BACE1 gene expression, Proc Natl Acad Sci USA 103：18727-18732, 2006
5) Fukami S, et al：Aβ-degrating endopeptidase, neprilysin, in mouse brain：synaptic and axonal localization inversely correlating with Aβ pathology, Neurosci Res 43：39-56, 2002
6) Schkey D, et al：Mechanisms to explain the reverse perivascular transport of solutes out of the brain, J Theor Biol 238：962-974, 2006
7) Weller RO, et al：Lymphatic drainage of the brain and the pathophysiology of neurological disease, Acta Neuropathol 117：1-14, 2009
8) Eide PK, et al：MRI with intrathecal MRI gadolinium contrast medium administration：a possible method to assess glymphatic function in human brain, Acta Radiol Open 4：1-

5, 2015
9) Attems J, et al：Alzheimer's disease pathology influences severity and topographical distribution of cerebral amyloid angiopathy, Acta Neuropathol 110：222-231, 2005
10) Vonsattel JP, et al：Cerebral amyloid angiopathy without and with cerebral hemorrhages：a comparative histological study, Ann Neurol 30：637-649, 1991
11) Pezzini A, et al：Cerebral amyloid angiopathy：a common cause of cerebral hemorrhage, Curr Med Chem 16：2498-2513, 2009
12) Charidimou A, et al：Cortical superficial siderosis and intracerebral hemorrhage risk in cerebral amyloid angiopathy, Neurology 81：1666-1673, 2013
13) Tsushima Y, et al：MR detection of microhemorrhages in neurologically healthy adults, Neuroradiology 44：31-36, 2002
14) Vernooji MW, et al：Prevalence and risk factors of cerebral microbleeds：the Rotterdam Scan Study, Neurlology 70：1208-1214, 2008
15) Linn J, et al：Prevalence of superficial siderosis in patients with cerebral amyloid angiopathy, Neurology 74：1346-1350, 2010
16) Cordonnier C, et al：What are the causes of pre-existing dementia in patients with intracerebral haemorrhages?, Brain 133：3281-3289, 2010
17) Pfeifer LA, et al：Cerebral amyloid angiopathy and cognitive function：the HAAS autopsy study, Neurology 58：1629-1634, 2002
18) Piazza F, et al：Anti-amyloid β autoantibodies in cerebral amyloid angiopathy-related inflammation：implications for amyloid-modifying therapies, Ann Neurol 73：449-458, 2013
19) Kida H, et al：Detection of cerebral amyloid angiopathy by 3-T magnetic resonance imaging and amyloid positron emission tomography in a patient with subcortical ischaemic vascular dementia, Psychogeriatrics 17：70-72, 2017
20) Ii Y, et al：In vivo detection of cortical microinfarcts on ultrahigh-field MRI, J Neuroimaging 23：28-32, 2013
21) Baron JC, et al：Diagnostic utility of amyloid PET in cerebral amyloid angiopathy-related symptomatic intracerebral hemorrhage, J Cereb Blood Flow Metab 34：753-758, 2014
22) Verbeek MM, et al：Cerebrospinal fluid amyloid β40 is decreased in cerebral amyloid angiopathy, Ann Neurol 66：245-249, 2009
23) Arima H, et al：Effects of perindopril-based lowering of blood pressure on intracranial hemorrhage related to amyloid angiopathy：the PROGRESS trial, Stroke 41：394-396, 2010

38 もやもや病

舟木 健史　[京都大学医学部脳神経外科]
宮本 享　　[京都大学医学部脳神経外科]

I 疾患概念

　もやもや病は，1960年前後にわが国において発見され，命名された疾患である[1]。本症の特徴は，①内頸動脈終末部が慢性かつ進行性に狭窄し，②代償性に異常血管網（いわゆる「もやもや血管」）が形成され，③他に明らかな基礎疾患を有さないことである（図1）。もやもや病の有病割合は1万人あたり10.5人と報告されており[2]，比較的稀な疾患であるが，アジア人種に多く，わが国における若年者脳卒中の原因として上位を占める。

　男女比は1：1.6～2.2で女性にやや多く，発症年齢分布は小児期（就学前後）と30～40歳台の二つのピークがある。本疾患は先天性の疾患ではないが，10～20％に家族内発症が認められる。後述するように，近年，感受性遺伝子の存在が明らかとなっている。

II 診断基準

　もやもや病は厚生労働省の定める指定難病の一つであり，公費による医療費助成の対象疾患である。2015年にもやもや病の厚生労働省診断基準が改定され，現在この新基準に従ってもやもや病の診断がなされている（表1）。なお，旧診断基準にある「疑い例」という分類は削除された。

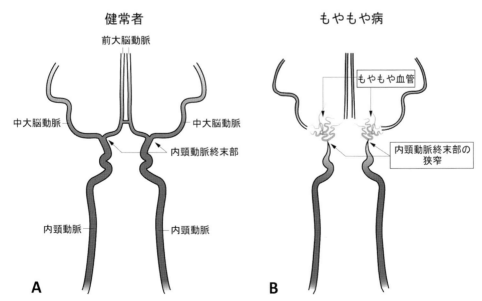

図1　もやもや病のシェーマ
（舟木健史：もやもや病の病態と診断．日本医事新報 4884：28-35，2017より引用）

表1 もやもや病の新診断基準

1. 診断上，脳血管撮影は必須であり，少なくとも次の所見がある。
   ① 頭蓋内内頸動脈終末部，前及び中大脳動脈近位部に狭窄又は閉塞がみられる。
   ② その付近に異常血管網が動脈相においてみられる。

2. ただし，磁気共鳴画像（MRI）と磁気共鳴血管撮影（MRA）の所見が下記のすべての項目を満たす場合には脳血管撮影は省いてもよい。
   ① MRAで頭蓋内内頸動脈終末部，前及び中大脳動脈近位部に狭窄又は閉塞がみられる。
   ② MRAで大脳基底核部に異常血管網がみられる。
   ③ ①と②の所見が両側性にある。

3. 動脈硬化が原因と考えられる頭蓋内内頸動脈閉塞性病変，放射線照射の既往，自己免疫疾患，髄膜炎，神経線維腫症Ⅰ型，脳腫瘍，ダウン症候群等は除外する。
   ※自己免疫疾患，髄膜炎，神経線維腫症Ⅰ型，脳腫瘍，ダウン症候群等に伴う頭蓋内内頸動脈終末部とその近傍の狭窄性病変が認められ，異常血管網を伴う場合には，「類もやもや病」とする。

判定
・両側性：上記を両側性に満たすもの
・片側性：上記1を一側の内頸動脈のみに有するもの*

*2015年の診断基準の改定により，片側例でももやもや病として認定されるようになった

（厚生労働省HP（http://www.nanbyou.or.jp/entry/209）より一部改変して引用）

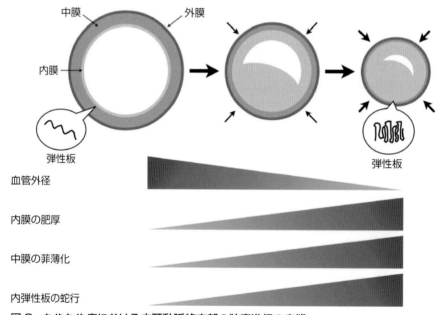

図2 もやもや病における内頸動脈終末部の狭窄進行の病態
　内膜の肥厚，中膜の菲薄化，内弾性板の蛇行の3つが進行する結果，血管の外径が狭小化すると考えられる。（文献3より引用）

Ⅲ 病態

1 内頸動脈終末部狭窄の病態

もやもや病の動脈狭窄には三つの病理学的特徴がある。すなわち，①血管平滑筋細胞の増殖による内膜の肥厚，②中膜の菲薄化，③内弾性板の蛇行（waving）である（図2）。これらに加えて，近年興味深い血管形態変化が報告されている。高解像度MRIによる研究では，もやもや病の病変血管では，内腔だけでなく外径も狭小化していることが明らかとなった（図2）[3]。このような変化，いわば「陰性リモデリング」は，プラークの形成により血管外径がむしろ増大する（「陽性リモデリング」）動脈硬化性病変とは対照的な所見である。血管の外径は，中膜の菲薄化や内弾性板のwavingに反比例して狭小化すると考えることもでき（図2），内頸動脈終末部の狭窄進行を説明する魅力的な仮説である。

2 異常側副路の病態

もやもや病のもう一つの特徴である脳底部異常血管

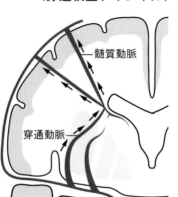
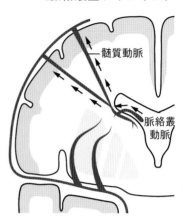

図3 もやもや病における脳室周囲吻合（periventricular anastomosis）
健常者では，脳の深部の栄養は穿通動脈，脈絡叢動脈によって行われ，これらが吻合することは決してない（左図）。もやもや病では，穿通動脈と髄質動脈，あるいは脈絡叢動脈と髄質動脈が吻合することで，血流が髄質動脈を逆流し，脳表を栄養しようとする変化が生じる（中央，右図）。（舟木健史：もやもや病の病態と診断．日本医事新報 4884：28-35, 2017 より引用）

網（いわゆる「もやもや血管」）についても，その解剖学的特徴が高解像度 MRI により明らかになりつつある。

もやもや病では，不足した大脳皮質の血流を補うため，穿通動脈や脈絡叢動脈から脳表が栄養される，きわめて特殊な現象が時にみられる。このような現象は，穿通動脈や脈絡叢動脈が，髄質動脈と脳室周囲で（上衣下動脈を介して）吻合すると考えると，矛盾なく説明できる（図3）。この場合，髄質動脈内の血流は，本来の血流方向から逆流して脳表を灌流することになる。このような動脈同士の吻合は，正常脳ではみられず，もやもや病特有の現象であると考えられ，脳室周囲吻合（periventricular anastomosis）と呼ばれる[4]。この病的吻合が脆弱で破綻しやすいと仮定すると，もやもや病で起こりうる多彩な出血を非常によく説明できる。

3 感受性遺伝子の同定

2000 年以降，家族型もやもや病の遺伝子解析により，17番染色体の長腕の終末部にもやもや病に関係する遺伝子の存在が想定され，その候補領域が徐々に狭められていった。2011 年に，独立したわが国の二つの研究者グループがほぼ同時に，17番染色体長腕終末部にある RNF213 という遺伝子の 4,810 番目のアルギニンがリジンに代わる変異（p.R4810K）が，もやもや病と強く関連していることを報告した[5,6]。RNF213 が血管形成に関与する遺伝子であること，p.R4810K が日中韓の患者に共通した創始者変異であることも同時に示され，これらの結果から，RNF213 がもやもや病の感受性遺伝子であることが確定された。

RNF213 p.R4810K は，日本人もやもや病患者の 74〜90％に認められるが，その一方で，一般人口の 1〜2％程度が同変異を保有しており，その大部分はもやもや病を発症しないことから，もやもや病の発症は RNF213 変異のみでは説明できず，発症の原因は未だ不明である。最近では，RNF213 変異に加えて，何らかの環境因子が発症に関わっているのではないかと考えられている。

IV 臨床像

もやもや病は，その発症様式により「虚血型」と「出血型」に大別される。小児例ではほとんどが虚血型であり，成人例では虚血型と出血型がほぼ半数ずつを占める。MRIが普及した今日では，無症候で偶然発見される「無症候性もやもや病」も増えており，現在その予後を調査する多施設前向きコホート研究（Asymptomatic Moyamoya Registry：AMORE）がわが国で行われている[7]。

1 虚血型

内頸動脈終末部の狭窄進行に伴い，脳血流が低下・不足することで，脳虚血症状を呈するものを呼ぶ。特に小児虚血型に最も典型的な症状は，過呼吸により誘発される一過性脳虚血発作である。「大泣きした後に足が脱力して立てなくなる」，「ラーメンをフーフー吹き冷まして食べると，手がしびれて箸が持てなくなる」等が，本症に典型的なエピソードである。このよ

うな発作は，脳血管拡張作用を有する動脈血二酸化炭素が過呼吸によって減少し，脳血管が収縮して脳血流がさらに低下するために起こると考えられている。

病気が進行すると，突然脳梗塞で発症することもある。特に2～3歳以下の低年齢児では，病期進行が早く，脳血流需要が成人に比べ大きいことから，脳梗塞に移行するリスクが高く，診断・治療を急ぐ必要がある。

2 出血型

側副血行路として発達した「もやもや血管」への長年の血行力学的負荷による破綻や，側副路内に発生した微小動脈瘤の破裂により，頭蓋内出血をきたすものを呼ぶ。出血型もやもや病の好発年齢は，20歳代後半から40～50歳代とされており，高血圧性脳内出血の好発年齢よりも低い。高血圧性脳内出血と同様に，被殻や視床に出血することもあるが，脳室内や脳室周囲にも好発することが特徴的である。

出血型もやもや病の自然予後は虚血型に比べて不良であることが問題であり，内科的治療のみでの再出血率は年間約7％と非常に高い。

V 画像診断

もやもや病では，主に三つの画像検査（MRI/MRA・脳血流画像・脳血管撮影）が行われる。

1 MRI/MRA

もやもや病の初期診断や経過観察に有用な非侵襲的画像検査である。MR angiography（MRA）によって内頸動脈終末部の狭窄・閉塞を容易に診断でき，異常血管網（もやもや血管）も大脳基底核部や脳底部シルビウス槽の異常微細血管信号（あるいはflow void）として同定される。T2強調画像やFLAIR画像では脳梗塞の有無が評価でき，T2*強調画像やSWI（susceptibility weighted imaging）では出血発症の危険因子であるsilent microbleedsを検出できる。

前述のとおり，もやもや病では内頸動脈終末部の血管外径の狭小化が認められ，動脈硬化性病変との大きな相違点である。近年，three-dimensional（3D）constructive interference in steady state（3D-CISS）法による内頸動脈や中大脳動脈の外径測定が，もやもや病と動脈硬化性疾患との鑑別に有用であると報告されている[3]。

2 脳血流画像（PET・SPECT）

脳血流の評価法としては^{15}O-positron emission CT（^{15}O-PET）が，脳血流パラメーターだけでなく脳酸素摂取率などの代謝パラメーターも測定できる，最も精度の高い検査である。しかし^{15}O-PETは，設置と継続的運用に多くのコストを要するため，検査可能な施設は非常に限られており，single photon emission CT（SPECT）での評価が一般的である。

SPECTでは，安静時脳血流画像に加えて，必要に応じて血管拡張薬であるアセタゾラミド（ダイアモックス®）の負荷を行い，血行力学的障害の程度を評価する。アセタゾラミド負荷によって，脳血流が安静時より何パーセント上昇するか（脳循環予備能）を算出することで，PETと同様の血行力学的重症度を近似的に評価することが可能である。

3 脳血管撮影

脳血管撮影は侵襲的検査であるが，今日においてももやもや病の診断のゴールド・スタンダードである。さらに，他のモダリティでは難しい本症特有の多彩な側副路（経篩骨吻合，経硬膜吻合，経軟膜吻合など）の評価が可能で，病期診断（鈴木分類）[8]も行える。外科的治療が検討される症例の場合には，バイパス手術に必要な頭皮血管の評価も同時に行うことができる。

VI 虚血型に対する治療

1 脳梗塞の急性期治療

もやもや病の脳梗塞超急性期における組織プラスミノゲン・アクティベータ（rt-PA）による血栓溶解療法は，「rt-PA（アルテプラーゼ）静注療法適正治療指針」の初版（2005年）では適応外であったが，第二版（2012年）では慎重投与に変更された[9]。そのほかの急性期治療は，血行力学的脳梗塞の急性期治療に準じて行われる。

2 慢性期治療

一過性脳虚血発作の改善と脳梗塞の予防を目的とした慢性期治療法には，アスピリンなどの抗血小板薬による内科的治療と，頭蓋内外血行再建術（バイパス術）による外科的治療がある。SPECTやPETにより血行力学的障害が認められる症例に対しては，外科的治療が一般に勧められる[10]。頭蓋内外血行再建術により，一過性脳虚血発作の改善，脳梗塞のリスクの軽減，術後日常生活活動の改善，長期的高次脳機能予後の改善が得られることが報告されている。

頭蓋内外バイパス術については今までに様々な術式が考案されているが，直接バイパスと間接バイパスの二法に大別される。直接バイパス術は，頭皮血管と脳表血管とを，顕微鏡下に微小血管吻合手技を用いて直接吻合する術式であり，浅側頭動脈・中大脳動脈吻合術（STA-MCA anastomosis）がその代表である（図

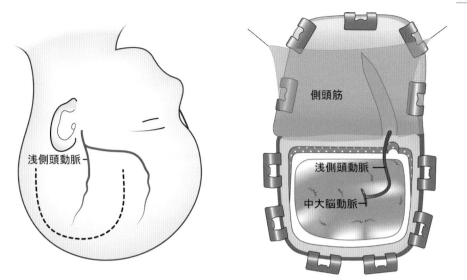

図4. もやもや病に対する直接バイパスの例
　左図点線は皮膚切開線を示す。

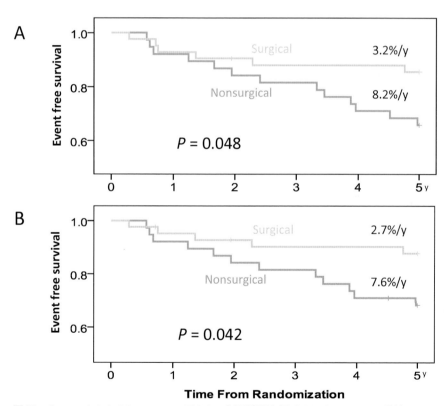

図5　Japan Adult Moyamoya Trial の主要結果を示す Kaplan-Meier 曲線
　A. 主要エンドポイント（すべての医学的有害事象），B. 二次エンドポイント（再出血発作）。（文献 17 より許可を得て引用）

4）。一方，間接バイパス術は，血流の豊富な組織を脳表に密着させることで，血管新生を期待する術式である。直接・間接バイパスを併用した複合バイパスが行われることもある。小児例においては直接バイパス・間接バイパスいずれも予後改善効果が報告されており，成人例では間接バイパス単独による効果は少なく直接バイパスを含む術式が有効である[10]。

　もやもや病の外科的治療において，周術期管理は非常に重要である。術中動脈血炭酸ガス濃度を正常域（normocapnia）に保つことは，虚血性合併症を防ぐ上

表2 JAM Trial の登録基準（JAM Trial プロトコールより）

1. 臨床的基準
   ① 初回出血発症時の年齢が16歳以上65歳以下
   ② ADLが自立（mRS 0, 1, 2）
   ③ 1年以内に脳出血，脳室内出血もしくはくも膜下出血を経験
   ④ 最終発作から1カ月以上経過
   ⑤ 急性期治療より1カ月以上経過
2. 放射線学的基準
   ① CT, MRI所見
      ⅰ．一血管支配領域にわたるような広範な脳梗塞巣を認めない。
      ⅱ．脳梗塞巣はCT上の造影効果を伴わない。
   ② 血管造影所見
      ⅰ．もやもや病の診断基準を満たす。
      ⅱ．脳主幹動脈に動脈瘤を認めない。
3. 除外基準
   ① 神経症候が重篤（mRS 3以上）
   ② 動脈硬化や塞栓性病変による内頸動脈の閉塞
   ③ 悪性腫瘍，心房細動，心不全，肝不全，腎不全，呼吸不全
   ④ 6カ月以内の心筋梗塞，冠動脈病変
   ⑤ 出血時間や凝固時間の延長
   ⑥ 空腹時血糖が300 mg/dl以上，あるいはインスリンを要する耐糖能異常
   ⑦ 拡張期血圧110 mmHg以上の高血圧
   ⑧ 過去の頭蓋内外バイパス術
   ⑨ 妊娠中

で特に重要である[11]。また，特に成人例では術後に過灌流症候群をきたすことがあり[12]，重症の場合には稀に出血性合併症を呈することも報告されているため，注意を要する。

VII 出血型に対する再出血予防治療

虚血型に行われるのと同様の直接バイパス術（図4）は，もやもや病特有の脆弱側副路（図3）への血行力学的負荷を軽減させることで，再出血率を有意に低下させる。このことは，もやもや病に関する唯一の randomized controlled trial である Japan Adult Moyamoya Trial（JAM Trial）で初めて科学的に証明された[13]。図5にその結果を示す。主要エンドポイント（すべての医学的有害事象，図5A），二次エンドポイント（再出血発作，図5B）のいずれも，手術群の発生率が有意に低いことが証明された。手術群の再出血ハザード比は0.355であり，これは，手術により再出血率が1/3に低下することを意味している。

JAM Trial では，出血部位による層別割り付けが行われ，前方出血（被殻などの基底核出血など）と後方出血（視床出血や側脳室三角部出血など）の割合が，治療群間で均等となるようデザインされていた。この前方・後方出血群の間で，予後や手術効果が異なるかどうかを調べる prespecified analysis（後付け解析ではなく事前に定められた解析）が行われ，後方出血例では非手術群の再出血率が著しく高く，手術の再出血予防効果も有意に高いことが示された[14]。後方出血群では，バイパス手術による外科的再出血予防治療をより積極的に考慮してもよいと考えられる。

なお，この後方出血の代表的出血源は図3に示した異常側副路のうちの「脈絡叢型チャンネル（脈絡叢動脈と髄質動脈との吻合，choroidal anastomosis）」であり，脈絡叢型チャンネルは脆弱側副路の中でもより出血しやすく危険であることが，JAM Trial の追加解析を通じて明らかになりつつある[15]。紙面の都合で割愛するが，出血型もやもや病の病態解明は JAM Trial を端緒として急速に進展しており，詳細は JAM Trial Group からの総説を参照されたい[16]。

JAM Trial の結果は，年齢や手術時期，術前 modified Rankin scale（mRS）等に関する登録基準（表2）を満たす患者において認められたものである。したがって，この基準に合致しない症例については，再出血予防治療としてのバイパス術のエビデンスは，今のところ存在しない。JAM Trial の登録基準（表2）は，出血発症もやもや病の手術適応の一つの参考となるといえる。また，JAM Trial では直接バイパスを含む術式が必須とされており，JAM Trial の結果を間接バイパスに拡大適応させることはできない。

文献

1) Suzuki J, et al：Cerebrovascular "moyamoya" disease. Disease showing abnormal net-like vessels in base of brain. Arch

Neurol 20（3）：288-99, 1969
2) Baba T, et al：Novel epidemiological features of moyamoya disease. J Neurol Neurosurg Psychiatry 79（8）：900-4, 2008
3) Kuroda S, et al：Specific Shrinkage of Carotid Forks in Moyamoya Disease：A Novel Key Finding for Diagnosis. Neurol Med Chir 55（10）：796-804, 2015
4) Funaki T, et al：Periventricular anastomosis in moyamoya disease：detecting fragile collateral vessels with MR angiography. J Neurosurg 124（6）：1766-72, 2016
5) Liu W, et al：Identification of RNF213 as a susceptibility gene for moyamoya disease and its possible role in vascular development. PLoS One 6（7）：e22542, 2011
6) Kamada F, et al：A genome-wide association study identifies RNF213 as the first Moyamoya disease gene. Journal of human genetics 56（1）：34-40, 2011
7) Kuroda S：Asymptomatic moyamoya disease：literature review and ongoing AMORE study. Neurol Med Chir 55（3）：194-8, 2015
8) Suzuki J, et al：Moyamoya disease—a review. Stroke 14（1）：104-9, 1983
9) 日本脳卒中学会　脳卒中医療向上・社会保険委員会 rt-PA 静注療法指針改訂部会：rt-PA（アルテプラーゼ）静注療法適正治療指針（第二版）2012 年 10 月．脳卒中 34：443-80, 2012
10) 日本脳卒中学会 脳卒中ガイドライン委員会 編：脳卒中治療ガイドライン 2015．協和企画，2015
11) 奥　史郎，et al：小児もやもや病患者麻酔中の hypercapnia および hypocapnia による脳血流と脳機能の変化．日本臨床麻酔学会誌 5（3）：360-8, 1985
12) Fujimura M, et al：Incidence and risk factors for symptomatic cerebral hyperperfusion after superficial temporal artery-middle cerebral artery anastomosis in patients with moyamoya disease. Surg Neurol 71（4）：442-7, 2009
13) Miyamoto S, et al：Effects of extracranial-intracranial bypass for patients with hemorrhagic moyamoya disease：results of the Japan Adult Moyamoya Trial. Stroke 45（5）：1415-21, 2014
14) Takahashi JC, et al：Significance of the Hemorrhagic Site for Recurrent Bleeding：Prespecified Analysis in the Japan Adult Moyamoya Trial. Stroke 47（1）：37-43, 2016
15) Funaki T, et al：Angiographic features of hemorrhagic moyamoya disease with high recurrence risk：a supplementary analysis of the Japan Adult Moyamoya Trial. J Neurosurg 1-8, 2017
16) 舟木健史，et al：出血発症もやもや病に対する外科治療のエビデンスと最新の知見．脳神経外科ジャーナル 26：4-11, 2017
17) 宮本　享，ほか：【最新臨床脳卒中学［下］―最新の診断と治療―】日本における大規模臨床試験　Japan Adult Moyamoya（JAM）Trial．日本臨牀 72（増刊 7 最新臨床脳卒中学（下））：639-42, 2014

39 脳動脈解離

水谷 徹［昭和大学医学部脳神経外科学講座］

I はじめに

　脳動脈解離は，従来比較的まれな疾患とされたが，最近は，MRI，MRA や CTA などの発達により，発生時の頭痛を契機として，あるいは比較的若い年齢の脳梗塞の原因として未破裂の状態で診断される機会が増加し，一般的な疾患になった。

　本質的には，血管腔を流れる血液の動脈壁への進入により，壁が解離し動脈瘤化，狭窄，閉塞を生じる病態である。解離部位の穿通枝を含む分枝血管の閉塞や遠位塞栓をきたせば脳梗塞となり，破裂すればくも膜下出血となる。解離によって生じた壁内の腔を偽腔あるいは解離腔と呼ぶ。発生時には頭痛を伴うことが多く，発生より 2〜3 週間以内の急性期は病態が不安定で形状変化も生じやすい。診断には画像所見とともに，頭痛に関する詳細な病歴の聴取が欠かせない。

　画像所見の特徴と自然歴を理解し，適切な初期対応をとることが重要である。

　40〜50 歳代周辺で，普段経験しないというような片側の後頭部痛，後頸部痛，めまいには常に椎骨動脈の脳動脈解離も診断の念頭に置く姿勢が必要である。

II 疫学

　基本的に動脈硬化発生以前の世代である 40〜50 歳

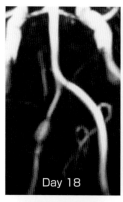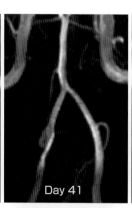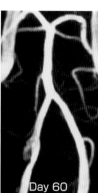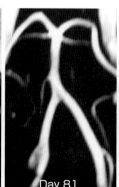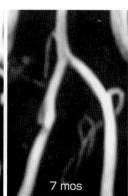
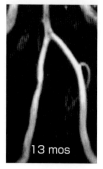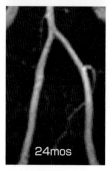

図 1　45 歳男性，頭痛のみのケース
　右後頸部の拍動性頭痛を自覚（Day 0/解離発生），翌日 5 日（Day 1）頭痛増強近医受診 CT で異常を認めず帰宅，Day 18 に MRI，MRA を施行し，右椎骨動脈解離性動脈瘤の診断。
　連続したフォロー MRA を示す。右椎骨動脈に生じた解離性動脈瘤の所見が正常化していくのがわかる。

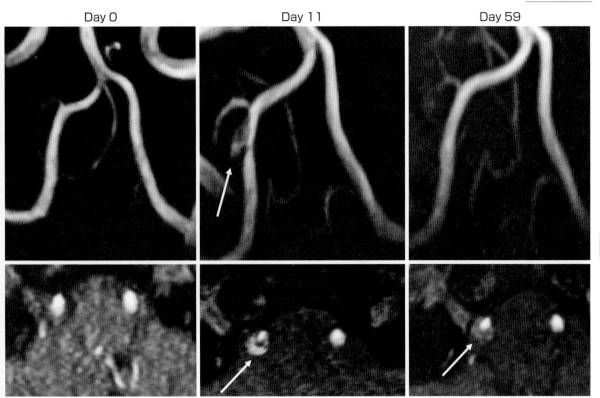

図2 41歳男性，小脳梗塞で発症したケース
　頸をぱきっと捻ってから，頭痛と嘔気あり（Day 0），近医受診，CTで異常を認めず帰宅。その後も症状が持続し，当日夜，救急外来を受診。初診時（Day 0）MRI（DWI）で右小脳梗塞を認めたが，MRA，脳血管撮影（Day 1）で異常を認めず。
　Day 11のMRAにて偽腔を認め（矢印），右椎骨動脈解離性動脈瘤の診断。その後フォローアップを継続し，動脈瘤は治癒方向に向かった。約2カ月後のMRA（MIP）では正常化するも，MRA元画像では依然として偽腔を確認できる。
　発生6カ月のMRA元画像では偽腔もわからなくなっていた。

代を中心とし，60歳代までに発生することが多い。内因性くも膜下出血の原因の約3％を占める[1]。脳動脈解離は，脳主幹動脈のほぼすべてに発生例があるが，70〜80％は椎骨動脈に発生する。ほかに，脳底動脈，内頸動脈，前大脳動脈，後下小脳動脈，後大脳動脈，中大脳動脈などほとんどの主幹動脈に発生例がある。内頸動脈に生じるblister like aneurysmもほとんどが解離性動脈瘤である。

III　画像所見と診断

　画像検査では，膨隆あるいは狭窄の部分を含む不規則な形状を呈する。膨隆と狭窄の両方の部分を含む場合にpearl and stringという用語が知られている。しかし単時点での形状のみでは動脈硬化などとまぎらわしく，初回の画像所見のみでは診断がつきにくいことも多いため，臨床経過，画像所見とその変化から総合的に診断する。脳動脈解離は発生より様々な形態変化があり，特に3週間程度の期間に約90％の例が画像上の変化を呈するため[2]（図1），発生を示唆する頭痛と

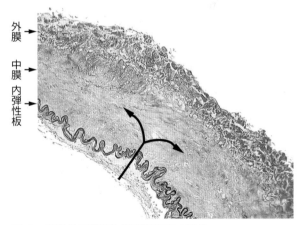

図3　正常椎骨動脈と脳動脈解離の発生
　脳動脈解離は内弾性板の断裂により中膜内部に血管腔が進入することにより生じる。（カラー口絵参照）

上記の画像所見および，画像上の形態変化がそろえば急性期の診断はほぼ確実となる。
　くも膜下出血や脳梗塞発症を生じる場合も，数時間〜1週間程度前に動脈瘤発生を示唆する先行性の頭

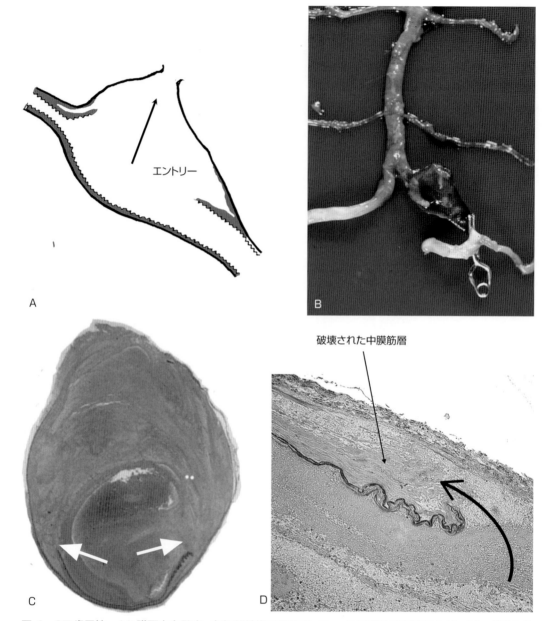

図4 67歳男性，くも膜下出血発症，左解離性椎骨動脈瘤，Day 0 で近位椎骨動脈クリッピング術を施行するが，Day 11 に肺炎で死亡（剖検）（B，C，D はカラー口絵参照）
A．連続病理標本から構成した構造。
B．剖検時写真。
C．破裂点のスライス（EVG 染色）。矢印は偽腔へのエントリーを示す。
D．エントリー部の強拡大。中膜は破壊され，断裂した内弾性板が反転している。太矢印内弾性板の断裂部（エントリー）を通じた血管腔から中膜内部への血流進入経路を示す。

痛を生じている例が多いが，椎骨動脈の解離性動脈瘤の場合は動脈瘤側の項部—後頭部痛であることがほとんどである。頭痛の程度と性状は様々であるが日常生活に大きな影響がない場合が多い。頭痛の性状からは，拍動痛と頭重感，緊張痛がほぼ同数の頻度であり一般的な頭痛と区別することは困難である場合が多い[3]。

椎骨動脈のケースは，頸を鳴らす，急激に振り向くような動作での発生例もしばしば認められ，日常生活における頸部の回転による軽微な動作による外因性の発生要因も示唆される。

病理所見による診断が本質であるが，MRI，CTA での偽腔内血栓の証明，先行性頭痛の存在，経時的形状変化を伴えばほぼ確実である。特に MRA 元画像での

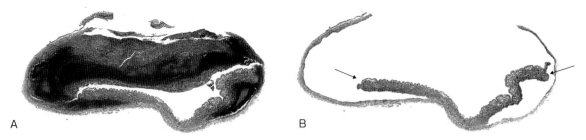

図5 47歳男性，椎骨動脈解離性動脈瘤，くも膜下出血発症2日目に死亡，剖検（カラー口絵参照）
A．破裂点のスライス（AZAN 染色）。
B．破裂点のスライス（A）で画像処理により血腫部分を削除したもの。内弾性板と中膜が一体となって断裂した断端を示す。急性期には修復内膜（intima）は認められない。

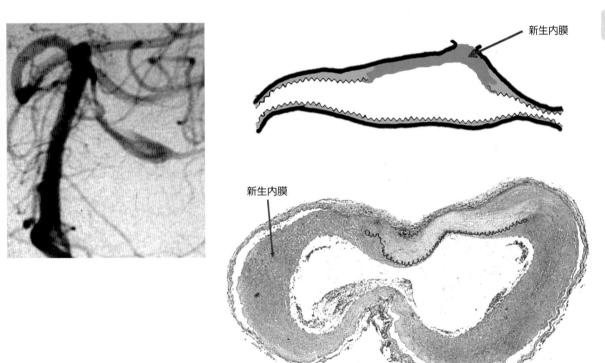

図6 34歳女性，くも膜下出血発症，左上小脳動脈解離性動脈瘤，発症23日に手術(trapping＋STA-SCA bypass)で切除（右2枚はカラー口絵参照）
新生内膜が血管腔のほぼ全周をカバーしている（Movat 染色）。

連続した thin slice での検討は必須である（**図2**）。

IV 発生，自然修復と病理所見

　まず，動脈の構造を理解する必要がある。動脈に弾性動脈と筋性動脈があり，弾性動脈は中膜に多くの弾性線維を含む。一方，筋性動脈の中膜にはほとんど弾性線維は含まれない。心臓に近い大動脈や総頸動脈は弾性動脈であるが，末梢になるにつれて筋性動脈に移行し，脳動脈は典型的な筋性動脈である。内側から，内膜，内弾性板，中膜，外膜の順からなる。正常動脈では内膜はほとんど目立たず，光顕ではほぼわからない。体血管の筋性血管には外弾性板が存在するが，脳動脈はこれを欠く。脳動脈の強度を決定する弾性線維は，内弾性板に集中し，正常の内弾性板は，600 mmHg の血圧まで耐えるとされている。

　脳動脈解離は内弾性板の急激な広範囲の断裂によって，血管腔の流血が中膜平滑筋層内に進入し偽腔を形成して発生する(**図3**)。中膜は平滑筋が主体で柔らかく，その破壊の程度により様々な形態となる[4]。内弾

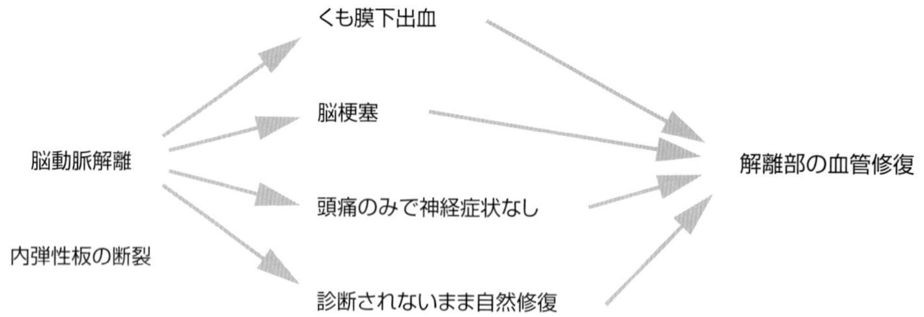

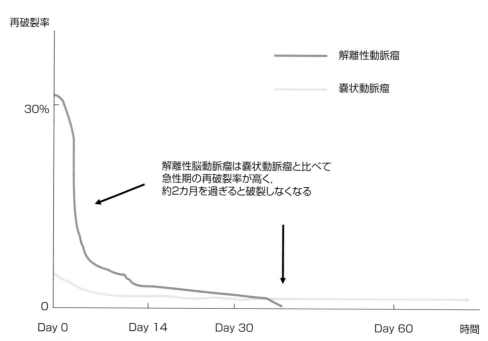

図7 脳動脈解離の病態

図8 嚢状動脈瘤と解離性脳動脈瘤の再破裂率
（Mizutani T：Recurrent subarachnoid hemorrhage from untreated ruptured vertebrobasilar dissecting aneurysms. Neurosurgery 36：905-913, 1995 より引用）

性板の断裂部が偽腔へのエントリーを形成しているが，多くのものはエントリーが1カ所で偽腔は盲端になっている．しかし，偽腔へのエントリーとリエントリーを有する例も存在する[4]．くも膜下出血発症のものは，中膜がほとんど断裂して外膜1層になって外側に膨らみ，偽腔と血管腔がほぼ共通腔になっているものが多い（図4）．断裂した内弾性板自身は再生されず，新生内膜によって経時的に修復され，大体1〜2カ月で組織修復が完成されると考えられる[5]．画像所見でのintimal flapという用語は，呈示した病理写真をみてもわかるように，実際にflap状になって画像上にみえるかどうかははなはだ怪しく，あるとしてもintima（内膜）ではなく，正確にはmedia（中膜）の一部とinternal elastic lamina（内弾性板）の複合体である（図5）．発生より間もない時期は不安定な構造をしているが，発症からの経時的な動脈瘤の病理像で内膜による自然修復が全周性に進行していき（図6）[5]，約2カ月程度で修復が完成し，臨床的にも安定していく．

解離性脳動脈瘤は椎骨動脈に多く発生し，また，急激に振り向くような動作時に発生する事例も筆者は数例経験しており，内弾性板断裂の原因は，血行力学的な負荷や，ささいな頸部の伸展などの動作の積み重ねにより脆弱化することも要因であろう．

中膜病変が先行し，この部位に内弾性板の断裂が生じるという剖検報告もなされている[6]．大動脈は中膜に弾性線維を豊富に含む弾性動脈であり，脳動脈と構造が異なるが，解離性大動脈瘤においては，先行する中膜壊死の存在が指摘されている．佐藤らは，脳病変と無関係で死亡した10人20本の椎骨動脈を切片にして調べ，6人35カ所に内弾性板の断裂，欠損を認めて

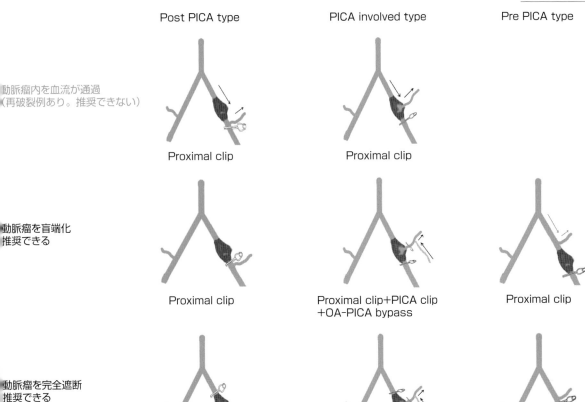

図9 解離性椎骨動脈瘤のタイプ別手術パターン（カラー口絵参照）

いる[7]。

また斉藤らは東京都監察医務院で連続173例の椎骨動脈の連続切片を作成し，窒息や外傷などの脳病変と無関係の死因で死亡したグループの10.6％に修復された陳旧性解離を認めている[8]。

上記をふまえてこれを臨床的な病型とリンクさせると，脳動脈解離は，ある程度広い範囲のgapを伴う内弾性板の断裂のことであり，1：知らずに発生し，そのまま修復されているもの。（おそらく成人の10％程度）発生時に頭痛はあったとしても，日常の他の頭痛と区別がついていない，2：頭痛などがきっかけで診断され，脳梗塞やくも膜下出血を生じないで経過するもの，3：脳梗塞を生じるもの，4：くも膜下出血を生じるもの，と場合分けされる（図7）。

V 治療

1 くも膜下出血発症例

くも膜下出血で発症したものの形状は，膨隆部分を有するものがほとんどである。解離性脳動脈瘤は嚢状動脈瘤に比べて，急性期の再出血が多く（図8），特に24時間以内に多いため可及的早期の治療を行うことがコンセンサスとなっている。

最近では特に椎骨動脈解離性動脈瘤に対しては，血管内手術を第一選択とする傾向にあり，本邦での多施設登録による調査報告（Japanese Registry Neuroendvascular Therapy：JR-NET）が行われた[9]。本邦では2014年現在約70〜80％の椎骨解離性動脈瘤に血管内治療が行われていると推定される。椎骨解離性動脈瘤の場合，血管内治療の原則は，動脈瘤を含む椎骨動脈を閉塞することである。診断に引き続き血管撮影室で治療が超早期に行えること，低位脳神経損傷の心配がないことが長所であるが，塞栓部位からの穿通枝障害を一定の割合で生じるため，解離部位を大きく超えないような極力ショートセグメントでの閉塞が求められる。開頭手術の原則は，トラッピングもしくは近位部クリッピングである。血管内治療に比べて穿通枝を視認しながら温存できる可能性があるが，低位脳神経の機械的損傷を避ける技術が必要となる。近位部閉塞の場合，動脈瘤と後下小脳動脈（posterior inferior cerebellar artery：PICA）の関係で，対側椎骨動脈から動

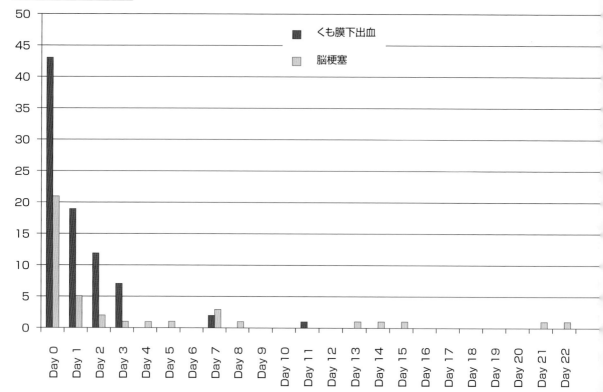

図10 先行性頭痛（解離発生）からのくも膜下出血，脳梗塞を生じた日数（くも膜下出血，脳梗塞を生じたグループの後方視研究）
（Mizutani T：Natural course of intracranial arterial dissections：J Neurosurg 114：1037-1044, 2011 より引用）

脈瘤を経由してPICAに逆流する血流が残らないようにするのが原則である（図9）。盲端におかれた動脈瘤が血栓化して再出血の心配がなくなるまで，数時間以上はかかると考えられる。近位部クリッピング後の再出血例も報告されているが，これは動脈瘤が血栓化する前の術後数時間以内の例，もしくは対側椎骨動脈からPICAへの逆行血流が残存する場合である。治療上問題となるのは，動脈瘤がPICA起始部を含む場合（PICA involved type）である。このような例では対側椎骨動脈からの血流が残って再出血の危険があり，またトラッピングではPICAを犠牲にするというジレンマがある。事実，day 1 に近位部クリッピングを施行し，day 18 に再破裂した PICA involved type の例が報告されている[10]。

PICA involved type で PICA が動脈瘤の中央近くから出ており，瘤内塞栓あるいはトラッピングで PICA を温存できない例に対しては，OA（occipital artery）-PICA bypass などの血行再建術が必要となる。また，血管内治療ではステントとコイルを組み合わせて，動脈瘤内部の血流を温存する方法も取り入れられはじめている。両側性の病変や血流を残さなければならない場合などには，今後ステントは有用な方法になる可能性がある。しかし，抗血小板剤の使用が必須であり，

また，2017年現在日本で認可されているステントは，くも膜下出血発症の解離性脳動脈瘤に対する適応がまだ認められていない。

2 脳梗塞や頭痛で診断される非出血例

虚血発症例は，初回の画像で不規則な狭窄部分のみで，血管外径の拡大を認めない場合が多く，動脈硬化と区別がつきにくいことがあるが，繰り返し検査を施行し形状変化をとらえることと，若年者で，心原性因子や動脈硬化の危険因子を持たない脳梗塞の場合は，頭痛の有無を聴取し，動脈解離を疑うことが診断のポイントである。脳梗塞や頭痛で診断される非出血例で動脈瘤を形成しないものは，そのまま自然修復されて形態が正常化していく例も多いが，親動脈ごと閉塞する例もある。しかしリエントリーを有するタイプは，解離腔の流血が長期間存続する場合がある[11]。一般的に未破裂の段階で診断されたものは保存的治療が原則であるが，くも膜下出血発症例でも動脈瘤発生を示唆する先行性頭痛からくも膜下出血を生じるまでの期間は未破裂の状態であり，未破裂で発見された場合も破裂の危険がないとはいえない。Mizutaniらはくも膜下出血例では発生を示す先行頭痛から破裂まで3日以内のものが96.3％，最長11日であったと報告してい

る[12]（図10）．これよりもくも膜下出血発症のものの大半は発生直後から数日以内のごく短期間で破裂し，非出血で発見されたケースの多くがすでにくも膜下出血を生じる時期を過ぎて修復過程に入っている場合が多いと推測している．さらに内膜による修復によって2カ月程度でくも膜下出血例においても再出血の可能性がほぼなくなることを考慮すると，未破裂例でそれ以降の破裂の可能性がある根拠は少ない．

　梗塞発症のものに関する再発作の機序として，病変部の閉塞，解離範囲の進展，解離した部分からの塞栓などが考えられるが，再発作は少ないとする報告が多い．抗凝固剤，抗血小板剤の投与に関しては塞栓予防効果から積極的な投与を勧めている報告[13]もあるが，反面，解離の進展，くも膜下出血を生じる危険があるとする意見もありcontroversialである．まれであるが梗塞発症投与後急性期にくも膜下出血をきたした例も報告されている[14]．初回画像で動脈硬化と区別できない場合も多く，また，高度狭窄や，閉塞の場合に，これらの薬剤を投与しても，動脈解離の場合は血管腔の内面が修復内膜によって滑らかになり血栓を形成しにくい構造になるため，2カ月以上経って画像変化が落ち着いた時点ではこれらの薬剤を中止していくのが妥当であろう．

文献

1) Mizutani T, Aruga T, Kirino T, et al：Recurrent subarachnoid hemorrhage from untreated ruptured vertebrobasilar dissecting aneurysm. Neurosurgery 36；905-913, 1995
2) Nakagawa K, Touho H, Morisako T, et al：Long-term follow-up study of unruptured vertebral artery dissection：clinical outcomes and serial angiographic findings. J Neurosurg 93；19-25, 2000
3) 渡邊水樹, 田中篤太郎, 太田仲郎, ほか：非外傷性後頭蓋窩解離性脳動脈瘤における先行頭頚部痛の性状の重要性　—当院における連続57例の検討. 脳神経外科ジャーナル 20：381-390, 2011
4) Mizutani T, Kojima H, Asamoto S, Miki Y：Pathological mechanism and three-dimensional structure of cerebral dissecting aneurysms. J Neurosurg 94：712-717, 2001
5) Mizutani T, Kojima H, Asamoto H：Healing process for cerebral dissecting aneurysms presenting with subarachnoid hemorrhage. Neurosurgery 54：342-348, 2004
6) Ro A, Kageyama N：Pathomorphometry of ruptured intracranial vertebral arterial dissection：adventitial rupture, dilated lesion, intimal tear, and medial defect. J Neurosurg 119；221-227, 2013
7) Sato T, Sasaki T, Suzuki K, et al：Histological study of the normal vertebral artery—etiology of dissecting aneurysms. Neurol Med Chir 22：629-636, 2004
8) 斎藤一之, 高田　綾：第44回　日本神経病理学会総会2003 抄録集 椎骨動脈解離症例にみられる椎骨動脈の器質化を伴う内弾性板病変について
9) Satow T, Ishii D, Iihara K, et al：Endovascular Treatment for Ruptured Vertebral Artery Dissecting Aneurysms：Results from Japanese Registry of Neuroendovascular Therapy（JR-NET）1 and 2. Neurol Med Chir 54, 98-106, 2014
10) Kitanaka C, Morimoto T, Sasaki T, et al：Rebleeding from vertebral artery dissection after proximal clipping. Case report. J Neurosurg 77；466-468, 1992
11) Mizutani T：Middle cerebral artery dissecting aneurysm with persistent patent pseudolumen. Case report. J Neurosurg 84；267-268, 1996
12) Mizutani T：Natural course of intracranial arterial dissections. J Neurosurg 114：1037-1044, 2011
13) Metso TM, Metso AJ, Hellenius J, et al：Prognosis and safety of anticoagulation in intracranial artery dissections in adults. Stroke 38；1837-1842, 2007
14) Takumi I, Mizunari T, MIshima M, et al：Dissecting posterior inferior cerebellar artery aneurysm presenting with subarachnoid hemorrhage right after anticoagulant and antiplatelet therapy against ischemic event. Surg Neurol 68；103-107, 2007

40 脳動静脈奇形と脳動静脈瘻

山城 重雄［済生会熊本病院脳神経外科］
西 徹［済生会熊本病院脳神経外科／現 桜十字病院脳神経外科］

　頭蓋内で動脈と静脈が正常の毛細血管を経由することなく短絡する結果，脳内出血，静脈うっ滞，盗血等による神経症状を呈する疾患には，脳動静脈奇形（arteriovenous malformation：AVM），硬膜動静脈瘻（dural arteriovenous fistula：dAVF），および pial AVF がある。これらの疾患の病態，診断，治療について述べる。

I 脳動静脈奇形（arteriovenous malformation：AVM）

　AVM は頭蓋内の動静脈同士が異常血管塊により短絡する疾患である。若年に発症する脳出血やくも膜下出血の第一の原因であり，先天的な血管奇形の中で最も危険な疾患である。

1 疫学

　AVM の有病率は人口の 0.05～0.1％ とされ，その 90％ がテント上に発生する[1-3]。発見される頻度は概して 1 年間に 10 万人あたり 1 人とされる[4]。症候性 AVM は全脳卒中の 1～2％，また若年の脳卒中の 3％ を占めており，くも膜下出血の約 9％ が AVM からの出血を原因とする[5]。

2 原因と病態

　AVM は脳実質内の動脈と静脈が中間の毛細血管を介さずに短絡する構造である。胎生約 3 週の原始動脈，毛細管，静脈が分かれる時期に異常をきたし発生すると考えられている。先天性血管異常とされ，家族発生例も報告されるものの，それが偶発的なものか遺伝的な関与が存在するのかどうか不明である。一方で遺伝性出血性末梢血管拡張症（hereditary hemorrhagic telangiectasia：HHT）や Osler-Weber-Rendu syndrome のように，高い頻度で遺伝的素因が関与する血管異常もある。多発性の AVM は HHT を強く疑う[1,6]。

　AVM は，流入動脈（feeding artery），短絡の本体として変形・拡張した異常血管が塊をなす nidus，および流出静脈（draning vein）から構成される。周囲は gliosis で覆われ，ときに石灰化を伴う。25％ の AVM で流入動脈や nidus 内に動脈瘤を伴うとされ，しばしば出血の原因となり，予後不良の一因と考えられている。出血以外にも周囲の盗血現象が，種々の神経症状の原因となる。

3 臨床症候

　多くの AVM は 10～40 歳の間で発症する。年齢，AVM のサイズと部位，流出静脈等の血管構築が臨床症状を決定する。概ね，頭蓋内出血（58％），けいれん（34％），頭痛および局所神経症状（8％）のいずれかでの発症となる[1,2]。

　出血による発症は成人よりも小児に多い。脳内出血，くも膜下出血，脳室内出血等様々な出血の形態をとりうるが，皮質下出血での発症が多い。

　けいれんで発症する AVM は，表在性で，大きく多発性で，流出静脈も表層性のものに多い。単純部分発作が多いが，複雑部分発作，全般発作いずれも起こりうる。AVM の位置がけいれんのタイプに影響を及ぼす。米国の Population-based study において，偶然発見された AVM が 5 年間でけいれんを起こす確率は 8％ で，出血発症の AVM では 23％ と高い。頭痛に関しては，AVM 特有の頭痛のタイプはない。局所神経症状は AVM の mass effect，出血およびけいれんが原因となるが，AVM による盗血現象によっても起こりうる[2]。

4 自然歴

　9 論文のメタ解析の結果（3,923 人の患者と，18,423 患者／年の観察）によれば，患者全体での年間出血率は 3％，出血の既往のない AVM で 2.2％，出血性 AVM で 4.5％ である[7]。未治療の AVM において，出血発

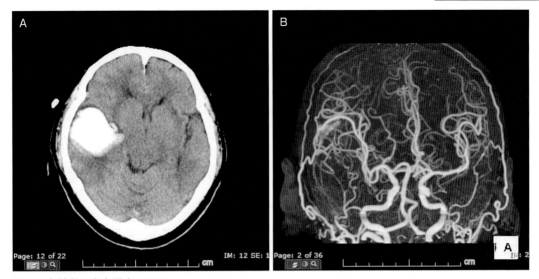

図1 高齢者の出血発症 AVM
高血圧の既往のある68歳女性。急な意識障害で発症。頭部CTで右側頭葉に血腫を認める（A）。当初高血圧性脳出血を考えたが，造影3DCTAで右中大脳動脈末梢部に網状血管を認め，AVMと診断された（B）。

は2回目の出血の最大の危険因子である。Columbia databankでも，未治療の出血発症AVMを有する患者241人において，平均1.8年のフォローで2回目の出血率は12％に上り，年間出血率は7％と算出された[10]。発見時無症候性出血を伴うAVMも，出血発症の危険因子である[9]。未治療のAVMをもつ患者の死亡は，0.7～1.0％である[8]。AVMの血管構築も出血発症に大きく影響を与える因子であり，合併する動脈瘤，深在性導出静脈，および深在性AVMが危険因子である。AVMのサイズは出血リスクに影響しない[7]。複数の危険因子の存在は出血リスクをさらに高め，全くないと年間出血率は1％以下である[1]。

1) 妊娠とAVM破裂

妊娠はAVM破裂の危険因子ではないとする報告が多い。Hortonらによれば，妊娠女性におけるAVMの年間破裂率は3.5％で，非妊娠女性の3.1％と比較して有意差はなかった[11]。American Heart Associationの勧告によれば，妊娠中のAVM治療は胎児へのリスク等もあるため，妊娠前の根治治療を推奨している[1]。分娩形態については帝王切開が経腟分娩より安全性が高いというデータはなく，息こらえにより導出静脈圧は上がらないとされる[11]。ただ，実際は帝王切開を選択する施設が多いものと思われる。

5 画像診断

頭蓋内出血は単純CTで容易に診断がつく。未破裂の場合は，単純CTで何らかの非特異的所見をみることがあり，MRIとMRA，造影3DCTAで診断が確立する。脳血管撮影は治療戦略を立てる上で必須である。外科的摘出後はMRAあるいはCTAで経過観察することが多いが，治療後残存している場合，定位放射線治療単独治療後の場合は，定期的な脳血管造影が必要になることがある。

1) CT

単純CTにおける実質内の石灰化，周囲のmass effect，あるいは少量の陳旧性出血が診断の契機になることがある。若年から中年の脳内出血はAVMの存在を考慮し，脳血管の評価が必要である。出血形態は皮質下出血であることが多く，高血圧性脳出血と鑑別し難い症例も少なからず経験する（**図1**）。

AVMの形状については，造影3DCTAが脳血管造影の補助診断として有用である。手術アプローチの方向の画像を確認することで，AVMの外科解剖が理解でき，手術戦略立案に有効である。ただし，画像処理により小さい栄養血管や静脈は消失してしまうので，注意を要する。治療後のフォローアップにも適している。

2) MRI

単純MRIのT2強調画像でもnidusや流出静脈のflow voidを検出でき，AVMの存在を予想できる。T2*でnidus周囲の陳旧性出血を検出できる（**図2**）。MRAではnidusと流入動脈や流出静脈の位置関係をおおまかに知ることができる。しかし，AVMの血管構築や動静脈の区別，flowの速さについてはMRAのみでは不可能で，脳血管造影が必須である。

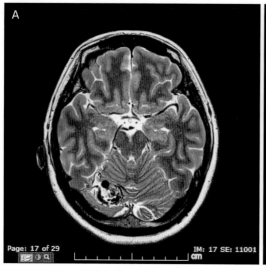 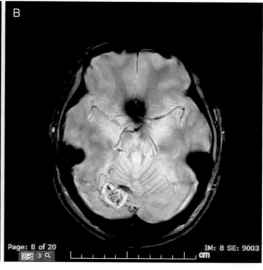

図2　AVMのMRI画像
25歳女性。めまいと複視の精査で発見。MRI T2強調画像にて左小脳半球にflow voidの集簇を認める（A）。
同T2*撮影ではnidusに隣接して低信号領域を認め，出血の既往を示す（B）。

3）脳血管造影

AVMの診断，治療戦略および治療後のフォローのgold standardであることは，現在も変わりない。nidus，流入動脈および流出動脈の位置関係，high-flowであるか否か，そして合併する動脈瘤の有無と性状を確認する。これらの情報から治療の可否，治療適応および治療戦略を立てる。回転DSA（digital subtracting angiography）と3D撮影は，CTAと同様に手術戦略決定に有用である。

6　治療

AVMの治療の目的は，破裂により生じうる出血や神経学的症状悪化を予防することである。一旦治療の判断を下した場合は，病変の完全除去か完全閉塞を目指して戦略を立てるべきで，部分的切除や消失では再出血のリスクを残し無益である[12]。未破裂で無症候性の場合は，AVMの自然歴と治療のリスクを念頭におき，年齢その他の因子を加味して，どの治療法を選択するか，あるいは複合治療にするかどうかを決定する。出血，けいれんあるいは局所神経症状で発症した場合，患者の全身状態の状況で数時間でも待機可能ならば，脳血管造影を優先し詳細な検討を行う。致命的な頭蓋内出血で発症した場合は，緊急手術による部分的血腫除去で減圧をはかり，後日全身状態が許せば脳血管評価を行う。治療法には直達手術，定位放射線治療（stereotactic radiosurgery：SRS）および血管内治療がある。

1）直達手術

開頭によるAVM摘出術は，長い歴史と多くの経験から確立された手技手法である。表在性で比較的容易に摘出できる難易度の低い病変から，eloquent area近傍のハイリスクの病変まであるが，全摘により再出血率はゼロとなり，最も根治性の高い治療法である。手術手技の詳細は成書に譲るが，基本手順は1）流入動脈の確保と遮断，2）nidusの周囲脳からの剝離，3）導出静脈の確保と遮断，4）nidusの摘出，である。メインの流出静脈をnidus摘出前まで温存しておいた上で，流入動脈を順次遮断していく手順となる。nidusと周囲脳の間には通常gliosisの部分が存在し，剝離のメルクマールになる。その内側で剝離すると血管損傷による出血をきたし，剝離面の修正が必要となる。完全な切除の確認のため，術中脳血管造影あるいは蛍光血管造影が極めて有用である（図3）。

手術の難易度を決定する因子はnidusの大きさ，eloquent areaにあるかどうか，および深部静脈系への流出の3つである。この3因子を評価したSpetzler-Martin分類[13]が，外科手術の適応決定と予後予測に広く用いられている（表1）。上記gradeと手術リスクはよく相関するとされ，Herosら[14]の手術成績では，grade I：92～100%で予後良好，grade II：excellent/good 95%，grade III：excellent/good 68.2%，grade IV：excellent/good 73%，grade V：excellent/good 57.1%，poor 14.3%，mortality 4.8%となっている。近年はSpetzler-Martin分類に年齢，性別，障害の程度を加味した改良版が，手術リスクと予後予測に有効との報告がある[15]。

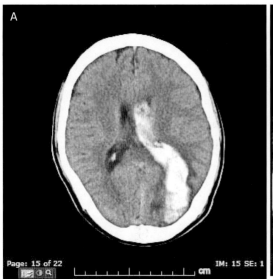
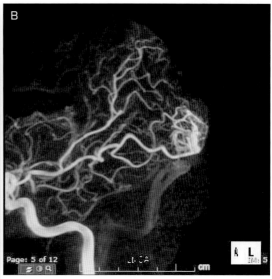
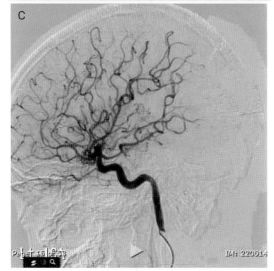

図3 左後頭葉AVM, 手術例
39歳男性。気分不良, 意識障害で発症。CTで左後頭葉内から側脳室に穿破する出血を認める（A）。
左内頸動脈撮影3D側面像で, 長径約2 cmのnidusをもち, 後頭葉から2本の流入動脈を認める（B）。Spetzler-Martin Grade Ⅱ（eloquencyあり）。
術後脳血管造影にて, nidusと流入血管は消失（C）。半盲が懸念されたが, 実際には出現しなかった。

表1 Spetzler-Martin 分類

Nidusの大きさ	<3 cm	1
	3.1〜6 cm	2
	>6 cm	3
局在	Non-eloquent	0
	Eloquent	1
深部静脈への流入	なし	0
	あり	1

2) 定位放射線治療

三次元座標で決定する定位的手法を用い, 高エネルギーの放射線ビームをAVMのnidusを含む設計した部位に集中的に照射し, nidusの血管内の血栓化, 血管内皮の増殖と線維化によりnidusの閉塞を誘導する方法である。ガンマナイフなど用いられる。これらの病理学的変化が起きるのに, 通常1〜3年を必要とする。照射からnidus消失までは"潜伏期間"として認識される。

この潜伏期間の間AVMが出血するリスクについては現在も明確ではないが, 潜伏期間の間に徐々に出血率は低くなると考えるのが妥当である。Yenら[16]によれば, 657人の患者の追跡調査で, 当初6.6％の出血率がAVM消失後2.5％まで低下したという。しかし, 完全閉塞で出血率は著減するもののゼロではないとの報告がある[17]。残存病変, 高血圧, 出血の既往が再出血の危険因子となる[18]。

病変の完全閉塞はサイズと照射線量に依存するとされる。3 cm以下のサイズならば, 治療後3年までに約80％閉塞が見込まれる。しかしそれ以上のAVMでは, 3年間で30〜70％にとどまる[19]。いわゆるdiffuse nidusと呼ばれる広範囲のAVMでは, 治癒は達成できないことが多い。外科手術後の残存病変に対する定位放射線治療は有効で, 閉塞率は病変のサイズや他の因子に依存する（図4）。

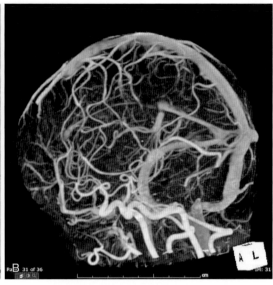

図4 右後頭葉AVM, ガンマナイフ症例
　24歳男性。頭痛精査で右後頭葉内側のAVMの診断。椎骨動脈撮影で，右後大脳動脈からの流入動脈，長径1.5cmのnidus, 2本の流出静脈を認める（A）。
　ガンマナイフ後3年後の造影3DCTA。異常血管網は消失（B）。

線量は1回20Gy前後である。nidusの体積が2cm³までなら周辺線量25Gy, 4〜5cm³で20Gy, 10cm³では16Gyが選択される。20Gyでは閉塞率90%だが，16Gyの場合70%程度まで低下する[20]。脳幹周囲のAVMではより低い線量で設計するため，閉塞率も低い。

合併症として放射線性壊死と囊胞形成がある。多施設共同研究によれば，AVMに対する定位放射線治療を受けた1,255人中，102人（8%）が何らか神経症状あるいは画像上の変化をきたし，そのうち42人（41%）は改善，21人で悪化，2人の死亡例がみられたという[21]。他の調査でも放射線性壊死による恒久的な神経障害は1〜3%と，内容は近似している。合併症のリスクもAVMの部位とサイズ，照射線量に依存し，視床を含む基底核や脳幹部で後遺障害の率が高い。一方，3年以上経過しAVMが残存している場合，再照射は可能である。放射線障害の可能性は高くなると考えられるが，発生率は明確ではない。定位放射線治療は通常の放射線治療と比べ高次脳機能に与える影響は少ないとされる。

3) 血管内治療

血管内治療単独でのAVM根治率は5%以下とされる。多くの場合，血管内治療によるAVM塞栓術は，手術や放射線治療前後の補助療法とみなされている。大きいサイズのAVMで特に有効である。治療前に血管内治療でAVMのサイズを10cm³以下に落とすと，定位放射線による治癒率が高まる。それ以上の体積のAVMは放射線治療単独では治癒困難である。nidus内の動脈瘤の処置の初期治療としても有効である。合併症が少ないのも魅力である。正常脳の虚血合併症を防ぐため，一般的には流入動脈から塞栓物質の流入がなされる。詳細は成書に譲る[22]。

4) 治療適応と治療法の選択

AVMの治療目的を「以後の出血による神経学的悪化を回避すること」とした場合，原則としてAVMの治療適応は出血発症あるいは既往のある患者となる。治療方針決定にあたり考慮される因子は，将来の出血リスク，治療の実行可能性およびそのリスクである。最も重要な因子は出血の既往で，他の因子は長期の出血リスクとして考えられている因子，すなわち年齢，AVMのサイズ，位置および血管構築である。出血以外では，難治性けいれんが治療を考慮する症候である。

治療成績に関する多くの報告は症例報告やuncontrolled population-based studyであり，RCTによるエビデンスは限られている。すべての治療法にはある程度のリスクが伴う。Van Beijnumら[23]によればnidus閉塞率は外科的切除の96%，定位放射線治療の38%，血管内治療の13%であったものの，恒久的神経症状の発生率は外科的切除患者の7.4%，定位放射線治療患者5.1%，血管内治療患者の6.6%であった。種々の治療方針が提唱されている[22,24]。

未破裂AVMの治療適応については議論が多い。近年，A Randomized Trial of Unruptured Brain Arteriovenous Malformations（ARUBA）が，未破裂AVM

の治療における唯一のRCTとして発表された[25]。223人の患者が登録され治療群と治療なしの群に振り分けられ，平均33カ月経過観察された。虚血あるいは出血率と死亡率は治療群で31%，治療なしの群で10%であり，治療群で有意に高かった。死亡は両群とも2人ずつであった。この結果からは，無症候性未破裂AVMに対する治療適応は慎重に考慮されるべきとなるが，外科治療を多く手がける施設からの反論もあり，さらなる長期観察が必要とされている。

7 まとめ

AVMは先天性の脳血管奇形で，有病率は人口あたり0.1%。動脈と静脈が毛細血管を介さずnidusという血管塊で直接吻合する構造で，20~25%に動脈瘤を合併する。発症は10歳台に多く，通常40歳までに発症する。症候は出血，けいれん，頭痛および局所神経症状である。若年の脳内出血は，AVMの鑑別が必要である。AVMの年間破裂率は全体では3%前後だが，出血発症例の再出血率は5~6%程度に上がる。CTあるいはMRIでAVMの診断後，脳血管造影が血管構築の把握と治療方針決定のため必須である。AVMのサイズ，eloquency，および深部静脈への流入の有無で分類するSpetzler-Martin分類が，治療適応決定と予後予測に有用である。治療には手術，定位放射線治療，および血管内治療があり，Spetzler-Martin分類のgradeⅠ-Ⅲでは手術が選択されることが多い。GradeⅣ，Ⅴの難治性AVMは，これらの治療の複合で対処される。血管内治療は他の2治療の補助治療として有用である。出血発症のAVMの治療適応は論を待たないが，未破裂AVMに対する治療適応は症候，年齢，サイズ，部位等を考慮し，慎重に決定されるべきである。

Ⅱ 硬膜動静脈瘻（dural arteriovenous fistula：dAVF）

1 疫学

dAVFという病態は，1873年脳出血で発症した女児の剖検例における後頭動脈と横静脈洞の短絡による動静脈瘤が最初とされている[26]。以後この病態が先天性か後天性かについて議論が重ねられたが，現在は後天性と認識されている[27]。dAVFは全頭蓋内血管奇形の10%以下を占めるとされ，近年米国での発症率が人口10万人あたり約0.15と算出された[28]。発生部位として多いのは欧米では横—S状静脈洞であるが，本邦では海綿静脈洞部である。桑山ら[34]による全国調査では，5年間1,533例中海綿静脈洞部711例（47.7%），横—S状静脈洞部389例（26.1%），上矢状洞部70例（4.7%），脊髄100例（6.7%）となっている。

2 原因と病態

硬膜動脈と硬膜静脈洞あるいは脳静脈とのnidus等の奇形血管を介さない短絡であることが，根本的に脳動静脈奇形と異なる。流入動脈は外頸動脈の分枝や主幹脳動脈の髄膜枝であることが多い[29]。動静脈短絡の誘因として1）外傷，2）ホルモンバランスの異常，3）静脈洞血栓症，4）感染，5）凝固異常，6）手術など様々な事象が考えられる（図5）[30-32]。静脈洞閉塞が静脈うっ滞と圧上昇を引き起こし，毛細血管の拡張が最終的に動静脈シャントに発展するものと考えられている[33]。分子病理学的には，vascular endothelial growth factor（VEGF）等の血管新生因子の発現も示されており，局所の血管新生メカニズムの関与が示唆されている[34]。

3 臨床症状/症候

症状は発生部位により異なる。海綿静脈洞部dAVFでは，眼球突出，結膜充血，および拍動性雑音が従来から三徴と呼ばれる。長期に放置すると視力低下におよぶことがある。横-S状静脈洞部dAVFでは，拍動性雑音，頭痛に加え，静脈圧亢進による慢性頭蓋内圧亢進症状としての頭痛，眼球運動障害，うっ血乳頭が起こることがある[35]。さらに同部に灌流する皮質静脈灌流が著しく停滞すると，構語障害，失語，高次脳機能障害などの局所神経症状を呈する。若年性認知症と診断される症例もあり，注意を要する。近年は偶然MRIで発見された無症候のdAVFも多くみられる[36]。頭蓋頸椎移行部dAVFでは，上行性に頭蓋内に灌流するものはくも膜下出血での発症が多く，逆に脊髄側に灌流するものは対麻痺等の脊髄症状で発症することが多い[37]。先の全国調査によれば，頭蓋内出血，梗塞，水頭症などで発症する症例の比率が高いのは，上矢状静脈洞部（74%），直静脈洞（67%），前頭蓋底（55%）の順であったという。全体では頭蓋内出血は26%にみられた[34]。

4 分類

様々な分類法が提唱されているが，現在は静脈洞の血流の方向と皮質静脈灌流のタイプでの分類が，血管内治療の戦略を考える上で現実的かつ有用である。Borden分類[38]とCognard分類[29]がある。

Borden分類（表2）は静脈逆流の有無より分類される。Borden typeⅠは通常benign typeであり，拍動性耳鳴をきたすが，神経症状や頭蓋内出血をきたすことはまれである。TypeⅡは短絡がhigh-flowである場合，しばしば逆流する静脈領域の神経症状を呈する。TypeⅢは静脈洞の前後の閉塞（isolated sinus）の結果起こることが多く，神経症状を呈しやすい。

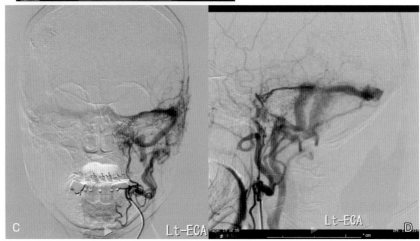

図5 開頭術後に発生した横-S状静脈洞部 dAVF

70歳女性。右内頸動脈海綿静脈洞部の巨大脳動脈瘤に対し，high-flow bypass を用いた動脈瘤根治術が行われた。4年後に左耳鳴を自覚し，MRA で左横-S状静脈洞部 dAVF の診断。

A．造影 3DCTA 正面像。右内頸動脈海綿静脈洞部に巨大動脈瘤を認める。
B．MRA 正面像。左横静脈洞の早期の描出と，周囲血管の増生を認める。右にバイパス血管を認め動脈瘤は消失している。
　左外頸動脈撮影。
C．正面像，D．側面像。上行咽頭動脈，後耳介動脈を feeder とする動静脈短絡を認め，左横-S状静脈洞が早期に造影される。静脈洞の血流は順方向性を保つ。下錐体静脈洞への逆流を認める。Borden type I，Cognard type IIa。

表2 Borden 分類[38)]

Type I	直接静脈洞に灌流する
Type II	静脈洞に灌流し，さらに逆行性に脳表静脈に灌流する
Type III	脳表静脈に灌流するもの 1）直接脳表静脈に灌流する 2）静脈洞が前後でトラップされ，脳表静脈に逆流する 3）脳表静脈に逆流し，静脈瘤を伴う

Cognard 分類（**表3**）は上記に加え，主要以外の静脈洞の血流の方向が加味される。さらに脊髄動静脈瘻を加え type V までの分類となっている。数字の高いほど出血発症の頻度が高くなる。Borden type I はほぼ Cognard type I に一致する。横-S状静脈洞部 dAVF で一側S状静脈洞の閉塞により横静脈洞の逆行があっても，対側横-S状静脈洞に順行性に灌流し他の静脈洞や脳表静脈に逆流しない症例は，Cognard type I としている。神経症状発生の危険度を Borden 分類と統一するためである。慣例的に type I のような皮質静脈逆流がないものを benign type，あるものを aggressive type と呼ぶ。

5 自然歴

皮質静脈逆流の有無が出血や神経症状悪化をきたす最大の予測因子である。

表3 Cognard分類[29]

Type I	主要静脈洞に短絡し，順行性に灌流する
Type IIa	主要静脈洞に短絡し，他の静脈洞に逆行性灌流を伴う 脳表静脈への逆行性灌流はない
Type IIb	主要静脈洞に短絡し，脳表静脈への逆行性灌流を伴う
Type IIa+b	主要静脈洞に短絡し，他の静脈洞と脳表静脈への逆行性灌流を伴う
Type III	直接脳表静脈に短絡するが，静脈の拡張を伴わない
Type IV	直接脳表静脈に短絡し，静脈の拡張を伴う
Type V	脊髄静脈に灌流するもの

Satomiら[39]は，117例のbenign type dAVFを約2年半経過観察し，2例（1.8％）で皮質静脈逆流を呈したものの，98.2％は症状なく経過したと報告した。定期的な観察が重要であると述べている。Shahら[40]も23例のtype I dAVFを平均5.6年経過観察した結果，4例で完全閉塞，9例でflow reductionを呈し，19例では変化がなかったものの症状悪化なし。2例のみで皮質静脈逆流を認め，aggressive type移行率は年間1％と算出された。これらの結果は，benign typeの治療適応は慎重に判断すべきことを示唆している。一方，aggressive typeの場合，前述のCognardらは頭蓋内出血の頻度がtype IIで10％，type IIIで40％，type IVで65％と報告した[29]。Duffauら[41]は，出血発症の12例のCognard type IIIおよび8例のtype IV dAVFの経過観察の結果，7例（35％）が2週間以内に再出血に至り3例は死亡したと報告し，出血発症dAVFにおける可及的早期の治療を推奨している。

6 画像診断

dAVFの画像診断の目的は，1）存在診断，2）血管構築と血管動態の把握の2つに大きく分けられる。

頭部CTおよびMRIでは，浮腫性変化などの静脈性梗塞による脳実質の変化を見逃さず，頭痛や眼症状などの臨床所見と併せて存在を疑うことが必要である。MRI T2強調画像やMRAでは実質内の拡張した血管を検出でき，存在診断の有力なサインである（図5～8）[42]。MRAの場合，正常例においてもしばしば海綿静脈洞，Galen静脈あるいはS状静脈洞が高信号として描出されることがあり，dAVFとの鑑別に悩む場合がある。MRA元画像を参照するか，造影3DCTAを加えると診断は容易である[43]。近年の128列以上のマルチスライスCTによる3DCTAは，存在および部位診断にきわめて有効である。

血管構築と血行動態を把握する画像診断のgold standardは，脳血管造影であることはいうまでもな

い。前述したBordenおよびCognard分類の要点である皮質静脈の逆流の程度と静脈瘤の有無，灌流静脈の閉塞の有無と程度を把握し，治療方針を決定するためには，両側の外頸動脈撮影を加えた6-vessel studyが必須である。さらにmicrocatheterを用いた超選択的栄養血管撮影が有用である[42]。

dAVFに対する脳血管造影の要点は，1）動静脈瘻の灌流方向と部位の確認，2）短絡の部位と単発なのか複数あるのかの確認，3）皮質静脈逆流の流出部位の確認である。全体像や立体構造を把握するのに最も有効な画像は，回転DSAである。撮影した画像を画面上で繰り返し回転させ観察することで，各血管構造のオーバーラップなくそれぞれの栄養血管の短絡部位，逆流静脈の流出部位等が，立体的に頭で認識できる。その後に短絡の本数などは，conventional画像やvolume renderingによる3D画像で再確認する。ただし，3D画像は画像処理により小さい短絡の描出がなくなるので，注意が必要である。経静脈的塞栓術が治療の選択肢にあがる場合は，病変へのアクセスルートの評価が重要である。海綿静脈洞部dAVFならば下錐体静脈洞の位置確認，横―S状静脈洞dAVFではparasinusの存在などを見極める必要がある。それぞれの部位のdAVFと治療modalityにより血管造影の判読ポイントは異なるため，詳細は成書に譲る[34]。

7 治療

血管内治療が主流であるが，他のoptionとして経過観察，外科手術，および定位放射線治療がある。病態の多様性から標準的治療法というものは存在せず，dAVFの位置や血流動態の他に年齢，アクセスルートの良否，再発，患者の希望等が，治療modalityを決定する因子となる。当院で2016年4月から2017年12月までに治療を行った症例を表4に示す。血管内治療10例，直達手術2例，ガンマナイフ2例（重複あり）を施行している。一部を代表例として提示しつつ治療について述べる。

1）治療適応

出血リスクの低いBorden type I，Cognard type IのdAVFは，「自然歴」で述べた通り出血や神経症状を呈する率は低く，自然消失の可能性もある。しかし，2％前後の頻度でaggressive typeに移行する可能性があるため，経過観察は必要である[39]。半年から1年毎のMRI-TOF画像による観察が有用である。ただし，benign typeであっても耐えがたい耳鳴，頭痛，眼症状を訴える患者で強い治療の希望がある場合は，血管内治療を考慮してもよいと考える（図6）。

表4 当院における治療例（2016年4月～2017年12月）

症例	年齢/性別	症状	部位	Cognard分類	Borden分類	治療	効果（画像）	効果（症状）
1	60M	拍動性耳鳴	CS	I	I	GK	消失	消失
2	77M	眼球突出，充血	CS	IIa	I	TVE	消失	改善
3	60M	拍動性耳鳴，視力障害，うっ血乳頭	TS	I	I	TVE（sinus packing）	消失	消失
4	62F	複視，視野異常	TS	IIa+b	II	TVE（sinus packing）	消失	軽快
5	48M	物忘れ，失語	TS	IIb	III	TVE（sinus packing）	消失	改善
6	73F	失語，物忘れ，歩行障害	TS	IIa+b	II	手術→TAE（coil+NBCA）	一部残存	軽快
7	47M	拍動性耳鳴	TS	I	I	GK	一部残存	改善
8	68M	耳鳴	ACC+TS	IIa+b	II	TVE（sinus packing）	一部残存	消失
9	77M	頭痛（SAH）	CCJ	III	III	手術	消失	消失
10	65F	頭痛（SAH）	CCJ	IV	III	手術→TAE（coil）	一部残存	消失
11	51F	右片麻痺（出血）	SSS	III	III	TAE（NBCA）	消失	軽快
12	69M	物忘れ	Tentorial Sinus	IV	III	TAE（NBCA）	消失	軽快

CS：cavernous sinus, TS：transverse-sigmoid sinus, ACC：anterior condylar confluence, CCJ：craniocervical junction, SSS：superior sagittal sinus, GK：gamma knife, NBCA：n-butyl-2-cyanoacrylate,

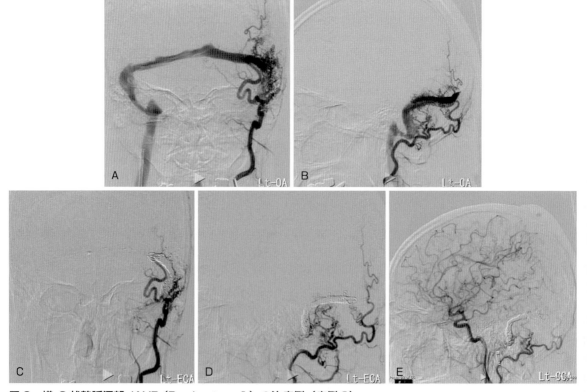

図6 横-S状静脈洞部dAVF（Borden typeI）の治療例（症例3）

60歳男性。両眼の視力低下と拍動性耳鳴で発症。眼科でうっ血乳頭を指摘され紹介。外頸動脈造影。A．正面像。B．側面像。

左横-S状静脈洞部にdAVFを認め，左横静脈洞から対側横静脈洞を介して内頸静脈に灌流する。栄養血管は後頭動脈で，横-S状静脈洞移行部にvenous pouchを形成する。

左外頸動脈造影。C．正面像，D．側面像。E．総頸動脈撮影。TVEにより横-S状静脈洞のsinus packing後，静静脈シャントは消失している。

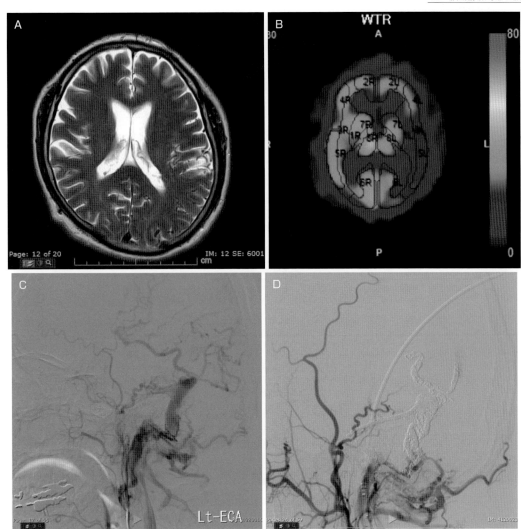

図7 認知機能障害で発症した横-S状静脈洞部dAVF（症例5）
　48歳男性。人の名前を思い出せない，言葉が出ない等の症状で発症し，若年性アルツハイマー病を疑われて紹介された。
A．MRI-T2強調画像。左後頭葉から頭頂葉にかけて，実質内のflow voidを認める。
B．脳血流シンチ。左大脳半球の血流低下を認める。（カラー口絵参照）
C．左外頸動脈造影側面像。左S状静脈洞は横-S移行部で盲端となっており，後頭葉の皮質静脈逆流とsuperior petrosal sinusの逆行性造影を認める。栄養血管は後頭動脈，後耳介動脈，上行咽頭動脈，中硬膜動脈である。Cognard type Ⅱa＋b。
D．TVE後左外頸動脈造影側面像。S状静脈洞，皮質静脈開口部およびsuperior petrosal sinusがコイルにより塞栓された。動静脈シャントは消失。

2）血管内治療

　血管内治療はdAVF治療の第一選択であり，経動脈的塞栓術（transarterial embolization：TAE）と経静脈的塞栓術（transvenous embolization：TVE）がある。dAVFが静脈洞を介するか否かにより治療方針が異なる。静脈洞を介するsinus typeの治療の基本は，TVEによる病変部のcoil packingである。選択的なシャントのみの塞栓（target embolization）と，シャントが流入する静脈洞全体も含めて塞栓を行うsinus packingがある。

　TVEが適するdAVFは，部位は海綿静脈洞部，横-S状静脈洞部，anterior condylar confluence等でBorden typeⅡ，Cognard typeⅡb，a＋bの症例である。これらはメインの静脈洞は機能していないことが多いため，逆流する皮質静脈塞栓を含むsinus packingが効果的である（図7）。海綿静脈洞部なら下錐体静脈洞，横-S状静脈洞部ならメインの静脈洞に平行して走行するparasinus（parallel venous drainage）等のアクセス血管の交通性を確認できれば，TVEは可能である。横-S状静脈洞部dAVFでisolated sinus（Borden

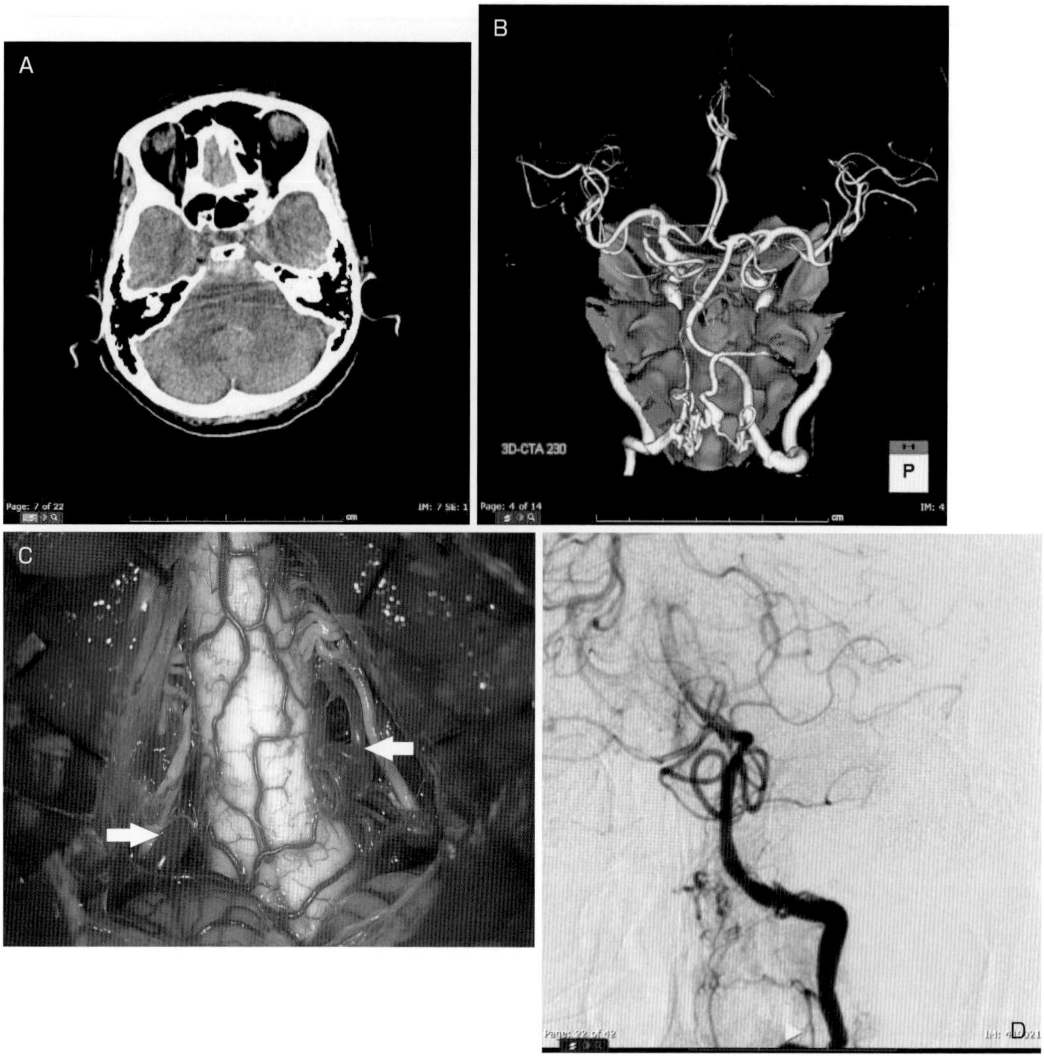

図8 頭蓋頸椎移行部dAVFの例（症例10）
　65歳女性。突然の頭痛で発症し，当院受診。CTにて後頭蓋窩を中心とするくも膜下出血を認めた。
A．頭部CT。前橋槽から左後頭蓋窩にかけてのくも膜下出血を認める。
B．造影3DCTA後面像。両側椎骨動脈の大後頭孔付近よりの分枝が流入血管とし，静脈瘤を含む拡張した血管網を認める。
C．術中所見：両側後頭下開頭後，硬膜を切開し，脊髄後面を露出。下方に小脳扁桃を認める。両側に拡張したred vein異常血管網を認める（矢印）。（カラー口絵参照）
D．TAE後，左椎骨動脈撮影正面像。残存した左VAからの流入血管に対して，コイル塞栓術を施行した。術後わずかな異常血管網が描出されるものの，動静脈シャントは消失している。

typeⅢ）の場合でも，カテーテルやワイヤーで貫通できることもあり，TVEの非適応にはならない。海綿静脈洞部やanterior condylar confluenceのdAVFに対してのtight packingは脳神経麻痺を惹起するので加減が必要である。一方，シャントが流入するメインの静脈洞が順方向性フローであるBorden typeⅠ，Cognard typeⅠ，Ⅱaでは，メインの静脈洞が静脈系のdrainage systemとして機能しており，sinus packingは避けるべきである。

　静脈洞を介さないnon-sinus typeやTVEで治療困難なisolated sinus typeのdAVFに対しては，液体塞栓物質を用いた根治的なTAEが行われることが多い。海外ではOnyx®を用いての良好な治療成績が報告されており，本邦でも今後症例が増える可能性がある。根治を目的としない姑息的なTAEは，1）TVEや外科手術による根治術の前にシャント量を減らすため，2）耳鳴発症の横-S状静脈洞dAVFで順行性の血流が保たれている場合，症状軽減のために行う場合等が考えられる。液体塞栓物質やコイルを用いた流入血管の閉塞が行われることが多い。血管内治療の技術的な

点については成書に譲る[34]。

3）定位放射線治療

定位放射線治療（stereotactic radiosurgery：SRS）は，放射線照射による血管壁の浮腫性変化，損傷，出血，壊死の結果，その後の線維芽細胞の増殖と血管内皮の再生による線維化と内腔の肥厚により，シャント血管の閉塞を期待する方法である[44]。ガンマナイフ，サイバーナイフいずれも用いられ，前者は脳血管造影による正確な照射野設定ができること，後者はガンマナイフで不可能な後頭蓋の一部や頭蓋頸椎移行部の病変も治療可能などの利点がある。血管内治療が主流となっている現在では，SRSはBorden typeⅠの比較的リスクの少ない例，血管内治療不可，治療が不完全に終わった症例，高齢者などが適応となる。治療線量は20 Gy前後で，照射野はシャントポイントを中心として，その周囲に一定のマージンをcrical target volumeとする。併用療法として行ったものも含めると有効率は比較的高く，68〜93％以上で症状改善あるいは完全閉塞をみたとの報告がある[45,46]。比較的安全で低侵襲な治療法であるが，長期経過観察で放射線誘発癌の可能性は排除できず，若年者への適応には慎重であるべきである。

4）手術

直達手術の適応は，血管内治療のみでは根治が難しい症例で，部位的には前頭蓋底，後頭蓋窩錐体骨面，頭蓋頸椎移行部等のCognard typeⅢの症例がこれに当たる。これらの位置はカテーテル到達困難であり，開頭手術で直視下に流出動脈を凝固切断する方が安全である。流出静脈を露出し，シャント部位を同定し，temporary clipをかける前後でICG術中脳血管造影か蛍光血管造影を行いシャントの消失を確認したのち，凝固切断，結紮あるいはclippingを行う（図8）。山本ら[47]は9例のdAVFに対する直達手術の結果，手術合併症はなく全例でdAVFの消失を認め，症候性の2例を除き転帰良好であったと報告している。

8 おわりに

頭蓋内dAVFの病態，診断，治療について概説した。経静脈的塞栓術の進歩により，比較的安全に治療される疾患とはいえ，いくつかの注意点はある。存在診断の際，頭痛や認知機能障害などの非特異的症状の場合に，MRI，MRAにおける所見の見落としに注意が必要である。治療の際考慮すべき項目は，部位，シャント部位，および静脈還流である。Aggressive typeの治療適応を見逃してはならない。治療後も再発の可能性があり，MRAや造影3DCTAによる長期フォローが必要である。

Ⅲ pial arteriovenous fistula (pial AVF)

Pial AVFはAVMと異なり，1本もしくは数本の脳動脈がnidusを介することなく通常1本の流出静脈に直接短絡する，比較的まれな疾患である。

1 疫学

Pial AVFは1977年を最初として，現在までに91例の報告がある。発生頻度は脳AVMのうちの1.6〜4.8％と報告される。新生児，小児を含め比較的若年で発症する割合が高く，成人発症の報告が少ない。

2 原因と病態

原因については先天性と後天性いずれも考えられている。先天性のものについてはOsler-Weber-Rendu syndrome等の遺伝性血管病に合併することが知られている。後天性のものは頭部外傷や手術などの外的要因，脳静脈血栓症などの内的要因が考えられる[48,49]。動静脈短絡後に静脈瘤を形成することがあり，小児で合併率が高い。成人では皮質下出血で発症することがほとんどである。

3 臨床症状

年齢により症状が異なり，新生児ではGalen大静脈瘤の症状に類似した心不全，乳幼児は頭囲拡大や水頭症をきたすことがある。成人では皮質下出血による突然の意識障害や片麻痺で発症することが多い。

4 診断

脳血管評価で，異常な早期静脈描出や静脈瘤の所見があれば，本疾患を疑う。動脈相での静脈造影を認め，nidusがないことを示す必要がある。単純MRIではよほど拡張した静脈や奇形血管でない限り描出されず，造影3DCTAでも診断が困難なことがある。さらに，出血発症したpial AVFでは流出静脈が閉塞していることもあり，診断確定は難しくなる。比較的若年で非高血圧性の皮質下出血では，本疾患も念頭におき検査を行う必要がある。

5 治療

出血例においては保存的治療の患者の63％が再出血で死亡したとの報告があり，外科的治療が推奨される。Hoh ら[49]の自験例を含めた88例の検討から，病変部の切除は必要なく，開頭あるいは血管内治療による短絡部の遮断のみで，流出静脈圧が低下し再出血防止になると述べている。短絡部が表面ならば開頭術が選択されるが，病変が深部にある場合や大きな静脈瘤

を伴っている場合は，血管内治療が推奨される．近年は血管内治療による治療例の報告が多い．

[執筆協力者]
賀耒泰之，加治正知

文献

1) Derdeyn CP, Zipfel GJ, Albuquerque FC, et al：Management of brain arteriovenous malformations：A scientific statement for healthcare professionals from the American Heart Association/American Stroke Association. Stroke 48：e200-e224, 2017
2) Mohr JP, Kejda-Scharler J, Pile-Spellman J：Diagnosis and treatment of arteriovenous malformations. Curr Neurol Neurosci Rep 13：324, 2013
3) Morris Z, Whiteley WN, Longstreth WT Jr, et al：Incidental findings on brain magnetic resonance imaging：systematic review and meta-analysis. BMJ 339：b3016, 2009
4) Gabriel RA, Kim H, Sidney S, et al：Ten-year detection rate of brain arteriovenous malformations in a large, multiethnic, defined population. Stroke 41：21-26, 2010
5) Friedlander RM：Clinical practice. Arteriovenous malformations of the brain. N Engl J Med 356：2704-2712, 2007
6) van Beijnum J, van der Worp HB, Schippers HM, et al：Familial occurrence of brain arteriovenous malformations：a systematic review. J Neurol Neurosurg Psychiatry 78：1213-1217, 2007
7) Gross BA, Du R：Natural history of cerebral arteriovenous malformations：a meta-analysis. J Neurosurg 118：437-443, 2013
8) Ondra SL, Troupp H, George ED, et al：The natural history of symptomatic arteriovenous malformations of the brain：a 24-year follow-up assessment. J Neurosurg 173：387-391, 1990
9) Guo Y, Saunders T, Su H, et al：Silent intralesional microhemorrhage as a risk factor for brain arteriovenous malformation rupture. Stroke 43：1240-1246, 2012
10) Choi JH, Mast H, Sciacca RR, et al：Clinical outcome after first and recurrent hemorrhage in patients with untreated brain arteriovenous malformation. Stroke 37：1243-1247, 2006
11) Horton JC, Chambers WA, Lyons SL, et al：Pregnancy and the risk of hemorrhage from cerebral arteriovenous malformations. Neurosurgery 27：867-871, 1990
12) 宮本　亨，高橋　淳：脳動静脈奇形．脳神経 60：1103-1113，2008
13) Spetzler RF, Martin NA：A proposed grading system for arteriovenous malformations. J Neurosurg 65：476-483, 1986
14) Heros RC, Korosue K, Dibiold PM：Surgical excision of cerebral arteriovenous malformations：late results. Neurosurgery 26：570-578, 1990
15) Kim H, Pourmohamad T, Westbroek EM, et al：Evaluating performance of the spetzler-martin supplemented model in selecting patients with brain arteriovenous malformation for surgery. Stroke 43：2497-2499, 2012
16) Yen CP, Sheehan JP, Schwyzer L, Schlesinger D：Hemorrhage risk of cerebral arteriovenous malformations before and during the latency period after GAMMA knife radiosurgery. Stroke 42：1691-1696, 2011
17) Maruyama K, Kawahara N, Shin M, et al：The risk of hemorrhage after radiosurgery for cerebral arteriovenous malformations. N Engl J Med 352：146-153, 2005
18) Parkhutik V, Lago A, Tembl JI, et al：Postradiosurgery hemorrhage rates of arteriovenous malformations of the brain：influencing factors and evolution with time. Stroke 43：1247-1252, 2012
19) Fabrikant JI, Levy RP, Steinberg GK, et al：Stereotactic charged-particle radiosurgery：clinical results of treatment of 1200 patients with intracranial arteriovenous malformations and pituitary disorders. Clin Neurosurg 38：472-492, 1992
20) Pollock BE, Meyer FB：Radiosurgery for arteriovenous malformations. J Neurosurg 101：390-392, 2004
21) Flickinger JC, Kondziolka D, Lunsford LD, et al：A multi-institutional analysis of complication outcomes after arteriovenous malformation radiosurgery. Int J Radiat Oncol Biol Phys 44：67-74, 1999
22) 宮地　茂：脳動静脈奇形．脳神経 57：743-756，2005
23) van Beijnum J, van der Worp HB, Buis DR, et al：Treatment of brain arteriovenous malformations：a systematic review and meta-analysis. JAMA 306：2011-1019, 2011
24) Barr JC, Ogilvy CS：Selection of treatment modalities or observation of arteriovenous malformations. Neurosurg Clin N Am 23：63-75, 2012
25) Mohr JP, Parides MK, Stapf C, et al：Medical management with or without interventional therapy for unruptured brain arteriovenous malformations（ARUBA）：a multicentre, non-blinded, randomised trial. Lancet 383：614-621, 2014
26) Perrini P, Nannini T, Di Lorenzo N：Francesco Rizzoli（1809-1880）and the elusive case of Giulia：the description of an "arteriovenous aneurysm passing through the wall of the skull. J Neurol Sci 51：pp.33-37, 2007
27) Houser OW, Campbell JK, Campbell RJ, et al：Arteriovenous malformation affecting the transverse dural venous sinus-an acquired lesion. Mayo Clin Proc 54：651-661, 1979
28) Memeo M, Scardapane A, Stabile Ianora AA, et al：Hereditary haemorrhagic teleangiectasia：diagnostic imaging of visceral involvement. Curr Pharm Des 12：1227-1235, 2006
29) Cognard C, Gobin YP, Pierot L, et al：Cerebral dural arteriovenous fistulas：clinical and angiographic correlation with a revised classification of venous drainage. Radiology 194：671-680, 1995
30) Nishio A, Ohata K, Tsuchida K, et al：Dural arteriovenous fistula involving the superior sagittal sinus following sinus

thrombosis-case report. Neurol Med Chir (Tokyo) 42：217-220, 2002
31) Sakaki T, Morimoto T, Nakase H, et al：Dural arteriovenous fistula of the posterior fossa developing after surgical occlusion of the sigmoid sinus. Report of five cases. J Neurosurg 84：113-118, 1996
32) Gerlach R, Boehm-Weigert M, Berkefeld J, et al：Thromobophilic risk factors in patients with cranial spinal dural arteriovenous fistulae. Neurosurgery 63：693-698, 2008
33) Nishijima M, Takaku A, Endo S, et al：Etiological evaluation of dural arteriovenous malformations of the lateral and sigmoid sinuses based on histopathological examinations. J Neurosurg. 76：600-606, 1992
34) 寺田友昭, 小宮山雅樹, 宮地　茂, 桑山直也, ほか編：硬膜動静脈瘻のすべて. メディカ出版. pp.14-15, 2011
35) Barrow DL, Spector RH, Braun IF, et al：Classification and treatment of spontaneous carotid-cavernous sinus fistulas. J Neurosurg 62：248-256, 1985
36) Kim MS, Han DH, Kwon OK, et al：Clinical characteristics of dural arteriovenous fistula. J Clin Neurosci 9：147-155, 2002
37) Kinouchi H, Mizoi K, Takahashi A, et al：Dural arteriovenous shunts at the craniocervical junction. J Neurosurg 89：755-61, 1998
38) Borden JA, Wu JK, and Shucart WA：A proposed classification for spinal and cranial dural arteriovenous fistulous malformations and implications for treatment. J Neurosurg 82：166-179, 1995
39) Satomi J, van Dijk JM, Terbrugge KG, et al：Benign cranial dural arteriovenous fistulas：outcome of conservative management based on the natural history of the lesion. J Neurosurg 97：767-770, 2002
40) Shah MN, Botros JA, Pilgram TK, et al：Borden-Shucart Type I dural arteriovenous fistulas：clinical course including risk of conversion to higher-grade fistulas. J Neurosurg 117：539-545, 2012
41) Duffau H, Lopes M, Janosevic V, et al：Early rebleeding from intracranial dural arteriovenous fistulas：report of 20 cases and review of the literature. J Neurosurg. 90：78-84, 1999
42) Willinsky R1, Goyal M, terBrugge K, et al：Tortuous, engorged pial veins in intracranial dural arteriovenous fistulas：correlations with presentation, location, and MR findings in 122 patients. Am J Neuroradiol 20：1031-1036, 1999
43) Farb RI, Agid R, Willinsky RA, et al：Cranial dural arteriovenous fistula：diagnosis and classification with time-resolved MR angiography at 3T. Am J Neuroradiol. 30：1546-1551, 2009
44) Guo WY, Pan DH, Wu HM, et al：Radiosurgery as a treatment alternative for dural arteriovenous fistulas of the cavernous sinus. Am J Neuroradiol 19：1081-1087, 1998
45) Pollock BE, Nichols DA, Garrity JA, et al：Stereotactic radiosurgery and particulate embolization for cavernous sinus dural arteriovenous fistulae. Neurosurgery 45：459-466, 1999
46) Söderman M1, Edner G, Ericson K, et al：Gamma knife surgery for dural arteriovenous shunts：25 years of experience. J Neurosurg 104：867-875, 2006
47) 山本拓史, 中尾保秋, 渡邉瑞也, ほか：Borden typeIII硬膜動静脈瘻に対する外科的治療. 脳卒中の外科 44：367-374, 2016
48) 荻原浩太郎, 伊丹尚多, 進藤徳久, ほか：手術治療を行った成人頭蓋内 pial AVF の1例. 脳卒中 35：86-91, 2013
49) Hoh BL, Putman CM, Budzik RF, et al：Surgical and endovascular flow disconnection of intracranial pial single-channel arteriovenous fistulae. Neurosurgery 49：1351-1363, 2001

41 脳静脈血栓症

伊藤　康幸　[国保水俣市立総合医療センター神経内科]
中間　達也　[国保水俣市立総合医療センター神経内科]
橋本　洋一郎　[熊本市民病院神経内科]

I　はじめに

　脳静脈血栓症（cerebral venous thrombosis：CVT）は，脳静脈が閉塞し脳浮腫や出血をきたして頭蓋内圧亢進や脳機能障害による症候を呈する疾患である。

II　疫学

　脳静脈血栓症の発症頻度は，海外では，オランダからの報告で人口1,000,000人あたり成人で3～4例，小児で7例とされている[1]。また，全脳卒中に占める割合は0.5～1.0％と報告されている[2,3]。
　脳静脈血栓症はその発症頻度の低さからまとまった多数例の報告は極めて少ない。欧州，南米の21カ国，89医療機関によって1998年5月から2001年5月までの3年1カ月間に計624例が前向き登録された報告（International Study on Cerebral Vein and Dural Sinus Thrombosis：ISCVT）が最も大規模と思われる[4]。この報告では465名（74.5％）が女性で，年齢は16～86歳と広範囲に及んでいたが，中央値は37歳で比較的若年発症が多いと推測された。わが国における多数例の報告は，検索した範囲では尾原ら[5]によるもののみで海外のような大規模レジストリや前向き登録はなく，発症頻度については報告がない。尾原らは2008年4月から2011年3月（3年）の脳静脈血栓症連続10症例を検討し報告している。単一施設からの報告であるが頻度は3.3例/年，50歳未満は10例中5例，男女比は1：1であり，ISCVTより高齢発症者が多く男女比に差がなかった。当科で2007年1月から2013年3月までの6年2カ月間に入院した脳静脈血栓症患者は10名で，頻度は1.6例/年，50歳未満は10例中5例，男女比は6：4だった。やはりISCVTより高齢発症が多く，男女比もほとんどなかった（表1）。
　発症頻度からすれば各医療機関で年数例みられても不思議ではないが，実際の臨床現場ではあまり遭遇していないようにも思われる。局所神経脱落症候を伴わない，頭痛が軽微などで見逃されている症例も少なくないと思われる。脳静脈血栓症は「忘れた頃にやってくる疾患」ともいわれるが，近年は画像診断が向上し簡便に診断できるようになっただけで，以前よりそれなりに存在していた可能性がある。

III　原因，危険因子

　脳静脈や脳静脈洞壁は粥状硬化に乏しく壁性状変化による血栓形成は起こりにくい一方で，周辺や全身状態の影響を受けやすい。周辺からの影響としては中耳炎，副鼻腔炎，面疔，髄膜炎などの頭頸部局所感染症による発熱，局所の熱感・腫脹・疼痛や，静脈洞外壁に接する腫瘍による直接の圧迫・浸潤などのほか，全身状態からの影響としては妊娠・産褥，多血症，脱水，悪性腫瘍，血液凝固異常による凝固亢進状態，全身性エリテマトーデスやBehçet病などの自己免疫疾患が挙げられ，これらにより脳静脈，脳静脈洞は閉塞をきたす。これらの脳静脈血栓症の原因となる疾患の症候も見落とさないようにしなければならない。先天性血液凝固異常は遺伝性疾患であり，家族歴の聴取も必須である。血栓症は中枢神経系のみとは限らず，深部静脈血栓症や肺塞栓症の既往，合併の有無，家族歴も聴取する。
　ISCVTでは原因，危険因子については経口避妊薬が33.2％で最も多く，次いで先天性血液凝固異常22.4％，感染症12.3％，産褥8.5％と続いていた。一方，尾原らの報告の10例の中には経口避妊薬使用者はおらず，全員に血液凝固異常症の検査を行ったが先天性血液凝固異常はアンチトロンビンIII欠損症の1例のみだった。当科の10例でも先天性血液凝固異常は2例（アンチトロンビンIII欠損症：症例5，IgG型カルジオリピン抗体弱陽性：症例3）のみだった。この差

表1 当科へ入院した脳静脈血栓症10症例のまとめ

症例	年齢	性別	初発症候	意識障害	頭痛	けいれん	高次脳機能障害	精神症状	髄膜刺激症候	運動障害	感覚障害	失調	自律神経症状	その他
1	62	男	頭痛	なし	あり	なし	なし	なし	なし	あり（パーキンソニズム）	なし	なし	なし	めまい，耳鳴
2	32	男	頭痛	なし	あり（後頭部痛）	あり（左上上肢）	なし	なし	なし	左片麻痺	あり（左手指しびれ）	なし	なし	注視方向性眼振，構音障害
3	64	男	ふらつき	なし	なし	なし	なし	なし	なし	右片麻痺	なし	なし	なし	なし
4	54	女	頭痛	あり（JCS II-30）	あり（後頭部痛）	なし	なし	なし	なし	なし	なし	なし	なし	なし
5	17	男	けいれん	あり（JCS I-1）	なし	あり（右手→全身），搬入後2回全身強直性	なし	なし	なし	右片麻痺	なし	なし	なし	なし
6	51	女	頭痛	なし	あり（臥床で増悪）	なし	なし	なし	なし	なし	なし	なし	なし	なし
7	49	男	頭痛	なし	あり	なし	なし	なし	なし	なし	なし	なし	なし	なし
8	26	女	頭痛，感覚障害	なし	あり（左前額～頭頂部）	なし	なし	なし	なし	なし	あり（左上下肢しびれ）	なし	なし	なし
9	88	女	意識障害	あり（JCS II-10）	なし	なし	なし	無気力，発語減少	なし	なし	なし	なし	なし	右Babinski徴候陽性
10	40	男	けいれん	なし	なし	あり（左下肢→全身），自宅・搬入後	なし	けいれん後不穏，興奮	なし	なし	なし	なし	なし	なし

症例	単純CT	造影CT	単純MRI	造影MRI	MRV	angio	閉塞部位	再発予防	発症—来院	入院—診断	発症—診断	在院日数	転帰	備考
1	異常あり	異常あり	異常あり	未施行	異常あり	未施行	左横静脈洞～S状静脈洞	ワルファリン	20	0	20	26	自宅	原因不明
2	異常あり	異常あり	異常あり	未施行	異常あり	異常あり	上矢状静脈洞～両側横静脈洞	ワルファリン	4	0	4	22	自宅	原因不明（脱水？）
3	異常なし	異常あり	異常あり	未施行	異常あり	未施行	左横静脈洞～S状静脈洞	ワルファリン	3	0	3	11	自宅	IgG型抗カルジオリピン抗体弱陽性
4	異常あり	未施行	異常あり	異常あり	未施行	未施行	左横静脈洞以遠	ワルファリン	5	3	8	27	自宅	進行乳癌＋癌性DIC
5	異常なし	異常なし	異常あり	未施行	異常なし（施行時期遅れ）	未施行	静脈血栓同定困難	ワルファリン	0	14	14	46	自宅	アンチトロンビンIII欠乏症，深部静脈血栓症
6	異常あり	未施行	異常あり	未施行	異常あり	未施行	左横静脈洞以遠	ワルファリン	1	0	1	16	自宅	原因不明
7	異常なし	未施行	異常あり	異常あり	異常あり	未施行	左横静脈洞～S状静脈洞	ワルファリン	10	−3*	7	17	自宅	中耳炎（寛解），左乳突洞炎
8	異常なし	未施行	異常なし	未施行	異常あり	未施行	上矢状静脈洞～左横静脈洞	ワルファリン	21	0	21	15	自宅	歯根炎（レックリングハウゼン病合併）
9	異常あり	未施行	異常あり	未施行	未施行	未施行	上矢状静脈洞～左横静脈洞	ヘパリン	9	0	9	19	死亡	ATLL＋DIC＋高カルシウム血症（16.5 mg/dl）
10	異常なし	未施行	異常あり	異常あり	異常あり	異常あり	上矢状静脈洞	ワルファリン	168	0	168	29	自宅	高ホモシステイン血症

*5月26日当科紹介受診，28日頭部造影MRIで異常を指摘，31日当科入院。

異については，わが国の検討症例数がごく少数であることや，脳静脈血栓症に関する133文献からの原因，危険因子についての報告[6]において，欧米では血液凝固異常が最多だったが，アジアでは炎症性腸疾患が23.3％と最多であり，地域によって原因，危険因子に違いがあることも関与していると推定される。

IV 症候

脳静脈血栓症の臨床症候は多彩で特異的なものがないため診断に苦慮するが，①静脈灌流不全，髄液灌流不全による頭蓋内圧亢進症候（頭痛，悪心・嘔吐，徐脈，うっ血乳頭，両側外転神経麻痺による複視），②脳実質の静脈性虚血・出血による局所神経症候（venous hemiplegiaと呼ばれる下肢に強い片麻痺，感覚障害，皮質症候などの巣症候，部分けいれん，全身けいれん），③海綿静脈洞症候群，④亜急性脳症（subacute encephalopathy，精神症候，意識障害）などがみられる[7)-9)]。脳梗塞，脳出血，くも膜下出血では脳血管障害に伴うけいれん（onset seizure）は少ないため，けいれんを合併した脳血管障害では脳静脈血栓症を積極的に疑って精査することが重要である。ISCVTでの脳静脈血栓症の主な症候とその頻度を表2に示す。

動脈閉塞である脳梗塞との違いは，①脳梗塞より亜急性に発症する（2日以下の急性発症が20～30％に対し2日～1ヵ月の亜急性発症が50～80％），②脳梗塞

表2 ISCVTにおける脳静脈血栓症の主な症候とその頻度

神経症候	症例数	頻度（％）
頭痛	553	88.8
けいれん	245	39.3
運動麻痺	232	37.2
うっ血乳頭	174	28.3
精神症候	137	22.0
失語	119	19.1
昏迷・昏睡	87	13.9
複視	84	13.5
視野障害	82	13.2
感覚障害	34	5.4

（文献4より改変して引用）

表3 国際頭痛分類第3版beta版における脳静脈血栓症（CVT）による頭痛（コード6.6）の診断基準

診断基準
A. 新規の頭痛で，Cを満たす
B. 脳静脈血栓症（CVT）と診断されている
C. 原因となる証拠として，以下の両方の項目が示されている
  1. 頭痛はCVTの他の臨床症候と時間的に一致して発現した，または頭痛がCVT診断の契機となった
  2. 以下の項目のいずれかまたは両方を満たす
    a）頭痛はCVT増悪の臨床的または放射線学的徴候と並行して有意に増悪した
    b）頭痛はCVTの改善後に頭痛は寛解するか有意に改善した
D. ほかに最適なICHD-3の診断がない

（文献10より引用）

より進行性に増悪する，③症候に動揺がみられる，④頭蓋内圧亢進症候やけいれんを伴うことが多い，⑤動脈支配に一致しない，⑤両側性病変に伴う症候（対麻痺・四肢麻痺）が多い（上矢状静脈洞血栓症に多い），などが挙げられる[9]。

脳静脈血栓症の症候が多彩で発症後の臨床経過も症例によって様々で，発熱，不規則呼吸，興奮状態が急速に進行し昏睡状態となる予後不良の症例がある一方で，頭蓋内圧亢進のみであれば軽微な症候から比較的徐々に進行し2〜6カ月以上の経過症例もあり，数日から数カ月あるいは年余に及ぶ良性頭蓋内圧亢進症（benign intracranial hypertension）や偽脳腫瘍（pseudo-tumor cerebri）の経過を辿ることもある。

1 脳静脈血栓症の頭痛

脳静脈血栓症において頭痛は最も高頻度（80〜90％）の症状，かつ最も高頻度の初発症状である[10]が，症候が頭痛のみのこともあり，特異的な性状がなく，診断に苦慮することも少なくない。表3に国際頭痛分類第3版beta版における脳静脈血栓症による頭痛（コード6.6）の診断基準を示す[10]。

典型的な場合，頭痛はまず軽度の痛みが間欠的に生じ，数日かけて徐々に進行し，その間に頭部全体の耐えがたい重度かつ持続する頭痛となり，その他の頭蓋内圧亢進症候が合併してくる。頭痛が軽度の時は鎮痛薬が有効なこともあるが，進行して重度になると鎮痛薬が効かなくなり，夜間も持続するため不眠となる。脳静脈血栓症の場合臥位，運動，Valsalva手技（息み）で増悪し，臥位から立ったり，座ったりすると楽になる場合がある。臥床によって頭痛が増悪する理由として，臥位による静脈灌流の低下で頭蓋内静脈血がうっ滞し頭痛悪化に関与した可能性を考えている。当科でも頭痛があるため横になりたいが横になると頭痛が増悪し一睡もできなかった症例を経験している（症例6：図1）。片頭痛や脳脊髄液減少症では臥床した方が頭痛が楽になる一方，脳静脈血栓症では臥床した方が悪化するという特徴があるため，体位による頭痛の変化も必ず問診すべきである。なお，高齢者では脳萎縮があるため頭蓋内圧亢進の頻度が低く，疼痛に対する反応性が低下しているため，若年者より頭痛を訴える頻度は低いとされている。

稀ではあるが，突然発症かつ重度で片側性の場合や雷鳴頭痛を呈する場合があり，症候のみでは脳動脈瘤破裂によるくも膜下出血，脳動脈解離と症候では鑑別できない。そのような場合は以下に述べる画像検査で鑑別，診断する必要がある。また，くも膜下出血の中に脳静脈血栓症が原因である場合もある。

2 脳静脈血栓症のけいれん

脳静脈血栓症においてけいれんは頭痛とともに出現頻度の高い（10〜60％，ISCVTでは39.3％）症候で，特に新生児や小児で頻度が高い。けいれんは頭痛の悪化とともに出現する場合が多いが，当科ではけいれんで初発する場合，けいれんのみの場合も経験している（症例5：図2）。上肢のみのけいれん（症例2：図3），下肢のみのけいれん，半身のけいれん，Jackson型のけいれん，全身の強直間代けいれんなど様々で，けいれん重積をきたすこともある（症例5・10）。けいれん後にToddの麻痺を呈する場合があり，脳静脈血栓症による麻痺と鑑別が必要である。

3 精神症状，意識障害

慢性消耗性疾患，悪性腫瘍，心疾患を有する若年者や高齢者における脳静脈血栓症では亜急性脳症（subacute unspecific diffuse encephalopathy）の症候を呈することがあり，脳炎，播種性血管内凝固（disseminated intravascular coagulation：DIC），消耗性心内膜炎，脳血管炎，代謝性脳症との鑑別が必要になる。頭蓋内圧亢進症候や局所神経症候が目立たず意識障

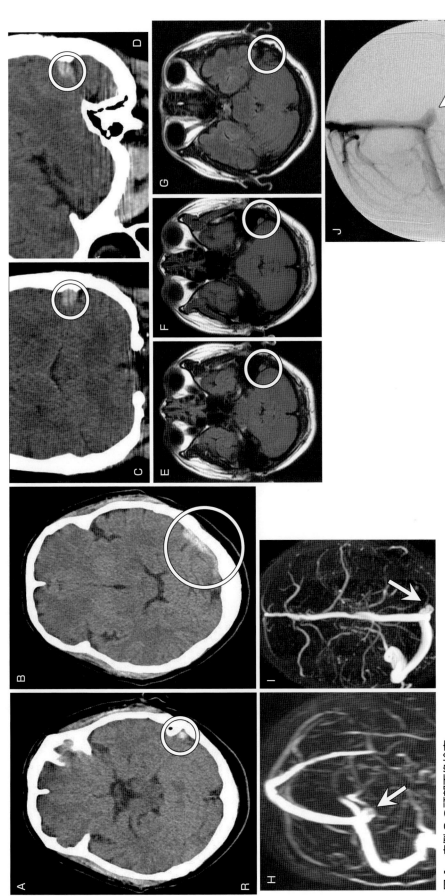

図1 症例6の頭部画像検査
51歳女性。事務職。以前より緊張型頭痛を有していた。頭痛がひどく眠ることができないという主訴で当科外来を受診。頭痛の性状を尋ねると「いつもとは全く別の性状」と答え、横になって休んで楽にならないか尋ねると「頭痛が辛いから横になりたいんですが、横になると却って頭痛がひどくなり、それで眠ることができない」と答えた。X線CTで左横静脈洞に一致して高吸収域を認め（A〜D）、頭部MRI T1強調画像でX線CTの高吸収域に一致して高信号（E・F）、FLAIR画像で右横静脈洞はflow voidを認めるが、左横静脈洞には認めず（G）、MRVで左横静脈洞が途絶（閉塞）しており（H・I）、脳静脈血栓症と診断した。脳血管造影でも確認した（J）。

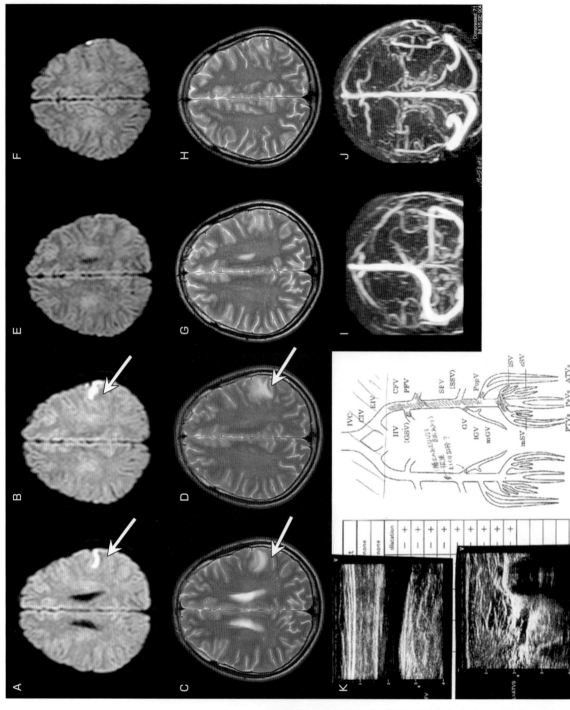

図2 症例5の下肢静脈エコー,頭部画像検査

17歳男子高校生。授業中に右手から始まり全身に進展するけいれんを発症し当院へ救急搬入され,救急外来で2回全身性けいれんをきたした。拡散強調画像とT2強調画像の高信号部位が異なっていた(A〜D)が,当初はけいれんに伴う変化と判断したが,実際には細胞障害性浮腫を示す拡散強調画像高信号より血管原性浮腫を示すT2強調画像高信号の範囲が広かった。MRVの確認が遅れヘパリンナトリウム,ワルファリンで治療したため,18病日の頭部MRVでは脳静脈洞の途絶所見が不明瞭化していた(E〜J)。検査所見でAT-Ⅲ 57%,T-FDP 49μg/ml,D-dimer 35.3μg/ml,TAT 31.0μg/L,Protein S 103.2%と著明な凝固異常があり,下肢静脈エコーで深部静脈血栓が見つかった(K)。父親がAT-Ⅲ欠損症(常・優)であることが後日判明した。

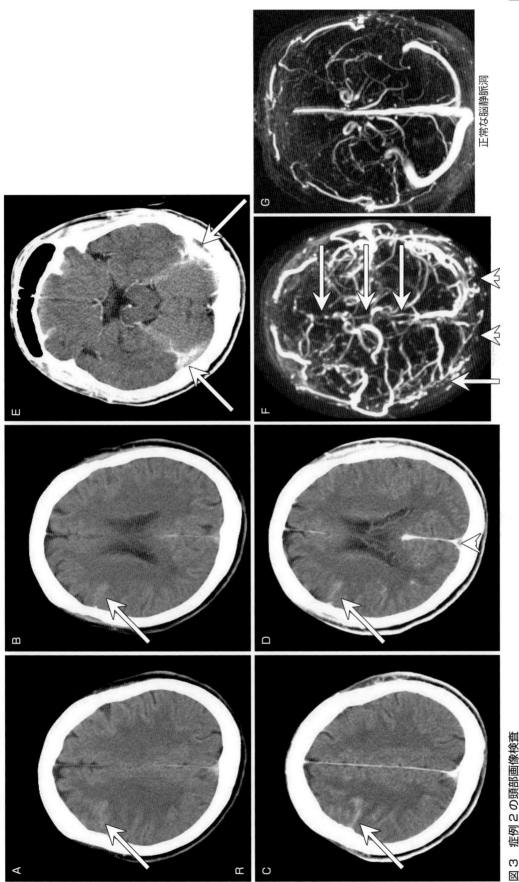

図3 症例2の頭部画像検査

32歳男性,パチンコ店従業員。某日後頭部痛,4病日夕方左上肢鈍重感を自覚,5病日左上肢けいれん(30秒)を発症し,午後2時35分当院へ救急搬入。頭部単純X線CTで右前頭葉皮質に高吸収域を認め(cord sign, A・B),造影X線CTではより明瞭となっていた(C・D)。また,上矢状静脈洞の血栓を反映する造影欠損部位(empty delta sign, D矢頭)や血栓による filling defect(E)も認めた。MRV で上矢状静脈洞の描出不良で(F, 正常対照G),皮質静脈の描出が著明だった。上矢状静脈洞血栓症と診断した。脳血管造影でも確認した。

など全般的脳機能障害（脳症）が前景に立つ場合が多いが，意識障害が初発症候でその後軽度の失見当識，幻覚，譫妄，性格変化，記憶障害が出現する場合もある．

4 閉塞血管（閉塞静脈・静脈洞）による症候の違い

脳静脈血栓症では閉塞した静脈・静脈洞により症候に違いがみられることが多い（図4）．

1）上矢状静脈洞血栓症

最も発症頻度が高い．上矢状静脈洞に形成された血栓が脳表静脈や深部静脈へ進展するにつれ，頭蓋内圧亢進症候として頭痛や嘔吐が生じ，進行すると視力障害や両側外転神経麻痺，局所神経脱落症候として下肢に強い片麻痺（venous hemiplegia），対麻痺，顔面を含まない近位筋優位の四肢麻痺など両側性の症候をきたすことが多く，けいれんも多い．

2）横静脈洞血栓症

上矢状静脈洞血栓症に次いで多い．中耳炎，乳様突起炎が原因となる場合が多く，耳鳴や耳痛などの耳症候を伴うことが多い．椎骨動脈，横静脈洞には左右差があり，椎骨動脈が左優位であるのに対し，横静脈洞は右優位であり右側の症候が多い．横静脈洞単独血栓症では頭蓋内圧亢進症候のみを呈するため，横静脈洞血栓症で巣症候を呈した場合は上矢状静脈洞など他の静脈洞や皮質静脈への血栓の進展を考えなければならない．三叉神経障害を呈した場合は上錐体静脈洞，外転神経障害を呈した場合は下錐体静脈洞，意識障害を呈した場合は直静脈洞や深部静脈系，失語を呈した場合は優位半球皮質静脈，舌咽・迷走・副神経の障害を呈した場合は頸静脈洞への進展をそれぞれ疑う必要がある．

3）海綿静脈洞血栓症

顔面の感染や副鼻腔炎を合併していることが多く，一側の海綿静脈洞血栓症が対側の海綿静脈洞との交通を介して対側へ進展することもある．頭蓋内圧亢進症候としてうっ血乳頭や眼底静脈の拡張がみられる．海綿静脈洞周辺の静脈灌流が障害されるため眼瞼・眼球結膜・鼻梁の浮腫，眼球突出，顔面静脈拡張をきたしたり，有痛性外眼筋麻痺（動眼神経麻痺，滑車神経麻痺，外転神経麻痺），三叉神経麻痺（第1枝・第2枝）による顔面感覚障害を呈することがあるが，3つの外眼筋がすべて麻痺する全外眼筋麻痺をきたすことは稀である．血栓閉塞部位の違いで症候に違いがあり，前部海綿静脈洞血栓症では頭痛，眼痛，結膜浮腫，眼球突出，動眼神経麻痺・滑車神経麻痺・外転神経麻痺のいずれかまたは複数，三叉神経第1枝麻痺を呈する．後部海綿静脈洞血栓症では上錐体静脈洞へ進展すると三叉神経麻痺，下錐体静脈洞へ進展すると眼球突出を伴わない外転神経麻痺，舌咽・迷走・副神経の麻痺を呈する．

4）直静脈洞血栓症

頭蓋内圧亢進症候や局所神経脱落症候が目立たず，意識障害や精神症候が前景に立つ場合がある．

5）皮質静脈血栓症

Trolard静脈（anterior anastomotic vein，上吻合静脈）の血栓症では下肢に強い片麻痺，部分けいれん発作，皮質性感覚障害，Labbé静脈（posterior anastomotic vein，下吻合静脈）の血栓症では上肢・顔面中心の片麻痺，感覚障害，同名性半盲，部分けいれん発作，全身性けいれん，失語（運動性＜感覚性），漢字・仮名書字障害，失算，手指失認をきたすことがある．

6）Galen静脈血栓症

小児例の報告が多いが，成人例もある．小児例は重症例が多く，基底核内側部や視床病変を生じて急性昏睡，除脳硬直・除皮質硬直，錐体外路性筋緊張低下，頭蓋内圧亢進徴候，瞳孔変化，血圧上昇をきたし，数時間から数日で死に至る場合が多く，生存しても無動性無言，精神発育遅滞，認知症，両側アテトーゼ，片麻痺，垂直性眼球運動障害，ジストニアなど重度の後遺症を残す．一方で軽症例もあり，頭痛，悪心・嘔吐，失調性歩行，前向健忘（Korsakoff症候群）などの神経心理症候，意識障害をきたした症例も報告されている．

7）小脳静脈血栓症

横静脈洞血栓症を合併していることが多い．頭痛，嘔吐，失調，一側測定障害が急性発症するが，亜急性発症例や慢性例もある．うっ血乳頭は横静脈洞血栓症でも頭蓋内圧亢進症候としてみられることがあるが，小脳静脈血栓症単独例でうっ血乳頭や意識レベル低下を伴っている場合は閉塞性水頭症をきたしている可能性があり，すぐに確認する必要がある．舌咽・迷走神経麻痺がみられた場合は内頸静脈への血栓の進展を疑う．

8）内頸静脈血栓症

S状静脈洞からの血栓の進展や，最近では内頸静脈へのカテーテル留置などで起こる．乳様突起部の腫脹と疼痛，血栓化した静脈を触知したり圧痛がみられることがあるが，無症候のことも多い．頭蓋底部感染症を合併している場合は頸静脈孔症候群（Vernet症候

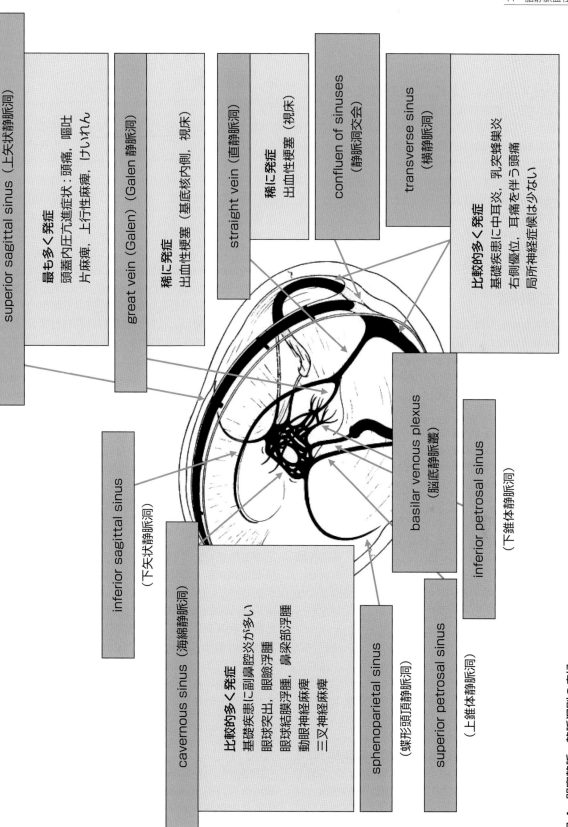

図4 閉塞静脈・静脈洞別の症候

群，舌咽・迷走・副神経麻痺）を呈する。上大静脈や鎖骨下静脈へ血栓が進展した場合は肺塞栓症を合併することがある。

ISCVTでは発症から診断までの中央値は7日だが，平均18.3日，標準偏差59.4日であり，診断までに時間が掛かっている症例も多いと推定される。当科の10例では，頭痛は6例（60%）で，既報告より頻度は低率だった。初発症候は頭痛が6例，けいれんが2例（他に頭痛に続発するけいれんが1例），意識障害，ふらつきが各1例だったが，全員何らかの神経症候を伴っていた。

V 検査

1 血液検査

脳静脈血栓症では，全血算，血液生化学検査では特異的な異常はない。当科の10例では入院時白血球数が2例で上昇していた（11,500/μL，15,500/μL）が，他の8例は正常範囲内だった。ISCVTでは重度貧血，多血症・血小板増多症が原因，危険因子としてそれぞれ9.2%，2.8%を占めていた。当科の10例では，ヘモグロビン値は9.4〜17.0 g/dl，中央値15 g/dlで重度貧血はなく，多血の傾向はあったが正常値上限超は2例のみだった。脱水が契機となることもあるが，当科の10例では，尿素窒素値は13.0〜72.6 mg/dl，中央値14.85 mg/dlで，正常値上限超は3例のみだった。
凝固系ではフィブリン分解産物の最小単位であるD-dimerが上昇する。感度，特異度ともに90%と高く鑑別，診断に有用である[11]が，偽陽性9%，偽陰性は24%もあり[11]，D-dimerが上昇していなくても病歴，症候から脳静脈血栓症を疑う場合は否定してはならない。当科の10例では，いずれもD-dimerは未測定だった。フィブリン分解産物（fibrin degradation product：FDP），TAT（トロンビン―アンチトロンビン複合体）の有用性は脳静脈血栓症において報告がなく，鑑別には向いていないと思われるが，当科の10例では，FDPは9例中3例，TATは6例中3例で正常値上限超であった。凝固系はD-dimerを中心にFDPやTATも合わせて測定すると良い。
また，先天性血液凝固異常，後天性血液凝固異常（抗リン脂質抗体症候群，プロテインC欠損症，プロテインS欠損症，アンチトロンビンⅢ欠損症）の検索，診断のため，PT-INR，APTT，ループスアンチコアグラント，抗カルジオリピン抗体，プロテインC，プロテインS，アンチトロンビンⅢ，ホモシステインを測定する。ただし，プロテインC，プロテインS，アンチトロンビンⅢは肝機能や抗凝固療法の影響を受けるた

め，治療前に十分量の血液を採血しておくことが重要である。当科の10例では，上述した先天性血液凝固異常2例以外に高ホモシステイン血症1例を見つけた。

2 画像検査

1) X線CT

脳静脈血栓症において単純X線CTで閉塞した静脈血栓が高吸収を呈するcord signは特に皮質静脈血栓症でみられることがある[12]が，感度は低く，偽陽性もある[13]。また，脳静脈血栓症の25%で閉塞静脈・静脈洞が高吸収を呈することがある[14]が，感度は低く，脱水症や高ヘマトクリット血症，くも膜下出血の症例でも同様の所見がみられたり，小脳テントや正常組織がそのようにみえることもある。確定診断にならないことが多いが，脳静脈血栓症を疑う端緒になる場合があるため，異常がないか丹念に確認した方が良い。また，X線CTで皮質下出血，静脈洞近傍の点状出血，融合出血，動脈支配によらない梗塞がみられた場合は脳静脈血栓症が原因のことがあり，さらなる画像検査を行う。
造影X線CTでは，上矢状静脈洞血栓症で血栓が造影欠損部位として描出されることがある（empty delta sign）が，造影X線CTを行った18%に解剖学上の静脈の高位分岐や合流部の左右不対称の血流などが"pseudo-empty delta sign"として報告されており[15]，病歴，症候などを含めて総合的に判断する必要がある。当科ではいずれも1例（同一症例，症例2）で陽性だった。X線CT検査のみに頼らず，他のモダリティを用いて総合的に診断するのが良い。

2) 頭部MRI

頭部単純MRIでは，脳静脈血栓症による静脈梗塞が拡散強調画像で等信号〜ごく淡い高信号を呈することがあるが，見かけの拡散係数（apparent diffusion coefficient：ADC）は脳梗塞ほど低下せず，T2強調画像で拡散強調画像の病変より広範囲に高信号を呈し，細胞障害性浮腫より血管原性浮腫が強いのが特徴である（症例5）。また，拡散強調画像で脳実質外の閉塞静脈・静脈洞の高信号がみられた場合閉塞静脈・静脈洞内に時間が経過し再開通していない古い血栓の存在を示す[16]以外に，尾原ら[5]は急性期脳静脈血栓症でも比較的古い血栓による閉塞がみられる可能性を報告している。
閉塞静脈・静脈洞内の血栓は発症1週以内はT1強調画像で等信号〜高信号，T2強調画像で低信号を呈するにとどまり，発症1週以降になりT1強調画像・T2強調画像ともに高信号を呈するようになる。このため，発症から間もない脳静脈血栓症は頭部単純MRIでも正常静脈洞との鑑別が困難で画像上異常に気付かれないことがある[2,14,17]。Susceptibility weighted

表4 脳静脈血栓症治療のアルゴリズム（米国心臓協会/米国脳卒中協会〈AHA/ASA〉）

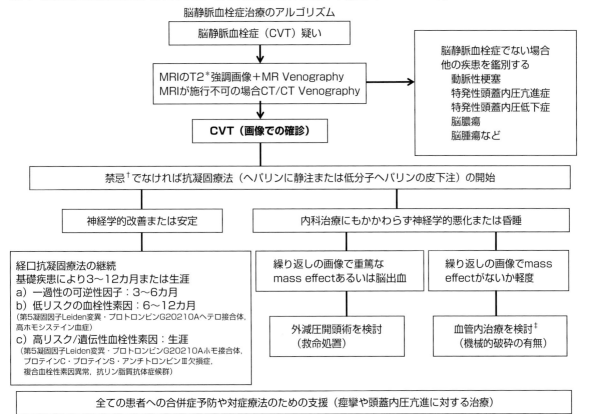

†CVT そのものによって生じた頭蓋内出血は禁忌に当たらない。
‡抗凝固療法の禁忌症例，抗凝固療法に抵抗性で原因疾患を治療してもなお進行増悪する症例に考慮される。
（文献20より改変して引用）

imaging（SWI）を用いると血栓を高感度で低信号として描出できるため，MRIを行う場合はSWIを含めて撮像すると良い。また，MR venography（MRV）は脳静脈の全体像を描出し閉塞静脈・静脈洞が欠損するため診断が容易であるが，正常の解剖学的低形成（右横静脈洞など）を考慮し，SWIと合わせて閉塞静脈・静脈洞を判断する必要がある。

さらに近年T1強調画像・T2強調画像で信号変化が乏しい発症1週以内の急性期脳静脈血栓症を診断する際T2*画像が有用であるとされている[18]。閉塞静脈・静脈洞の血栓内に停滞しているデオキシヘモグロビンの磁化率効果によりT2*画像で発症早期から低信号を呈し，感度は90%という報告もある[19]。また，T2*画像でX線CTでは判読が難しい脳実質の出血も低信号として描出されるため，梗塞内出血や微小出血の検出に有用である。2011年米国心臓協会/米国脳卒中協会から発表された脳静脈血栓症の診断・治療指針（表4）[20]でも，MRIのT2*画像の低信号とMRVの有用性が強調されている。

3）脳血管造影

脳動静脈の灌流を動的に確認する手段として行われる場合がある。当科でも初期の頃は積極的に行っていた。しかし，MRIが発症当日または翌日に撮像されるようになり画像診断の進歩で非侵襲的な検査で診断が可能になってきたため，脳血管造影まで行う症例は減ってきている。MRVと同じように閉塞静脈・静脈洞が造影剤の欠損部位として認められ，行き場を失った静脈血が皮質静脈などに流入し，相対的に皮質静脈血流が増加する像もみられる。

当科での10例では頭部単純X線CTは全例に施行し，5例（50%）に異常があった。造影X線CTでは4例中3例に異常があった。頭部単純MRI・MRVは全例施行し，各9例（90%）に異常があった。頭部造影MRIは2例，脳血管造影は3例のみだったが，いずれも全例に異常があった。MRIや脳血管造影の異常検出率は高いが，頭部単純X線CTでも半数に異常がみられており，病歴，症候から脳静脈血栓症を疑い，他の検査を追加して診断することが必要である。

VI 治療

2011年米国心臓協会/米国脳卒中協会から発表された脳静脈血栓症の診断・治療指針（**表4**）[20]を示す。

1 急性期治療

1）抗凝固療法

比較的少数例ではあるが，2つのランダム化比較試験において脳静脈血栓症では抗凝固療法（未分画ヘパリン[21]，低分子ヘパリン[22]）が有用であるとされている。頭蓋内出血を合併していても，後方視野的検討であるがヘパリンナトリウムを使用した方が転帰良好であり，脳静脈血栓症における頭蓋内出血の頻度が5％未満である[23-26]ため，頭蓋内出血合併脳静脈血栓症における抗凝固療法は比較的安全と考えられている。ISCVTでは624例中520例（83.3％）が未分画ヘパリン経静脈投与または低分子ヘパリン皮下投与で治療を開始され，modified Rankin Scale（mRS）が4・5の重度障害または死亡の割合は抗凝固療法群12.7％，非治療群18.3％（ハザード比0.73，95％信頼区間0.44-1.21）で有意差はなかったが，抗凝固療法群で転帰良好例が多い傾向があった。

わが国では脳静脈血栓症に関するランダム化比較試験や多数例の検討がなく，脳卒中治療ガイドライン2015では上記の報告を基に，脳静脈血栓症では治療の第一選択は抗凝固療法で（グレードB），出血を伴う例でもヘパリンナトリウム使用を考慮して良い（グレードC1）となっている。ただし，アジア人は欧米人に比して頭蓋内出血が多く，尾原ら[5]も抗凝固療法開始時頭蓋内出血を合併していた脳静脈血栓症症例4例の抗凝固療法中3例に脳出血の再発または増大がみられたと報告しており，十分注意が必要である。当科での10例で出血性合併症をきたしたのは悪性腫瘍がありDICを合併し消化管出血でワルファリンを中止せざるを得なかった1例（症例9，ヘパリンナトリウムは継続）のみだった。

脳静脈血栓症に対するワルファリンの比較対照試験はこれまで行われていないが，脳静脈血栓症では脳静脈血栓の進展予防，閉塞静脈・静脈洞の再開通と，脳出血自体も静脈うっ滞が原因で発症することから，ワルファリンを含めた抗凝固療法は有効であると考えられる。頭蓋内をきたさないヘパリンナトリウムの用量や目安となるAPTT値，ワルファリンコントロールの目安となるPT-INR，頭蓋内出血合併例での抗凝固薬の用量，頭蓋内出血が再発，増大した場合の抗凝固薬の再開時期についてはエビデンスがなく，現時点では個々の症例でリスクとベネフィットの双方の観点から治療方針を決定しているのが現状である。

2）局所血栓溶解療法，機械的血栓除去術

脳静脈血栓症の急性期治療の第一選択は抗凝固療法であり，局所血栓溶解療法や機械的血栓除去術は第一選択とはならない。しかし，ISCVTでも最終フォローアップ時点で8.3％が死亡，mRS 4・5の重度障害が2.2％存在していた。このような背景があり，抗凝固療法が奏功しない，抗凝固療法を行っても進行性悪化の経過を辿る症例に対してウロキナーゼ（UK），組織プラスミノゲンアクチベータ（t-PA）を用いた全身的もしくはカテーテルを用いた局所血栓溶解療法が行われてきた。良好な結果を得たとする報告もあるが，いずれも症例報告レベルに止まっており，ランダム化比較試験は行われておらず，治療の有効性および安全性は確立していなかった。

Canhãoらは，1966年〜2001年までの全身または局所血栓溶解療法の報告をまとめて報告した[27]。対象の78％が脳症または昏睡状態であったにもかかわらず，局所血栓溶解療法を行った患者の死亡率が5％，mRS 0〜1の症例が79％にのぼり，良好な治療成績である可能性があった。しかし，その一方で頭蓋内出血が17％にみられ，治療により重篤な障害だった患者の多くが改善する一方で出血性合併症も一程度みられた。欧州神経学会治療ガイドラインでも，脳静脈血栓症に対する局所血栓溶解療法はヘパリンナトリウムによる抗凝固療法，原因疾患の治療を行ってもなお進行悪化する症例に限り考慮すべきであるとしている。

閉塞静脈・静脈洞が長く血栓量が多い症例では，局所血栓溶解療法を行っても血栓を溶解できなかったが，近年はバルーンを用いた経皮的血管形成術（percutaneous transluminal angioplasty：PTA）やAngiojet（Possis Medical, Minneapolis, USA）などの血栓除去デバイスを用いた機械的血栓除去が行われるようになっている。米国心臓協会のガイドラインでは，いまだランダム化比較試験が行われておらず血管内治療は確立していないが，抗凝固療法に抵抗性の症例に「考慮することができる」と記載されている。

局所血栓溶解療法を行っても閉塞静脈・静脈洞部に狭窄が残存する脳静脈血栓症の症例に対し静脈内ステント留置術を行った症例が報告され[28]，わが国でも朝来野らが報告している[29]。いずれも治療成功例であるが，動脈内ステント留置術と異なりステント内血栓形成予防のための抗血栓療法の必要性，抗血栓薬の種類と投与期間は決まっておらず，また治療時ワイヤーによって静脈を損傷する危険性や閉塞部位によってはワイヤーやデバイスが到達できないことも考えられる。

静脈性梗塞による著明な頭蓋内圧亢進徴候がみられた場合は開頭減圧術，重度の神経症候を有する大血腫を伴う場合は血腫除去術を考慮する場合があるが，エビデンスやコンセンサスは得られていない。

3）対症療法

けいれんは成人の37％，幼少児の48％，新生児の71％に発症する。けいれんに対する一次予防，二次予防の比較対照試験はこれまで行われていない。脳静脈血栓症と診断された時点で予防的に抗けいれん薬が投与される場合もあるが，システマティック・レビューで脳静脈血栓症におけるけいれんに対する抗けいれん薬の一次予防，二次予防のエビデンスは得られなかった[30]。しかし，一般にけいれんをきたした例では抗けいれん薬はほぼ必須と考えられている[31]。急性期脳静脈血栓症のけいれん発症リスクについてはまだ議論があるが，多施設共同前向き研究でテント上病変を有する脳静脈血栓症では発症時，急性期にけいれん発症リスクが高かったとする報告や，けいれんで発症した脳静脈血栓症は発症2週以内のけいれん再発リスクが高いため抗けいれん薬を投与することが提案されている[32]。

脳静脈血栓症の40％が頭蓋内圧亢進症候で発症するが，適切な治療に関するランダム化比較試験はこれまで行われていない。脳静脈血栓症では血栓進展予防，閉塞静脈・静脈洞の再開通，静脈うっ滞が原因で発症する脳出血予防のため抗凝固療法が有効であるが，頭蓋内圧亢進症候に対して濃グリセリン果糖製剤，マンニトール製剤，上記に挙げた局所血栓溶解療法，機械的血栓除去術，アセタゾラミド内服などが行われる。頭蓋内に占拠性病変を伴っていなければ腰椎穿刺を行い髄液圧を低下させることで一時的に症候が改善する場合があるが，髄液が一気に排出されることによる脳ヘルニアには十分注意が必要である。頭蓋内圧亢進症候が長期に及んでうっ血乳頭が悪化したり視力障害が出現，進行した場合は腰椎穿刺を繰り返し行ったり，腰椎腹腔シャント術，視神経鞘開窓術も考慮する[3]。ステロイドは血管原性浮腫を軽減させる効果はあるが，凝固亢進状態を悪化させ虚血性脳組織に有害であるため投与しない。

水頭症は閉塞性水頭症が多いが，脳室内出血に伴い髄液吸収不全が起こり交通水頭症が起こる場合がある（6.6％）。閉塞性水頭症には脳室ドレナージ術や脳室―腹腔シャント術，交通性水頭症には脳室吻合術や，持続する場合は脳室―腹腔シャント術を行う。

2 慢性期治療（二次予防）

急性期治療で開始したヘパリンナトリウムは症候が安定した段階で経口抗凝固薬（ワルファリン）へ置換するが，経口抗凝固薬の継続期間は現時点ではエビデンス，コンセンサスが得られておらず，個々の症例でそれぞれ検討する必要がある。de Bruijnら[22]はヘパリンを3週間，その後経口抗凝固薬を10週間継続した。ワルファリンコントロールについては深部静脈血栓症予防法に準じてPT-INR 2.5を目標に最低3カ月継続することが提案されている[33]。

米国心臓協会/米国脳卒中協会から発表された脳静脈血栓症の診断・治療指針（**表4**）[20]では経口抗凝固薬の継続期間をリスクにより層別化している。一時的な凝固異常や可逆性の原因によって発症した脳静脈血栓症に対しては3～6カ月，低リスクの血栓性素因（頻回にみられる第5凝固因子Leiden変異ヘテロ接合体，プロトロンビンG20210A変異ヘテロ接合体，高ホモシステイン血症）によって発症した脳静脈血栓症に対しては6～12カ月，高リスクや遺伝性血栓性素因（第5凝固因子Leiden変異ホモ接合体，プロトロンビンG20210A変異ホモ接合体，プロテインC欠損症，プロテインS欠損症，アンチトロンビンIII欠損症，複合血栓性素因異常，抗リン脂質抗体症候群）によって発症した脳静脈血栓症，予防していても再発する場合は生涯，それぞれPT-INRを2.0～3.0を目標に経口抗凝固薬を継続することが勧められている。

VII 予後

脳静脈血栓症発症30日以内の死亡率は3.4～5.6％，死因は広範な頭蓋内出血による脳ヘルニアである[34,35]。閉塞血管再開通の多くは発症早期に起こり発症3カ月以内が84％であり，3カ月以降の再開通は少ない[35]。また，再開通率は閉塞静脈・静脈洞によっても差があり，深部大脳静脈，海綿静脈洞で多く，横静脈洞では少ない[36]。再発は他の臓器の静脈洞血栓症（深部静脈血栓症，肺血栓塞栓症）が4～7％であるのに対して2～4％と低い[4,37,38]。多くは完全回復またはある程度の後遺症を残しながらも部分回復するが，10～15％は寝たきりまたは死亡とされ，ISCVTでは最終フォローアップ時点で8.3％が死亡，mRS 4・5の重度障害が2.2％であった[4]。尾原ら[5]の10例では退院時mRS 4が1例，3が1例（発症前mRS 2）だったが，0が5例，1が3例と予後良好であった。当科での10例では成人T細胞性白血病/リンパ腫（ATLL）にDICと高カルシウム血症（16.5 mg/dl）を合併して死亡した1例を除き，他9例はmRS 0または1で自宅退院していた。

VIII おわりに

脳静脈血栓症は全脳卒中の1％程度であるが，症状や検査所見，画像所見に乏しく見過ごされたり診断までに時間が掛かり後遺症を残したり，時に死亡に至る疾患である。海外ではISCVTのような多施設共同前向き登録研究が行われたが，わが国では脳静脈血栓症に関する多数例の登録研究はまだなく，アジア地域や

日本人に有用な疫学，エビデンスの高い診断法，治療法は確立されていない．症候が多岐にわたり日常診療の様々な科で遭遇しうる疾患であるため，何らかの神経症候があったり頭部X線CTで疑わしい所見があれば，脳静脈血栓症も疑って更なる検査をするようにしていただきたい．

文献

1) Stam J：Thrombosis of the cerebral veins and sinuses. N Engl J Med 352：1791-1798, 2005
2) Bousser MG, Ferro JM：Cerebral venous thrombosis：an update. Lancet Neurol 6：162-170, 2007
3) Saposnik G, Barinagarrementeria F, Brown RD Jr, et al：Diagnosis and management of cerebral venous thrombosis：a statement for healthcare professionals from the American Heart Association/American Stroke Association. Stroke 42：1158-1192, 2011
4) Ferro JM, Canhão P, Stam J, et al：Prognosis of cerebral vein and dural sinus thrombosis：results of the International Study on Cerebral Vein and Dural Sinus Thrombosis（ISCVT）. Stroke 35：664-670, 2004
5) 尾原知行，山本康正，田中瑛次郎，ほか：脳静脈血栓症連続10症例の臨床像，画像所見の検討．脳卒中 35：167-173, 2013
6) Saadatnia M, Fatehi F, Basiri K, et al：Cerebral venous sinus thrombosis risk factors. Int J Stroke 4：111-123, 2009
7) Bousser MG, Russell RR：Clinical features. In Bousser MG, Russell RR（eds）：Cerebral venous thrombosis. Major problems in neurology, Saunders, New York, vol 33, pp.22-46, 1997
8) Bousser MG, Barnett HJ：Cerebral venous thrombosis. In Mohr JP, Choi DW, Grotta JC, et al（eds）：Stroke, pathophysiology, diagnosis, and management, 4th edition. Churchill Livingstone, New York, pp.301-325, 2004
9) Paciaroni M, Palmerini F, Bogousslavsky J：Clinical presentations of cerebral vein and sinus thrombosis. In Caso V, Agnelli G, Paciaroni M（eds）：Handbook on cerebral venous thrombosis. Front Neurol Neurosci, Karger, Basel, vol 23, pp.77-88, 2008
10) 日本頭痛学会・国際頭痛分類委員会 訳：脳静脈血栓症（CVT）による頭痛．国際頭痛分類第3版 beta版．医学書院，pp.72-75, 2014
11) Tanislav C, Siekmann R, Sieweke N, et al：Cerebral vein thrombosis：clinical manifestation and diagnosis. BMC Neurol 11：69, 2011
12) Ahn TB, Roh JK. A case of cortical vein thrombosis with the cord sign. Arch Neurol 60：1314-1316, 2003
13) Kesav P, Vishnu VY, Sharma A, et al：False-positive 'cord sign'. BMJ Case Rep 23, 2013
14) Leach JL, Fortuna RB, Jones BV, et al：Imaging of cerebral venous thrombosis：current techniques, spectrum of findings, and diagnostic pitfalls. Radiographics 26（Suppl 1）：S19-S41, 2006
15) Leach JL. Anatomic variations of the dural venous sinus confluence：appearance on CT with MRI, MRV, and angiographic correlation. Presented at the 34th annual meeting of the American Society of Neuroradiology, Seattle, Washington, June 23-27, 1996
16) Favrole P, Guichard JP, Crassard I, et al：Diffusion weighted imaging of intravascular clots in cerebral venous thrombosis. Stroke 35：99-103, 2004
17) Hinman JM, Provenzale JM：Hypointense thrombus on T2-weighted MR imaging：a potential pitfall in the diagnosis of dural sinus thrombosis. Eur J Radiol 41：147-152, 2002
18) Selim M, Fink J, Linfante I, et al：Diagnosis of cerebral venous thrombosis with echo-planar T2*-weighted magnetic resonance imaging. Arch Neurol 59：1021-1026, 2002
19) Idbaih A, Boukobza M, Crassard I, et al：MRI of clot in cerebral venous thrombosis：high diagnostic value of susceptibility-weighted images. Stroke 37：991-995, 2006
20) Saposnik G, Barinagarrementeria F, Brown RD Jr, et al：Diagnosis and management of cerebral venous thrombosis：a statement for healthcare professionals from the American Heart Association/American Stroke Association. Stroke 42：1158-1192, 2011
21) Einhäupl KM, Villringer A, Meister W, et al：Heparin treatment in sinus venous thrombosis. Lancet 338：597-600, 1991
22) de Bruijn SF, Stam J. Randomized, placebo-controlled trial of anticoagulant treatment with low-molecular-weight heparin for cerebral sinus thrombosis. Stroke 30：484-488, 1999
23) Bousser MG, Chiras J, Bories J, et al：Cerebral venous thrombosis-a review of 38 cases. Stroke 16：199-213, 1985
24) Wingerchuk DM, Wijdicks EF, Fulgham JR：Cerebral venous thrombosis complicated by hemorrhagic infarction：factors affecting the initiation and safety of anticoagulation. Cerebrovasc Dis 8：25-30, 1998
25) Brucker AB, Vollert-Rogenhofer H, Wagner M, et al：Heparin treatment in acute cerebral sinus venous thrombosis：a retrospective clinical and MR analysis of 42 cases. Cerebrovasc Dis 8：331-337, 1998
26) Ferro JM, Correia M, Pontes C, et al：Cerebral vein and dural sinus thrombosis in Portugal：1980-1998. Cerebrovasc Dis 11：177-182, 2001
27) Canhão P, Falcão F, Ferro JM. Thrombolytics for cerebral sinus thrombosis：a systematic review. Cerebrovasc Dis 15：159-166, 2003
28) Marks MP, Dake MD, Steinberg GK, et al：Stent placement for arterial and venous cerebrovascular disease：preliminary experience. Radiology 191：441-446, 1994
29) 朝来野佳三，善本晴子，湯澤美季，ほか：ステント留置が奏功した脳静脈血栓症の一例．脳卒中 37：102-106, 2015

30) Price M, Günther A, Kwan JS：Antiepileptic drugs for the primary and secondary prevention of seizures after intracranial venous thrombosis. Cochrane Database Syst Rev 4：CD005501, 2016
31) Einhäupl K1, Stam J, Bousser MG, et al：EFNS guideline on the treatment of cerebral venous and sinus thrombosis in adult patients. Eur J Neurol. 2010 Oct；17（10）：1229-35
32) Ferro JM, Canhão P, Bousser MG, et al：Early seizures in cerebral vein and dural sinus thrombosis：risk factors and role of antiepileptics. Stroke 39：1152-1158, 2008
33) Kearon C, Akl EA, Comerota AJ, et al：Antithrombotic therapy for VTE disease：Antithrombotic Therapy and Prevention of Thrombosis, 9th ed：American College of Chest Physicians Evidence-Based Clinical Practice Guidelines. Chest 141（2 Suppl）：e419S-e496S, 2012
34) Canhão P, Ferro JM, Lindgren AG, et al：Causes and predictors of death in cerebral venous thrombosis. Stroke 36：1720-1725, 2005
35) Dentali F, Gianni M, Crowther MA, et al：Natural history of cerebral vein thrombosis：a systematic review. Blood 108：1129-1134, 2006
36) Baumgartner RW, Studer A, Arnold M, et al：Recanalisation of cerebral venous thrombosis. J Neurol Neurosurg Psychiatry 74：459-461, 2003
37) Miranda B, Ferro JM, Canhão P, et al：Venous thromboembolic events after cerebral vein thrombosis. Stroke 41：1901-1906, 2010
38) Dentali F, Poli D, Scoditti U, et al：Long-term outcomes of patients with cerebral vein thrombosis：a multicenter study. J Thromb Haemost 10：1297-1302, 2012

42 奇異性脳塞栓症

河野 浩之［杏林大学医学部脳卒中医学教室］

I 奇異性脳塞栓症とは

静脈系に存在する血栓（深部静脈血栓症など）が，心臓や肺での右心系から左心系への短絡（右左シャント）により動脈系に進入することにより引き起こされる脳梗塞である。原因として，卵円孔開存，肺動静脈瘻，心房中隔欠損などの右左シャント性疾患が知られている。奇異性脳塞栓症の頻度は脳梗塞全体の約5%とされる[1]。奇異性脳塞栓症の原因のなかで頻度が高いものは卵円孔開存症（patent foramen ovale：PFO）である。

II 卵円孔開存

卵円孔は胎児期に認める右房と左房をつなぐ孔であり，出生後は肺循環が始まり，左房内圧が上昇して卵円孔弁が二次中隔におしつけられ，通常は閉鎖する。しかし，卵円孔弁と二次中隔との癒着が不完全である場合に小さな孔が残存し，卵円孔開存となる。ただし，卵円孔開存を有する脳梗塞がすべて奇異性脳塞栓症というわけではない。一般剖検では，卵円孔開存の有病率は26%と報告されている[2]。静脈内血栓があり，かつ右左シャントが生じるときに奇異性脳塞栓症となる。

卵円孔は卵円孔弁で覆われているので，通常は右左シャントを生じない。しかし，しゃがみこんだ姿勢から立ちあがるとき，排便，性交，咳，スポーツ中などValsalva負荷が加わったときや，肺血栓塞栓症を発症したときに，一時的に右房圧が左房圧を上回り右左シャントを生じる。卵円孔開存を合併しているラクナ梗塞やアテローム血栓性脳梗塞も存在するため，①神経放射線学的特徴，②深部静脈血栓などの静脈系血栓の合併，③腹圧がかかる動作などValsalva負荷が加わり，右房圧が左房圧を上回り右左シャントが生じる状況があったかどうか，④そのほかの塞栓源の有無，な

表1 The risk of paradoxical embolism score（RoPEスコア）[3]

特徴	点	RoPEスコア
高血圧症の病歴なし	1	
糖尿病の病歴なし	1	
脳卒中か一過性脳虚血発作の病歴なし	1	
非喫煙者	1	
画像で確認された皮質梗塞	1	
年齢		
18-29	5	
30-39	4	
40-49	3	
50-59	2	
60-69	1	
≧70	0	
総計		10

PFOの脳梗塞への寄与割合は，0-3点で0（95%信頼区間 0-4），4点で38%（25-48），5点で34%（21-45），6点で62%（54-68），7点で72%（66-76），8点で84%（79-87），9-10点で88%（83-91）とされる。

どの関連を考慮した上で奇異性脳塞栓症の診断をする必要がある。卵円孔開存が脳梗塞に関連しているかどうかのひとつの指標として，The risk of paradoxical embolism score（RoPEスコア，表1）が提唱されている[3]。RoPEスコアの点数が高い，例えば若年で血管危険因子を有さない場合は，卵円孔開存が脳梗塞に強く寄与するとされている[3]。

III 右左シャントの診断（表2）[4]

卵円孔開存の診断は，通常，経食道心エコー検査を行い，Valsalva負荷とコントラストエコー法を用いる。あらかじめ，右肘静脈に点滴ラインを確保してお

表2 経食道心エコー検査による右左シャントの診断[5]

経食道心エコー検査（両心房モニター法）
　(1) Valsalva負荷のみ（困難な場合は咳で代用）
　(2) Valsalva負荷＋コントラスト剤注入（生食9 ml＋空気1 mlを撹拌）コントラスト剤は右肘静脈より注入する．陰性の場合は最低1回は繰り返す
　(3) コントラスト剤注入
〈判定〉
右房内と同等の輝度を有する左房内粒状エコーが(2)においてValsalva負荷解除後3心拍以内に出現するなら卵円孔開存を診断し，4心拍以降に出現し(3)で陽性なら肺動静脈瘻や卵円孔開存かつ肺塞栓を疑う．

卵円孔開存例では(4)(5)を追加する．
　(4) 90度でValsalva負荷＋カラーフローモードでシャント血流観察し卵円孔径を測定する．
　(5) 径が観察できない場合は左房内粒状エコーの最大個数を静止画像で観察する．
〈判定〉
卵円孔の径は5個以内なら2 mm以下，6-25個なら2-10 mm，26個以上なら10 mm以上の可能性が高い．

左房での観察が不十分，もしくは両心房モニターで陰性の場合は，経食道心エコー検査（大動脈モニター法）を追加する．
　(6) Valsalva負荷のみ（困難な場合は咳で代用）
　(7) Valsalva負荷＋コントラスト剤注入（生食9 ml＋空気1 mlを撹拌）
　(8) コントラスト剤注入
〈判定〉
輝度の高い粒状エコーが(7)で出現するなら卵円孔開存と診断し，(8)で陽性なら肺動静脈瘻や卵円孔開存かつ肺塞栓を疑う．

奇異性脳塞栓症の特徴と診断基準
1．画像診断による脳梗塞巣の確認
2．右左シャントの存在
3．静脈血栓の存在（肺塞栓も含む）
4．塞栓機序を示す発症様式や神経放射線学的特徴
5．他の塞栓源や責任主幹動脈の高度狭窄性病変がない
6．Valsalva負荷のかかる動作や長期の座位姿勢での発症
確定診断　1＋2＋3＋4＋5
疑似診断　1＋2＋3＋4，1＋2＋3＋5，もしくは1＋2＋4＋5
参考所見　6

く．コントラスト（生理食塩水9 ml＋空気1 mlを撹拌）静注後に右房内に粒状エコーが充満した後に，Valsalva負荷をかけ，解除後3心拍以内に左房内粒状エコーが確認される場合（図1），卵円孔開存と診断する．また，経頭蓋ドプラや経頭蓋超音波カラードプラで，コントラスト静注後に中大脳動脈や脳底動脈でmicroembolic signalとして検出する方法もある．なお，Valsalva負荷解除後4心拍以降に左房内粒状エコーが出現する場合や，Valsalva負荷をかけなくても出現する場合は，肺動静脈瘻などの卵円孔開存以外の右左シャントを疑う．

心房中隔瘤は，それ自体はシャント性疾患ではないが，卵円孔開存を合併することが多い．心房中隔瘤は，瘤内に部分的に血栓を形成すること[5]や，心房細動など上室性不整脈を惹起すること[6]が指摘されている．

IV 塞栓源としての静脈系血栓の診断

奇異性脳塞栓症と診断する上では，右左シャントをきたす疾患が存在していることと，下肢深部静脈血栓症などの静脈系血栓の存在を証明することが重要である．長時間同じ姿勢をとった後やValsalva負荷が加わった状況での脳梗塞発症，血液検査でD-dimerが上昇している場合は静脈血栓の存在を疑い，積極的に検索を行う．下肢静脈エコーによる下肢深部静脈血栓症の診断が必要である．しかし，エコーで直接確認しにくい骨盤内の深部静脈血栓，膝関節や股関節などの整形外科疾患術後の静脈血栓にも注意すべきであり，造影CTなどの併用を検討する必要がある．

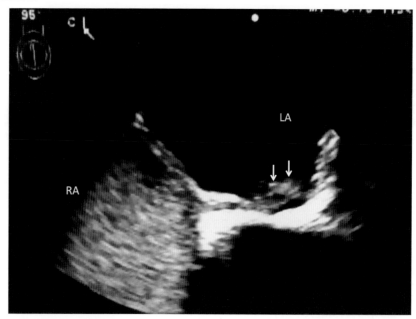

図1 奇異性脳塞栓症
経食道心エコー検査：コントラスト静注後に，右房内（RA）に流入した粒状エコーが，3心拍以内に左房内（LA）に流入（矢印）し，卵円孔開存と診断した。

表3 奇異性脳塞栓症（卵円孔開存を含む）の治療[7]

1. 奇異性脳塞栓症の栓子となり得る深部静脈血栓症の再発予防にワルファリン，もしくはエドキサバンによる抗凝固療法が勧められる（グレードB）。ワルファリン療法では，Prothrombin time (PT)-international normalized ratio (INR) 2.0～3.0で管理することが勧められる（グレードB）。出血合併症が懸念される場合には，エドキサバンが勧められる（グレードB）。代わりに目標INR 2.0（1.5～2.5）のワルファリン療法を考慮してもよい（グレードC1）。
2. 卵円孔開存を有する脳梗塞症例で深部静脈血栓症がある場合は，1.に準じ，PT-INR 2.0～3.0のワルファリン，もしくはエドキサバンによる抗凝固療法が勧められる（グレードB）。深部静脈血栓症がない場合は，抗血小板療法（アスピリン325 mg/日）が勧められる（グレードB）。
3. 卵円孔開存と心房中隔瘤を有する奇異性脳塞栓症に対してワルファリン療法を行う場合，PT-INRは1.7以上での管理が勧められる（グレードB）。
4. 卵円孔開存例への脳梗塞一次予防としての抗血栓療法は科学的根拠がないので，勧められない（グレードC2）。
5. 卵円孔開存を介する奇異性脳塞栓症の再発予防に外科的閉鎖術や経皮的カテーテル卵円孔閉鎖術を考慮してもよい（グレードC1）。
6. 肺動静脈瘻による奇異性脳塞栓症の再発予防に経皮的カテーテル塞栓術を考慮してもよい（グレードC1）。
推薦されるグレードに関する分類 B：行うように勧められる C1：行うことを考慮してもよいが，十分な科学的根拠がない C2：科学的根拠がないので，勧められない

V 卵円孔開存による奇異性脳塞栓症の治療

薬物療法，経皮的カテーテル治療，外科的治療がある。脳卒中治療ガイドライン2015[7]（表3）に推奨される治療について記載されている。

1. 薬物療法：脳卒中治療ガイドライン2015[7]によると卵円孔開存を有する脳梗塞症例で奇異性脳塞栓症がある場合は，PT-INR 2.0-3.0のワルファリン，もしくはエドキサバンによる抗凝固療法を行う。深部静脈血栓症がない場合は，抗血小板療法（アスピリン325 mg/日）が勧められる。脳梗塞を発症していない卵円孔開存症例に対する，脳梗塞一次予防としての抗血栓療法は勧められない，となっている。抗凝固薬について，現在ではリバーロキサバン，アピキサバンも深部静脈血栓症の治療および再発抑制に対する適応追加となっているので選択肢として挙げられる。抗血小板薬投与中に脳梗塞を再発する場合は抗凝固薬への変更が可能とされる[8]。なお，奇異性脳塞栓症に対する抗血小板薬と，直接トロンビン阻害薬や経口活性型第X因子阻害のいずれが

表4 経皮的カテーテル卵円孔閉鎖群と内科的治療群の比較試験

	CLOSE[12]	RESPECT[13]	REDUCE[14]
症例数	663	980	664
対象年齢（平均）	16-60	18-60 (45.9)	18-59 (45.2)
追跡期間	平均5.3年	中央値5.9年	中央値3.2年
登録症例	潜因性脳梗塞で卵円孔開存による右左シャントあり		
	心房中隔瘤またはlargeシャントを有する		
対照群	抗血小板薬または抗凝固薬		抗血小板薬
デバイス	11種類 Amplatzer PFO Occluder：51%	Amplatzer PFO Occluder：100%	Cardioform Septal Occluder, Helex Septal Occluder
有効性			
内科的治療に対するハザード比（95%信頼区間）	0.03(0.00-0.26)	0.55(0.31-0.999)	0.23(0.09-0.62)
P値	<0.001	0.046	0.002
安全性			
手技関連重篤合併症	5.9%	2.6%	2.5%
デバイス関連重篤合併症		2.4%	1.4%

（文献12-14を元に作成）

優れているのか，ということが明らかになっておらず，現在研究が進行中である．

2．経皮的カテーテル卵円孔閉鎖術，外科的閉鎖術：
卵円孔開存を介する奇異性脳塞栓症の再発予防目的に外科的閉鎖術や経皮的カテーテル卵円孔閉鎖術を考慮してもよいとなっている．しかし，潜因性脳梗塞の二次予防における経皮的カテーテル治療による閉鎖術は内科的薬物療法以上に有用とはいえなかった[9-11]．2017年9月に3件の臨床試験の成績が発表となり，経皮的カテーテル卵円孔閉鎖術群（＋抗血小板薬）は，抗血小板薬による薬物治療群と比較して脳梗塞再発が少ないことが報告された（表4）[12-14]．ただし，経皮的カテーテル卵円孔閉鎖術では，新規発症心房細動の増加や，心タンポナーデなどの手技やデバイスに関連した周術期合併症などが起きうることが指摘されている[9-14]．もしも，他の原因がなく，適切な内科的治療にもかかわらず脳梗塞を繰り返す場合は，Amplatzer型卵円孔閉塞栓による閉鎖術を考慮してもよいとなっている[8]が，本邦では保険適応外である（2018年7月現在）．なお，米国では2016年に米国食品医薬品局が卵円孔開存を介する奇異性脳塞栓症の機序が推定される潜因性脳梗塞の再発予防目的のAmplatzer型卵円孔閉鎖栓を認可した．

VI 肺動静脈瘻

1 診断

反復する鼻出血や，粘膜・皮膚の末梢血管拡張，肺・脳・脊髄・消化管などの血管奇形を有する常染色体優性遺伝の遺伝性出血性毛細血管拡張症（hereditary hemorrhagic telangiectasia：HHT，またはRendu-Osler-Weber症候群）に伴う場合と，HHTに伴わない孤発性の場合がある．いずれも奇異性脳塞栓症の原因になりうる．前述の通り，経食道心エコーや経頭蓋超音波を用いて診断する．Valsalva負荷解除後4心拍以降に左房内粒状エコーが出現する場合や，Valsalva負荷をかけなくても出現する場合は肺動静脈瘻を疑い，確定診断のために造影CTを行う．肺動脈に連続した限局性の小結節や腫瘤として描出される（図2）．肺動静脈瘻は，脳梗塞だけでなく，脳膿瘍などの中枢神経系感染症の原因になりうる．

2 治療

肺動静脈瘻に対する治療は，経カテーテル塞栓術または外科的切除がある．「脳卒中ガイドライン2015」[7]では，「肺動静脈瘻による奇異性脳塞栓症の再発予防に経皮的カテーテル塞栓術を考慮してもよい」となっている．

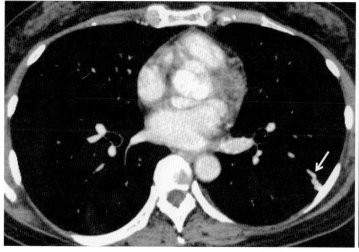
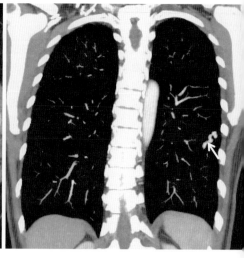

図2 奇異性脳塞栓症
胸部造影CT：左下肺野S9に流入血管1本と流出血管1本を認め（矢印），肺動静脈瘻と診断した。

VII platypnea-orthodeoxia syndrome

　platypnea-orthodeoxia syndrome（POS）は立位や座位で著明な低酸素血症を生じ，臥床で軽快する症候群で，Burchellらにより報告された[15]。POSと脳梗塞との関連が報告されている[16,17]。POSは，卵円孔開存，心房中隔欠損などの右左シャントという解剖学的要素と，大動脈の延長や拡張，肺気腫，肺切除後，肝硬変，収縮性心膜炎，脊柱側弯などで直立時に短絡方向の変化が惹起される機能的要素の，二つの要素が合わさって発症すると考えられている[18]。そのなかでも卵円孔開存によるPOSが多いとされている。解剖学的・機能的要素の両方が存在しているときに，姿勢変換により心臓の変異と右房の圧排が強調されて，一過性に右房内圧が左房内圧よりも高くなり，右左シャントを生じる。POSの治療は右左シャントの閉鎖である。経皮的カテーテル法による卵円孔閉鎖術[17,19]や心房中隔欠損閉鎖術の報告はあるが，現時点で本邦ではAmplatzer型閉鎖栓の適応は心房中隔欠損のみである。

VIII おわりに

　奇異性脳塞栓症では，静脈系に存在する血栓が，心臓や肺での右左シャントを通して動脈系に進入することにより引き起こされる脳梗塞である。原因として，卵円孔開存，肺動静脈瘻，心房中隔欠損などがある。薬物治療は，深部静脈血栓症を認める場合は抗凝固療法を行い，認めない場合は抗血小板薬（あるいは抗凝固薬）を用いる。現時点では経皮的カテーテル法による卵円孔閉鎖術が抗凝固療法による内科的治療以上に有用かどうか不明である。

文献

1) Ueno Y, Iguchi Y, Inoue T, et al：Paradoxical brain embolism may not be uncommon-prospective study in acute ischemic stroke. J Neurol 254：763-766, 2007
2) Homma S, Sacco RL：Patent foramen ovale and stroke. Circulation 112：1063-1072, 2005
3) Kent DM, Ruthazer R, Weimar C, et al：An index to identify stroke-related vs incidental patent foramen ovale in cryptogenic stroke. Neurology 81：619-25, 2013
4) 矢坂正弘，峰松一夫：右左シャントと奇異性脳塞栓症．若年性や脳卒中診療の手引き．循環器病研究委託費12指-2　若年世代の脳卒中診断，治療，予防戦略に関する全国多施設共同研究．峰松一夫，pp.41-43，2003
5) Silver MD, Dorsey JS：Aneurysm of the septum primum in adults. Arch Pathol Lab Med 102：62-65, 1978
6) Hausmann D, Mugge A, Daniel WG：Identification of patent foramen ovale permitting paradoxic embolism. J Am Coll Cardiol 26：1030-1038, 1995
7) 日本脳卒中学会　脳卒中ガイドライン委員会 編：Ⅳ その他の脳血管障害 4 奇異性脳塞栓症（卵円孔開存を含む）：脳卒中治療ガイドライン 2015. pp.250-251, 協和企画, 2015
8) Messé SR, Gronseth G, Kent DM, et al：Practice advisory：Recurrent stroke with patent foramen ovale (update of practice parameter)：Report of the Guideline Development, Dissemination, and Implementation Subcommittee of the American Academy of Neurology. Neurology 87：815-821, 2016
9) Furlan AJ, Reisman M, Massaro J, et al：Closure or medical therapy for cryptogenic stroke with patent foramen ovale. N

Engl J Med 366：991-999, 2012
10) Meier B, Kalesan B, Mattle HP, et al：Percutaneous closure of patent foramen ovale in cryptogenic embolism. N Engl J Med 368：1083-1091, 2013
11) Carroll JD, Saver JL, Thaler DE, et al：Closure of patent foramen ovale versus medical therapy after cryptogenic stroke. N Engl J Med 368：1092-1100, 2013
12) Mas JL, Derumeaux G, Guillon B, et al：Patent foramen ovale closure or anticoagulation vs. antiplatelets after stroke. N Engl J Med. 377：1011-1021, 2017
13) Saver JL, Carroll JD, Thaler DE, et al：Long-term outcomes of patent foramen ovale closure or medical therapy after Stroke. N Engl J Med. 377：1022-1032, 2017
14) Søndergaard L, Kasner SE, Rhodes JF, et al：Patent foramen ovale closure or antiplatelet therapy for cryptogenic stroke. N Engl J Med. 377：1033-1042, 2017
15) Burchell HB, Wood EH：Reproducibility of values for oxygen saturation of arterial blood, and magnitude of venous-arterial shunts in patients with congenital cardiac malformations. J Appl Physiol. 1：560-566, 1949
16) Machado C, Pereira R, Amorim J, et al：Orthodeoxia-platypnea syndrome and stroke：Overlapping pathophysiology. J Neurol Sci 356：215-216, 2015
17) 増澤啓太, 繼敏光, 村田光繁, ほか：卵円孔開存によるplatypnea-orthodeoxia syndromeに対して経皮的Amplatzer型閉鎖栓を施行した1例. 日内会誌 105：724-729, 2016
18) Cheng TO：Platypnea-orthodeoxia syndrome：etiology, differential diagnosis, and management. Catheter Cardiovasc Interv 47：64-66, 1999
19) Knapper JT, Schultz J, Das G, et al：Cardiac platypnea-orthodeoxia syndrome：an often unrecognized malady. Clin Cardiol 37：645-649, 2014

43 抗リン脂質抗体症候群

大熊　壮尚［東海大学医学部付属病院神経内科］
北川　泰久［東海大学医学部付属八王子病院神経内科］

I　はじめに

　抗リン脂質抗体症候群（antiphospholipid syndrome：APS）[1]は，それ自体は疾患ではないが，APSにおける免疫学的な機序を基盤として起こる血栓症が重要で，その特徴は，動脈と静脈の両方に血栓が生成される点にある。APSは，若年性脳梗塞の発症や，多臓器の動・静脈血栓症，習慣性流産などに関与し，多彩な臨床像を呈する後天的な凝固異常症なのである。現在APSの診断には，抗リン脂質抗体症候群分類基準（Sydney reversed Sapporo criteria）が使用され[2]（表1），APSと脳血管障害の関連や妊娠合併症についての関係について重要視されている。

II　疫学

　近年，欧州で行われた疫学調査[3]では，原発性APSがSLE：全身性エリテマトーデス（systemic lupus erythematosus：以下SLE）に合併したAPSとほぼ同数とされ，わが国にはSLE患者が6万人程度おり，そのうち3分の1程度がSLEに合併したAPSと考えられている。それゆえAPSは，原発性，続発性の両者をあわせて4万人程度のAPS患者が存在すると推定される。男女比は1：4～5で，女性の頻度が高く，平均発症年齢は30～40歳前後とされている。

　またAPSにおける中枢神経障害の合併頻度は高い。特にSLEにおける中枢神経障害の合併率は20～70%で，脳血管障害の合併率は，そのうちの25%程度である[4]。特にSLEは，若年性脳血管障害の原因疾患として重要で，その再発率は，他の脳血管障害患者に比し高率である。

III　抗リン脂質抗体

　抗リン脂質抗体は，APS患者に認められる自己抗体で，主として血栓症と妊娠合併症に関連している。また抗リン脂質抗体は，リン脂質結合タンパクに対する

表1　抗リン脂質抗体症候群分類基準

臨床所見
　1．血栓症
　　　画像診断，あるいは病理学的に確認された血管壁の炎症を伴わない動静脈あるいは小血管の血栓症
　2．妊娠合併症
　　a．妊娠10週以降で，他の原因のない正常形態胎児の死亡，または
　　b．①子癇，重症の妊娠高血圧腎症，または②胎盤機能不全による妊娠34週以前の正常形態胎児の早産，または
　　c．3回以上続けての，妊娠10週以前の流産（母体の解剖学的異常，内分泌的異常，父母の染色体異常を除く）

検査所見
　1．International Society on Thrombosis and Haemostasisのガイドラインに基づいた測定法で，ループスアンチコアグラントが12週間以上の間隔をおいて2回以上検出される。
　2．標準化されたELISA法において，中等度以上の力価の（>40 GPL or MPL，または>99パーセンタイル）IgG型またはIgM型の抗カルジオリピン抗体が，12週間以上の間隔をおいて2回以上検出される。
　3．標準化されたELISA法において，中等度以上の力価の（>99パーセンタイル）IgG型またはIgM型の抗β2-グリコプロテインI抗体が，12週間以上の間隔をおいて2回以上検出される。

＊臨床所見が1つ以上，検査所見が1つ以上存在した場合，APSと診断する。
（Sydney reversed Sapporo criteria, 2006）[2]

自己抗体の総称であり，リン脂質結合タンパクは，細胞膜の陰性リン脂質に結合する性質を持つ血中物質である．近年 APS に関与する抗リン脂質抗体の主な対応抗原が，β_2-グリコプロテイン I（β_2-GP I）とプロトロンビンであることが明らかにされた．現在日常臨床の場における抗リン脂質抗体では，血栓症との関連が深いとされる IgG 抗カルジオリピン抗体(aCL)，lupus anticoagulant (LA) および抗 β_2-グリコプロテイン I 抗体の測定が可能であり，APS の補助診断に用いられている．さらに，陽性荷電を有するリン脂質に結合すると構造変化を起こす β_2-GP I 依存性抗カルジオリピン抗体が，その構造変化後の Domain I の一部のエピトープ（R39-R43）に対する自己抗体の測定も行われている（抗ドメイン I 抗体）[5]．この抗ドメイン I 抗体の特徴は，APS の血栓症状との相関が強いことから，APS に発症した血栓症例のスクリーニング検査として重要視されている．その他，APS の臨床症状に密接な関係のあるホスファチジルセリン依存性抗プロトロンビン抗体（aPS/PT）や妊娠初期流産を繰り返す第XII因子欠乏不育症例に認められる頻度が高い抗キニノーゲン抗体[6]にも注意が向けられている．さらに最近では IgA 抗 β_2-GP I 抗体が APS に出現する他の抗リン脂質抗体に比較して高頻度に検出されるとの報告[7]もあり，今後の APS のマーカーとして注目されている．

IV 病態生理

抗リン脂質抗体が，APTT（活性化部分トロンボプラスチン時間）の延長をもたらし，臨床的には凝固を亢進し，血栓症をきたすことを基本とするものの，APS 発症における詳細な原因は不明である．しかし病態生理学的には，向血栓細胞の活性化として，β_2-グリコプロテイン I 抗体の存在が抗凝固細胞である単核球や血管内皮細胞の活性化に相関し，その本態が p38MAPK リン酸化および転写因子である NFκB の活性化を介した組織因子や接着因子の発現を亢進することが解明されたり，C5 モノクローナル抗体などの補体の活性化が SLE 同様に APS にも合併し，血栓形成機序の病態に関与することが明らかにされている[8]（図1）．さらに，APS の血栓傾向の機序として，β_2-GP I に対応する自己抗体が β_2-GP I の作用を抑制あるいは活性化することにより凝固異常が誘発されると推論されてきた．また，活性化第X因子の不活性化に関与する抗凝固因子であるプロテイン Z 系が aCL によって抑制されるとの報告[9]があげられている．さらに β_2-GP I によるトロンビンや活性化第XII因子による第XI因子の活性化の抑制作用など β_2-GP I による制御が多くの凝固線溶機構に存在し，これらの機能が複雑に関わることに起因して血栓生成が起こりうると推察されている．近年では，β_2-GP I の代謝産物であるニック β_2-GP I が，血管新生に関与する内皮細胞の遊走や in vitro での管腔形成を抑制することも報告され，APS における虚血性病変発症機序との関連にも注目が集まっている．

分子レベル的な APS による細胞活性化機序の解明としては，Raschi ら[10]が，抗 β_2-GP I 抗体による内皮細胞の活性化に MyD88 を介したシグナル伝達の重要性を発見し，これによる活性化が Toll-like receptor 4 (TLR4) を介したものであることを示唆している．また Satta ら[11]が，動物モデルにおいて，抗リン脂質抗体による MCP-1，ICAM-1，IL-6 などの炎症物質誘導に対する TLR2 を介した炎症性刺激の重要性を報告したことにより，抗リン脂質抗体における細胞活性化の誘因と炎症イベントとの関連が推察されている．臨床的には HIV（ヒト免疫不全ウイルス）陽性を示す APS 症例抗カルジオリピン抗体値を，HCV（C 型肝炎ウイルス）陽性を示す APS 症例や Epstein-Barr virus 感染 APS 症例では β_2-GP I 抗体値をそれぞれ上昇させ，血管イベントも合併しやすいと報告[12]されている．

V 臨床症状

APS の臨床症状は多彩である．主な神経症状は，軽度の血小板減少症，心弁膜症，網状皮斑，中枢神経症状で，一過性脳虚血発作（transient ischemic attack：TIA）や脳梗塞，脳静脈血栓症をはじめとする脳血管障害の他，Sneddon 症候群，横断性脊髄炎，Guillain-Barrès 症候群，片頭痛，てんかんなどである．

APS 全経過中の頻度では，片頭痛が 20.2%，ついで脳卒中 19.8%，TIA 11.1% と虚血性脳血管障害の合併頻度が高い．我が国における動脈血栓症の 90% が脳梗塞である．その他の動脈血栓症としては，閉塞性動脈硬化症が 8%，心筋梗塞が 1% と脳梗塞の発現頻度に比べると低い．また静脈血栓症では，深部静脈血栓症が 80% と頻度が高く，腎静脈血栓症や中心静脈血栓症，脳静脈洞血栓症の発症などは稀である．

SLE に合併する APS，いわゆる続発性 APS における脳血管障害には，脳梗塞，脳静脈洞血栓症，脳出血，くも膜下出血のどの疾患も起こりうるが，脳梗塞の発症頻度が圧倒的に高く，その臨床症状は，片麻痺，知覚障害，失語，失認，意識障害など多彩である．脳梗塞の種類では，血栓も塞栓も起こりうる．SLE を合併する APS の場合の血栓の原因は，血管炎に伴う内皮，血小板機能の活性化および抗リン脂質抗体によるものが考えられている[13]．これに対し塞栓の原因は，抗リン脂質抗体による血栓形成による心筋梗塞，または心筋炎に伴ったうっ血性心不全や心房細動などの不整

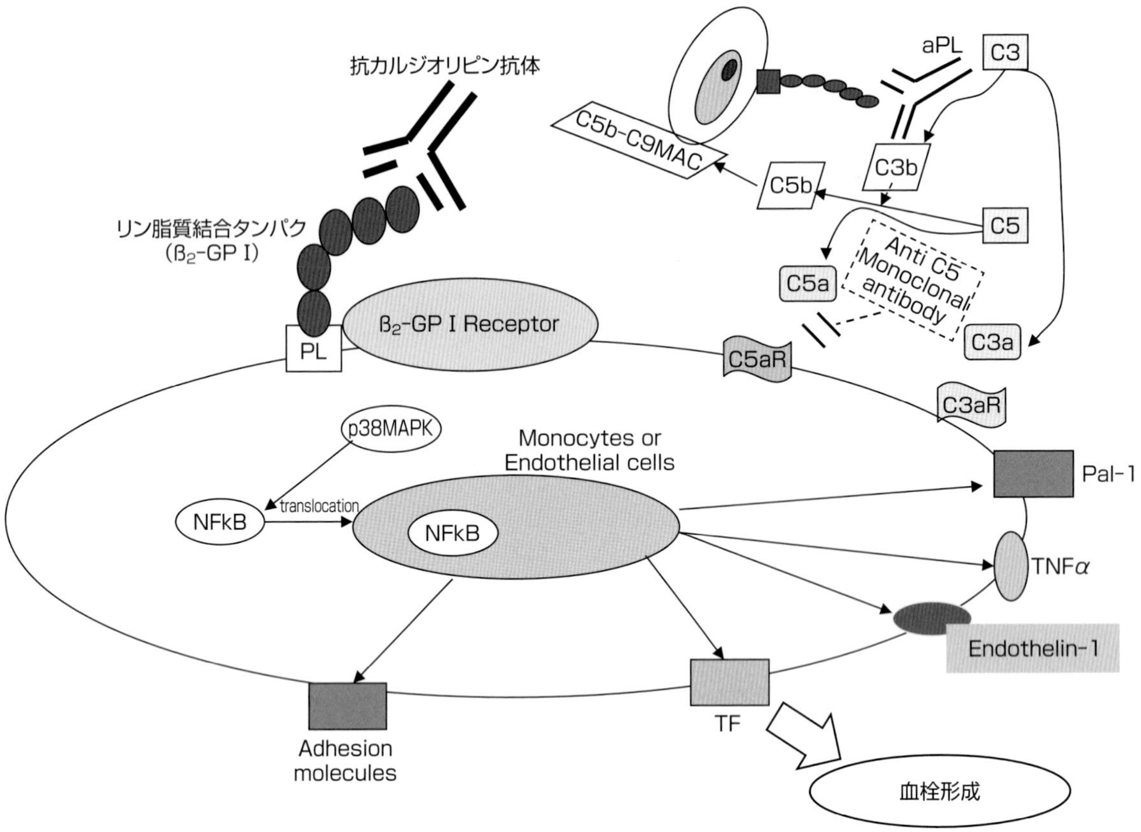

図1　抗リン脂質抗体症候群における血栓形成機序

＊APSでは，カルジオリピン抗体による向血栓細胞の活性化には，β_2-GPIの存在およびp38-MAPK経路が重要である．さらにAPSではTF（組織因子）の血漿濃度および単球上のTF発現が上昇し，外因系凝固反応のイニシエーターであるTF経路が亢進することにより血栓が形成されやすい傾向にあると考えられている．

＊＊：aPL：antiphospholipid antibody, PL：phospholipid, p38MAPK：p38 mitogen activated protein kinase, NFkb：nuclear factor Kappa B, TF：tissue factor, TNFα：tumor necrosis factor alpha, Pal-1：plasminogen activator inhibitor-I, C5aR：C5a receptor, C5bR：C5b receptor, MAC：membrane attack complex

（文献8，9より改変して引用）

脈，あるいは心内膜炎の二次性変化による心弁膜症からの塞栓がある．特に心弁膜異常は，抗リン脂質抗体の存在との関係が深い．SLE患者を対象とした心エコー検査では，抗リン脂質抗体陽性患者の40～70％に，弁膜肥厚やvegetationなどの異常が認められており，脳血管障害の発症に関連があるとされる．

APS患者の脳梗塞発症時の局在病変の特徴は，大脳（皮質枝，穿通枝），脳幹，小脳といずれの部位にも認められ，そのうえ広範囲である．特に大脳病変は，皮質，皮質下白質に発症することが多く，重症度が高い．これに対して脳出血の病変部位は，基底核から皮質下まで様々である．くも膜下出血の場合は，囊状動脈瘤破裂による頻度が高く，動脈瘤の成因については，血管炎の関与が推察されている．

さらには，APSのなかで，中枢神経障害と腎障害を主体とし，急性呼吸窮迫症候群（acute respiratory distress syndrome：ARDS），および重篤な血小板減少症を合併する劇症型APSが存在し，発症すると致死率が高い．劇症型APSにおける中枢神経障害の原因としては，脳血管障害や脳炎が大半を占めている[14]．

最近では，APSにおけるLA陽性者で出血傾向を示し，血中のプロトロンビン活性が低く，aPS/PTなどの抗プロトロンビン抗体が高頻度に検出される症例も報告され，lupus anticoagulant-Hypoprothrombinemia syndrome（LAHPS）と呼ばれるようになった．LAHPSは，主に感染後の小児や膠原病などを基礎疾患とする若年女性に頻度が高い．また，LAHPSと血中のプロトロンビン活性の低下を認めない点のみが異なり，他はすべて同じ臨床症状を呈するLAHPS like syndrome（LSS）も存在する．さらには，LAHPSとLSSの両者を合わせてlupus anticoagurant-associated coagulopathy（LAAC）とする報告[15]もある．LAACはLA陽性症例で出血症状をきたし様々な凝固因子の活性の低下や凝固因子インヒビターが偽陽性と

表2　劇症型抗リン脂質抗体症候群の鑑別

	フィブリノゲン	溶血性貧血	分裂赤血球	血小板減少	抗リン脂質抗体
劇症型抗リン脂質抗体症候群	正常	+/−	+/−	+/−	++
敗血症	正常/低下	+	+/−	+/−	+/−
血栓性血小板減少性紫斑病	正常	+	++	++	−
播種性血管内凝固症候群	低下	+/−	+/−	+	−

なる病態の総称とされる。

VI　鑑別診断

鑑別疾患の第一としては，Sneddon症候群があげられる。Sneddon症候群は，網膜中心動脈閉塞症を伴ったAPS症例において，抗リン脂質抗体である抗フォスファチジルエタノラミンIgG抗体が検出されたことが契機となり，APSとの関連について注目されるようになった。Sneddon症候群は，男女比は1：2で，20～40歳の若年女性に頻度が高く，網状皮斑と虚血性脳血管障害を主体とする。抗リン脂質抗体陽性Sneddon症候群では，けいれん発作，僧帽弁閉鎖不全症，血小板減少症を認める頻度が高いが，皮膚と脳以外の動脈血栓と狭窄，静脈血栓，習慣性流産の出現頻度に差違はない。脳梗塞のサイズは中～大で多発性であることが多く，主として中大脳動脈領域を中心とした病変の頻度が高い[16]。また劇症型APSでは，さらに敗血症，血栓性血小板減少性紫斑病，播種性血管内凝固症候群との鑑別が必要となる。(表2)

VII　治療

1　急性期治療

一般的に，急性期の動・静脈血栓症に対しては，抗浮腫薬として，グリセオール，抗血栓あるいは抗凝固療法としてアルガトロバンやヘパリンなどの治療が施行されている。しかし，APSにおける脳血管障害に対する特別な治療法はない。劇症型APSでは，高用量のヘパリン治療に加え，抗血小板療法（アスピリン100 mg/日）と血漿交換療法あるいは免疫グロブリン療法の併用療法が有効とされている。

2　慢性期治療

再発予防の第一は，高血圧，糖尿病，脂質異常症などの危険因子是正を行うことを原則とする。また喫煙や経口避妊薬の服用は避けることが重要である。

特に血栓症の二次予防は，APSの治療の中で最も重要である。静脈血栓症に関してはINR 2.0～3.0程度を目標にワルファリンを投与する。一方，動脈血栓症に関しては抗血小板薬を投与する。ただし血栓症を再発するAPSや，静脈にも血栓を有するAPS，心弁膜症を合併するAPSの場合には抗凝固療法の併用を検討することが望ましい。近年では，抗リン脂質抗体陽性を呈する多発性脳梗塞患者に対して，ワルファリンによる抗凝固療法を選択した場合の方が抗血小板療法を単独で行うよりも，その再発予防効果が有意に優れているとされる傾向があり，さらには，小規模ではあるが，抗血小板薬と抗凝固療法を組み合わせた再発予防のランダム化試験の結果から，アスピリン単独投与群よりも，ワルファリン併用群の方がAPSの脳梗塞再発予防に優れているという結果も報告されている[17]。ただし妊婦がAPSを発症した場合は，催奇形性があるためワルファリンは禁忌であり，アスピリンとヘパリンによる治療が基本となる。近年では，APSの再発予防の抗凝固療法薬として，ワルファリンから直接作用型経口抗凝固薬（direct oral anticoagulant：DOAC）へ切り替えられるAPS症例もあるが，再梗塞や出血を引き起こしやすく，また腎機能障害が出現しやすいなどの理由でワルファリンによる抗凝固療法に再度切り替えられる症例[18]もあることを認識しておくことは必要である。

VIII　おわりに

APSの脳血管障害を中心に，その発症機序，診断，治療について概説した。今後APSのさらなる解明が進み，抗リン脂質抗体陽性患者における脳血管障害を含めた臨床症状に対して，さらなる予防策が発展することを期待する。

文献

1) Chaturvedi S, et al：Diagnosis and management of the antiphospholipid syndrome. Blood Rev 31：406, 2017
2) Miyakis S, et al：International consensus statement on an update of the classification criteria for definite antiphospholipid syndrome（APS）. J Thromb Haemost 4：295, 2006
3) Cervera R, et al：The Euro-phospholipid project：epidemiology of the antiphospholipid syndrome in Europe. Lupus 18：889, 2009
4) Kitagawa Y, et al：Stroke in systemic lupus erythematosus.

Stroke 21：1533, 1990
5) Shi, et al：Beta 2-Glycoprotein Ⅰ binds factor Ⅺ and inhibits its activation by thrombin and factor Ⅻa：loss of inhibition by clipped beta 2-glycoprotein Ⅰ. Proc Natl Acad Sci USA 101：3939, 2004
6) Inomo A, et al：The antigenic binding sites of autoantibodies to factor Ⅻ in patients with recurrent pregnancy losses. J Thrombo Haemost 99：316, 2008
7) Vlagea A, et al：IgA anti-β_2 glycoprotein Ⅰ antibodies：Experience from a large center. Thromb Res 162：38, 2017
8) Amengual O, et al：Pathophysiology of thrombosis and potential target therapies in antiphospholipid syndrome. Curr Vas Pharma 9：606, 2011
9) McColl MD, et al：Plasma protein Z deficiency is common in women with antiphospholipid antibodies. Br J Haematol 120：913, 2003
10) Raschi E, et al：Role of the MyD88 transduction signaling pathway in endothelial activation by antiphospholipid antibodies. Blood 101：3495, 2003
11) Satta N, et al：The role of TLR2 in the inflammatory activation of mouse fibroblasts by human antiphospholipid antibodies. Blood 109：1507, 2007
12) Abdel-Wahab N, et al：Risk of developing antiphospholipid antibodies following viral infection：systematic review and meta-analysys. Lupus 1：96, 2017
13) Groot PG, et al：Mechanisms of thrombosis in systemic lupus erythematosus and antiphospholipid syndrome. Best Pract Res Clin Rhematol 31：334, 2017
14) Sciascia S, et al：Catastrophic antiphospholipid syndrome (APS). Best Pract Res Rheum 26：535, 2012
15) Ieko M, et al：Pathogenesis and Laboratory Findings in Antiphospholipid Syndrome, Especially Associated with Lupus Anticoagulant. Rinsho Byori 63：1220, 2015
16) Bolari E, et al：Sneddon's syndrome：Clinical and laboratory analysis of 10 cases. Acta Medica Okayama 58：59, 2004
17) Okuma H, et al, Comparison between single antiplatelet therapy for and combination of antiplatelet and anticoagulation therapy for secondary prevention in ischemic stroke. Int J Med Sci 7：15, 2009
18) Barrett A, et al：From a direct oral anticoagukant to warfarin：reasons why patients switch. Ir J Med Sci 21, 1730, 2017

44 悪性腫瘍と脳血管障害

佐藤　聡　[社会医療法人春回会長崎北病院神経内科]
佐藤　秀代　[社会医療法人春回会長崎北病院神経内科]
瀬戸　牧子　[社会医療法人春回会長崎北病院神経内科]

I はじめに

　悪性腫瘍を有する患者が脳血管障害を発症することは稀ではなく，逆に脳血管障害患者に悪性腫瘍を認めることもしばしば経験する。脳血管障害と悪性腫瘍はいずれも頻度が高い疾患であり，特に高齢者では合併することは稀ではない。単に重複しただけであるのか，悪性腫瘍が脳血管障害の発症に関与しているのかについては，詳細な疫学的調査や明確な診断基準はなく鑑別は容易ではない。悪性腫瘍を有する患者では脳出血，脳梗塞のいずれも起こしうることはよく知られている[1]。悪性腫瘍と関連した脳出血に関しては播種性血管内凝固症候群（disseminated intravascular coagulation：DIC）に起因する場合や転移性脳腫瘍からの出血などが想定される。悪性腫瘍に関連する脳梗塞については，非細菌性血栓性心内膜炎（non-bacterial thrombotic endocarditis：NBTE）による脳塞栓症や奇異性塞栓症などの機序が想定されているが，やはり慢性DIC状態が基本にある。本稿では頻度的にも遭遇する機会が多く，臨床的にも問題となることが多い悪性腫瘍によって引き起こされる脳梗塞（Trousseau症候群）を中心に自験例を含めて述べる。

II 自験例

症例：60代，女性。
主訴：ふらつき。
既往歴：特記なし。
現病歴：X年某月，ふらつきを主訴に当院受診。神経学的には特に異常を認めなかったが頭部MRIで多発性梗塞を認め入院となった。
入院時所見：一般内科的には右頸部に小指頭大のリンパ節を1個触知。
　神経学的には，意識清明。脳神経異常なし。筋力低下なく，感覚障害も認めなかった。協調運動障害なし。
画像所見：頭部MRIでは拡散強調画像で両側大脳半球および両側小脳半球に点状の高信号が多発しADC低下を伴っていた。主要血管に閉塞，狭窄，不整は認めなかった（図1A，B）。入院時の胸部単純写真で右下肺野に腫瘤状陰影を認め，胸部CTでは右下肺野に径3cm，左下肺野に1cmの腫瘤性病変を認めた。さらに，腹部CTでは肝臓内側部に径1~2cmの腫瘤が集簇して認められた。膵臓はびまん性に腫大し，尾部に径4cmの腫瘤性病変が認められた。
検査所見：Holter心電図検査では，心房細動を含む不整脈は認めなかった。心臓超音波検査では，弁膜症，心拡大，心内血栓，疣贅は認めなかった。
腫瘍マーカー：CEA 6.7 ng/mL，PIVKA-II 6580 mAu/mL，CA125 82.7 U/mLと上昇を認めたがCA19-9，SPan-1，SCC，ProGRP，CYFRAの上昇はなかった。
凝固系検査：Dダイマー20.08μg/mL，TAT複合体9.2 ng/mLと上昇していた。
臨床経過：肝臓癌もしくは膵のう胞癌，及び肺転移があり，それに伴う凝固異常により多発性脳梗塞をきたしたTrousseau症候群と考えた。ワルファリンで治療を行いふらつきなどの症状は消失した。入院約20日後，めまい感が再出現し，MRIでは右小脳半球，右後頭葉に新しい脳梗塞が認められた（図1C，D）。抗凝固療法を強化し，その後は再発なく退院となった。ワルファリン治療継続し自宅療養中であったが，初回入院から約2カ月後，拒食，被害妄想，不穏が出現しMRIを再検したところ大脳深部白質，皮質などに多数の微小梗塞が新しく出現していた（図1E，F）。さらに，初回入院から3カ月後，意識レベル低下で再度救急入院された。JCS100と意識レベルは低下しており，右不全麻痺を認めた。同日の頭部MRI拡散強調画像では，左中大脳動脈領域，両側前頭側頭頭頂後頭，島回，両側小脳半球に斑状，点状の高信号域が新しく出現し

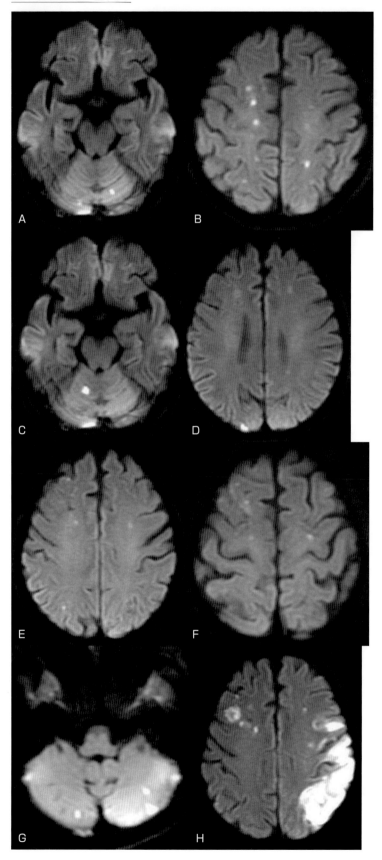

図1 MRI拡散強調画像の継時的変化

A, B. 入院時MRI。両側大脳半球および両側小脳半球に点状の高信号が多発しADC低下を伴っていた。複数の主要血管の灌流域に梗塞巣が散在している。各病巣は15 mm以下であった。

C, D. 初回MRI (A, B) から20日後撮影。右小脳半球, 右後頭葉に新しい脳梗塞が認められた。

E, F. 初回MRIから2カ月後。大脳深部白質, 皮質などに多数の微小梗塞が新しく出現していた。

G, H. 初回MRIから3カ月後。左中大脳動脈領域, 両側前頭側頭頭頂後頭, 島回, 両側小脳半球に斑状, 点状の高信号域が新しく出現していた。新しい病巣の他に亜急性病巣も混在しており, 撮影の間にも潜在的に梗塞巣が増え続けていたことがわかる。

ていた（図1G, H）。

本症例では，初回入院時はふらつき感以外には特に神経学的な異常は認めなかったが，MRI拡散強調像では多数の高信号域が散在しており潜在性の多発脳梗塞を呈していた。心臓超音波検査，Holter心電図では異常を認めず，原因不明の多発脳梗塞と考えた。入院後の精査で，肝臓，膵臓に腫瘍を認め，転移性肺癌も認めたため悪性腫瘍に随伴する脳梗塞（Trousseau症候群）と診断した。

III Trousseau症候群

Trousseau症候群は，1865年にTrousseauが胃癌症例に血栓性静脈炎3例を記載し，悪性疾患に血栓症を高頻度に合併することを明らかにした。現在では，トルーソー（Trousseau）症候群は悪性腫瘍による凝固亢進状態およびそれに伴う非細菌性心内膜などに起因する脳塞栓症と考えられ，傍腫瘍症候群（paraneoplastic syndrome）の一つとされている[2,3]。

1 Trousseau症候群における脳梗塞の成因

播種性血管内凝固異常症（disseminated intravascular coagulateon：DIC）を基盤とした非細菌性血栓性心内膜炎（non-bacterial thrombotic endocarditis：NBTE）による脳塞栓症が多いとされている。そのほかに深部静脈血栓症に起因する奇異性脳塞栓症，血管内凝固による微小血栓，細菌性塞栓，腫瘍塞栓，静脈洞血栓などが原因として挙げられている[4]。

2 悪性腫瘍に伴う脳血管障害の疫学

脳卒中データバンク2015では登録された全急性期脳卒中72,777例中，悪性腫瘍関連と記載されているのは58例（0.08％）と少ない。しかし，急性期脳卒中を中心とした登録データであり，悪性腫瘍関連の脳血管障害には潜在性脳梗塞が多いことを考えると悪性腫瘍に関連する脳梗塞はさらに多いことが想定される。Grausらは担癌患者の剖検例において，14.5％に脳血管障害の合併があり，生前に脳血管障害の症状を呈していたのは約半数の7.4％と報告している[5]。また，Kimらは急性期脳梗塞患者の2.8％で悪性腫瘍の関与が推定されたと報告している[6]。近年，診断機器，特にMRIの進歩により塞栓源不明脳塞栓症（embolic stroke of undetermined sources：ESUS）の概念が提唱された。その本態は原因不明の潜在性脳塞栓（cryptogenic）であり，虚血性脳血管障害全体の25％を占めていると報告されている。悪性腫瘍に関連する脳血管障害もこのESUSの中に含まれる場合が多いと考えられる[7]。

3 Trousseau症候群の発症メカニズム

腫瘍細胞による凝固活性化機序は複雑であるが，腫瘍細胞が産生する組織因子による凝固カスケードの始動が最も重要と考えられている。組織因子は正常細胞にも広く分布するが，腫瘍細胞には大量に発現しており，腫瘍細胞の増殖，崩壊に伴い血中に放出されることで凝固カスケードが始動し，血管内での血栓形成をひき起こすとされている。

4 Trousseau症候群をきたしやすい悪性腫瘍

報告により様々であるが，肺癌，卵巣癌，膵癌，胃癌，前立腺癌の報告が多く，固形癌での報告が多い。Cestariらは肺癌が最も多く，脳腫瘍，前立腺，乳癌，婦人科腫瘍，白血病，リンパ腫，膀胱癌，胃癌などが多いと報告した。わが国では澤田らは膵癌，肺癌で多いと報告している[9]。組織系では特に腺癌，ムチン産生腫瘍で多いとされている。

5 Trousseau症候群と腫瘍マーカー

本稿の自験例ではCA125が82.7 U/mLと高値を示していた。CA125は分子量20万以上の糖蛋白でムチン産生腫瘍の腫瘍マーカーである。卵巣癌のほか子宮がん，膵癌，胆道癌，肝癌，胃癌，肺癌などでも上昇する。Jovinらは転移性腺癌患者の脳梗塞症例でCA125が異常高値を示した4症例を報告しCA125蛋白と脳塞栓との関係を示唆している[10]。悪性腫瘍に伴う脳梗塞患者でCA19-9高値例ではDダイマーが高値となる傾向があり相関を認めたとの報告もある。

6 Trousseau症候群と凝固線溶系マーカー

担癌患者ではそのほとんどで経過中に何らかの凝固異常をきたすといわれている。悪性腫瘍に伴う脳梗塞の場合はDダイマーやトロンビン・アンチトロンビン複合体（thrombin-antithrombin complex：TAT）などの凝固線溶活性化マーカーが著明に上昇するのが特徴である。伊藤らは悪性腫瘍群と心房細動（atrial fibrillation：Af）単独例での急性期でのDダイマー値の比較を行い，$2\,\mu g/mL$以上を呈する症例は悪性腫瘍例では83％であったが，Af単独群では28％と少なく，$10\,\mu g/mL$以上の高値は悪性腫瘍群の28％に認めたがAf単独群では認めなかったとしている[11]。Dダイマーは悪性腫瘍を伴う脳梗塞群で伴わない群と比較すると悪性腫瘍合併群で有意に高値を示すとの報告が多く，脳梗塞における測定が有用とされている。

7　Trousseau症候群の画像所見

　大小不同の多発性脳梗塞を呈することが多く，明確な神経症状を示さない症例や潜在性脳塞栓（ESUS）として見つかることも多いためMRI画像，特に拡散強調画像の撮像が有用である．大小不同の多発性高信号域が複数の脳動脈支配領域に認められることが特徴である．皮質枝から穿通枝領域に微小血栓が捉えられるために大脳・小脳の皮質，皮質下や深部白質，脳幹などに小梗塞が認められることが多い．悪性腫瘍の進行に伴い梗塞巣が増加していくことも特徴の一つである．本稿の症例でも，症状の変化に伴って撮影した4回のMRI画像で毎回新しい梗塞巣を認めた．それ以外にも亜急性病巣も増えており，継続的に塞栓形成が起こっていることを示した．これまでの報告では15 mm以下の小梗塞のみの場合が半数を超えるが，15 mm以上の梗塞の場合もそれ以下の小梗塞が混在するとされている[11]．Af単独例でも同様のMRI所見を示すことは稀ではなく画像所見からTrousseau症候群を診断することはできない．しかし，複数の主要血管支配領域に同時に多発性の急性期梗塞を認め，さらに微小梗塞が混在する場合はTrousseau症候群の可能性を念頭に置き，凝固系異常の検査，悪性腫瘍の合併を積極的に検索する必要がある．

8　Trousseau症候群の臨床像

　頭部MRIで複数の脳動脈支配領域の皮質枝から穿通枝領域に微小塞栓が起こり，大脳・小脳の皮質，皮質下や深部白質，脳幹などに小梗塞が認められることからも推測されるようにTrousseau症候群に特徴的な症候はない．軽症例や精神症状のみの場合や無症候性の場合も多い．MRIで多数の梗塞巣を認めた場合でもその多くが無症候性である．本稿で示した症例もふらつきや精神症状で撮影したMRI画像で多数の小梗塞を認めているが，明らかに神経症状を呈したのは4回目の撮像時のみであり，多くの梗塞巣が無症候性であった．

9　Trousseau症候群の治療

　原因となっている悪性腫瘍の治療が優先される．Trousseau症候群では脳梗塞を起こしやすい病態にあるため脳梗塞再発の可能性は極めて高い．脳卒中治療ガイドライン2015ではTrousseau症候群に伴う脳梗塞の再発予防が，その他の脳血管障害の中に追補され，原疾患の治療に加え抗凝固療法を行うことを考慮する（グレードC1）と記載された[12]．さらに，ワルファリン投与中にもかかわらず脳梗塞の再発をきたした症例も報告されており[13]，ヘパリン，低分子ヘパリン，ヘパリノイドが再発予防に有用とされている（レベル4）．ヘパリンカルシウムの皮下注により，長期間の管理が可能であったとの報告もあると記載されている（レベル4）．本稿で呈示した症例でも在宅療養を希望されたこともありワルファリン治療を行ったが再発を予防することはできなかった．ワルファリンによる再発予防効果は期待できないと考えられる[14]．NOAC（novel/new/Non-VKA oral anticoagulants），直接作用型経口抗凝固薬（direct oral anticoagulants）に関しては，静脈血栓症に対するNOACの有用性を検討した研究で，悪性腫瘍を有する群でも有効であったという報告があり，奇異性脳塞栓に対しては有効である可能性がある．Trousseau症候群に対しても有効であったという報告もあるが，まだ症例は少なくエビデンスは少ない．今後，多数例の検討による結果が必要と考えられるが，DOACが再発予防の第一選択となっていく可能性がある．これまでの報告からは，現状では低分子ヘパリンを含めたヘパリンの投与が第一選択であると考えられる[15]．在宅療養ではヘパリンの持続投与は難しく，在宅皮下注射を選択することが最善であると考える．平成24年1月からわが国でもヘパリン在宅自己注射が保険適用されており，積極的に導入を考える必要がある．

IV　まとめ

　悪性腫瘍と脳血管障害については，多くの症例報告がある．また脳血管障害，血液・凝固の両面から数多くの研究，総説がある．しかし，発症の病態メカニズムは多岐にわたり詳細は解明されていない．治療や再発予防に関しても，有効例の報告はあるものの，新しい治療法を含めてエビデンスに乏しいのが現状である．担癌患者では，癌の種類やステージを含めて状況は個々の症例で異なるが，常に脳梗塞を起こす危険性を持っており，癌の進展や感染症，治療に伴い脳血管障害を起こす危険度は増していく．脳血管障害が発症することで，癌の問題に加えてさらにQOLの低下や予後の悪化につながる．症候性で発症する以外に，MRIの普及や性能の向上で無症候性で見つかる機会や，ESUSとして見つかる機会も増えている．脳梗塞の発症原因の一つとして常に悪性腫瘍を念頭に置いて検索にあたり，さらに，担癌患者では脳梗塞を起こす準備状態にあることを考えて脳梗塞の発症予防，再発予防を行っていく必要がある．

文献

1) Rogers LR：Cerebrovascular complications in patients with cancer. Semin Neurol 30：311-319, 2010
2) Varki A：Trousseau's syndrome：multiple definitions and multiple mechanisms. Blood 110：1723-1729, 2007

3) 渡邉雅男, 渡邊照文, 宮元伸和, ほか：担癌患者における脳梗塞の臨床的特徴：凝血学的マーカーの有用性. 脳卒中 28：351-359, 2006
4) 内山真一郎, 清水優子：悪性腫瘍患者にみられる脳梗塞 (Trousseau 症候群). 特集：悪性腫瘍と大脳病変. 神経内科 58：463-467, 2003
5) Graus F, Rogers LR, Posner JB：Cerebrovascular complications in patients with cancer. Medicine (Baltimore) 64：16-35, 1985
6) Kim SJ, Park JH, Lee MJ, et al：Clues to Occult Cancer in Patients with Ischemic Stroke. PLoS One 7：e44959. 2012
7) Hart RG, Diener HC, Coutts SB, et al：Embolic strokes of undetermined source：the case for a new clinical construct. Lancet Neurol 13：429-438, 2014
8) Cestari DM, Weine DM, Panageas KS, et al：Stroke in patients with cancer：incidence and etiology. Neurology 62：2025-2030, 2004
9) 澤田 潤, 片山隆行, 浅野目明日香, ほか：当院の脳血管障害と悪性腫瘍の合併症例に関する検討. 脳卒中 36：327-332, 2104
10) Jovin TG, Boosupalli V, Zivkovic SA, et al：High titers of CA-125 may be associated with recurrent ischemic strokes in patients with cancer. Neurology 64：1944-1945, 2005
11) 伊藤信二, 武藤多津郎：Trousseau 症候群の臨床像—MRI の特徴も含めて—. 神経内科 83：306-311, 2015
12) 日本脳卒中学会 脳卒中ガイドライン委員会編集：脳卒中治療ガイドライン 2015. 協和企画, 2015.
13) Sack GH Jr, Levin J, Bell WR：Trousseau's syndrome and other manifestations of chronic disseminated coagulopathy in patients with neoplasms：clinical, pathophysiologic, and therapeutic features. Medicine (Baltimore) 56：1-37, 1977
14) Carrier M1, Cameron C, Delluc A et al：Efficacy and safety of anticoagulant therapy for the treatment of acute cancer-associated thrombosis：a systematic review and meta-analysis. Thromb Res 134：1214-1219, 2014
15) Luk C, Wells PS, Anderson D, MD：Extended outpatient therapy with low molecular weight heparin for the treatment of recurrent venous thromboembolism despite warfarin therapy. Am J Med 111：270-273, 2001

45 CADASIL と CARASIL

植田 明彦［熊本大学大学院生命科学研究部脳神経内科学分野］

I CADASIL の診断

CADASIL (cerebral autosomal dominant arteriopathy with subcortical infarcts and leukoencephalopathy)は常染色体優性の遺伝性脳血管障害である。遺伝性脳血管障害の中で最も多く，国内では200家系が確認されている。

臨床像は20～30歳代で片頭痛，40～50歳代で脳梗塞を発症し，脳梗塞を繰り返して，60歳代で脳血管認知症に至る疾患である。時に気分障害を認める。

画像所見では，側脳室周囲の白質病変は必発である。30～40歳代では，皮質直下の白質に散在性の白質病変を認め，経過とともに融合して，50～60歳代では，側脳室周囲白質病変と皮質直下白質病変が連続して，びまん性の白質病変が形成される。側頭極白質病変は本疾患に特異的であり，早期より認めるため診断的意義が高い[1]。

1 CADASIL の臨床診断のポイント

CADASILの臨床像は片頭痛，脳梗塞，認知症といずれも一般的なものであるため，臨床診断には画像所見の果たす役割が大きい。また，片頭痛の発症率は3～5割であり[2]，脳梗塞や血管性認知症の発症は脳血管障害の危険因子の程度により左右されるが，白質病変は必発で，その浸透率は極めて高く，遺伝子変異と強く相関する。家族歴としては，片頭痛，脳梗塞，気分障害，認知症の4大症状のうち，脳梗塞の家族歴，特に50歳未満で発症した脳梗塞の家族歴は聴取しやすく，臨床診断の参考になる。

2 脳梗塞初発時の臨床像と画像

40～50歳代では脳梗塞を発症する。脳梗塞は無症候性のものが多く，皮質直下の白質に小梗塞が形成される。症候性脳梗塞はラクナ症候群の臨床像を呈する。放線冠や内包，視床梗塞が多い。この時期には$T2^*$の微小出血がみられ，微小出血の好発部位は視床であり，次いで大脳皮質に多い。また，同時期には，既に広汎な白質病変を認め，明らかに年齢や脳血管障害の危険因子に不相応であることから，そのような白質病変より本症が疑われる。したがって，CADASIL症例は脳梗塞初発時に撮影したMRI所見の特徴が診断に最も重要である。また，頭痛やめまい，気分障害の原因精査で撮影したMRIで偶発的にこの白質病変が確認され，本症の診断に至った例が多数報告されている（図1, 2）。

3 確定診断までのプロセス

本疾患は指定難病であり，modified Rankin Scale：mRS3以上もしくは食事の介助が必要な患者が，医療費補助の受給対象である。臨床診断として，①55歳未満の発症（発症とは白質病変もしくは②の臨床像），②片頭痛，脳梗塞，皮質下性認知症，気分障害のうち，2つ以上の臨床像，③常染色体優性の家族歴，④側頭極を含む白質病変，⑤他の白質ジストロフィーの除外，以上の5項目のすべてを満たした場合，遺伝子検査や病理検査がなくとも指定難病への申請が可能である。

①～④のいずれかを欠く場合，遺伝子検査もしくは病理診断で診断が確定する。

Notchの遺伝子変異は，Notch3のexon 2-24にあるが，全exonを全例に実施することは時間と費用がかかるため，当施設では，まずhot spotであるNotch3 exon 3, 4の検査を実施している。exon 3, 4で全体の6割程度が検出される。Exon 3, 4陰性の場合，病理診断を行う。電子顕微鏡によるgranular osmiophilic material (GOM)の検出により診断が確定する。GOMは皮膚の真皮深層の汗腺周囲の細動脈に好発する[3]。しかし，真皮表層の前毛細血管にはGOMが検出されないことがあり，電顕切片作製時の血管の選択が

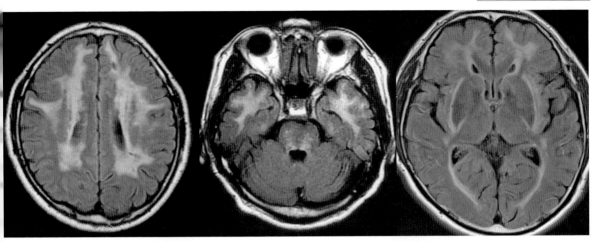

図1 典型的な CADASIL 症例の画像

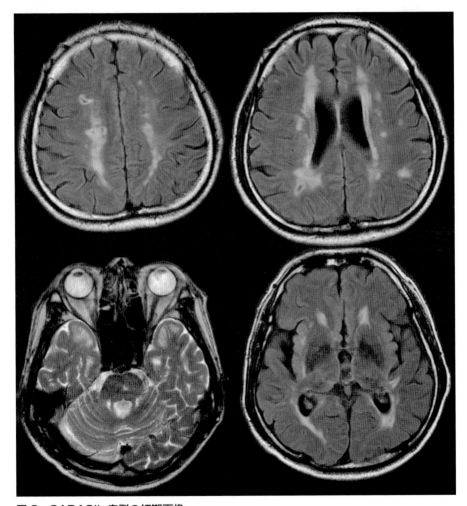

図2 CADASIL 症例の初期画像

重要である．

代替法としては，抗 Notch3 細胞外ドメイン抗体を用いた免疫染色法が有用である[4]（図3）．Notch3 の細胞外ドメイン抗体は3種類市販されており，いずれの抗体でも Notch3 の顆粒状蓄積の検出は可能である．通常，皮膚標本はホルマリン固定パラフィン包埋切片を用いるものの，未固定凍結切片の方が，抗原性が保たれ，染色性が良い[2]．未固定凍結法は骨格筋の標本

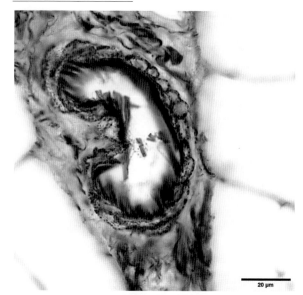

図3 未固定凍結組織を用いた免疫染色(カラー口絵参照)
細動脈に NOTCH3 の顆粒状沈着を認める.

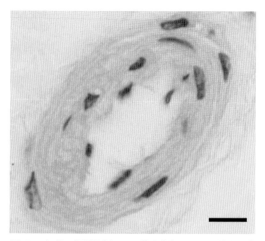

図4 皮膚の細動脈(PAS染色)(カラー口絵参照)
Bar=10μm, 径20〜100μm. 皮膚では, PAS 陽性の顆粒状変性は検出されない.

作製方法として広く普及されているが, 脳卒中急性期病院やリハビリ専門病院では標本の凍結固定等が煩雑なため, 検体は未固定の状態で直接検査施設に送るとよい.

4 診断が確定する前に行うこと

1) 臨床像からCADASILの可能性が高い場合

本疾患は常染色体優性遺伝形式の疾患であることから, 検査前に遺伝カウンセリングが必要である. 特に検査結果を同一家系の誰まで伝えるのかを検査前に十分打ち合わせる必要がある. 通常, 発端者は50〜60歳代の脳梗塞発症者であることが多いが, その下の世代は20〜30歳代であり, 無症候性白質病変が形成される時期である. 現時点では根治的治療法のない遺伝性疾患として扱われているため, 神経疾患の遺伝子診断ガイドライン2009に従い, 発症前診断につながる遺伝子結果の情報の取り扱いは慎重に行う必要がある.

II CADASILの治療

CADASILは病態発現のメカニズムが未解明であり, 現時点では根治的治療法は開発されていない. しかし, 近年の研究から予後予測因子や動脈硬化の危険因子との関係が明らかにされていることから, 予防策のある認知症と考えられる. 脳梗塞発症後の抗血栓療法の是非は明らかにされていないが, 抗血栓療法中に脳出血を合併する例があることから, 過度の抗血栓療法は控えるべきである.

1 脳梗塞の予防と治療

脳梗塞の多くが無症候性であるため, 初発の症候性脳梗塞を発症した時点ですでに新規病変以外の陳旧性梗塞巣が多数存在する. 主に視床や内包後脚, 放線冠に梗塞巣が形成され, 構音障害や不全片麻痺, 感覚障害などラクナ症候群の神経所見がみられる. この時期から抗血小板薬を開始するが, いずれの抗血小板薬が有効であるか検討した臨床研究はない. しかし, 抗血栓療法中に脳出血を合併した例が報告されているため, 強力な抗血栓療法は控える.

脳梗塞発症の予防と危険因子の関係では, 喫煙が脳梗塞発症時期を早めるという臨床研究がある[5]. 血圧に関しては, 100〜120 mmHg群と120〜140 mmHg群の2群を比較すると120〜140 mmHg群で微小出血が増加し, HbA1c値が微小出血の増加と正の相関があると報告されている[6]. 最近の臨床試験では微小出血の有無が, 無症候性脳梗塞の新規発症と関係することが明らかにされている[7].

2 CADASILの病理所見からみた病態と治療

中膜の顆粒状変性がCADASILに特異的な脳血管の病理所見である. 中膜の顆粒状変性は脳の髄膜の細動脈から小動脈にかけてみられる. その分布や血管径はcerebral amyloid angiopathy (CAA)に類似しているが, congo red 染色陰性であり, アミロイドとは異なる. PAS陽性顆粒が光学顕微鏡で観察される. このPAS陽性の顆粒状変性は脳の細動脈のみにみられ, 腎や骨格筋, 皮膚などの他臓器の細動脈にはみられない(図4).

中膜の顆粒状変性は, 血管が収縮・拡張能を失い,

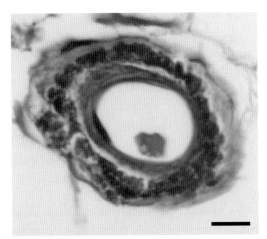

図5 髄膜の細動脈(PAS染色)(カラー口絵参照)
Bar=10μm。中膜の顆粒状変性。径20〜100μmの細動脈に中膜の顆粒状変性を認める。

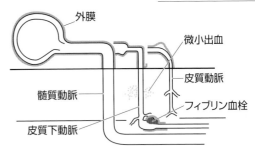

図6 微小出血の好発部位と脳血管の解剖学的特徴(カラー口絵参照)

器質的に変化したことを意味する。更に血管の硬化性変化に乏しく、血管の強度が弱い。この中膜の顆粒状変性は髄膜動脈から脳実質内の髄質動脈、皮質下動脈、皮質動脈にかけて連続性にみられる(図5)。一方、血管の破裂を示す微小出血は、髄膜や大脳白質には稀であり、主に灰白質にみられる。我々の病理解析では、微小出血の生じた血管は細動脈であり、中膜血管平滑筋が変性して、内弾性板の断裂がみられた。内弾性板の断裂を伴う血管変化は髄膜動脈や白質の皮質下動脈にみられたが、血管の破裂はなく、瘤状に拡張しており、内腔にはフィブリン血栓の形成もみられた(図6)。このような脳血管の解剖学的な特徴は古くから知られており、ラクナ梗塞の概念を体系化したFisherらの病理検討でも微小出血は主に灰白質にみられ、髄膜や白質には少ないと記載されている。その理由としては、髄膜動脈は脳の抵抗血管であり、圧負荷がかかるため、外膜が厚く、破裂しにくいが、髄膜動脈が脳実質内に穿通するところでは、外膜が消失するため、血管が過拡張しやすく、破れやすいと考えられている。

以上のように微小出血の存在は、中膜が変性して、解剖学的に血管壁の脆弱な部位で内弾性板が断裂したことを示している。したがって、脳梗塞を再発した際に、不用意に抗血栓療法を強化してしまうと出血性病変を助長すると考えられる。

3 認知症期の管理

CADASILの認知症は主に脳梗塞を多発することによる血管性認知症である[8]が、アルツハイマー病でみられるような非血管性の要素もあるのかは未解明である。認知症の臨床像として、仮性球麻痺や歩行障害を伴う皮質下性認知症を示し、皮質症候を伴うことは稀

である。

以前より当院ではCADASIL症例の中に皮質症候を伴う症例を経験していたが、その病態生理は不明であった。皮質症候を認めた症例の剖検脳の解析から、内包の多発性梗塞に加え、脳表の主幹動脈に多発性の粥状硬化性病変を認めた。またその他の5例の脳主幹動脈病変合併例の経験から、認知症期には主幹動脈病変を合併しやすいことが明らかになりつつある。50歳代で主幹動脈病変を合併した例ではバイパス手術を施行し、術後、良好な経過を辿っている[9]。主幹動脈病変の合併例に対しては、MRAでの評価に加え、SPECTで評価すべきである。MRAでの評価だけでは、過大評価に陥ることもあり、非好発部位以外の分枝の血管病変は見落とす可能性もある。脳血流評価時の核種は、脳血流量と相関のあるIMPが適切である。特にダイアモックス負荷前後の血管反応性は重要である。症候性の狭窄を認める例では、アテローム硬化の要素が強く、抗血小板剤はアテローム硬化性病変に対するものを選択する必要がある。

III CARASIL

cerebral autosomal recessive arteriopathy with subcortical infarcts and leukoencephalopathy (CARASIL)は日本発の遺伝性疾患である。CARASILは若年発症の白質病変を伴う脳小動脈病で禿頭や脊椎疾患を高率に合併する。HtrA serine peptidase 1 (High temperature requirement serine peptidase A1：HTRA-1)の遺伝子変異による常染色体劣性(潜性)の遺伝性疾患であり、脳小動脈病の分子機構を考えるうえで重要な疾患である。HTRA-1蛋白質は動脈のリモデリングに関与するTGF-β (transforming growth factor-β)シグナル系を抑制する分子であり、その機能喪失により、TGF-βシグナル系が活性化することで、血管病変が生じると考えられている。

1965年前田らが本疾患を初めて報告し、後に福武らが本疾患の疾患概念を提唱した。新潟大学神経内科で本邦家系の連鎖解析が行われ、HTRA-1が同定され

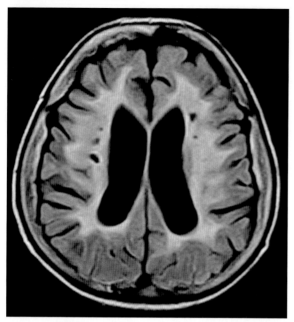

図7 48歳女性，HTRA1 R370ter homozygote
（新潟大学神経内科 野崎洋明先生，小野寺理先生の御厚意による）

た[10]。HTRA-1 はセリンプロテアーゼであり，血管や骨など全身に広く分布している。その機能喪失により，TGF-β シグナルが亢進して，脳小動脈病，脊椎疾患，禿頭を発症する。臨床像としては，禿頭は10歳代後半からみられ，20歳代後半から30代で，言語障害，歩行障害，認知症を発症する[10]。画像所見では30歳代で皮質下の白質病変を認め，40歳代で既に Fazekes grade 3（注：皮質下の深部白質に広汎な融合性の白質病変を認める）の広汎な白質病変を認める（**図7**）。進行期の50歳代では大脳脚の萎縮を認め，特異な画像を呈する[11]。病理像としては，大脳表面の髄膜動脈，深部白質に向かう髄質動脈，基底核の穿通動脈のような径 100〜500 μm の小動脈に高度の硬化性病変がみられる。中膜血管平滑筋が変性・消失し，内膜の同心円状の線維性肥厚を認める。免疫染色では TGFβ の蓄積が内膜線維性肥厚にみられる。

病態生理としては，髄膜の小動脈の中膜変性による血管の土管化と内膜の線維性肥厚による求心性狭窄により，虚血性病変を形成すると推定される。一方，CADASIL で好発する径 20〜100 μm の細動脈優位の中膜血管平滑筋変性，いわゆる microangiopathy はみられず，脳表の微小出血の頻度は CADASIL よりも低い。

近年，ヘテロ接合体変異により，壮年期発症の白質病変を伴う脳小動脈病を認める例が報告されている[12]。本症の認知症の発症年齢は50歳前後であり，CADASIL 疑い例で Notch3 に変異のない症例の中に本疾患が潜在している可能性がある。

文献

1) Singhal S, Rich P, Markus HS：The spatial distribution of MRI imaging abnormalities in cerebral autosomal dominat arteriopathy with subcortical infarcts and leukoencephalopathy and their relationship to age and clinical features. AJNR 26：2481, 2005
2) Ueda A, Ueda M, Nagatoshi A, et al：Genotypic and phenotypic spectrum of CADASIL in Japan：the experience at a referral center in Kumamoto University from 1997 to 2014. J Neurol 262：1826, 2015
3) Tikka S, Mykkanen K, Ruchoux M-M, et al：Congruence between NOTCH3 mutations and GOM in 131 CADASIL patients. Brain 132：933, 2009
4) Joutel A, Favrole P, Labauge P, et al：Skin biopsy immunostaing with a Notch3 monoclonal antibody for CADASIL diagnosis. Lancet 358：2049, 2001
5) Adib-Samii P, Brice G, Martin RJ, et al：Clinical spectrum of CADASIL and the effect of cardiovascular risk factors on phenotype. Stroke 41：630-634, 2010
6) Viswanathan A, Guichard J-P, Gschwandtner A, et al：Blood pressure and haemoglobin A1c are associated with microhaemorrhage in CADASIL：a two-centre cohort study. Brain 129：2375-2383, 2006
7) Puy L, François, Godin O, et al：Cerebral Microbleeds and the risk of incident ischemic stroke in CADASIL. Stroke 48：2699-2703, 2017
8) Viswanathan A, Gschwendtner A, Guichard JP, Lacunar lesions are independently associated with disability and cognitive impairment in CADASIL. Neurology 69：172-9, 2007
9) Muta D, Kawano T, Naoki S, et al：Superficial temporal artery-to-middle cerebral bypass surgery for middle cerebral artery stenosis in a patient with cerebral autosomal-dominant arteriopathy with subcortical infarcts and leukoencephalopathy. Springer Plus 4：609, 2015
10) Hara K, Shiga A, Fukutake T, et al：Association of HTRA1 mutations and familial ischemic cerebral small-vessel disease. N Engl J Med 360：1729, 2009
11) Nozaki H, Sekine Y, Fukutake T, et al：Characteristic features and progression of abnormalities on MRI for CARASIL. Neurology 85：459, 2015
12) Nozaki H, Kato T, Nihonmatsu M, et al：Distinct molecular mechanisms of *HTRA1* mutants in manifesting heterozygotes with CARASIL. Neurology 86：1964, 2016

46 一過性全健忘

大里 敦子［中村記念病院神経内科］

I はじめに

一過性全健忘（transient global amnesia：TGA）は一過性の記憶障害を主徴とする症候群である。明らかな前向性健忘，数日から数年の逆向性健忘，そして何度も同じ質問・行動を繰り返す特徴的な症候を呈する。主に今まで健康であった人が突然発症するため，脳卒中が疑われることが多い。TGAの発症機序は未だ不明であり，TGAが脳卒中か否かという問いには明確な答えがない。しかし，脳卒中診療においては，いわゆる狭義のTGAと症候性TGA，健忘卒中を鑑別することが大変重要である。本稿では，TGAの概念や診断基準，臨床的特徴や病因，鑑別診断等について述べた。

II TGAの概念と定義

TGAとは，一過性の記憶障害を呈する疾患である。TGAの歴史は古く，1900年以前にもTGA様の症候は報告されている。1954年にHaugeは椎骨動脈造影後に前向性および逆向性健忘と同じ質問を繰り返した一過性記憶障害の3症例を報告した[1]。その後，Bender，GuyotatとCourjonにより同様の症例が報告された[2]。1958年，FisherとAdamsは同症状を呈した12例をまとめ，TGAと命名した[3]。以来，数多くの症例が報告されたが，様々な原因により起こる症候性TGAと原因が明らかでなく予後良好の狭義のTGAとを区別しないで論じている場合がある。本稿では，後述するHodgesとWarlowやCaplanの診断基準[2,4]を満たし原因の明らかでないものをTGA（狭義）とし，それ以外を症候性TGAとして記載した。症候性TGAの原因として，脳血管造影，外傷，脳血管障害，てんかん，片頭痛，薬剤などがある。

III 疫学的側面

TGAの年間発症率は3.4～10.4人/10万人で，96%は51～80歳に発症するとされている。発症年齢は平均で61～67.3歳，やや女性に多い。発作持続時間は平均5～6時間である。再発が2.9～26.3%あると報告されている[5]。自験229例では，再発は19例8.3%，再発回数は2～5回（平均2.8回），再発までの期間は平均3.7年であり，次の発作まで少なくとも3カ月以上の期間があった。

IV 発症誘因

TGAの発症誘因としては情動的ストレス（例えば，胃内視鏡検査，出産・死亡報告，仕事上のストレス・過労など），動作時（例えば庭仕事，家事など），水との接触・気温変化（例えば入浴，シャワー浴，水泳，寒冷）などがある[5]。これらはValsalva負荷のかかる状況が多い。しばしばTGA発症前の数週間以内に，家庭や職場での葛藤，健康問題，金銭上のストレスによる不安があったと報告されている[5]。

V 危険因子

TGAの危険因子として片頭痛歴が挙げられている。2014年の地域住民に基づく研究（n=316,612）では，片頭痛歴があるとTGA罹患率は2.48倍となった[5]。自験TGA64例では15%に片頭痛歴があった。

TGA群は対照群より心血管疾患と高脂血症が明らかに少なく，一過性脳虚血発作（transient ischemic syndrome：TIA）群と比較して高血圧症，糖尿病，脳卒中，心房細動などの脳血管障害危険因子の合併が少なかった[5]。

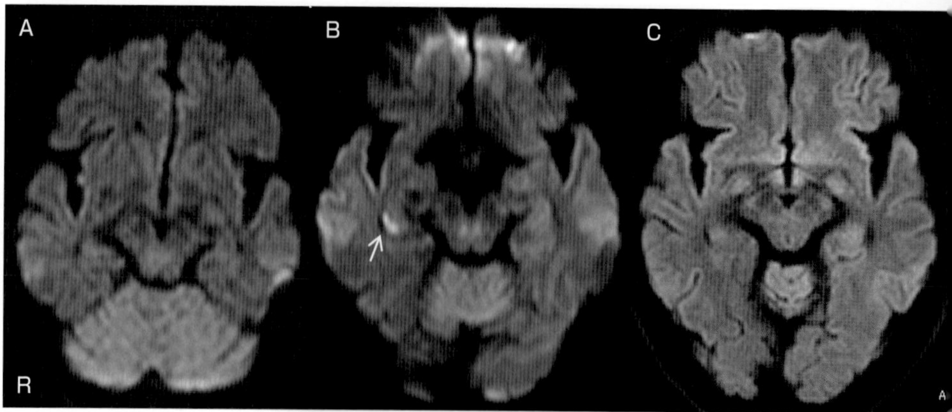

図1 MRI拡散強調画像と脳血流SPECT，T2強調画像
A．TGA発作中，B．翌日，C．10日後のDWI画像と，D．翌日のIMP-SPECT像（カラー口絵参照），E．10日後のT2強調画像。発作中は異常なかったが翌日のDWIにて右海馬領域に高信号域を認めた。同日のSPECT像では右海馬領域の明らかな血流低下を認めなかった。10日後のDWIで高信号域は消失しT2強調画像の変化もなかった。

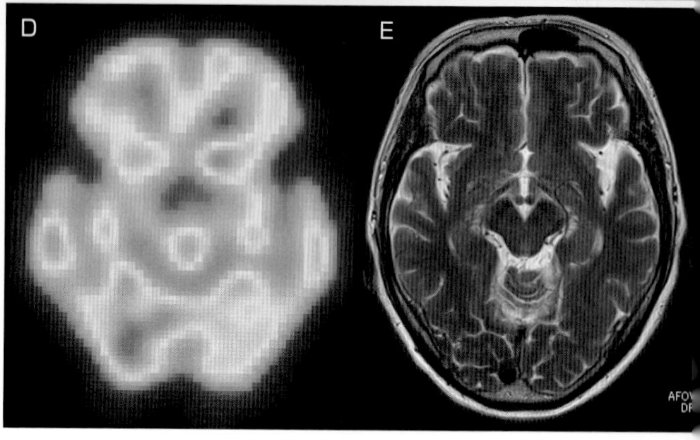

VI 発症機序

　TGAの症候からTGA病巣の主座は両側海馬と考えられてきた。近年の画像検査ではそれを裏付ける所見が得られている。TGAの病因については古くから動脈性虚血，静脈うっ滞，片頭痛，精神疾患説があるが，画像所見などからTGAの発症機序を考察する。

　2004年にSedlaczekら[6]がTGA発作終了後48時間までにMRIの拡散強調画像（diffusion weighted image：DWI）にて海馬に微小（1～3 mm）な高信号を認めることを報告した。高信号域は海馬アンモン角のCA1に分布し[7]，TGA発作中には見られず，発作開始後24～72時間で観察されることが多く，その後消失する（図1：自験例提示）。微小高信号は，高磁場（3.0T）のMRI，2～3 mmの薄いスライス厚，発症3日目の撮像という条件で検出率88％と高くなる[8]。24～72時間というのは虚血モデルでmicrogliaが活性化する時期である。一方，臨床上TIAで認めるDWI病巣は，TGAの変化よりも早い時期に出現し，より長く続く[9]。

　一側海馬領域に比較的限局した脳梗塞では，健忘を示してもTGAとは異なり，前向性健忘は軽度から中等度で，右梗塞では非言語性優位，左梗塞では言語性優位のエピソード記憶障害を呈することが多い[10]。逆向性健忘は稀で，何度も同じ質問を繰り返す徴候がないと報告されている[11]。両側海馬限局の梗塞の頻度は少ない。その理由として，内側側頭葉に血液を供給する海馬動脈が両側性に閉塞することが少ない，虚血が後大脳動脈領域の広範な部位に及んでしまうことが多いなどが挙げられる[10]。

　TGAの脳血流SPECT検査では，強い記憶障害のある発作中であっても軽微な血流変化しか認めない[11]。一方，海馬領域の小さい脳梗塞や海馬を含む後大脳動脈領域のTIAでは明らかな脳血流低下を示す。

　以上から，TGAが海馬領域のTIAであるとは考えにくく，DWIの微小高信号域が出現する機序は，通常の脳血管障害とは異なることが推測される。

　TGAはValsalva負荷のかかる状況で発症しやすいため，静脈うっ滞によって静脈血栓や静脈性虚血が起こっている可能性も考えられている。

　エコーやMRIを使用した脳静脈系の検討では，TGA症例で高率に頸静脈弁の機能不全を認め，脳内静脈圧が上昇しやすいとしている。一方，頸静脈弁の機能不全のあるTGA群と対照群で，安静時とValsalva負荷時に経頭蓋ドップラーを施行したところ，両群とも頭蓋内静脈の逆流を認めなかった。また，MRA time of flight法を使った検討でも，頭蓋内静脈の異常逆流はTGA群で4％，救急患者群で5％，正常対照群2％と差がなかった[5]。

以上から，静脈うっ血はTGAの病態生理に関与していると思われるが，病因と考えるのは難しい。

TGAの危険因子として片頭痛が挙げられていることから，片頭痛の前兆の機序として考えられている大脳皮質拡延性抑制（cortical spreading depression：CSD）が海馬で起こっているという説もある[12]。CSDは一過性の大脳皮質ニューロンの過剰興奮に引き続いて起こる抑制状態であり，2-3 mm/分の速度で大脳皮質を伝搬するものである。TGA発作中に報告されている脳血流変化は軽微であり，片頭痛前兆時の血流低下に類似する。また，海馬の局所刺激でCSDが起こることは動物実験で証明されてきた。ヒトでは強い情動変化が起こった時，海馬でグルタミン酸が高濃度で放出される。この時にCSDが惹起されTGAの引き金になるという可能性は否定できない。しかし海馬の全長と海馬機能低下時間，つまりTGAの発作持続時間を考えると，さらなる機序がかかわっていると思われる。

海馬CA1ニューロンは激しい情動反応，低酸素状態，虚血など，様々なストレスに対し脆弱であり，神経細胞死が生じるかなり不安定な部位である[13]。慢性的な強いストレスへの暴露により海馬が萎縮することも報告されている。TGA予備状態として多かれ少なかれストレスの存在があることから，TGAは虚血耐性と同様に，様々なストレス時に，より大きなダメージを避けるための海馬の防御機構かもしれない。いずれにせよ，TGAの発症機序は海馬の特異性と関連するといえる。

VII 診断基準

狭義のTGAを診断するための診断基準を呈示する。Hodges and Warlow[4]およびCaplan[2]の診断基準を組み合わせたものである。

1 診断基準

a) 発作あるいは発作開始が目撃されて，観察者から発作の内容について十分な情報が得られる。

b) 発作中は同じことを繰り返し質問し，明らかな前向性健忘とわずかな逆向性健忘を認める。

c) 意識障害や自己認識の障害は存在せず，ほかの局所神経症状や機能障害を伴わない。

d) てんかんの徴候がない。

e) 発作は24時間以内に消失する。

発作中は困惑したように何度も同じ質問や行動を繰り返す。質問の回答に一度は納得するが強い健忘症状のためすぐに忘れまた質問する。質問の内容は日付や場所，仕事の予定などが多い。海馬は時間的連続性をつかさどっている。繰り返す質問は時間的連続性のなくなった自分を定位し，その時々に思いつく不安を解決するための探索行動なのではないかと思われる。症候性TGAや健忘卒中では繰り返す質問を欠くことがあり，狭義のTGAとの鑑別に重要な症候である。

TGAの診察時には軽度の意識障害や他の局所徴候を見逃してはならない。発作以前から何らかの高次機能障害があると，発作中にTGAでは通常みられない症状を認めることがある。この場合，発作後に健忘症状がなくなり，もともとある症状だけが残る。

VIII 神経心理学的所見

TGA発作中には記憶障害以外の高次脳機能は完全に保たれ，失語・失行・失算・失書はみられない。即時記憶は保たれ，数唱や視覚性記憶範囲は正常である。また遠隔記憶は保たれており，自分の生い立ちや社会的出来事などの古い記憶は保たれている。手続き記憶は障害されないため，発作中でも調理や車の運転などは可能である。プライミングも正常とされている。

TGAで障害されるのは保持時間が数分から数日の近時記憶である。臨床的な発作終了後でも詳細な記憶検査を行うと記憶の習得や遅延再生に軽度の低下がみられ，特に遅延再生の改善には1週間以上を要する（図2）。TGA発作中の記憶は通常戻らない。逆向性健忘は数日から数年にわたり，自叙伝的記憶も社会的記憶も障害される。新しい記憶ほど障害されやすく古い記憶は保たれる時間的勾配を持つ。

IX 治療と予後

狭義のTGAは，少なくとも24時間以内に改善し予後良好である。そのため，発作中の特別な治療は不要で経過観察のみでよい。軽微な記憶障害は徐々に改善するが，明らかな記憶障害は24時間以内に消失する。症候性のTGAには，治療が必要なものがある。

X 鑑別診断

症候性のTGAを鑑別するには，診断基準に従い，軽度の意識障害，喚語困難やめまいなどの随伴症状を見逃さないようにすることが大事である。一過性かどうか発作終了を確認することも重要である。30歳以下の発症，発作持続時間が15分以内あるいは24時間以上，再発の多いもの，再発までの期間が短いものは症候性TGA，その他の疾患を疑う。

1 症候性TGA

1）脳血管造影や心臓カテーテル検査によるTGA

症候は狭義のTGAと同様である。TGAと同様，遅発性MRI変化を認めることがある。血管造影の場合，

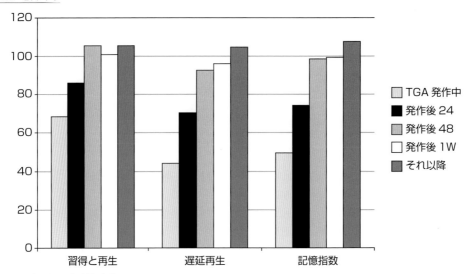

図2 Randt記憶検査の継時的変化
Randt記憶検査の継時的変化である。発作中29例，発作後24時間以内32例，24-48時間以内14例，発作後2日-1週間27例，それ以降53例の評価点平均値を提示した。TGA発作中には習得と再生，遅延再生とも低下しており，徐々に改善する。習得と再生は48時間後にはほぼ正常化するが，遅延再生の回復はそれより遅れる。

血管攣縮や脳塞栓などによる脳血流変化のほか，造影剤による血液脳関門の破たんなど代謝性の要因が考えられている。

2) 脳梗塞によるTGA

後大脳動脈領域，視床，脳梁膨大部後方領域，脳弓の病巣にてTGA症候の報告がある[14]。意識障害，注意障害，その他の記憶障害などを呈していないか，一過性の症状なのか，発作中，発作後の検査を行うことが重要である。前述したTGAにおける海馬領域のDWI変化を脳梗塞と誤診しないように注意を要する。

3) 片頭痛

片頭痛によって誘発されたTGAの頻度は少ない。Donnetは8,821人の片頭痛新患中，6人が片頭痛に誘発されて起こったTGAであったと報告した[15]。このうち1例が前兆のある片頭痛であった。TGAの発症年齢は平均54.2歳で，いずれも激しい片頭痛発作時にTGAが起こった。したがって，片頭痛そのものよりも，激しい嘔吐がTGAの誘因になったと考察されている。一方，山根らはTGA 30例の原因を検討し，そのうち7例が脳幹前兆を伴う片頭痛による発症だったと報告し，TGAを片頭痛前兆に関連する徴候としている[16]。

4) 外傷性TGA

ラグビー，スキー，スノーボードなど，スポーツ外傷によるTGA症候の報告がある。外傷性TGAの経過中の症候は狭義のTGAと同様であるが，発症時に反応性の低下などごく軽い意識障害を疑わせるエピソードが存在し，数唱，逆唱のスパンの低下などの即時記憶の障害をきたしうる。30歳以下の若年者でTGA症候を認めた場合には外傷の可能性を考える（図3）。

5) 一過性てんかん性健忘

TGA類似の症候を呈するが，TEA (transient epileptic amnesia) では同じ質問を繰り返すことが少なく，持続時間が30分程度と短い，再発が多いなど，TGAとは区別しうるものであるとされている[17]。非けいれん性てんかん重積発作の場合，発作時間は長く，経過中に意識消失発作や運動発作が目撃されなければ鑑別が困難である。TEAの自験例では，同じ質問を繰り返し，前向性および逆向性健忘を認めたが，発作持続時間は0.3-2時間でTGA平均6.7時間より短く，再発は3回以上で，再発までの最短期間は半月から10カ月でTGA平均3.3年より短かった。発作翌日にRandt記憶検査を行った例では，TGAと比較して遅延再生の回復が早かった。TEAでは意識減損を思わせるエピソード，脳波異常を認めた。

6) 薬剤

睡眠導入剤や抗不安薬であるベンゾジアゼピン系の薬剤での健忘の報告は多い。通常は前向性健忘であり，即時記憶は保たれ，逆向性健忘もきたしうる。しかし，同じ質問を繰り返すことは少なく，不安感を伴わないことが多いとされる。

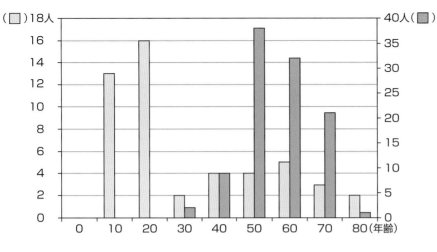

図3 狭義のTGAと外傷性TGAの年齢分布
自験狭義のTGA 143例(■)と外傷性TGA 49例(■)の年齢分布である。狭義のTGAは50～70代がほとんどであり，外傷性は10～20代が多い。

2 健忘卒中

健忘の原因となる病巣は，内側側頭葉，間脳（視床と乳頭体），前脳基底部などである[10]。内側側頭部は海馬や海馬傍回を含み，その障害は前向性健忘と逆向性健忘をきたす。海馬や海馬傍回に限局すれば病識が保たれ，作話がみられない。しかし，通常は後大脳動脈領域の広範な部位が障害されるため，意識障害や注意障害を伴う。間脳（視床と乳頭体）の障害では健忘のほか，作話，保続，意欲低下などを合併する。前脳基底部の障害では，記憶再生より再認が良好で記憶内容を想起できても時間配列が不良となる。多くは作話を呈する。これらの健忘卒中では，同じ質問を繰り返すTGAの特徴的症候を通常認めない。脳卒中危険因子の存在，発作頻度，発作持続時間，画像検査によって鑑別が可能である。

文献

1) Hauge T：Catheter vertebral angiography, Clinical observations on phenomena concomitant to injection of contrast substances into the vertebral artery. Acta Radiol 107［Suppl］：61-71, 1954
2) Caplan LR：Transient global amnesia, Handbook of Clinical Neurology（ed. By Vinken PJ and Bruyn GW）45. pp.205-218, North-Holland：Amsterdam, 1985
3) Fisher C M, Adams RD：Transient global amnesia, Am Neurol Assoc 83：143-146, 1958
4) Hodges JR, Warlow CP：The aetiology of transient global amnesia, A case-control study of 114 cases with prospective follow-up. Brain 113：639-657, 1990
5) Spiegel DR, Smith J, Wade RR, et al：Transient global amnesia：current perspectives. Neuropsychiatr Dis Treat 13：2691-2703, 2017
6) Sedlaczek O, Hirsch JG, Grips E, et al：Detection of delayed focal MR changes in the lateral hippocampus in transient global amnesia. Neurology 62：2165-70, 2004
7) Lee HY, Kim JH, Weon YC, et Al：Diffusion-weighted imaging in transient global amnesia exposes the CA1 region of the hippocampus. Neuroradiology 49：481-7, 2007
8) Ryoo I, Kim JH, Kim S, et al：Lesion detecability on diffusion-weighted imaging in transient global amnesia：the influence of imaging timing and magnetic field strength. Neuroradiology 54：329-334, 2012
9) Huber R, Aschoff AJ, Ludolph AC, et al：Transient global amnesia. Evidence against vascular ischemic etiology from deffusion weighted imaging. JNeurol 249：1520-24, 2002
10) 藤井俊勝，阿部修士，森　悦郎：記憶障害．（田川皓一編）脳卒中症候学．pp.790-03, 西村書店, 2010
11) 大里敦子，佐光一也，溝渕雅広，ほか：海馬領域の脳梗塞5症例　画像異常のあった一過性全健忘との比較．臨床神経心理 20：29-36, 2009
12) Olsen J：Leao's spreading depression in the hippocampus explains transient global amnesia. A hypothesis, Acta Neurol Scand 73：219-220, 1990
13) Bartsch T, Deuschl G：Transient global amnesia：functional anatomy and clinical implications. Lancet Neurol 9：205-14, 2010
14) 大里敦子，菊池大一，佐光一也：海馬領域の虚血と一過性全健忘．（田川皓一，ほか編）脳卒中症候学　症例編．pp.533-539, 西村書店, 2016
15) Donnet A：Transient global amnesia triggered by migraine in a French Tertiary-Care Center：an 11-year retrospective analysis. Headache 55：853-9, 2015
16) 山根清美，白田明子，後藤ゆき子，ほか：一過性全健忘（TGA）の原因に関する検討　特に basilar migraine を原因とするTGAについて．日本頭痛学会誌 26（1），31-3, 1999
17) Kapur N：Tansient epileptic amnesia；a clinical distinct form of neurological memory disorder, Transient Global Amnesia and Related Disorders（ed. By Markowish HJ），pp.140-51, Hogrefe and Huber Publishers, 1990

47 片頭痛と脳卒中

橋本 洋一郎 [熊本市民病院神経内科]

I はじめに

 片頭痛は脳梗塞の原因になるといわれ続けている。45歳未満の若年性脳梗塞では，片頭痛持ちの症例が結構存在するし，卵円孔開存が見つかり奇異性脳塞栓症を疑われる症例も多い。一方，外来で診ている片頭痛症例が脳梗塞を発症することはまずない。脳卒中専門医の立場と頭痛専門医の立場では相反するような見解になってしまう。
 最近，カテーテル的に卵円孔開存を閉鎖すると片頭痛が軽減あるいは治ることがあるとテレビで紹介されたと話す片頭痛患者が卵円孔開存を見つけてくださいと当院を受診することがあった。本項では，片頭痛と脳卒中との関係，特に片頭痛における脳梗塞の原因，卵円孔開存との関係，卵円孔開存閉鎖術による片頭痛への影響について解説する。

II 片頭痛性脳梗塞

 「国際頭痛分類第3版β版」の「片頭痛性脳梗塞」の診断基準を**表1**に示す[1,2]。片頭痛患者における脳梗塞は，①片頭痛と併存するその他の原因による脳梗塞，②前兆のある片頭痛に類似した症状を呈するその他の原因による脳梗塞，③前兆のある典型的片頭痛の経過中に発症する脳梗塞，に分類することができる。このうち③前兆のある典型的片頭痛の経過中に発症する脳梗塞のみが，「1.4.3 片頭痛性脳梗塞」の基準を満たす。片頭痛性脳梗塞はほとんどの場合，若い女性の後方循環領域で発生する。前兆のある片頭痛患者においては，虚血性脳卒中のリスクが2倍に増加することが，いくつかの一般集団を扱った研究で証明されている。しかしこれらの脳梗塞のほとんどは片頭痛性脳梗塞ではない。

表1 片頭痛性脳梗塞の診断基準[1,2]

- A．BおよびCを満たす片頭痛発作がある
- B．1.2「前兆のある片頭痛」を持つ患者に起こり，1つもしくは複数の前兆症状が60分を超えて続くことを除けば，今までの頭痛発作と同様である。
- C．神経画像検査により責任領域に虚血性脳梗塞病変が描出される
- D．ほかに最適なICHD-3の診断がない

III 片頭痛と脳梗塞

 片頭痛と脳梗塞の関係に関する論文が数多く報告されてきたが，3つのメタ解析の結果を提示する[3-5]。
 2005年Etminanらは，1966年から2004年6月までの観察研究の中で，片頭痛と脳梗塞の関係について11の症例対照研究と3つのコホート研究のシステマティック・レビュー/メタ解析の結果を報告した[3]。脳梗塞に対する相対危険度は，片頭痛全体で2.16（95%信頼区間：1.89-2.48），前兆のある片頭痛で2.27（1.61-3.19），前兆のない片頭痛で1.83（1.06-3.15），経口避妊薬（ピル）を使用している片頭痛患者で8.72（5.05-15.05），45歳未満の片頭痛患者（男性および女性）で2.36（1.92-2.90），45歳未満の女性片頭痛患者で2.76（2.17-3.52）という報告であった。患者選択のバイアスが十分に除かれていないこと，片頭痛や脳梗塞の診断が不確実であること，症例対照研究が大半であることなどの問題点があった。
 2009年Schürksらは，2009年1月までに報告された13件の症例対照研究，10件のコホート研究，2件の横断研究のシステマティック・レビュー/メタ解析の結果を報告した[4]（**図1**）。脳梗塞に対する相対危険度は，片頭痛全体で1.73（1.31〜2.29），前兆のある片頭痛で2.16（1.53〜3.03），前兆のない片頭痛で1.23（0.90〜1.69），女性片頭痛患者で2.08（1.13〜3.84），

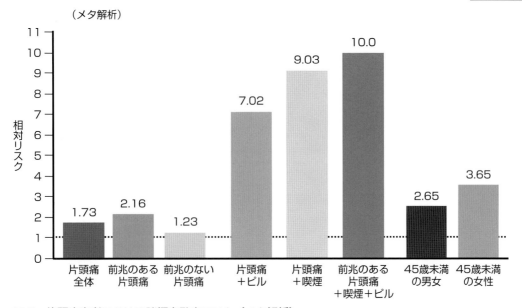

図1 片頭痛患者における脳梗塞発症リスク（メタ解析）
対象・方法：2009年までに報告された片頭痛および虚血性脳卒中について調査した症例対照研究（6試験）とコホート研究（3研究）のメタ解析。性別、年齢（45歳以上、未満）、ピル服用の有無、喫煙の有無などで層別化し、片頭痛と脳梗塞の発症リスクについて検討した。
（文献4より引用）

男性片頭痛患者で1.37（0.89～2.11），45歳未満の片頭痛患者で2.65（1.41～4.97），45歳未満の女性片頭痛患者で3.65（2.21～6.04），45歳以上の女性1.22（0.88～1.68），喫煙片頭痛患者で9.03（4.22～19.34），経口避妊薬を使用している女性片頭痛患者で7.02（1.51～32.68）であった。また片頭痛の一過性脳虚血発作に対する相対危険度は2.34（1.90～2.88），出血性脳卒中に対する相対危険度は1.18（0.87～1.60）であった。

2010年Spectorらは，2009年2月までに報告された13の対象症例研究，8件のコホート研究のメタ解析では，脳梗塞に対する相対危険度は，片頭痛全体で2.30（1.91-2.76），前兆のある片頭痛で2.51（1.52-4.14），前兆のない片頭痛で1.29（0.81-2.06），片頭痛女性で2.89（2.42-3.45）であったと報告した[5]。

以上の結果より，前兆のある片頭痛患者で脳梗塞のリスクが2倍程度増加し，若年女性，喫煙者，経口避妊薬使用によりさらにリスクが増大することが示されている。一方，前兆のない片頭痛では有意な脳梗塞増加のデータは示されていない。45歳未満の若年女性における脳梗塞の年間発症率は5～10人/人口10万人と絶対数が少なく[6]，その倍発症しても数としては非常に少ないものになる。

IV ガイドライン

わが国の慢性頭痛の診療ガイドライン2013では，「片頭痛は脳梗塞の危険因子か」というクリニカルクエスチョンに対して「45歳未満の若年女性における前兆のある片頭痛では脳梗塞のリスクが若干増加する可能性があるが，この年齢層における虚血性脳卒中の年間発症率はきわめて低い。ただし，喫煙，経口避妊薬によりリスクが増加する。前兆のない片頭痛ではリスクは増加しない（グレードA）」となっている[7]。

2014年のAHA（米国心臓協会）の脳卒中発症予防ガイドラインでは，①前兆のある片頭痛女性では禁煙が強く推奨される，②活動性のある前兆のある片頭痛女性では経口避妊薬，特にエストロゲン含有製剤の代替療法を考慮する，③片頭痛の頻度を減らす治療法が脳卒中リスクを減らすためには合理的である，④片頭痛症例における脳卒中予防においては卵円孔開存の閉鎖の適応はない，とされている[8]。

V 片頭痛と出血性脳卒中

片頭痛と出血性脳卒中に関するメタ解析は，2013年3月までの4つの症例対照研究と4つのコホート研究を解析したSaccoらの報告がある[9]。片頭痛患者全体では1.48倍（1.16-1.88）で，中等度の統計学的異質性があった。前兆のある片頭痛では1.62倍（0.87-3.03）で有意ではなく，女性の片頭痛では1.55倍（1.16-2.07），45未満の女性で1.57倍（1.10-2.24）であった。このように45歳未満の女性の片頭痛が出血性脳卒中の危険因子となるようであるが，出血性イベ

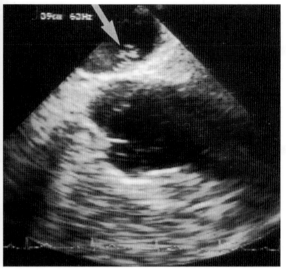

図2 多発性白質病変を認めた片頭痛
前兆のある片頭痛を持つ42歳女性のMRIのT2強調画像。多発する白質病変を認める（左図）。経食道心エコーでは卵円孔開存を認める（右図）。

ント数が比較的少なく，絶対的寄与リスクは小さい。

VI 片頭痛と虚血性心疾患

片頭痛と虚血性心疾患に関するシステマティック・レビューと観察研究のメタ解析に関しては，2014年4月までの15の研究（1つの症例対照研究，1つの横断研究，13のコホート研究）を解析したSaccoらの報告がある。片頭痛患者では心筋梗塞1.33倍（1.08-1.64），狭心症1.29倍（1.17-1.43）と増加することが示されている[10]。

VII 片頭痛と心血管危険因子

2005年Scherらは，片頭痛患者では高血圧，高コレステロール血症の合併が多いと報告した[11]。その後も，高血圧が慢性片頭痛の原因となったり，片頭痛の慢性化に関与したり，血管壁の機能障害をきたして片頭痛を発症させることが報告されている[12]。また，片頭痛患者ではインスリン感受性が低下していたり[13]，耐糖能異常が多いという報告がある[14]。さらに，前兆のある片頭痛患者は喫煙と経口避妊薬使用が有意に多いとの報告もある[15]。

VIII 片頭痛発作頻度と脳梗塞

片頭痛の発作頻度と脳梗塞発症リスクを検討した報告がある。Donaghyらは20～44歳の初発脳梗塞の女性86例と年齢をマッチさせた対照群214例を比較検討し，片頭痛発作回数が年12回より多い前兆のある片頭痛患者群で脳梗塞発症の相対危険度が10.4倍（2.98～49.4）ときわめて高いことを報告した[16]。またMacClellanらは15～49歳の初発脳梗塞の女性386例と年齢・人種をマッチさせた対照群614例を比較検討し，片頭痛発作回数が年12回より多い前兆のある片頭痛患者群で相対危険度が2.2倍（1.5～3.3），年齢，人種，地域差に加え高血圧，糖尿病，喫煙，心筋梗塞，経口避妊薬使用の有無で調節した危険度でも1.7倍（1.1～2.8）と高いことを報告した[15]。KurthらはWomen's Health Study（WHS）を用いて冠動脈疾患のない女性27,798例を検討し，うち3,568例に片頭痛があり，片頭痛発作回数が週1回以上の前兆のある片頭痛患者群で相対危険度が4.25（1.36～13.29）と高いことを報告した[17]。

以上の結果より，前兆のある片頭痛を有する女性は，予防薬などを用いて，月1回以下の発作頻度にコントロールすると良い可能性がある。なお，トリプタン製剤で治療された片頭痛患者の脳梗塞発症リスクは

表2 前兆のある片頭痛の共存症・併発症・随伴症状

■心臓や肺
・卵円孔開存（large openings, 心房中隔瘤, 右左シャント）
・体位性頻脈症候群（postural tachycardia syndrome：PoTS）
・僧帽弁脱症
・肺動静脈瘻
・虚血性心疾患
・心房細動

■脳や脳血管
・脳卒中：虚血性脳卒中, 出血性脳卒中, くも膜下出血
・可逆性脳血管攣縮症候群（reversible cerebral vasoconstriction syndrome：RCVS）
・脳の白質病変
・頸動脈や椎骨動脈の解離
・脳動静脈奇形

■遺伝性疾患
①CADASIL（cerebral autosomal dominant arteriopathy with subcortical infarcts and leukoencephalopathy, 皮質下梗塞および白質脳症を伴った常染色体優性脳動脈症）
②MELAS（mitochondrial myopathy, encephalopathy, lactic acidosis and stroke-like episodes, ミトコンドリア脳筋症・乳酸アシドーシス・脳卒中様発作症候群）
③Osler-Rendu-Weber症候群（Osler病, 遺伝性出血性毛細血管拡張症, hereditary hemorrhagic telangiectasia：HHT）
④AD-RVCL（autosomal dominant retinal vasculopathy with cerebral leucodystrophy, 大脳白質ジストロフィーを伴う優性遺伝網膜血管症）, Vascular retinopathy associated with migraine and Raynaud's phenomenon, HERNS（hereditary endotheliopathy with retinopathy and stroke）, CRV（cerebroretinal vasculopathy）, HVR（hereditary vascular retinopathy）なども同一疾患（TREX1関連疾患）
⑤HIHRATL（hereditary infantile hemiparesis, retinal arterial tortuosity and leucoencephalopathy, 遺伝性乳児麻痺, 網膜動脈蛇行白質脳症）
⑥clinical spectrum of type Ⅳ collagen（COL4A1）mutations

■炎症
・Raynaud現象
・Coagulopathy（凝固異常）
・Sjögren症候群
・Thrombocytosis（血小板増加症）
・抗リン脂質抗体症候群
・真性多血症

■心血管危険因子
・高血圧
・脂質異常症
・耐糖能異常

■その他
・車酔い（小学生の頃発症）
・悪心・嘔吐
・腹痛（腹部片頭痛）
・変形視・小視症・大視症（不思議の国のアリス症候群）
・閃輝暗点（両眼）, 単眼の閃輝暗点, 半盲（両眼）, 一過性黒内障（単眼）
・めまい, 光過敏・音過敏・臭い過敏
・一過性の片麻痺, 失語, しびれ

（文献21より改変して引用）

対照群と差がないというデータも報告されている[18]。

Ⅸ 片頭痛と大脳白質病変

2004年以降, 脳卒中既往のない片頭痛患者におけるMRIによる大脳白質病変の検討が多数行われた。Swartzらは片頭痛患者では非片頭痛患者より脳白質病変が有意に多いと報告し[19], Kruitらは片頭痛患者, 特に前兆のある片頭痛患者で後方循環領域の無症候性虚血性病変が有意に多いと報告している[20]。図2に片頭痛患者の白質病変を示す。

Ⅹ 片頭痛における脳梗塞の原因

1 多岐にわたる脳梗塞の原因

片頭痛では潜因性脳梗塞と診断せざるを得ない症例が多い。前兆のある片頭痛における共存症を表2に示す[21]。これらの疾患が片頭痛患者に脳梗塞をきたす可能性があり, 片頭痛における脳梗塞発症の原因は多岐にわたると考えられる。

2 遺伝性疾患

片頭痛を伴う遺伝性疾患で脳梗塞を合併し得るものとして, CADASIL（cerebral autosomal dominant arteriopathy with subcortical infarcts and leukoencephalopathy, 皮質下梗塞および白質脳症を伴った常染色体優性脳動脈症）, MELAS（mitochondrial myopathy, encephalopathy, lactic acidosis and stroke-like episodes, ミトコンドリア脳筋症・乳酸アシドーシス・脳卒中様発作症候群）, Osler-Rendu-Weber症候群（肺動静脈瘻の合併による奇異性脳塞栓症を発症）, AD-RVCL（autosomal dominant retinal vasculopathy with cerebral leukodystrophy, 大脳白質ジストロフィーを伴う優性遺伝網膜血管症）, HIHRATL（hereditary infantile hemiparesis, retinal arterial tortuosity and leucoencephalopathy, 遺伝性乳児麻痺, 網膜動脈蛇行白質脳症）, COL4A1（clinical spectrum of type Ⅳ collagen）mutationsなどがある（表2）。CADASILでは卵円孔開存の合併も多いと報告されている。

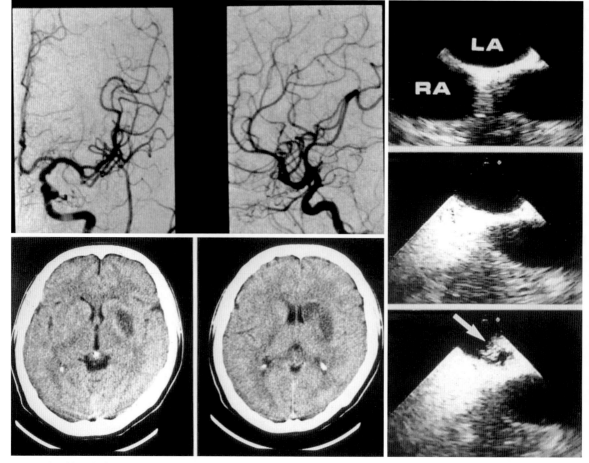

図3 奇異性脳塞栓症をきたした片頭痛（女性）

33歳女性（ナース）で，午前6時排便後に運動性失語と右片麻痺をきたし，救急車で来院。来院時のAT-Ⅲ 22.3 mg/dl（25.0〜35.0），D-dimer 4.2 μg/ml（≦0.8），TAT 4.6 μg/l（1.0〜4.1），動脈血液ガス $PaCO_2$ 34.6 mmHg，PaO_2 107.9 mmHg。10歳台から前兆のある片頭痛あり，何度も頭部MRIが施行されていた。発症から5時間後の脳血管造影（左上2枚）では閉塞血管はなく，すでに再開通していると判断された。発症翌日のX線CT（左下2枚）では左線条体内包梗塞を呈しており，発症直後は左中大脳動脈主幹部が閉塞していたと考えられる。経食道心エコーでは，3回目に卵円孔を介する右左シャントが確認されたが，右図は発症から1年後に行ったときの右左シャント（卵円孔開存）を示している。

3 卵円孔開存

片頭痛では卵円孔開存に伴う奇異性脳塞栓症が注目されている。**図3**に症例を示す。卵円孔開存は原因不明の脳梗塞患者と片頭痛患者で多く，前兆のある片頭痛患者で48〜72％，前兆のない片頭痛患者で16〜34％であり，前兆のある片頭痛患者で特に有病率が高い。メタ解析では，片頭痛全体では2.46倍（1.55-3.91），前兆のある片頭痛3.36倍（2.04-5.55），前兆のない片頭痛1.30倍（0.85-1.99）の卵円孔開存の合併が示され，前兆のある片頭痛では有意に卵円孔開存が合併する[22]。しかし卵円孔開存，脳梗塞，片頭痛のシステマティック・レビューと層別化メタ解析では，若年女性における前兆のある片頭痛と潜因性脳梗塞では1.4倍（0.9-2.0），卵円孔開存と脳梗塞では1.6倍（1.0-2.5），卵円孔開存と片頭痛では1.0倍（0.6-1.6）で，潜因性脳梗塞と片頭痛に対して卵円孔開存が原因としての役割は強くは示唆されなかったとの報告もある[23]。

前兆のある片頭痛患者では微小血栓や血管作動性物質が卵円孔開存を介して頭蓋内に流入することが前兆の発症機序になるという説がある[21]。

4 動脈解離

片頭痛と頸部動脈解離のメタ解析では，片頭痛では2.06倍（1.33-3.19），前兆のない片頭痛では1.94倍（1.21-3.10），前兆のある片頭痛では1.50倍（0.76-2.96）の頸部動脈解離をきたすことが報告されている[24]。

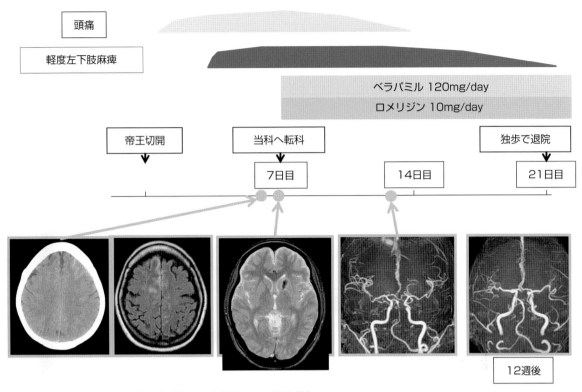

図4 RCVSをきたした片頭痛（女性，産褥期，32歳女性）
帝王切開後に頭痛（本人によるといつも片頭痛）をきたしたのちに軽度の左下肢麻痺をきたし，CTで皮質性くも膜下出血を認め，MRIでは脳内出血や脳梗塞を認めた。MRAで多発性の血管攣縮を認め，カルシウム拮抗薬で治療し，急速に症候改善し退院した。

5 RCVS

　最近，可逆性脳血管攣縮症候群（reversible cerebral vasoconstriction syndrome：RCVS）が注目を浴びている。RCVSの20～40％程度に片頭痛を合併するとの報告もあり[25]，臨床の現場では片頭痛でのRCVSの合併を結構経験するようになっている。最近，片頭痛に伴う脳梗塞はRCVSが一番多いのではないかと思うようになってきた。また奇異性脳塞栓症を発症すると考えられる入浴やシャワー，性行為，労作，ヴァルサルヴァ手技あるいは感情などがしばしばRCVSの引き金になることが報告されており，大変興味深い。図4に片頭痛患者で産褥期にRCVSをきたし，脳梗塞，皮質性くも膜下出血，脳内出血を来した症例を示す。

XI 卵円孔開存閉鎖術

1 片頭痛における卵円孔開存閉鎖術

　片頭痛患者に合併した卵円孔開存を閉鎖すると片頭痛が軽くなった，あるいは治ったとする報告がある。2010年のメタ解析で，片頭痛のある卵円孔開存の症例ではカテーテルによる卵円孔開存閉鎖は有用かもし

れない，ただし多くの問題が未解決であると報告された[26]。しかし閉鎖しない症例と閉鎖する症例をランダムに割り付けをして比較したMIST研究[27]，PRIMA PFO Migraine研究[28]，Premium Migraine研究[29]の3つの研究では閉鎖の有無で片頭痛の改善には差がなく，卵円孔開存閉鎖で片頭痛が改善するという結果には至らなかった。

　2017年4月25日に日本頭痛学会が「片頭痛に対する経皮的卵円孔開存閉鎖術に関するステートメント」を公開した[30]。推奨の部分のみを抜粋して，表3に示す[30]。「片頭痛治療としての経皮的卵円孔閉鎖術の有効性は確立されておらず，現時点では推奨されない」とされており，現時点で卵円孔開存を合併した片頭痛患者で卵円孔開存の閉鎖を脳梗塞発症予防のために行うことはないし，片頭痛治療のために自費で卵円孔開存を閉鎖する根拠はまだない。

2 潜因性脳梗塞における卵円孔開存閉鎖術

　卵円孔開存を伴った潜因性脳梗塞に対して，三つのカテーテル的卵円孔開存閉鎖術の臨床試験（CLOSURE I，PC Trial，RESPECT）が行われたが個々の研究では有効性が示されなかった（3連敗）。三つの研

表3 片頭痛に対する卵円孔開存閉鎖術に関するステートメント[30]（日本頭痛学会）

1. 前兆のある片頭痛患者における卵円孔開存の有病率は約50％で両疾患には関連があると考えられるが，前兆のない片頭痛患者の有病率は非片頭痛対照と有意差がない．グレードB
2. 卵円孔開存を有する患者では，片頭痛の有病率が高く，前兆のある片頭痛の有病率はオッズ比（OR）3.21（95％CI 2.38〜4.17）と有意に高い．グレードB
3. 片頭痛治療としての経皮的卵円孔閉鎖術の有効性は確立されておらず，現時点では推奨されない．わが国においては保険適用外である．グレードB
4. 経皮的卵円孔閉鎖術は，従来の開心術に比べ低侵襲で合併症も少なく，確立された処置である．グレードA
5. 経皮的卵円孔閉鎖術による片頭痛の改善効果判定には，6〜12カ月後以降に行う必要がある．若年者では，閉鎖術直後に片頭痛が増悪する症例も知られており，術直後から少なくとも3カ月間の抗血小板薬2剤併用療法（アスピリン＋クロピドグレル）が有効とされる．グレードB

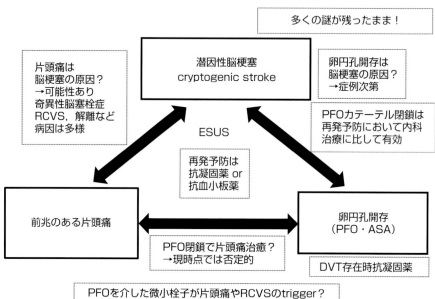

図5 mystery triangle
ASA：atrial septal aneurysm, DVT：deep vein thrombosis, ESUS：embolic stroke of undetermined source, PFO：patent foramen ovale, RCVS：reversible cerebral vasoconstriction syndrome

究のメタ解析が2014年に行われ，内科治療単独と比較して，非致死的虚血性脳卒中の再発がITT解析では0.67倍（0.44-1.01）で，減少はしたものの有意差はなかった[31]．なおper-protocol解析では0.64倍（0.41-0.98）であった[31]．

2016年の米国神経学会は脳卒中後患者へのカテーテルを用いた卵円孔開存閉鎖術をルーチンに行わないことを推奨する勧告を発表した[32]．ところが2016年に同じ三つの比較研究のメタ解析が再度行われ，主要複合アウトカムでは有意差はつかなかったが，covariate adjustment（予後因子偏りの調整，共変動調整）には有意差が示された[33]．

2017年9月に卵円孔開存のある潜因性脳梗塞に対する経皮的卵円孔開存閉鎖術の三つの臨床試験（CLOSE研究[34]，RESPECT研究[35]，REDUCE研究[36]）が，"New England Journal of Medicine"に連続で掲載され，抗血小板薬などの内科治療単独群に対しての優越性がすべての試験で示された．3連敗から3連勝という劇的な変化であった．すでに欧米では卵円孔開存のある潜因性脳梗塞に対する二次予防としてカテーテルによる卵円孔開存閉鎖術が積極的に行われ始めている．なお，わが国ではカテーテルによる閉鎖術は心房中隔欠損症のみしか保険で認められていない．

XII 片頭痛患者での脳卒中の予防対策

Schürksらの報告で相対危険度が3.65と高かった45歳未満の女性については，本来脳梗塞発症リスクが低く，わずかな発症数増加により統計上の有意差がつきやすいと考えられる．片頭痛患者は脳梗塞発症リスクをむやみに恐れず，禁煙し，経口避妊薬（ピル）を使用しないこと，片頭痛の適切な治療（特に予防療法）を行うことで，脳梗塞発症を予防できる可能性が高い

と考えている．

　ただし脳梗塞を発症した場合，片頭痛患者における原因は多岐にわたるため，原因検索を詳細に行い，抗血小板薬がよいのか抗凝固薬がよいのかの検討，喫煙，ピル，高血圧，耐糖能異常などのリスク管理が必要である．一方で，RCVSと考えられる症例では抗血小板薬や抗凝固薬などの抗血栓薬の投与は必要ないと考えている．

XIII　おわりに

　将来，わが国でも卵円孔開存のある潜因性脳梗塞に対して経皮的卵円孔開存閉鎖術が可能になる時代が来るかもしれない．しかし卵円孔開存のある潜因性脳梗塞で経皮的卵円孔開存閉鎖術の有効性が示されたが，片頭痛での脳梗塞の発症原因は多岐にわたり，片頭痛で脳梗塞をきたし卵円孔開存が存在した場合，その閉鎖のみで二次予防が可能かは慎重に検討しなければならない．

　片頭痛，卵円孔開存，潜因性脳梗塞の三つの関係をmystery triangleとして図5に提示する．まだ謎だらけであり，脳卒中と頭痛の両者の診療や研究に興味のある若手医師に是非，これらの謎の解決に取り組んで欲しい．

文献

1) Headache Classification Committee of the International Headache Society（IHS）：The International Classification of Headache Disorders；3rd edition（beta version）. Cephalalgia 33：629-808, 2013
2) 日本頭痛学会　国際頭痛分類委員会：国際頭痛分類第3版 beta 版．医学書院，2014
3) Etminan M, Takkouche B, Isorna FC, et al：Risk of ischaemic stroke in people with migraine：systematic review and meta-analysis of observational studies. BMJ 330：63, 2005
4) Schürks M, Rist PM, Bigal ME, et al：Migraine and cardiovascular disease：systematic review and meta-analysis. BMJ 339：b3914, 2009
5) Spector JT, Kahn SR, Jones MR, et al：Migraine headache and ischemic stroke risk：an updated meta-analysis. Am J Med 123：612-624, 2010
6) Bousser MG, Conard J, Kittner S, et al：Recommendations on the risk of ischemic stroke associated with use of combined oral contraceptives and hormone replacement therapy in women with migraine. The International Headache Society Task Force on Combined Oral Contraceptives & Hormone Replacement Therapy. Cephalalgia 20：155-156, 2000
7) 慢性頭痛の診療ガイドライン作成委員会：片頭痛は脳梗塞の危険因子か．慢性頭痛の診療ガイドライン 2013，（慢性頭痛の診療ガイドライン作成委員会 編），医学書院，pp.109-110, 2013
8) Meschia JF, Bushnell C, Voden-Albala B, et al：Guidelines for the primary prevention of stroke：a statement for healthcare professionals from the Amerian Heart Association/American Stroke Association. Stroke 45：3754-3832, 2014
9) Sacco S, Ornello R, Ripa P, et al：Migraine and hemorrhagic stroke：a meta-analysis. Stroke 44：3032-3038, 2013
10) Sacco S, Ornello R, Ripa P, et al：Migraine and risk of ischaemic heart disease：a systematic review and meta-analysis of observational studies. Eur J Neurol 22：1001-1011, 2015
11) Scher AI, Terwindt GM, Picavet HS, et al：Cardiovascular risk factors and migraine：the GEM population-based study. Neurology 64：614-620, 2005
12) Barbanti P, Aurilla C, Fgeo G, et al：Hypertension as a risk factor for migraine chronification. Neurol Sci 31 Suppl 1：S41-S43, 2010
13) Rainero I, Limone P, Ferrero M, et al：Insulin sensitivity is impaired in patients with migraine. Cephalalgia 25：593-597, 2005
14) Cavestro C, Rosatello A, Micca G, et al：Insulin metabolism is altered in migraineurs：a new pathogenic mechanism for migraine? Headache 47：1436-1442, 2007
15) MacClellan LR, Giles W, Cole J, et al：Probable migraine with visual aura and risk of ischemic stroke：the stroke prevention in young women study. Stroke 38：2438-2445, 2007
16) Donaghy M, Chang CL, Poulter N, et al：Duration, frequency, recency, and type of migraine and the risk of ischaemic stroke in women of childbearing age. J Neurol Neurosurg Psychiatry 73：747-750, 2002
17) Kurth T, Schürks M, Logroscino G, et al：Migraine frequency and risk of cardiovascular disease in women. Neurology 73：581-588, 2009
18) Hall GC, Brown MM, Mo J, et al：Triptans in migraine：the risks of stroke, cardiovascular disease, and death in practice. Neurology 62：563-568, 2004
19) Swartz RH, Kern RZ：Migraine is associated with magnetic resonance imaging white matter abnormalities：a meta-analysis. Arch Neurol 61：1366-1368, 2004
20) Kruit MC, van Buchem MA, Hofman PA, et al：Migraine as a risk factor for subclinical brain lesions. JAMA 291：427-434, 2004
21) Dalkara T, Nozari A, Moskowitz MA：Migraine aura pathophysiology：the role of blood vessels and microembolisation. Lancet Neurol 9：309-317, 2010
22) Takagi H, Umemoto T：A meta-analysis of case-control studies of the association of migraine and patent foramen ovale. J Cardiol 67：493-503, 2016
23) Davis D, Gregson J, Willeit P, et al：Patent foramen ovale, ischemic stroke and migraine：systematic review and stratified meta-analysis of association studies. Neuroepidemiology 40：56-67, 2013

24) Rist PM, Diener HC, Kurth T, et al：Migraine, migraine aura, and cervical artery dissection：a systematic review and meta-analysis. Cephalalgia 31：886-896, 2011
25) Wolff V, Armspach JP, Lauer V, et al：Ischaemic stroke with reversible vasoconstriction and without thunderclap headache：a variant of the reversible cerebral vasoconstriction syndrome? Cerebrovasc Dis 39：31-38, 2015
26) Butera G, Biondi-Zoccai GG, et al：Systematic review and meta-analysis of currently available clinical evidence on migraine and patent foramen ovale percutaneous closure：much ado about nothing? Catheter Cardiovasc Interv 75：494-504, 2010
27) Dowson A, Mullen MJ, Peatfield, et al：Migraine intervention with STARFlex technology（MIST）trial：a prospective, multicenter, double-blind, sham-controlled trial to evaluate the effectiveness of patent foramen ovale closure with STARFlex septal repair implant to resolve refractory migraine headache. Circulation 117：1397-1404, 2008
28) Mattle HP, Evers S, Hildick-Smith D, et al：Percutaneous closure of patent foramen ovale in migraine with aura, a randomized controlled trial. Eur Heart J 37：2029-2036, 2016
29) Charles A, Silberstein S, Sorensen S, et al：Results of the PREMIUM trial：patent foramen ovale closure with the AMPLAZERTM PFO occlude for the prevention of migraine. Headache 2015；55（S5）：251
30) 日本頭痛学会：片頭痛に対する経皮的卵円孔開存閉鎖術に関するステートメント http://www.jhsnet.org/GUIDELINE/furoku4.pdf
31) Pickett CA, Villines TC, Ferguson MA, et al：Percutaneous closure versus medical therapy alone. Tex Heart Inst J 41：357-367, 2014
32) Messé SR, Gronseth G, Kent DM, et al：Practice advisory：recurrent stroke with patent foramen ovale（update of practice parameter）：report of guideline development, dissemination, and implementation subcommittee of the American Academy of Neurology. Neurology 87：815-821, 2016
33) Kent DM, Dahabreh IJ, Ruthazer R, et al：Device closure of patent foramen ovale after stroke：pooled analysis of completed randomized trials. J Am Coll Cardiol 67：907-917, 2016
34) Mas JL, Derumeaux G, Guillon B, et al, for the CLOSE investigators：Patent foramen ovale closure or anticoagulation vs. antiplatelets after stroke. N Engl J Med 377：1011-1021, 2017
35) Saver JL, Carroll JD, Thaler DE, et al, for the RESPECT investigators：Long-term outcomes patent foramen ovale closure or medical therapy after stroke. N Engl J Med 377：1022-1032, 2017
36) Søndergaard L, Kasner SE, Rhodes JF, et al, for the Gore REDUCE clinical strudy investigators：Patent foramen ovale closure or antiplatelet therapy after cryptogenic stroke. N Engl J Med 377：1033-1043, 2017

48 後部可逆性脳症症候群

河野 浩之 [杏林大学医学部脳卒中医学教室]

I はじめに

突然または急性発症の意識障害や局所神経症状を認めるときは，日常診療での鑑別診断としては，まず脳卒中を思い浮かべることが多いと思われる．しかし，脳卒中と鑑別すべきさまざまな疾患の一つとして，後部可逆性脳症症候群 posterior reversible encephalopathy syndrome（PRES）がある．かつては可逆性後部白質脳症症候群（reversible posterior leukoencephalopathy syndrome：RPLS）として，1996年にHincheyらにより提唱された，臨床的・神経放射線学的症候群であった[1]．その後，病変が白質のみではなく，皮質，基底核，脳幹などにも生じることが少なくないことが指摘されるようになり，PRESと呼ばれるようになった．

II PRESの特徴

PRESには患者背景・症状・経過・画像所見に特徴がある．診断基準は確立されたものはないので，下記の患者背景，臨床所見，画像診断を組み合わせて行うことになる．また，表1のような他の疾患を除外することも重要である．

1 患者背景

腎機能障害，血圧の急激な変動，細胞障害性薬剤，抗癌剤，自己免疫疾患，子癇前症，子癇，敗血症などを背景として発症する[2]（図1）．そのほかに輸血後に発症することもある．小児では血液・腎疾患（糸球体腎炎，急性白血病，Henoch-Schönlein紫斑病，溶血性尿毒症症候群），移植後の免疫抑制剤投与などがある[2]．

表1 PRESの鑑別診断

- 感染性脳炎
- 自己免疫性または傍腫瘍性脳炎
- 悪性疾患または腫瘍性病変
  （リンパ腫，神経膠腫症，転移性脳腫瘍）
- 皮質下白質病変
- 中枢神経血管炎
- 進行性多巣性白質脳症
- 浸透圧性脱髄症候群
- 急性脱髄性脳脊髄炎
- 中毒性白質脳症（違法薬物など）

症状に特異的なものはないので，画像診断により他の疾患を除外する必要がある．しかし，PRESの診断は，画像診断だけに頼るものではなく，患者背景，臨床経過などを組み合わせて行う．
（文献2を一部改変して引用）

表2 PRESの臨床症状とその頻度

脳症（50～80％）：軽度意識障害～昏睡
けいれん（60～75％）
頭痛（50％）：鈍痛，広範囲，段階的な発症が多い．
視覚障害（33％）：視力低下，視野欠損，皮質盲，幻視
局所神経症候（10～15％）：片麻痺や失語
てんかん重積状態（5～15％）

（文献2を一部改変して引用）

2 臨床症状と経過

これらの背景があるなかで，急性神経症状（表1）を発症し，症状や病変は通常は可逆性である．

PRESに特異的な症状はない．突然または急性発症のことが多いが，数時間または数日のうちに症状が顕在化することもあり，また複数の症状を同時に有することが多い[2]．脳症としての軽度意識障害～昏睡，けいれん，頭痛，視覚障害，片麻痺や失語などの局所神経症候，てんかん重積状態をきたす（表2）．ただし，数週間以上の経過で症状が進行することは稀である[2]．

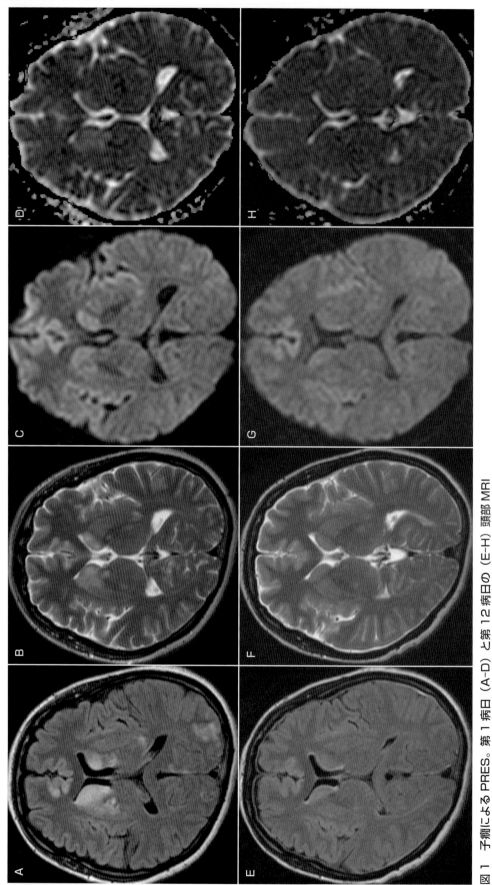

図1 子癇によるPRES。第1病日 (A-D) と第12病日の (E-H) 頭部MRI
A, E. FLAIR画像, B, F. T2強調画像, C, G. 拡散強調画像, D, H. Apparent diffusion coefficient (ADC) マップ。
30歳代女性。妊娠第39週4日に帝王切開で出産し、約5時間後に強直間代けいれんが出現。血圧は190/120 mmHgと上昇していた。頭部MRIでは両側基底核と左後頭葉皮質・皮質下にFLAIR (A), T2強調画像 (B) で高信号を認める。拡散強調画像 (C) ではやや高信号となっていたことから浮腫性変化が主体と考えられる。画像所見からPRESを疑った。ジアゼパム, ニカルジピン塩酸塩および硫酸マグネシウム水和物・ブドウ糖液を投与し、徐々に症状は改善した。第12病日の頭部MRIでは病変はほぼ消失した (E-H)。

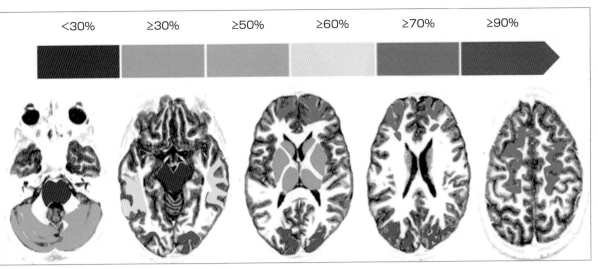

図2 PRES症例の病変分布[3]（カラー口絵参照）

症状は数時間で軽快することもあるが，通常は1週間以内（2～8日程度）で改善し消失する[2]。完全に回復するのは75～90％とされ，非可逆性の場合もある[2]。重度障害や死亡に関与する因子として，頭蓋内出血，脳幹圧迫や急性水頭症を伴う後頭蓋窩の浮腫性病変，著明な広範な脳浮腫，頭蓋内圧上昇が指摘されている[2]。高血糖や原因となっている要因のコントロールまでの時間が長い場合は予後が悪い[2]。5～10％では再発することがあり，血圧コントロールが不良の場合に多い[2]。

PRESは，一般的には，臨床的にも放射線学的にも可逆性で，良好な転帰をとるとされるが，後遺症が残存したり死亡したりする場合もあることから，その疾患概念は，従来考えられていたよりも幅広いといえる。

3 画像所見

病巣の分布：通常は後頭-頭頂葉の部分的もしくは融合的な血管原性浮腫を呈する。そのほかにも前頭葉，側頭葉，小脳，大脳基底核，視床，脳幹などにも病変を認めることがあり，図2に示すような病巣分布の割合についての報告がある[3]。Bartynskiら[4]はPRESの画像パターンを三つのパターン，「Superior frontal sulcus pattern」，「Holohemispheric watershed pattern」，「Dominant parietal-occipital pattern」（図3）に分けている。「Superior frontal sulcus pattern」は，上前頭溝に沿った病巣で，前頭極には及ばず，さまざまな程度で頭頂-後頭葉の病巣を伴う。「Holohemispheric watershed pattern」は，血管支配領域の分水嶺に，前頭葉・頭頂葉・後頭葉に血管原性浮腫を伴う。「Dominant parietal-occipital pattern」は，頭頂葉や後頭葉の白質と皮質の病変で，側頭葉病変を伴うこともある。病巣分布は通常は対称性であるが，非対称性のこともある。頭頂-後頭葉病変を伴わない場合は非典型的である。病変分布が完全に一側性の場合や，脳幹のみ，小脳のみの場合はすみやかに他の疾患の鑑別を行う必要がある[2]。

MRI画像：典型的には，T2強調画像で高信号の部位でapparent diffusion coefficient（ADC）値が上昇し，拡散強調画像では等信号や低信号となる。

頭蓋内出血の合併：PRESでは頭蓋内出血を伴うことがあり，10～25％と報告されている[2]。脳内出血のことが多く，くも膜下出血を伴うこともある[2]。

脳血液灌流：過灌流になる場合と低灌流になる場合がある[3]。過灌流のほうが多くみられる。脳血流自動調節能の障害を生じ，著明な血圧上昇が血流や毛管内静水圧を上昇させ，血液脳関門が破綻し，組織間隙に血漿成分や巨大分子が流入することによって過灌流を生じる[3]。一方，低灌流は，高血圧が代償性の血管狭窄を惹起し，灌流低下や脳虚血，続発性の脳浮腫を起こすことによるとされる[3]。

血管攣縮：脳血管造影やMRAを行うと，血管形態の異常を認めることがある。分岐血管に，びまん性の脳血管狭窄，局所的な血管拡張，string-of-bead appearanceを認め，経過による所見の改善がみられる[3]。これらの画像的特徴は可逆性脳血管攣縮症候群（reversible cerebral vasoconstriction syndrome）に類似することがある。

III 脊髄病変を伴うPRES

PRESでは脊髄病変を伴うことがあり，PRES with spinal cord involvement（PRES-SCI）と呼ばれる[5]。T2強調画像の高信号病変は延髄頸髄移行部から頸髄にかけて，4椎体に及ぶ。PRESの症例で脊髄症状を

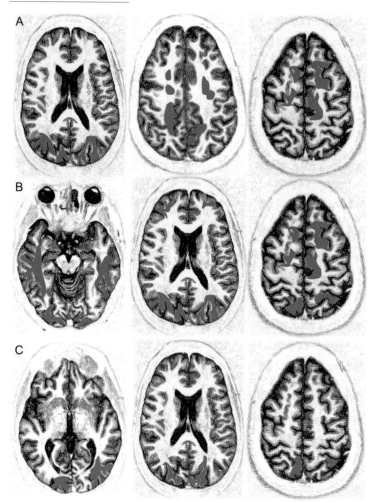

図3 PRESの画像の3つのパターン[3,4]
（カラー口絵参照）
A. superior frontal sulcus pattern：上前頭溝に沿った病巣で，前頭極には及ばない。さまざまな程度で頭頂-後頭葉の病巣を伴う。
B. holohemispheric watershed pattern：血管支配領域の分水嶺に，前頭葉・頭頂葉・後頭葉に血管原性浮腫を伴う。
C. dominant parietal-occipital pattern：頭頂葉や後頭葉の白質と皮質の病変で，側頭葉病変を伴うこともある。

伴い，血圧が過度に上昇し，MRIで延髄頸髄移行部に及ぶ病変があり，または高血圧性網膜症を合併している場合は，PRES-SCIの可能性を疑う必要がある[5]。

IV 病態

①急激な血圧変動や，②サイトカインによる血管内皮への直接的影響による血管内皮障害が生じ，脳血流の自動調節能が障害され，血液脳関門の破綻をきたし，脳浮腫を引き起こすと考えられている[2]。血圧が急激に上昇すると脳血流自動調節能を超える過灌流が生じ，血液脳関門も破綻するために血漿成分や巨大分子が組織間隙に漏出する[2,3]。交感神経支配が少ない後方循環領域に病変を生じることが多い[2,3]。しかし，15〜20%では血圧は正常もしくは低下している場合があることから，血圧以外の因子として，敗血症などの毒性作用やサイトカイン放出による血管内皮の活性化や障害の関与が示唆されている[2]。

V 治療

PRESに特異的な治療はない。誘因・原因・基礎疾患（腎機能障害，自己免疫疾患，子癇前症，子癇，敗血症など）に対する治療により多くの場合は改善する[2]。高血圧の治療では，過度の血圧変動を避けるために，持続点滴による管理を行い，初期の目標として，最初の数時間で25%程度低下させる[2]。降圧薬の種類による有効性の違いを証明するための検討はなされていない。本邦ではニカルジピン点滴静注による管理が一般的と考える。子癇によるけいれんの場合は，ジアゼパムやフェニトインのほかに，硫酸マグネシウム持続静注が推奨されている[6]。特異的な薬剤，例えば誘因となった免疫抑制薬を使用している場合は，少なくとも急性期では一時的に中断する必要がある[2]。敗血症や前子癇，子癇，自己免疫疾患の再燃などの場合は，それらに対する推奨された治療を行う必要がある[2]。

VI まとめ

　PRESは急激な血圧変動やさまざまな疾患・薬剤使用を背景に，急性発症し，後方循環領域の可逆性の血管原性浮腫病変を特徴とする疾患である。患者背景・症状・経過・画像所見を組み合わせて診断する。脳梗塞，脳出血，くも膜下出血と類似した画像所見を示すことがあり，脳卒中との鑑別が重要である。PRESは，名称の通り，通常は可逆性で予後がよい症候群であるが，一部の症例で後遺症が残存したり死亡したりすることがある。早期に本症候群を疑い，適切な診断と治療を開始することが必要である。

文献

1) Hinchey J, Chaves C, Appignani B, et al：A reversible posterior leukoencephalopathy syndrome. N Engl J Med. 334：494-500, 1996
2) Fugate JE, Rabinstein AA：Posterior reversible encephalopathy syndrome：clinical and radiological manifestations, pathophysiology, and outstanding questions. Lancet Neurol. 14：914-925, 2015
3) Ollivier M, Bertrand A, Clarençon F, et al：Neuroimaging features in posterior reversible encephalopathy syndrome：A pictorial review. J Neurol Sci. 373：188-200, 2017
4) Bartynski WS, Boardman JF：Distinct imaging patterns and lesion distribution in posterior reversible encephalopathy syndrome. AJNR Am J Neuroradiol. 28：1320-1327, 2007
5) de Havenon A, Joos Z, Longenecker L, et al：Posterior reversible encephalopathy syndrome with spinal cord involvement. Neurology. 83：2002-2006, 2014
6) 日本妊娠高血圧学会　編：Ⅶ子癇. 妊娠高血圧症候群の診療指針2015, Best Practice Guide. pp.136-142, メジカルレビュー社, 2015

49 可逆性脳血管攣縮症候群（RCVS）

橋本 洋一郎［熊本市民病院神経内科］

I はじめに

可逆性脳血管攣縮症候群（reversible cerebral vasoconstriction syndrome：RCVS）は急性発症する激しい頭痛（雷鳴頭痛）と多発性可逆性分節性脳血管攣縮を伴う疾患群である。入浴やシャワー，性行為，労作，Valsalva手技あるいは感情などがしばしば引き金になり，典型的には1～2週間にわたって雷鳴頭痛を繰り返す。この数年のRCVSの認知度向上やエビデンス蓄積により，原因不明の雷鳴頭痛（以前は，一次性雷鳴頭痛と診断されていた）の主な原因がRCVSと診断されるようになってきている。

II 雷鳴頭痛

"雷鳴頭痛"とは，「突然の発症で，1分未満に痛みの強さがピークに達するもの」と定義される。雷鳴頭痛という用語は，未破裂脳動脈瘤との関連で報告されてきたが，その関係について否定的な論文が多く出され，現在では突発する激しい頭痛の代名詞となっている。

雷鳴頭痛をきたす疾患や鑑別すべき疾患を**表1**に示す[1,2]。くも膜下出血，頭蓋内出血（脳内出血，脳室内出血，急性硬膜下出血），脳梗塞，脳静脈血栓症，未破裂血管奇形（多くは動脈瘤），動脈解離（頭蓋内および頭蓋外），RCVS，下垂体卒中は必ず否定されなければならない[1,2]。また雷鳴頭痛をきたす他の器質的原因には，髄膜炎などの頭蓋内感染症，第三脳室コロイド囊胞，低髄液圧症候群（脳脊髄液漏出症，脳脊髄液減少症），急性副鼻腔炎（特に気圧外傷［baro-trauma］による），中枢神経系血管炎，高血圧性脳症，後斜台部の血腫，水頭症（中脳水道狭窄，Chiari奇形I型），crowned dens syndrome（頸椎偽痛風），心筋虚血，大動脈解離などがある[1,2]。さらに一次性咳嗽性頭痛，

表1 雷鳴頭痛をきたす疾患[1,2]（鑑別すべき疾患）

- くも膜下出血
- 頭蓋内出血（脳内出血，脳室内出血，急性硬膜下出血）
- 脳梗塞
- 脳静脈血栓症
- 未破裂血管奇形（多くは動脈瘤）
- 動脈解離（頭蓋内および頭蓋外）
- 可逆性脳血管攣縮症候群（reversible cerebral vasoconstriction syndrome：RCVS）
- 下垂体卒中
- 髄膜炎などの頭蓋内感染症
- 第三脳室コロイド囊胞
- 低髄液圧症候群（脳脊髄液漏出症，脳脊髄液減少症）
- 急性副鼻腔炎（特に気圧外傷［baro-trauma］による）
- 中枢神経系血管炎
- 高血圧性脳症
- 後斜台部の血腫
- 水頭症（中脳水道狭窄，Chiari奇形I型）
- crowned dens syndrome（頸椎偽痛風）
- 心筋虚血
- 大動脈解離
- 一次性咳嗽性頭痛
- 一次性運動時頭痛
- 性行為に伴う一次性頭痛
- 入浴関連頭痛（bath-related headache）

一次性運動時頭痛，性行為に伴う一次性頭痛などが鑑別として挙げられる。

雷鳴頭痛発症直後のCTや髄液検査で異常がなく，後に多発性分節状血管攣縮が検出され，経過とともに消失しRCVS[1]と診断される症例が増えてきている。RCVSは急性発症する激しい頭痛（雷鳴頭痛）と3カ月以内に改善する多発性分節性可逆性脳血管攣縮を伴う疾患群である[2]。

入浴頭痛（入浴関連頭痛，bath-related headache）も雷鳴頭痛をきたすが，RCVSであることが分かってきている。

表2 可逆性脳血管攣縮症候群（RCVS）による頭痛（コード6.7.3）の診断基準[1]

A．新規の頭痛で，Cを満たす
B．可逆性脳血管攣縮症候群（RCVS）と診断されている
C．原因となる証拠として，以下のうち少なくとも1項目が示されている
　1．頭痛は局在神経学的欠損またはけいれん発作（あるいはその両方）を伴うことも伴わないこともあり，血管造影で「数珠（strings and beads）」状外観を呈し，RCVSの診断の契機となった
　2．頭痛は以下の項目のいずれかまたは両方の特徴をもつ
　　a）雷鳴頭痛として発症し，1カ月以内は繰り返し起こる
　　b）性行為，労作，Valsalva手技，感情，入浴やシャワーなどが引き金となる
　3．発現から1カ月を超えると著明な頭痛は起こらない
D．ほかに最適なICHD-3の診断がなく，動脈瘤性くも膜下出血が適切な検査で除外されている

表3 RCVSの診断基準[4]

・急性の激しい頭痛（しばしば雷鳴頭痛）で神経脱落徴候やけいれんを伴ったりする
・発症から1カ月を超えて新たな症状は出現しない単相性の経過
・脳血管造影・MRA・CTAで分節性脳動脈攣縮を認める
・脳動脈瘤破裂によるくも膜下出血は存在しない
・脳脊髄液検査は正常，またはほぼ正常である（蛋白＜100 mg/dL，白血球＜15/μL）
・発症12週間以内に血管異常は完全あるいはほぼ完全に回復する

III RCVSの診断

1 診断基準

2013年の国際頭痛学会の国際頭痛分類第3版β版[1]（ICHD-3β）では「RCVSによる頭痛」の診断基準が示されている（表2）。性行為，労作，Valsalva手技あるいは感情などがしばしば引き金になり，典型的には1～2週間にわたって雷鳴頭痛を繰り返すRCVSによって引き起こされる頭痛であり，頭痛はRCVSの唯一の症状のことがあるとしている。ただしRCVS自体の診断基準は示されていない。

2007年にCalabreseらが提案したRCVSの診断基準[3]とICHD-2の急性可逆性脳アンギオパチーの診断基準をもとに2012年にDucrosが提案した「RCVS」の診断基準[4]を表3に示す。前向き研究での検証がなされていない。ちなみにDucrosはICHD-3β[1]の「頭頸部血管障害による頭痛」の責任者である。

2 症候

RCVSは数日あるいは数週にわたって雷鳴頭痛を繰り返す一番頻度の高い原因である。頭部全体の重度の頭痛で特徴付けられ，典型的には雷鳴頭痛のタイプであり，くも膜下出血に類似している。94～100％が雷鳴頭痛で突然発症し，以降，1～4週間（平均7.3日）の間に，平均5回（2～18回）程度の雷鳴頭痛を繰り返す。稀ながら他の発症様式もありえる。すなわち時間の単位で急速に進行することも，または日の単位で緩徐に進行することもある。局在神経学的欠損が動揺したり，時にけいれん発作を伴う。

3 引き金

入浴やシャワー，性行為，労作，Valsalva手技あるいは感情などがしばしば引き金になり，典型的には1～2週間にわたって雷鳴頭痛を繰り返す[1]。またRCVSの少なくとも半数は二次性であり，主に産褥後，あるいは違法薬物（覚醒剤，大麻，コカイン），α交感神経刺激剤やセロトニン作動薬などの血管作動性物質の使用後に起こる。

4 画像検査

図1にRCVSの平均的な経過を示す[5,6]。雷鳴頭痛ではその後に合併する脳内出血（図2），皮質性くも膜下出血（図3），posterior reversible encephalopathy syndrome（PRES，後部可逆性脳症症候群）あるいはposterior leukoencephalopathy syndrome（PLES：後部白質脳症症候群，図4），TIAや脳梗塞（図5）の発症に注意する必要がある[7]。

RCVSでは動脈の収縮と拡張が交互に存在する（数珠状外観 'strings and beads' appearance）。発症12週以内に血管異常は完全あるいはほぼ完全に回復する。しかし，臨床症状が発症して1週間はMRA，CTA，さらにカテーテルによる血管造影でも正常のことがある。頭部MRIでは30～80％の症例で異常を呈し，弁蓋部（皮質性）くも膜下出血（合併率10～20％），脳内出血（同10～20％），硬膜下出血，一過性脳虚血発作・脳梗塞（同約10％），さらにPRESあるいはPLES（同0～6％）に一致する脳浮腫などの様々なパターンの病変を呈する。

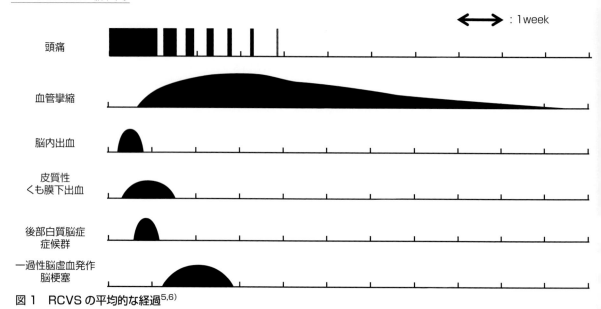

図1 RCVSの平均的な経過[5,6]

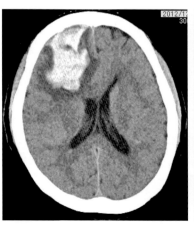
A. 発症7日目の頭部CT

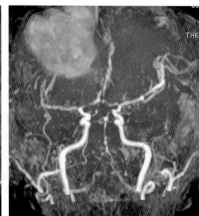
B. 発症10日目のMRA　　C. 発症18日目のMRA

図2 脳出血をきたしたRCVS
　62歳女性。明らかな基礎疾患なし。自動車を運転中に激しい頭痛で発症。同日，皮質性くも膜下出血を指摘され当院脳神経外科へ入院。7日目に意識レベルの低下があり，頭部CT（A）で右前頭葉に脳出血がみられた。さらに10日目のMRA（B）ではびまん性の脳血管攣縮所見があった。18日目のMRA（C）では攣縮が改善傾向にあった。

5　鑑別疾患

　鑑別すべき疾患として，破裂脳動脈瘤性くも膜下出血，中枢神経系原発性血管炎，中枢神経系続発性血管炎，脳静脈血栓症，片頭痛性脳梗塞，アミロイドアンギオパチー，下垂体卒中，PRES，脳動脈解離，髄膜炎などがある。

IV　原因不明の雷鳴頭痛

1　原因不確定の雷鳴頭痛

　繰り返す雷鳴頭痛の80％以上は，Valsalva手技（労作，排便，性行為，咳），入浴，感情障害のような明確な引き金がある。繰り返す雷鳴頭痛では，MRAにおける分節性血管攣縮の有無による症例の差違（nimodipineの有効性を含めて）はほとんどない[8]。一次性雷鳴頭痛は成人女性に多く発症するとされてきたが，RCVSも同様である。Chenらは血管の攣縮が初期に認

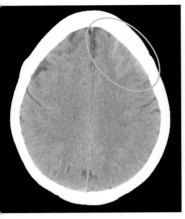 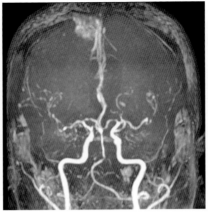 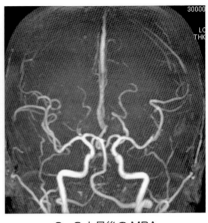

A. 分娩6日目　　　　　　B. 分娩7日目のMRA　　　　　　C. 3カ月後のMRA

図3　皮質性くも膜下出血をきたしたRCVS
　32歳女性。帝王切開分娩直後から頭部全体の締め付けるような頭痛を自覚。頭痛が改善せず6日目の頭部CT（A）では左前頭葉皮質下にくも膜下出血所見があった。7日目の頭部MRA（B）では両側に多発性分節性血管攣縮があった。3カ月後には攣縮は消失していた（C）。一般的にRCVSの頭痛は突発する激しいものであるが，本例では激しい頭痛はなかった。

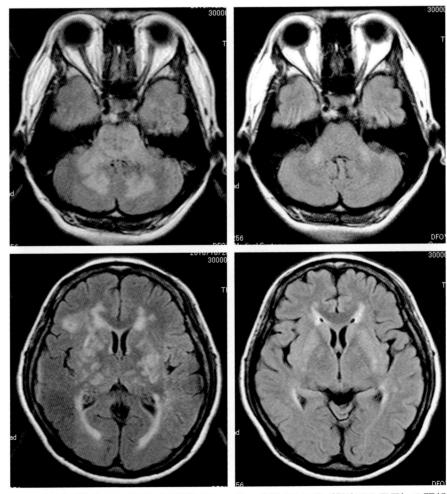

図4　PLESをきたしたRCVS
　脳梗塞をきたしたRCVS（図2）と同一症例（53歳女性，高血圧）。発症30日後の入院時には橋，小脳半球，基底核，大脳白質等にMRIのFLAIR像で高信号域所見がみられた（A）が，20日後には消失した（B）。

A. 入院時（発症30日目）の頭部MRI・FLAIR

B. 入院20日目（発症50日目）の頭部MRI・FLAIR

| A．入院時（発症30日目）の頭部MRI・DWI | B．入院時（発症30日目）の頭部MRA 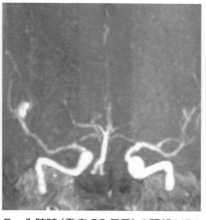 | C．入院20日目（発症50日目）の頭部MRA 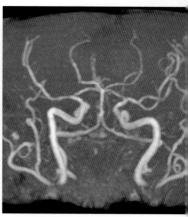 |

図5 脳梗塞をきたしたRCVS
52歳女性。高血圧。視力障害で発症。発症30日頃当科へ入院した。入院時の頭部MRI・MRAでは脳梗塞（A），脳血管攣縮（B）を指摘された。脳梗塞巣は両側境界領域に多発性にみられ無症候であった。発症50日目のMRAで脳血管攣縮は改善傾向にあった（C）。本例ではほとんど頭痛はなかった。

められなくとも一次性雷鳴頭痛とRCVSは同じ疾患のスペクトラムと考えるべきで，フォローアップの血管検査は必須であると述べている[8]。

Ducrosらは，雷鳴頭痛はすべて二次性であると考えており，非侵襲的検査がすべて正常で数週間のフォローアップで再発がない場合は「thunderclap headache of undefined origin」（原因不確定の雷鳴頭痛）という用語を使用している[2]。なお雷鳴頭痛がないが，可逆性脳血管攣縮をきたす症例はRCVSのvariantであるとDucrosらは報告している[9]。

2 RCVS疑い

ICHD-3βにおいては，「雷鳴頭痛が一次性疾患として存在するエビデンスは乏しい。原因検索を，迅速かつ徹底して行う必要がある」と記載されている[1]。1ヵ月未満の期間にRCVSに典型的な雷鳴頭痛を繰り返し，初期の脳血管造影で正常で，さらに適切な検査で頭痛の他の原因が除外されている場合は，「RCVSによる頭痛の疑い」（コード6.7.3.1）と診断してよいこととなった。原因不明の雷鳴頭痛（RCVSによる頭痛疑い）では経時的な血管の評価で，動脈の収縮と拡張が交互に存在する数珠状外観（'strings and beads' appearance）の検出に努めなければならない。

V 病態生理

図6に提唱されているRCVSの病態生理を示す[10]。交感神経の過活動，内皮の機能障害，酸化ストレスなどによって脳血管の緊張障害が起こり，脳表の小血管の拡張（これによる血管壁の急激な伸展が雷鳴頭痛発症のトリガー）と攣縮が起こり，その後，血管攣縮が中血管，頭蓋内の主幹動脈へ順次広がっていく機序がRCVSで推定されている[10]。雷鳴頭痛発症時の病変の主座が小血管のため血管の拡張や攣縮が確認できず，また血管の攣縮と頭痛との直接的な関係はないと考えられている。小血管病変のみで停まれば，雷鳴頭痛のみが起こり，血管攣縮は証明されないことになりうる。

VI 治療

RCVSをきたしうる血管作動性物質の中止，RCVSの引き金（性行為，労作，Valsalva手技，感情，入浴やシャワー，身体を屈めること）を数日から数週間避けて安静にする。頭痛に対して鎮痛薬，不安に対しての安定剤，けいれんに対しては抗てんかん薬，血管攣縮に対してnimodipine，ベラパミル，マグネシウムなどの投与，血圧モニターによる血圧管理，血管拡張薬の動脈内投与や血管内治療，重症例ではICUへの入院などが行われている[4]。nimodipineが48時間以内の雷鳴頭痛の軽減のために提案されているが，虚血性や出血性脳卒中の予防効果は示されていない。わが国ではnimodipineは認可されておらず，ロメリジンやベラパミルが雷鳴頭痛，あるいはRCVSに投与されることが多い。高血圧に対しては降圧効果を持つカルシウム拮抗薬が投与されている。カルシウム拮抗薬は4〜12週間投与されることが多い。ステロイドは血管炎には積極的に投与されるが，RCVSでは発症直後の悪化の可能性があり[11,12]，避けた方がよい。

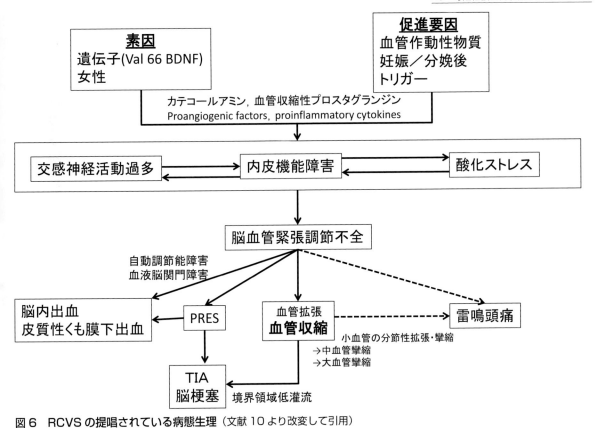

図6 RCVSの提唱されている病態生理（文献10より改変して引用）

VII 予後

頭痛の寛解と血管異常の消失（したがって「可逆性」）を伴い，1〜3カ月で自然寛解する．死亡することはほとんどないが，RCVSによる脳卒中を発症すると永続的な障害（3〜6％に後遺症）をきたすことがあり，初期の検査で異常がない雷鳴頭痛では常にRCVSを念頭において慎重な経過観察が必要である．

VIII 雷鳴頭痛のないRCVS

RCVSの診断には雷鳴頭痛が必須であるとされてきたが，典型的な雷鳴頭痛を呈さない，あるいは頭痛のない症例でRCVSと同じ病態を示す症例が存在する[8,9]．今までは，そのような症例はRCVSに含めないと言われてきたが，やっと雷鳴頭痛のないRCVSが存在することが認められ始めている[13]．

IX 最後に

RCVSは雷鳴頭痛発症直後には画像診断では異常がなく，疑ってフォローアップの検査をしなければ見逃されてしまう．くも膜下出血，脳内出血，脳梗塞，PRESをきたして診断される場合もある．一方で，雷鳴頭痛を伴わないRCVSも存在することも前提に，疑うことからRCVSの診療が始まる．

文献

1) Headache Classification Committee of the International Headache Society (IHS)：The International Classification of Headache Disorders；3rd edition (beta version). Cephalalgia 33：629-808, 2013
2) Ducros A, Bousser MG：Thunderclap headache. BMJ 346：e8557, 2013
3) Calabrese LH, Dodick DW, Schwedt TJ, et al：Narrative review：reversible cerebral vasoconstriction syndromes. Ann Intern Med 146：34-44, 2007
4) Ducros A：Reversible cerebral vasoconstriction syndrome. Lancet Neurol 11：906-917, 2012
5) Ducros A, Boukobza M, Porcher R, et al：The clinical and radiological spectrum of reversible cerebral vasoconstriction syndrome：a prospective series of 67 patients. Brain 130：3091-3101, 2007
6) Chen SP, Fuh JL, Wang SJ：Magnetic resonance angiography in reversible cerebral vasoconstriction syndromes. Ann Neurol 67：648-656, 2010
7) 山本文夫, 俵 望, 伊藤康幸, ほか：Reversible cerebral vasoconstriction syndromeの画像診断. Headache Clinical &

8) Chen SP, Fuh JL, Lirng JF, et al：Recurrent primary thunderclap headache and benign CNS angiopathy, Spectra of the same disorder? Neurology 67：2164-2169, 2006
9) Wolff V, Armspach JP, Lauer V, et al：Ischemic strokes with reversible vasoconstriction and without thunderclap headache：a variant of the reversible cerebral vasoconstriction syndrome? Cerebrovasc Dis 39：31-38, 2015
10) Chen SP, Fuh JL, Wang SJ：Reversible cerebral vasoconstriction syndrome：current and future perspectives. Expert Rev Neurother 11：1265-1276, 2011
11) Katz BS, Fugate JE, Ameriso SF, et al：Clinical worsening in reversible cerebral vasoconstriction syndrome. JAMA neurol 71：68-73, 2014
12) Singhal AB, Topcuoglu MA：Glucocorticoid-associated worsening in reversible cerebral vasoconstriction syndrome. Neurology 88：228-236, 2017
13) Wolff V, Ducros A：Reversible cerebral vasoconstriction syndrome without typical thunderclap headache. Headache 56：674-687, 2016

50 脊髄血管障害

岩本　直高　［帝京大学医学部附属病院脳神経外科］
金　　景成　［日本医科大学千葉北総病院脳神経センター］
井須　豊彦　［釧路労災病院脳神経外科］

I はじめに

　脊髄血管障害はそれ程頻度が高いものではないが，時に日常臨床で遭遇する．救急対応が必要になることもあり，また脳卒中に紛れていることもあり，専門家でなくとも，その知識は必須といえる．本稿では，臨床で遭遇する頻度の比較的高い脊髄血管奇形を中心に，脊髄血管解剖，脊髄の虚血性疾患，出血性疾患について解説する．

II 脊髄血管解剖

　脊髄の血管障害を理解するにはまず，脊髄の血管解剖学を知る必要があろう．複雑でわかりづらいと思われがちだが，ポイントを知ることで思いのほか理解しやすい．以下へ動脈系と静脈系に分けて解説する．

1 動脈系（図1）

　脊髄への主たる栄養血管は神経根動脈（radicular artery），神経根髄質動脈（radiculo-medullary artery），神経根軟膜動脈（radiculo-pial artery），前脊髄動脈（anterior spinal artery），後脊髄動脈（posterior spinal artery）である．以下に解説する．

1）神経根動脈（radicular artery）：図1-a

　脊髄神経根を栄養する動脈であり，すべての神経根高位に存在する．頸髄高位は椎骨動脈，甲状頸動脈，肋頸動脈から分枝し，胸腰髄部は肋間動脈，腰動脈，腸腰動脈，外側仙骨動脈などから分枝する[1,2]．

2）神経根髄質動脈（radiculo-medullary artery）：図1-b

　神経根動脈から分枝し，前脊髄動脈へつながる脊髄への主たる栄養血管である．すべての神経根動脈から分岐するのではなく，脊髄全体で6～8本（平均して頸髄で2～4本，胸髄で2～3本，腰髄で0～4本）のみ神経根動脈から分岐する．すべての神経根動脈から分岐しないという点が，脊髄血管解剖に独特な特徴であるため，この点を理解することがポイントである．最も太く脊髄尾側のおよそ1/3の血液供給を行っている動脈をAdamkiewicz arteryと呼び，多くが第8肋間動脈～L2腰動脈間の左側から分枝している[1,2]．

3）前脊髄動脈（anterior spinal artery）：図1-c

　神経根髄質動脈が流入する血管で，脊髄全域に前正中裂に沿って縦走する．中心溝動脈（central sulcal artery, sulcal artery, sulco-commisure artery：図1-d）を分枝し，脊髄の前2/3を栄養している．脊髄円錐部では後脊髄動脈系とバスケット様の形態で吻合しており，conus medullaris bascket（arterial bascket）と呼ばれている[1-3]．

4）神経根軟膜動脈（radiculo-pial artery）：図1-e

　神経根動脈から分枝して，前根か後根の腹側を走り脊髄表面に達する血管である．軟膜動脈叢（pial-artery network, vasa corona：図1-f）を形成し，主に後脊髄動脈（posterior spinal artery）系に関与する．この軟膜動脈叢から多数の穿通動脈（radial perforating artery）が分枝し，主に脊髄白質に血流を送っている[1,2]．

5）後脊髄動脈（posterior spinal artery）：図1-g

　脊髄背外側に1本ずつ縦走する血管であり，神経根軟膜動脈からなる軟膜動脈叢から構成されている．軟膜動脈叢から穿通動脈（perforating artery）を介して，脊髄の後方1/3を栄養している．前脊髄動脈に神経根

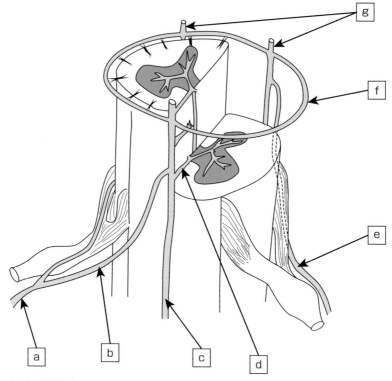

図1 動脈系
a) 神経根動脈, b) 神経根髄質動脈, c) 前脊髄動脈, d) 中心溝動脈,
e) 神経根軟膜動脈, f) 軟膜動脈叢, g) 後脊髄動脈

髄質動脈が流入する部位や後脊髄動脈に神経根軟膜動脈が流入する部位は hair-pin curve を呈するが，後脊髄動脈の形成する hair-pin curve の方が，前脊髄動脈系のそれと比較し，角度が急峻であることと，より外側に位置することが解剖学的な特徴である[1-3]。

2 静脈系（図2）

髄内から脊髄表面に向かう穿通静脈（radial perforating vein：図2-a）が，前方では前溝静脈（anterior sulcal vein：図2-b）から前脊髄静脈（anterior spinal vein：図2-c）に還流し，後方部分は同様に穿通静脈が後溝静脈（posterior sulcal vein：図2-d）などから後脊髄静脈（posterior spinal vein：図2-e）に還流する。これらの脊髄表面を走行する静脈が互いに吻合し，軟膜静脈叢（pial venous plexus：図2-f）を形成する。これらの脊髄表面の静脈は最終的に合流し神経根髄質静脈（radiculo-medullary vein：図2-g）となり，神経根近傍で硬膜を貫通し，硬膜外静脈（epidural vein）となる[1,2]。静脈弁は，epidural vein に存在するが，硬膜内や脊髄実質内の静脈には認められない[4]。

III 脊髄血管障害

脊髄血管障害の頻度は，脳血管障害に比べるとはるかに少ない[5,6]。これは脊髄の血管が動脈硬化性変化を生じにくく，血栓による虚血や血管の破綻による出血を免れているからと考えられている[3]。本稿では，日常臨床で比較的遭遇しやすい脊髄血管奇形，脊髄虚血性疾患，脊髄出血性疾患に分けて解説する。

1 脊髄血管奇形（spinal vascular malformation）

1）概念

動脈と静脈が nidus や fistula を介して短絡し，出血（くも膜下出血や脊髄髄内出血など）や脊髄循環障害，脊髄圧迫など様々な病態をきたす[3,5,6]。その頻度は，中枢神経系の血管奇形の中で5〜9％程と少ない[3,5]。

2）分類

脊髄血管造影検査により診断されるため，その分類も血管造影上の形態に基づくものである。そのため血管造影検査の進歩とともに，様々な分類が報告されてきた[7-9]。臨床的には動静脈短絡の局在に基づき，脊髄髄内動静脈奇形（intramedullary AVM〈arterio-venous malformation〉），脊髄辺縁部動静脈瘻（perimedullary AVF〈arterio-venous fistula〉），脊髄硬膜動静脈瘻（dural AVF），脊髄硬膜外動静脈瘻（extradural AVF）に分類するのが，血管解剖学的にも治療法選択の上で

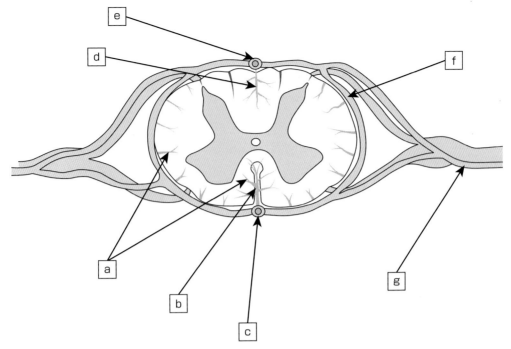

図2 静脈系
 a) 穿通静脈，b) 前溝静脈，c) 前脊髄静脈，d) 後溝静脈，e) 後脊髄静脈，f) 軟膜静脈叢，g) 神経根髄質静脈

も実用的である[3,6]。

① 脊髄髄内動静脈奇形（intramedullary AVM）

動静脈短絡が nidus として髄内に存在する。主に前脊髄動脈から中心溝動脈を介して栄養されるが，流入動脈が複数あることも多く，後脊髄動脈が関与することもある。流入動脈の本数に従って glomus type や juvenile type に分類される。glomus type は，前脊髄動脈を主とした1本の流入動脈で髄内の nidus が栄養され，juvenile type は前脊髄動脈や後脊髄動脈からなる複数の流入動脈で髄内の nidus が栄養される[3-6]。

② 脊髄辺縁部動静脈瘻（perimedullary AVF）

動静脈短絡が脊髄表面にあるもので，前脊髄動脈あるいは後脊髄動脈が流入動脈となる。流入動脈の数や動静脈短絡の大きさや流速などにより三つのサブタイプ（Type a，b，c）に分類される。Type a は，単一の流入動脈が小さな動静脈短絡を形成し流速の緩やかなもの，Type b は，複数の流入動脈が中等度の動静脈短絡を形成し流速の速いもので，Type c は，複数の流入動脈が大型の動静脈短絡を形成し流速のさらに速いものである[4-6]。

③ 脊髄硬膜動静脈瘻（dural AVF）

神経根動脈（radicular artery）が流入血管となり，神経根周囲の硬膜部分に動静脈短絡が形成され，硬膜内の神経根髄質静脈（radiculo-medullary vein）へ血液が逆流するものである。脊髄血管奇形の中で最も頻度が高い[4-6]。

④ 脊髄硬膜外動静脈瘻（extradural AVF）

椎体や椎弓に血流を供給する分節動脈の枝が流入血管となり，硬膜外腔で硬膜外静脈叢との間に動静脈短絡を有するものである。硬膜内へ逆流のある Type a と逆流のない Type b に分類される[3,5,6,10,11]。

3）診断

臨床経過と画像検査をもとに行う。画像検査は，動静脈短絡や nidus の有無と位置を選択的脊髄血管造影検査（以下，DSA）で確定するのが，gold standard である。しかし，DSA はその侵襲性，造影剤の量，放射線被曝などの問題もあるため，MRI や CT 血管造影（以下，CTA）などをまず行い，動静脈短絡や nidus の部位，栄養血管のレベルを大まかに絞れるよう心掛ける。以下に MRI，CTA，DSA などの画像的特徴を述べる。

MRI での重要な画像所見は，脊髄髄内信号変化を伴う脊髄浮腫像（以下，T2 high：図3-A 矢印）と脊柱管内の血管拡張像（以下，flow void：図3-A 矢頭）である。ともに T2 強調画像で評価しやすい。T2 high は静脈還流障害による脊髄のうっ血を示唆する所見であり[12]，硬膜動静脈瘻では頭尾側方向に長く出現する（平均6.1椎体，約90％で3椎体以上）[13]。Flow void は動脈性逆行血流による静脈の蛇行・拡張を反映しており，静脈瘤や nidus などの合併例では大きな flow void として描出される。血流の速さや量によっては

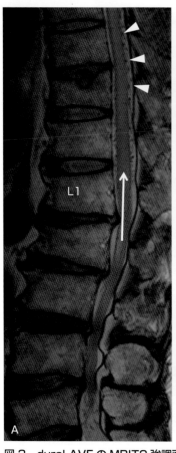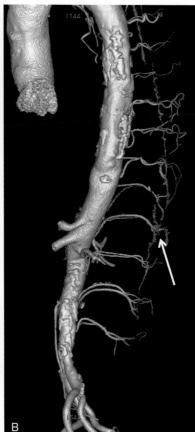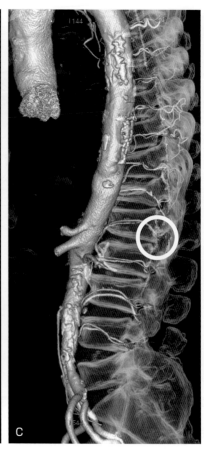

図3　dural AVF の MRIT2 強調画像矢状断画像と 3DCTA 画像
　A．MRIT2 強調画像矢状断。髄内浮腫像（矢印），血管拡張像（矢頭）。B．3DCTA 画像。AVF（矢印）を認める。C．左 L1/2 椎間孔から脊柱管内に流入する（丸）。

flow void として描出されにくいこともあるが，造影 MRI で観察しやすいこともあり，造影 MRI の施行も考慮する[3,5-7,13)]。また，発症早期では腰椎変性疾患との鑑別が困難なこともあり，間違って腰椎手術が施行され，症状が進行して診断が確定することもあるので，MRIでは flow void を見落とさないように注意する[4)]。近年では造影剤を用いたダイナミック撮影である time resolved contrast enhanced MRA（dynamic MRA）により，マルチフェイズの撮影が可能になり，脊柱管内の血行動態にまで臨床応用されつつある[13,14)]。

　CTA でも，脊髄表面の異常拡張血管が重要な所見であるが，これは MRI での flow void 同様，動脈性逆行血流による静脈の蛇行・拡張を表している。また，硬膜動静脈瘻では椎弓根直下に神経根異常増強像が動静脈短絡近傍の造影剤貯留像としてみられる。CTA の長所は，全胸椎から仙椎程度の範囲は一度に撮影可能なことや，MPR（multi-planar reconstruction）画像や 3DCTA（三次元 CT 血管造影）画像で病巣と骨との位置関係の評価が可能（図3-C）なことである。CTA の短所は，小さな病巣の分解能が劣る点や頸静脈的に注入した造影剤が目的血管内に存在している瞬間をとらえた静的な画像であり，マルチフェイズでの血行動態を観察できないことである。しかしながら近年では，320 列の多検出器 CT を用いた 4DCTA（4 dimentional CTA）により，血行動態の評価だけでなく，3DCTA や dynamic MRA で描出困難であった脊髄血管奇形（SVM）の診断が可能になりつつあることが報告されている[13,15,16)]。

　DSA では，流入動脈から動静脈短絡，その後の流出静脈を描出することで診断を確定できるが，動脈から静脈へ移行する短絡部位で血管径が急激に拡大するところを見逃さないことがポイントである（図4）。また 3D 回転撮影を行うことで，蛇行した血管の重なりのために評価困難な微細な短絡部位も同定しやすくなる[3,5,6,9,13)]。

4）臨床症状

　脊髄血管奇形は，くも膜下出血や髄内出血などの出血発症や varix や拡張した静脈による脊髄圧迫症状，静脈圧亢進による脊髄環流障害による症状など様々な

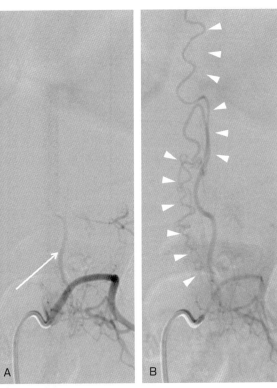

図4 図3と同症例のDSA（左側第1腰動脈撮影）
A. 動脈相。神経根髄質静脈（矢印）。B. 静脈相。動脈性逆行血流による静脈の蛇行や拡張（矢頭）。

発症形式に伴い臨床症状を呈する。以下に前述した分類毎の特徴に関して記載する。

① Intramedurally AVM

30歳以下の若年者に好発し，特に性差はみられない。全脊髄に発生するが，頸髄部に好発する。くも膜下出血や髄内出血などの出血発症だけではなく，静脈性うっ血や盗血現象による脊髄症を呈することもある[3-6]。

② Perimedullary AVF

くも膜下出血や髄内出血などの出血，varixや拡張静脈による脊髄圧迫，静脈圧亢進による環流障害など様々な病態により臨床症状を呈する。2013年にGrossとDuによって報告された213例のメタアナリシスによると，平均年齢は32.4歳（type aが46.9歳，type bが34.3歳，type cが18.7歳）で，性差は男性が57%とやや多く，病巣高位は脊髄円錐を含む腰椎高位が46%，胸椎高位が35%，頸椎高位が19%であった。主症状は対麻痺が78%，感覚障害が66%，膀胱直腸障害が62%であり，発症形式は36%が出血発症であった。年間出血率は2.5%であるが，非出血発症例は0.4%である一方，出血発症例は5.6%であり，出血発症例の再出血率が高い傾向にある[3-6,17]。

③ Dural AVF

脊髄血管奇形の70%程を占め，本疾患群の中では最も遭遇しやすいが，その頻度は100万人あたり年間5〜10人と推測される。中高年の男性に好発する。発生部位は76%が中位胸椎から上位腰椎に集中し（T5-L2高位），L3高位以下が13%，頭蓋頸椎移行部が2.8%と分布に隔たりがある[18]。発症形式は，うっ血性脊髄症（congestive myelopathy）により進行性の対麻痺を呈することが多い[12]。ただし，頭蓋頸椎移行部のものでは，draining veinが頭蓋内に還流する場合，くも膜下出血や髄内出血で発症し，頸髄へ還流する場合はうっ血性脊髄症で発症しやすいことが知られている[3-5]。頭蓋頸椎移行部のものだけに限ると，37.5〜45%の頻度で出血発症すると報告されている[19,20]。

④ Extradural AVF

硬膜内逆流を伴うtype aでは，動脈血逆流によるうっ血性脊髄症（congestion myelopathy）を呈し，硬膜内逆流を伴わないtype bでは，拡張した硬膜外静脈叢の圧迫による圧迫性脊髄症（compression myelopathy）を呈する傾向にある。type aは60代男性の腰仙部に多いのに対し，type bは30代発症で，性差がなく，頸胸椎部に好発する[6,10,11,21]。

5）治療

髄内出血やくも膜下出血などの出血発症例では再出血予防のため，静脈還流障害によるうっ血性脊髄症や静脈瘤の圧迫による脊髄症には症状改善や進行防止のため，直達手術や血管内手術などにより正常脊髄の血液還流を保ちつつ，動静脈短絡の遮断を行う。直達手術では，完治率の高いことが利点であるが，侵襲性の高いことや動静脈短絡部の同定・到達が困難であることなどの欠点がある。血管内手術では，侵襲性の低いことや動静脈短絡部が同定しやすい点，また閉塞後に起こりうる遅発性の脊髄静脈血栓症の予防に抗凝固療法を早期から開始できる利点があるが，欠点として動静脈短絡部位のみの処置が困難で時に正常血管閉塞の危険がある。そのためそれぞれの症例や病態に基づいた治療方針の選択が行われている[3,9]。

Intramedullary AVMは，多くの症例で前脊髄動脈や中心動脈が関与しており，病変が脊髄内に存在するため直達手術にせよ血管内手術にせよ安全に治療できる可能性が低く，最も治療が困難である。近年の報告では，部分閉塞でも予後改善が期待できることもあり，flow reduction目的に安全な範囲での部分的な血管内手術も行われている[22,23]。またradiosurgeryによる容積減少や閉塞の報告もあり[24]，今後の症例蓄積や長期成績の報告が期待される[3,6]。

Perimedullary AVFの治療としては，流入動脈のサイズ，流速，動静脈短絡部位などによって直達手術，血管内手術が選択されるが，両者を併用することもある。

Dural AVF は interdural space を走行し硬膜内の流出静脈に還流することがあるため，流入動脈の処置だけでは再発の可能性が残る。そのため根治を得るためには，硬膜内の逆流静脈側まで閉塞させる必要がある[25]。手術法については，直達手術，血管内手術いずれも有効である。血管内手術は高齢者や全身状態不良の患者へも施行可能であるが[3,9]，流入動脈から前・後脊髄動脈が分枝する場合や椎骨動脈から流入動脈が分岐する場合は，これら重要血管を閉塞する可能性があるため，適応となりにくい。また，塞栓率は直達手術では97～98%と高い一方，血管内手術では46～72%と報告されており，症例毎に検討する必要がある[6,26,27]。

Extradural AVF に対しても，直達手術と血管内手術いずれの治療も行われる。type b は多くの場合，硬膜外静脈叢が大きく拡大しており，直達手術では大量出血のリスクが高く，血管内手術の有効性が報告されている[6,21]。

6) 予後

脊髄血管奇形60例の自然経過では，痛み以外の症状出現後6カ月以内に，20%程が歩行不能もしくは歩行に松葉杖が必要な状態になり，歩行困難感を自覚後3年以内に，50%程が車椅子レベルか長期臥床レベルのADLへ低下すると報告されており[5,6]，無治療で経過観察すると進行性に症状が悪化しやすい[5,6]。

Intramedullary AVF の治療成績に関するメタアナリシスでは，AVM完全閉塞が直達手術で36～78%であるのに対し，血管内塞栓術では29～33%である。術後の神経症状は，直達手術で改善が57～77%，不変が8～31%，悪化が12～15%であるのに対し，血管内手術では改善が66～71%，不変が12～21%，悪化が13～18%と大きな違いはみられない。なお，本疾患は希少な症例である背景のもと，治療結果の良い症例の報告が多いため，上記治療成績へバイアスがかかっている可能性について著者らは注意喚起している[22,23]。

Perimedullary AVF の治療成績に関するメタアナリシスでは，AVF閉塞率が，直達手術後が88%であるのに対して，血管内手術が74%である。神経症状は直達手術後では，改善が68%，不変が24%，悪化が6%であり，血管内手術では改善が75%，不変が14%，悪化が11%である[6,17]。

Dural AVF の治療成績に関するメタアナリシスでは，硬膜内逆流への遮断に対する初回成功率は直達手術が97%であるのに対して，血管内手術が72%と直達手術が優る。歩行障害は術後改善が52～57%，不変が43～44%，悪化が0～4%であり，排尿障害は改善が21～26%，不変が74～79%，悪化が0%と歩行障害に比べ排尿障害の改善は乏しい傾向にある[6,27]。

Extradural AVF の閉塞率は直達手術，血管内手術共に80～90%程である。術後80～90%程が症状は改善し，3～9%程が悪化すると報告されている[6,10,11,21]。

2 脊髄梗塞（spinal cord infarction）

脊髄栄養血管の血流障害により生じる急性の脊髄障害，脊髄実質の壊死である[28,29]。急性脊髄障害の5～8%，全脳卒中の1.2%と稀な疾患である[28-30]。原因の多くは大動脈手術などによる血流遮断や大動脈疾患によるもので，その他脊髄血管奇形，外傷，膠原病，血液凝固異常など多岐にわたる[31,32]。

診断確定は時に困難である。通常，比較的急速に脊髄の脱落症状があり，MRIで髄内に障害レベルの一致する病巣を認め，他疾患が除外された場合診断に至る[29,31]。

診断にはMRIが有用だが，発症時にT2強調画像で脊髄梗塞が描出されるのは40～60%程度であり，決して万能ではない[29,32]。急性期のT2強調画像では，脊髄内の高信号と脊髄の軽度腫大を認める。1週間程度の亜急性期から慢性期では高信号がより限局し，脊髄の腫大は消失する。さらに亜急性期には脊髄内の梗塞部位に造影効果を認めることもある。脊髄梗塞の中には脊髄と同じ分節動脈の支配を受ける椎体の梗塞を合併することがあり，脊髄梗塞の間接所見として大切である。椎体梗塞は脊髄梗塞発症4日目以降に認められることが多い。拡散強調画像も診断に用いられるが，脊髄が構造上小さいため評価は時に困難で，T2 shine through などの問題もあり，依然多くの課題が残る[29,33]。

脊髄梗塞に対する確立した治療法はなく，二次障害や合併症予防が治療の主体となる。抗血小板剤は，動脈硬化性疾患の機序で発症したものには妥当であるが，大動脈解離などの大動脈疾患の合併のないことを事前に確認する必要がある。

脊髄梗塞は閉塞する血管や障害部位によって，動脈性梗塞（前脊髄動脈症候群，後脊髄動脈症候群）と静脈性梗塞へと分類されている[29,34]。以下に，前脊髄動脈症候群と後脊髄動脈症候群の特徴を記載する。

1) 前脊髄動脈症候群（anterior spinal artery syndrome）

脊髄梗塞の中で最も多い。前脊髄動脈の支配領域である脊髄前方2/3の障害により，急性に病巣の脊髄高位に応じた麻痺，温痛覚障害，膀胱直腸障害，性機能障害，起立性低血圧などの自律神経障害を呈するが，深部覚，触覚，振動覚が保たれ解離性知覚障害を呈する[29,31,35]。急性期は弛緩性麻痺となるが，数日から数週の経過で痙性麻痺となる。両側性が一般的だが，血管支配の関係で片側性の症状を呈することもある[28,29]。

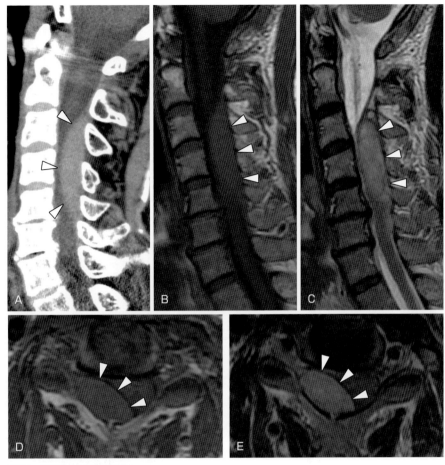

図5 硬膜外血腫（矢頭）
A. CT矢状断。B. T1強調画像，矢状断。C. T2強調画像，矢状断。D. T1強調画像，軸位断。E. T2強調画像，軸位断。

2）後脊髄動脈症候群（posterior spinal artery syndrome）

後脊髄動脈は側副血行路が発達しており，きわめて稀である。病巣部以下の深部覚，触覚，振動覚低下を認める。一般的には片側性だが，両側性のこともある[28,29,31)]。

3 脊髄出血性病変

1）脊髄硬膜外血腫（spinal epidural hematoma）（図5）

脊髄硬膜外血腫は，100万人に1人と比較的稀だが，近年MRIの普及と共にその報告が増えつつある。男女比が1.4：1と男性にやや多く，好発年齢は平均47.8歳（1〜90歳）で中高年以降に多い。過半数は原因不明のいわゆる特発性であるが，腰椎穿刺や硬膜外麻酔，外傷，手術などによるものや，硬膜外血管奇形，血液疾患による自然出血，抗血小板剤や抗凝固剤使用例などがあげられる。

出血源は硬膜外腔に存在する根動脈硬膜枝や，後内椎骨静脈叢の破綻によるものとされているが，後者については脊髄硬膜外の静脈系には静脈弁がなく，大静脈系より低圧であるために種々の動作により圧が上昇し，脆弱な血管から出血すると考えられている。

症状は，出血部位に応じた急激な痛みと，その後数時間から数日かけて続発する四肢麻痺や対麻痺，膀胱直腸障害であるが，時に片麻痺を呈することもあり，急性期脳梗塞との鑑別が必要となる。すべての高位に発生しうるが，頸胸椎と胸腰椎部にピークを持つ。多くは脊髄背側に発生するが，腹側例もある。

血腫が少ない場合は，局所の安静，ステロイド，グリセオールなどを用いた保存療法が行われるが，脊髄症状が顕著な場合には外科的な血腫除去が必要である[28,31,36,37)]。

2）脊髄硬膜下血腫（spinal subdural hematoma）（図6）

脊髄の硬膜下腔に出血し血腫が貯留する稀な疾患である。外傷に起因することが多いが，高血圧や妊娠，

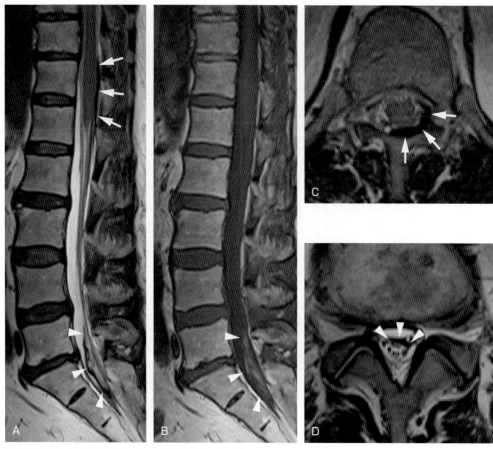

図6　硬膜下血腫（矢印）とくも膜下出血（矢頭）
　A．T2強調画像，矢状断．B．T1強調画像，矢状断．C．T2強調画像，Th12高位の軸位断．
　D．T2強調画像，L5高位の軸位断．

血液凝固異常，医原性（腰椎穿刺，硬膜外麻酔，脊髄手術），脊髄血管奇形，脊髄腫瘍，脳室腹腔シャント後，低髄圧症候群，慢性硬膜下血腫との合併や原因の特定できない特発性など原因は様々である．

　臨床症状は脊髄硬膜外血腫と類似し，初発症状としては背部痛が多く，その後運動知覚障害などの脊髄症状を呈するが，無症状のこともある．診断はCT，MRIでなされるが，CTでは脊髄硬膜外血腫との鑑別が困難なこともあり，MRIが有用である．治療方針も脊髄硬膜外血腫にほぼ準ずる[28,31,37,38]．

3）脊髄くも膜下出血（spinal subarachnoid hemorrhage）（図6）

　脊髄原発のものと頭蓋内くも膜下出血が脊髄くも膜下腔へ流入した二次性のものとがある．脊髄原発のものは全くも膜下出血の0.05〜0.6％と極めて稀である．くも膜下腔は脳脊髄液で還流されているため，血腫そのものが問題となることは少なく，出血を生じた原因疾患の治療が優先される．

　原因として外傷，腫瘍，血管奇形などの他に，血液疾患，抗凝固療法中のものや穿刺操作など医原性によるもの，原因不明のものなどがある．くも膜下出血をきたしやすい腫瘍としては，神経鞘腫，上衣腫，血管芽腫などが知られている．また前述のように，頭蓋頸椎移行部のdural AVFはくも膜下出血で発症するものもある．

　症状は出血様式により様々だが，突然の頸部痛，背部痛，腰痛などが多い．くも膜下腔への出血のみでは，髄膜刺激症状以外の神経学的異常所見がみられないことが多いが，血腫が脊髄や馬尾を圧迫することで運動知覚障害，膀胱直腸障害を呈することもある．治療は原因疾患に応じて行う[28,31]．

4）脊髄髄内出血（spinal intramedullary hemorrhage）

　脊髄実質内の出血で，脊髄出血（hematomyelia）とも呼ばれる．原因は脊髄血管奇形や髄内腫瘍であることが多いが，その他外傷，出血傾向（出血性素因，抗凝固療法，血液疾患）などがあり，診断が確定できず原因不明とされることもある．血管奇形ではintramedullary AVMやperimedullary AVFにvarixを伴うものが，腫瘍では海綿状血管腫，上衣腫，血管芽腫などが原因となりやすい．

症状は出血高位にもよるが，背部痛の後に対麻痺や四肢麻痺，感覚障害，膀胱直腸障害などで発症する．治療は，原因疾患に適した外科治療を行うが，原因不明の場合は，対症的に止血剤や浸透圧利尿剤，ステロイド剤を投与し，脊髄の二次損傷の予防に努める[28,31]．

IV　おわりに

脊髄血管障害について，脊髄血管解剖，脊髄血管奇形，虚血性疾患，出血性疾患に分けて解説した．これらは専門家でなくとも，時に日常診療で遭遇する可能性のある疾患である．本稿が，脊髄血管障害に携わる診療の一助になれば幸いである．

文献

1) 金景成, 井須豊彦：脊髄の手術解剖. NS NOW No. 14 27-34, メディカルビュー社. 2011
2) 小宮山雅樹：脊脈血管. 詳細版 脳脊髄血管の機能解剖 第2版. pp.507-548, 株式会社メディカ出版, 2012
3) 三好康之：脊髄血管奇形. 脳神経外科医のための脊椎脊髄疾患 診断と治療ガイド pp.219-232, メディカルビュー社, 2011
4) 山本勇夫：脊髄動静脈奇形　脳神経外科学体系11 脊椎・脊髄・末梢神経・自律神経疾患7：238-256, 中山書店, 2005
5) Flores BC, Klinger DR, White JA, et al：Spinal vascular malformations：treatment strategies and outcome. Neurosurg Rev 40：15-28, 2017
6) 高井敬介：脊髄動静脈奇形の自然経過と治療予後. 脊髄外科31（1）：28-34, 2017
7) 長内俊也, 飛騨一利, 浅野剛, ほか：脊髄AVMの分類と診断. 脊椎脊髄29（12）：1066-1071, 2016
8) Miyasaka K, Asano T, Ushikoshi S, et al：Vascular anatomy of the spinal cord and classification of spinal arteriovenous malformations. Interventional Neuroradiology 6：195-198, 2000
9) 矢野俊介：脊髄血管障害の診断・治療・手術手技. 脳神経外科エキスパート　脊髄・脊椎　ステップアップ編 pp.222-233, 中外医学社, 2009
10) Rangel-Castilla L, Holman PJ, Krishna C, et al：Spinal extradural arteriovenous fistulas：a clinical and radiological description of different types and their novel treatment with Onyx. J Neurosurg Spine 15：541-549, 2011
11) Kiyosue H, Tanoue S, Okahara M, et al：Spinal ventral epidural arteriovenous fistulas of the lumbar spine：angioarchitecture and endovascular treatment. Neuroradiology 55：327-336, 2013
12) Isu T, Iwasaki Y, Akino M, et al：Magnetic resonace imaging in cases of spinal dural arteriovenous malformation. Neurosurgery. 24（6）：919-023, 1989
13) 山口智, 武田正明, 栗栖薫：脊髄動静脈奇形の診断に必要な知見-脊髄硬膜動静脈瘻を中心に，基本から最新の画像診断まで. 脳神経外科速報26（4）；360-367, 2016
14) Saidane AM, Boddu SR, Tong FC, et al：Contrastenhanced time-resolved MRA for pre-angiographic evaluation of suspected spinal dural arterial venous fistulas. J Neurointerv Surg 7：135-140, 2015
15) Yamaguchi S, Takeda M, Mitsuhara T, et al：Application of 4D-CTA using 320-row computed tomography in detecting spinal arteriovenous fistulae：initial experience. Neurosurg Rev 36：289-96, 2013
16) Yamaguchi S, Takemoto K, Takeda M, et al：The position and role of four-dimensional computed tomography angiography in the diagnosis and treatment of spinal arteriovenous fistulaes. World Neurosurg 611-619, 2017
17) Gross BA, Du R：Spinal pial（Type Ⅳ）arteriovenous fistulae：a systematic pooled analysis of demographics, hemorrhage risk, and treatment results. Neurosurgery 73：141-151, 2013
18) Donghai W, Ning Y, Peng Z, et al：The diagnosis of spinal dural arteriovenous fistulas. Spine 20：E546-553, 2013
19) Aviv RI, Shad A, Tomlinson G, et al：Cervical dural arteriovenous fistulae manifesting as subarachnoid hemorrhage：report of two cases and literature review. Am J Neuroradiol 25：854-858, 2004
20) Zhao J, Xu F, Ren J, et al：Dural arteriovenous fistulas at the craniocervical junction：a systematic review. J Neurointervent Surg 8：648-653, 2016
21) Takai K, Taniguchi M：Comparative analysis of spinal extradural arteriovenous fistulas with or without intradural venous drainage：a systematic literature review. Neurosurg Focus 32：E8, 2012
22) Gross BA, Du R：Spinal glomus（Type Ⅱ）arteriovenous malformations：A pooled analysis of hemorrhage risk and results of intervention. Neurosurgery 72：25-32, 2013
23) Gross BA, Du R：Spinal juvenile（Type Ⅲ）extradural-intradural arteriovenous malformations. J Neurosurg Spine 20：452-458, 2014
24) Hida K, Shirato H, Isu T, et al：Focal fractionated radiotherapy for intramedullary spinal arteriovenous malformations：10-year experience. J Neurosurg Spine 99：34-38, 2003
25) 矢野俊介, ほか：脊髄動静脈奇形の手術. 脳神経外科速報12：1358-1365, 2010
26) Steinmetzu MP, Chow MM, Krishnaney AA, et al：Outcome after the treatment of spinal dural arteriovenous fistulae：a contemporary single-institution series and meta-analysis. Neurosurgery 55：77-87, 2004

27) Bakker NA, Uyttenboogaart M, Luijckx GJ, et al：Recurrence Rates After Surgical or Endovascular Treatment of Spinal Dural Arteriovenous Fistulas：A Meta-analysis. Neurosurgery 77：137-144, 2015

28) 藤沢弘範：脊髄血管障害. 脳神経外科医のための脊椎脊髄疾患 診断と治療ガイド. pp.233-242, メディカルビュー社, 2011

29) 佐藤慶史郎, 内山剛：脊髄梗塞. 脊椎脊髄 29（2）：103-106, 2016

30) Sandson TA, Freidman JH：Spinal cord infarction：Report of 8 cases and review of the literature. Medicine 68：282, 1989

31) 飛騨一利：脊髄病変. MB Orthop. 24（11）：179-190, 2011

32) 亀田知明, 土井宏, 川本裕子, ほか：脊髄梗塞14例の臨床像及び予後の検討. 脳卒中 32：351-356, 2010

33) 青木茂樹：脊髄梗塞の画像診断. 脊椎脊髄 21：993-996, 2008

34) Niino M, Isu T, Tashiro K：Nonhemorrhagic venous infarction of the spinal cord without spinal vascular malformation. J Neurol 246：852-854, 2016

35) 井上聖啓：脊髄梗塞の神経症状と鑑別診断. 脊椎脊髄 21：982-991, 2011

36) 國保倫子, 金景成, 菅原淳, ほか：特発性脊髄硬膜外血腫の治療経験. No Shinkei Geka 39(10)：947-952, 2011

37) 山本勇夫：脊髄梗塞, 脊髄の出血性疾患. 脳神経外科学大系11 脊椎・脊髄疾患, 末梢神経・自律神経疾患 pp.249-256, 中山書店, 2005

38) Kokubo R, Kim K, Mishina M, et al：Prospective assessment of concomitant lumbar and chronic subdural hematoma：is migration from the intracranial space involved in their manifestation? J Neruosurg Spine 20：157-163, 2014

VIII 脳卒中症候学

51 脳卒中の症候と診かた
52 脳梗塞の臨床
　　―大脳半球の血管閉塞症候群―
53 脳梗塞の臨床
　　―脳幹と小脳の血管閉塞症候群―
54 脳出血の臨床
55 くも膜下出血の臨床
56 脳卒中と精神症状
57 脳卒中後うつとアパシー
58 脳卒中とめまい
59 脳卒中と排尿障害
60 脳卒中とてんかん
61 血管性認知症
62 血管性パーキンソニズム

51 脳卒中の症候と診かた

福武 敏夫［亀田メディカルセンター脳神経内科］

I はじめに

　脳卒中の症候学には多面性がある．第一に，脳卒中の種類として，虚血性，出血性があり，それぞれに機序や原因による型別がある．本章では局在性が担保され症候がよく研究されている脳梗塞を主に取り上げる．第二に，症候の範囲として，年齢や性，職業，危険因子や背景疾患も含めるべきであるが，紙数の関係で触れられない．第三に，皮下出血斑などの全身的症候も大切であるが，本章では神経学的症候に限る．第四に，神経学的症候についても，発症時刻や急性度，進行性，再発性などを抜きに語れないし，第五に，急性期の症状なのか，発症後の遅発性の症状なのか，慢性期に現れる症状なのかなど，経過にまつわる特徴も大切である．第六に，一過性脳虚血発作（transient ischemic attack：TIA）や警告発作も病態機序や治療方針を考える上で重要である．第七に，MRI上の病変の大きさにまつわる問題点がある．小病変で特徴的な局在性症状を示す場合と半側空間無視（日本語としては半空間性無視が正しいが通常の用法に従う）など比較的大病変でなければ現れない症状がある他，島皮質限局病変のように外見上小病変であっても周辺の低灌流による症候の可能性がある場合がある．第八に，脳梗塞の場合，症候を解剖学的位置によって捉えるのか，支配血管の領域によって捉えるのかという問題があるが，本章では主に前者による．

　以上の多面性を踏まえた上で，本章ではまず，今や常識となっている脳梗塞の発症機序が臨床−病理学的にどのように解明されてきたかをミラー・フィッシャーの足跡をたどって「復習」する．これはMRI時代以前の物語であるが，脳卒中症候学がいかに形成されてきたかを学び，今後どのように整備していくかを考えるのに役立つだろう．その後に非典型的な症候（"stroke chameleons"）について概説し，最後に鑑別上重要な脳卒中と間違われやすい病態（"stroke mimics"）および慢性期の症候にも触れる．

II ミラー・フィッシャーの足跡をたどって[1]

　チャールズ・ミラー・フィッシャー（1913-2012；Charles Miller Fisher，以下CMF）は臨床−病理学的観察から脳梗塞の発症機序のすべてを解明したといっても過言ではない．すなわち心房細動と塞栓症，一過性単眼盲と内頸動脈疾患，ラクナ梗塞とラクナ症候群．しかも，抗凝固，抗血小板，頸動脈内膜剝離術などの治療に結びつけた．

　CMFは研修医としてモントリオール神経研究所に1カ月ローテーションした際に，ペンフィールドに認められて同所で3年間勤務した．その後，レイモンド・アダムスとデニー・ブラウンがいたボストン市民病院（2000床を有し，ハーバード医学校などと関連）を推薦され，1949年に着任した．

1 心原性塞栓症の発見

　着任した頃，神経病理学のチーフレジデントがホルマリン皮膚炎になり，CMFはすべての脳を切り出すことになった（平均1日3つ）．当時は伝統的に脳を垂直に切り出しており，脳底動脈網の連続的検索はされていなかった．3カ月後のある日に，9つの脳のうち「脳血栓症による」とされていた出血性大梗塞の脳が3つあり，切り出し前に脳底大血管を観察でき，血栓が存在しないことを発見した．3例とも心房細動の既往があり，全身検索にて脾臓・腎臓にも梗塞が存在していた．CMFは「これらは心臓からの塞栓によって梗塞をきたし，塞栓は溶けたか移動していったのだろう．出血性変化は閉塞血管が再開通したために生じたのだろう」と考えた．CMFとアダムスは連続800の剖検例を検討して何度も心原性塞栓の概念について論

文を書いたが，その都度却下された．当時は脳内血管に病理変化がない症例は血管攣縮によると固く信じられていたからであった．40年後になって，本当に同じ論文が塞栓症をテーマとする本の中で日の目をみた．

2 アテローム性大血管病の追究

心原性塞栓の論文が却下されて，CMFは頚部の内頚動脈に研究テーマをシフトさせた．ある左片麻痺患者の「脳卒中発症前に右眼の視力が失われていたのが奇妙だ」というコメントがきっかけだった．CMFは3週後に第二の患者に出会い，眼症状側の内頚動脈の閉塞を想定すればこれらの症例が説明できると考えた．その後，最初の患者を剖検することができ，炎症でもバージャー病でもなくアテローム硬化性による内頚動脈閉塞であることを見出した．CMFは100対の頚動脈の取り出しにより頚部内頚動脈疾患の概念を論文化した．この件は内頚動脈閉塞が脳梗塞の原因となるという点だけでなく，一過性単眼盲が内頚動脈狭窄により生じ脳梗塞の前兆となっている点，さらに脳梗塞の局在を示している点で重要な研究であり，短時間の発作は血管攣縮によると考えられていた時代における大発見であった．但し，この時点ではCMFは内頚動脈狭窄による脳梗塞の機序を動脈原性塞栓ではなく低灌流と考えていた．その後，CMFはモントリオール退役軍人病院において脳卒中患者の前駆症状の調査を行い，多くの患者が脳内大血管毎に異なる前駆症状を示していたことを学び，本格的脳卒中の発症前に治療介入ができるという考えにも到達した．

1) TIA (transient ischemic attack：一過性脳虚血発作) の概念

変動する臨床経過と無数の一過性症状を呈していた脳底動脈血栓症の患者において，CMFはヘパリンとクマチンの間欠的投与を試みた．投与中には一過性現象はみられなくなり，中止で再発することを見出し，この一過性現象は血管攣縮ではなく虚血機序によると結論し，TIAの概念を打ち出した．実際，6年後に病理解剖がなされ，脳底動脈中部のアテローム性閉塞が確認された．CMFは同じ神経症状を繰り返すTIAは塞栓性ではなく，動脈狭窄とそれに関連した低灌流によると述べたが，後に，単眼盲で運ばれてきた患者の眼底を覗き，小塞栓の存在をスケッチしている．

2) ラクナ梗塞-ラクナ症候群を解明

ラクナについては，20世紀初頭からFoixによって研究されており，ラクナは梗塞によると思われていたが，連続切片研究がなく，閉塞血管は証明されていなかった．CMFはパラフィン包埋を採用して初めてそれを可能にしたが，穿通枝の先端の内径が60μmくらいに狭窄し，そこに小さな血栓が存在することを見出すまでに15年を要した．CMFは連続剖検脳1,042例中に1つ以上のラクナを有する例が114例 (11%) あることを見出し，さらにラクナを有する患者のカルテの検索とその家庭医への問い合わせにより，すべての患者が高血圧か左室肥大などを有していたことを見出し，ラクナの80%が高血圧により生じるが，残りの20%は原因不明とした．

その後，多様なラクナ梗塞の臨床-病理関連が明らかにされていったが，そのためには，急性期に患者がきちんと診察されていること，長い生存期間の後に患者がCMFの下でケアを受け，亡くなり，解剖への同意が得られることが必要であり，さらに最初のラクナ梗塞後に別のラクナ梗塞が生じたり，高血圧性出血により梗塞部位が破壊されたりする困難さがあった．その中で最初に，純粋運動片麻痺と内包後脚梗塞との関連を示した．そして純粋感覚卒中と視床ラクナ梗塞，運動失調性不全片麻痺と橋底部 (上部1/3と下部2/3の接合部) のラクナ梗塞，構音障害・不器用な手症候群と橋梗塞の関係を示し，基本となる4つのラクナ症候群を提唱した．ラクナ症候群とはラクナ梗塞を予想させる臨床症状群であり，その後もCMFは次々に新たなラクナ症候群を発表した．最初のラクナ梗塞の剖検例から15年のうちに25例の症候性ラクナを検索し，穿通枝閉塞の機序として，①上述したアテローム＋血栓，②母動脈の入り口でのアテロームによる閉塞 (現在では分枝アテローム病と呼ばれる)，③母動脈の動脈壁解離，④著明な高血圧に関連した脂質の豊富な破壊性過程であるリポヒアリノーシスの4つを挙げ，さらに穿通枝にも母動脈も開存している場合は微小塞栓によるとし，ラクナの性質と原因に関する謎が解けたと述べた．

3) 脳卒中学の全領域に貢献

以上の他に，CMFは内頚動脈解離，脳底動脈閉塞症，4つの出血性症候群，脳動脈瘤破裂，可逆的脳血管攣縮などの病態機序を初めて明らかにし，一過性全健忘やone-and-a-half症候群，鎖骨下動脈盗血症候群などの症候概念も確立した．内頚動脈内膜剥離術 (carotid endarterectomy：CEA) は術前にCMFらの内頚動脈機序の論文を読んでいた外科医によりアルゼンチンで1952年に初めてなされた．CMFはCEAにより剥離された検体を精密に検査し，TIA，進行性血栓症，動脈原性塞栓 (現在のA-to-A機序)，完成梗塞，無症候性例などの存在も明らかにした．

表1 脳卒中の非典型的症状（"Stroke chameleons"）

▼非局在性症状
・神経精神症状
　右前頭葉/頭頂葉：せん妄・妄想など
　尾状核：無為（abulia）
　右前頭葉眼窩面・視床・側頭-頭頂葉：躁状態
　視床（左背内側核）：人格変化＋前頭葉症候
　前-中大脳動脈分水界：無言・保続（同語反復）
・急性錯乱状態
　右側頭葉・右下頭頂小葉・後頭葉（特に脳出血）：せん妄
　視床内側：錯乱・健忘
　脳梁：錯乱
　左側頭葉上面：感覚性失語・錯乱
・意識レベルの変化
　両側視床内側（傍正中動脈 [Percheron]）
　脳底動脈先端症候群
　もやもや病
■異常運動・けいれん
・異常運動
　基底核：舞踏運動，ジストニア，ヘミバリスム
　視床：振戦，けいれん様
　橋底部：強直性筋攣縮
・一過性身ぶるい動作（limb-shaking TIA）
　内頸動脈狭窄
・けいれん
　大梗塞・大出血
　脳静脈洞血栓症
・その他
　脳梁・前頭葉・後外側頭頂葉：他人の手症候群
　間脳・中心前回：限局的アステリキス（陰性ミオクローヌス）
　橋（ラクナ）：単独半顔面筋攣縮
　前頭葉・視床・橋底部：既存の本態性振戦の消失
■末梢神経系障害と類似の症状
・急性前庭症候群
　延髄背側（前庭神経核），小脳小節，小脳虫部，小脳片葉
　右側頭-頭頂移行部，右被殻
　前脈絡叢動脈：浮動性めまい・偏倚感
・他の脳神経麻痺
　動眼神経麻痺
　三叉神経
　顔面神経麻痺

　聴神経＋前庭神経障害：前下小脳動脈
　下位脳神経麻痺症候群
　舌下神経麻痺
・急性単麻痺
　皮質性手症候群：precentral knob
　　下垂手
　　下垂指
　皮質性足症候群：前大脳動脈，内包後脚後部
　　下垂足
・限局性（運動）感覚症候群
　手口感覚症候群：視床外側，橋，頭頂葉
　偽性尺骨神経麻痺：中心前回＋中心後回
　偽性橈骨神経麻痺：中心前回＋中心後回
・一側発汗過多（病変側の発汗低下）：島皮質・弁蓋部を含む大きな脳卒中，視床下部，脳幹，視床前核（ホルネル症候群を伴うとは限らない）
■非典型的症状
・単独構音障害：内包前脚，内包膝部，放線冠，橋
・単独構音-顔面神経麻痺症候群
・単独視覚異常
　アントン（Anton）症候群（盲とその否認）：両側後頭葉病変
　バリント（Balint）症候群（視覚性注意障害＋視覚性運動失調＋注視麻痺）：両側後頭-頭頂葉病変
　単独視野障害：外側膝状体，後頭葉
　複視：後頭葉
・失読・失書
・外国人アクセント症候群
・単独嚥下障害・喘鳴
・小字症：左の視床，被殻，前頭葉皮質下
・単独母指探し試験異常：橋内側毛帯，中心後回
■頭痛単独
・くも膜下出血
・脳静脈洞血栓症
・頸部動脈解離
・小脳梗塞
■脳画像所見陰性の急性神経症候群
・CT所見なし：くも膜下出血，脳静脈洞血栓症，頸部動脈解離，脳梗塞
・MRI所見なし：脳梗塞（特に脳幹梗塞）

III 非典型的脳梗塞（"Stroke chameleons"）

　脳卒中の代表的症状である急性の片麻痺や構音障害は素人でも分かることが多いし，ラクナ症候群など典型的症状も神経にある程度詳しい内科医なら分かる。しかし，手口感覚症候群を知らない医師もいて，救急受診した患者に向かって「CTなんか撮る必要はない」といって帰宅させてしまう事例があり，これはCTではなくMRIを撮らないと分からないので，笑えない逆説的な真理があった。ところが神経内科医でも時に見逃すことのある非典型的症状がいくつもある（表1）[2,3]。最近の総説では，脳卒中を脳卒中でないと過小評価する割合（"stroke chameleons"）は幅があるが2〜26％とされている[4]。これらのうち特に注意すべきもの（下線で示す）について解説する。

1 側頭葉梗塞

　単一の脳卒中が精神症状をきたすことは約3％と稀であるが，右半球病変（特に側頭-頭頂-後頭葉接合部）は精神症状や異常言動（せん妄）を惹起することが相対的に多い。会話の情動的側面を理解できなくなり（受容性失プロソディ），友人や家族の声を違っていると感じることがある。

　左上側頭回後面の梗塞では感覚性失語（Wernicke）が生じ，ジャーゴン状態や病態失認をきたして，急性せん妄と誤解されることが多い。患者自身は自分の状

表2 脳卒中と間違われやすい疾患・病態（"Stroke mimics"）

- けいれん（Todd麻痺）
- 頭痛〜片頭痛（特に前兆のある場合）
- 代謝性脳症，特に低血糖
- 失神
- 敗血症
- 心因性
- 脳腫瘍
- 頸髄障害，特に急性硬膜外血腫
- 橈骨神経麻痺
- 末梢性めまい疾患
- 一過性全健忘

態に対して相対的に無関心であったり，興奮して猜疑心が強くなったりし，被害妄想を示すこともある。

2 脳底動脈先端症候群と両側視床内側梗塞

脳底動脈の先端部は脳底動脈，左右の後大脳動脈と上小脳動脈の五叉路からなる特殊な部位であり，さらに後交通動脈を介して前方循環からの影響を受けている。この部に塞栓子が到達した場合，視床内側や中脳への灌流障害も生じ，意識障害や睡眠−覚醒サイクルの障害，幻覚などの神経心理学的異常，瞳孔や眼球運動の障害，四肢麻痺など多彩な症候が変動性に出現する。この変動の理由として，後方循環の障害により前方循環が優位となり，塞栓子が五叉路内で動くことが考えられる。意識障害に変動がみられうることから，代謝性脳症との鑑別が問題となるが，血圧や全身血液循環量の変動との関連が示唆的である。

後大脳動脈の P1 部からは視床内側と中脳吻側を灌流する穿通枝（傍正中動脈）が分岐するが，一側からの穿通枝が両側を支配する変異があり（Percheron の中心動脈），その閉塞により昏睡状態が出現することがある。回復しても記憶障害を主体とする高度のデメンチアが残る。一側ずつ灌流されている場合でも，特に左側の閉塞の時には過眠傾向のような意識障害で発症することがあり，一過性全健忘との鑑別を要する。

3 皮質性単麻痺

急性単麻痺（単独一側顔面もしくは上肢，下肢の脱力）はともすると脊髄〜末梢神経の障害と誤診される。

皮質性の手の単独麻痺は古典的ではあるが，稀と思われていた。しかし，Yousry ら（1997）が MRI 水平断像上で中心前回領域の中に逆 Ω 形の「手の領域」（"precentral knob"）を記載して以降，MRI 拡散強調像を基にした症例報告が相次ぎ，knob の中の詳しい体部位再現（外側が橈側，内側が尺側）や梗塞が中心後回に及んだ場合の偽性尺骨神経麻痺，偽性橈骨神経麻痺，さらに knob の正中寄りの病巣による単独肩麻痺なども知られるようになった。これらの症候の血管障害としての機序は同側内頸動脈アテローム病変からの A-to-A 機序が最も多く，稀に心原性のことがある。予後は比較的良好である。

下肢の単麻痺は前大脳動脈梗塞によって中心前回の内側面が障害されて生じることが多く，よく診察すると，同側の三角筋の軽微な脱力や同側下肢の感覚障害が捉えられることが多い。遠位優位の一側下肢麻痺，すなわち下垂足は末梢性に生じることが多い（腓骨神経麻痺）が，脳では前大脳動脈梗塞の他に皮質下性の内包後脚後部梗塞もありうる。この場合は，上肢に軽微な運動失調を伴うことがあり，ラクナ症候群の運動失調性片麻痺に入れられるが，CMF が一時提唱していたラクナ症候群 "homolateral ataxia and crural paresis"（同側性運動失調と下肢麻痺）に相当する。MRI 時代以前の CMF は病巣として内包後脚を有力視したものの病理検査で多発性の小梗塞のために特定できず，運動失調と片麻痺が同側に現れる例では橋のラクナ病変が証明されたので，運動麻痺の特徴的分布には触れず，運動失調性片麻痺に組み込んだものと思われる[1]）。

4 MRI 所見なし

MRI の拡散強調像は急性脳梗塞の同定に最も威力を有しているが，その感度は 83〜97％といわれる[2]）。特に小さなラクナ梗塞，脳幹病変，さらに NIHSS 低スコアの患者では偽陰性になりやすい。読影上のエラーも偽陰性とする因子である。これとは別にけいれん患者において，大脳皮質や視床枕に高信号が現れることがあるので，脳梗塞と即断しないように注意を要する。

IV 脳卒中と間違われやすい疾患・病態（"Stroke mimics"）

脳卒中の過小評価の一方で，脳卒中でない疾患を脳卒中と過大評価（"stroke mimics"）してしまうことも多い。最近の総説では 30〜43％にも及ぶという[4]）。具体的には表2のような疾患・病態がある。

V 脳卒中の慢性期

脳卒中では急性期に現れる症候だけでなく，慢性期になって問題となるいくつかの重要な症候がある。脳卒中後認知障害，中枢性疼痛（特に視床痛），脳卒中後うつ，遅発性けいれんなどである。本稿では紙数の関係で症候名を挙げるに留める。

VI おわりに

　脳卒中の症候学はCMFらによって本格的に創生され始めてまだ70年ほどの歴史しかないが，MRI拡散強調像時代になって飛躍的に発展してきた．CMF自身もCTスキャンやMRIの発見により，従来20年かかっていた概念形成が1年でできるようになったと述べている[1]．実際MRI拡散強調画像は新規病変を描き出すことができ，神経症候学の大きな武器になり，世界中の臨床医により数多くの報告がなされている．血管や血流，代謝状態を映し出せる画像機器や機能画像の発展によって，脳卒中の症候学はまだまだ進化の途上にある．大げさに言えば，概念形成には1日あればできる時代にある．その方策として，カプランによってまとめられた「フィッシャーの17のルール」[1]（和訳は筆者による）のうち，症候学的発見に関するものとして，(1) The bedside can be your laboratory. Study the patient seriously（ベッドサイドは君の研究場所だ．真剣に患者から学びなさい），(12) Write often and carefully. Let others gain from your work and ideas（論文を多くかつ入念に書きなさい．君の論文や発想から他人によく学んでもらいなさい），(17) Maintain a lively interest in patients as people（人間としての患者に対し強い興味を持ち続けなさい）を挙げておきたい．

文献

1) 福武敏夫：チャールズ・ミラー・フィッシャー：偉大なる観察者．Brain Nerve 66：1317-1325, 2014
2) Edlow JA, Slim MH：Atypical presentations of acute cerebrovascular syndromes. Lancet Neurol 10：550-560, 2011
3) 福武敏夫：神経症状の診かた・考えかた―General Neurologyのすすめ―，第2版，pp.320-355, 医学書院, 2017
4) Liberman AL, Prabhakaran S：Stroke chameleons and stroke mimics in the emergency department. Curr Neurol Neurosci Rep 17：15, 2017（doi：10.1007/s11910-017-0727-0）

52 脳梗塞の臨床
―大脳半球の血管閉塞症候群―

田川 皓一［長尾病院高次脳機能センター］

I はじめに

　脳梗塞により出現する神経症候は多彩である。本稿では，大脳半球の脳梗塞について，その臨床症候を概説したい。ただし，序文で述べたように，本書は，脳卒中症候学を詳細に論じることを目的に企画したわけではない。本書の姉妹版にあたる『脳卒中症候学』（西村書店 2010）[1]や『脳卒中症候学―症例編』（西村書店 2016）[2]において，脳梗塞の症候学に関して多くの解説を加えてきた。また，『脳血管障害と神経心理学』（医学書院）[3]や『画像からみた脳梗塞と神経心理学』（医学書院）[4]において，脳梗塞と神経心理学について述べてきた。今回はそれらの論文を要約したものである。『マスター 脳卒中学』と題した本書において，症候学の基本をマスターするために，また，脳卒中のマスターとしてふさわしい症候学の知識を整理するために，必要最低限の「脳梗塞の臨床」についての概説を試みることにした。本稿は脳梗塞の特殊な症候や稀な症候を紹介することが目的ではない。また，新しい文献を紹介することが目的でもない。

II 脳梗塞を理解するための基礎的事項

1 脳の動脈とその灌流域

　脳を灌流する動脈（図1-A〜D）は内頸動脈系と椎骨動脈動脈系の二つの系統に分けられる。
　内頸動脈は，眼動脈や前脈絡叢動脈を分岐した後，前大脳動脈と中大脳動脈に分かれる。前大脳動脈や中大脳動脈の基幹部からは多数の穿通枝が分岐しており，大脳基底核部や大脳白質部を灌流する。前大脳動脈の皮質枝は主として前頭葉内側部を灌流している。

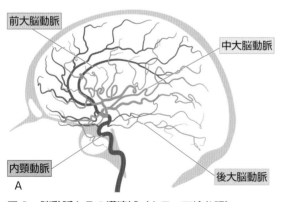 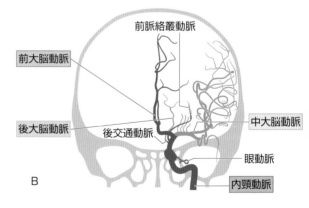

図1　脳動脈とその灌流域（カラー口絵参照）
A．脳動脈（側面像）
　脳動脈には多くのvariationが存在する。前大脳動脈では脳梁周囲動脈と脳梁辺縁動脈が明瞭に区別できる場合（本図はこのタイプ）と，明瞭に区別できない場合がある。中大脳動脈も主要な分枝が二分岐する（本図はこのタイプ）こともあれば，三分岐することもある。
B．脳動脈（正面像）
　前大脳動脈は大脳の内側部を走行し，中大脳動脈は大脳の外側部を灌流する。（次頁へ続く）

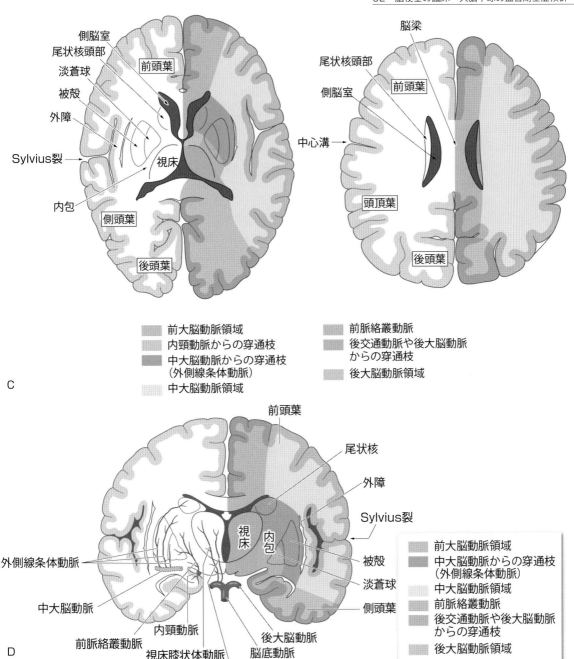

(続き　カラー口絵参照)
C．脳動脈の灌流域（水平断）
　　大脳基底核領域や視床のレベルと側脳室体部レベルの水平断における脳動脈の灌流域（支配領域）の模式図に示すが，境界域では個人差がみられる．動脈の灌流域は各動脈の灌流圧（perfusion pressure）によって変動する．脳深部動脈（主要脳動脈からの穿通枝や前脈絡叢動脈）の走行にも variation があり，その灌流域は個々人で差異がある．内包部の血流支配にも多くの深部動脈が関与する．内包後脚は主として前脈絡叢動脈が灌流するが，その上方部は中大脳動脈からの穿通枝である外側線条体動脈が灌流する．内包後脚の一部には後大脳動脈からの穿通枝である視床膝状体動脈が灌流している．内包膝部は内頸動脈から直接分岐する穿通枝が栄養することもある．内包前脚部は中大脳動脈からの外側線条体動脈が灌流するが，その下部は前大脳動脈からの穿通枝が灌流している．
D．脳動脈の灌流域（冠状断）と大脳深部の動脈
　　大脳深部での脳動脈の模式図と冠状断における主要動脈の支配領域を示す．脳動脈走行の variation や脳動脈の灌流圧などの変動により，個人差が存在するのは水平断と同様である．
（田川晧一『画像からみた脳梗塞と神経心理学』医学書院[4] 2015より引用）

なお、左右の前大脳動脈を結ぶ前交通動脈からも穿通枝が分岐しており、前脳基底部や脳弓などはその灌流域にある。中大脳動脈は前頭葉外側部や側頭葉、頭頂葉など大脳半球の広範な領域を灌流している。

2本の椎骨動脈は合流して脳底動脈となる。椎骨動脈や脳底動脈からは脳幹や小脳を栄養する多数の動脈が分岐する。脳底動脈は中脳の高さで2本の後大脳動脈に分岐する。脳底動脈の終末部や後大脳動脈の基幹部、あるいは、内頸動脈と後大脳動脈を結ぶ後交通動脈からは多数の穿通枝が分岐しており、視床や中脳などを灌流する。後大脳動脈の皮質枝は主として側頭葉内側部や後頭葉を灌流している。

脳動脈のvariationも考慮しておく必要がある。Willis輪の発達には個人差があり、後大脳動脈の起始部が細い場合や欠損している場合には、内頸動脈から後交通動脈を介して後大脳動脈へと直接分岐していることがある。このような分岐は胎児型の後大脳動脈とよばれており、内頸動脈の閉塞により同時に後大脳動脈領域の梗塞を生じることがある。また、内頸動脈を経由する栓子により後大脳動脈領域の塞栓を生じる可能性もある。

2　脳梗塞の発症機序と臨床カテゴリー

現在、世界的に広く使用されている脳血管障害の分類は、1990年にNINDS（National Institute of Neurological Disorders and Stroke）によって作成された"Classification of cerebrovascular diseaseⅢ"（CVD-Ⅲ）[5]である。そのなかで脳梗塞の発症機序と臨床的カテゴリーが解説されている。

1）脳梗塞の発症機序

脳梗塞は発症機序から、血栓性や塞栓性、血行力学性の脳梗塞に分類されている。

血栓性の脳梗塞は動脈硬化性を基盤として脳動脈が閉塞することによって発現してくる。塞栓性の梗塞は栓子により脳動脈が閉塞することによって生じてくる。栓子は心臓内や大血管の壁在血栓に由来することが多い。血行力学性の脳梗塞は脳動脈の主幹部に重度の狭窄や閉塞があるときに、脳灌流圧が高度に低下し、側副血行路による血流が十分でないと出現してくる。

2）脳梗塞の臨床的カテゴリー（臨床病型）

脳梗塞の臨床病型は、動脈硬化に基づくアテローム血栓性脳梗塞と心原性脳塞栓、ラクナ梗塞に分類されている。病態や治療を考える上で、臨床病型を明確にしておく必要があると思われるが、臨床的にはこれらのタイプに分類することができず、分類不能の脳梗塞とされる場合も多い。

アテローム血栓性脳梗塞が起こる過程は大きく二つに分けられる。第1のメカニズムは、動脈硬化性プラークが大きくなって血管内腔を閉塞し脳梗塞を生じてくる。第2のメカニズムは、血栓やプラークの断片が塞栓源となり脳塞栓を生じる。この場合は動脈原性脳塞栓であり、アテローム血栓性脳塞栓とよばれている。

心原性脳塞栓は心原性、ないしは経心性の塞栓によって脳動脈が閉塞した場合をいう。

ラクナ梗塞は大脳の深部の小さな穿通動脈領域に生じる小病巣の臨床病型として分類されている。穿通動脈は脳内の主要動脈から分岐し、大脳半球の深部白質や灰白質、脳幹を灌流する。血栓や塞栓によって血流が途絶すると、灌流域に限局した梗塞を生じてくる。

3　脳動脈の側副血行路

脳動脈の閉塞による梗塞巣の拡がりは側副血行路の発達に大きく左右されることになる。

臨床的に重要な脳の側副血行路は、①Willis輪、②脳表を介するleptomeningeal anastomosis（軟膜吻合）、③内頸動脈系と外頸動脈系の血行路である。

左右の内頸動脈系と椎骨動脈系にはそれぞれ後交通動脈を介する吻合があり、前大脳脈間には前交通動脈による吻合がある。これらの交通動脈により脳底部で輪状の吻合を形成することになり、Willis（動脈）輪とよばれている。Willis輪にはvariationがあり、いつも作動するとは限らないが、脳動脈閉塞に伴う重要な側副血行路となることも多い。

中大脳動脈と前大脳動脈の間や中大脳動脈と前大脳動脈の間には脳表を介する動脈の吻合があり、leptomeningeal anastomosisとよばれている。血流は脳動脈の灌流圧に左右されるので、常に血流が存在しているわけではないが、脳動脈の閉塞に伴って作動する。この吻合は梗塞巣の拡がりに大きな影響を及ぼしてくる。

また、内頸動脈系と外頸動脈系にも副血行路をみることがある。

4　脳梗塞の臨床統計

急性期であればCTでX線高吸収域として確実に診断できる高血圧性脳出血の臨床統計は比較的集計しやすいと思われる。事実、脳出血例の連続例からその病巣部位別頻度を検討した多くの臨床報告がある。

一方、脳梗塞の全体像を数字として表現するにはかなりの困難さがある。ひとくちに脳梗塞といっても発症機序がさまざまであり、動脈硬化に基づくアテローム血栓性脳梗塞と心原性脳塞栓、ラクナ梗塞では病態生理は異なってくる。その臨床カテゴリーを考えることなく脳梗塞として臨床統計を出す意味について吟味

する必要がある。しかし，臨床病型別の統計はデータベースの改善により明確にされてきている。また，補助診断の充実により，病型分類の質も格段に向上しているものと考えられる。しかし，補助診断を駆使しても診断が必ずしも容易ではない症例もあり，分類不能の脳梗塞とされる場合も多い。

わが国では，1999年に厚生科学研究費による脳卒中急性期データベース構築研究（Japan Standard Stroke Registry Study, JSSRS　主任研究者：小林祥泰）[6]が開始され，その成果が続々と報告されている。

2013年までの集計である「脳卒中データバンク2015」[7]では，全対象例95,844例でみると，脳梗塞は72,777例（75.9％）で，脳出血は17,723例（18.5％），くも膜下出血は5,344例（5.6％）であった。脳梗塞でサブタイプをみると，アテローム血栓性脳梗塞が33.2％（アテローム血栓性梗塞26.8％とアテローム血栓性塞栓6.4％），ラクナ梗塞が31.2％，心原性脳塞栓が27.7％で，その他の梗塞が8.0％であった。

なお，2007年度までの集計である「脳卒中データバンク2009」[8]では，脳梗塞33,953例でサブタイプをみると，アテローム血栓性脳梗塞（アテローム血栓性梗塞とアテローム血栓性塞栓を含む）33.3％，ラクナ梗塞が31.9％，心原性脳塞栓が27.0％であった。その他の梗塞は7.2％であった。両者の集計を比較しても，サブタイプ別に大きな差異はなかった。

脳梗塞の閉塞血管別の臨床統計には種々の制約がある。日常臨床の場で脳動脈の閉塞部位が必ずしも明らかにされているわけではない。また，脳梗塞の臨床病型が異なると一緒に集計することの意義も曖昧なものとなることであろう。臨床病型を考慮することなしに，脳動脈灌流域別に脳梗塞として臨床統計を出す意味については吟味する必要がある。脳塞栓では栓子はしばしば移動する。内頸動脈の塞栓症も検討時期が遅くなると中大脳動脈の閉塞として見出されるかもしれない。中大脳動脈の基幹部の閉塞も皮質枝の閉塞へと姿を変えるかもしれないし，完全に再開通を生じているかもしれない。閉塞部位とその梗塞巣の拡がりから，以前はもっと近位側に栓子が存在したものと推測することができても，急性期の正確な閉塞部位の同定はなかなか困難となる症例もある。

しかし，臨床の現場では脳梗塞の頻度を主要な脳動脈別に把握しておくことも必要と考えられるので，いくつかのデータを紹介しておきたい。

脳梗塞で最も頻度が高いのは中大脳動脈領域である。KaseとMohr[9]によると，脳塞栓症の82％は中大脳動脈の基幹部か分枝の閉塞であった。また，後大脳動脈領域の閉塞は9％，椎骨脳底動脈系の閉塞は7％であった。前大脳動脈は数％に過ぎない。

Lausannne Stroke Registryによる初回脳血管発作1,000連続例[10]で部位別頻度が検討されている。なお，対象例中，脳梗塞は891例（89.1％）で，脳出血が109例（10.9％）であった。複数の領域に存在する26例を除くと脳梗塞は865例となる。この865例で梗塞部位をみると，内頸動脈領域が609例（70.4％）で，椎骨脳底動脈領域が233例（26.9％）であった。後大脳動脈領域は椎骨脳底動脈領域に含まれている。中大脳動脈と後大脳動脈の境界領域の梗塞が23例（2.7％）であった。この境界域梗塞は内頸動脈における主幹動脈病変と考えられるが，血管の閉塞部位でみた臨床統計はない。内頸動脈領域の梗塞例でみると，中大脳動脈領域の梗塞は581例（67.2％）であった。その内訳は全灌流域が77例（8.9％）で，穿通枝領域のみが193例（22.3％），皮質枝領域のみが311例（36.0％）であった。前大脳動脈領域の梗塞は20例（2.3％），内頸動脈灌流域の広範な梗塞は8例（0.9％）であった。椎骨脳底動脈領域の梗塞例でみると，脳幹梗塞が113例（13.1％），小脳梗塞が17例（2.0％），後大脳動脈領域の梗塞が83例（9.6％）で，この領域の多発性の梗塞が20例（2.3％）であった。この成績を参考に脳梗塞を部位別にみると，内頸動脈閉塞を含む中大脳動脈系の梗塞が約70％で，後大脳動脈領域が約10％，前大脳動脈領域が約2％，後大脳動脈系を除く椎骨脳底動脈系が約15％程度であるといえよう。

その他いくつかの報告例を参考にすると，中大脳動脈系の梗塞の頻度が圧倒的に高率で75〜80％程度，後大脳動脈や椎骨脳底動脈の梗塞がそれぞれ10％程度，前大脳動脈系の梗塞は5％以下ということになろう。

III　脳梗塞の臨床

1　内頸動脈とその分枝

1）解剖学

内頸動脈は眼動脈や前脈絡叢動脈を分岐し，前大脳動脈と中大脳動脈とに分かれる。本動脈の閉塞ではこれらの動脈灌流域の神経脱落症候が出現しうるが，一般には中大脳動脈領域の症状を呈することが多い。しかし，内頸動脈閉塞症における梗塞巣や神経症候は，その閉塞機序により大きく異なってくる。

内頸動脈閉塞症を考えるとき，①突発完成型の塞栓性の閉塞か，動脈硬化性病変を基盤とし徐々に閉塞する血栓性閉塞か，②閉塞部位は起始部か，本幹部か，終末部か，あるいは前脈絡叢動脈の分岐部より近位部か，遠位部か，などを知ることが重要である。さらに，③閉塞に伴う側副血行路の発達により異なってくる病態生理や梗塞部位を把握することが重要である。

2）塞栓性閉塞と血栓性梗塞
① 塞栓性閉塞

内頸動脈閉塞症による梗塞巣は，その閉塞機序により大きく異なってくる。心原性塞栓では，Willis 輪を介する側副血行路の発達が不良な場合，しばしば大脳半球に広範な梗塞をきたし重篤な経過を示す（**図 2-A**）。急性期には著明な脳浮腫を伴い midline structure の対側への偏位を認め，意識障害をきたしてくる。脳ヘルニア症状をみることもあり，病巣を向く共同偏倚をみる。さらに，内頸動脈閉塞により梗塞を生じた領域の神経脱落症状を生じることになる。梗塞部位は前大脳動脈と中大脳動脈の両領域を含む広範な梗塞のこともあれば，中大脳動脈領域に限局していることもある。

基本的な病像は，要素的な障害として対側の片麻痺や感覚障害で，病巣が頭頂葉へと拡がっていれば，対側の下四半盲をみる。広範な大脳半球病巣を伴えば，左半球損傷では失語症，右半球損傷では左半側空間無視が出現する。さらに，梗塞を生じた領域の障害に由来する種々の神経脱落症状を生じることになる。右半球病巣が広範であれば，左半側空間無視とともに，左片麻痺を否認する Babinski 型の病態失認を呈してくる。

② 血栓性閉塞

内頸動脈の血栓性閉塞では塞栓性と比較し閉塞が徐々に進行するために，梗塞巣は側副血行路の発達の程度によりさまざまな分布を示すことになる。

内頸動脈が閉塞しても，Willis 輪を介する側副血行路を中心として脳血流が維持されるようであれば，症状を呈することもない。この場合，MRA や頸部超音波検査などを実施することにより，偶然発見されることになる。

側副血行路の発達により梗塞部位はさまざまに異なってくる。中大脳動脈の穿通枝領域に限局した梗塞のこともあれば，穿通枝領域と皮質枝領域のこともあるし，皮質枝領域のみの梗塞のこともある。障害される皮質枝領域もそれぞれの症例で異なってくる。また，その障害部位に応じた神経症候を呈してくることになる。

血栓性の内頸動脈閉塞症における特徴ある梗塞所見は境界域梗塞である。表層型と深部型の境界域梗塞に分類できる。表層型の境界域梗塞は前方と後方の境界域梗塞に分けるが，両領域に梗塞をみることもある。前方型の境界域梗塞では前大脳動脈と中大脳動脈の境界域の前頭葉に梗塞が出現してくる。後方型の境界域梗塞では中大脳動脈と後大脳動脈の境界域に梗塞が認められる（**図 2-B**）。左半球損傷でみると，境界域梗塞の梗塞では超皮質性失語が出現してくることがある。前方型の境界域梗塞では超皮質性運動性失語，後方型の境界域梗塞では超皮質性感覚性失語をみることが知られている。ただし，境界域に梗塞があれば，常に失語症が出現してくるというわけではない。左の内頸動脈や中大脳動脈の塞栓性閉塞により出現する典型的な Broca 失語や Wernicke 失語の発現機序とは趣を異にするものであり，中大脳動脈閉塞症の失語症の項で，対比させながら解説することにする。

深部型の境界域梗塞は大脳の深部白質に出現してくる。穿通枝と皮質枝の最末梢部である髄質動脈の境界域に相当する。片麻痺や感覚障害に加え，左では重度の失語症，右では半側空間無視を伴うことがある。これらの皮質症状を伴う場合，CT や MRI でみる形態学的病巣は大脳白質部に限局しているようにみえても，脳循環代謝は大脳皮質部も含んで高度に低下しているものと考えられる。

表層型の境界域梗塞は分水嶺梗塞ともよばれている。しかし，深部型の境界域梗塞は分水嶺梗塞ではない。

3）内頸動脈閉塞症の症候学

内頸動脈は眼動脈や前脈絡叢動脈を分岐し，前大脳動脈と中大脳動脈とに分かれる。本動脈の閉塞ではこれらの動脈灌流域の神経脱落症候が出現しうる。また，塞栓性の梗塞か，血栓性の梗塞かにより臨床症候の趣が変わってくる。前大脳動脈や中大脳動脈の領域の障害による症候はそれぞれの項で解説することにする。

① 内頸動脈閉塞症に伴う非特異的な症候

内頸動脈閉塞症では閉塞側の慢性的な乏血状態が続くことになる。そのための脳機能低下により徐々に知的機能の低下が進行することがある。診断基準を満たせば血管性認知症と診断することも可能であろう。急性に発症する卒中型（apoplectic type）の塞栓性の内頸動脈閉塞症に対して，緩徐進行型（slowly progressive type）の内頸動脈閉塞症とよばれることもあった。本動脈閉塞症では進行性に知的機能低下を示す一群が存在することにも留意したい。この場合，症候の進行を予防するために適応症例を選択して各種血行再建術が実施されることになる。

② 眼動脈の障害や眼症状

眼動脈を分岐する前で閉塞すると，一側性の視力障害を呈することがある。

血栓が眼動脈を経由して網膜中心動脈へと至ると，一側の失明をきたすことがある。一過性黒内障とよばれている。内頸動脈の起始部の狭窄性病変を基盤とした microembolus によって引き起こされる。内頸動脈系の一過性脳虚血発作を示唆する所見として重要な症状である。

内頸動脈閉塞による慢性的な眼動脈の虚血により網膜症や血管新生緑内障などの ischemic oculopathy を

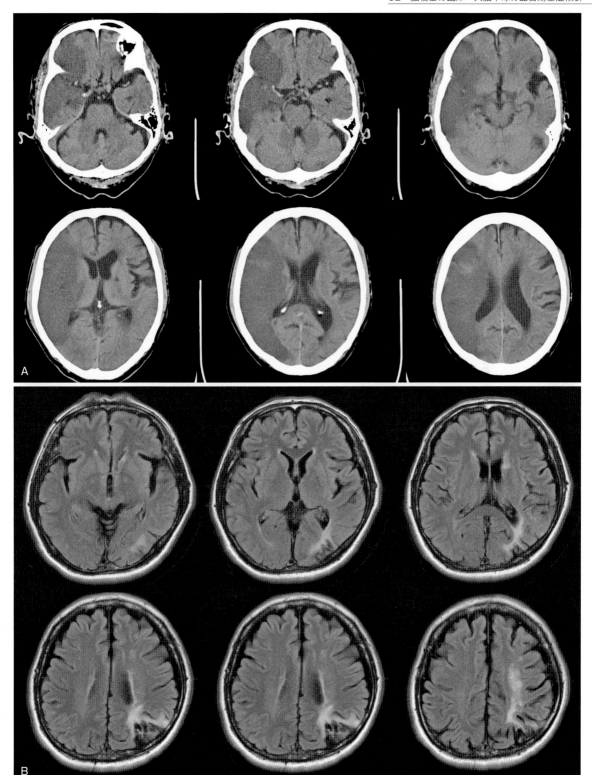

図2 内頸動脈閉塞症
A．右内頸動脈閉塞症。82歳，男性，右利き。CTで右中大脳動脈領域に広範な梗塞を認める。前脈絡叢動脈領域にも梗塞をみることから，前脈絡叢動脈を分岐する前で内頸動脈が塞栓性に閉塞したものと診断した。
B．左内頸動脈閉塞症。54歳，男性，右利き。MRI FLAIR画像で後方部の境界域梗塞をみる。ごく軽度の不全片麻痺と超皮質性感覚性失語を呈した。MRAでは左の内頸動脈に閉塞を認め，SPECTでは頭頂葉後部を中心に左半球に広範な脳血流の低下を認めた。

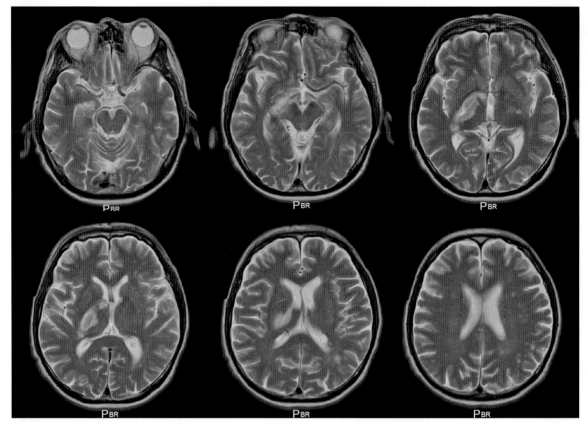

図3 右前脈絡叢動脈領域の梗塞
62歳,男性,右利き。左の片麻痺や感覚鈍麻で発症し,軽度の左半側空間無視を認めた。MRI T$_2$強調画像で右の前脈絡叢動脈領域に梗塞を認めた。梗塞巣は内包後脚や中脳,扁桃体,視床前内側部へと拡がっていた。

みることもある[11]。

③ 前脈絡叢動脈閉塞症

前脈絡叢動脈は内頸動脈より分岐し,視索や淡蒼球の内側部,大脳脚の一部や扁桃体の外側部,内包後脚,外側膝状体の外側部,視放線などを灌流しながら脈絡叢へと至る[12,13]。視床の腹前外側部や視床下核,視床枕を栄養することもあるし,内包膝部や海馬前半部,鉤,側脳室下角の放線冠部などを灌流することもある[12,13]。しかし,本動脈には後脈絡叢動脈や他の動脈との吻合もあり,灌流域は個々人で異なってくる。したがって,本動脈の閉塞により出現する梗塞巣は個々の症例で異なってくることになる。

画像診断でみると,多くは内包後脚に棒状の梗塞巣を認め,それを中心に個々の灌流域に拡がる梗塞をみる(図3)。なお,内包では後脚の後2/3,とくにその下部を栄養する。一方,中大脳動脈の穿通枝である外側線条体動脈は内包後脚の前1/3から内包膝部にかけて灌流しているが,主として内包上部を栄養する。図3に紹介した症例は,62歳,右利きの男性で,左の片麻痺や感覚鈍麻,軽度の左半側空間無視で発症した。MRI T$_2$強調画像で右の前脈絡叢動脈が灌流する内包後脚や中脳,扁桃体,視床前内側部に梗塞巣を認めた。

なお,MRAで右内頸動脈の閉塞を確認した。

前脈絡叢動脈領域の梗塞は,対側の片麻痺や感覚障害,同名性半盲を三主徴とし,前脈絡叢動脈症候群とよばれることもある。また,Abbie症候群やMonakow症候群[14]として紹介されている。しかし,本動脈の閉塞により三主徴が常に揃って出現してくるわけではない。視野障害は外側膝状体の外側部の障害により対側の同名性半盲をきたすといわれているが,その障害部位によっては,四半盲を呈することもある。また,本動脈閉塞に伴い種々の神経心理学的症候が出現してくることもよく知られており,右の前脈絡叢動脈閉塞症ではしばしば,左半側空間無視が出現してくる[15,16]。

2 前大脳動脈とその分枝

1) 解剖学

前大脳動脈は内頸動脈から分岐し主として大脳半球内側面を灌流する。前交通動脈までの部分が近位部(A1)で,それ以降を遠位部とよんでおり,A2からA5までに分類されているが,実用性には乏しい。

前大脳動脈からの穿通枝は内側線条体動脈とよばれる。その最大の分枝はHeubner動脈である。これらの内側線条体動脈は尾状核頭部,被殻や淡蒼球の前部,

内包前脚などの主として下部を灌流している。なお、前交通動脈からも多数の穿通枝が分岐しており、前交連や視交叉、脳弓、前脳基底部などを栄養している。これらの穿通枝が灌流する領域は、中大脳動脈や後大脳動脈からの穿通枝や前脈絡叢動脈などからの分枝により複雑に灌流されており、各動脈の分布域は個々人により種々に変化しうるものである。

前大脳動脈は遠位部で脳梁周囲動脈と脳梁辺縁動脈に分岐する。しかし、明瞭に区別できないこともある。

脳梁周囲動脈は脳梁の上を走行し脳梁膨大部から第三脳室の脈絡叢に至る。脳梁辺縁動脈は帯状回に沿って走行する。前大脳動脈から直接に、あるいは脳梁周囲動脈や脳梁辺縁動脈の分枝として、眼窩前頭動脈や前頭極動脈、前内側前頭動脈、中内側前頭動脈、後内側前頭動脈、傍中心動脈、上内側頭頂動脈、下内側頭頂動脈などが分岐している。その灌流部位は大脳半球内側部の上前頭回や帯状回、傍中心小葉、楔前部、前頭葉内側下部の直回、上前頭回眼窩部、眼窩回、嗅球、嗅索などである。

脳梁は主として脳梁周囲動脈より栄養されている。脳梁の"吻"と"膝"、中心部の"幹(体部)"はこの灌流域にある。なお、後方の"膨大部"は後大脳動脈の分枝である脳梁枝の灌流域にある。

前大脳動脈閉塞症による梗塞巣は、対側の前大脳動脈近位部や前交通動脈の発達程度により修飾を受ける。もしも対側の前大脳動脈近位部から前交通動脈を介して十分な血流の供給があれば、前大脳動脈の近位部で閉塞しても症状は目立たないことがある。しかし、対側の前大脳動脈が低形成で前交通動脈を介し、対側の前大脳動脈領域を灌流している状態で閉塞すると、閉塞側のみならず対側の前大脳動脈領域にも広範な梗塞を生じることもある。

2) 前大脳動脈閉塞症

前大脳動脈閉塞症では、中心回領域の内側部の損傷による下肢に強い対側の片麻痺や感覚鈍麻、前頭葉内側部の損傷による強制把握などがよく観察される症候である。左の損傷では、発語の発動性の低下を主徴とする超皮質性運動性失語や高次の運動障害としての道具の強迫的使用、他人の手徴候、使用行動などをみることもある。前頭葉眼窩面や帯状回の損傷では、意欲の低下や精神症候、前頭葉症候などをみることがある。

内側線条体動脈の灌流域に限局した梗塞は稀であり、症候学的な分析が進んではいないが、大脳基底核や内包前脚を損傷することで、精神症候や前頭葉症候を生じることもあろう。なお、脳梁離断症候群として左手の失行や失書をみることがある。

図4に左の前大脳動脈閉塞症の1例を紹介する。症例は69歳、右利きの男性で、下肢に強い軽度の右不全片麻痺で発症した。当初、発話の発動性が低下し、超皮質性運動性失語を呈していた。また、右の強制把握や左手の失行と失書を認めた。CTにて左の前大脳動脈領域が灌流する前頭葉内側部や脳梁に塞栓性梗塞をみた。

① 運動麻痺

中心前回(運動野、Brodmann 4野)は随意運動の中枢である。その前方に運動前野(Brodmann 8野、6野)が存在する。前大脳動脈が支配する前頭葉内側面で運動野が障害されると、下肢の運動麻痺をきたしてくる。通常、前大脳動脈閉塞症では下肢の運動麻痺が目立ってくる。

皮質性運動障害で内包型や脳幹型の片麻痺を呈することは稀であると考えられる。しかし、前大脳動脈領域に広範な梗塞を生じた前大脳動脈閉塞症では、ときには下肢優位とはいえない対側の片麻痺を呈してくることもある。Bogousslavskyらは対側の運動麻痺を呈した26例中7例は顔面や上肢、下肢にほぼ同程度の麻痺を呈していると報告している[17]。梗塞巣が中大脳動脈との境界域へ拡大した状態で、すなわち、大脳半球穹窿部で中心前回の外側部にも血流障害が及んでいる可能性、あるいはその皮質下に障害が及んでいる可能性を考慮すべきであろうか。

前大脳動脈領域の梗塞では片麻痺とともに麻痺側の失調症状についての報告もある[17]。

Homolateral ataxia and crural paresis を呈してくることもある[18]。運動麻痺は下肢に強く、失調症状は上肢に目立っていた。下肢の麻痺は中心前回の下肢領域の障害によるものであるが、失調症状は前頭-橋路の障害によって出現してくるものと考えられている。なお、homolateral ataxia and crural paresis はラクナ症候群の一型として報告されてきた概念である。その後、下肢優位の麻痺にはとらわれない ataxic hemiparesis なる概念も報告されている。

両側の前大脳動脈領域の梗塞により、対麻痺をきたす可能性がある。脊髄性の対麻痺(paraplegia)とは異なる大脳性の対麻痺であり paraplegia と区別して、diplegia とよばれたこともある。

② 感覚障害

中心後回の内側面は前大脳動脈の灌流域である。その障害により、対側の下肢に皮質性の感覚障害が出現してくる。

③ 運動の高次脳機能障害(行為と行動の障害)

前大脳動脈領域の梗塞では、運動連合野の障害による多彩な高次脳機能障害としての運動障害も出現してくる。なお、この場合、同時に障害される可能性がある脳梁の損傷の有無についても考慮しておきたい。

前頭葉損傷による行為障害は抑制機能の障害として出現する抑制解放現象としてとらえられる症状と運動

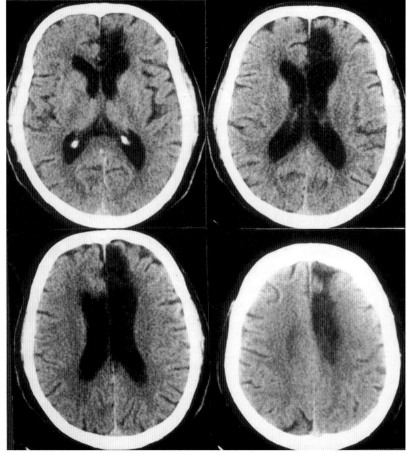

図4 左前大脳動脈閉塞症
69歳, 男性, 右利き。下肢に強い軽度の右不全片麻痺で発症。当初, 超皮質性運動性失語を呈した。右の強制把握や左手の失行と失書を認めた。CTにて左の前大脳動脈領域が灌流する前頭葉内側部や脳梁に塞栓性梗塞をみた。

の開始や維持など運動の遂行過程の障害による症状に分けることができる。

病的把握現象は把握反射 (grasp reflex) と本能性把握反応 (instinctive grasp reaction) に分けることができる。通常, 前頭葉内側面の障害により抑制解放現象として対側に出現してくる。把握反射は手掌への触覚刺激により誘発される把握運動であり, 本能的な探索行動を伴うものを, 本能性把握反応とよんでいる。

道具の強迫的使用は物に触れたり, 物が目に入ったりすると, 本人の意志とは関係なしにそれを使用してしまう現象である[19]。本現象は右手に出現し, 左手はその行為を制止しようとする。左の前頭葉内側部と脳梁膝の病巣で出現する。

使用行動や模倣行動, 環境依存症候群は, 環境依存型の異常行動である。

使用行為とは道具を前に置くと, 命令されないのにそれをつかみ使用してしまう現象である。強迫性はなく, 命令による抑制が可能である。検者の動作を模倣する現象は模倣行動とよばれている。模倣行動や使用行動は脳血管障害により出現することは稀と思われる。究極の環境依存型の症候は環境依存症候群であり, 日常生活場面でみられる外的刺激に即応して行動してしまう現象である[20]。脳血管障害による環境依存症候群の報告は少ない。

他人の手徴候 (alien hand sign) は右の前頭葉病変により左手に生じる症状で, 左手を他人の手のように不随意に無目的に動かす現象である[21,22]。責任病巣は右の前頭葉内側部と脳梁に想定されている。ただし, 他人の手徴候は発表者により解釈に差異があり, 名称の問題を含めて多くの議論があることを承知しておきたい。

右手の随意的な運動に対して, 左手が患者の意志とは裏腹に非協力的な動きをしたり, 反対の動きをとることにより, 運動が中断したり遂行できなくなったりする現象を拮抗性失行とよんでいる[23]。責任病巣として脳梁の膝や幹の病巣と両側の前頭葉内側部, とくに

帯状回の障害が重視されている．本症は脳梁の切断術後にも起こっており，脳梁損傷のみでも出現しうる症候と考えられている．

以上，述べてきた行為障害は抑制機能の障害として出現する抑制解放現象として説明されているが，運動の開始や遂行過程での障害と位置づけられる症候もある．

前大脳動脈閉塞症では，種々の原因で歩行障害が出現してくる．下肢の運動麻痺に基づく歩行障害もあれば，前頭葉性失調に由来する失調性の歩行障害によるものかもしれない．それとは別に歩行失行という概念もある．すくみ足を特徴とし，足が床に張りついたようになり，第一歩がなかなか踏み出せない．すくみ足はParkinson病に代表される錐体外路疾患によくみられる症状で，大脳基底核の障害により出現してくる症状であるが，同様の症状が脳梗塞においても出現してくることがある．失行とよぶべきか，否かは別として，このような状態が前大脳動脈閉塞症で記載されている．本症の責任病巣として補足運動野の重要性が報告されている[24]．病巣は両側性のことが多いが，一側性のこともある．

④ 失語症

超皮質性運動性失語とは，復唱は保たれているが，発語は非流暢で発話の発動性に乏しく，自分から話しかけてくることが少なくなることを特徴とする失語症である．本症の責任病巣は，左の前頭葉でBroca領野の周辺部，あるいは，補足運動野や近傍の運動前野の中部や上部に存在すると報告されている．補足運動野は前大脳動脈領域に存在するため，前大脳動脈閉塞症により，超皮質性運動性失語が出現してくることもある[25,26]．

なお，本失語型は内頸動脈の主幹部のアテローム血栓性梗塞による中大脳動脈と前大脳動脈の境界域梗塞によっても出現してくる．この場合内頸動脈の主幹部病変が存在しているが，当然，前大脳動脈領域にも循環障害は存在していることになる．

⑤ 意識障害，精神症候

帯状回前部の障害では発動性の低下が生じるといわれている．最も顕著な例は両側損傷による無動性無言（無動無言症）であろう[27]．無動性無言は，視床や視床下部，脳幹の網様賦活系の障害と前頭葉で帯状回や脳梁などの障害により出現してくる．後者の病巣によるものが前頭葉性の無動性無言であり，脳幹障害による網様賦活系の障害による場合と比較すると，意識は清明でありながら発動性の低下や運動開始の遅延などをみることが特徴である．

前頭葉眼窩面の損傷により性格の変化や記憶障害，注意障害，意欲の低下，行動面での障害など多彩な精神症候が出現してくることが知られている．しかし，これらの症状は主として脳外傷や，前交通動脈ないしは前大脳動脈の脳動脈瘤の破裂によるくも膜下出血の後遺症として出現してくることが多く，通常の前大脳動脈閉塞症でこれらの精神症候が前景に出てくることは少ないものと考えている．

前頭葉連合野の機能としては，遂行機能についての言及も必要と思われる．遂行機能とは，目的を持った一連の行動を達成するために必要な機能であり，そのためには目的の設定や行動の計画，実行，行動の有効性についての調整などが必要となってくる．この機能の障害が遂行機能障害であり，遂行するための記憶がいわゆる作業記憶である．前頭葉は他の大脳皮質領域や大脳基底核，視床，視床下部，脳幹網様体，大脳辺縁系などと豊富な線維連絡を有する領域であり，これらの領域に障害があっても，いわゆる前頭葉機能の障害が出現してくる可能性がある．したがって，遂行機能について，特定の部位に局在を求めることには困難もあるが，前頭葉損傷であれば，遂行機能障害は外側穹窿部の損傷による症候としてとらえられている．この領域は中大脳動脈の灌流域であるが，前大脳動脈が灌流する前頭葉損傷においても，神経心理の評価を実施すれば遂行機能の低下もみられることであろう．

⑥ 純粋健忘

代表的な記憶回路であるPapezの回路は帯状回を通る経路であり，Yakovlevの回路には前頭葉眼窩部が含まれている．前大脳動脈はこれらの領域を灌流しており，その領域の損傷により純粋健忘が出現してくる可能性がある．また，脳弓も主として前交通動脈や前大脳動脈からの穿通枝が灌流している．脳弓はPapez回路を形成しており，その障害により純粋健忘が出現してくる可能性がある．

前脳基底部は前頭葉底部の後方部で大脳の内側面に位置している．中隔核やBrocaの対角帯，Meynertの基底核，側坐核などからなっており，主として前交通動脈からのsubcallosal arteryによって灌流されている．前脳基底部の損傷により，いわゆる前脳基底部健忘を生じてくる．

臨床的に前脳基底部健忘は前交通動脈の脳動脈瘤の破裂によるくも膜下出血やその脳外科的処置後に出現してくることが多い[28,29]．臨床像は見当識障害や健忘，作話などのKorsakoff症候群様の健忘を呈してくる．なお，しばしば自発性の低下や無関心，易刺激性，易怒性，攻撃性などの人格の変化などの前頭葉性の精神症候を認めるが，前脳基底部の損傷によるものか，随伴する前頭葉損傷に由来するのかの区別は困難である．

前脳基底部健忘は脳外科領域で経験されることが多い．前交通動脈からの穿通枝領域の梗塞や出血による症例の報告[30,31]もないわけではないが，著者はこれまで

経験したことはない。

前頭葉と記憶障害では，前頭連合野の機能と関わる作業記憶にも触れておく必要がある。作業記憶は行動や判断，課題の遂行などに必要な情報を一時的に，かつ，能動的に記憶しながら，あるいは保持しながら操作する機能ということができる。新たな行動や判断を生み出すための機能であると考えれば，記憶というより思考と言い換えることもできるし，会話や読解，推理，学習，計算など複雑な認知課題を遂行するのに不可欠な過程ということもできる。この作業記憶は遂行機能との関連でも論じられている。

作業記憶には前頭連合野が関与していることが指摘されている。血管支配からいえば，前頭連合野は前大脳動脈と中大脳動脈の灌流域にある。前頭葉機能検査を実施すれば，その低下をきたしている症例も存在しているであろう。

⑦ 脳梁離断症候群

前大脳動脈の基幹部の閉塞や脳梁周囲動脈の閉塞による脳梁の梗塞により脳梁離断症候群が出現することがある。しかし，脳梁損傷により離断症候群が出現するか否か，あるいは，どのような症状が観察されるかについては個人差が大きいともいわれている。また，前大脳動脈領域の脳梗塞により生じる脳梁障害では，同時に前頭葉に梗塞を伴っていることも多く，そのことが症状を修飾する。

また，左右どちらの動脈が関与しているかも重要である。脳の真ん中にある構造物であるから，左右どちらの脳梁周囲動脈が閉塞しても脳梁離断症候群が出現しそうなものであるが，代表的な脳梁離断症候群である左手の観念運動性失行や失書，触覚性命名障害などは，右の損傷での報告もないわけではないが，通常，左の損傷で出現してくる症候である。これまでの報告を総合すると左手の失行は脳梁幹中間部より前方部の障害で，左手の失書は後方部の障害で出現するものと考えられている。左に一側性に出現する症状は，脳梁の損傷により左大脳半球の機能が右半球へと伝達されないための症候である。

大脳半球損傷に脳梁損傷が加わって出現する症状もある。拮抗性失行の病巣は脳梁損傷に加え，大脳半球の内側面に障害を有することが多い。道具の強迫的使用は左の前頭葉内側部と脳梁膝の病巣で出現する。他人の手徴候（alien hand sign）でも前頭葉と脳梁に病変をみる場合がある。

脳梁の損傷では，左右半球の言語機能の連絡が断たれるために吃音をきたすことがある[32,33]。ただし，脳梗塞に伴う吃音は脳梁損傷のみによって生じるわけではない。

3 中大脳動脈とその分枝

1) 解剖学

内頸動脈は，眼動脈や前脈絡叢動脈を分枝した後，前大脳動脈と中大脳動脈に分かれる。

中大脳動脈からは外側線条体動脈（レンズ核線条体動脈）とよばれる多数の穿通枝が分岐し，大脳基底核部や深部の大脳白質部を栄養している。灌流域には尾状核の頭部や体部，内包前脚などの上部，内包膝部，内包後脚の前部，放線冠，被殻，淡蒼球外側部，外包，前障などが含まれる。

中大脳動脈の皮質枝は前頭葉外側部や側頭葉，頭頂葉など大脳半球の広範な部分を灌流している。中大脳動脈の皮質枝は眼窩前頭動脈と前前頭動脈，前中心溝動脈，中心溝動脈，前頭頂動脈，後頭頂動脈，角回動脈，側頭後頭動脈，後側頭動脈，中側頭動脈，前側頭動脈，ならびに側頭極動脈の12分枝に分類される[34]。

個人により多少の variation はあろうが，主要な灌流域を把握しておく必要がある。前頭葉は前方から眼窩前頭動脈や前前頭動脈，前中心溝動脈，中心溝動脈により灌流されている。前頭弁蓋三角部や前頭弁蓋弁蓋部は左側では Broca 領野に相当するが，この領域は前前頭動脈と前中心溝動脈の灌流域にある。両動脈は中前頭回の中部から後部にかけての領域も灌流している。中心前回の主要な部分は中心溝動脈により灌流されている。頭頂葉は前頭頂動脈や後頭頂動脈，角回動脈が灌流域にある。主として，中心後回は前頭頂動脈，縁上回は後頭頂動脈，角回は角回動脈により灌流されている。側頭葉は側頭極動脈や前側頭動脈，中側頭動脈，後側頭動脈，側頭後頭動脈などが灌流している。左の上側頭回の後方部にWernicke領野が存在するが，その領域を灌流する主要な分枝は後側頭動脈である。ただし，脳回と中大脳動脈の分枝の灌流域が1対1の関係にあるわけではない。それぞれオーバーラップしながら灌流することになる。

中大脳動脈では主要な分枝が二分岐することもあれば，三分岐することもある。多くは二分岐するが，二分岐を例にとれば，前頭葉への諸分枝と頭頂葉への前頭頂動脈が一つの分岐で，側頭葉への諸分枝と頭頂葉への後頭頂動脈や角回動脈がもう一つの分岐となっているようなパターンである。この場合，上方のグループ（superior trunk）と下方のグループ（inferior trunk）とよばれている。ただし，個人により variation があり，皮質枝の組み合わせは異なる。このことが血管閉塞に伴う梗塞巣の拡がりに影響してくるし，出現してくる臨床症候に影響してくる。

中大脳動脈の各皮質枝は相互に吻合することはない。一方，後大脳動脈や前大脳動脈の末梢部と豊富な吻合を有している（leptomeningeal anastomosis）。こ

の吻合部位が脳表を介する境界領域に相当する。主幹動脈のアテローム血栓性脳梗塞によりこの領域に梗塞を生じたのが境界域梗塞(分水嶺梗塞)である。なお，皮質枝は大脳皮質部を灌流するのみならず，髄質動脈を介して大脳白質部も栄養しており，これらの領域に梗塞を生じることもある。これら髄質動脈は外側線条体動脈や前脈絡叢動脈の終末部と境界域を形成することになる。この部は深部型境界域梗塞を生じる部位である。しかし，髄質動脈はいわゆる終末動脈であり外側線条体動脈と境界域を形成するが，分水嶺を形成するわけではない。主幹動脈病変に伴い出現するこの部の梗塞は，境界域梗塞ではあっても，分水嶺梗塞ではない。

2) 中大脳動脈閉塞症

中大脳動脈閉塞症の臨床症候を考えるときには，梗塞は穿通枝領域に存在するのか，皮質枝領域か，両領域か，また，皮質枝領域ならばどの範囲で障害されているかを知ることが重要である。

穿通枝領域も皮質枝領域も含む広範な中大脳動脈領域の塞栓性梗塞であれば，急性期には意識障害や共同偏倚，脳ヘルニア症状なども出現してくる。対側の片麻痺や感覚障害も重度であり，下四半盲も認められる。また，左半球障害であれば重度の失語症が，右半球障害であれば左半側空間無視が出現してくることが予想される。

心原性脳塞栓や動脈原性脳塞栓で穿通枝領域や皮質枝領域，あるいは両領域に梗塞を生じた場合は損傷部位に応じた神経脱落症状を呈してくる。通常，突発完成型の発症様式を示す。アテローム血栓性脳梗塞の場合は閉塞が緩徐に進行することがあり，その場合，症状も徐々に進行する。

臨床症候を考えるときは血管閉塞症候群として病態を把握する必要がある。中大脳動脈の支配領域をみると，穿通枝は内包や放線冠，大脳基底核を灌流し，皮質枝は前頭葉から側頭葉，頭頂葉の広範な領域を灌流する。本動脈の閉塞では，閉塞部位と側副血行路によりさまざまな領域に梗塞巣を生じることになる。穿通枝領域の梗塞もあれば，皮質枝領域の梗塞もある。両領域に梗塞を生じることもある。皮質枝でみても，単一動脈の閉塞もあれば複数の皮質枝が障害されてくることもある。症候学的にも，前頭葉症候群や側頭葉症候群，頭頂葉症候群を単独に呈することもあれば，二葉，三葉にまたがる症候を呈してくることもある。皮質枝領域の梗塞は中大脳動脈の分枝が二分岐したり三分岐したりするのにしたがいグループとして障害されることも多い。通常は隣接する皮質枝群として梗塞を生じる。しかし，必ずしも隣り合わせに梗塞が出現してくるわけではない。離れた部位に複数の梗塞を生じることもあるし，その場合は，通常の組み合わせと違う症候をみることにもなる。

3) 中大脳動脈閉塞症の症候学
① 運動麻痺

中心前回は一次運動野であり，その障害で皮質性の運動障害が出現する。運動野においては身体部位のどの部分を支配するかの局在(Penfieldのホモンクルス)があり，障害部位に応じた障害を呈する。皮質性の運動障害では顔面や口部，手指の運動麻痺をみることがあり，上肢の単麻痺を呈するもの[35]，手指に限局したもの[36]，肩に限局したもの[37]，構音障害のみのもの[38]などのMRI拡散強調画像が多数報告されている。

中大脳動脈領域の梗塞に認められる運動麻痺で頻度が高いのは片麻痺である。通常，上肢に著明な顔面を含む麻痺を呈してくる。上下肢の麻痺に加え中枢性の顔面神経麻痺や構音障害を伴うこともある。責任病巣は放線冠や内包に求められている。この領域は中大脳動脈からの穿通枝である外側線条体動脈の灌流域にある。ただし，内包後脚は外側線条体動脈のみならず，前脈絡叢動脈や後大脳動脈からの穿通枝である視床膝状体動脈も灌流しており，内包性片麻痺の原因はなにも外側線条体動脈領域の梗塞に決まっているわけではない。前脈絡叢動脈閉塞症では重度の片麻痺を呈することも多い。一方，視床膝状体動脈領域の梗塞による片麻痺は軽度で，回復しやすいといわれている。

脳梗塞では中枢性の顔面神経や舌咽神経，迷走神経，舌下神経などの麻痺を呈することがあり，構音障害が出現してくる。この場合，麻痺性構音障害とよぶが，一側性の障害では症状は軽度である。なぜなら，大脳皮質の運動野と顔面筋や構音筋を結ぶ経路（皮質橋路や皮質延髄路）は両側性に支配されるために，一側性の障害では症状は高度とはならない。麻痺性構音障害が単独で出現してくることもある。

構音筋群は嚥下とも関連しており，同時に嚥下障害を伴うこともある。構音障害と同様に一側性の障害では症状が重度となることはない。

偽性球麻痺は両側性の皮質延髄路が障害されたときに出現し，重度の構音，嚥下障害を呈してくる。脳血管障害でみられる重度の構音や嚥下の障害は偽性球麻痺であることが多い。

② 感覚障害

中心後回は一次感覚野でありこの領域の障害により対側の感覚障害が出現してくる。一般に表在性の感覚障害は軽度である。深部感覚も障害される。なお，二点識別覚や触覚定位，皮膚の書字覚(graphesthesia)，重量覚，立体覚などの複合感覚の障害は皮質性の感覚障害と考えられている。しかし，要素的な感覚障害が著明となれば，もはや皮質性の感覚障害は論じ難くな

なお，感覚路は視床の後外側腹側核や後内側腹側核で三次感覚ニューロンに線維を変え大脳皮質の感覚野へと向かうが，その過程で内包後脚や大脳白質部を通過する。この部位は中大脳動脈の灌流域にあり，その障害により対側に種々の程度の感覚障害が出現してくる。

中心前回の限局性病巣によりその障害に対応する身体各部位における運動麻痺が出現してくることがMRIにより明らかとなってきた。それと同じように中心後回損傷による中枢性の感覚障害例が報告されている[39]。

③ 視野障害

網膜の上方からの線維は視放線の上方を走行する。すなわち，頭頂葉から後頭葉の一次視覚野へと向かう。中大脳動脈が灌流する頭頂葉の障害により視野の障害が出現してくる。この場合，下四半盲となる。

④ 失語症

失語症の病巣は，通常，左半球である。左は省略している。

Broca領野もWernicke領野も中大脳動脈の灌流域にあるので，失語症は中大脳動脈領域の梗塞で出現してくることが多い。

Broca領野は下前頭回後部の前頭弁蓋部や三角部にある。Broca失語（運動性失語）における特有な非流暢で努力性の発語の障害は中心前回の病巣により出現するといわれている。したがって，Broca失語はBroca領野と中心前回が同時に損傷を受けたときに出現してくる（図5-A）。持続する典型的なBroca失語では，梗塞巣はBroca領野を中心に周囲の前頭葉や頭頂葉，島葉，大脳基底核，深部の大脳白質部などに拡がっていることが多い。

なお，Broca領野のみに限局した病巣ではBroca失語は出現せず，超皮質性感覚性失語を呈するといわれている[40,41]（図5-B）。中心前回の障害では，純粋語唖が出現してくる[42]。

超皮質性運動性失語の責任病巣は，前頭葉でBroca領野の周辺部に存在するといわれている。あるいは，補足運動野や補足運動野とBroca領野の中間部に相当する運動前野の中部や上部に存在すると報告されている[43]。補足運動野は前大脳動脈の灌流域にあるが，Broca領野の周辺部位は主として中大脳動脈の領域に存在する。中大脳動脈領域の梗塞によっても超皮質性運動性失語が出現してくることがある。本失語型は中大脳動脈と前大脳動脈の境界域梗塞によっても出現してくる。この場合，内頸動脈の主幹部病変が存在している可能性が強い。

Wernicke領野は上側頭回の後部に想定されている。この領域の障害によりWernicke失語（感覚性失語）が出現してくる（図5-C）。典型的で持続するWernicke失語では，通常，側頭葉の後方領域から頭頂葉の角回や縁上回に及ぶ病巣をみる。

超皮質性感覚性失語の責任病巣はWernicke領野を取り囲むような部位に想定されており，側頭葉と頭頂葉，後頭葉の境界領域の病巣をみることが多い。中大脳動脈の後方枝の障害により出現することが多いが，ときに，後大脳動脈領域の障害により生じてくることもある。内頸動脈の閉塞に伴う後方型の境界域梗塞でも出現してくることがある。なお，先に述べたが，Broca領野に限局した前頭葉病巣でも超皮質性感覚性失語が出現してくる。

伝導性失語の責任病巣は縁上回やその皮質下の弓状束損傷に求められている。後頭頂動脈領域の障害で定型的な伝導性失語が出現してくるであろう（図5-D）。

健忘性失語の責任病巣を特定するには困難も多いが，当初から流暢性の失語を呈するときには側頭葉や頭頂葉を中心とした病巣で出現してくることが多い。

中大脳動脈本幹の塞栓性閉塞により前頭葉から側頭，頭頂葉にかけての広範な病巣をみるときは重度の全失語を呈することになる。なお，深部型境界域梗塞でも全失語を呈することがある。画像上は大脳白質部の梗塞が目立つが，この場合，大脳半球は大脳皮質部を含めて広範な脳血流代謝の障害をきたしている。通常は内頸動脈の血栓性梗塞を原因としている。また，このタイプの梗塞で，超皮質性混合性失語を呈することもある。なお，前部と後部をともに障害する表層型の境界域梗塞でも超皮質性混合性失語を呈することがある。

失語症は通常，言語領野を含む皮質領域やそれを結ぶ弓状束の障害によって出現してくる。しかし，大脳基底核領域や深部白質のみに病巣を有し失語症を呈する症例を経験することがある。皮質下性失語や線条体失語とよばれる一群であり，中大脳動脈の穿通枝領域の脳梗塞（線条体内包梗塞）により出現してくることがある。

塞栓性脳梗塞とアテローム血栓性脳梗塞にみられる失語症の発現機序の相違について，多少考えてみたい。典型的なBroca失語やWernicke失語を呈するのは，通常は塞栓性の脳梗塞であろう。典型例とはなんぞやということになれば，問題がないわけではないが，Broca失語がBroca領野と中心前回を含む病巣で，Wernicke失語がWernicke領野を中心とする病巣で出現するとするならば，その領域を灌流する脳動脈が塞栓性に急性に閉塞したときに各失語症の典型像が出現してくると思われる。換言すれば，脳塞栓により失語症を生じる部位に急激に梗塞を生じたときに出てくる失語像が，そのタイプの失語症の典型像であると理解すべきであると考えている。

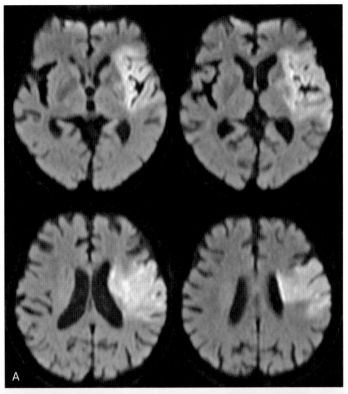
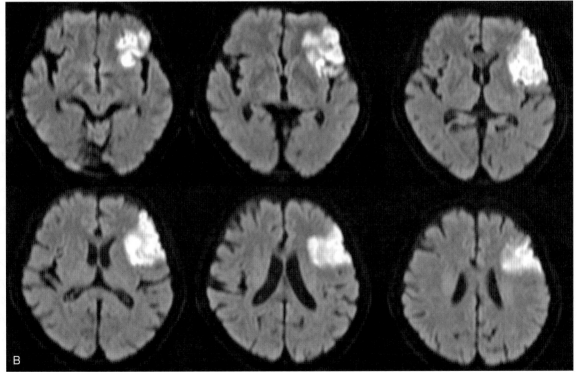

図5　左中大脳動脈閉塞症。脳塞栓症による失語症の典型例
A．Broca失語。89歳，女性，右利き。MRI拡散画像でBroca領野と中心前回を含む梗塞巣をみる。
B．超皮質性感覚性失語。72歳，男性，右利き。MRI拡散画像でBroca領野を中心に中前頭回へと拡がる梗塞巣をみる。

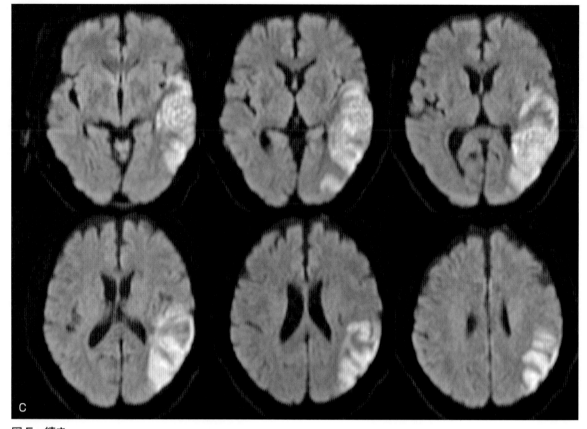

図5 続き
C．Wernicke 失語。64歳，男性，右利き。MRI 拡散画像で Wernicke 領野を含む側頭葉から頭頂葉にかけて拡がる梗塞巣をみる。

　主幹動脈のアテローム血栓性脳梗塞でも種々のタイプの失語症を呈してくるが，主幹動脈が徐々に閉塞してくるような病態では，梗塞巣の拡がりは側副血行路の発達程度により各症例で異なり，その病巣に応じた失語症を呈してくることになり，塞栓性脳梗塞の失語症と比較すると，より非定型的になることも予想される。

　このアテローム血栓性脳梗塞の特徴的なひとつのパターンは境界域梗塞である。中大脳動脈と前大脳動脈の境界域に生じる前方型の境界域梗塞によって超皮質性運動性失語が，中大脳動脈と後大脳動脈の境界域に生じる後方型の境界域梗塞によって超皮質性感覚性失語が出現してくる可能性があることをすでに述べてきた。この境界領域梗塞は中大脳動脈領域のみの梗塞ではないし，中大脳動脈の閉塞というよりも内頸動脈閉塞を原因とすることが多いと思われるが，脳梗塞の機序からみた失語症の発現様式を考えるうえで重要と考えられるので，ここで論じることにした。CT や MRI などの形態学的な診断で境界域梗塞をみたとき，病巣の主座はその梗塞巣を中心に存在することは確かである。しかし，失語症を呈した境界域梗塞の症例で PET や SPECT などによる機能画像では，通常，その障害部位は梗塞巣を中心に周囲の大脳半球に拡がっている所見を確認することができる。内頸動脈の閉塞による脳血流低下の所見が失語症の発現に関与していることを示唆しているものと考えている。失語症の責任病巣は形態学的な変化をきたした部位のみではないということであろうし，脳血流代謝からみた障害は形態学的変化をきたした部位のみではないということであろう。ただし，前方型や後方型の境界域梗塞があれば，常に失語症を呈してくるわけでもない。ときには無症候性に経過し偶然発見されることもある。主幹動脈閉塞に伴う脳血流代謝の障害が言語の関係する領域に及んだときに失語症は出現してくるものと思われる。内頸動脈動脈閉塞症による後方型の境界域梗塞で，超皮質性感覚性失語を呈した症例の画像は図2-B (p.371) で供覧した。

　大脳基底核領域や深部白質の病巣をみる線条体内包梗塞の症例でも失語症を呈する症例がある。皮質下性失語や線条体失語とよばれることもあるが，この場合も，失語症の発症機序を線条体やその周囲の白質のみに求めるか，周囲の言語に関連する領域に求めるかは，議論の余地を残している。機能画像でみれば，言

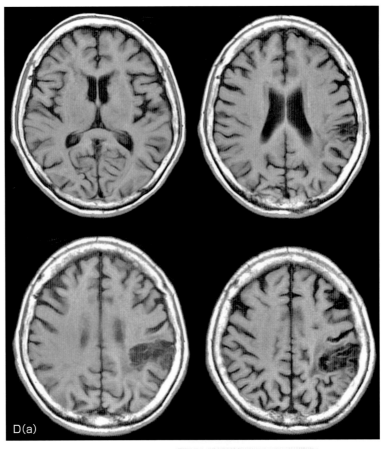

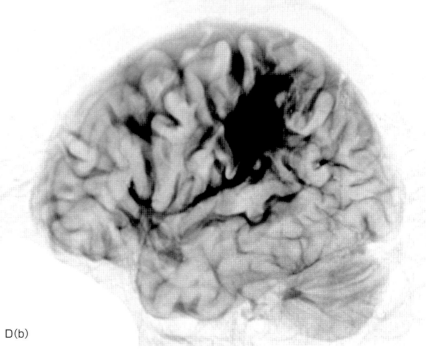

図5 続き
D. 伝導性失語。65歳，女性，右利き。MRI T_1 強調画像（a）で，縁上回皮質，皮質下を中心とする梗塞巣をみる。脳表の三次元表示（b）で，立体的に病巣を把握することができる。

語に関連する領域にも障害が及んでいるとする多くの報告がある。

⑤ 失読と失書

純粋失書の責任病巣は左の頭頂葉に求められているが，左の前頭葉（中前頭回脚部のExnerの書字中枢）

の障害で生じることがある．前者は頭頂葉性純粋失書，後者は前頭葉性純粋失書とよばれている．

失読失書の古典的な責任病巣は左の角回であるといわれてきた．しかし，角回に限局した病巣では，純粋失書を呈してくる．

失読失書の責任病巣を角回のみに特定するには臨床データがいまだ十分でないとする報告がある．山鳥[44]は画像診断で病巣をみると，角回近傍に病巣があるとしても，いずれも深部であり，角回という特定の皮質に責任病巣を結びつけるより，むしろ下部頭頂葉，側頭葉後縁および後頭葉の中間部に位置する白質病変と考える方が自然であり，深部白質の連合線維障害に病巣を求めるべきかもしれないとする見解を述べている．

一方では，左の側頭葉後下部病巣で出現する失読失書の報告も相次いでいる．通常，漢字の障害が著明である[45]．漢字は後頭葉から側頭葉への経路で処理されており，側頭葉後下部型の失読失書では漢字の障害が目立つことになる．この領域は中大脳動脈から側頭葉へと向かう分枝の灌流域であろうが，中大脳動脈と後大脳動脈の境界領域にも相当している．

なお，失行性失書や構成失書は左の上頭頂小葉の障害により生じると考えられている．

⑥ 失行症

熟知した運動ができなくなる肢節運動失行は中心前回や中心後回など一次運動野や感覚野の障害で出現してくると考えられている[46]．左右どちらの障害でも出現し，対側で観察される．

観念運動性失行は自発的な行為には障害を認めないが，要求されると簡単な動作ができない状態をいう．責任病巣は左の頭頂葉後部に想定されている．縁上回や上頭頂小葉などの皮質の関与や頭頂葉皮質下白質の関与も指摘されている．症状は両側性に出現する．

観念性失行は行為の企画性が障害されるために複雑な動作ができなくなる状態をいう．責任病巣は左の頭頂葉後部で角回を中心とした領域に想定されている．症状は両側性に出現する．

しかし，観念運動性失行にしても，観念性失行にしても純粋な単独の神経心理学的症候として出現してくることは稀である．通常，他の神経症状や神経心理学的症候と合併して出現してくるので，失行症を正しく評価することには限界もある．

なお，口部（口腔）顔面失行は口部顔面筋に出現する観念運動性失行であるが，通常，左半球損傷で出現する症状と考えられている．本失行はBroca失語に伴って出現することが多く，責任病巣は左の中心前回弁蓋部が重視されている．なお，縁上回を重視する報告もある[47]．

構成失行は構成行為の障害であり，積木の組み立てや，字や図形のコピーなどに障害をみる．左右いずれの頭頂葉の障害でも出現するが，その質的差異が論じられている．一般に右半球損傷では視空間認知の障害に基づき，左半球損傷では行為のプランニングの障害に基づき構成行為が障害されると考えられている．なお，構成失行を古典的な失行症と同次元で語ることを避けて，構成障害とよぶことも多い．

着衣失行とは，着衣ができない他の理由が見出せないにもかかわらず，着衣ができない状態である．本症は右の頭頂葉障害で出現し，左半側空間無視と同時に観察されることが多い．

失行とは異なるが，右半球損傷に由来する行為の障害にmotor impersistence（運動維持困難）がある[48]．中大脳動脈が灌流する右の前頭葉障害で出現しやすい症状である．

⑦ 失認症

失認症は通常，視覚性失認や聴覚性失認，触覚性失認，身体失認に分類される．出現頻度からみると，代表的な失認症状は半側空間無視である．半側空間無視は視空間失認に位置づけられる高次の視知覚障害であり，通常，視覚性失認に含められている．しかし，視覚情報処理の過程をみると，後頭葉から側頭葉への経路と後頭葉から頭頂葉への経路の差異が重要となる．ちなみに，視空間の処理には頭頂葉への経路が関与している．後頭葉から側頭葉への経路は後大脳動脈の灌流域に含まれることになる．視覚性失認の主要な症状は後大脳動脈閉塞症で論じる．

中大脳動脈閉塞症と関連が深い失認は視空間失認や聴覚性失認，触覚性失認，身体失認であろう．

1 視空間失認 視空間失認の代表的な症候は半側空間無視である．半側の対象物を無視する症状である半側空間無視は，通常，右半球損傷により，左半側の無視として出現する．その古典的な責任病巣は，中大脳動脈の灌流域にある右の頭頂葉後部，とくに下頭頂小葉が重視されている．本症状は右半球損傷で最も観察されやすい出現頻度の高い神経心理学的症候である．重度の左半側空間無視が持続するときは，右の中大脳動脈領域の広範な梗塞巣を有している．この場合，左片麻痺や左感覚障害も重度で，片麻痺を否認する，あるいは無関心である病態失認を伴うことが多い．

半側空間無視の機序を考えるとき，頭頂葉は知覚面，あるいは，入力面を担当する．一方，前頭葉は運動面，出力面に関与する．この両者が障害されると半側空間無視が重度になると考えられる．頭頂葉性の無視は半側視空間における入力面での障害で出現し，前頭葉性無視は半側視空間における出力面での障害により生じると説明されている．前頭葉性無視の概念もあり，前頭葉の梗塞で半側空間無視をみることもある．通常，中大脳動脈が灌流する前頭葉外側部の梗塞で出現する半側空間無視は軽度で改善性の経過をとる．し

かし，それに加え前大脳動脈が灌流する前頭葉内側部にも梗塞を伴うと，半側空間無視は重度で持続することがある[49]。

なお，脳梗塞による半側空間無視は中大脳動脈領域の梗塞のみならず，後大脳動脈領域や前脈絡叢動脈領域の梗塞でも出現してくる。視床梗塞による報告もある。

Bálint 症候群は両側の頭頂葉後頭葉障害により出現し，視覚性運動失調（optische Ataxie）や精神性注視麻痺，視覚性注意障害を呈する。両側性の頭頂葉の障害により出現してくるが，稀な症候である。なお，注視点より離れた周辺視野で対象をうまくとらえられない状態も視覚性運動失調（ataxie optique）とよばれる。視覚性運動失調は頭頂間溝内壁やや後方寄りから上頭頂小葉の損傷で生じるといわれており，内側頭頂間溝の MIP（middle intraparietal area）の関与が考えられている[50]。日本語では，optische Ataxie も ataxie optique も，ともに視覚性運動失調と訳されるため，本用語の使用にあたっては，いかなる意味で使用されているかの確認が必要である。

2 聴覚性失認 横側頭回（Heschl 横回）から側頭平面，上側頭回にかけての領域は聴覚や聴覚性認知に関与する領域で，中大脳動脈の灌流域にある。

一次聴覚野である横側頭回の両側性の障害では皮質聾を生じる。しかし，永続する聾は側頭葉皮質下の聴放線や内側膝状体の両側性病変によっても生じてくることがある。「いわゆる皮質聾」[51]とよばれる状態である。皮質聾にしても，「いわゆる皮質聾」にしても，脳梗塞で，その純粋例をみることは稀と思われる。

側頭平面や上側頭回は聴覚周辺野であり，聴覚の高次機能に関連する領域である。この領域が両側性に障害されると聴覚性失認が出現する。聴力には障害はないが，言語的，非言語的聴覚刺激が理解できない状態が聴覚性失認であり，具体的な表現型としては純粋語聾や環境音失認，感覚性失音楽などを示してくることになるが，左の側頭葉後部に病巣が存在すると，Wernicke 失語を伴うことになり，この場合，聴覚性失認を正しく評価するのに困難が多い。脳梗塞でこれらの純粋例をみることは稀である。

なお，失音楽についていえば，音楽能力については個人差が多く，音楽に関する大脳優位性や責任病巣についての議論も多い。

3 触覚性失認 頭頂葉の中心後回の障害では要素的感覚障害とともに，二点識別覚や触覚定位，皮膚の書字覚の障害や重量覚，立体覚などの複合感覚の障害などの多彩な中枢性の感覚障害が出現してくる。また，体性感覚の連合野の損傷では触覚性失認（tactile agnosia）とよばれる高次の触覚性認知障害が出現してくることもある。

身体の左右2カ所に同じ性状の知覚刺激を与えたとき，一方を認知できない現象を身体感覚の消去現象（sensory extinction）とよぶ。要素的感覚障害と失認の中間に位置する徴候であり，右頭頂葉損傷で観察されやすい症状と考えている[52]。

要素的な感覚障害では説明できない触覚性の認知障害に触覚性失認がある。物体の素材や形態の弁別が不能になる。触覚性失認をみる手と反対側の頭頂葉が責任病巣と考えられている。左半球優位の障害であるとの見解もある。しかし，頭頂葉が損傷されると必ず出現してくる症状ではない。ある特殊な条件下で出現する稀な失認症状と思われる。

4 身体失認 身体失認は身体図式の障害，身体部位の認知障害で，患者自身や検者の身体部位の呼称や指示に障害をきたす。身体失認は，主として頭頂葉の障害により生じ，原則として，左損傷では両側性に，右損傷では対側に出現する。

Gerstmann 症候群は手指失認と左右障害，失書，失算を主徴とする。左の頭頂葉後部の角回を中心とする病巣によって出現する。本症候群の典型例は少ない。

身体部位失認は全身の身体部位の認知障害である。両側ないし左の頭頂葉の広範な病巣で出現するというが，稀な症状である。半側に認められるとき半側身体失認とよぶ。半側身体失認は，通常，片麻痺の否認，身体半側の忘却や不使用，ならびに身体喪失感の三型に分けられる。

片麻痺の否認は病態失認の一型であり，通常は左片麻痺の否認として現われ，Babinski 型の病態失認とよばれている。本症候は右の中大脳動脈領域の広範な梗塞や比較的大きな被殻出血などの急性期に重症の片麻痺患者で観察される。責任病巣は右頭頂葉と考えられるが，重度の片麻痺の存在も必要であり，本症候を呈する患者の右半球病巣は広範である。なお，片麻痺を否認するだけではなく，「よく動く，不自由はない」と主張することもある。

身体半側の存在を無視する，使用しないなどの症状をみることがある。身体半側の忘却や不使用などとよばれる。稀ではあるが，身体の半側や一部の喪失感や変形感を訴えることもある。

片麻痺の否認をみるときに，麻痺した上下肢は自分のものではなく，他人のものであると訴える現象は身体パラフレニーとよばれている。

⑧ 失計算

脳損傷により，獲得されていた計算能力に障害をきたしたものを失計算（失算，acalculia）とよんでいる。本症は左の頭頂葉障害に由来すると考えられているが，左の前頭葉後部や被殻周辺部などで生じた症例の報告もある。

計算障害には多くの病態が含まれている[53,54]。失語

性失計算や視空間性失計算とよばれるような概念もある。また，計算の障害は記憶障害や意識障害，注意障害，認知症などでも生じてくることになる。これらは二次性の計算障害というべき状態と考えられる。

他の障害に起因しない計算障害が一次性の計算障害，すなわち狭義の失計算や失演算（anarithmetia）と考えられる。

⑨ 前頭葉症候と精神症候

前頭葉外側面は中大脳動脈の灌流域にある。その主要な分枝は眼窩前頭動脈と前前頭動脈，中心前溝動脈，中心溝動脈である。

中大脳動脈は前頭葉外側部を灌流する。この領域には前頭葉連合野が存在しており，その損傷で種々の前頭葉症候が出現してくる。前頭葉外側穹窿部の損傷で特徴的な症状は遂行機能の障害であろう。遂行機能とは，目的を持った一連の行動を達成するために必要な機能であり，そのためには目的の設定や行動の計画，実行，行動の有効性についての調整などが必要となってくる。この機能の障害が遂行機能障害であり，遂行するための記憶がいわゆる作業記憶である。中大脳動脈閉塞症で前頭葉が障害されると，遂行機能の障害や作業記憶の障害が出現してくると思われるが，脳梗塞を対象とした検討は十分ではない。前頭葉外側部の症候の左右差についても一定の見解はない。

前頭葉障害と精神症候についても多くの報告があり，性格の変化や記憶障害，注意障害，意欲の低下，行動面での障害などが記載されている。しかし，腫瘍や外傷，くも膜下出血後遺症，アルコール症などを対象とした成績が多く，脳梗塞の症候学としての詳細な検討は乏しい。

中大脳動脈領域の広範な梗塞の急性期には意識障害が出現してくる。意識には大きく二つの側面がある。一つは覚醒状態やその程度が問題となる。英語で表現するとconsciousnessに相当する。しかし，意識にはもう一つの側面があり，自己の認知能力や外界に対する反応性や感受性を問題とするもので，感情や意志，情動などと関連している。英語ではawarenessに相当し，覚醒度とともに意識の内容をも問題としている。ここではawarenessについて考えてみたい。

神経心理学領域で注意障害という概念がよく使用されるようになったが，注意には二面性があり，全般性注意（汎性注意）と方向性注意に分類できる。方向性注意は左右の空間へと方向性を有する注意である。この場合の空間は視空間のこともあれば，他の感覚空間のこともあり，自己の身体に関する空間のこともある。このような方向性注意については，一般的には右半球が優位に機能しているものと考えられている。一方，全般性注意は脳の器質的病変により出現してくるが，注意障害を引き起こす局在部位が同定されているわけではない。注意機構のネットワークの中心に前頭葉があると考えられるが，前頭葉は他の大脳皮質領域や大脳基底核，視床，視床下部，脳幹網様体，大脳辺縁系などと豊富な線維連絡を有する領域であり，他の領域の障害の影響を受ける可能性を有している。この注意障害と同時に認知や判断，記憶，学習の能力の低下や，さらには性格や意欲，行動などの面での障害を生じてくる可能性がある。これらの障害は方向性注意の障害と比較すると局在性には乏しいものがあるといえよう。なお，全般性の注意障害は脳の器質的病変のみで出現してくるわけでもない。

軽度の意識障害（意識混濁）をconfusionという。なんとなくぼんやりしている状態で，自己や周囲の認知や理解，判断，注意が障害される。せん妄（delirium）は意識障害に加え，精神興奮を伴うといわれているが，必ずしも精神興奮を伴うものではないとする見解もある。このconfusionやせん妄を主徴とする状態はacute confusional stateとよばれることがある。高次脳機能障害とは多少趣を異にするが，右の中大脳動脈閉塞症でconfusionやdeliriumを呈する症例が報告されている（acute confusional state）[55]。前頭葉や頭頂葉の障害が関与すると述べられてきた。しかし，confusionやせん妄を主徴とする状態は種々の原因により起こってくるものと考えられる。薬物の影響や代謝性疾患，脱水や発熱などをきたす内科疾患，中毒などの可能性なども考慮したい。また，精神的，身体的ストレスが誘因となることもあろう。とくに老人においては，高頻度に出現してくる，ありふれた臨床症候であることに留意したい。器質的脳疾患がすでに存在していると，軽微な要因で意識障害が出現するかもしれない。confusional stateは脳梗塞でも出現してくるが，要素的な運動や感覚の障害，神経心理症候などを全く欠く場合，脳梗塞としてはむしろ例外的であると考えてよかろう。

左の側頭葉から頭頂葉にかけての広範な脳塞栓症でWernicke失語の患者では，急性期には多弁となりジャルゴンを呈してくることがある。その状態はまさにconfusionである。acute confusional stateは右半球病巣の関連性が論じられることが多いが，左半球損傷でも観察される症状であると思われる。

Klüver-Bucy症候群では種々の情動障害を呈してくる。サルの両側側頭葉を切除したところ精神盲，口唇傾向（oral tendencies），hypermetamorphosis（あらゆる視覚刺激に反応する），情動の変化，性行動の変化，食行動の変化が認められ，Klüver-Bucy症候群とよばれている。ヒトではヘルペス脳炎やアルツハイマー型認知症などで出現してくるが，両側性の側頭葉を中心とした脳梗塞で出現することもある。

⑩ 島症候群

　島は中大脳動脈からの島枝により灌流されている。島の症候学について関心が高まってはいる[56,57]が、島枝の選択的な障害による島梗塞は稀であり、島の神経症候学について十分な解析は行われていない。

　左の島梗塞では失語症や記憶障害などが報告され、右の損傷では無視症候群や発動性の低下、聴覚障害などが記載されている。味覚障害や嚥下障害、心電図異常などについても報告があり、症候は多彩である。島は大脳皮質の各領域を結ぶ線維、あるいはそれらと大脳基底核や大脳辺縁系を結ぶ線維が交錯するところであり、種々の症候が出現してくることは予想されるが、島損傷と結びつけて論じることのできる症候は少ない。島を含む梗塞は多数存在する。島症候群の確立のためには症例の積み重ねが必要であろう。

4) 外側線条体動脈領域の梗塞

　中大脳動脈からの穿通枝は外側線条体動脈（レンズ核線条体動脈）とよばれており、大脳基底核部や深部の大脳白質部を灌流している。本動脈は内側枝と外側枝に分けられており、内側枝は淡蒼球や被殻内側部、内包を中心に、外側枝は被殻外側部や尾状核、内包、放線冠、外包、前障を中心に分布している。外側線条体動脈は個々人により本数もサイズも分岐する場所も異なっている。したがって、梗塞巣も各症例で異なってくるし、臨床症候も異なってくることになる。

　中大脳動脈領域の梗塞により出現する対側の運動障害や感覚障害は、外側線条体動脈が灌流する内包や放線冠の障害を原因とすることが多い。

　日常の臨床の場で、内包後脚を含む梗塞の頻度は高い。この場合、穿通枝梗塞や内包梗塞、内包後脚梗塞などと記載されていることがある。これは梗塞を説明する表現としては不適切であろう。内包後脚は中大脳動脈からの穿通枝のみならず、前脈絡叢動脈や、後大脳動脈からの穿通枝である視床膝状体動脈も灌流している。どの血管の支配領域にあるかの診断が必要である。

① 線条体内包梗塞（striatocapsular infarction）

　中大脳動脈より分岐する外側線条体動脈の灌流域に一致した梗塞は、線条体内包梗塞とよばれることがある。1984年、BladinとBerkovic[58]はラクナ梗塞より大きい外側線条体領域の脳梗塞の11例を報告し、その臨床的特徴を検討した。その後、線条体内包梗塞として報告される症例が相次ぎ、やがて脳梗塞の一臨床型として日常臨床の場でよく用いられるようになってきた。

　本症の梗塞巣は外側線条体動脈の灌流域である尾状核頭部や内包前脚、被殻、放線冠などに認められる。線条体内包梗塞の発症要因は多彩である[59]。心原性脳塞栓のこともあれば、主幹動脈からのartery-to-artery embolismのこともある。アテローム血栓性脳梗塞のこともある。アテローム硬化により穿通枝が分岐する前で狭窄を生じたり閉塞したりするために梗塞を生じることがあり、この病態をbranch atheromatous disease（BAD）とよんでいる。この機序により外側線条体動脈の灌流域に限局した梗塞巣を生じることもあろう。

　最もポピュラーな発症機序としては、中大脳動脈の水平部に塞栓性の閉塞を生じ外側線条体動脈領域に広範な梗塞を生じるが、比較的早期に再開通が起こり、穿通枝領域より側副血行路が発達しやすく虚血により抵抗性のある皮質枝領域は梗塞を免れることができた、というようなイメージが湧いてくる[60,61]。

　本症では上肢に強い片麻痺に加え、失語症や半側空間無視などの大脳皮質症状も出現する。上肢に強い片麻痺は内包や放線冠の損傷による症候である。失語症やその他の神経心理学的症候の責任病巣について、SPECTにより脳血流を測定した成績によると、神経心理症状を呈した症例は皮質部の血流低下が観察されている[62,63]。神経心理学的症候の発現に大脳皮質の障害を示唆する所見である。しかし、大脳基底核の回路は大脳皮質とも密接な関連を有しており、大脳皮質の障害のみで症候が発現しているのかは不明といわざるをえない。

　なお、本症に伴って前頭葉症候と考えられている使用行動や模倣行動が比較的高率に認められることが報告されている[64]。大脳基底核障害により二次的な前頭葉機能障害が生じる可能性が指摘されているが、そのような症例に遭遇したことはない。臨床的に高率に発症してくるという印象はない。

② 尾状核梗塞

　線条体内包梗塞の病巣は尾状核や内包前脚を含むことになり、症候学的に意欲の低下や傾眠が問題になる。

　尾状核や被殻、淡蒼球、視床下核、黒質などの大脳基底核の諸核は基底核神経回路網を形成し、運動機能に重要な役割を担っている。その障害は錐体外路症状として知られているが、一方では、大脳基底核が大脳皮質の運動野や感覚野のみならず大脳連合野、とくに前頭前野と緊密な線維連絡を有することも知られている。DeLongとVan Allen[65]は、大脳基底核群は運動野－被殻－淡蒼球系を中心とした運動ループと、前頭連合野－尾状核系を中心とした複合ループよりなり、後者が認知機能に関連することを述べている。

　尾状核の脳血管障害に関する報告は多いが、必ずしも病巣は尾状核に限局しているわけではない。中大脳動脈からの穿通枝である外側線条体動脈領域の脳梗塞は尾状核を含むことはあるが、同時に内包前脚や被殻、放線冠などにも拡がりを有していることもある。

前大脳動脈からの穿通枝である Heubner 動脈の梗塞も尾状核とともに被殻や淡蒼球の前部，内包前脚などにも病巣を生じることになる。

脳出血例も含めた臨床経験の集積から，尾状核の脳血管障害では種々の高次脳機能障害が出現することが指摘されている[66]。意欲の低下 (abulia) や記憶障害，見当識障害，性格変化などの精神症候も記載されている。尾状核出血も含む急性期の尾状核の脳血管障害を分析した Kumral ら[67]の報告でも，最も高率に出現した症候は意欲の低下であり精神活動の低下をきたしている（48%）。前頭葉症候も 26% に出現していた。なお，左半球損傷により失語症を呈した症例もある。しかし，尾状核や深部白質の広範な梗塞例であり，尾状核損傷のみに起因する症候であるとは考えにくい面もある。右半球損傷で無視症候群をきたした症例も報告されているが，同じ理由でその発現機序には解決すべき問題がある。

高次脳機能障害の発現機序を考えるとき，ひとつには梗塞周囲への二次的な脳循環代謝障害の存在を考慮する必要があろう。この点に関しては，線条体内包梗塞の部分で述べてきた。もうひとつの機序としては，前頭葉との線維連絡の障害を考慮しておかねばならない。それは，前頭連合野-尾状核系の線維連絡の障害のこともあれば，同時に障害されうる内包前脚を介する thalamo-frontal disconnection によるものかもしれない。

③ 中大脳動脈皮質枝よりの髄質動脈領域の梗塞

中大脳動脈皮質枝の最末梢部は深部白質へと向かう髄質動脈であり，その障害により大脳白質の半卵円中心に梗塞を生じてくる。一方，この領域はいわば中大脳動脈の穿通枝と皮質枝の境界領域に相当しており，血栓性の内頚動脈閉塞症で深部型の境界域梗塞を生じる部分である。この半卵円中心部の梗塞をみた場合，穿通枝動脈領域の障害に起因するのか，髄質動脈の障害によるのか，両領域にまたがっているのかを考慮しておくことが必要である。また，主幹動脈の閉塞の有無を明らかにしておく必要がある。

前頭葉皮質下から側頭葉，頭頂葉皮質下へと及ぶ半卵円中心の広範な梗塞は重度の障害を呈してくる。この深部型境界域の広範な梗塞は中大脳領域に広範な脳循環代謝の低下をきたしており，重度の片麻痺や感覚鈍麻に加え，左半球損傷なら全失語や混合性超皮質性失語などの重症失語症を，右半球損傷なら半側空間無視をはじめ種々の無視症候群を呈してくることがある。形態画像と機能画像に顕著な解離を示すこの状態は，通常は内頚動脈の血栓性梗塞を原因としている。

一方，限局性の半卵円中心の梗塞例では種々のラクナ症候群を呈してくることになる[68]。

なお，深部白質の多発性小梗塞や深部白質のびまん性の血流障害は血管性認知症の成因との関連でも検討されている。この場合，症候の発現には大脳半球や大脳基底核，大脳辺縁系，さらには大脳皮質などとの線維連絡も考慮されることになろう。

この領域の梗塞の発現機序についての詳細は省略するが，大岩ら[69]によれば梗塞径 20 mm 以上の皮質下梗塞 50 例の検討では，外側線条体動脈領域群が 39 例で，放線冠上部から半卵円中心にかけての深部型境界域梗塞群が 11 例であったという。後者では 10 例までが内頚動脈閉塞症であった。この結果からみると，中大脳動脈皮質枝よりの髄質動脈が関与する梗塞は半卵円中心に存在する梗塞径でせいぜい 20 mm 以下の大きさであるということができるのであろうか。

4 後大脳動脈とその分枝

1) 解剖学

2 本の椎骨動脈は合流して脳底動脈となる。脳底動脈は中脳の高さで 2 本の後大脳動脈に分岐する。しかし，約 10% は内頚動脈から分岐する後交通動脈の延長として後大脳動脈となっている。いわゆる胎生型で，後大脳動脈が内頚動脈から分岐している。

脳底動脈から分岐し，後交通動脈と合流する前の部分を後大脳動脈の交通前部とよぶ。その部分は basilar communicating artery や mesencephalic artery などともよばれることがある。脳底動脈の終末部や後大脳動脈の基幹部，後交通動脈からは多数の穿通枝が分岐しており，中脳や視床，視床下部などを灌流している。

後交通動脈と合流した後の部分は交通後部とよばれ，crural segment や ambient segment, quadrigeminal plate segment に分けられる。その末梢部は後大脳動脈の皮質枝である。

後大脳動脈の交通前部からは中脳へと向かう多数の穿通枝が分岐する。中脳の正中領域への分枝（正中脳枝）や背側領域への分枝（背側中脳枝）がある。

視床へと向かう主要な分枝は傍正中視床動脈である。視床穿通動脈とよばれることも多い。傍正中視床動脈の主要な分布領域は視床の内側部であり，正中心核や束傍核を中心に背内側核や後内側腹側核などの一部も灌流する。後交通動脈より分岐する視床灰白隆起動脈も視床へと向かう。本動脈は前乳頭体動脈や polar artery ともよばれることもある。主として前核（群）や前腹側核，外側腹側核，背内側核などを栄養する。しかし，本動脈は欠損することも多く，その場合は傍正中視床動脈により灌流されることになる。後交通動脈からは視床下部や乳頭体へと向かう分枝もある。

後交通動脈と合流後にも後大脳動脈から多数の穿通動脈が分岐する。視床膝状体動脈は迂回槽で後大脳動脈より分岐し，内側膝状体や外側膝状体の内側部を栄養しながら，視床外側核群の後外側腹側核や後内側

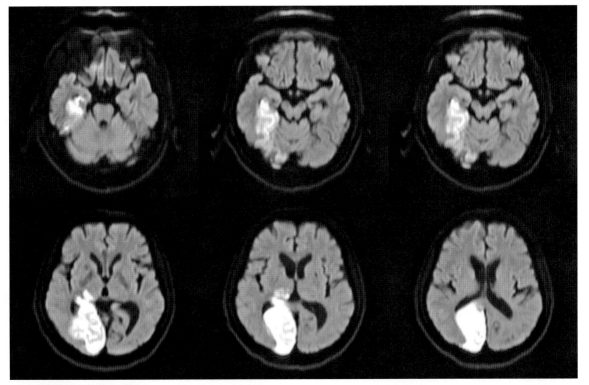

図6 右後大脳動脈閉塞症
　63歳，男性，右利き。左の不全片麻痺や感覚鈍麻で発症した。左同名性半盲や左半側空間無視，道順障害を呈した。MRI拡散強調画像にて広範な右後大脳動脈領域に梗塞をみた。梗塞巣は視床や側頭葉内側部，後頭葉，脳梁膨大後方部，頭頂葉内側部に拡がっている。片麻痺や感覚鈍麻は視床膝状体動脈が灌流する視床外側部から内包後脚にかけての梗塞により出現した。

側核などを灌流し，内包後脚へも分布する。後脈絡叢動脈は後大脳動脈より分岐し，内側後脈絡叢動脈と外側後脈絡叢動脈に分かれる。主として視床後上部の視床枕や内側膝状体，外側膝状体などに分布する。本動脈は前脈絡叢動脈と豊富な吻合を有している。そのため本動脈領域に限局する梗塞巣を生じることは稀であるといわれている。

　後頭葉は後大脳動脈によって栄養されている。後頭葉への主要な分枝は鳥距動脈と頭頂後頭動脈である。なお，頭頂後頭動脈からは脳梁膨大の背面に向かって後脳梁枝が分岐する。脳梁膨大部は後大脳動脈の灌流域にある。後大脳動脈は側頭葉内側下面を灌流する種々の側頭枝も分岐しており，海馬や海馬傍回，紡錘状回，下側頭回なども後大脳動脈の灌流域にある。また，頭頂後頭動脈は頭頂葉内側部も灌流している。

2）後大脳動脈閉塞症

　後大脳動脈は中脳や視床，後頭葉，側頭葉内側部，頭頂葉内側部，脳梁膨大部などを灌流している。したがって，本動脈の閉塞では中脳や視床，側頭葉，後頭葉，頭頂葉，脳梁などの障害に由来する症状が出現してくることになるが，後大脳動脈閉塞症で高頻度に出現してくる症候は視床症候群と後頭葉症候群である（図6）。

　後大脳動脈の基幹部における閉塞の基本的な病像は，視床膝状体動脈領域の梗塞による視床症候群と後頭葉障害による視野の異常であり，それに加え，閉塞側の左右や梗塞巣の拡がりにより多彩な視覚性失認の出現をみる。なお，左の閉塞では側頭葉内側部の損傷による純粋健忘をみることがある。

① 中脳症候群

　中脳への穿通枝は後大脳動脈や脳底動脈終末部，上小脳動脈，前脈絡叢動脈などから分岐している。後大脳動脈からの中脳への穿通枝は後交通動脈との合流部より近位部の交通前部で分岐している。後大脳動脈の閉塞により中脳症候群が出現してくることがあるが，本動脈の閉塞により単独の中脳症候群を呈することは稀である。

　中脳への穿通枝が分岐する脳底動脈終末部から後大脳動脈の交通前部にかけては，同時に傍正中視床動脈を分岐する部位でもある。この部位の閉塞はCastigneら[70]がいうparamedian thalamic and midbrain infarcts（傍正中視床中脳梗塞）として特異な症候を呈してくる。一側性の障害であれば，過傾眠や発動性の

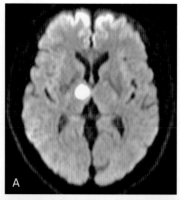
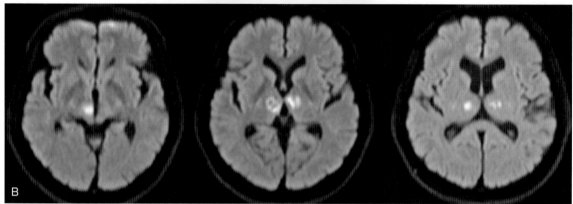

図7　視床梗塞
A．右視床灰白隆起動脈領域の梗塞。53歳，男性，右利き。急な眠気で発症した。過傾眠や意欲の低下を認めたが，記憶障害は自覚していない。四肢の運動や感覚に障害はない。MRI拡散強調画像にて右の視床灰白隆起動脈領域に梗塞を認めた。
B．両側性傍正中視床中脳梗塞。53歳，男性，右利き。過傾眠や意欲の低下で発症し，純粋健忘を認めた。中脳の損傷に由来するParinaud症候群も認めた。MRI拡散強調画像にて，両側の視床の内側部に梗塞を認めた。梗塞巣は中脳へと拡がっていた。

低下，純粋健忘などが出現し，両側性になれば意識障害や純粋健忘がさらに強くなり，眼球運動障害，不随意運動なども出現してくることがある。しかし，本症は後大脳動脈起始部の両側性の閉塞によって生じるというよりは，脳底動脈終末部の塞栓性閉塞により発症してくることが多く，Caplan[71]は"top of basilar" artery syndromeという概念を提唱している。

大脳脚の損傷により片麻痺をきたすことがある。しかし，後大脳動脈閉塞症に伴う片麻痺は，通常，視床膝状体動脈が灌流する内包後脚の障害によって出現することが多く，この場合，麻痺は軽度といわれている。後大脳動脈の閉塞により重度の片麻痺をみるときには，中脳の大脳脚に障害がある可能性が指摘されている[72]。

② 視床の血管症候群（視床梗塞）

視床の血管症候群は視床梗塞を4群に分類し解説されることが多い[73,74]。

1) Tuberothalamic infarcts（**図7-A**）。視床灰白隆起動脈領域の梗塞により出現してくる。覚醒の障害，無為や意欲低下（apathyやabulia），純粋健忘，見当識障害，遂行機能障害などが出現する。また，左の障害で失語症が，右の障害で半側空間無視が出現することもある。この動脈は欠損することもあり，その場合は傍正中視床動脈が灌流する。

2) Paramedian thalamic infarcts（**図7-B**）。傍正中視床動脈の閉塞により視床の傍正中部を中心とした梗塞を生じる。覚醒の障害，無為や意欲の低下，純粋健忘，見当識障害，さらには，左の障害で失語症，右の障害で空間無視などが出現してくることがある。中脳上部へと拡がると傍正中視床中脳梗塞[70]を呈し，意識障害が強くなる。垂直性眼球運動障害も加わる。病巣が一側性か両側性か，一側性ならば右か左か，によって症候が修飾されてくる。

3) Inferolateral infarcts。視床膝状体動脈領域の梗塞により出現する。本動脈は視床外側部から内包後脚にかけて灌流している。対側の感覚鈍麻や不全片麻痺

を主徴とするが，視床痛や協調運動障害などが加わり古典的な Dejerine-Loussy の視床症候群を呈することがある。

4) Posterior choroidal infarcts. 後脈絡叢動脈領域の梗塞により出現する。本動脈は前脈絡叢動脈と豊富な吻合を有しており，症候の発現には相互の支配領域の個人差が影響してくる。一般に後脈絡叢動脈閉塞により症候の発現をみることは稀である。主要な症状は視野障害である。

3) 視床梗塞の神経症候学
① 感覚障害

対側の表在覚と深部覚の障害が出現してくる。その程度は個々の症例で異なる。視床梗塞による感覚障害は感覚中継核である後外側腹側核や内側後腹側核の障害により出現してくる。後外側腹側核は四肢や躯幹の表在感覚，内側後腹側核は顔面の表在感覚に関与している。

特殊な分布を示す感覚障害に手口感覚症候群（手掌・口症候群, cheiro-oral syndrome）がある。視床性の手口感覚症候群の責任病巣は後外側腹側核の内側部と内側後腹側核の外側部の限局性障害により出現してくる[75]。しかし，手口感覚症候群は視床障害のみで出現する症候ではなく，大脳皮質の一次感覚野や脳幹（脳橋），放線冠の障害によっても出現してくることがある。なお，異常感覚を伴うこともある。耐え難い疼痛は視床痛とよばれている。

② 運動障害

Dejerine-Roussy の視床症候群では軽度の片麻痺をみる。しかし，視床障害そのものにより運動麻痺が出現してくるものとは考えられていない。視床膝状体動脈は内包の一部を灌流しており，その障害により軽度の片麻痺が出現してくるものと考えられている。

視床の障害に伴う運動障害としては視床性の運動失調や種々の不随意運動の記載がある。視床性運動失調は深部感覚の障害に起因する可能性もあるが，小脳歯状核-赤核-視床路，あるいは，その入力を受ける外側腹側核の障害により出現してくることもある。視床束からの入力系である前腹側核も協調運動に関連している可能性がある。

視床損傷によりアテトーゼや舞踏アテトーゼ様の不随意運動，あるいは，ジストニーのような異常姿勢が出現してくることも知られている。視床障害に伴う不随意運動や姿勢異常の成因には大きく二つの機序が関与している。一つは大脳皮質-大脳基底核-視床-大脳皮質を結ぶ運動制御系の回路が視床で障害されるため，もう一つは体性感覚，ことに深部感覚の中継核としての視床が障害されるためであろう。

なお，視床性振戦や asterixis の報告もあり，特有な肢位の異常は視床手や視床足として知られている。

③ 眼症候

自律神経の上位中枢の障害により病巣側の縮瞳が出現する。Horner 症候群として縮瞳や眼瞼下垂，眼球陥凹をきたすこともあるが，視床性の Horner 症候群は不全型が多い。

外側膝状体は主として前脈絡叢動脈により灌流されているが，後脈絡叢動脈も外側膝状体を灌流しており，その障害により視野障害をきたすことがある。

④ 純粋健忘

大脳辺縁系の中心を占めるのは海馬と扁桃体である。この辺縁系は視床前角群との機能関連が強い。この間には複雑な求心性，遠心性線維が存在するが，代表的な回路は，Papez の回路と Yakovlev の回路であり，海馬が関与する Papez の回路には乳頭体や乳頭体視床束，視床前核群が含まれ，扁桃体を中心とする Yakovlev の回路には視床背内側核が関与している。この回路は情動の回路ではあるが，記憶の回路として重要であり，その障害により純粋健忘が出現してくる。

視床や乳頭体の障害による純粋健忘は間脳性記憶障害とも総称されている。一般的にいえば，純粋健忘の責任病巣は左に優位性があると考えられているが，失語症ほどに左の優位性が確立しているわけではない。右半球病巣でも純粋健忘をきたした症例の報告もある。両側損傷では重度で持続することもある。

純粋健忘を主徴とする限局性の脳梗塞の検討から，健忘の責任病巣が明らかにされてきた。間脳障害と関連する病態は前内側視床梗塞[76]や傍正中視床中脳梗塞[70]，内包膝（視床前外方）型梗塞[77]であろう。前内側視床梗塞は視床灰白隆起動脈の閉塞により生じる。傍正中視床中脳梗塞は傍正中視床動脈の障害で生じる。内包膝の血管支配にはバリエーションも多い。視床灰白隆起動脈が灌流することもあるし，内頸動脈から直接分岐する穿通枝や前脈絡叢動脈から栄養されることもある。

⑤ 過傾眠や発動性の低下

錐体路障害や神経心理学的症候などの局所症状を伴っていれば，脳梗塞の可能性を考慮することは容易である。しかし，片麻痺やその他の局所性神経症状を欠くとき，過傾眠や発動性の低下などを主徴とする脳梗塞の診断は必ずしも容易とはいえない。視床内側部の梗塞や内包膝部の梗塞，あるいは，尾状核などに限局した脳梗塞ではこのような状況を呈することがあり，脱水や感染症，代謝性脳症などの内科疾患，あるいは，薬剤の影響などとの鑑別がしばしば困難なことがある。画像診断により初めて明らかになることもあろう。このような病巣では，過傾眠や発動性の低下，あるいは，純粋健忘を主徴とする症例があることを常に念頭に置くようにしている。

⑥　神経心理学的症候

　左の視床出血ではよく失語症が出現してくる。多くの場合で血腫が外側へと進展しており，失語症の発症機序を視床のみに求めてよいか議論の多いところである。一方，視床梗塞により失語症の出現をみた症例の報告も散見されている[78]。その責任病巣としては，左の外側腹側核が指摘されている。この領域は視床灰白隆起動脈の灌流域になる。Schmahmann[74]は，この領域の障害による失語症の症候について次のようにまとめている。①発話量の減少を伴う語健忘や言語理解の障害，あるいは音量の低下や意味ある内容の欠如などをみる錯語を伴う流暢な発話などが特徴であり，②ときには，新造語や保続もみるが読みは比較的保たれている，③復唱はよく保たれている。しかし，視床核のどの部分がどのような言語症状と関連しているかについては，まだ解決されていない問題であることも述べている。失語症のタイプからいえば超皮質性感覚性失語の病像といえよう。一般に軽症で予後も良好である。傍正中視床動脈の灌流域にある背内側核の障害により失語症を起こした症例の報告もある[79]。視床性失語の患者にSPECTを実施したところ頭頂葉，側頭葉領域にて血流低下を認めたとする報告もある[80]。皮質，皮質下障害の関与を示唆する所見である。

　半側空間無視を中心に視床梗塞による右半球症状についても記載がある。Schmahmann[74]の総説によれば，視床灰白隆起動脈領域の梗塞で出現する症候である。

　その他の神経心理学的症候についても，種々の報告はあるが，局在性が高いものではない。視床梗塞により種々の神経心理学的症候を呈した報告例がみられることから，視床が言語や認知，行為になんらかの関与を有しているのは明らかであろう。しかし，視床梗塞の多くは神経心理学的症候を呈してこない事実も考慮しておかねばなるまい。視床梗塞で出現してくるのは，むしろ稀であり，特殊な状況下に出現してくるものである。その特殊な条件とはいかなるものであるかの検討が今後も進められることであろう。

4）側頭葉症候群

　側頭葉を灌流する動脈は中大脳動脈と後大脳動脈よりなっている。側頭葉の内側部は後大脳動脈が灌流している。

　側頭葉へと向かう後大脳動脈の分枝は，通常，前側頭動脈と後側頭動脈に分けられている。後大脳動脈領域の梗塞では，左の海馬病巣による純粋健忘や左側頭葉後部病巣による失読失書，あるいは，右の海馬傍回を中心とする病巣による街並失認などに注目したい。

① 純粋健忘

　海馬を含む側頭葉内側下面は後大脳動脈により灌流されている。海馬はPapezの回路の一部を形成しており，本動脈の閉塞により純粋健忘が出現してくる可能性がある。通常，純粋健忘の責任病巣は視床と同様，左側と考えられているが，失語症ほどに左の優位性が確立しているわけではない。なお，左の一側性障害では純粋健忘は軽度で改善性の経過を示すといわれている。両側損傷では重度で持続することもある。

　左の後大脳動脈閉塞症で純粋健忘を呈する症例は多い[81]。秋口ら[82]は側頭葉内側部の病変を伴う左の後大脳動脈閉塞症では，記憶障害を主徴とする症例が高率に存在することを指摘し診断学的重要性を強調している。

　なお，後大脳動脈が基幹部で閉塞すると視床への穿通枝領域にも障害をきたすことがある。後大脳動脈閉塞症による記憶障害は，海馬性記憶障害のみならず，視床性記憶障害をきたす可能性を考慮しておきたい。また，後大脳動脈からの分枝である後脳梁枝の閉塞では脳梁膨大後域にも障害を生じ，retroslenial amnesia[83]を生じる可能性があることも考慮しておきたい。

② 失読失書

　左の側頭葉後下部病変による失読失書の報告も多い。漢字の障害がより著明となることから日本語の漢字仮名問題に話題を投げかけたことで注目されている。

　この領域が後大脳動脈領域の梗塞により障害されてくるか，中大脳動脈領域の梗塞により障害されてくるかは，微妙なところである。基本的には左中大脳動脈の灌流域であろうか。しかし，左の後大脳動脈閉塞症による広範な梗塞により出現してくる純粋失読症例では高率に漢字の読み書き障害が認められることを考慮すると，後大脳動脈が灌流する側頭葉後下部病巣で失読失書が出現してくる可能性も強くなる。この領域は，いわば後大脳動脈と中大脳動脈の境界域に相当しており，梗塞巣の拡がりは側副血行路次第であるともいえよう。

③ 街並失認

　地誌的障害の一型としての街並失認が右の海馬傍回後部領域の障害により出現することが知られている[84,85]。この海馬傍回後部領域は後大脳動脈の灌流域にあるので，街並失認の発現に右の後大脳動脈病変が大きく関与することになる。ただし，広範な梗塞を生じる右後大脳動脈閉塞症は多いが，街並失認をきたした症例を経験することは稀である。本症の発現は，ただ単に右の海馬傍回後部領域が障害されると出現するというほど単純なものではなかろう。特殊な状況下に出現してくる症候と考えている。

5）後頭葉症候群

　視野の障害や色覚の障害は後頭葉損傷により出現してくる要素的感覚障害である。

後頭葉損傷による視覚性認知障害は多彩である。左半球損傷により出現する代表的な症候は純粋失読や色彩失認である。右半球損傷により出現してくる症候としては，相貌失認や地誌的障害などがあげられる。しかし，相貌失認の発現には両側病巣の関与が必要であるとの見解も根強い。地誌的障害に関しても，最近では道順障害の責任病巣として脳梁膨大後域から頭頂葉内側部にかけての領域の障害が，また，街並失認の責任病巣として海馬傍回を中心とした側頭葉内側部の障害が重視されており，地誌的障害の発現に後大脳動脈閉塞症が関与しているとはいえ，後頭葉障害のみで出現する症候とは考えられていない。

両側の後頭葉障害で出現する代表的な症候は物体失認（狭義の視覚性失認）であり，相貌失認も両側性の障害で発症する症例が多い。なお，両側性に後頭葉が広範に障害されると，皮質盲を呈してくる。皮質盲そのものは要素的な視野の障害と考えられるが，皮質盲に伴って盲であることを否認することがある。この否認はAnton症候群とよばれ，病態失認の一型である。

後大脳動脈閉塞症により半側空間無視をみることもある。視空間の認知は後頭葉から頭頂葉へ向かう経路で処理されている。しかし，半側空間無視の責任病巣をある部位に想定することには困難が多い。

① 視野障害

後大脳動脈閉塞症で最も高率に出現する症候は視野の異常である。同名性半盲，あるいは上四半盲として出現する。なお，両側の視覚領が高度に障害されると皮質盲となる。

同名性半盲で黄斑部の中心視力が半円形に保たれることがあり，黄斑回避とよばれている。一方，視野の中心部に同名性半盲をみることがあり，中心性同名性半盲とよばれている[86,87]。視野の中心部の情報は後頭葉先端部に投射されており，この領域の障害で中心性同名性半盲をきたすことになる。

臨床の場で中心性同名性半盲を経験することは稀である。後頭葉先端部は後大脳動脈の鳥距枝の灌流域にあるが，この部分は中大脳動脈の皮質枝も一部灌流しており，後大脳動脈と中大脳動脈の脳表を介する吻合をみる領域に相当する。したがって，後大脳動脈からの皮質枝のみの閉塞では，中心性同名性半盲を生じることは稀であると考えられている。同じ理由で後大脳動脈領域の広範な梗塞による同名性半盲において黄斑回避がみられることになる。

両側性に後頭葉が障害されると種々の組み合わせの視野障害を呈してくるが，ときに水平性半盲となることがある。両側の後頭葉下部が障害されると水平性の上半盲をみる。

後大脳動脈から分岐する後脈絡叢動脈領域の梗塞によっても視野障害が出現してくることはすでに述べた。外側膝状体の障害により出現するが，外側膝状体の障害による同名性半盲では黄斑回避はみられない。

② 皮質盲

両側の視覚領が広範に障害されると皮質盲を呈してくる。

皮質盲の診断基準としては，1）全盲であること，2）網膜や視神経など眼そのものは正常であるか，全盲の原因となるほど障害されていないこと，3）対光反射は保たれていること，4）発症時またはそれ以前に両側性大脳障害を示唆する他の徴候が存在しないこと，などがあげられている。さらに，突然光や危険にさらされても瞬目反応がみられないこと，眼球運動が正常であることなどが加えられている。

本症は後頭葉視覚領野が後大脳動脈の灌流域に存在するため両側の後大脳動脈閉塞症を原因として出現する頻度が高い。しかし，両側性の後大脳動脈閉塞症で必ず皮質盲が出現してくるというわけではない。症状の発現には他の脳動脈領域からの側副血行路の発達程度が大きく関与してくるし，後頭葉皮質部は主として後大脳動脈により灌流されてはいるが，一部中大脳動脈の分枝も灌流していることが知られており，臨床的に皮質盲をみる機会が比較的少ないことと関連している。

なお，臨床的に，半盲が前駆することもあれば，盲が突発する場合もある。前者の場合は，一側性の後大脳動脈の閉塞が先行し，続いて対側の後大脳動脈の閉塞が加わり皮質盲が出現することになる。

皮質盲に随伴する神経心理学的症候としては，盲を否認する病態失認が重要である。この盲の否認はAnton症候群とよばれている。病態失認に関しては，積極的に病気の存在を否認する状態（anosognosia）と，病気に対し無関心である状態（anosodiaphoria）が論じられている。

皮質盲の予後については，SymondとMackenzie[88]の報告に詳しい。58例でみると，14例が全盲のまま経過しており，4例が発症後3カ月以内に死亡していた。残りの44例にはなんらかの視野の回復がみられている。回復の様式は個々の症例で異なっており，半盲や四半盲になることもあるが，中心視野のみの回復をみることが多い。回復過程で種々の視覚性失認症候が出現してくる。

③ 大脳性色盲

後頭葉損傷による要素的な色覚の障害は大脳性色盲（cerebaral color blindness, achromatopsia）とよばれている。石原式色覚検査や色相テストで異常が認められる。通常，病巣は両側の後頭葉にあり，舌状回や紡錘状回の障害が重視されている[89]。一側性の障害ではhemiachromatopsiaとなるが，臨床の場で患者が一側性の障害を訴えることはない。本現象を把握するため

には，タキストスコープによる検査が必要である。

大脳性色盲では，色名の呼称や色カードのマッチング，ぬり絵などができなくなる。高度になると，色覚の異常を自覚症状として訴えることがある．ある日カラーテレビが突然白黒テレビになった，外界が無彩色の世界になったと訴えた症例を経験したことがある．

④ 変形視や幻視，視覚保続

対象が歪んでみえるのが変形視であり，存在しない対象が視覚的に知覚されるのが幻視である．後頭葉障害との関連性が論じられており，後大脳動脈閉塞症で出現してくる可能性がある．

幻視は視野欠損部に出現してくる．幻視は要素性幻視と有形性幻視に分類できる．井上[90]の総説は体験に基づく幻視の報告であり，幻視の種類，色彩や動きなどとともに，幻視の発現機序や持続時間，脳障害部位との関連について詳しい解説がなされている．

対象の視覚イメージが除去されているにもかかわらず，そのイメージが反復してみえる現象は反復視とよばれている[91]．視覚保続とよばれることもある．この場合は時間的な保続である．視覚保続には，対象が空間的な保続を示すこともある[92]．視覚の保続も後頭葉の関与が指摘されている．

⑤ 純粋失読

純粋失読は"失書を伴わない失読"ともよばれる．書字は良好であるのに，重度の読みの障害を呈する状態であり，患者は自分が書いたものを読めなくなる．しかし，書字が全く正常であるとはいえず，しばしば，漢字の書字に障害をみることが指摘されている．また，写字もしばしば障害されている．左の後大脳動脈閉塞症による重度の純粋失読は，通常，右の同名性半盲を伴っており，左視野での失読である．純粋失読は，かつて視覚失認性失読ともよばれており視覚性失認の一型とされてきた．しかし，最近では，純粋失読は純粋失書や失読失書とともに「読み書き障害」として取り上げられることが多いので，あえて項をあらためることにした．

本症の発現には左の紡錘状回や舌状回，脳梁膨大部の障害が関与している．これらの領域が左の後大脳動脈領域に存在するため，純粋失読は左の後大脳動脈閉塞症で出現し，梗塞部位が広範であれば，重度で持続すると考えられてきた[93]．すなわち，左の後大脳動脈閉塞症により後頭葉と脳梁膨大部に広範の梗塞を有する重症の純粋失読は右同名性半盲を伴うために，いわば，左視野での失読であり，漢字の書字にも障害をきたし，写字にも障害をみる脳梁離断症候群である．いわゆる，"純粋失読症候群"として理解されてきた概念である．この病態は，岩田[94]の"純粋失読症候群"，すなわち"左後頭葉内側部に限局性病変を有する患者の呈する神経機能の異常の全体像に対して便宜的に与えられた名称"，あるいは鳥居[95]の"典型的な純粋失読"，すなわち"左後大脳動脈領域の梗塞によって発現し，極めて特徴的な一連の失読症状を呈し，完全にhomogeneousな1つのentityを形成している失読"と同様のものと考えている．

本症は左視野の読みに際し，右半球の情報が脳梁障害により左の言語野に到達できなくなったために出現する脳梁離断症候群とも考えられている．本症が離断症候群であることは，写字障害の成績からも説明できる．倉知[96]は写字に際して，右手と左手の成績に解離をみる症例が存在することを指摘した．すなわち，左手での写字は利き手ではないための拙劣さはあっても，右手より良好である．左手の写字が可能であることは，視知覚に問題がないことを意味している．一方，右手の写字障害は，右後頭葉にはいった左視野の文字を脳梁に損傷が存在するために，うまく左半球に伝達できないことにより出現した離断症候群であると説明することが可能となる．脳梁膨大部も後大脳動脈の灌流域にある．

左後大脳動脈閉塞症による純粋失読では，以前より漢字の自発書字に障害をみることが指摘されていた．かつて，後大脳動脈閉塞症による古典的な純粋失読症候群は，"仮名の純粋失読"と"漢字の失読失書"からなるとの議論もあったことを記憶している．このことは，後大脳動脈閉塞症により重度の持続する純粋失読をきたした場合，漢字に著明な，いわゆる側頭葉後下部型の失読失書を生じうる部位にも障害を生じているということを示唆するものであろうか．純粋な側頭葉後下部型の失読失書は，中大脳動脈の閉塞，ないしは，後大脳動脈の閉塞のどちらを一次的にしようと，中大脳動脈や後大脳動脈からの二次的な側頭葉への側副血行路の発達の程度により規定される，かなり特殊な限局性病巣によって生じてくるものと考えられる．

右の同名性半盲を伴い重度の純粋失読を示す病態は，いわば古典型純粋失読と考えられている．古典型以外に非古典型である角回直下型や後角下外側型の純粋失読も知られている[97]．角回直下型の病巣で出現する失読はその病巣からすると失読失書に近いものであろうと推測している．最近，紡錘状回を中心とした病巣による純粋失読例の報告が話題を集めている[98-100]．後角下外側型の純粋失読は櫻井らのいう紡錘状型に相当してくる[98]．しかし，紡錘状回は後大脳動脈の灌流域であり，その障害による純粋失読は古典型純粋失読の軽症例と考えてもよかろう．

⑥ 視覚性失認

視覚性認知障害の神経学を論じるときは，視覚情報処理の4つの軸を常に考えておく必要がある[101]．解剖学的に，1）左か右か，2）腹側か背側か（「なに」と「どこ」），3）内側か外側か（進化上の旧と新），4）後

から前（処理の進行），の4つの軸が重要となってくる。

左か右かの問題でいえば，左は「言葉にできる」もの，すなわち，物品や文字の処理になる。一方，右は「言葉にできない」もので，風景や顔の処理になる。次に，腹側か背側かの問題でいえば，腹側の流れは，後頭葉から側頭葉へと向かい，形や色の処理になり，「なに系」といわれている。背側の流れは，後頭葉から頭頂葉へと向かい，運動や位置の処理に関係しており，「どこ系」とよばれている。

大脳辺縁系から内側か外側かは進化上の新旧に関係している。内側が古い流れで，左では物品の，右では風景の処理に関与している。外側はより新しい流れとなり，左では文字，右では顔の処理に関係している。後から前への流れで，視野対応から，視覚限定，さらに感覚チャネルを越えるものの処理である。感覚チャネルを越える症候ということになると，頭頂葉への流れの障害は半側空間無視になるし，側頭葉への障害は意味記憶障害ということができる。

視覚情報処理の障害により，種々の視覚性失認症候が出現してくる。この場合，要素的な視力や視野の障害は保たれていることが前提となる。

視覚性失認の責任病巣は視覚情報の処理過程を考慮すると理解しやすくなる。左半球損傷により出現する代表的な症候は純粋失読や色彩失認である。なお，純粋失読についてはすでに述べた。物品の視覚情報の処理は左半球で行われる。左の一側性損傷により物体失認が出現してくるとの報告もある。通常は両側後頭葉病変を認めるが，病巣は左側優位になると思われる。右半球損傷により出現してくる症状としては，相貌失認や街並失認をあげることができる。相貌失認は右一側性病巣で出現してくるとの多くの報告があるが，通常は両側性の病巣で出現してくる。基本的には右半球損傷が優位となる。街並失認の責任病巣として右の海馬傍回や舌状回などの領域の障害が重視されており，側頭葉症候群にて述べてきた。

視覚性失認には同時失認や画像失認という概念もある。同時失認とは，部分部分の視覚的認知は保たれているのに，その部分部分の関連性がわからず，全体像がつかめない状態をいう。例えば，状況画の説明を求めたとき，その部分部分は正しく認知しているにもかかわらず，状況の全体を認知することができない。視覚性注意障害とよばれることもある。左の後頭葉障害により出現してくる症候と考えられているが，局在に関しては議論が多い。一方，図形や絵画，写真などの認知障害に対して画像失認というよび方がある。物体失認との異同が問題になるが，物体は三次元的で触認知が可能であり，画像は二次元的で触認知が不可能であることから両者を区別して考えるべきだとする意見

もある。左の後頭葉障害により出現してくる症候と考えられている。

半側空間無視は後頭葉から頭頂葉へと向かう「どこ系」の障害により出現してくる。後大脳動脈閉塞症でも観察される症候である。

1　色彩失認　色彩失認は色名呼称の障害である。色名呼称障害とよぶほうがよりふさわしいと考えられる。色覚の障害である大脳性色盲とは，全く異なる概念である。本症は左の後頭葉障害で出現する。

患者は色名をいったり，色名から正しい色を選択したりするときに誤りを示す。色カードのマッチングやぬり絵には異常はない。色名の記憶は保たれている。しかし，色彩の認知障害は色名呼称障害か大脳性色盲かと二分できるものでもない。色名がいえない状態で，pointingができない場合やmatchingができない場合は，種々のパターンがありうる。色彩の意味記憶障害としてとらえたり，特異性色彩失認とよんだりする種々の報告があり，今後の検討課題であろう。

2　物体失認（狭義の視覚性失認）　視覚性失認の用語のことで多少の補足が必要である。視覚性失認は広義と狭義に用いられることがある。広義に用いるときには，物体失認（これが狭義の視覚性失認にあたる）や相貌失認，色彩失認などの視覚性失認症候を総括した概念で使用されている。一方，狭義の視覚性失認は視覚性失認の一型である物体失認と同義的に用いられている。

物体失認は物品の視覚的認知障害である。要素的な視力や視野に障害がないのに，物品の認知が困難となる。物品を触ると，あるいは，振ったときの音などで，何であるかを認知することができる。物体失認は狭義の視覚性失認ともよばれており，狭義の視覚性失認は知覚型（統覚型）視覚性失認と連合型視覚性失認に分類されている。

知覚型視覚性失認では物品と物品のマッチングができず，物品や図形の模写，形態の言葉での表現ができなくなる。連合型視覚性失認では物品の形態認知は保たれているために，マッチングや模写，形態の言語的記述は可能であるが，視覚的な物品の認知が困難で，その物品が何であるかがわからないため，物品の呼称ができず，その性状や使用方法の説明も困難となる。その中間に位置するものを統合型視覚性失認とよんでいる。

物体失認は，通常，両側の後頭葉障害で出現するが，稀な症候である。最近では画像診断を根拠とした左の後頭葉障害で出現する視覚性失認が報告されている[102,103]。この場合，視覚性失語へと移行する症例も指摘されている[102]。

物体失認（狭義の視覚性失認）は，物品の視覚的認知障害である。この視覚性失認と鑑別を要するものと

して視覚性失語をあげることができる。

視覚性失語は物品の視覚的呼称の選択的障害である。物品の呼称はできなくとも，口頭命令による物品の指示は可能であり，物品の性状や使用法を書字やジェスチャーにより表現できる。触ったり，それから出る音を聞いたりすることにより，何であるかをいうこともできる。視覚性失語は稀な症状で，側頭葉の下外側部にまで及ぶような左の後大脳動脈領域の広範な梗塞により出現してくるといわれている[102]。この報告例は当初，視覚性失認を呈していた。通常，視覚性失認は両側の後頭葉障害で出現してくる。しかし，最近では左の一側性の障害で視覚性失認を呈した症例，視覚失認症状の改善とともに視覚性失語へと移行した症例が報告されている。

視覚性失語は失語という用語が使用されているものの，内言語に障害があるわけではなく，視覚性失認症状の一型と考えられる。後大脳動脈の閉塞により失語症が出現してくることもあるが，後頭葉単独の障害で失語症が出現してくることはない。

3 相貌失認

相貌失認は熟知相貌の認知障害で，よく知っているはずの身近な人や有名人の顔が識別できなくなる。発現機序について両側後頭葉障害とする立場と，一側性の右後頭葉障害によっても出現してくるとする立場がある。病理学的検索が加えられた症例では，通常，両側後頭葉の損傷が見出されており，とくに紡錘状回や舌状回の重要性が指摘されてきた[89]。

一方，CT所見を根拠に一側性の右後頭葉病巣で出現してくるとの報告も続いている[104,105]。相貌の視覚情報の処理経路を考えると，本症の発現に右後頭葉の関与が重要であることは認めなければならないし，実際，右一側性病巣による相貌失認を経験したこともある。しかし，左病巣が画像診断でとらえられない程の軽微なものである可能性については否定できない。

両側性の病変で相貌失認が出現する症例では，両側の後頭葉がともに相貌認知に関与し，右病変で出現する症例では，右一側性にその優位性が存在するということであれば，右一側性病変で相貌失認が出現してくることは理解できる。しかし，現時点で相貌認知の優位性が両側性に存在するのか，右一側性に存在するのかを証明する方法はない。

4 地誌的障害

地誌的障害は右半球損傷で発症する症状であり，後大脳動脈領域の障害により引き起こされる可能性がある。これまで責任病巣として頭頂葉後頭葉病変や後頭葉病変，後頭葉側頭葉病変などがあげられてきた。

近年，地誌的障害が道順障害と街並失認という用語で，その症候や責任病巣が簡潔にまとめられてきた[84,85]。なお，地誌的障害は地理的障害，地理的失認，地理的失見当，地誌的失見当などともよばれている。

地誌的障害とは「熟知しているはずの場所で道に迷う」[85]というのが基本的症状である。道順障害では「目の前の建物が何であるかはわかるが，その角をどちらに行けばよいかわからないために道に迷い」，街並失認では「熟知している家屋や街並が初めてのように感じるために道に迷う」[85]。

道順障害は一度に見渡せない場所で方角や方向がわからなくなるために出現してくる。その責任病巣は右の脳梁膨大後域から頭頂葉内側部にかけての病巣が指摘されている[85]。脳梁膨大後域は後大脳動脈の後脳梁枝により灌流されている。また，頭頂葉の内側部の楔前部は後大脳動脈の分枝により灌流されていることもある。後大脳動脈閉塞症により道順障害が出現してくる可能性がある。

街並失認は風景の視覚的認知障害のために道に迷うことになる。視覚性失認の一型と考えられる。視覚情報の処理の経路を考えると，風景は右の後頭葉から側頭葉へと向かう流れで処理される。その流れが障害されると，街並失認が出現してくることになる。責任病巣は右の海馬傍回後部にあると考えられており，側頭葉症候群のところで触れたように後大脳動脈が灌流する側頭葉後頭葉内側部の梗塞により出現してくることになるが，稀な症候である。

5 半側空間無視

右後大脳動脈閉塞症で左半側空間無視をみることがある。

左半側空間無視の古典的な責任病巣は右頭頂葉後部に求められている。後大脳動脈閉塞症で出現する半側空間無視の責任病巣について多くの議論があったが，現在のところ後頭葉のみが積極的に半側空間無視の発現に関与しているとする根拠はない。

広範な後大脳動脈領域の梗塞では，後頭葉から頭頂葉へと向かう空間認知の処理の経路に損傷をきたし半側空間無視を生じると考えられる。

⑦ 失語症

超皮質性感覚性失語の責任病巣の一つとしてWernicke領野を取り囲むような左側の側頭，頭頂，後頭葉接合部を中心とした部位が想定されている。

この領域は脳血流の分布域でいえば，後方部の境界領域に相当しており，中大脳動脈の閉塞でも，後大脳動脈の閉塞でも循環障害を生じうる場所である。また，内頸動脈の血栓性閉塞に伴う境界領域梗塞としても障害される部位である。したがって，超皮質性感覚性失語は内頸動脈の閉塞でも，中大脳動脈後方枝領域の閉塞でも，後大脳動脈の閉塞[106]でも出現してくることになる。

後大脳動脈単独の閉塞で失語症を呈する頻度は少ない。Servanら[107]は左の後大脳動脈閉塞症76例中8例（11％）に失語症を認めており，3例が超皮質性感覚性失語で，5例が健忘性失語であった。一般的にいえば，

その病巣の拡がりからすると，左の後大脳動脈閉塞症で失語症が出現するとすれば，Wernicke 領野に多少の影響を及ぼす可能性がある急性期を除けば，超皮質性感覚性失語か健忘性失語のタイプをとるものと考えている．

なお，後大脳動脈閉塞症で梗塞巣が中大脳動脈との境界領域へと拡大した場合に超皮質性感覚性失語が生じるとすれば，失語症のみが単独に出現してくることは考えにくい．この場合は右同名性半盲や純粋失読などの後頭葉症候群が前景にでているはずである．

⑧ 純粋健忘

後大脳動脈閉塞症による純粋健忘は側頭葉内側部の海馬を中心とする梗塞により出現してくることが多い．なお，後大脳動脈が基幹部で閉塞すると視床への穿通枝領域に梗塞を生じ視床性の純粋健忘をきたす可能性もある．

さらに，後大脳動脈閉塞症で出現してくる純粋健忘としては，retroslenial amnesia[83]が生じる可能性があることも考慮しておきたい．後大脳動脈からの分枝である後脳梁枝の閉塞では脳梁膨大後域にも障害を生じることがある．この領域は帯状回から海馬へと戻るPapez の回路の一部を形成しており，その障害により純粋健忘が出現してくると考えられている．

文献

1) 田川皓一：脳梗塞の神経症候学―総論―．pp.101-109, 脳梗塞の神経症候学―大脳半球の血管閉塞症候群―．pp.110-167, 脳卒中症候学（田川皓一 編）．西村書店，2010
2) 田川皓一：脳梗塞の神経症候学―大脳半球―．pp.9-38, 脳卒中と神経心理学．pp.55-89, 脳卒中症候学 症例編（田川皓一，橋本洋一郎，稲富雄一郎 編）．西村書店，2016
3) 田川皓一：中大脳動脈脳動脈とその分枝．pp.427-443, 後大脳動脈とその分枝．pp.444-458, 脳血管障害と神経心理学（平山惠造，田川皓一 編）．医学書院，2013
4) 田川皓一：画像からみた脳梗塞と神経心理学，医学書院，2015
5) Committee established by the director of the NINCDS：Classification of cerebrovascular disease Ⅲ. Stroke, 21：637-676, 1990
6) 小林祥泰：脳梗塞急性期患者データベースの構築に関する研究．健康科学総合研究事業平成 13 年度研究報告書．2002
7) 荒木信夫，小林祥泰：急性期脳卒中の実態．病型別・年代別頻度．脳卒中データバンク 2015（小林祥泰 編）．pp.18-19, 中山書店，2015
8) 荒木信夫，大櫛陽一，小林祥泰：急性期脳卒中の実態．1 病型別・年代別頻度―欧米・アジアとの比較．脳卒中データバンク 2009．pp.22-23, 中山書店，2009
9) Kase CS, Mohr JP：Cerebrovascular disease in the elderly：clinical syndromes. In：ML Albert（Ed.）, Clinical Neurology Aging. New York, Oxford University Press, 1984
10) Bogousslavsky J, Van Melle G, Regli F：The Lausannne Stroke Registry：Analysis of 1,000 consecutive patients with first stroke. Stroke 19：1083-1092, 1988
11) Carter JE：Chronic ocular ischemia and carotid vascular disease. Stroke 16：721-728, 1985
12) Hussein S, Renella RR, Diet H：Microsurgical anatomy of the anterior choroidal artery. Acta Neurochir 92：19-28, 1988
13) Yasargil MG, Yones H, Gasser JC：Anterior choroidal artery aneurysm；their anatomy and surgical significance. Surg Neurol 9：129-138, 1978
14) 後藤文男：Monakow 症候群（前脈絡叢動脈症候群）．日本臨牀 35：114-115, 1977
15) Decroix JP, Graveleau PH, Masson M, et al：Infarction in the territory of the anterior choroidal artery. A clinical and computerized tomographic study of 16 cases. Brain 109：1071-1085, 1986
16) Bogousslavsky J, Miklossy J, Regli F, et al：Subcortical neglect；Neuropsychological, SPECT, and neuropathological correlations with anterior choroidal artery territory infarction. Ann Neurol 23：448-452, 1988
17) Bogousslavsky J, Regli F：Anterior cerebral artery territory infarction in the Lausanne stroke registry. Clinical and etiologic patterns. Arch Neurol 47：144-150, 1990
18) Bougousslavsky J, Martin R, Moulin T：Homolateral ataxia and crural paresis：A syndrome of anterior cerebral artery territory infarction. J Neurol Neurosurg Psychiatry 55：1146-1149, 1992
19) 森 悦朗，山鳥 重：左前頭葉損傷による病的現象 ―道具の強迫的使用と病的把握現象との関連性について．臨床神経 22：329-335, 1982
20) Lhermitte F：Human anatomy and the frontal lobes. Part Ⅱ：Patient behavior in complex and social situations：The "environmental dependency syndrome". Ann Neurol 19：335-343, 1986
21) 森 悦朗，山鳥 重：alien hand sign．精神科 Mook No. 29．神経心理学（鳥居方策 編）．pp.153-161, 金原出版，1993
22) 河村 満：「他人の手徴候」とその関連症候．神経内科 36：555-560, 1992
23) 田中康文：拮抗失行およびその類縁症候．神経進歩 35：1015-1030, 1991
24) Della Sala S, Francescani A, Spinnler H：Gait apraxia after bilateral supplementary motor area lesion. J Neurol Neurosurg Psychiatry 72：77-85, 2002
25) Alexander JF, Schmitt MA：The aphasia syndrome of stroke in the left anterior cerebral artery territory. Arch Neurol 37：97-100, 1980
26) Rubens AB：Aphasia with infarction in the territory of the

anterior cerebral artery. Cortex 11：239-250, 1975
27) Freemon FR：Akinetic mutism and bilateral anterior cerebral artery occlusion. J Neurol Neurosurg Psychiatry 34：693-698, 1971
28) Gade A：Amnesia after operation on aneurysms of the anterior communicating artery. Surg Neurol 18：46-49, 1982
29) De Ruca J：Cognitive dysfunction after aneurysm of anterior communicating artery. J Clin Exp Neuropsychol 14：924-934, 1992
30) Fukatsu R, Yamadori A, Fujii T：Impaired recall and preserved encoding in prominent amnesic syndrome：a case of basal forebrain amnesia. Neurology 50：539-541, 1998
31) Hashimoto R, Tanaka Y, Nakano I：Amnestic confabulatory syndrome after focal basal forebrain damage. Neurology 54：978-980, 2000
32) 遠藤教子, 福迫陽子, 河村　満, ほか：脳梁の梗塞性病変による症候性吃音. 音声言語医学 31：388-396, 1990
33) 萩原宏毅, 武田克彦, 斎藤史明, ほか：失書のない左手の失行と吃音様症状を呈した右前大脳動脈領域梗塞による脳梁離断症候群の一例. 臨床神経 40：605-610, 2000
34) Gibo H, Carver CC, Rhoton AL, et al：Microsurgical anatomy of the middle cerebral artery. J Neurosurg 54：151-, 1981
35) 織田雅也, 宇高不可思, 西中和人, ほか：脳梗塞における pure motor hemiparesis—拡散強調 MRI による病巣の同定—. 脳神経 53：173-177, 2001
36) Kim JS, Chung JP, Ha SW：Isolated weakness of index finger due to small cortical infarction. Neurology 58：985-986, 2002
37) Komatsu K, Fukutake T, Hattori T：Isolated shoulder paresisis caused by small cortical infarction. Neurology 61：1457, 2003
38) Kim JS, Kwon SU, Lee TG：Pure dysarhria due to small cortical stroke. Neurology 60：1178-1180, 2003
39) 織田雅也, 久堀　保, 宇高不可思：右上肢の感覚障害のみを呈した皮質小梗塞—拡散強調 MRI による急性期診断—. 脳神経 53：488-489, 2001
40) 佐藤睦子, 後藤恒夫, 渡辺一夫：左前頭葉病変により超皮質性感覚失語と同語反復症を呈した1例. 神経心理 7：202-208, 1991
41) 相馬芳明, 大槻美佳, 吉村菜穂子, ほか：Broca 領域損傷による流暢性失語. 神経内科 41：385-391, 1994
42) 松田　実, 鈴木則夫, 長濱康弘, ほか：純粋語唖は中心前回症候群である：10例の神経放射線学的・症候学的分析. 神経心理学 21：183-190, 2005
43) Freeman M, Alexander MP, Naeser MA：Anatomic basis of transcortical motor aphasia. Neurology 34：409-417, 1984
44) 山鳥　重：失読失書と角回病変. 失語症研究 2：236-242, 1982
45) Iwata M：Kanji versus Kana. Neuropsychological correlations of the Japanese writting system. Trends Neurosci 7：290-293, 1984
46) 塩田純一, 河村　満：肢節運動失行の症候学的検討. 神経進歩 38：597-605, 1994
47) DeRenzi E, Pieczuro A, Vignolo LA：Oral apraxia and aphasia. Cortex 2：50-73, 1966
48) 平井俊策, 酒井保次郎：Motor impersistence. 臨床神経 33：1304-1306, 1993
49) 田川皓一, 時田春樹, 服部文忠：前頭葉性無視. 脳卒中症候学　症例編（田川皓一, 橋本洋一郎, 稲富雄一郎 編）. pp.323-327, 西村書店, 2016
50) 平山和美, 菊池大一, 遠藤佳子：視覚性運動失調. Clinical Neuroscience 31：506-508, 2013
51) 平野正治：「所謂」皮質聾について. 精神神経学 75：94-138, 1973
52) 田川皓一：Sensory extinction. 神経内科 30：351-356, 1989
53) 山鳥　重：神経心理学入門. 医学書院, 1985, pp 252-256
54) 平山和美：基本症候と責任病巣. 失計算. 脳血管障害と神経心理学（第2版）（平山惠造, 田川皓一 編）. pp.301-307, 医学書院, 2013
55) Mesulum MM, Waxman SG, Geschwind N, et al：Acute confusional states with right middle cerebral artery infarctions. J Neurol Neurosurg Psychiatry 39：84-89, 1976
56) Cerada C, Ghika J, Maeder P, et al：Stroke restricted to the insular cortex. Neurology 59：1950-1955, 2002
57) 神経心理学：シンポジウム「島をめぐる神経心理学」30. 28-68, 2014
58) Bladin PF, Berkovic SF：Striatocapsular infarction：large infarcts in the lenticulostriate artery territory. Neurology 34：1423-1430, 1984
59) Donnan GA, Bladin PF, Berkovic S, et al：The stroke syndrome of striatocapsular infarction. Brain 114：51-70, 1991
60) Weiller C, Ringelstein EB, Reiche W, et al：The large striatocapsular infarct. A clinical and pathological entity. Arch Neurol 47：1085-1091, 1990
61) 鄭　秀明, 内山真一郎, 丸山勝一：Striatocapsular infarction の臨床的検討. 臨床神経 33：294-300, 1993
62) Perani D, Vallar G, Cappa S, et al：Aphasia and neglect after subcortical stroke. A clinical/cerebral perfusion correlation study. Brain 110：1211-1229, 1987
63) Hillis AE, Wityk RJ, Baker PB, et al：Subcortical aphasia and neglect in acute stroke：the role of cortical hypoperfusion. Brain：1094-1104, 2002
64) 田中　久, 武田明夫, 石川作和夫, ほか：Striatcapsular infarction にみられた使用行動・模倣行動の検討. 臨床神経 36：833-838, 1996
65) DeLong MR, Van Allen MW：Motor functions of the basal ganglia, In Brookhart JM and Mountcastle VB (eds)：Handbook of physiology, sect 1：The nervous system, vol II. Motor control. pp.1017-1061, American Physiological Society,

Bethesda, 1981

66) Caplan LR, Schmachmann JD, Kase CS, et al：Caudate infarct. Arch. Neurol. 47：133-134, 1990
67) Kumral E, Evyapan D, Balkir K：Acute caudate vascular lesions. Stroke 30：100-108, 1999
68) Bogousslavsky J, Regli F：Centrum ovale infarcts：subcortical infarction in the superficial territory of the middle cerebral artery. Neurology 42：1992-1998, 1992
69) 大岩海陽, 山本康正, 林　正道, ほか：大脳皮質下梗塞のメカニズム. 臨床神経 41：715-481, 2001
70) Castaigne P, Lhermitte F, Buge A, et al：Paramedian thalamic and midbrain infarcts：clinical and neuropathological study. Ann Neurol 10：127-148, 1981
71) Caplan LR："Top of basilar" artery syndrome. Neurology 30：72-79, 1980
72) Hommel M, Besson G, Pollak P, et al：Hemiplegia in posterior cerebral artery occlusion. Neurology 40：1496-1499, 1990
73) Bogousslavsky J, Regli F Uske A：Thalamic infarcts；clinical syndromes, etiology, and prognosis. Neurology 38：837-848, 1988
74) Schmahmann JD：Vascular syndromes of the thalamus. Stroke 34：2264-2278, 2003
75) 磯野　理：視床性手口感覚症候群. 神経内科 60：69-72, 2004
76) 秋口一郎, 猪野正志, 山尾　哲, ほか：優位側内側視床梗塞による急性発症の痴呆症候群. 臨床神経 23：948-955, 1983
77) 原　健二, 姉川　孝, 秋口一郎, ほか：Abulia を主症状とした両側内包膝部梗塞の1例. 臨床神経 32：1136-1139, 1992
78) McFarling D, Rothi LJ, Heilman KM：Transcortical aphasia from ischemic infarcts of the thalamus；a report of two cases. J Neurol Neurosurg Psychiatry 45：107-112, 1982
79) Bogousslavsky J, Miklossy J, Deruaz JP, et al：Unilateral left paramedian infarction of thalamus and midbrain；a clinico-pathological study. J Neurol Neurosurg Psychiatry 49：686-694, 1986
80) Fasanaro AM, Spitaleri DL, Valiani R, et al：Cerebral blood flow in thalamic aphasia. J Neurol 234：421-423, 1987
81) Benson DF, Marsden CD, Meadows JC：The amnestic syndrome of posterior cerebral artery occlusion. Acta Neurol Scand 50：133-145, 1974
82) 秋口一郎, 相井平八郎, 亀山正邦：右同名性半盲を伴う急性発症の痴呆症候群―優位側後大脳動脈領域梗塞症の一型. 臨床神経 21：172-178, 1981
83) Valenstein E, Bowers D, Varfaellie M, et al.：Retrosprenial amnesia. Brain 110：1631-1646, 1987
84) 高橋伸佳, 河村　満：地理的失認と相貌失認. 総合リハ 21：667-670, 1993
85) 高橋伸佳：街を歩く神経心理学（神経心理学コレクション）医学書院, 2009
86) 桐山健司, 由村健夫, 古谷博和, ほか：鳥距動脈単独閉塞により中心性同名性半盲をきたした後頭葉先端部脳梗塞の一例. 臨床神経 36：902-905, 1996
87) Isa K, Miyashita K, Yanagimoto S, et al：Homonymous defect of macular vision in ischemic stroke. Eur Neurol 46：126-130, 2001
88) Symonds C, Mackenzie I：Bilateral loss of vision from cerebral infarction. Brain 80：415-455, 1957
89) Damasio AR, Damasio H：Localization of lesions in achromatopsia and prosopagnosia. In Localization in neuropsychology（Edited by Kertesz, A.）Academic Press, 1983, p.417
90) 井上十四郎：右同名性半盲の視野欠損部にみられた幻視―体験記. 神経内科 53：541-547, 2000
91) Bender MB, Feldman M, Sobin AJ：Palinopsia. Brain 95：173-186, 1972
92) 深田忠次, 西川清方, 藤本一夫, ほか：視覚保続を呈した脳血管障害の2症例. 臨床神経 20：516-521, 1980
93) 田川皓一, 杳沢尚之, 永江和久：脳血管障害による純粋失読について. 神経内科 9：355, 1978
94) 岩田　誠：純粋失読症候群の神経心理学的側面. 神経進歩 21：930-940, 1977
95) 鳥居方策：純粋失読. 精神科 MOOK No. 1　失語・失行・失認（大橋博司 編）. p.471, 金原出版, 1982
96) 倉知正佳, 福田　孜, 地引逸亀, ほか：純粋失読の写字障害について―右手と左手との比較―. 臨床神経, 17：368-375, 1977
97) 河村　満：非古典型純粋失読. 失語症研究 8：185-193, 1988
98) 櫻井　靖：読字の神経機構. 神経文字学　読み書きの神経科学（岩田　誠, 河村　満 編）. pp.93-112, 医学書院, 2007
99) Sakurai K, Takeuchi S, Takeda T, et al：Alexia caused by a fusiform or posterior inferior temporal lesion. J Neurol Sci. 178：42-51, 2000
100) Sakurai K：Varieties of alexia from fusiform, posterior inferior temporal and posterior occipital gyrus lesions. Behav Neurol, 15：35-50, 2004
101) 平山和美：視知覚障害のみかた. 神経心理学 24：198-210, 2008
102) 松田　実, 中村和雄, 藤本直規, ほか：視覚失語に移行した視覚失認. 臨床神経 32：1179-1185, 1992
103) 高岩亜輝子, 恒藤澄子, 安部博史, ほか：視覚情報が触覚情報に干渉を与えた視覚失認の1例. 神経心理学 17：45-53, 2001
104) Landis T, Cumming JL, Christen L, et al：Are unilateral right posterior cerebral lesions sufficient to cause prosopagnosia? Clinical and radiological findings in six additional patients. Cortex, 22：243-252, 1986
105) DeRenzi E：Prosopagnosia in two patients with CT evidence of damage confinded to the right hemispere. Neuropsy-

chologia, 24：385-389, 1986
106) Kertesz A, Sheppard A, Mackenzie R：Localization transcortical sensory aphasia. Arch Neurol 39；475-478, 1982
107) Servan J, Verstichel P, Catala M, Yakovleff A, Rancurel Gl：Aphasia and infarction of the posterior cerebral artery territory. J Neurol 242：87-92, 1995

53 脳梗塞の臨床
―脳幹と小脳の血管閉塞症候群―

高松 和弘 [脳神経センター大田記念病院脳神経内科]

　小脳を灌流する主な血管は後下小脳動脈，前下小脳動脈，上小脳動脈である。脳幹を灌流する主な血管は椎骨動脈，前脊髄動脈，後下小脳動脈，脳底動脈，前下小脳動脈，上小脳動脈，後大脳動脈，後交通動脈，前脈絡叢動脈である[1]。

I 小脳

　脳幹と小脳は3つの小脳脚で連絡されている。小脳梗塞の主な症状は回転性めまい，浮動性めまい，嘔気，嘔吐，不安定性歩行，四肢巧緻運動機能障害，頭痛，構音障害，複視，意識障害などである[2]。
　後下小脳動脈は小脳虫部下部，小脳半球下部と後半部を灌流するが，後下小脳動脈による灌流領域は個人差が大きい。後下小脳動脈梗塞にはいくつかのパターンがある。小脳虫部，前庭小脳を灌流する後下小脳動脈内側枝が閉塞すると，回転性めまい，失調，眼振が主な症状となる。小脳半球外側を含む梗塞では回転性めまい，歩行運動失調，上下肢測定異常・肢節運動失調，嘔気，嘔吐，共同性あるいは非共同性注視麻痺，縮瞳，構音障害を呈する。広範囲な梗塞では水頭症あるいは脳ヘルニアにて意識障害が生じる。小脳扁桃ヘルニアでは小脳扁桃は大後頭孔を介して下垂し小脳に出血性壊死，延髄腹側に圧痕ができるため項部硬直，心臓および呼吸リズム障害，無呼吸を呈する。上行性テント切痕ヘルニア（upward herniation）ではテントfree edgeを介して小脳半球上部が上方に移動し中脳が圧迫されるため，嗜眠，昏睡，上方注視麻痺，瞳孔異常（正中位固定，対光反射消失），異常伸展肢位を呈する。脳ヘルニアによる意識障害は発症後数時間から数日遅れて他の神経症状の悪化を伴って生じる。脳室ドレナージや外減圧術など緊急外科的処置が必要となる。後下小脳動脈閉塞は延髄外側症候群（Wallenberg症候群）の原因と考えられていたがほとんどの延髄外側症候群は頭蓋内椎骨動脈閉塞や椎骨動脈解離で生じる。

　前下小脳動脈は上部・下部半月小葉と片葉前方表面，中小脳脚，下部橋被蓋を灌流する。前下小脳動脈梗塞では前庭神経核傷害による回転性めまい，嘔気，嘔吐，眼振，三叉神経脊髄路・脊髄路核傷害による同側顔面温痛覚障害，角膜感覚鈍麻，橋延髄外側被蓋傷害による同側難聴，顔面麻痺，交感神経下行路傷害による同側Horner症候群，外側脊髄視床路傷害による対側体幹・四肢温痛覚障害，小脳脚と小脳傷害による同側失調，協調運動障害を呈する。
　上小脳動脈は小脳半球上半分，虫部，歯状核，上部橋被蓋を灌流する。上小脳動脈梗塞では回転性めまい，内側縦束（medial longitudinal fasciculus：MLF）と小脳連絡路傷害による眼振，交感神経下行路傷害による同側Horner症候群，上小脳脚，橋腕，小脳半球上部，歯状核傷害による同側失調，協同収縮不能（asynergia），歩行運動失調，歯状核，上小脳脚傷害による企図振戦，同側舞踏病様不随意運動，外側毛帯傷害による対側難聴，脊髄視床路傷害による対側体幹・四肢温痛覚障害を呈する。上小脳動脈梗塞では眼球contrapuolsion（眼球の病巣対側への側方突進）を生じることがある。

II 脳幹

1 中脳

　中脳は脳底動脈傍正中枝，後大脳動脈分枝（mesencephalic branch），上小脳動脈分枝，後脈絡叢動脈分枝で灌流される[3]。
　Weber症候群は大脳脚中部を灌流する後大脳動脈穿通枝閉塞による梗塞で，動眼神経線維束傷害による同側動眼神経麻痺，錐体路（皮質脊髄路・皮質延髄路）傷害による対側片麻痺を呈する。
　Benedikt症候群は中脳を灌流する後大脳動脈穿通

枝閉塞で生じる中脳被蓋病変で，赤核，結合腕，動眼神経線維束が傷害されるために，同側動眼神経麻痺，対側振戦，アテトーゼ，舞踏病様運動を呈する．

Claude症候群はBenedikt症候群を生じる病巣よりさらに背側中脳被蓋病変で生じ，背側赤核傷害による不随意運動を伴わない小脳徴候（失調，測定障害など）を呈する．

Parinaud症候群（dorsal midbrain syndrome, pretectal syndrome, Sylvian aqueduct syndrome）は中脳を灌流する後大脳動脈穿通枝閉塞による中脳被蓋病変で生じ，核上性垂直注視麻痺，輻輳障害，調節障害（けいれんあるいは麻痺），輻輳後退性眼振，瞳孔対光近見反射解離，眼瞼後退（Collier徴候），斜偏視を呈する．

中脳梗塞で核性動眼神経麻痺，片側あるいは両側核間麻痺（internuclear ophthalmoplegia：INO），仮性外転神経麻痺，閉じ込め症候群，pure motor hemiparesis, four-limb ataxia, hypesthesic ataxic hemiparesisが生じることがある．

動眼神経核内で眼瞼挙筋核は正中線上に位置し両側眼瞼挙筋を支配する．上直筋核は対側上直筋を支配する．他の運動神経核は同側筋を支配する．典型的な核性動眼神経麻痺では片側動眼神経麻痺に反対側上直筋麻痺と両側不全眼瞼下垂を伴う[4]．

脳底動脈先端症候群（top of basilar syndrome）は脳底動脈上部が塞栓性機序で閉塞し，中脳，視床，側頭葉と後頭葉梗塞が生じることで以下の神経徴候を呈する[5]．Behavioral abnormalitiesは傾眠傾向，記憶力障害，興奮性せん妄，中脳性幻覚（peduncular hallucinosis）を呈する．中脳性幻覚は特有の視覚性幻覚で，大脳脚限局性病変，両側黒質網様体層を含む病変で生じる．Ophthalmologic findingsは片側あるいは両側性上方あるいは下方注視麻痺，輻輳障害，仮性外転神経麻痺，輻輳後退性眼振，Collier徴候（眼瞼後退），斜偏視，動揺性（oscillatory）異常眼球運動，視野異常（半盲，皮質盲，Balint症候群），瞳孔異常などを呈する．

2　橋

Millard-Gubler, Foville, Raymond-Cestan-Chenais症候群など多くの古典的橋症候群があるが，腹側（ventral），背側（dorsal），両側という神経解剖学的な分類が有用である（表1）[6]．橋梗塞は運動障害，感覚障害，小脳徴候，脳神経麻痺の組み合わせを呈する．

橋上部外側症候群は上小脳動脈閉塞で生じ，同側Horner症候群，水平性眼振，共同性注視麻痺，難聴，高度な歩行運動失調，肢節運動失調，対側体幹温痛覚障害，斜偏視，下肢優位の四肢触覚・振動覚・固有感覚障害を呈する．

脳底動脈中部短回旋枝閉塞では同側肢節運動失調を伴う三叉神経感覚および運動障害（橋中部外側症候群）を呈する．脳底動脈中部傍正中枝閉塞で生じる橋中部梗塞では同側肢節運動失調，対側への眼球偏倚，顔面を含む上肢優位の片麻痺，種々の程度の触覚・固有感覚障害（橋中部内側症候群）を呈する．傍正中橋底部病変では構音障害を呈する．

前下小脳動脈閉塞で橋下部外側症候群を呈する．橋下部外側症候群は同側顔面麻痺，顔面感覚障害，病巣側への共同性注視麻痺，難聴，耳鳴り，失調，対側体幹温痛覚障害，水平性あるいは垂直性眼振，動揺視を呈する．橋下部内側症候群は脳底動脈傍正中枝（穿通枝）閉塞で生じ，同側病巣側への共同性注視麻痺，外転神経麻痺，眼振，失調，対側半身触覚・固有感覚障害，顔面を含む片麻痺を呈する．橋延髄外側症候群は椎骨動脈閉塞で生じ，橋下部外側症候群と橋下部内側症候群を組み合わせた症状を呈する．

閉じ込め症候群（ventral pontine syndrome）は上部および中部橋腹側で皮質延髄路・皮質脊髄路が傷害されるため，四肢麻痺，失声，構語障害，水平性眼球運動障害を呈するが，上行性網様体は傷害されないので意識は保持される．核上性眼球運動線維は背側に位置しており垂直方向の眼球運動や瞬目は可能である．閉じ込め症候群は脳底動脈のアテローム血栓性閉塞で生じる．脳底動脈閉塞症例の中に，発症直後は大脳病変による片麻痺と鑑別が難しく数時間以内に病状が急速に悪化して閉じ込め症候群を呈する例がある（herald hemiparesis）[7]．

橋梗塞でpure motor hemiparesis, ataxic hemiparesis，一過性病的泣きや病的笑い，外転神経麻痺，核間麻痺，水平性注視麻痺が生じるほか，one-and-a-half症候群など水平性眼球運動障害を呈する．

橋梗塞による核間麻痺では急性期にしばしば健側眼あるいは患側眼に外斜視を伴う．片側核間麻痺に伴う健側眼の外斜視はnon-paralytic pontine exotropia（NPPE）と呼ばれる．片側核間麻痺に伴う患側眼の外斜視はwall-eyed monocular internuclear ophthalmoplegia（WEMINO）と呼ばれる．両側核間麻痺に伴う外斜視はwall-eyed bilateral internuclear ophthalmoplegia（WEBINO）と呼ばれる．NPPEおよびWEMINOはいずれも持続期間が数日以内と非常に短いために見逃されやすい[8]．

one-and-a-half症候群は傍正中橋網様体（paramedian pontine reticular formation：PPRF）の傷害による水平性共同注視麻痺と，内側縦束（MLF）の傷害による健側への核間麻痺が同時に起こり，健側眼のみ外転が可能となる眼球運動障害である．one-and-a-half症候群に健側眼外斜視を伴うことがあり，paralytic pontine exotropiaと呼ばれる[9]．

表1 橋における症候群

橋上部内側症候群―上部脳底動脈の傍正中枝閉塞

上小脳脚	病巣側の小脳性運動失調
内側縦束（MLF）	病巣側の核間性眼筋麻痺（INO）
皮質延髄路，皮質脊髄路	対側の顔面・上下肢の麻痺
内側毛帯	対側の触覚・振動覚・位置覚の障害

MLF：medial longitudinal fasciculus, INO：internuclear ophthalmoplegia

橋上部外側症候群（Mills 症候群）―上小脳動脈閉塞

上中小脳脚，小脳上面，歯状核	病巣側の肢節・歩行運動失調―病巣側へ転倒
前庭神経核	めまい，悪心，嘔吐，水平性眼振
傍正中橋網様体（PPRF）	病巣側への共同性注視麻痺
交感神経下行路	病巣側の Horner 症候群
歯状脚，上小脳脚	病巣側の上肢企図振戦
外側脊髄視床路	対側の上肢・体幹の温痛覚障害
外側毛帯，四丘体下丘	対側の難聴

PPRF：paramedian pontine reticular formation

橋上部被蓋症候群（Raymond-Cestan-Chenais 症候群）

上小脳脚	病巣側の小脳性運動失調，赤核振戦
傍正中橋網様体（PPRF）	病巣側の共同性注視麻痺
脊髄視床路，内側毛帯	対側全感覚障害
皮質脊髄路	対側不全片麻痺

橋中部内側症候群―中部脳底動脈の傍正中枝閉塞

中小脳脚	病巣側の肢節運動失調と歩行失調
内側縦束（MLF）	病巣側の核間性眼筋麻痺（INO）
皮質延髄路，皮質脊髄路	対側の（中枢性）顔面・上下肢の麻痺
傍正中橋網様体（PPRF）	眼球偏倚
内側毛帯	（背側に進展したとき）対側の触覚・固有感覚障害

橋中部外側症候群―中部脳底動脈の短回旋枝閉塞

中小脳脚	病巣側の肢節運動失調
三叉神経運動線維および核	病巣側の咀嚼筋麻痺
三叉神経感覚線維および核	病巣側の顔面感覚障害
脊髄視床路	時に対側頸部以下体幹の温痛覚障害

橋下部内側症候群―下部脳底動脈の傍正中枝閉塞

傍正中橋網様体（PPRF）	病側の共同性注視麻痺
前庭神経核とその連絡路	眼振
中小脳脚	病巣側の肢節運動失調と歩行失調
外転神経および核	病巣側の側方注視時の複視
皮質延髄路，皮質脊髄路	対側の顔面・上下肢の麻痺
内側毛帯	対側の半身の触覚・固有感覚障害

橋下部外側症候群（前下小脳動脈症候群）―前下小脳動脈閉塞

前庭神経および核	水平性および垂直性眼振，回転性めまい，動揺視
顔面神経および核	病巣側の末梢性顔面麻痺
傍正中橋網様体（PPRF）	病側の共同性注視麻痺
聴神経，蝸牛神経核	病巣側の難聴，耳鳴
中小脳脚，小脳半球	病巣側の運動失調
交感神経下行路	病巣側の Horner 症候群
三叉神経下行路および核	稀に病巣側の顔面感覚障害
脊髄視床路	対側体幹の温痛覚障害（ときに顔面を含む）

橋下部病変によるone-and-a-half症候群＋末梢性顔面神経麻痺の合併に注目する報告がある（eight and a half syndrome＝one-and-a-half症候群＋第Ⅶ脳神経麻痺）。

3　延髄

延髄外側梗塞は椎骨動脈のアテローム血栓性閉塞あるいは椎骨動脈解離にて生じる。後下小脳動脈閉塞で生じることは少ない。延髄外側梗塞は延髄外側症候群（Wallenberg症候群）として有名であるが小脳と延髄の傷害程度に応じて臨床症状はさまざまである[10]。延髄外側症候群は索状体と小脳半球下面傷害による患側への体幹側方突進（body lateropulsion）を伴う同側肢節運動失調，体幹運動失調，三叉神経脊髄路・脊髄路核傷害による同側顔面温痛覚障害，疑核傷害による嚥下反射低下，嚥下障害を伴う咽頭筋麻痺，声帯麻痺による失声，交感神経下行路傷害による同側Horner症候群，外側脊髄視床路傷害による対側体幹・上下肢温痛覚障害を呈する。延髄外側症候群では眼振を伴う回転性めまいやillusionary tilting（周囲の景色が90～180度斜めにずれる）を呈する。眼振は急速相が健側向き水平回旋性眼振で，閉眼すると眼振は停止するか向きが反対になる。注視時に増強する眼振，シーソー眼振，対側への注視障害，眼球側方突進（ocular lateropulsion），斜偏視，同側への水平性共同偏倚などを呈することがある[11]。眼振や眼徴候の多くは同側前庭神経核あるいは室頂核の傷害で生じる。

延髄外側症候群の典型的な感覚障害は交叉後外側脊髄視床路と同側三叉神経脊髄路・脊髄路核傷害による同側顔面と対側上下肢・体幹温痛覚障害である。しかし，感覚障害のパターンには三叉神経脊髄路に加え背側三叉神経視床路傷害による対側あるいは両側顔面感覚障害，顔面部分的感覚障害，髄節レベルをもつ体幹感覚障害，同側上下肢感覚障害，対側半身感覚障害などさまざまな障害パターンが生じうる[12]。

延髄外側症候群の3主徴はHorner症候群，同側失調，対側温痛覚障害であるが延髄外側における病巣の位置によって症候に微妙な差異が出てくる。病巣が延髄上部に位置する場合は高度な嚥下障害，嗄声，顔面麻痺である。病巣が延髄下部かつ表層に位置する場合は高度な回転性めまい，眼振，歩行運動失調である[13]。

延髄外側梗塞で初期に患側への体幹側方突進（body lateropulsion）による歩行運動失調を主徴とする例がある。歩行運動失調を主徴とする例ではHorner症候群などの延髄外側梗塞を示唆する随伴徴候の評価を行い，慎重な経過観察が必要である。

椎骨動脈解離に伴う延髄外側梗塞で後頸部上部に限局する片側性頭痛を呈することが多い。類似の頭痛が高位頸髄（C1）梗塞や視神経脊髄炎（neuromyelitis optica：NMO）にて報告されている。

延髄内側梗塞は椎骨動脈アテローム硬化による穿通枝閉塞で生じるとされていたが延髄外側梗塞と同様に椎骨動脈解離で生じることが報告された[14]。舌下神経線維は内側毛帯，錐体路の外側を走行している。延髄内側梗塞による古典的延髄内側症候群（Dejerine症候群）は同側核下性舌麻痺と顔面を含まない対側片麻痺を呈するが，実際には同側舌麻痺を呈するのは半数程度にすぎない。頻度は少ないが上眼瞼向眼振を呈することがある。

両側性延髄内側梗塞では顔面を含まない四肢麻痺，両側核下性舌麻痺，四肢の位置覚・振動覚障害を呈する。舌下神経線維が傷害されず錐体路のみが傷害されると顔面を含まないpure motor hemiplegiaを呈する。

延髄内側梗塞で反対側中枢性顔面麻痺，延髄外側梗塞で患側中枢性顔面麻痺を伴うことがある。延髄梗塞に伴う中枢性顔面麻痺は，顔面神経の皮質延髄路線維の一部が交叉する前に同側を延髄まで下降した後に上行して対側顔面神経核に到達するループが傷害されることで生じる[15]。

延髄下部錐体路で交叉した直後の上肢線維と交叉直前の交叉していない下肢線維が傷害されると，交叉性片麻痺（病巣と同側上肢麻痺・対側下肢麻痺：cross motor hemiplegia）を生じうるが，頻度は非常に稀である。

延髄内側症候群と延髄外側症候群の組み合わせである半側延髄症候群（Babinski-Nageotte症候群）は椎骨動脈閉塞にて生じることがあるが，延髄内側と延髄外側は別々の血管で灌流されているので，実際に延髄内側と延髄外側に同時に梗塞が生じることは非常に稀である。

文献

1) Tatu L, Moulin T, Bogousslavsky J, et al：Arterial territories of human brain：brainstem and cerebellum. Neurology 47, 1125-35, 1996
2) Mazighi M, Amarenco P：Cerebellar infarcts, Stroke Syndromes, 3rd ed. (ed. by Caplan LR, van Gijn J.), p469-79, Cambridge University Press, 2012
3) Bogousslavsky J, Maeder P, Regli F, et al：Pure midbrain infarction：clinical syndromes, MRI, and etiologic patterns. Neurology 44, 2032-40, 1994
4) Saeki N, Yamaura A：Ocular signs due to an oculomotor intranuclear lesion：palsy of adduction and contralateral eye elevation. J Clin Neurosci 7, 153-4, 2000
5) Caplan LR："Top of the basilar" syndrome. Neurology 30, 72-9, 1980
6) Bassetti C, Bogousslavsky J, Barth A, et al：Isolated infarcts of the pons. Neurology 46, 165-75, 1996

7) Fisher CM：The 'herald hemiparesis' of basilar artery occlusion. Arch Neurol 45, 1301-3, 1988
8) 高松和弘, 大田泰正：脳血管障害に伴う眼球運動障害. 神経眼科 17, 424-28, 2000
9) Leigh RJ, Zee DS：Diagnosis of central disorders of ocular motility. The Neurology of Eye Movements (Contemporary Neurology Series) 4th ed., p616-30, Oxford University Press, 2006
10) Kim JS：Pure lateral medullary infarction：clinical-radiological correlation of 130 acute, consecutive patients. Brain 126, 1864-72, 2003
11) Solomon D, Galetta SL, Liu GT：Possible mechanisms for horizontal gaze deviation and lateropulsion in the lateral medullary syndrome. J Neuroophthalmol 15, 26-30, 1995
12) Matsumoto S, Okuda B, Imai T, et al：A sensory level on the trunk in lower lateral brainstem lesions. Neurology 38, 1515-9, 1988
13) Kim JS, Lee JH, Suh DC, et al：Spectrum of lateral medullary syndrome. Correlation between clinical findings and magnetic resonance imaging in 33 subjects. Stroke 25, 1405-10, 1994
14) Kameda W, Kawanami T, Kurita K, et al：Lateral and medial medullary infarction：a comparative analysis of 214 patients. Stroke 35, 694-9, 2004
15) Terao S, Takatsu S, Izumi M, et al：Central facial weakness due to medial medullary infarction：the course of facial corticobulbar fibres. J Neurol Neurosurg Psychiatry 63, 391-3, 1997

54 脳出血の臨床

田川 皓一［長尾病院高次脳機能センター］

I はじめに

　脳卒中症候学を中心に脳出血の臨床を概説したい。ただし，序文で述べたように，本書は，脳卒中症候学を詳細に論じることを目的に企画したわけではない。本書の姉妹版にあたる『脳卒中症候学』（西村書店 2010）[1]や『脳卒中症候学 症例編』（西村書店 2016）[2]において，脳卒中の症候学に関して多くのテーマについて解説を加えてきた。また，新興医学出版社の月刊誌『Modern Physician』において 2017 年 4 月号から 12 回にわたり「脳出血と高次脳機能障害」について連載してきた[3]。今回はそれらの論文を要約したものである。『マスター 脳卒中学』と題した本書において，症候学の基本をマスターするために，また，脳卒中のマスターとしてふさわしい症候学の知識を整理するために，必要最低限の「脳出血の臨床」についての概説と理解していただけたら幸いである。

　ここで扱うのは高血圧性脳出血である。まず，高血圧性脳出血とは何か，その概念や病因を論じ，脳卒中データブックに基づく臨床統計を紹介したい。その後，臨床症候について，脳出血としての一般的な症候に続き，各病型別の神経症候を論じることにする。本書では脳出血各病型の特殊な症候や，稀な症候を紹介することが目的ではないし，新しい文献を紹介することが目的でもない。

　画像診断の進歩により脳出血の診断は確実なものとなってきた。確実に診断できるからこそ，その時点で転帰を予測することが重要と考えている。予後の推測は，診察時期により当然異なってくる。時間が経てば経つほど，より容易となってくると思われるが，急性期の治療の現場では，常に緊急的な判断が要求される。いかなる時期においても，選択しようとしている治療をしなければ，どのように経過すると予想されるか，また，選択した治療を行えば実施しなかったときよりも，どのようなメリットが予想されるかを，常に考慮する必要があると考えている。これはリハビリテーションの現場でも同じことが要求されている。予想が当たることも，当たらぬこともあろう。その理由を考えながら，経験を積み重ねることにより，予後をみる目をつけていくことが重要である。

II 脳出血とは

　高血圧性脳出血は高血圧性の変化である脳の細小動脈の血管壊死に基づく微小動脈瘤の破綻により発症する。高血圧に関連した脳動脈病変は，フィブリノイド変性やリポヒアリノーシス，血漿性動脈壊死など種々の用語で語られており，この微小脳動脈瘤は中大脳動脈より分岐する外側線条体動脈が灌流する被殻を中心とする大脳基底核部や視床，脳橋などの穿通枝領域に多発している。臨床的には被殻出血や視床出血，橋出血を呈することが多くなる。

　脳出血は出血の原因から大きく高血圧性と二次性（続発性）の脳出血に分類されている。日常臨床の場では，高血圧性脳出血の頻度が圧倒的に高い。

　二次性の脳出血は脳動脈瘤の破裂や脳動静脈奇形の破綻，海綿状血管腫や静脈性血管腫などの血管腫からの出血などにより引き起こされる。また，アミロイドアンギオパチーや血管炎，脳腫瘍からの出血や血液疾患を基礎とした出血をみることもあり，抗凝血薬療法や抗血小板療法に際して脳出血を生じることもある。高血圧性であれ，二次性であれ，血腫の存在部位を中心とした神経脱落症状を主徴としてくることになる。

　わが国では頭蓋内出血性疾患は脳出血とくも膜下出血，脳動静脈奇形からの出血の三型に分類することが多い。本稿で扱う脳出血は脳室に穿破することがあっても，また，くも膜下腔に拡がることはあっても，脳実質内を中心とした出血をきたす高血圧性の脳出血である。同義的に脳内出血ともよばれることもあり，脳

実質内に血腫を形成したものは脳内血腫ともよばれている。

しかし、二次性の脳出血の診断は必ずしも容易ではない。高血圧を認めない高齢者で皮質下出血をくり返すような場合はアミロイドアンギオパチーの可能性が高くなってくる。しかし、アミロイドアンギオパチーでは高血圧は伴わないというわけでもなかろう。高血圧はありふれた病態でもあり、皮質下出血の初発例でアミロイドアンギオパチーを臨床的に診断することは、はなはだ困難であるといわざるをえない。おなじく小さな血管腫からの出血を診断することも、困難が多いと思っている。皮質下に出血を生じる原因疾患は多彩である。やはり高血圧性脳出血が高率ではあるが、皮質下出血は他の部位の出血よりもその発症に高血圧以外の要因の関与が大きいことが指摘されている。なお、皮質下出血は脳葉型の出血（脳葉出血）とよばれることもある。

III 脳出血の臨床統計

わが国では、1999年に厚生科学研究費による脳卒中急性期データベース構築研究（Japan Standard Stroke Registry Study, JSSRS　主任研究者：小林祥泰)[4]が開始されている。最新の脳卒中データバンク2015を参考として、高血圧性脳出血の臨床を論じるときの基本的な臨床統計について述べておきたい[5]。1999年から2013年までに登録された一過性脳虚血発作を除く脳卒中は95,844例であった。その内訳をみると、脳梗塞は72,777例（75.9％）で、脳出血は17,723例（18.5％）、くも膜下出血は5,344例（5.6％）であった。

出血性脳卒中の23,067例でみると、14,602例（63.3％）が高血圧性脳出血であり、374例（1.6％）が脳動静脈奇形からの出血、2,747例（11.9％）はその他の脳出血、5,344例（23.2％）がくも膜下出血であった。

高血圧があり、被殻出血や視床出血、脳幹出血、小脳出血などであれば、高血圧性脳出血の可能性は高い。しかし、高血圧の既往がなくとも境界域高血圧の可能性があるので、高血圧性脳出血の好発部位に出血がある場合は高血圧性脳出血に分類されている。皮質下出血（脳葉型出血）の場合でも、血管奇形や特殊な血管病変などが否定でき、かつ、明らかな高血圧があれば高血圧性脳出血に分類されている。なお、「その他の脳出血」とは高血圧を有しない脳出血でアミロイドアンギオパチーに代表されるような特殊な血管病変からの出血と考えられる疾患が含まれている。脳出血の17,723例でみると、82.4％が高血圧性脳出血であり、2.1％が脳動静脈奇形からの出血、15.5％がその他の脳出血であった。

14,602例の高血圧性脳出血を対象として、その出血部位が検討されている[6]。部位別の頻度をみると、被殻出血が5,092例（34.9％）で、視床出血が4,602例（31.5％）、脳幹出血1,330例（9.1％）、小脳出血1,198例（8.2％）、尾状核出血191例（1.3％）、皮質下出血が1,725例（11.8）であった。なお、その他の部位の脳出血が141例（1.0％）と記載されている。

部位別の頻度については施設により多少の差もあるが、いくつかの成績を比較したところ、被殻出血が40％程度で、視床出血が30％程度、皮質下出血10％前後、橋出血は5～10％、小脳出血は5％程度とする報告が多いように思われる。

IV 脳出血の臨床像

画像診断により脳出血は確実に診断できる。臨床的には脳梗塞とは区別できない軽症例もあれば、偶然に発見される無症候性と思われる脳出血もある。しかし、脳卒中を疑ったのであれば、初期治療の方針を決定するためにも、脳卒中に似て非なる疾患を鑑別するためにも、とりあえず画像診断をという前に臨床像から脳卒中の病型を推測しておくことも重要であろう。

病巣部位別にみた脳出血の各病型の症候学は、後述することとして、わが国における脳血管障害の分類と診断基準を参考にして、脳梗塞の臨床像と対比させながら、まず、臨床の場における脳出血のイメージについて述べてみたい。

脳血管障害の診断基準としては、1990年の厚生省循環器病研究委託費による研究班（班長：平井俊策）による分類と診断基準が代表的である[7]。本分類と診断基準は基本的には脳梗塞を脳血栓症と脳塞栓症に、頭蓋内出血を脳出血とくも膜下出血に分類する従来からの流れを引き継いだもので、臨床的な診断に重きがおかれている。しかし、CTも診断基準に組み込まれており、当時すでにCTなしには脳血管障害の診療はできない時代であることを示している。以下、要点を簡単にまとめた。

脳出血の特徴として、①通常、高血圧症の既往があり、発症時には著しく血圧が上昇していること、②日中活動時の発症が多いこと、③しばしば頭痛があり、ときに嘔吐を伴うこと、④意識障害をきたすことが多く、急速に昏睡に至る重症例も存在すること、⑤血腫の存在部位により、種々の神経症候を呈してくること、さらに、⑥CTにより発症直後から出血部位に一致したX線高吸収域を認め、画像診断を行えば確定診断は容易であること、しかし、⑦小出血では頭痛や意識障害を欠き、臨床的に脳梗塞との鑑別が困難な軽症例も多いこと、などがあげられている。

脳梗塞は脳血栓症と脳塞栓症に分類され診断基準が

解説されている。その特徴もみておきたい。

脳血栓症の診断基準では、①安静時の発症が少なくないこと、②意識障害はないか、あっても軽度であること、③症状の進行は比較的緩徐で、段階的進行を示すことが少なくないことが特徴としてあげられている。なお、④局所神経症状は病巣部位によって左右され多彩であること、片麻痺や半側感覚障害が多いことも記載されているが、これは脳卒中全般にいえることであろう。

脳塞栓症の診断基準では、①突発完成型の発症様式が特徴であること、②ある脳動脈灌流域に一致した局所神経脱落症状が出現し、左半球損傷では失語症、右半球損傷では左半側空間無視などの大脳皮質症状を伴うことが少なくないこと、③軽度の意識障害を伴うことも多いこと、④塞栓源となる心房細動やその他の心疾患などが存在していること、などが重要である。

ちなみに脳動脈瘤の破裂によるくも膜下出血の特徴は、①突発する、これまで経験したことがないような激しい頭痛であり、②悪心や嘔吐、項部硬直、Kernig徴候などの髄膜刺激徴候をみることと思われる。出血の程度により意識障害の程度はさまざまである。ときには、脳動脈瘤の破裂に伴う血腫形成により局所神経症状を生じることもある。

脳出血の臨床像としては、急性に発症し、しばしば頭痛や意識障害を伴い、通常よりさらに血圧の上昇をみることなどのイメージが浮かんでくる。無論、脳出血の臨床像は出血の部位とその大きさにより影響されることになる。また、画像診断が普及するにつれ、臨床的に脳梗塞と鑑別できない軽症の小出血例や無症候で経過したと思われる症例が数多く存在することも明らかになってきた。

脳出血と脳梗塞の臨床像の差異について、脳卒中データバンク2015を参考に比較してみた[8]。脳塞栓症は心原性脳塞栓の、脳血栓症はアテローム血栓性脳梗塞の項目で検討している。それにラクナ梗塞の特徴も加えてみた。

発症様式は睡眠時発症と突発完成、急性発症、階段状進行性に分けられている。脳卒中の発症のイメージは急性発症であり、突発完成はその極みといえる。まず、病型別に発症様式を検討すると、高血圧性脳出血は急性発症と突発完成を合わせると93.2％、心原性脳塞栓は87.5％、アテローム血栓性脳梗塞は72.3％、ラクナ梗塞は74.0％であった。睡眠時の発症は、それぞれ4.4％、9.9％、12.7％、15.8％であった。階段状の進行は、それぞれ2.4％、2.6％、15.0％、10.2％であった。

初発の神経症状としては、意識障害や頭痛、嘔気嘔吐について検討している。意識障害は高血圧性脳出血で35.4％、心原性脳塞栓で31.4％、アテローム血栓性脳梗塞で12.5％、ラクナ梗塞で2.7％であった。頭痛の頻度は、それぞれ6.7％、5.3％、3.5％、0.8％であった。嘔気や嘔吐は、それぞれ6.8％、2.8％、3.4％、1.1％であった。頭痛の出現率は、脳出血でも10％以下であった。脳梗塞と際立った差異はなく、以前からのイメージからすると、頭痛の頻度が低いのが意外であった。嘔気や嘔吐の出現率も、脳出血でも10％以下であった。やはり高血圧性脳出血で頻度が低いのが予想外であった。初発時の症状でみた成績であったからであろうか。

時代とともに脳卒中の診療体制も強化され、来院までの時間も短くなってきた。脳梗塞の急性期の治療法が確立し、時間が勝負の感も優勢になってきた。画像診断も急がれる時代であり、おそらく細かい病歴より、現症の正確な把握がより優先される時代になってきたと思われる。脳卒中の病型にも、また、重症度にも変化があるものと思われる。高血圧性脳出血のイメージといえば、脳梗塞と比較すると、しばしば頭痛があり、ときに嘔吐を伴い、意識障害をきたすことも多く、急速に昏睡に至る重症例も存在する、などであったと思うが、脳卒中データバンク2015でみると、必ずしもそうではないようである。脳出血の軽症化とともに意識障害や頭痛、嘔吐の出現頻度に変化がみられているように思われるし、脳梗塞の臨床カテゴリー分類の進歩により、単に脳出血と脳梗塞の症状の差異を論じることの臨床的意義も少なくなってきたようにも思われる。なんといっても画像診断抜きには脳卒中の診療を論じることができない時代であり、治療にも迅速性が要求される時代でもある。

しかし、画像診断を頼りにしなければ、なにもできないでは困ったものである。画像所見も考慮しながら、出現する症候の臨床的意義を各症例で説明できるよう心がけておくようにしたいものである。

急性期脳出血の臨床像は、血腫の部位と大きさに関連してくる。血腫による直接的、間接的影響による神経脱落症状とともに、血腫や脳浮腫によるmass effectの影響、脳室やくも膜下腔への穿破に伴う髄液の通過障害や髄膜刺激症候、水頭症による頭蓋内圧亢進症候、さらには、脳ヘルニア症候なども加わり種々の様相を呈してくる。

意識障害は脳出血の重症度を判定するための最も重要な指標ということができる。重症になるにつれ意識清明の状態から傾眠、混迷、半昏睡、昏睡と変化していく。意識障害の観察においては、意識水準（意識レベル）の低下のみならず、意識野の変容にも留意したい。いわゆる、confusionの状態では、意識野は混乱しており、正常な知的機能は営めない状態と考えられる。このような状態では神経心理学的症状（高次脳機能障害）を正しく評価することは、なかなか困難で

る．無論，高次脳機能障害が存在するか，否かは別の問題であるが．

　種々の原因により頭蓋内圧が亢進してくると，脳ヘルニアをきたしてくることがある．脳ヘルニアの進行は脳圧亢進が進行していることを反映している．重大なことが脳に起こっていることを示しており，急性期の治療方針を決定するうえでの重要な兆候でもある．鉤ヘルニアは側頭葉内側部の鉤（部）が小脳テント切痕を越えて嵌頓した状態である．動眼神経が圧迫されるため，動眼神経麻痺が出現してくる．テント上の病変により中脳全体が軸方向に下方へと変位して嵌入したものは，中心性経天幕ヘルニアである．中脳の圧迫による諸症状をみることになり，意識障害や四肢の運動麻痺，除脳硬直，Cheyne-Stokes 呼吸などが出現してくる．小脳扁桃が大後頭孔に嵌入するヘルニアは大後頭孔ヘルニア（小脳扁桃ヘルニア）とよばれる．後頭蓋窩の占拠性病変や，テント上の大脳の占拠性病変が進行した状態でも起こってくる．延髄が障害されるので，意識障害や呼吸，循環の障害などの重篤な症候が出現してくる．なお，大脳鎌下ヘルニアは帯状回ヘルニアともよばれ，一側の大脳半球の占拠性病変により，帯状回の一部が大脳鎌の下縁を越えて対側に嵌入した状態をいう．通常，これだけでは重篤な症候が出現してくるわけではないが，一側の大脳の占拠性病変による mass effect の大きさを示す指標となる．

　大量の脳出血では周囲の脳浮腫も著明となる．脳浮腫は 1 週後あたりがピークになるといわれている．この間，脳ヘルニアが進行し死亡する症例もあり，重症例では脳神経外科的処置の適応を見据えたうえでの経過観察が必要となる．なお，経過中に血腫の増大をきたし，臨床経過に影響を及ぼすことがある．一般に出血は 2～3 時間で止血するといわれているが，正確なことは不明である．初発の画像でみた血腫が増大するか，否かを明確に予測することは不可能である．発症直後は血腫の増大をきたす可能性があり，6 時間までは 15％程度で血腫の増大例をみるとの報告もある[9]．秋田県立脳血管研究センターの成績でみると，発症から約 5 時間以内に実施した脳血管造影では，造影剤の血管外漏出をみることもある[10]．発症から 5 時間を経過すれば血腫が増大する可能性はかなり低率になるということであろう．脳出血の急性期の臨床像の増悪には血腫の増大が関与する可能性があることも考慮しておきたい．初回 CT が発症数時間以内に実施されていたのであれば，症候の推移次第では，追跡検査により血腫の増大の確認が必要となる症例もあると思われる．

V 被殻出血

　中大脳動脈の水平部（M1）からは数本の外側線条体動脈が分岐する．本動脈はレンズ核線条体動脈ともよばれ，内側枝と外側枝に分けられる．大脳基底核部や深部の大脳白質部を栄養しており，灌流域には尾状核の頭部や体部，内包前脚の上部，内包膝部，内包後脚の前部，放線冠，被殻，淡蒼球外側部，外包，前障などが含まれている．

　被殻出血は，通常，外側線条体動脈の外側枝に生じた微小動脈瘤の破綻により発症する．血腫は被殻を中心とした大脳基底核部から周囲の白質に拡がることになる．

　被殻出血による臨床症候は血腫の部位と大きさに関連してくる．出血が被殻に限局する小さいものであれば，症候の出現をみないこともある．たまたま実施した画像検査で無症候性に経過したであろうと考えられる陳旧性の被殻出血に遭遇することもある．T_2^* 強調画像の進歩により，無症候性の被殻出血をよくみかけるようになってきた．大血腫になれば重篤で，救命のための血腫除去術を必要とする場合もあり，機能予後は不良となる．

　血腫の進展方向は各症例により異なる．被殻に限局するものもあれば，前方へ進展するもの，後方へ進展するもの，外側方向へと進展するもの，あるいは上方へと進展するもの，脳室穿破を伴うもの，内側の視床へと進展するもの，などさまざまである．もちろん大きさもさまざまであり，進展方向により種々の神経症状を呈してくることになる．

　臨床症候は血腫の部位と大きさに関連してくるが，神経症候としては対側の片麻痺と感覚障害が中核症候となる．片麻痺は内包後脚や放線冠の障害により出現してくる．通常，顔面を含む上肢に著明な片麻痺となる．構音障害を伴うことも多い．血腫が後方へと進展し外側膝状体や視放線に影響が及べば視野の障害が出現してくることもある．血腫が大きくなれば，意識障害や病巣を向く水平性の共同偏倚，脳ヘルニア徴候などが加わってくる．なお，中等大以上の出血では，左半球であれば失語症を，右半球であれば左半側空間無視を中心とした無視症候群を生じてくることになる．なお，血腫が内側膝状体や側頭葉皮質下へと進展し，聴放線に及ぶようなこともあるかもしれない．一側性の障害ではベッドサイドで確認できるような症候は出現しないと思われる．しかし，稀ではあるが両側性に障害されると大脳損傷を原因とする永続的な聾状態や聴覚性失認が出現することもある．

　種々の高次脳機能障害も出現してくる．出血により直接的，間接的に脳機能が低下すると，全般性の注意障害が出現してくることであろう．大脳基底核は視床や前頭葉，あるいは他の脳領域とも密接な線維連絡を有しているので，これらの領域に影響が及べば脳機能の低下をみる．意識そのもののレベルとともに，知的

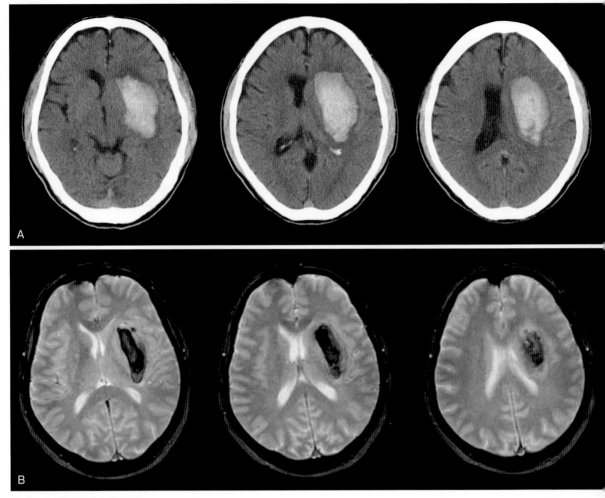

図1　左被殻出血と失語症
A．症例1．64歳，男性，右利き。CTにて被殻出血をみる。血腫は深部白質へと進展しており，Broca失語を呈した。
B．症例2．51歳，男性，右利き。MRI T_2^*画像にて被殻出血をみる。流暢型の超皮質性感覚性失語を呈した。被殻出血による失語症は必ずしも非流暢型の失語症を呈するわけではなく，病巣部位や血腫の拡がりにより失語症のタイプは多様である。被殻部に限局していれば，通常，失語症は認められない。

機能や外界に対する反応性，感受性が問題となってくる。見当識や記憶，注意，判断力，計算力，さらには情動や性格変化などを評価することになるが，その指標としてはMMSEや長谷川式スケールが有用であり，最近では注意や集中力の評価法や，多くの前頭葉機能検査が開発されている。

1　被殻出血と左半球症候（図1）

左の被殻出血では，失語症がよく出現してくる。被殻に限局した小さい出血では生じてこないが，中等大以上の出血になれば，軽重の差はあっても失語症は普通に出現してくる。大きくなればなるほど失語症も重度となる。

被殻出血の急性期の基本的な失語像は，通常，非流暢型のBroca失語であろう（図1-A）。しかし，血腫が大きくなければ周囲への影響も少なく，流暢型の軽症失語を呈することもある（図1-B）。被殻出血による血腫の大きさや進展方向はさまざまであり，失語症のタイプもさまざまであると思われる。経過をみると，当初Broca失語を呈しても，超皮質性運動性失語から健忘性失語へと改善していく症例もあるし，場合によっては，早期から非流暢性を示さない超皮質性感覚性失語や健忘性失語の様相を呈してくることもあろう。経過中に種々のタイプの失語症を呈するということは，被殻出血では種々のタイプの失語を呈しても不思議はないということができる。被殻出血による失語は，線条体失語，皮質下失語などとよばれており，非定型的であるといえよう。ただし，Wernicke領野が障害されたときに出現するWernicke失語や縁上回の皮質，皮質下の障害されたときの伝導性失語が純粋型として発現してくることはなかろう。

左半球損傷による失行症についても少し言及してお

きたい。通常，観念性失行や観念運動性失行の責任病巣は頭頂葉，とくに下頭頂小葉に求められている。被殻出血により下頭頂小葉に影響を及ぼし，失行症を呈してくるとすれば，かなりの大きさの出血であろうと予想される。この場合，運動麻痺や感覚障害は重度で，失語症も存在すると思われる。そして，なによりも意識の障害や注意の障害，その他の知的機能にもかなりの障害を伴うこともあると思われる。被殻出血で行為や行動に障害をきたすこともあろうが，その障害は運動や感覚の障害，失語症，意識障害や知能障害，情意障害などによって，かなり修飾される可能性がある。失行症が存在することと，それを正しく評価できることは別の問題と考えられる。

2　被殻出血と右半球症候

　被殻に限局する小出血では出現してくることはないが，中等大以上の右の被殻出血ではよく半側空間無視が出現してくる。

　視覚情報処理過程を考えると，視空間認知では後頭葉から頭頂葉へと向かう背側の流れが重要である。左半側空間無視の発現には頭頂葉が重要な役割を演じており，その古典的な責任病巣は右の頭頂葉後部，とくに下頭頂小葉に求められている。被殻出血では頭頂葉後部を直接に損傷することは少ないと思われるが，間接的な影響が視覚情報の処理過程に及べば半側空間無視を生じることになる。なお，頭頂葉と前頭葉の関係でみると，頭頂葉は注意や知覚，認知の面での役割が大きく，前頭葉は運動や反応面での役割を演じることになる。頭頂葉は入力面，前頭葉は出力面を担うといってよかろう。半側空間無視の発現には，多くの部位が関与しうるといえるが，血腫が大きくなり頭頂葉のみならず前頭葉にも影響が及べば無視は重度になってくると思われる。

　身体失認は身体図式の障害，身体部位の認知障害で，患者自身や検者の身体部位の呼称や指示に障害をきたしてくる。身体失認が半側に認められるとき半側身体失認とよばれ，片麻痺の否認は病態失認の一型である。通常，左片麻痺の否認として現われ，Babinski型の病態失認とよばれている。比較的大きな右の被殻出血による重症の片麻痺患者でよく観察される症候である。病態失認の責任病巣は右頭頂葉と考えられるが，重度の片麻痺が存在することも必要であり，本症を呈する患者の右半球病巣は広範である。なお，片麻痺を否認するだけではなく，「よく動く，不自由はない」と主張することもある。片麻痺の存在を積極的に否認するわけではないが，その存在に無関心なこともあり，病態無関心とよぶこともある。なお，片麻痺の否認をみるときに，麻痺した上下肢は自分のものではなく，他人のものであると訴える現象は身体パラフレニーとよばれている。

　広範な右半球損傷者のひとつのイメージとして，金子は意欲欠如・饒舌症候群を提唱している[11]。脳出血手術例の長期予後を観察した成績であるが，右半球損傷の症候をみると，意欲の低下や，饒舌，多弁，多彩な愁訴などが特徴であった。なお，山鳥はこの多弁な状態を hyperlalia（多弁症）とよんでいる[12]。右半球症候の特徴と考えられているが，いつもしゃべっているわけではない。意識は清明であるが，自分の病態にも，周囲にも無感動，無関心で，表情も乏しく，自発的にしゃべることは少ない。しかし，話し始めると多弁になってくる。まさに意欲欠如・饒舌症候群である。山鳥は[12]誘導性に発現すること，やがて消失してしまうことから，明らかに病的な状態であると言及している。

VI　視床出血

1　視床の血管症候群

　視床を灌流する穿通枝は，通常，視床灰白隆起動脈と傍正中視床動脈（視床穿通動脈），視床膝状体動脈，後脈絡叢動脈に分類されている。いくつかの穿通枝領域を巻きこむような大きな出血になることもあるが，視床出血の臨床を考えるときは，どの穿通枝から出血したかを考える習慣をつけることが重要である。視床出血といっても内側部の出血か外側部の出血かでは，臨床症候に大きな差異がでてくる。

　視床の血管症候群は視床梗塞を4群に分類し解説されることが多い。Schmahmann[13]の総説を要約しながら，臨床症候をまとめておきたい。

① tuberothalamic infarcts

　視床灰白隆起動脈の閉塞により，視床の内側前部に梗塞を生じる。

　観察される症候は，うとうと状態や自発性の低下，純粋健忘などであるが，見当識障害や性格変化，遂行機能障害などの前頭葉症候，さらには，左の障害で失語症，右の障害で半側空間無視の出現をみることがある。なお，純粋健忘は，通常は左側の損傷で出現してくる症候である。うとうと状態は覚醒の障害で過傾眠や過眠状態，意識障害などと記載されているようであるが，本稿では意識の障害とも睡眠の障害ともとれるこの状態を過傾眠で統一したい。自発性の低下も意欲の低下や，発動性の低下，無為（apathy や abulia）などと記載されている。ここでは自発性の低下で統一したい。過傾眠の状況で自発性の低下を論じるには問題があるが，過傾眠を呈さずに自発性の低下が前景にでる症例もある。

② paramedian thalamic infarcts

　傍正中視床動脈の領域の梗塞で，視床内側部に梗塞

を生じる．本動脈は視床や中脳上部の傍正中部を灌流しており，この領域の梗塞はCastigneの傍正中視床中脳梗塞[14]として有名である．この場合も，意識障害や過傾眠，自発性の低下，純粋健忘，垂直性眼球運動障害，前頭葉症状などに加え，失語症や空間無視などが出現してくることが知られている．

③ inferolateral infarcts

視床膝状体動脈領域の梗塞により視床の下外側部に梗塞を生じる．本動脈は主として視床外側部や内包後脚を灌流しており，対側の感覚鈍麻や不全片麻痺を主徴とする，いわゆるDejerine-Loussyの視床症候群を呈してくる．一般的にいえば，高次脳機能障害を呈してくることはない．

④ posterior choroidal infarcts

後脈絡叢動脈領域の梗塞により出現してくる．本動脈は，主として視床の後部と上部の視床枕や外側膝状体，内側膝状体などを灌流している．

前脈絡叢動脈と豊富な吻合を有していることもあり，本動脈領域の梗塞は稀である．主要な徴候は視野障害であるが，文献的には不随意運動や感覚障害，視床痛なども報告されている．なお，神経心理学的症候としては，超皮質性感覚性失語や記憶障害，半側空間無視などが記載されているが，発現機序にも不明な点が多い例外的な症候であろう．

2 視床出血の臨床

視床出血は視床への穿通枝の破綻により生じてくる．Chungら[15]は175例を対象として，視床出血を①前部型（anterior type），②後内側型（posteromedial type），③後外側型（posterolateral type），④背側型（dorsal type），ならびに，⑤広範型（global type）の5型に分類している．血腫が小さければ，視床への各穿通枝領域の損傷による神経脱落症候を主徴としてくるが，しかし，血腫が大きくなれば，出血部位はなにも動脈灌流域に一致するわけではない．灌流域を越えて病巣は拡がることもあるし，大きくなれば種々の二次的な影響が加わってくる．血腫が大きくなると意識障害も出現してくるし，脳ヘルニア症候も加わる．これらの症候は血腫形成による頭蓋内圧亢進症候，脳室穿破による髄膜刺激症候，髄液の通過障害などにより修飾されてくる．

以下，血腫部位別にみた視床出血の頻度や症候の特徴について，出血の原因となった穿通枝ごとに述べることにする．

前部型は視床灰白隆起動脈からの出血で，11例で頻度は7％であった．限局性の出血であれば，先に述べたtuberothalamic infarctsと類似の症候を呈してくる．過傾眠や自発性の低下，純粋健忘などが主徴であるが，見当識障害や遂行機能障害などの前頭葉症状，左の障害では失語症，右の障害では半側空間無視の出現をみることが知られている．通常，運動麻痺や感覚鈍麻は認めない．本論文では[15]失語症の記載はなかった．

後内側型は傍正中視床動脈からの出血で，24例で14％であった．その領域に限局していれば，paramedian thalamic infarctsと同様の症候を呈すると思われる．この場合，過傾眠，自発性の低下，純粋健忘，垂直性眼球運動障害，前頭葉症候などを主徴とし，ときに，失語症や半側空間無視などを認める．出血部位からして，しばしば第三脳室へと穿破し閉塞性の水頭症を生じることがある．運動や感覚の障害は目立たない．大きくなれば中脳へと進展することになり，意識も障害されてくる．

後外側型は視床膝状体動脈からの出血で，77例で44％と高頻度であった．この領域の限局性の出血はinferolateral infarctsで出現する視床症候群が基本であり，対側の運動や感覚の障害を呈してくる．血腫が大きくなると周囲へと進展する．運動や感覚の障害は重度となってくる．一側の手と口周囲に分布する感覚障害は手・口感覚症候群（手掌・口症候群）とよばれている．急性のしびれ感で発症し，片麻痺や感覚鈍麻を呈してくる視床出血の定型像はこのタイプの出血と思われる．なお，眼症候として，Horner症候群をよくみかける．本症候群は縮瞳や眼瞼下垂，眼球陥凹などを主徴とするが，視床性のHorner症候群は不全型が多く，病巣側の縮瞳が観察される．しかし，このタイプの大きな出血は重篤な経過を示すことも多い．この場合，病側の瞳孔散大をきたす脳ヘルニア型の瞳孔不同をきたしてくる．予後不良の徴候である．血腫の進展方向により多彩な高次脳機能障害が出現してくる．大出血であれば，左半球では失語症を，右半球では左半側空間無視をきたしてくる．

背側型は後脈絡叢動脈からの出血であり，32例18％の頻度であった．限局性の視床枕を中心とした病巣で記憶障害やconfusionをきたした症例が紹介されており，限局性の出血では，運動や感覚の障害の軽微でラクナ症候群と類似していると記載されているが，そのような症例は稀であろう．視野の異常を主徴とした軽微な症例を経験したこともあるが，やはり稀であろう．画像でみて視床枕や視床の背側部に限局した出血であれば，このタイプの出血と診断できる．この場合，矢状断層で背側部の血腫を確認できれば診断はより確実となる．しかし，大きな血腫で大脳白質部へと進展しているような場合は出血部位の同定には困難も多い．他の穿通枝領域の出血を同時に生じている可能性も高い．事実，本報告では[15]，しばしば後外側部へと血腫の進展がみられ，放線冠や半卵円中心へと及んでいる．その場合，運動や感覚の障害を惹起すること

になるし，左半球損傷で失語症，右半球損傷では左半側空間無視が出現してくることが予想される。

広範型は視床の広範な出血で，31例18％であった。臨床症候や画像所見は後外側型に類似するが，血腫が大きく出血源の同定が困難となる。複数の穿通枝領域に拡がる病巣を呈する。意識障害も重度で，運動感覚障害を伴い，多彩な高次脳機能障害を呈してくると思われる。死亡率も高くなる。

以上の視床出血の5型をまとめてみたい。視床出血の症候は視床の内側部の出血と外側部の出血に分けて大まかに把握しておくことが重要である。視床灰白隆起動脈と傍正中視床動脈の灌流域の出血は主として視床の内側部の障害を生じ，過傾眠や自発性の低下，純粋健忘が主徴となる。運動や感覚の障害は目立たない。場合によっては失語症や半側空間無視なども出現してくる。一方，外側部の出血の代表は視床膝状体動脈の灌流域からの出血であるが，運動や感覚の障害が前景に出てくる。血腫が大きくなれば失語症や半側空間無視などを呈することになる。

3　視床出血と神経心理学

1）視床出血と左半球症候（図2）

限局性の視床灰白隆起動脈領域や傍正中視床動脈領域の梗塞により失語症が出現してくることがある[15-17]。このことは，視床そのものの障害により失語症が出現してくる可能性があることを示唆している。通常，被殻に限局した病巣では，失語症は出現してこない。視床出血における失語症の発現機序は，被殻出血による失語症のそれとは異なるのではないかと考えられる。しかし，視床に限局した梗塞では常に失語症を認めるわけでもない。視床の限局性病巣による失語症の発現に関しては検討の余地が残されている。視床そのものの言語機能には解決されていない多くの問題がある。また，視床も大脳基底核や前頭葉，その他，多くの脳部位とも密接な線維連絡を有しており，そのネットワークに障害を生じたときに高次脳機能障害を呈してくることになるのかもしれない。

視床灰白隆起動脈領域や傍正中視床動脈領域の梗塞により失語症が出現してくるということは，視床灰白隆起動脈領域や傍正中視床動脈領域の出血によっても失語症が出現してくる可能性があることを意味している（図2-A）。

視床出血では内側部からの出血のみならず，外側部を灌流する視床膝状体動脈からの出血でも失語症が出現してくる（図2-B）。視床膝状体動脈は，通常，主として視床外側部や内包後脚を灌流しており，この領域の梗塞は対側の感覚鈍麻や不全片麻痺，協調運動障害を主徴とするいわゆるDejerine-Loussyの視床症候群を呈してくる。一般的にいえば，高次脳機能障害を呈してくることはない。しかし，視床膝状体動脈からの出血が外側へと進展したとき，失語症が出現してくることがある。視床外側部を中心としたこのような症例での失語症の発現機序は内側部のそれとは趣を異にするのではないかと考えられている。このような症例でSPECTを実施すると，側頭葉や頭頂葉領域に血流の低下を認めるとの報告も多い[18]。皮質や皮質下への二次的な影響が失語症の発現に関与していることを示唆している。被殻出血による失語症と同じような発現機序が考えられることになる。

視床出血による失語症は視床性失語とよばれている。言語症状の特徴としては，発語の障害は一般に軽度で，声量の低下や呼称の障害は認めるものの，言語の聴覚的理解や復唱は比較的保たれており，超皮質性感覚性失語のタイプを示すといわれている。

視床灰白隆起動脈や傍正中視床動脈からの出血で左の視床内側部の障害を生じると，純粋健忘をみることがある（図2-C）。Papezの回路やYakovlevの回路は，記憶や情動の回路であり，その障害により純粋健忘が出現することが知られている。Papezの回路には視床前核群が関与しており，Yakovlevの回路には視床背内側核が含まれている。視床の内側部の出血により，これらの部位が障害されると純粋健忘が出現してくる。純粋健忘は原則的には左の損傷による症候と思われるが，その優位性は失語症ほどには左半球に側性化しているわけではないと考えられている。一側性病巣による純粋健忘は，左損傷例での報告が多いと思われるが，右の損傷により純粋健忘をきたした症例の報告もある。一側性の純粋健忘の予後は比較的良好であるが，両側性の損傷では重度で経過することもある。なお，視床内側部の損傷では，過傾眠や自発性の低下を伴うことも多いと思われる。

2）視床出血と右半球症候

右の視床出血では，しばしば左半側空間無視が出現してくる。視床灰白隆起動脈領域の梗塞で半側空間無視も出現することが知られており[13]，限局性の視床損傷によっても生じうる症候と考えられる。しかし，視床そのものの損傷によるものか，血腫による二次的な影響が周囲に及んで出現したのか，さまざまな意見がある。後者の機序は左半球損傷による失語症が言語領野やその周辺部の二次的な影響により出現してくると考え方と軌を一にするものであろう。とくに視床膝状体動脈からの出血で外側に進展した症例はこのような機序によるのではないかと考えている。

右の視床出血で左の重度の片麻痺や感覚障害とともに，左半側空間無視や左の片麻痺を否認する病態失認を呈する症例もあり，身体パラフレニーを伴うこともある。右の被殻出血にみられるような多弁をきたした

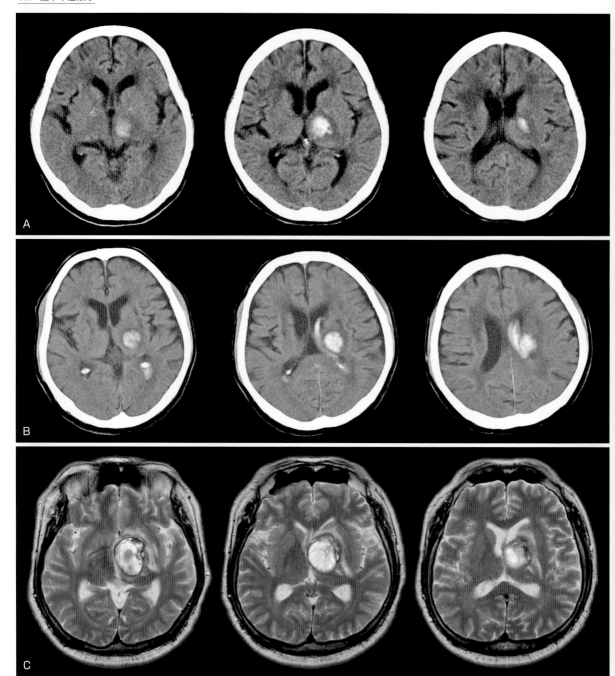

図2 左視床出血と失語症,純粋健忘
A．症例3．70歳,女性,右利き。CT。傍正中視床動脈からの出血で超皮質性感覚性失語を呈した。
B．症例4．62歳,男性,右利き。CT。視床膝状体動脈からの出血で超皮質性感覚性失語を呈した。
C．症例5．62歳,男性,右利き。MRI T_2強調画像。視床灰白隆起動脈からの出血で純粋健忘を呈した。

症例も存在する。

3)その他の高次脳機能障害

視床梗塞や視床出血では種々の高次脳機能障害が出現することが報告されている[13]。失行症や失計算の記載もある[13]。視床出血で失読失書を呈した症例を経験したこともある。視床は前頭葉を中心とした大脳半球の各部位や大脳基底核,大脳辺縁系,脳幹網様体などと密接な線維連絡を有しており,そのネットワークに障害を生じたとき多彩な高次脳機能障害を呈してくる可能性がある。視床そのものの障害により出現した可能性も否定できるわけではない。ただし,視床に病巣があるからといっても多くの症例で高次脳機能障害が出現してくるというわけでもない。きわめて例外的な

症候の記載もあり，特殊な条件が整ってはじめて症候が発現してくるのかもしれない。解決できない多くの問題が横たわっていると思われる。

VII 橋出血

椎骨脳底動脈系から脳幹や小脳へと分岐する動脈は傍正中枝と短回旋枝，長回旋枝よりなる。長回旋枝は下から後下小脳動脈，前下小脳動脈，上小脳動脈とよばれ，小脳へと灌流するが，脳幹の外側部も栄養している。

大きな橋出血は劇症脳卒中の代表格とされてきた。四肢麻痺や意識障害で発症し，血圧の上昇や過高熱，縮瞳（pin-point pupil）を呈し，急速な致死的な経過をとる症例も多い。しかし，必ずしも致死的経過をとらない橋出血も存在し，画像診断により予後良好な軽症橋出血も診断できるようになってきた。

橋出血では運動障害（片麻痺や四肢麻痺）や感覚障害，協調運動障害，脳神経症状，眼症状などが目立ってくる。

橋出血にみられる高次脳機能障害としては幻覚をあげておきたい。脳脚幻覚症は大脳脚の病変で出現する幻覚で，主に幻視を訴える。大脳脚は中脳に存在するので，脳脚幻覚症は中脳幻覚症ともよばれているが，中脳に限局した病巣のみで幻覚が出現してくるかは不明である。脳幹障害による幻覚は橋出血でよく出現してくることが知られている[19]。橋出血による幻触の症例も報告されている[20]。

なお，脳幹の損傷により同側の前頭葉に二次的な脳血流代謝の低下を引き起こすことがある。小脳損傷で認められるような diaschisis による高次脳機能障害が出現してくる可能性がある。

VIII 小脳出血

回転性めまいや悪心，嘔吐で発症し，起立や歩行が困難となってくる。大出血では急速に昏睡に陥り予後が不良な症例もある。限局性の小脳出血では，協調運動障害を主徴としてくる。小脳半球の出血では病巣側の上下肢の失調（limb ataxia）が，小脳虫部の障害では体幹の失調（truncal ataxia）が目立ってくる。構音障害は失調性である。重症例は救命も目的に血腫除去術が行われている。

小脳出血では，通常，高次脳機能障害は出現してこないと思われてきた。しかし，小脳の障害により出現してくる高次脳機能障害は，cerebellar cognitive affective syndrome[21] として，最近のトピックスになっている。PETの導入により，大脳半球損傷によるcrossed cerebellar diaschisis の存在を可視化することができるようになった。一側の大脳半球損傷による対側の小脳の脳血流代謝の障害をみると，大脳と脳幹，小脳を結ぶ経路の存在が示唆されてくる。脳損傷に際して遠隔部位への影響，remote effect を実感させる所見である。当然，小脳から大脳へと向かう経路の存在も予想されることであり，小脳の障害，あるいは，それに続く脳幹の障害により，高次脳機能に影響を及ぼす可能性も考慮されることになる。

小脳や脳幹の病巣を有する症例で高次脳機能に障害をきたす症例の報告をよく目にするようになってきた。大沢の総説にも[22]，右小脳半球病巣により言語機能に障害をきたした症例や，左小脳半球損傷により視空間認知障害をきたした症例，あるいは，注意機能の障害や遂行機能障害を呈した症例が紹介されている。その発現機序についての詳細は今後の検討が必要と思われるが，注目すべき現象であろう。臨床の現場でも，小脳や脳幹の血管障害で，発症後に高次機能面に障害をきたしたのではないかと考えさせるような症例を経験することがある。SPECTにより，対側の前頭葉を中心とした大脳半球に血流の低下をきたした症例もあった。しかし，血流が低下していたとしても，なんら高次脳機能障害をきたさない症例も存在することから，高次脳機能障害の発現機序を血流低下のみで論じることにも困難は多いと思っている。小脳や脳幹と大脳のネットワークを論じるのであれば，小脳や脳幹に限局した病巣を有する症例を対象として，急性期の病態が他の領域に及ぼす影響が少なく，かつ，発症前の知的機能に問題はないと考えられる連続例を用いて，機能的評価を加えながら高次脳機能への影響を検討する必要があるのではないかと考えている。

なお，高血圧性脳出血ではないが，被殻出血や視床出血，橋出血では稀とされるアミロイドアンギオパチーは，皮質下出血とともに小脳出血でみられることも知られている。

IX 尾状核出血

尾状核は前大脳動脈と中大脳動脈の穿通枝により灌流されている。前大脳動脈からの穿通枝は内側線条体動脈とよばれ，尾状核頭部や被殻や淡蒼球の前部，内包前脚などの主として下部を灌流する。中大脳動脈の水平部から数本の外側線条体動脈が分岐しており，大脳基底核部や深部の大脳白質部を栄養する。灌流域には尾状核の頭部や体部の上部，内包前脚の上部，内包膝部，内包後脚の前部，放線冠，被殻，淡蒼球外側部，外包，前障などが含まれている。

尾状核出血の多くは中大脳動脈からの穿通枝である外側線条体動脈からの出血と思われる。この外側線条体動脈からの出血は，通常，被殻出血を生じることが

多く，尾状核出血は本動脈の末梢部からの出血で，尾状核頭部を中心とした領域に生じたものである。その出血部位から容易に脳室穿破をきたすことになる。

尾状核出血は尾状核頭部で出血し，通常，脳室へと穿破する。なお，大きくなれば周囲の被殻や内包，放線冠へと進展する。限局性の尾状核出血では要素的な運動や感覚の障害に乏しく，頭痛や嘔吐，項部強直などの髄膜刺激症候が前景に出てくることも多い。この場合は，くも膜下出血を疑われることも多い。周囲へと進展すれば，運動や感覚の障害や失語症，半側空間無視を生じてくることになる。尾状核出血に伴う高次脳機能障害としては，自発性の低下や過傾眠に加え，純粋健忘や前頭葉機能障害などが注目されている。

かりに本症の存在を知っていても，本症の臨床診断には困難が多い。髄膜刺激症候を主徴とすればくも膜下出血と，限局性の出血で純粋健忘や自発性の低下を主徴とすれば，視床内側部の出血との鑑別が必要となる。そもそも小出血であれば，梗塞との鑑別も難しい。また，血腫が大きくなり，運動や感覚の障害，失語症や半側空間無視などを呈すると被殻出血との鑑別は困難になってくる。CTやMRIなどの画像診断の力を借りなければ，本症の確定診断はほぼ不可能であると考えられる。かつて，"脳血管造影で所見を認めないくも膜下出血"，"原発性脳室出血"などとよばれた疾患のなかに，本症が含まれている可能性も指摘されている[23]。

1 尾状核出血の分類と臨床症候（図3）

尾状核出血は尾状核頭部から脳室へと穿破するタイプと周囲の大脳基底核や白質，さらには大脳皮質に拡がるタイプの2つに分けられる[24]。前者は尾状核出血Ⅰ群（図3-A）で，頭痛や嘔吐，項部強直などの髄膜刺激症候が主症候で，運動や感覚の障害は存在しても軽度である。純粋健忘や自発性の低下を主徴とすることもある。後者は尾状核出血Ⅱ群（図3-B）で，病巣はより大きくなり，運動や感覚の障害を伴い，さらに，共同偏倚や神経心理症候が加わることもある。しかし，Ⅱ群の場合，尾状核からの出血といっても基本的には外側線条体動脈からの出血であり，被殻出血と区別しにくいような症例も，多々存在するものと思われる。あるいは，被殻の比較的前方部の出血で尾状核頭部から側脳室へと脳室穿破したものとの区別は困難となることもあろう。内包後脚や視床へと進展し重度の運動麻痺や感覚障害を呈する状態はイメージとしては被殻出血である。

最近の尾状核出血については平野ら11例のデータがあり，その一部を紹介しておく[25]。Ⅰ型が4例，Ⅱ型が7例であった。Ⅰ群の3例は意識清明である。Ⅱ群になれば何らかの意識障害を伴っており，2例はJCSで3桁であった。意識障害には髄液の通過障害による水頭症なども影響することもあると思われる。重症例が多いようであるが，その報告例には内包後脚や視床へと進展している症例はなかった。

尾状核出血のイメージを少しまとめておきたい。尾状核頭部の出血は容易に脳室へと穿破する。そのために，頭痛や嘔吐，項部強直などの症状が目立ち，尾状核頭部に限局した脳出血では運動や感覚の障害は存在しても軽度である。したがって，くも膜下出血との鑑別が困難となることも多い。この場合，画像の力を借りないと尾状核出血の診断は，ほとんど不可能であるといってもよかろう。尾状核出血に注目しはじめた約20年くらい前の集計では，このタイプの尾状核出血が圧倒的に多い印象を受けた[26]。意識障害は存在しても軽度であった。

しかし，平野らの報告[25]では，髄膜刺激症候が前景に出てくるためくも膜下出血と誤診されることが多いというイメージとは多少異なっている。意識障害も重症化しているように感じる。尾状核出血の概念が広く普及した時代の報告との違いであろうか。

その後，長い時間の経過のなかで，少々気になっていることがある。ひとつは，運動麻痺が目立つ症例であり，他は高次脳機能障害を主徴とする症例の存在である。高次脳機能障害については，項を改めて解説したい。

いわゆるⅡ群の尾状核出血で，運動麻痺や感覚障害のみならず，失語症や半側空間無視，前頭葉機能障害を伴うこともある。画像上は尾状核頭部を中心とする大きな出血例で周囲の内包前脚や被殻のみならず，深部の白質にも進展している。尾状核出血は必ずしも軽症例ばかりではないことを痛感させる症例である。しかし，先に述べたように被殻出血が尾状核や周囲の白質へと進展した症例との鑑別が困難なことも多いと考えている。

個々の症例の臨床診断は画像所見の分析に委ねることとし，著者がイメージするⅡ型の症例を図3-Bで紹介する。症例は40歳の右利き男性である。CTでみると，尾状核頭部を中心とした出血で，血腫は外側へと進展して被殻や深部白質にも及んでいる。軽度の右不全片麻痺を呈しているが，独歩は可能であった。症候学的には純粋健忘や前頭葉機能障害が目立った。その後，右の片麻痺や純粋健忘，前頭葉機能障害は徐々に改善している。臨床的に意識障害や重度の運動や感覚の障害で発症する被殻出血のイメージはなく，失語症も認めなかった。運動麻痺は軽度で，記憶障害や前頭葉機能障害が目立つということは，著者のイメージする尾状核出血であり，尾状核から出血し，外側の被殻や深部白質に及んだとすれば，まさにⅡ型の尾状核出血と診断できる症例である。

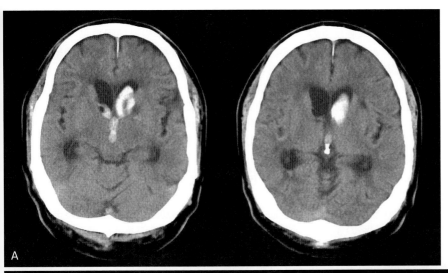

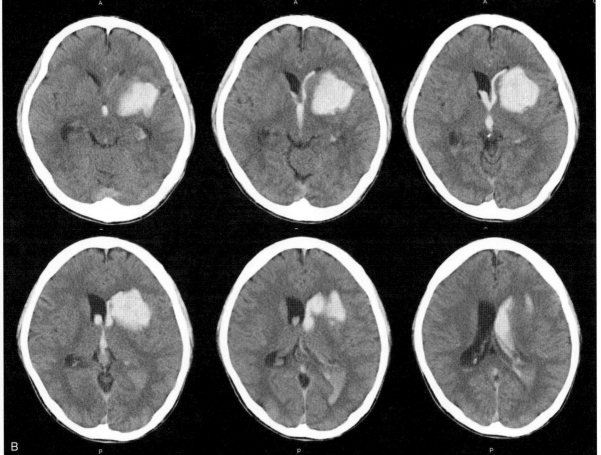

図3 尾状核出血
A．症例6．68歳，男性，右利き。尾状核出血（Ⅰ群）。CTにて脳室穿破を伴う左の尾状核頭部に限局した出血をみる。純粋健忘や自発性低下を主徴としたが，やがて消失した。
B．症例7．40歳，男性，右利き。尾状核出血（Ⅱ群）。CTにて左の尾状核出血を認める。血腫は被殻や深部白質に進展している。右の片麻痺は軽度で，純粋健忘や自発性の低下を示した。症候は徐々に改善した。

2 尾状核出血と高次脳機能障害

尾状核出血と高次脳機能障害を考えるときには，尾状核の機能的な解剖を理解しておく必要がある。尾状核や被殻，淡蒼球，視床下核，黒質などの大脳基底核の諸核は基底核神経回路網を形成し，運動機能に重要

な役割を担っている。その障害は錐体外路症状として知られているが，一方では，大脳基底核が大脳皮質の運動野や感覚野のみならず大脳連合野，とくに前頭前野と緊密な線維連絡を有することが知られている。DeLong と Van Allen[27]は，大脳基底核群は運動野-被殻-淡蒼球系を中心とした運動ループと，前頭連合野-尾状核系を中心とした複合ループよりなり，後者が認知機能に関連すると述べている。

また，大脳基底核や視床，前頭葉は相互に密接な線維の連絡を有している[4]。前頭葉-線条体-淡蒼球-視床回路は，遂行機能に関与する外側前頭前野回路や，抑制系に関与する下部前頭前野回路，情動や意欲などの大脳辺縁系の機能に関与する前部帯状回回路の3つに分けられており，それぞれの回路は線条体（尾状核）と淡蒼球/黒質，視床，前頭葉を結ぶ線維連絡を有している。詳細は省略するが，前頭葉でみると外側前頭前野回路は前頭前野背外側部が，下部前頭前野回路は前頭前野外側眼窩部が，前部帯状回回路は前部帯状回が係わることになる。大脳基底核は錐体外路として主に運動系の制御に係わるのみならず，視床や前頭葉と関連しながら，遂行機能や行動の抑制，情動など高次脳機能と密接に関連しているということができる。

なお，II群の尾状核出血で周囲の皮質，皮質下に二次的な影響が及べば，種々の神経心理学的症候が出現してくる。その症候の発現機序は，基本的には被殻出血の場合と同様と考えられる症例も多い。

尾状核出血では多彩な神経心理症候が出現してくる。尾状核出血も含む急性期の尾状核の脳血管障害を分析した Kumral ら[28]の報告で最も高率に出現した症候は意欲の低下（abulia）で，約半数で精神活動の減少をきたしていた。約1/4の症例で前頭葉症候を認めている。見当識障害や記憶障害，注意障害，遂行機能障害などの前頭葉機能障害が観察されることであろう。なお，confusion や agitation，apathy などの症候も記載されているし，純粋健忘を呈してくることもある。左半球損傷にみられる失語症や右半球損傷による左半側空間無視をきたした症例もあるが，この場合，尾状核や深部白質の広範な病巣を有しており，尾状核損傷のみに起因する症候であるとは考えにくいように思える。

限局性の尾状核出血で純粋健忘を呈した症例は図3-A で紹介した。症例は68歳，右利きの男性で，ある日，外出先から戻れず警察に保護されていた。ぼーっとして，元気がないが，四肢の運動や感覚に異常はない。自発性は低下し，エピソード記憶が障害されていた。とくに近時記憶が障害され，記銘が重度に障害されていた。即時性記憶や意味記憶，手続き記憶に障害はなく純粋健忘と考えた。その後，意欲の低下や純粋健忘は徐々に改善し，元の状態に復した。

尾状核出血により純粋健忘をきたす症例をしばしば経験する。自発性の低下や過傾眠を呈することもある。尾状核は視床や前頭葉と豊富な線維連絡を有することと関与しているかもしれない。しかし，尾状核出血では尾状核損傷のみが純粋健忘の発現に関与しているといえるのか微妙な症例も存在する。症例によっては，内包膝部や視床前内側部にも一次的，二次的影響を及ぼした可能性もある。

X 皮質下出血

前大脳動脈や中大脳動脈，後大脳動脈の末梢部は皮質動脈とよばれており，脳表を灌流する。脳表の動脈は脳実質内へと向かい，大脳皮質や皮質下白質，さらには髄質動脈として，深部白質を栄養する。高血圧性の動脈変化はこの細動脈にも起こり，血管壊死に基づく微小動脈瘤を生じることがあり，その破綻により脳出血を発症する。皮質下に血腫を形成することになり，通常，皮質下出血とよばれているが，その出血部位から，脳葉型の出血（脳葉出血）とよばれることもある。

皮質下に出血を生じる原因疾患は多様であるが，やはり高血圧性脳出血が多いと考えられている。その頻度は40〜45％程度と報告されているが，施設により異なっており，脳神経外科であれば，脳動脈瘤や動静脈奇形，血管腫，脳腫瘍などからの出血の頻度が高くなるし，高齢者の診療にあたる施設ではアミロイドアンギオパチーを原因とする可能性が高くなってくる。一般的には，皮質下出血は他の部位の出血よりもその発症に高血圧以外の要因の関与が大きいことが指摘されている。もちろん高血圧が存在するからといって，非高血圧性の皮質下出血の存在を否定することにはならないと考えられる。ここでは，原則として高血圧性の皮質下出血と診断した症例について論じることにする。

1 皮質下出血の頻度と部位

最新の脳卒中データバンク2015で皮質下出血の実態を調べることにした[5]。1999年から2013年までに登録された一過性脳虚血発作を除く脳卒中95,844例のデータでみれば，出血性脳卒中は23,067例となるが，14,602例（63.3％）が高血圧性脳出血で，374例（1.6％）が脳動静脈奇形からの出血，2,747例（11.9％）はその他の脳出血，5,344例（23.2％）がくも膜下出血であった。血管奇形や特殊な血管病変などが否定できて，かつ，明らかな高血圧があれば，皮質下出血は高血圧性脳出血に分類されている。なお，「その他の脳出血」とは高血圧を有しない脳出血でアミロイドアンギオパチーに代表されるような特殊な血管病変からの出血と考えられる疾患が含まれることになる。

14,602例の高血圧性脳出血を対象として，その出血部位が検討されている[6]。部位別の内訳をみると，被殻出血は5,092例（34.9%）で，視床出血が4,602例（31.5%），脳幹出血1,330例（9.1%），小脳出血1,198例（8.2%），尾状核出血191例（1.3%），皮質下出血は1,725例（11.8）であった。その他の部位の脳出血が141例（1.0%）であった。どこまで高血圧性といってよいかが問題となるが，他の原因による出血が多ければ多いほど皮質下出血の頻度は高くなってくる。なお，欧米の報告では皮質下出血の頻度はさらに高率となっている。

皮質下出血の部位別頻度についていくつかの報告がみられる。ただし，高血圧性の皮質下出血のみではなく，種々の原因疾患によるものも含まれている可能性がある。国立循環器病センターからの109例では[29]，頭頂葉の出血が最も高頻度で，側頭葉，後頭葉，前頭葉の順となっていた。血腫が大きくなれば，複数の脳葉が障害されてくる。複数の脳葉にわたるときは重複して集計されることになるが，頭頂葉が55例で，側頭葉，後頭葉，前頭葉はそれぞれ38例，32例，22例であった。なお，一葉に限局した72例で血腫部位をみても，やはり頭頂葉と側頭葉が多く，前頭葉，後頭葉の順であった。大脳で占める体積でいえば圧倒的に前頭葉が大きいことを考えると，頭頂葉や側頭葉で頻度が高いことは意外に感じられるが，血管病変の好発部位が頭頂葉や側頭葉にあるのか，前頭葉では症候が目立たないのか，その原因ははっきりしない。東北脳血管障害懇話会共同研究報告[30]の成績でみても，障害される脳葉は頭頂葉，側頭葉，後頭葉，前頭葉の順であった。

しかし，必ずしも頭頂葉が多いという報告ばかりではない。米国のStroke Data Bank[31]でみると，皮質下出血65例中一葉に限局するものは30例（46%）で，前頭葉が17%，頭頂葉11%，側頭葉9%，後頭葉9%と報告されている。前頭葉が多いように思えるが，二葉にまたがるものは27例（42%）で，前頭-頭頂葉が9%であり，頭頂-側頭葉が14%で，頭頂-後頭葉14%，側頭-後頭葉3%，前頭-側頭葉2%であった。三葉にまたがるものは8例（12%）で，前頭-頭頂-側頭葉6%，頭頂-側頭-後頭葉6%であった。単純に加算すれば，頭頂葉に存在するものは60%で，前頭葉34%，側頭葉40%，後頭葉33%となる。わが国の成績と類似してくる。頭頂葉は他の三葉と接する位置に存在するため，血腫が増大したときに同時に障害されてくる頻度が高いことを意味しているのかもしれない。一葉に限局した皮質下出血の頻度をみれば，責任出血血管の存在部位は脳で占める体積とよく相関しているようにも思えてくる。なお，側頭葉の皮質下出血の頻度が高いとする報告もみかけたことがある[32]。

微小動脈瘤の発生頻度が頭頂葉で高いのであれば，頭頂葉の皮質下出血の頻度が高くなるのも，うなずけるが，そのような成績が存在するかは不明である。まず，高血圧性の皮質下出血のみに限定した多数例での統計学的検討が必要と思われる。

2　皮質下出血の臨床

出現する神経症候は出血の部位や大きさによって左右される。出血部位は個々の症例で異なっており，皮質下出血に特有な症候があるわけではない。皮質下出血であれば，その出血部位が前頭葉であるか，側頭葉か，頭頂葉か，後頭葉か，あるいは，二葉，三葉にわたるかを，診断することが必要である。単に皮質下出血の患者であるとの紹介は，病状をなにも語っていないことになる。

一般的な脳出血の臨床症候として，頭痛や嘔気，嘔吐などが出現してくることがある。なお，けいれんの頻度は他の部位の出血より高頻度であると指摘されている。大きな出血であれば意識障害も重度となってくる。意識障害は重症度の指標であり，個々の症例で救急疾患としての対応が必要になってくる。

出血の部位に応じて，種々の神経症候が出現してくる。要素的な運動や感覚の障害は錐体路や知覚の伝導路に影響を与えるような部位の出血で出現してくるし，視野の障害は後頭葉や頭頂葉の皮質下出血で認められる症候である。皮質下出血の症候で注目すべきは，なんといっても多彩な高次脳機能障害と思われる。皮質下出血は，しばしば脳塞栓症による血管閉塞症候群と区別できないような典型的な高次脳機能障害を呈してくることがある。しかし，皮質下出血の病巣は，脳塞栓症と違って脳動脈の灌流域に一致するとは限らない。大脳の皮質症候の局在診断を考えるとき，脳塞栓症とは違った重要な所見を提供してくることがある。皮質下出血は大脳の機能局在を考えるうえで貴重な情報を与えてくれる疾患と思われるので，脳葉ごとに局在診断について検討を加えてみたい。

以下，脳葉ごとに神経症候をみていくことにする。

3　前頭葉皮質下出血

前頭葉は中心溝より前方の部分で，下後方はSylvius裂で境界されている。前端は前頭極とよばれる。外側面でみると，中心前溝から前頭極に向かう上前頭溝と下前頭溝により上前頭回と中前頭回，下前頭回に分けられている。なお，左の下前頭回で弁蓋部や三角部はBroca領野に相当する。中心溝と中心前溝の間が中心前回で第一次運動野である。内側面は上前頭回であるが，後方部は中心傍小葉とよばれている。大脳半球内側面で帯状溝と脳梁溝の間で前頭葉の下部に位置するのが帯状回である。帯状回そのものは大脳辺縁系

に含まれるが，嗅覚野や眼窩面後部などとともに前頭葉の傍辺縁系領域としてとらえられることもあり，前頭葉で扱う．前頭葉下面は眼窩面とよばれている．内側には直回が，外側部には内側眼窩回と外側眼窩回，前眼窩回，後眼窩回が存在する．

前頭葉の血管障害を考えるときは，脳動脈の灌流域を考慮した前頭葉の解剖を理解しておくことも重要である．前頭葉の外側部は中大脳動脈が灌流し，中前頭回や下前頭回，ならびに中心前回の外側部などが栄養されている．前頭葉の内側部は前大脳動脈が灌流しており，中心前回の内側部や補足運動野，帯状回などが栄養されている．ただし，皮質下出血の場合，その損傷部位は動脈灌流域に一致するとはかぎらない．典型的な血管閉塞症候群を呈するわけではない．

Mesulam[33]は前頭葉を，①運動に関する領域と②前頭前野，③傍辺縁系領域の3つに区分している．前頭葉の解剖と機能から前頭葉症候群の発現機序を考えてみたい．

運動に関する領域でみると，中心前回は随意運動の中枢で，その前方に運動前野が存在する．運動のプログラムの形成に関与する部分であり，補足運動野や前頭眼野とともに運動の連合野に相当する．運動連合野は運動や行為の制御にも関与している．補足運動野は前頭葉内側部で運動野の前方，かつ，帯状回の上部に位置している．前頭眼野は衝動性眼球運動に関与している．Broca領野は左の下前頭回後部の弁蓋部や三角部に存在する．歴史的に運動性の言語中枢と考えられてきたこともあり，運動連合野に位置づけられてきた．

運動野や運動前野を除いた部分の多くを占めるのが前頭前野である．通常，この領域が前頭連合野とよばれている．前頭前野は他の大脳皮質領域や大脳基底核，視床，視床下部，脳幹網様体，大脳辺縁系などと豊富な線維連絡を有する心理機能や精神機能に極めて重要な部位と考えられており，認知や注意，判断，記憶，学習，さらには性格，意欲，行動などに広く関連している．人間としての存在における高次の統合の座と位置づけられている．その障害では，多彩な前頭葉機能障害や精神症候が出現してくることになる．

なお，帯状回前部や嗅覚野，眼窩面後部などは大脳辺縁系との結びつきが強い部分であり，傍辺縁系領域に相当する．

なお，Cummings[34]は前頭葉と大脳基底核や視床との線維連絡について，3つの主要な連絡系を指摘し，前頭葉と皮質下との連絡路からみた前頭葉の機能解剖について述べている．それによる前頭葉の区分は以下のようになる．①前頭葉外側穹窿部：前頭葉背外側部の前頭前野からは尾状核背外側部，淡蒼球背内側部を経て視床腹側前角や背内側核へと投射し，視床腹側前角や背内側核からは前頭葉穹窿部へと投射する．②前頭葉眼窩面：前頭葉外側眼窩面からは尾状核腹内側部，淡蒼球背内側部を経て視床腹側前角や背内側核へ至り，視床腹側前角や背内側核からは前頭葉外側眼窩部へと投射する．③帯状回前部：帯状回前部から線条体腹側部に投射し，線条体腹側部からは淡蒼球吻外側や視床背内側核を経て，帯状回前部へと投射する．

このような機能解剖学的立場から臨床症候をみることも重要であり，前頭葉は大脳の各部位から影響を受け，大脳の各部位へ影響を及ぼすことになる．前頭葉症候の多様性を理解することができよう．

1）前頭葉損傷による臨床症候
① 運動麻痺

中心前回の障害により要素的な運動障害が出現してくる．中心前回においては身体部位のどの部分を支配するかの局在が決まっており，Penfieldのホモンクルスとして知られている．障害部位に応じた運動障害を呈することになる．

顔面や手の支配域は中心前回の外側部にある．外側部の皮質下出血では，顔面や口部，手指の皮質性運動障害が出現してくる．下肢の運動野は前頭葉内側部に存在するので，内側部の皮質下出血では，下肢の運動麻痺が目立ってくる．

② 行為と行動の障害

前頭葉内側部の障害により抑制解放現象として対側に種々の病的把握現象が出現してくる．大きく把握反射と本能性把握反応に分けることができる．把握反射は手掌への触覚刺激により誘発される常同的な把握運動で，本能性把握反応は非常同的な本能的な探索行動を伴うものと説明されている．強制把握や強制模索という用語もある．強制把握は触覚性の把握現象であり，強制模索は視覚性の探索現象ということができる．

把握反射も本能性把握反応も，責任病巣として前頭葉内側部の補足運動野や帯状回前部が重視されている．

前頭葉性の行動異常としては，道具の強迫的使用や，環境依存型の異常行動である模倣行動や使用行動，環境依存症候群，あるいは，他人の手徴候などが知られているが，前頭葉の皮質下出血で，その典型例に遭遇することは，極めて例外的であろうと考えられる．

③ 失語症

前頭葉で失語症に重要な部位はBroca領野と左の中心前回である．この両領域が障害されるとBroca失語が出現してくる（図4-A）．症例は54歳，右利きの女性で，中心前回を含む左前頭葉皮質下出血を認めた．Broca失語は重度であった．出血は前頭葉皮質下から被殻へと拡がっていた．

なお，左の中心前回に限局した皮質下出血では純粋語唖を，また，Broca領域に限局した皮質下出血では，

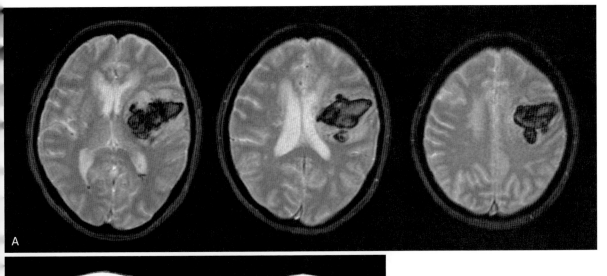

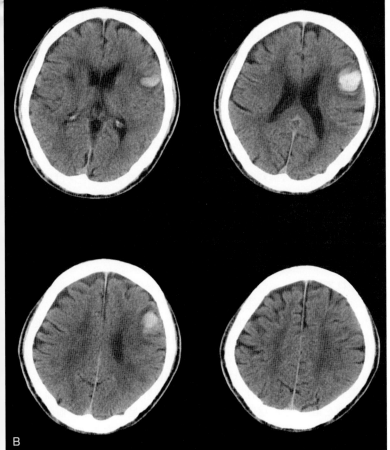

図4 前頭葉皮質下出血
A. 症例8. 54歳, 女性, 右利き. 中心前回を含む左前頭葉皮質下出血. Broca失語や右片麻痺, 右感覚鈍麻を呈した. MRI T_2^*強調画像で中心前回に損傷をみる. 出血は前頭葉皮質下から被殻へと拡がっている.
B. 症例9. 63歳, 男性, 右利き. 下前頭回から中前頭回にかけての左前頭葉皮質下出血. 前頭葉性純粋失書を呈した.

超皮質性感覚性失語を呈してくる可能性がある.
　超皮質性運動性失語の責任病巣はBroca領野の周辺領域に求められている. また, 前大脳動脈が灌流する前頭葉内側部の損傷や中大脳動脈と前大脳動脈の境界領域のアテローム血栓性脳梗塞により出現してくることがある. その領域に発症した皮質下出血によっても超皮質性運動性失語が出現してくることがある.

④ 純粋失書

　Exnerの書字中枢は左の中前頭回に想定されている. この領域の皮質下出血により前頭葉性純粋失書が出現してくることがある (図4-B). 症例は63歳, 右利きの男性で, 下前頭回から中前頭回にかけての左前頭葉皮質下出血を認めた. 前頭葉性純粋失書を呈していた. 失書は徐々に改善していった.

⑤ 前頭葉性無視

半側空間無視の発現機序を考えると，頭頂葉は知覚面，あるいは，入力面に関連し，前頭葉は運動面，出力面に関連している。前頭葉性無視は半側視空間における出力面での障害により生じると説明されている。右の前頭葉皮質下出血により左半側空間無視を呈してくる症例も存在することであろう。

⑥ 前頭葉症候と精神症候

前頭葉症候と精神症候については多くの報告がある。性格の変化や脱抑制による行動面での障害，遂行機能障害，注意障害，記憶障害，意欲の低下などが記載されている。前頭葉の皮質下出血によっても多彩な前頭葉症候や精神症候が出現してくることがある。一般的に遂行機能障害は前頭葉外側部の障害の関与が指摘されている。また，脱抑制に代表される行動異常の主病巣は前頭葉眼窩部に想定されている。しかし，これらの症状は，そこに障害があれば必ず出現してくるというような，密な局在性があるわけではない。その部位に損傷があっても，症状が目立たない場合も多い。症状の左右半球による差異についても，明確な見解があるわけではない。局在的意義に乏しい症候，あるいは，個人差が大きい症候といえるかもしれない。

なお，前頭葉は他の大脳皮質領域や大脳基底核，視床，視床下部，脳幹網様体，大脳辺縁系などと豊富な線維連絡を有する領域であり，これらの領域に障害があっても，いわゆる前頭葉症候が出現してくる可能性がある。前頭葉の機能の非局在性を示すことになるかもしれない。

4 側頭葉皮質下出血

側頭葉はSylvius裂により前頭葉と境界されている。また，後頭前切痕と帯状回峡（帯状回と海馬傍回の移行部）を結ぶ想像線により後頭葉と境界されている。頭頂葉とは前方部はSylvius裂で境界されているが，後方部はSylvius裂の後方部と後頭極を結ぶ想像線により分けられている。縁上回はSylvius裂の後端を取り囲むように，また，角回は上側頭溝を取り囲むように存在しており，Sylvius裂の後端と後頭極を結べば，そのなかに頭頂葉の一部が含まれることになる。

外側面をみると，上側頭溝と下側頭溝により，上側頭回と中側頭回，下側頭回に分けられている。Sylvius裂内の上側頭回で島葉の背側縁との間に存在する横側頭回（Heschel横回）は一次聴覚野である。

下面では内側から海馬溝，側副溝，ならびに後頭側頭溝があり，海馬傍回と紡錘状回（内側後頭側頭回），下側頭回（外側後頭側頭回）に分けられている。海馬傍回は前方では鉤部となり，後上方では帯状回峡を介して帯状回に，後下方は舌状回に続いている。内側部では，海馬傍回の深部に位置して海馬体が存在している。海馬体（海馬）は固有海馬（アンモン角）や歯状回，海馬台からなっている。

一次聴覚野である横側頭回を除いた部分は側頭連合野である。左側では一次聴覚野に隣接する上側頭回後部にWernicke領野が存在している。それを除く上側頭回が聴覚の連合野となる。中側頭回や下側頭回は視覚認知に関連する連合野と考えられている。この部位の障害では，視覚認知に関連する症候が出現してくる可能性がある。

1）側頭葉損傷による臨床症候

脳血管障害による代表的な側頭葉症候群は，言語の障害や聴覚性認知の障害，記憶や情動の障害，視覚性認知の障害などである。脳梗塞と対比させながら，側頭葉皮質下出血の臨床症候を考えてみることにする。

出現頻度が高いのは左の損傷による失語症である。Wernicke領野の障害によりWernicke失語が出現してくる。また，Wernicke領野の周辺部の障害では，超皮質性感覚性失語が出現してくる。健忘性失語をみることもある。なお，左の側頭葉後下部病変による失読失書も重要な症候である。

聴覚性認知の障害は両側の聴覚中枢の障害である皮質聾と聴覚の高次機能障害である聴覚性失認に分類することができる。聴覚性失認の具体的な表現型としては純粋語聾や環境音失認，失音楽などをあげることができる。

記憶や情動の障害も出現してくる。海馬や海馬傍回の障害による純粋健忘が代表的な症候である。視覚性認知障害では右の海馬傍回の障害により街並失認が出現してくることが知られている。

2）失語症

Wernicke領野は左の上側頭回の後方部に想定されている。この領域が障害されるとWernicke失語を呈することになる。病巣が頭頂葉の角回や縁上回に及ぶと失語症は重度となる（図5-A）。症例は80歳，右利きの女性で，Wernicke領野を含む皮質下出血を認めた。重度なWernicke失語を呈しており，血腫は左頭頂葉の下頭頂小葉へと拡がっていた。

超皮質性感覚性失語の責任病巣はWernicke領野を取り囲むような部位に想定されている。左側頭葉の皮質下出血でWernicke領野の損傷が目立たなければ，超皮質性感覚性失語を呈してくることになる。軽症例では健忘性失語を呈してくる。

3）失読失書

左の側頭葉後下部の病巣では失読失書が出現してくることがある。この病巣による失読失書は，通常，漢字の障害がより著明であり，日本語の読み書きにおけ

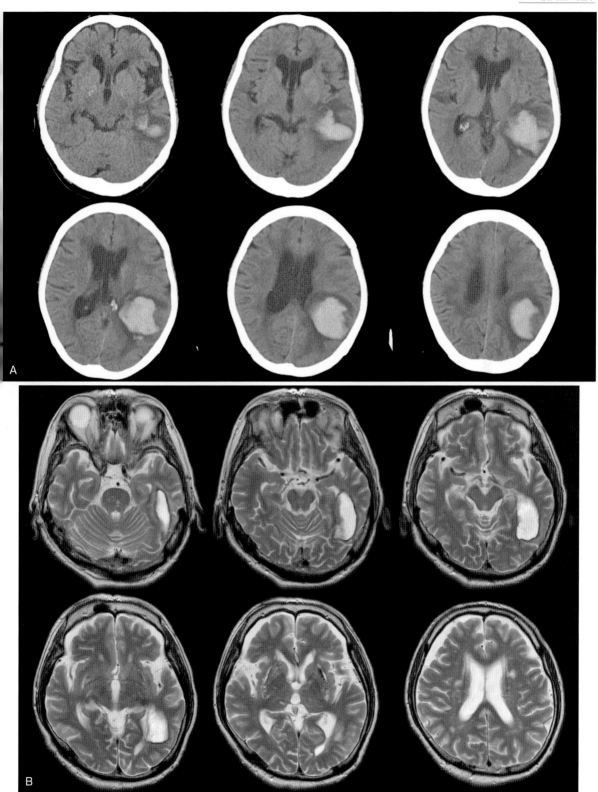

図5 側頭葉皮質下出血
A. 症例10. 80歳, 女性, 右利き。CTにてWernicke領野を中心とする左側頭葉に皮質下出血を認める。重度のWernicke失語を呈した。血腫は左頭頂葉の下頭頂小葉にも拡がっていた。左側頭頭頂葉皮質下出血と診断した。
B. 症例11. 63歳, 男性, 右利き。MRI T_2強調画像で左側頭葉後下部を中心とする皮質下出血を認める。漢字に著明な失読失書を呈した。

る漢字と仮名の経路の解離が注目されることになった[35]）（図5-B）。症例は63歳，右利きの男性で，左の側頭葉後下部を中心とする皮質下出血を認めた。漢字に著明な失読失書を呈していた。Wernicke 領野そのものの損傷は目立たないが，急性期には血腫による影響があったためか軽度の Wernicke 失語を呈していた。失語症は急激に改善している。失読失書も改善傾向にあるが持続している。

失読失書の古典的な責任病巣としての左の角回が重要視されてきた歴史はあるが，角回のみを責任病巣と特定するには問題があるとの指摘がある[36]）。角回に限局した病巣では，通常，純粋失書を呈してくると考えられている。

4）聴覚性失認

横側頭回（Heschl 横回）から側頭平面，上側頭回にかけての領域は聴覚や聴覚性認知に関与する領域である。一次聴覚野である横側頭回の両側性の障害では皮質聾を生じることが知られているが，この領域に両側性に皮質下出血が起こることは，きわめて稀なことと考えられる。しかし，永続する聾は横側頭回の両側性の障害のみではなく，側頭葉皮質下の聴放線や内側膝状体の両側性病変によっても生じてくることがある。「いわゆる」皮質聾[37]）とよばれている状態で，両側性の被殻出血で経験したことがある。

聴覚の連合野が障害されると，聴覚性失認が出現してくることがある。聴力に障害はないにもかかわらず，言語的，非言語的聴覚刺激が理解できない状態を聴覚性失認という。聴覚性失認には純粋語聾や環境音失認，失音楽などが含まれている。単独に出現したり，組み合わさって出現したりするが，脳梗塞にしても，脳出血にしても聴覚性失認を呈する症例は少ないと思われる。とくに純粋語聾や環境音失認は，両側の損傷によって生じてくると考えられており，側頭葉の皮質下出血により出現する頻度は低い。なお，「いわゆる」皮質聾と同様に，両側の被殻出血により純粋語聾や環境音失認を呈した症例を経験したことがある。失音楽の大脳優位性については議論が多いところである。純粋な失音楽の報告例は少ない。

5）街並失認

街並失認は，風景の視覚的認知障害で，視覚性失認の一型である。視覚情報の処理の経路を考えるとき，風景は右の後頭葉から側頭葉へと向かう流れで処理されており，その流れが障害されると，街並失認が出現してくることになる。

街並失認の責任病巣は，右の海馬傍回を中心に舌状回に拡がる領域が想定されている。このような障害を生じるのは，通常，右の後大脳動脈閉塞症であるが，この領域の梗塞による街並失認は，稀な症状と考えている。この領域に限局した皮質下出血で街並失認を呈した症例を経験したことはない。出現しないとはいいきれないが，きわめて稀なことであろうと考えている。

6）純粋健忘

海馬や海馬傍回は Papez の回路の一部を形成しているので，その部位が障害されると純粋健忘が出現してくることがある。海馬や海馬傍回が存在する側頭葉内側部は後大脳動脈の灌流域にある。失語症ほど強く左に偏位しているわけではないが，記憶に関する優位半球は左にあると考えられている。したがって，海馬や海馬傍回の障害により出現する純粋健忘は，左の後大脳動脈閉塞を原因とすることが多い。両側性の障害では記憶障害は重度で永続することがある。この領域の皮質下出血で純粋健忘を生じる可能性はあるが，これまで側頭葉の皮質下出血による純粋例を経験したことはない。

5 頭頂葉皮質下出血

外側面でみると，中心溝により前頭葉と頭頂葉が分けられる。また，Sylvius 裂により前頭葉と側頭葉が分けられる。内側面でみると，頭頂後頭溝により頭頂葉と後頭葉が分けられる。外側面における頭頂葉と側頭葉，後頭葉は相互に移行しており明確な境界はない。内側面における側頭葉と頭頂葉にも明確な境界線はない。

側頭葉とは前方部は Sylvius 裂で境界されるが，後方部では明確な境界はなく，Sylvius 裂の後端と後頭極を結ぶ想像線により分けられる。ただし，縁上回はSylvius 裂の後端を取り囲むように，また，角回は上側頭溝を取り囲むように存在しており，Sylvius 裂の後端と後頭極を結べば，そのなかに頭頂葉の一部が含まれることになる。

中心溝と後中心溝に囲まれる領域は中心後回で，一次体性感覚野である。その後方部は頭頂連合野で，頭頂間溝により上頭頂小葉と下頭頂小葉に分けられている。下頭頂小葉は縁上回と角回により構成されている。角回は連合野の連合野ともよばれ，神経心理学で重要な領域である。頭頂葉内側部には楔前部や帯状回後部などが存在する。帯状回そのものは大脳辺縁系に含まれるが，帯状回後部は頭頂葉下部に位置しており，頭頂葉で扱う。

1）頭頂葉損傷による臨床症候

頭頂葉障害では要素的な感覚障害や視野障害とともに，多彩な神経心理学的症状が出現してくる。頭頂葉連合野は視空間認知や身体認知，触認知，言語，読み書き，計算，高次の行為などに関与している。

視空間の認知には頭頂葉の関与が重視されており，左半側空間無視は右半球損傷で出現する代表的な頭頂葉の症候である．Balint症候群も両側の頭頂葉損傷により出現してくる．

注視した物体に正確に手を伸ばせない．この症候は視覚性運動失調（optische Ataxie）とよばれている．一方，注視点より離れた周辺視野で対象をうまくとらえられない状態も視覚性運動失調（ataxie optique）とよばれており，頭頂間溝の周辺部の損傷により出現してくる．地誌的障害の一型である道順障害の出現には脳梁膨大後方部領域から頭頂葉内側部にかけての損傷が関与している．

身体失認も頭頂葉損傷が関与している．Gerstmann症候群は左損傷で，病態失認は右損傷で出現してくる．触覚性失認も頭頂葉障害で出現してくる症候と考えられている．

失語症では，左の縁上回の障害との関連性で伝導性失語が論じられている．左の角回を中心とした病巣で読み書き障害が出現してくる．古典的な失読失書の責任病巣と考えられてきたが，角回損傷では純粋失書の出現をみることが多く，頭頂葉性純粋失書とよばれている．失行性失書や構成失書の責任病巣は上頭頂小葉と考えられている．失計算も頭頂葉の障害で出現してくる．

失行症としては観念性失行や観念運動性失行，着衣失行などをみることがある．観念性失行や観念運動性失行は，通常，角回を中心とした左の下頭頂小葉の損傷が重視されている．着衣失行は右半球損傷により出現してくる症候である．なお，中心後回の限局性障害による肢節運動失行も知られている．

2）要素的な感覚障害や視野障害

中心後回の障害により皮質性の感覚障害が出現してくる．一般に表在性の感覚障害は軽度である．二点識別覚や触覚定位，皮膚の書字覚，重量覚，立体覚などの複合感覚の障害を認めることもある．後ほど触覚性失認の項で扱うことにする．

頭頂葉障害で視放線が損傷されることがあり，下四半盲を呈してくる．

3）半側空間無視

視覚情報処理の観点から視空間の認知過程を考えると，後頭葉から頭頂葉へと向かう背側の流れが重要になってくる．「どこ系」とよばれており，運動や位置の処理に関係してくる．この背側の流れは，背腹側と背背側の流れに分けることができる．背腹側の流れは，下頭頂小葉へと向かい，これが狭義の「どこ系」で，この損傷により半側空間無視が出現してくる．背背側の流れは，頭頂間溝へと向かい，「いかに系」とよばれている．頭頂間溝周囲や上頭頂小葉が関与する無意識の運動で，この流れが障害されてくると視覚性運動失調が出現してくる．

視空間の情報処理は右半球が優位であると考えられており，通常，右の損傷で左半側空間無視として観察される．左半側空間無視の古典的な責任病巣は，右の頭頂葉後部で，とくに下頭頂小葉が重視されている．しかし，前頭葉性無視という概念もあり，半側空間無視は頭頂葉損傷でのみ出現してくるわけでもない．頭頂葉と前頭葉の関係をみると，頭頂葉は注意や知覚，認知の面などの入力面での役割が大きく，前頭葉は運動や反応面などの出力面での役割が大きくなってくる．このような観点からすると，半側空間無視の発現には多くの部位が関与しうると思われる．頭頂葉と前頭葉の両領域にまたがるような病巣では，障害は重度となってくると思われる．

なお，空間無視は，通常，右半球損傷で左半側空間無視の形をとることが多い．しかし，臨床の場では左半球損傷による右半側空間無視を呈することもしばしば経験する．右半側空間無視は急速に改善するようなケースも多く，左半球損傷で右半側空間無視を伴うときは，必ずしも方向性の注意の側性化が強く左に偏していると考えなくてもよい症例も多い．

右の頭頂葉の皮質下出血では，高率に左半側空間無視が出現してくる（図6-A）．しかし，半側空間無視を生じる脳血管障害は多彩であり，脳出血であれば，被殻出血でも，視床出血でも出現してくる．脳梗塞であれば，内頸動脈閉塞症でも，中大脳動脈閉塞症でも，後大脳動脈閉塞症でも，前脈絡叢動脈閉塞症でも出現してくる．

図6-Aに示した症例は74歳，右利きの男性で，軽度の左不全片麻痺や左の感覚障害とともに，左半側空間無視を認めた．半側空間無視は，当初，重度であった．CTで半側空間無視の古典的な責任病巣である下頭頂小葉に血腫を認めた．血腫は側頭葉にも拡がっていた．左の片麻痺や感覚障害とともに，半側空間無視も改善しており，日常生活に不自由はなくなった．頭頂葉を中心とする病巣では，半側空間無視の経過は比較的良好である．重度で永続するような半側空間無視は頭頂葉のみならず前頭葉にも影響を及ぼすような病巣を有する広範な脳損傷例と思われる．

4）視覚性運動失調

Balint症候群では注視した物体に正確に手を伸ばせなくなる．この症候はoptische Ataxieとよばれている．一方，注視点より離れた周辺視野で対象をうまくとらえられない状態はataxie optiqueとよばれている．日本語では，optische Ataxieもataxie optiqueも視覚性運動失調と訳されるので，どのような意味で使

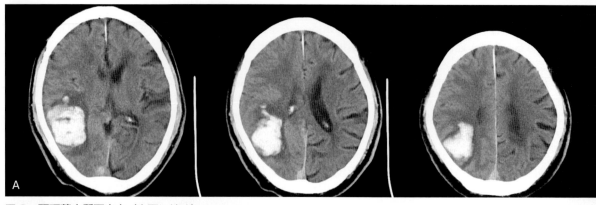

図6　頭頂葉皮質下出血（次頁に続く）
A．症例12．74歳，男性，右利き．右側頭頭頂葉皮質下出血．左半側空間無視を呈した．CTで角回や縁上回の皮質，皮質下に出血をみる．血腫は側頭葉にも拡がっている．

用されているかの確認が必要となる．ここでは，視覚性運動失調（ataxie optique）について論じることにする．

視覚情報処理の観点からいえば，運動や位置の処理に関係してくる背側の流れの障害は「どこ系」とよばれている．この経路のなかで，「いかに系」とよばれる頭頂間溝へと向かう無意識の運動に関与する背背側の流れが障害されてくると，視覚性運動失調が出現してくるといわれている．

本症候の責任病巣は頭頂間溝の周辺にあると考えられている．とくに頭頂間溝内壁やや後方寄りから上頭頂小葉の損傷で生じるといわれており，内側頭頂間溝のMIP（middle intraparietal area）の関与が考えられている[38]．

この部位での障害は，視覚にも体性感覚にも依存しているが，視覚への依存がより強いと思われる．そのため，ずれの程度は，病巣と反対側の視野の対象に反対側の手を伸ばしたときが最大となり，反対側の視野に同側の手，同側の視野に反対側の手の順に障害は減少し，同側の視野に同側の手で，ずれはないと考えられている．障害の程度の差はあっても，両視野で症候をみること，また，両手で症候をみることが視覚性運動失調の特徴であると思われる．

なお，頭頂間溝とその近辺の障害による症候学としては，視覚性運動失調のみならず，遠近の認知や傾きの認知，スピードの認知，自己身体の定位なども注目しておきたい．

5）道順障害

地誌的障害は「熟知しているはずの場所で道に迷う」[39,40]というのが基本的な症候である．近年，地誌的障害は道順障害と街並失認という概念で整理されている．道順障害では「目の前の建物が何であるかはわかるが，その角をどちらに行けばよいかわからないために道に迷う」ことになる．なお，街並失認では「熟知している家屋や街並が初めてのように感じるために道に迷う」ことになり，街並の視覚的認知障害に位置づけられている．

道順障害の責任病巣は右の脳梁膨大後方部域から頭頂葉内側部にかけての部位に想定されている．この領域の皮質下出血による多数の報告例をみる（図6-B）．

症例は73歳の右利きの女性である．ある日，外出先で道に迷い保護された．道順障害を認めた．左半側空間無視は軽微であった．CTにより右の脳梁膨大の後方部領域から頭頂葉内側部にかけての皮質下出血を認めた．

6）失語症

伝導性失語の責任病巣は，通常，左の縁上回とその皮質下の弓状束に想定されている．この領域に限局した皮質下出血では，伝導性失語が出現してくることもある（図6-C）．

症例は70歳，右利きの男性で，急性の失語症で発症した．音韻性錯語が頻発しており失語症のタイプは伝導性失語と診断した．CTにて左の縁上回の皮質，皮質下に血腫を認めた．失語症は徐々に改善し，やがて日常会話レベルに支障のない状態となった．

伝導性失語では基本的に発語は流暢で，聴覚的理解も比較的保たれている．しかし，発語に際して音韻性錯語が著明となり，復唱が障害されてくる．患者は音韻性錯語を自覚しており，そのため，何度も修正を加えながら正しい音を探す．この接近行動が特徴である．

7）純粋失書

失読失書の古典的責任病巣は左の角回に求められてきたが，角回のみを責任病巣と特定するには問題があるとする考えが支配的であり，山鳥は[36]，「失読失書の責任病巣は左の角回にあるといわれてきたが，責任

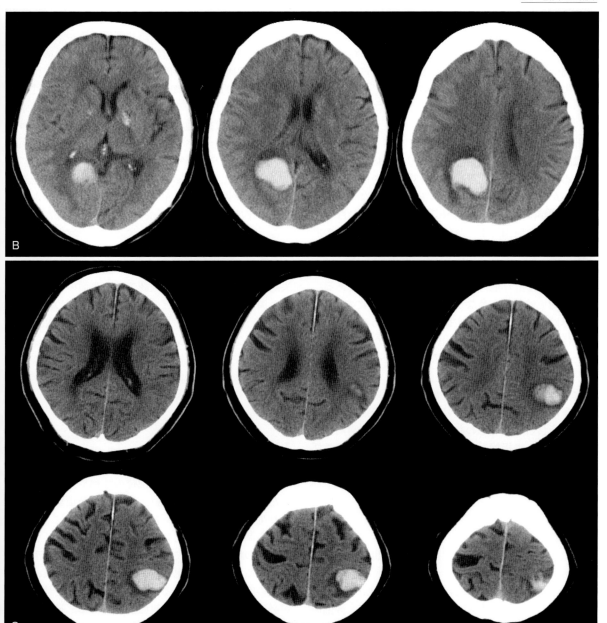

図6 頭頂葉皮質下出血（続き）
B．症例13．73歳，女性，右利き。右頭頂葉皮質下出血。道順障害を呈した。左半側空間無視はごく軽度であった。CTにより右の脳梁膨大の後方部領域から頭頂葉内側部にかけての血腫を認めた。
C．症例14．70歳，男性，右利き。左頭頂葉皮質下出血。中等度の伝導性失語性失語を呈した。CTにより左の縁上回皮質，皮質下に血腫を認めた。

病巣を角回に特定するにはデータが十分とはいえない。病巣が角回近傍にあるとしても，いずれも深部であり，責任病巣を角回という特定の皮質に結びつけるより，むしろ下部頭頂葉，側頭葉後縁および後頭葉の中間部に位置する白質と考える方が自然であり，深部白質の連合線維障害に病巣を求めるべきかもしれない」とする見解を述べている。全く同感で，脳梗塞，脳出血を問わず，左の角回損傷で典型的な失読失書を呈した症例を経験したことはない。この部位の損傷では，通常，純粋失書を呈してくると考えている。

純粋失書は書字の障害を主徴とし，自発書字や書き取りの障害が著明となる。通常，写字は保たれている。純粋失書の責任病巣は頭頂葉や前頭葉に求められており，それぞれ，頭頂葉性純粋失書，前頭葉性純粋失書とよばれている。

頭頂葉性の純粋失書の責任病巣は左の頭頂葉で角回

を中心とする下頭頂小葉に求められている．左の角回症候群で有名なのはGerstmann症候群で，失書はその4主徴のひとつである．ただし，Gerstmann症候群の純粋例の報告は多くはない．この領域の皮質下出血で純粋失書が出現してくることがある．

8）失計算

　計算障害は種々の要因で出現してくる．記憶障害や意識障害，注意障害，認知症などでも生じてくることになる．失語症や半側無視でも計算障害を伴うことがある．ただし，このような症候をみるときは，計算障害の評価が困難となるといってもよいかもしれない．
　このような原因によらない計算障害が，一次性の計算障害であり，一次性の失計算は，失象徴性失計算と失演算に分類できる[41,42]．後天的な脳損傷により，獲得されていた計算能力に障害をきたした状態である．左の角回症候群で有名なGerstmann症候群において，失計算は失書とともに4主徴のひとつである．失計算の責任病巣として左の角回損傷の重要性が指摘されてきた．この部位の皮質下出血で失計算をみることがある．
　なお，純粋失演算の症例も報告されている．その責任病巣は種々に報告されているが，多くの症例は左の頭頂葉を含む病巣と思われる．とくに頭頂間溝周囲の病巣が多いとの指摘もある[41]．しかし，失計算の責任病巣は，必ずしも頭頂葉ばかりではなく，左の前頭葉後部や被殻周辺部などの障害による報告もみられている[41]．

9）純粋健忘

　脳梁膨大後部領域の損傷で純粋健忘が出現してくることがあり，retrosplenial amnesiaとよばれている[43]．帯状回から海馬へと戻るPapezの回路の障害により出現してくると考えられている．脳梁膨大後部領域から頭頂葉内側部へと拡がるような頭頂葉を中心とする皮質下出血で出現してくることがある．通常は左半球の損傷で認められるが，記憶の優位性は失語症が左半球で出現してくるほどの優位性はない．

10）触覚性失認

　頭頂葉の障害では要素的な表在性感覚障害や皮質性の感覚障害をみることがある．さらに，触覚性失認とよばれる高次の認知障害も出現することもあるが，頭頂葉が損傷されると高率に出現してくる症候ではない．触覚性失認をみる手と反対側の頭頂葉が責任病巣と考えられてはいるが，優位性について確立した見解があるわけではない．純粋な触覚失認の症例は稀であるが，かつて，右頭頂葉の中心後回に病巣を有する皮質下出血で触覚性失認を呈した症例を経験したことが

ある[44]．
　頭頂葉の中心後回は一次感覚野である．まず頭頂葉損傷に由来する感覚障害について簡単にまとめておきたい．頭頂葉の障害では触覚や温度覚，痛覚，位置覚などの要素的な感覚障害とともに，多彩な中枢性の感覚障害が出現してくる．中枢性感覚障害は皮質性感覚障害ともよばれ，触覚定位の障害や二点識別の障害，皮膚に書かれた文字や図形の認知障害，重量の差異の識別の障害，身体感覚の消去現象などが相当する．
　要素的な感覚障害では説明できない触覚性の認知障害を，触覚性失認とよんでいる．物体の素材や形態の弁別が不能となったり，物品そのものの認知ができなくなったりしてくる．触覚性失認は，一次性失認と二次性失認に分類できる．一次性失認は素材の認知障害である素材失認と，大小や形態の認知障害である形態失認に分類される．素材失認では，表面の粗滑や弾力性，温度感，重量感などの評価で障害を認め，形態失認では，二次元形態（shape）の認知や三次元形態（form）の認知，さらには，具体物の認知の評価が障害されてくる．二次性失認は，tactile asymboliaともよばれ，狭義の触覚性失認に相当する．物体の素材や形態の認知は保たれているが，具体物の触覚的認知が困難となる．

11）身体失認

　身体失認は身体図式の障害，身体部位の認知障害で，患者自身や検者の身体部位の呼称や指示に障害をきたしてくる．身体失認は，主として頭頂葉の障害により生じ，原則として，左損傷では両側性に，右損傷では左側に出現するといわれている．
　臨床の場で高頻度に出現する身体失認は左片麻痺を否認する病態失認と思われる．責任病巣として，右頭頂葉の関与が考えられるが，重度の片麻痺を伴うことが必須であり，右半球病巣は広範となる．通常は，中大脳動脈領域の広範な梗塞や脳出血であれば大きな被殻出血，視床出血で出現することになろう．
　左の頭頂葉の障害によって出現するといわれているGerstmann症候群は手指失認や左右障害，失書，失算を4主徴としており，とくに下頭頂小葉の角回の関与が指摘されている．有名すぎる症候群ではあるが，脳梗塞にしても，皮質下出血にしても，その純粋例をみることは稀であると思っている．

12）失行症

　熟知した運動が拙劣となる肢節運動失行は中心前回や中心後回など一次運動野や感覚野の障害で出現してくると考えられている．左右どちらの障害でも出現し，対側で観察されるといわれるが，中心前回や中心後回が損傷されると常に出現してくるというわけでは

ない。
　古典的な失行論では観念運動性失行と観念性失行が重要な症候である。観念運動性失行では，自発的な行為に障害を認めないが，要求されると簡単な動作ができない状態をいう。責任病巣は左の頭頂葉が重視されており，通常，症候は両側性に出現してくる。
　観念性失行は行為の企画性が障害されるために複雑な動作ができなくなる状態をいう。また，道具の使用が困難となってくる。責任病巣は左の頭頂葉後部で角回を中心とした領域に想定されており，症状は両側性に出現してくる。
　観念運動性失行も観念性失行も，左頭頂葉の皮質下出血で出現してくる可能性はあるが，単独の神経心理学的症状として出現してくることは少ないと思われる。なお，他の神経症状や神経心理症状と合併している状況で，観念運動性失行や観念性失行を正しく評価することには多くの困難があるのではなかろうか。
　着衣失行もよく知られた症状で，責任病巣は右の頭頂葉と考えられている。しかし，日常臨床の場で，着衣が障害されることは多く，種々の要因による二次的なものが多いと思われる。右の頭頂葉皮質下出血を原因とする着衣失行の純粋例は稀であると思われる。

6　後頭葉皮質下出血

　後頭葉は内側面でみると頭頂後頭溝により頭頂葉と分けられる。外側面における頭頂葉や側頭葉，内側面における側頭葉との明確な境界線はない。後頭前切痕と帯状回峡を結ぶ想像線により側頭葉と境界されている。下面や内側面では，鳥距溝により上部の楔部と下部の舌状回に分けられる。鳥距溝周囲は有線領ともよばれ視覚中枢（一次視覚野）が存在する。外側面では外側後頭溝により上後頭回と下後頭回に分けられる。ただし，後頭葉と側頭葉の区分については，機能的な区分も含め研究者により見解の相違もみられるようである。側頭葉下面は内側から海馬傍回，紡錘状回（内側後頭側頭回）ならびに下側頭回（外側後頭側頭回）に分けられる。海馬傍回は後下方で舌状回に続いている。舌状回は後頭葉に属する部分である。紡錘状回は舌状回と隣接し，後頭葉から側頭葉へと続いている。
　Broadmannの領域でみると，一次視覚野は17野に相当する。その前方は18野，19野であり，この領域の多くが視覚前野として後頭連合野に相当する。

1）後頭葉損傷による臨床症候

　脳血管障害による代表的な後頭葉症候群は，視野の障害や多彩な視覚性失認症候であろう。後頭葉は後大脳動脈により灌流されている。その灌流域に視床や側頭葉内側部などが含まれるので，その領域の損傷による症候が加わることはあるが，後頭葉症候群は，後大脳動脈閉塞症で典型的に出現してくる頻度が高い。しかし，後頭葉の皮質下出血においても種々の後頭葉症候群が出現してくることになる。

2）視野の障害

　後頭葉障害で最も高率に出現する症状は視野の異常である。同名性半盲や上四半盲として出現してくる。両側性に後頭葉の下部が障害されると，上水平性半盲となる。後頭葉は後大脳動脈の灌流域にある。典型的な同名性半盲性は広範な後大脳動脈領域の梗塞で出現してくると思われる。
　しかし，皮質下出血は脳動脈の灌流域に一致した出血を生じるわけではないので，後頭葉皮質下出血ではその損傷部位に応じた視野の障害を呈してくることになる。このような微妙な視野障害の検索には定量的な視野の測定が必要となる。

3）視覚性失認

　視覚情報を考えるとき，後頭葉から側頭葉へと向かう腹側の流れで文字や物品，風景，顔などが処理されている。左は「言葉にできる」もの，すなわち，物品や文字の処理であり，一方，右は「言葉にできない」もので，風景や顔の情報が処理されている。
　視覚情報処理の障害により，種々の視覚性失認症候が出現してくることになる。左半球損傷により出現する代表的な症候は純粋失読や色彩呼称障害である。物体失認も左の一側性損傷により出現してくることが報告されているが，通常は両側後頭葉病変により生じてくる。右半球損傷により出現してくる症候は，相貌失認や街並失認であろう。相貌失認は右一側性病巣で出現してくることもあるが，通常は両側性の損傷で観察される。街並失認の責任病巣は，通常，右の海馬傍回に想定されており，後頭葉症候というより側頭葉症候である。
　なお，視覚性失認には視空間の認知障害も含まれている。半側空間無視は後頭葉から頭頂葉へと向かう「どこ系」の障害により出現してくる症候であり，すでに，頭頂葉症候群で触れた。

①　純粋失読

　左の後頭葉損傷で最も重要な症候は純粋失読であろう。純粋失読は「読み書き障害」の主要な症候として扱われることが多いが，かつて視覚失認性失読とよばれたこともあり，視覚性失認として重要な症候と思われる。本症の特徴は，書字には障害はないのに，読みが障害されてくることであり，患者は自分が書いたものが読めなくなる。
　本症の発現には左の後頭葉や脳梁膨大部の障害が関与している。後頭葉では，とくに紡錘状回の関与が指摘されている。純粋失読は左の後大脳動脈閉塞症で出

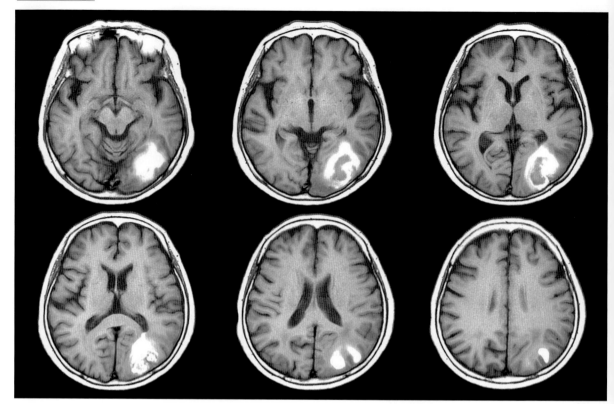

図7 後頭葉皮質下出血
　症例15．80歳，女性，右利き．左後頭頭頂葉皮質下出血．左の同名性半盲や純粋失読，視覚保続を呈した．MRI T_1 強調画像にて左の後頭葉内側下部から頭頂葉と後頭葉の接合部にかけての血腫を認めた．

現してくる頻度が高いが，左の後頭葉の皮質下出血でも出現してくる（図7）[45]．

　症例は80歳，右利きの女性で，左の同名性半盲や純粋失読，視覚保続を呈していた．MRIにより左の後頭葉の皮質下出血を確認したが，血腫は頭頂葉と後頭葉の接合部にかけて拡がっていた．

　左の後大脳動脈閉塞症で出現してくる純粋失読は梗塞部位が広範になれば，重度で持続することがあり，いわゆる，"純粋失読症候群"[46]として理解されてきた病態である．右同名性半盲を伴っており，左視野での失読であり，右手に写字の障害がみられることもある．脳梁膨大部にも損傷が存在するため，左視野の情報が，写字のための左の運動野に伝達されないための脳梁離断症候群として説明されている[47]．

　純粋失読は古典型純粋失読と非古典型純粋失読に分類されることがある．古典型純粋失読の究極の病像は，いわゆる "純粋失読症候群" である．

　非古典型の純粋失読は角回直下型や後角下外側型の純粋失読として紹介されてきた[48,49]．角回直下型の病巣で出現する失読は，その病巣を考慮すると臨床像は失読失書に近いものを呈するのではないかと推測している．最近では紡錘状回を中心とした病巣による純粋失読例の報告が多数存在する[50,51]．この後角下外側型

の純粋失読は櫻井のいう紡錘状型に相当していると考えられる[52]．左の紡錘状回を損傷するような後頭葉皮質下出血では純粋失読を呈してくることがある．しかし，広範な左の後大脳動脈領域の梗塞と異なり，左の後頭葉皮質下出血による純粋失読は，いわゆる，重度の "純粋失読症候群" を呈することは例外的であろうと考えられる．重症度は病巣の拡がりに左右されることになるが，一般的にいえば，左の後頭葉皮質下出血でみられる純粋失読は改善を示す予後は良好例が多いと考えている．

② 物体失認と相貌失認
　後頭葉損傷による代表的な視覚性失認は物体失認と相貌失認である．物品の視覚情報は左で，顔の視覚情報は右で処理されているので，物体失認は左優位の損傷で，相貌失認は右優位の損傷で生じる症候と考えられている．両症候は一側性の損傷により出現してくることも報告されているが，両側の後頭葉損傷により出現する頻度が高い症候である．両者が同時に出現してくることもある．両症候とも後頭葉の下部から側頭葉内側部にかけての病巣で出現してくる．そのような部位の損傷による視野の障害は上四半盲を示してくる．一側性の同名性半盲に対側の上四半盲を呈する場合や，両側上水平性半盲を呈する場合には，視覚性認知

障害の精査が必要である．

両症候も純粋失読と同様，後大脳動脈領域の梗塞により出現する頻度が高いと思われる．両側の高血圧性の後頭葉皮質下出血で出現してくる可能性はあるが稀であろう．高齢化とともにアミロイドアンギオパチーによる皮質下出血の症例を多く経験するようになってきた．両側の後頭葉下部を中心とする出血例では注意しておきたい症候である．

文献

1) 田川皓一：脳出血の神経症候学—総論—．pp.263-270．脳血管障害の局在診断—大脳半球—．pp.327-355．脳血管障害と神経心理学—総論—．pp.677-685．脳卒中症候学（田川皓一 編）．西村書店，2010
2) 田川皓一：脳卒中と神経心理学．pp.55-89．脳卒中症候学 症例編（田川皓一，橋本洋一郎，稲富雄一郎 編）．西村書店，2016
3) 田川皓一：脳出血と高次脳機能障害．Modern Physician Vol. No. 4. 2017-Vol. No. 3. 2018
4) 小林祥泰：脳梗塞急性期患者データベースの構築に関する研究．健康科学総合研究事業平成13年度研究報告書．2002
5) 荒木信夫，小林祥泰：急性期脳卒中の実態．病型別・年代別頻度．脳卒中データバンク2015（小林祥泰 編）．pp.18-19，中山書店，2015
6) 麓 健太郎，上山憲司：脳出血の実態．脳室穿破，水頭症の頻度と出血部位，危険因子との関係．脳卒中データバンク2015（小林祥泰 編）．pp.148-149，中山書店，2015
7) 平井俊策：脳血管障害の内外分類史と現分類．日本臨床，51：1993年増刊号，pp.7-15，1993
8) 高松和弘，福嶋朋子，下江 豊，ほか：脳卒中の病型別にみた初発神経症状の頻度．荒木信夫，小林祥泰．病型別・年代別頻度．脳卒中データバンク2015（小林祥泰 編）．pp.26-27，中山書店，2015
9) Fujii Y, Tanaka R, Takeuchi S, et al：Hematoma enlargement in spontaneous intracerebral hemorrhage. J Neurosurg 80：51-57, 1994
10) Yamaguchi K, Uemura K, Takahashi H：An angiographic study of sequential changes in hypertensive intracerebral hemorrhage. Br J Radiol. 46：125-130, 1973
11) 金子満雄，田中敬生：高血圧性脳出血手術例における左右半球機能障害が長期予後におよぼす影響．脳卒中 3：52-53，1984
12) 山鳥 重：脳の右半球と左半球のふしぎ．言葉と脳と心 失語症とは何か．講談社現代新書2085, pp.185-222, 2011
13) Schmahmann JD：Vascular syndromes of the thalamus. Stroke 34：2264-2278.2003
14) Castaigne P, Lhermitte F, Buge A, et al：Paramedian thalamic and midbrain infarcts：clinical and neuropathological study. Ann Neurol 10：127-148, 1981
15) Chung CS, Caplan LR, Han W, et al：Thalamic haemorrhage. Brain 119, 1873-1886, 1996
16) McFarling D, Rothi LJ, Heilman KM：Transcortical aphasia from ischemic infarcts of the thalamus；a report of two cases. J Neurol Neurosurg Psychiatry 45：107-112, 1982
17) Gorelick PB, Hier DB, Benevento L, et al：Aphasia after left thalamic infarction. Arch Neurol 41：1296-1298, 1984
18) Fasanaro AM, Spitaleri DL, Valiani R, et al：Cerebral blood flow in thalamic aphasia. J Neurol 234：421-423, 1987
19) 中島健二：脳幹障害と幻覚．神経進歩 30：372-379, 1986
20) 橋本洋一郎，木村和美，米原敏郎，ほか：長期持続する幻触を呈した橋出血の1例．臨床神経 35：286-289, 1995
21) Schmahmann JD, Sherman JC：The cerebellar cognitive affective syndrome. Brain 121：561-579. 1998
22) 大沢愛子：病変部位の特徴．小脳・脳幹．脳血管障害と神経心理学（第2版）（平山惠造，田川皓一 編）．pp.397-403，医学書院，2013
23) Stein RW, Kase CS, Hier DB et al：Caudate hemorrhage. Neurology 34：1549-1554, 1984
24) Caplan LR：Caudate hemorrhage. Intracerebral hemorrhage (ed by Kase CS, Caplan LR), Butterworth-Heinemann, pp.329-340, 1994
25) 平野照之，米原敏郎：尾状核出血．脳卒中症候学（田川皓一 編）．pp.290-294，西村書店，2010
26) 田川皓一：尾状核出血．脳卒中の神経症候学（田川皓一 編）．pp.210-215，西村書店，1992
27) DeLong MR, Van Allen MW：Motor functions of the basal ganglia, In Brookhart JM and Mountcastle VB (eds)：Handbook of physiology, sect 1：The nervous system, VolⅡ. Motor control. pp, 1017-1061, American Physiological Society, Bethesda, 1981. pp1017-1061, 1981
28) Kumral E, Evyapan D, Balkir K：Acute caudate vascular lesions. Stroke 30：100-108, 1999
29) 澤田 徹：皮質下出血の臨床統計的検討．日本臨床 51巻・1993年増刊号 169-173, 1993
30) 桜井芳明：東北地方皮質下出血（特発性）調査報告．脳卒中 9：579-583.1987
31) Massaro AR, Sacco RL, Morh JP, et al：Clinical discriminators of lobar and deep hemorrages：the Stroke Data Bank. Neurology 41：1881-1885, 1991
32) Loes DJ, Smoker WR, Biller J, et al：Nontraumatic lober intracerebral hemorrhage：CT/angiographic correlation. Am J Neuroradiol. 8：1027-1030, 1987
33) Mesulam MM：Frontal cortex and behavior. Ann Neurol 19：320-325, 1986
34) Cummings JL：Frontal-subcortical circuits and human behavior. Arch Neurol 50：873-880, 1993
35) Iwata M：Kanji versus Kana. Neuropsychological correlations of the Japanese writing system. Trends Neurosci 7：

290-293, 1984
36) 山鳥　重：失読失書と角回病変．失語症研究 2：236-242, 1982
37) 平野正治：「所謂」皮質聾について．精神神経学 75：94-138, 1973
38) 平山和美，菊池大一，遠藤佳子：視覚性運動失調．Clinical Neuroscience 31：506-508. 2013
39) 高橋伸佳，河村　満：街並失認と道順障害．神経進歩 39：689-696, 1995
40) 高橋伸佳：「街を歩く神経心理学」(神経心理学コレクション) 医学書院，2009
41) 松田　実：計算障害の評価．神経心理学評価ハンドブック (田川皓一 編). pp.198-205, 西村書店，2004
42) 平山和美：基本症候と責任病巣．失計算．脳血管障害と神経心理学 (第2版) (平山惠造，田川皓一編). pp.301-307, 医学書院，2013
43) Valenstein E, Bowers D, Varfaellie M, et al：Retrosprenial amnesia. Brain 110：1631-1646, 1987
44) 時田春樹，高松和弘，田川皓一：右の中心後回の脳出血により触覚性失認を呈した1例．神経内科 83：80-83, 2015
45) 田川皓一，杳沢尚之，永江和久：脳血管障害による純粋失読について．神経内科 9：355-364, 1978
46) 岩田　誠：純粋失読症候群の神経心理学的側面．神経進歩，21：930-940, 1977
47) 倉知正佳，福田　孜，地引逸亀，ほか：純粋失読の写字障害について―右手と左手との比較―．臨床神経，17：368-375, 1977
48) Greenblatt SH：Subangular alexia without or hemianopsia. Brain Lang 3：229-245, 1976
49) 河村　満：非古典型純粋失読．失語症研究 8：185-193, 1988
50) Sakurai Y, Takeuchi S, Takada T, et al：Alexia caused by a fusiform or posterior inferior temporal lesion. J Neurol Sci. 178：42-51, 2000
51) Sakurai Y：Varieties of alexia from fusiform, posterior inferior temporal and posterior occipital gyrus lesions. Behav Neurol, 15：35-50, 2004
52) 櫻井　靖：読字の神経機構．神経文字学　読み書きの神経科学 (岩田　誠，河村　満 編). pp.93-112, 医学書院，2007

55 くも膜下出血の臨床

齋藤 浩史 [亀田総合病院脳神経外科]
波出石 弘 [亀田総合病院脳神経外科]

I はじめに

くも膜下出血（subarachnoid hemorrhage：SAH）は，くも膜下腔への出血の総称であり，その原因疾患の80～90％は脳動脈瘤破裂によるものである。その他に，脳動静脈血管奇形や脳動脈解離，頭部外傷，原因不明なものなどが指摘されている[1]。本章では脳動脈瘤破裂によるくも膜下出血について，当院での方針や経験も踏まえて重要な点について述べていきたい。

くも膜下出血の予後は，要介助以上の転帰不良例が約40％[2]，入院前死亡も含めると死亡率32～67％と報告されており[3]，発症すれば極めて重篤な疾患である。転帰とよく相関するといわれるのは，発症時の意識障害の程度[4,5]であり，発症時の神経症状の評価はその後の予後を予測する上で重要である（表1）。そして，くも膜下出血の転帰を悪化させる主な要因として動脈瘤からの再出血と脳血管攣縮があり，くも膜下出血の病態を理解した上で適切な検査と治療を進めていかなくてはならない。

II 症状・診断

くも膜下出血の診断は単純CTが第一選択である。CT検査では，発症直後の出血が脳底部脳槽に沿って高信号に描出されるが，時間が経過した症例では描出されにくいことも多い。また，時に頭蓋内血種や硬膜下血腫を伴う非典型例にも遭遇することがある。くも膜下出血の症状として，突然の激しい頭痛，嘔吐，意識消失，頸部痛などが典型的である。頭痛に関しては"バットで殴られたような痛み""雷が落ちたような痛み"などと形容されることが多く，3人に1人はこの激しい頭痛が唯一の症状である。意識消失は一旦，回復することもあるため，病歴からくも膜下出血を疑うことが重要である。また，再出血はくも膜下出血の予後を大きく悪化させる因子であるため，これらの症状

表1 くも膜下出血の重症度分類

Hunt and Kosnikの重症度分類	
Grade	神経学的所見
0	未破裂動脈瘤
I	無症状か，最小限の頭痛および軽度の項部硬直をみる
Ia	急性の髄膜あるいは脳症状をみないが，固定した神経学的失調のあるもの
II	中等度から強度の頭痛，項部硬直をみるが，脳神経麻痺以外の神経学的失調はみられない
III	傾眠状態，錯乱状態，または軽度の巣症状を示すもの
IV	昏迷状態で，中等度から重篤な片麻痺があり，早期除脳硬直および自律神経障害を伴うこともある
V	深昏睡状態で除脳硬直を示し，瀕死の様相を示すもの

WFNS（世界脳神経外科学会）分類		
Grade	GCS	失語もしくは片麻痺
I	15	(−)
II	13-14	(−)
III	13-14	(+)
IV	7-12	(±)
V	3-6	(±)

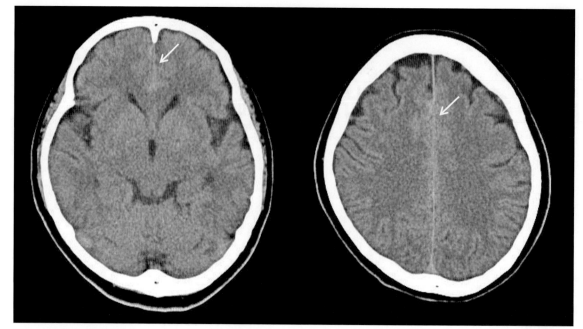

図1 発症9日目に受診した軽症くも膜下出血症例
前大脳半球間裂の描出が不明瞭。本来見えるはずの脳槽が明瞭に描出されていないことに気づくことが重要。

を呈さない軽症患者を見逃さないように注意する必要がある（**図1**）[6]。くも膜下出血の症状として髄膜刺激兆候が有名であるが，発症直後や軽症例では認められないことも多い。たとえCT検査で出血が確認できなくても，病歴からくも膜下出血が否定できない場合はMRI（FLAIRやT2*）やMRアンギオグラフィー（MR angiography：MRA），腰椎穿刺による髄液所見の確認をすべきである。

警告症状として，発症前に生じるminor leakやwarning leakと呼ばれる頭痛が有名である[7]。これらは発症の2週間以内に多く，動脈瘤側の頭部や顔面または眼窩周囲痛であることも多いため片頭痛などと誤診されることがある。また，動眼神経麻痺（眼瞼下垂，複視，散瞳など）で受診する場合や本人がくも膜下出血が起こったことに気づかず虚血症状を呈して来院する場合もあるため，これらを診察する眼科や夜間救急を担当する医師へも啓蒙する必要がある。このような症状を呈している患者は短期間に再出血を起こすリスクが高いと考えられ，くも膜下出血に準じた迅速な対応が望まれる。

くも膜下出血を認めた場合，出血源となる動脈瘤の検出には脳血管造影（digital subtraction angiography：DSA）が有用である。4本の脳血管撮影（4-vessel study；両側内頸動脈・椎骨動脈）を行うことで，高率に脳動脈瘤を検出することができる。くも膜下出血急性期にDSAを行うことで再出血を誘発する危険性が指摘されているが，適切な血圧管理と沈静を行った上で施行すればその危険性は低い。近年，検査装置の進歩により，3D-CT angiography（CTA）もDSAに劣らない診断能を有すると報告されており，非侵襲性の点からも3D-CTAを第一選択とする施設は多い。3D-CTAでは，周囲の構造物，特に骨構造との位置関係がわかりやすく，専用のワークステーション上で任意の角度から動脈瘤を観察でき，手術シミュレーションにも有用である（**図2-A**）。しかし，出血源が明らかでない場合，術前検討として側副路の評価や動脈瘤近傍の穿通枝を評価する場合，さらには血管内治療のアクセスルートやworking angleの評価などができることを考慮すると，DSAの必要性はいまだに大きい。3D-RA（rotational angiography），さらにはhigh-resolution cone-beam CT（Vaso CT）を追加で行えば，より詳細に動脈瘤近傍の血管構築を評価することが可能となる（**図2-B〜D**）。

III 治療方法

検査で破裂脳動脈瘤が認められた場合，再出血予防として開頭によるクリッピング手術もしくは血管内治療が行われる。重症でない（**表1**の重症度分類のgrade Ⅰ-Ⅲ）症例では，年齢や治療の難易度，全身状態などに問題がなければ，早期（発症後72時間以内）に再出血予防の手術を行うことが勧められる[8]。比較的重症な症例（重症度分類grade Ⅳ）では，年齢や動脈瘤の部位などから適応を判断する。最重症の症例（重症度分類grade Ⅴ）では原則的に治療適応はないが，急性水頭症や脳内血腫などの影響で意識障害を呈してお

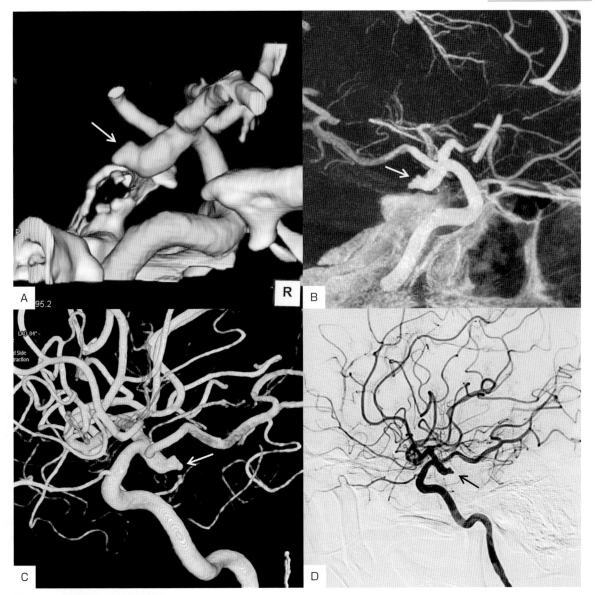

図2 右内頸動脈-後交通動脈瘤
A．3D-CTA：動脈瘤（←）と周囲の血管や骨との位置関係が分かりやすい。本症例では動脈瘤が後床突起に接する形で存在している。
B．high-resolution cone-beam CT（Vaso CT）：体動には弱いが，3D-CTA（A）や3D-RA（C）よりも動脈瘤の形状や周囲の構造物との位置関係に関してより正確な画像が得られる。
C．3D-RA（3D-rotational angiography）
D．DSA（3D-digital subtraction angiography）

り，手術加療などで改善が見込まれる場合は手術を行うこともある。クリッピング術と血管内治療のどちらを選択するかは，患者の年齢や全身状態，重症度，動脈瘤の部位や大きさなどから総合的に判断し治療方針をたてるのが望ましい。

1 直達手術

脳動脈瘤の直達手術では，手術用顕微鏡下に専用のクリップを用いた脳動脈瘤頸部クリッピング術（ネッククリッピング）が行われる（図3）。クリッピング術は，長い歴史の積み重ねの中で多くの改良・工夫がなされており，破裂脳動脈瘤の再破裂予防として最も確立された治療法である。動脈瘤の頸部（ネック）をしっかりと閉じ合わせるようにクリッピングができれば再発することはほとんどなく，再出血も稀である。現在，手術で使用されるクリップのほとんどがチタン合金製であり，3.0テスラ（T）MRIも安全に施行することができる[9]。しかし，過去に手術を受けた人の中には

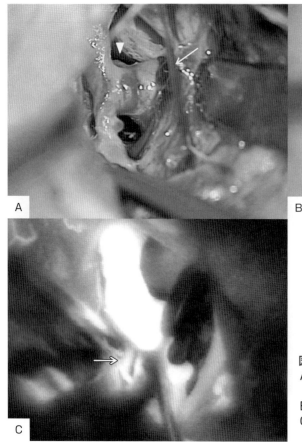
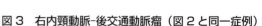

図3 右内頸動脈-後交通動脈瘤（図2と同一症例）
A．クリッピング前：破裂脳動脈瘤（矢印），後交通動脈起始部（矢頭）
B．クリッピング後
C．ICG血管撮影：後交通動脈からの穿通枝（矢印）が温存されていることが確認できる。

MRI禁忌のスチール製クリップが使用されていることもあり注意を要する。ネッククリッピング術が困難な大型・巨大脳動脈瘤や解離性脳動脈瘤の場合は，動脈瘤の前後2カ所の親動脈を閉塞させる動脈瘤トラッピング術や親動脈近位部閉塞術が行われ，必要に応じて浅側頭動脈や橈骨動脈・大伏在静脈を用いたバイパス術が併用される。稀ではあるが，いずれも困難な場合には動脈瘤被包術（コーティング術，ラッピング術）が行われる。術中はくも膜下腔に存在する血腫を積極的に洗浄・除去し，脳槽へドレーンを留置することで術後に残存血種を排出させる。術後数日間，脳槽ドレーンから人工髄液による脳槽灌流や血栓線溶剤（ウロキナーゼ）の投与を行い，くも膜下腔に残存した血腫を洗い流し脳血管攣縮の低減に努める。

近年は各種術中支援モニタリング技術も進歩し，手術合併症の低減に寄与している。特に，ICG（indocyanine green）やフルオレセインといった蛍光色素を使用した蛍光血管撮影は多くの手術用顕微鏡に導入され，広く普及するようになっている（図3）[10]。

2 血管内手術

1997年に本邦で離脱型プラチナコイルが保険承認されて以降，破裂脳動脈瘤に対してコイル塞栓術が行われるケースは増加している（図4）。当初は，長期成績が不明であることやデバイスの性能が現在ほど進歩していなかったため，クリッピング術が困難な症例や全身麻酔が困難な症例，高齢者などに限定して治療が行われていた。しかしISAT（International Subarachnoid Aneursm Trial）の報告[11]で，その長期成績は開頭クリッピング術に劣らないことが示され，コイル塞栓術を第一選択とする施設は増加している。コイル塞栓術の最大のメリットは，頭皮を切らずに治療が完遂できることにある。そのため，クリッピング術に比べれば術後管理も容易であり，全身状態が安定していれば局所麻酔下でも治療を行うことができる。少し前までは，大型・巨大脳動脈瘤やネックの広い動脈瘤（4 mm以上あるいはdome/neck比く2）では不完全閉塞となりやすいためコイル塞栓術に不向きといわれていた。しかし，コイル自体の進歩やデバイスの改良が進んだこと，バルーンカテーテルによるネックリモデリングテクニックやダブルカテーテルテクニックなどといった治療技術の進歩により，その適応は拡大されつつある。コイル塞栓術により治療を受けた場合は，コイルの変形による動脈瘤の再開通や瘤自体の増大が起こりうるためクリッピング術後よりも綿密な経過観察が必要である。過去の報告によると，コイル塞栓術

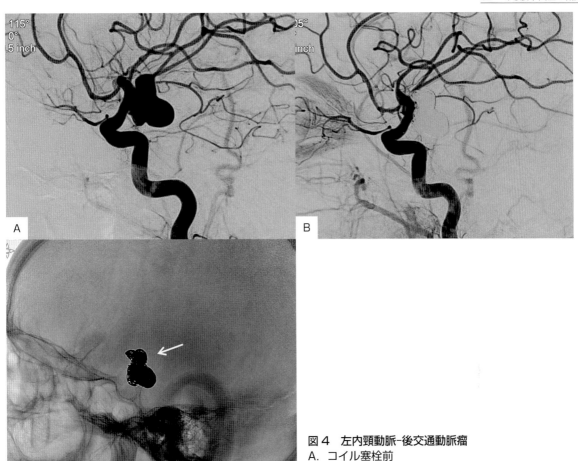

図4　左内頸動脈-後交通動脈瘤
A．コイル塞栓前
B，C．コイル塞栓後（矢印：留置されたプラチナ製コイル）

後の脳動脈瘤のうち20.8％で再開通し，10.3％で再治療を必要としたと報告されており[12]，治療後も定期的なフォローアップが必要である。プラチナ製のコイルはCT検査でアーチファクトを引くため，フォローアップは非造影MRAで行われる。MRAで再開通が疑われる症例では，DSA検査を行い，必要に応じて追加治療を検討する。

IV　脳血管攣縮

　脳血管攣縮（vasospasm）とはくも膜下出血後，第4～14病日の間に生じる脳主幹動脈の可逆的な狭窄であり，患者の予後を左右する重要な予後不良因子の一つである。脳血管撮影上の脳血管攣縮は約70％にみられ，症候性の脳血管攣縮を起こす頻度は20～30％といわれる。現在，脳血管攣縮に対する基礎研究や臨床研究が多くの施設で行われているが，その病態の解明や治療法の確立には至っていない。これまではくも膜下血腫に由来した攣縮誘発物質が脳主幹動脈を攣縮させ神経症状を引き起こすと考えられていたが，近年は，脳微小循環障害，early brain injury（くも膜下出血発症時に起こる全脳虚血および再灌流現象を契機に発生する種々の脳損傷），神経・血管機構（neurovascular unit）の障害，cortical spreading depolarization/depression（CSD）などといった新たな概念も出てきており，multi-factorialな病因の関与が示唆されている[13]。症候性脳血管攣縮の定義に関してもこれまで明確に定義されていなかったが，現在は，「他の原因（頭蓋内疾患，全身合併症）のない神経症状（巣症状，意識障害，麻痺）の増悪が出現し，さらに客観的評価（原因血管の狭小化，新たな脳梗塞の出現，責任血管領域の脳血流量低下や血流速度の上昇など）が認められた場合」とされている[14]。

　脳血管攣縮期には，神経症状の変化がないか注意深く観察していく必要がある。その他に，SPECTなどによる脳血流検査やMRI検査で，脳虚血が生じていないか定期的に評価していく。血管径の評価に関しては脳血管撮影が最も正確ではあるが，侵襲的であるため3D-CTAやMRAで代用されることが多い。さらに，補助検査としてベッドサイドで連日行う経頭蓋超音波

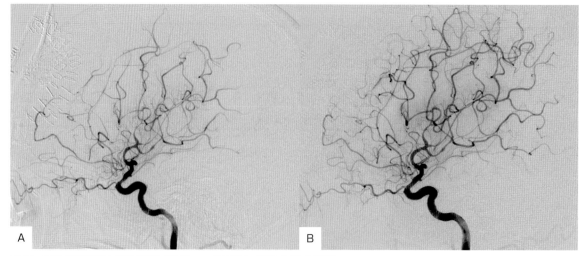

図5 脳血管攣縮/血管拡張剤（塩酸ファスジル）動注療法施行例
A．動注療法前：血管壁は所々不整であり，中大脳動脈末梢の描出も不良．
B．動注療法後：中大脳動脈末梢の描出が改善．

ドプラ法（transcranial Doppler：TCD）も有用であり，中大脳動脈の平均血流速度が120～150 cm/秒以上，もしくは前日より50 cm/秒以上の増加を認めたときは脳血管攣縮の存在を疑う．

脳血管攣縮の予防として電解質補正や栄養管理などといった全身管理に加えて，本邦ではオザグレルナトリウムや塩酸ファスジルの点滴が行われていることが多い．以前は，脳血管攣縮による脳循環障害を改善するために，循環血液量増加（hypervolemia）・血液希釈（hemodilution）・人為的高血圧（hypertension）を組み合わせたTriple-H療法が行われることが多かった．しかし，これらは過剰な輸液による肺水腫などといった全身合併症が多く，予後を改善するといったエビデンスも得られていないため，現在は予防処置として積極的に勧められていない．当院では，循環血液量を正常に保ち（normovolemia），症候化した場合はドブタミンを用いたHyperdynamic therapyを施行している．ドブタミンを使用することで心拍出量を増加させ，1回心拍毎に心臓から脳へ駆出される血液を維持し脳虚血の進行を防止する．ドーパミンと異なり，末梢血管収縮による血圧上昇や心拍数増加作用，利尿作用などが比較的少ないため脳血管攣縮期にも使用しやすい薬剤である[15]．施行前に心機能を評価し，全身状態や神経症状をみながらドブタミンの容量を調節する．

脳血管攣縮と診断され，あらゆる内科的治療を試みても無効であった場合は攣縮を起こしている責任血管に対して血管内治療を追加することがある．血管内治療として，攣縮血管に対してバルーンカテーテルを用いた血管拡張術（percutaneous transluminal angioplasty：PTA）や，血管拡張剤（塩酸パパベリンや塩酸ファスジル）の動注が行われる（図5）[16]．塩酸パパベリンには神経毒性があることから，塩酸ファスジルが使用されることが多い．これらの薬剤による血管拡張作用は短時間で消失するため，繰り返し治療を行う必要がある．また，血管拡張術は効果的でかつ持続的であるが血管破裂などの重篤な合併症もあり，注意して行う必要がある．

V 正常圧水頭症

くも膜下出血後2～6週間経過した慢性期に10～37％の頻度で，認知症，歩行障害，尿失禁などを呈する正常圧水頭症（normal pressure hydrocephalus：NPH）が出現する．NPH合併に関しては，クリッピング術と血管内治療とでは差がなかったという報告が多い．治療法として，脳室腹腔短絡術（ventriculo-peritoneal shunt：V-P shunt）や腰椎腹腔短絡術（lumbo-peritoneal shunt：L-P shunt）が行われ，予後は良好である．

VI おわりに

くも膜下出血について臨床に即したことを中心に概略を述べた．くも膜下出血の診療においては，診断，出血源の治療，脳血管攣縮の治療，全身管理といった多岐にわたる知識とが必要とされる．本章がその理解の一助になってくれれば幸いである．

文献
1) van Gijn J, Rinkel GJ：Subarachnoid haemorrhage diagnosis causes and management. Brain 124：249-278, 2001
2) Nieuwkamp DJ, Setz LE, Algra A, et al：Changes in case

fatality of aneurysmal subarachnoid haemorrhage over time, according to age, sex, and region：meta-analysis. Lancet Neuro 8：635-642, 2009
3) Hop JW, Rinkel GJ, Algra A, et al：Case-fatality rates and functional outcome after subarachnoid hemorrhage：systematic review. Stroke 28：660-664, 1997
4) Hunt WE, Kosnik EJ：Timing and perioperative care in intracranial aneurysm surgery. Clin Neurosurg 21：79-89, 1974
5) Drake CG：Report of World Federation of Neurological Surgeons Committee on a Universal Subarachnoid Hemorrhage Grading Scale. J Neurosurg 68：985-986, 1988
6) 波出石　弘：軽症くも膜下出血の診断―見逃しを防ぐために．Clinical Neuroscience 31：440-442，2013
7) de Falco FA：Sentinel headache. Neurol Sci 25：215-217, 2004
8) 日本脳卒中学会　脳卒中ガイドライン委員会　編：Ⅳ．くも膜下出血．脳卒中治療ガイドライン2015．pp.184-208，協和企画，2015
9) 波出石　弘：脳動脈瘤クリップの特性とその使用，脳神経外科速報 20：152-156，2010
10) Raabe A, Nakaji P, Beck J, et al：Prospective evaluation of surgical microscope-integrated intraoperative near-infrared indocyanine green videoangiography during aneurysm surgery. J Neurosurg 103：982-989, 2005
11) Molyneux AJ, Birks J, Clarke A, et al：The durability of endovascular coiling versus neurosurgical clipping of ruptured cerebral aneurysms：18 year follow-up of the UK cohort of the International Subarachnoid Aneurysm Trial（ISAT）. Lancet 21：691-697, 2015
12) Ferns SP, Sprengers ME, van Rooij WJ, et al：Coiling of intracranial aneurysms：a systematic review on initial occlusion and reopening and retreatment rates. Stroke 40：e523-e529, 2009
13) 森　健太郎：混迷する脳血管攣縮の研究と治療．脳卒中の外科 44：102-112，2016
14) Shirao S, Yoneda H, Ishihara H, et al：A proposed definitionof symptomatic vasospasm based on treatment of cerebral vasospasm after subarachnoid hemorrhage in Japan：Consensus 2009, a project of the 25 Spasm Symposium. Surg Neurol Int 2：74, 2011
15) H. Hadeishi, Mizuno M, Suzuki A, et al：Hyperdynamic therapy for cerebral vasospasm. Neurol Med Chir（Tokyo）30：317-323, 1990

56 脳卒中と精神症状

平山 和美 ［山形県立保健医療大学作業療法学科］
目黒 祐子 ［東北医科薬科大学病院リハビリテーション部言語心理部門］

I はじめに

　「精神症状」という言葉は，最広義には精神機能に現れる異常のすべてを意味する。それには，運動や感覚，自律神経などの要素的機能以外の多くの機能の障害，すなわち失語や失行，失認，健忘なども含まれる。しかし，より狭義に幻覚，妄想，うつなど，内因性の精神障害でも生じるような症状に対して使用することが多い。うつとアパシーについては次章に解説があるので，本章では幻覚や妄想を伴い精神病性障害（psychotic disorder）と呼ばれるものを中心に解説する。
　「幻覚」とは，ある特定の感覚（あるいは幾つかの感覚の組み合わせ）を通して，ないものをあるように体験してしまうことである。幻聴では，ない音や声が聞こえる。幻視では，ないものが見える。幻触（体感幻覚）では，ないものが触れていると感じる。「妄想」とは，非合理で訂正困難な思い込みである。被害妄想では，他者が自分に危害を加えると確信する。嫉妬妄想では，配偶者などが他人と愛情関係や性的関係を持っていると確信する。身体妄想では，自分の体の外見や機能が異常だと確信する。重複性記憶錯誤では，同一の環境や人物，出来事が2つ以上存在すると確信する[1]。
　同名性半盲側の視野に生じる幻視[2]など，自分の体験が幻覚であるという自覚，すなわち病識のある幻覚は，精神病性とはしないことが多い。また，せん妄などの意識障害に基づく幻覚や妄想も，精神病性とはしないことが多い。行うべき対応が異なることからも，これらを除外することは理にかなっていると思われる。右半球の局所脳損傷後には，自己の左片麻痺を認めない病態失認（anosognosia）や，自己の麻痺した左上肢を他人の手だと主張する身体パラフレニア（somatoparaphrenia）などの症状が起こる。これらの主張も非合理で訂正困難なので，妄想の定義に合うが，精神病性障害には入れないのが普通である[3]。実際，これらの症状を示す患者が主張通り本当に信じているか，疑問な点も多い[4]。

II 精神病性障害一般

　精神病性障害は脳卒中患者で，比較的高率に起こる。しかし，多数例で，症状の種類や病巣を検討した研究は少ない。システマティック・レビュー（systematic review）は Stangeland ら[5]によるものだけである。そのレビューでは，「脳卒中後の精神病性障害」を，虚血性あるいは出血性の脳卒中の後に幻視，妄想のいずれかあるいは，幻視と妄想の両者が生じたものと規定した。対象とする幻覚は，意識障害を伴わず，病識がないか乏しい複雑幻覚に限った。複雑幻覚とは，聴覚でいえば単調な音などではなく人の話し声や楽曲，視覚でいえば単純な光などではなく人物や動物など，有意味で具象的な幻覚のことである。対象とする妄想も，意識障害を伴わないものに限り，病態失認や身体パラフレニアで説明可能なものは除外した。変性疾患などの既往がある場合も除外した。
　Stangeland ら[5]によると，そのような精神病性障害は脳卒中患者の約5％に起こった。発症時期については，脳卒中から平均2日，あるいは平均6カ月と様々な報告がある。前者では，症状の持続も1カ月以内と短い。後者では，症状の持続も長く，日常生活への適応も不良である。脳卒中後かなり経過してから症状が明らかになる理由，言い換えれば，そのときまで症状が発現しない理由はわからない。虚血性でも出血性でも，それぞれの患者の中で精神病性障害が起こる割合には差がない。女性より男性に多いが，理由は不明である。
　病巣が明らかな報告では，その約80％が右半球，約15％が左半球，残りが両側半球で，右半球病変例が圧倒的に多かった[5]。ヒトの大脳では左と右の半球にかなり機能差がある。この左右差は，左半球に言語機能

が生じた影響が考えられる。言語機能が大きな領域を占拠したので，それまで左半球にもあった種々の機能が居場所を失って右半球に移動したと考えられる。移動した機能には，注意，感情，状況全体を把握して不合理を見つける働きなどがある。したがって，右半球が損傷すると，左側にあるものに気づかない左半側空間無視が起こる。また，話す言葉に感情的な抑揚がなくなったり，他人の言葉の感情的な抑揚が理解できなくなったりする[6]。ジョークや漫画に含まれているユーモア，すなわち不合理性のおもしろさが，理解できなくなることもある[7]。右半球病変で精神病性障害が起こりやすいのも，生じた知覚や考えの不合理性を見つける能力が失われることと関係があるかもしれない。

半球内では，病巣は前頭葉，側頭葉，頭頂葉や尾状核が多かった[5]。前頭葉も不合理の発見に重要な働きをしている。尾状核は前頭葉の働きを調節している。側頭葉は見聞きした対象の持つ意味を認識する上で重要な働きをしている。したがって，これらの脳部位の損傷で精神病性障害が起こることは納得できる。しかし，空間認知などに重要な頭頂葉が病巣であることも多い理由はわからない。

精神病性障害のタイプは，妄想だけのものが最も多く，幻覚と妄想の両方あるもの，精神病性障害を伴う感情障害がこれに続いた。妄想のテーマとしては被害妄想が最も多く，嫉妬妄想，重複性記憶錯誤，身体妄想がこれに続いた。幻覚の様式は幻聴，幻視の順で多かった。

正式に脳卒中後精神病の治療法を評価した研究はない。ハロペリドール，リスペリドン，クエチアピン，オランザピンなどの抗精神病薬が最も一般的な治療法だったが，副作用に対する考慮が重要である[5]。特にリスペリドンは，それ自体が脳卒中発症の危険因子である[8]。治療後に精神症状がなくなったとする報告が多いが，有効例が報告されやすいというバイアスを考慮する必要がある。

III 妄想性誤認症候群

上記のシステマティック・レビュー[5]で妄想のテーマとして3番目に多いものとして挙げられている重複性記憶錯語は「妄想性誤認症候群（delusional misidentification syndrome）」と総称される病態の一つである。妄想性誤認症候群の妄想内容と名称の組み合わせには以下のようなものがあり，いずれも脳卒中後にも生じうる。
1) 今いる場所を別の場所だと確信する：地理的定位錯誤[1]。
2) 今体験しているのとまったく同じ環境（ときには人や出来事）が別の場所にもあると確信する：重複性記憶錯誤[1]。
3) ある特定の人物（ときには動物や物品）を，瓜二つの偽者だと確信する：Capgras症候群[9]。
4) 多くの人物を，ある特定の人物だと確信する：Frégoliの錯覚[10]。
5) 特定の故人が生きていると確信して世話や準備を行う：養生症候群（nurturing syndrome）[11]。

1) 2) の別の場所や 3) 4) 5) の特定の人物は，長く住んだ街や家族など，患者にとって慣れ親しんだ感情的な意味の大きい対象であることが多い。病巣は，やはり右半球が多く，前頭葉を含むことが多い。出来事記憶の障害が併存することが多いが程度は軽く，上記のような特定の思い違いしか起こらない。したがって，これらの妄想を記憶障害だけに基づいて説明することはできない。

Ramachandran[4]は，Capgras症候群について**図1A**に示したような説明を試みた。後部側頭葉下面からの顔の情報が対象認知に関わる領域には到達するが，その感情的な評価を行う領域には届かない。このため，誰であるかはわかるのにその人物にふさわしい感情（例えば妻であれば，心温まる感じ）が湧かない。このため，その人物そっくりの偽者だという考えが浮かぶ。前頭葉損傷のため，それを不合理だと判断できずに確信してしまう。彼はこの説明をFrégoliの錯覚にも当てはめた[4]（**図1B**）。感情的な評価を行う領域への視覚入力が過剰になっているため，特定の人に対して生じるべき感情が他の多くの人に生じてしまう。このため，他の人々も，その特定の人だと確信する。地理的定位錯誤や（環境の）重複性記憶錯誤（**図1C**）もFrégoliの錯覚と同様の機序で，慣れ親しんだ場所に対して生じる感情が今いる場所に対して起こってしまった結果として説明できるかもしれない。養生症候群も，対象認知に関わる領域には情報が入らないのに，故人に対する感情的記憶からの入力が過剰になって生じるのかもしれない（**図1D**）。このような考えによるならば，病巣には非合理性の判断に重要な前頭葉領域だけでなく，扁桃体や島，前頭葉では眼窩面など，感情と関連した領域も含まれる必要があるのかもしれない。以下に，養生症候群の自験例[11]を紹介する。

1 症例

64歳，右利き，女性。
主訴：自宅二階に父や妹夫婦が来ていると思い，余分に食事を用意してしまう。
現病歴：前交通動脈瘤破裂によるくも膜下出血で，clipping術，外減圧術，脳室ドレナージを行った。発症半年後，朝と夕刻，死亡した親族や遠方にいる親族が家にいると主張し，いると言った人数分だけ多く食

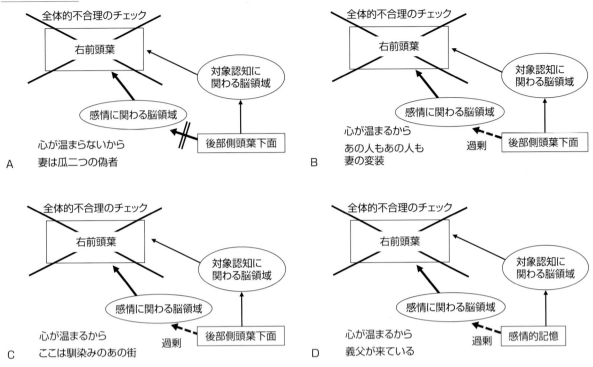

図1 妄想性誤認症候群の機序の説明図
A. Ramachandran[3]によるCapgras症候群の説明。B. Ramachandran[3]によるFrégoliの錯覚の説明。C. 地理的定位錯誤や重複性記憶錯誤の説明仮説。D. 養生症候群の説明仮説。

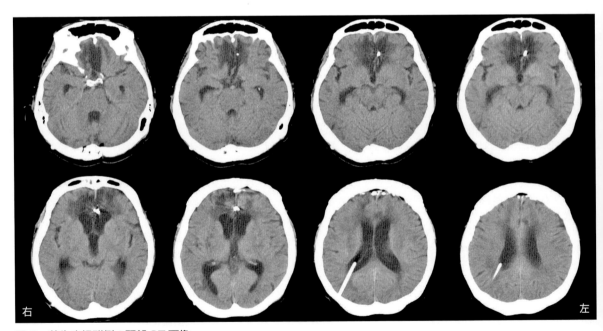

図2 養生症候群例の頭部CT画像
両側の前頭葉眼窩部内側，上前頭回下部を中心とした低吸収域を認める。

事の準備をしたり，入浴を促す声かけをしに二階へ行くようになった。

神経画像所見：CTで，両側の前頭葉眼窩部内側，上前頭回下部を中心とした低吸収域を認めた(**図2**)。

神経学的所見：特記すべきことなし。

神経心理学的検査所見：知能検査，注意，集中力の検査の結果は正常だった。軽度の健忘を認めた。前頭葉機能検査の結果は境界域であった。

故人に対する養生症候群：振り込め詐欺にあいそうになり銀行まで行ってしまったことなど，日常の出来事を正しく詳細に語ることができた．すなわち，健忘は軽かった．しかし，25年前に亡くなった義父や，20年会っておらず1年前に亡くなった義姉が二階に来ていると思い込み，朝，夕刻になるとその人の分も食事の準備をし，風呂の用意をした．食事を作り終えても誰も姿を見せないので二階に確認に行き，布団が「もぬけの殻」なので来ていないことに気づいた．「亡くなっているのはわかるのだが，そのときは，亡くなっているという実感が湧かない」と語った．これら自分の行動や夫から言われたことなどは覚えていてほぼ正確に語ることができた．

生きている人に対する養生症候群：帰省していたがすでに遠方に帰った息子や遠方に暮らす妹夫婦が二階にいると主張し，朝，夕刻になると，その人の分も食事の準備をし，入浴の用意をした．夫にいないと諭されても，「声が聞こえた」等と言い納得しなかった．しかし，幻聴が聞こえているような様子が観察されることはなかった．二階を確認させるとそのときだけは納得するが，翌朝や夕になるとまた余分に食事の用意をした．

本例では，家にいると信じられる対象は，故人だけでなく遠方にいる者でもありうることが示された．また，朝や夕刻など，習慣的に食事や入浴の準備を行うことが多いような，特定の時間帯にだけ症状が現れた．頭でわかっていても実感がなく，どうしても湧いてくる感覚が確信を生み出しているような発言がみられた．

IV 脳幹病変による精神病性障害

以上に解説してきたのは大脳や基底核の損傷で起こるものであったが，精神病性障害は中脳や橋など脳幹の脳卒中でも起こりうる．これらの部位の損傷で起こる幻覚として有名なのは脳脚性幻覚症（peduncular hallucinosis）である[2,12]．生じるのは複雑幻覚で，幻視のみの場合が多いが，幻聴や幻触のいずれかあるいは両方を伴う場合もある．薄明や夕暮れに起こることが多く，患者には睡眠覚醒リズムの障害のあることが多い．そこから，幻覚は夢の迷入であるとの考えがある．脳脚性幻覚症では，患者はそれが幻覚であるという病識を持っており，はじめに規定した「精神病性障害」とはいい難い．

しかし，精神病性障害に相当する症例もある．例えば，橋本ら[13]が報告した左橋出血例は右半身に痛覚低下があり，意識清明となった後も，右上肢の病識のない幻触とそれに関連する妄想を持ち続けた．はじめは「ここに羽根のついた虫がおる．他人には見えんのかなー」などと幻視も伴っていたが，後には「透明なのでよくわからないが悪さをする・・・自分にも他人にもよく見えない」などと幻触だけになった．病巣は左の橋下部から中脳被蓋にあった．橋本ら[13]は，体性感覚低下による開放現象としての幻触と，上行性網様体賦活系の障害による大脳機能の低下による機序を想定している．我々も，左の橋出血後に右半身の痛覚低下に伴い，自分の右腰にラッコが何匹もぶら下がっていると主張し続けた患者を経験した．

Nishioら[14]の左橋上端の小梗塞例は，引き出しから洪水が溢れ出す幻視や，ドアが歪む錯視，馴染みの古い歌が一日中聞こえる幻聴などを病識なく体験した．また，実際にはいない客の存在を確信してコーヒーを用意した．幻視や妄想は消失したが，幻聴と錯視は長く続いた．聴覚障害はなかった．知能や注意，記憶の障害もなかったが，無為などの前頭葉症状と前頭葉機能検査の成績低下があった．IMP-SPECT検査で，両側の前頭葉の循環低下を認めた．病巣には，色素性結合腕傍核や内側黒質緻密部が含まれていた．Nishioら[14]は，前頭葉―皮質下回路における上行性のドーパミン作動性投射が損傷したための症状と説明している．

以上のように，脳幹病変に伴う精神病性障害は，幻視のみあるいは幻視と妄想の両方がある場合が多い．しかし，我々は最近，Nishioら[14]の症例より少し上の右内側中脳の小梗塞により，幻覚はなく，被害妄想と嫉妬妄想を呈した症例を経験した．知能や注意，記憶の障害もなかったが，前頭葉症状と前頭葉機能検査の成績低下があった．前頭葉機能検査の成績の改善とともに，妄想も減少した．したがって，脳幹部病変によっても，妄想だけの精神病性障害が起こりうるのであろう．

中脳や橋には黒質だけでなく，セロトニン作動性細胞のある縫線核，ノルアドレナリン作動性細胞のある青斑核などがある．これらの伝達物質は大脳の働きを様々にコントロールしている．また，これらの伝達物質の作用の異常と種々の内因性精神障害の関係も推定されている．これらの核やその投射線維の損傷が，あるいは単独で，あるいは感覚障害に伴う解放現象とともに，精神病性障害の状態を引き起こす可能性が考えられる．システマティック・レビュー[5]で示されたように，大脳や基底核損傷に伴う精神病性障害では右病変例が圧倒的に多かった．しかし中脳や橋の病変では，上記のようにそのような傾向はないようである．興味深い点であるが，理由はわからない．

文献

1) 船山道隆，加藤元一郎，三村 將：地理的定位錯誤から重複性記憶錯語に発展した右前頭葉出血の1例．高次脳

機能研究 28：383-391，2008
2) 平山和美，森　悦朗：脳器質性疾患における幻視．老年精神医学 17：844-852，2006
3) Robinson RG：The clinical neuropsychiatry of stroke：Cognitive, behavioral and emotional disorders following vascular brain injury. Cambridge Unversity Press, 2006
4) Ramachandran VS, Blakeslee S：Phantoms in the brain. Probing the mysteries of the human mind. William Morrow and Company, 1998.（山下篤子 訳：脳の中の幽霊．pp.174-225, 角川書店, 1999）
5) Stangeland H, Orgeta V, Bell V：Poststroke psychosis：a systematic review. J Neurol Neurosurg Psychiatry 89：879-885, 2018
6) Lehman Blake M：Affective language and humor appreciation after right hemisphere brain damage. Semin Speech Lang 24：107-119, 2003
7) Gardner H, Ling PK, Flamm L, et al：Comprehension and appreciation of humorous material following brain damage. Brain 98：399-412, 1975
8) Hermann N, Mamdani M, Lantôt KL：Atypical antipsychotics and risk of cerebraovascular accidents. Am J Psychiatry 161：1113-1115, 2004
9) Sottile F：Cotard and Capgras syndrome after ischemic stroke. Journal of Stroke and Cerebrovascular Disease 24：103-104, 2015
10) Young A, Flude B, Ellis A：Delusional misidentification incident in a right hemisphere stroke patient. Behav Neurol 4：81-87, 1991
11) 目黒祐子，月浦　崇，藤井俊勝：両側前頭葉の血流低下に伴う Nurturing syndrome 様妄想を呈した一症例．高次脳機能研究 26：57-58，2006
12) Kölmel HW：Peduncular hallucinations. J Neurol 238：457-459, 1991
13) 橋本洋一郎，木村和美，米原敏郎，ほか：長期持続する幻触を呈した橋出血の1例．臨床神経 35：286-289，1995
14) Nishio Y, Kazunari Ishii, Hiroaki Kazui, et al：Frontal-lobe syndrome and psychosis after damage to the brainstem dopaminergic nuclei. J Neurol Sci 260：271-274, 2007

57 脳卒中後うつとアパシー

下田 健吾 [日本医科大学千葉北総病院メンタルヘルス科]
木村 真人 [日本医科大学千葉北総病院メンタルヘルス科]

I はじめに

　脳卒中後にはさまざまな精神症状が出現する。うつは40％の高頻度でみられ[1]，1980年代から現在まで脳卒中後うつ病（post-stroke depression：PSD）として数多くの研究報告がされている。その他に頻度の高い精神症状として不安障害，感情失禁（病的泣き笑い）やアパシーなどがあげられる。特にアパシーといわれる自発性の低下した状態は，モチベーションの低下から興味や関心の減退を引き起こしうつ病と混同されやすいが，両者は独立した病態基板による精神神経学的症候群である。本稿ではPSDと脳卒中後アパシーに焦点を置いて概説する。

II 脳卒中後うつ病（post-stroke depression：PSD）

1 有病率と過少診断

　診断基準の相違による影響があるが，メタ解析によるとPSDの5年以内の有病率は約30％と高頻度である[2]。アメリカ精神医学会の精神疾患の診断・統計マニュアル（Diagnostic and Statistical Manual of Mental Disorders：DSM）を用いて診断し，中核的なうつ病である大うつ病と大うつ病には至らない軽症な小うつ病の有病率を調査した研究[3]では，コミュニティーレベルの集団で大うつ病が14％，小うつ病が9％であり，急性期病院あるいはリハビリテーション病院では大うつ病が21.6％，小うつ病が20％で3～6カ月後の外来患者では大うつ病が24％，小うつ病が23.9％であり，研究対象および調査時期によって有病率に差がみられる。PSDは脳卒中後の認知障害，運動麻痺，失語，構語障害などの巣症状にマスクされやすい。さらに意欲低下，興味や関心の減退，易疲労感，不眠や食欲低下などの症状は脳卒中後に一般的にみられる症状として解釈されやすいため過少診断に陥りがちである。そのため50～80％の割合でうつ病が見逃されているとされる[4]。

2 発現時期

　脳卒中後3～6カ月以内が最も多いと考えられているが，2～3年後の卒中後慢性期にも有病率が高くなる傾向があり，注意が必要である。この理由として，脳卒中後早期に出現するPSDは脳損傷による前頭―基底核―視床の情動系神経回路が傷害されることによる直接的障害が主たる理由であるが，慢性期となると社会心理学的要因や脳の萎縮といった要因も加わり，複合的な要因からPSDが発症すると考えられている[5]。よって，持続的に患者の精神状態を把握することが必要である。

3 臨床症状と診断

　PSDは非血管性の機能性うつ病と比較してうつ病の家族歴や既往歴が少なく，遂行機能の障害と身体機能の障害が目立つとされる。PSDと器質的要因を伴わない機能性うつ病の臨床症状の異同については大きな相違はないと考えてよい。診断においては前出のDSMを用いることが多い。ただし，DSMの最新版であるDSM-Vでは脳卒中による抑うつ障害と定義され，機能性のうつ病と同じカテゴリーに含まれているが，いまだ一般的に定着していない。そこで本稿ではこれまでの研究に多く用いられてきたDSM-IVに基づいた脳卒中による気分障害の診断基準[6]を表1に示す。

4 評価尺度

　Zungのうつ病自己評価尺度（Self-rating Depression Scale：SDS）や日本脳卒中学会の脳卒中うつスケール（Japan Stroke Scale〈Depression Scale〉：JSS-D）などが知られているが，われわれは，院内および地域連

表1 PSDのDSM-IV-TR診断

	一般身体疾患によるうつ病性障害
A	顕著かつ持続性の気分の障害が臨床像において優性であり，抑うつ気分，または，すべてまたはほとんどすべての活動における興味や喜びの著明な減退
B	既往歴，身体診察所見，または検査所見から，その障害が一般身体疾患の直接的な生理学的結果であるという証拠がある
C	その障害は他の精神疾患（例：一般身体疾患にかかっているというストレスに反応した「適応障害，抑うつ気分を伴うもの」）ではうまく説明されない
D	その障害はせん妄の経過中にのみ起こるものではない
E	症状が，臨床的に著しい苦痛，または社会的，職業的，または他の重要な領域における機能の障害を引き起こしている

うつ病性の特徴を伴うもの→研究用カテゴリーの小うつ病の診断を用いることが多い※
優勢な気分は抑うつであるが大うつ病の診断基準を完全には満たさない

大うつ病様エピソードをもつもの
下記の症状のうち1）または2）の症状のいずれかを含んで，少なくとも5つが2週間の間に存在する 1）ほとんど一日中毎日の抑うつ気分 2）興味，喜びの著しい減退 3）著しい体重減少あるいは増加 4）不眠または睡眠過多 5）精神運動性の焦燥または制止 6）易疲労感または気力の減退 7）無価値感，または過剰であるか不適切な罪責感 8）思考力や集中力の減退，または決断困難 9）死についての反復思考，自殺念慮，自殺企図

※小うつ病は上記の症状のうち1）または2）の症状のいずれかを含んで，少なくとも2つ以上5つ未満が2週間の間に存在する。（文献6）より引用作成）

携脳卒中パスにおいても，DSM診断に準拠し，診断感度の高いPatient Health Questionaire：PHQ-9日本語版"こころとからだの質問票"[7]（http://www.cocoro-h.jp/depression/pdf/checksheet.pdf）を用いてうつ状態の評価をすることを推奨しており，PSDが疑われた場合は，主治医と相談検討した上で，メンタルヘルス科（精神科）への紹介を勧めている。

5 危険因子と発症メカニズム

PSDの危険因子としてはセロトニントランスポーター遺伝子や脳由来神経栄養因子（brain derived neurotrophic factor：BDNF）遺伝子のメチル化などの遺伝的要因，うつ病や糖尿病の既往などの既往歴，脳卒中の重症度やその後の機能障害の重症度などの身体状況や社会的サポートの乏しさなどの心理社会学的要因などがある[5]。Robinsonらのグループ[3]は脳卒中後6カ月までは左前頭葉の病変部位が前頭極に近いほどうつ病の重症度が高いというPSDと病変部位との関連を報告した。その後PSDと局所病変部位との関連は世界的議論に発展しているが，いまだ結論が出ていない。

発症メカニズムは上記左前頭葉病変による生体モノアミン経路の直接的な遮断やhypothalamic-pituitary-adrenal（HPA）に代表される内分泌異常，interleukin-6（Il-6）などの免疫系の障害やBDNFの産生低下などがあげられ，前頭前野と皮質下ネットワークの障害や前頭前皮質や海馬のシナプス変化がPSDの脆弱性を惹起している可能性が示唆されている[5]。

6 予後に対する影響

PSDに罹患すると日常生活動作（ADL）の回復遅延，認知機能の悪化，さらに死亡率も高まることが明らかにされている[3]。脳卒中後にPSDに罹患すると死亡率が3.4倍になり，死因の判明した患者では，脳卒中再発作28％，心不全44％，呼吸不全17％，その他11％で，脳心血管障害による死亡が増加していた[5]。一方，PSD患者に適切な抗うつ薬治療を行うとADLや認知機能ばかりでなく，生存率までも改善することが示されている[5]。したがって，脳血管障害に対する予防と治療とともにPSDを見逃さずに適切な治療とケアを行うことが非常に重要である。

7 治療

PSDに対する薬物治療は抗うつ薬が中心であることは確証されている[5]。どの薬剤も低用量から開始し，副作用に注意して増量も緩徐に行うことが原則である。

第一選択薬としては，選択的セロトニン再取込み阻害薬（SSRI）や選択的セロトニン・ノルアドレナリン

表2 PSDに対して第一選択薬として用いられる抗うつ薬

	薬剤名（1日使用量）	特徴・注意点
選択的セロトニン再取込み阻害薬 (selective serotonin reuptake inhibitor：SSRI)	●エスシタロプラム（5～20 mg） ●セルトラリン（25～100 mg） ●パロキセチンCR（12.5～50 mg） ●フルボキサミン（25～150 mg）	●投与初期の嘔気などの消化器系の副作用が比較的多い ●薬物相互作用に注意（エスシタロプラム，セルトラリンは比較的相互作用が少ない） ●エスシタロプラムはQT延長に注意
セロトニン・ノルアドレナリン再取込み阻害薬(serotonin noradrenalin reuptake inhibitor：SNRI)	●ミルナシプラン（25～100 mg，高齢者は60 mgまで） ●デュロキセチン（20～60 mg）	●薬物相互作用は比較的少ない ●嘔気の他，尿閉や血圧上昇が出現することがあり注意 ●デュロキセチンは，肝・腎障害に注意が必要 ●痛みに対する効果
ノルアドレナリン作動性/特異的セロトニン作動性抗うつ薬（noradrenergic and specific serotonergic antidepressant：NaSSA）	●ミルタザピン（15～45 mg）	●消化器系の副作用や薬物相互作用が少ない ●抗不安作用と食欲増進作用が強い ●抗ヒスタミン作用による初期の強い眠気や過鎮静に注意 ●SSRI，SNRIとの併用で抗うつ作用増強

再取込み阻害薬（SNRI），あるいはノルアドレナリン作動性/特異的セロトニン作動性抗うつ薬（NaSSA）などの忍容性に優れた薬剤が選択される（表2）。上記の薬剤で十分な効果が得られないときには，三環系抗うつ薬の中ではノルトリプチリンの有用性の報告が多い[3]。不安焦燥感が強い場合には，抗うつ薬の効果が現れるまで，ベンゾジアゼピン系の抗不安薬の併用も有用であるが，認知機能の低下や筋弛緩作用による転倒などのリスクがあり，限定的に用いるべきである。

非薬物療法も併行して行われるべきである。患者の訴えに傾聴し受容的な態度をとるだけでも改善する軽症例も少なくないため，漫然とした薬物療法に頼らず，患者の病状に応じて心理的なアプローチを図ることも重要である。薬物療法と併行して有効である心理療法として認知行動療法や短期問題解決法があげられる[3]。リハビリテーションについては重度のPSDの場合には，無理をさせずに，軽い負荷の他動的運動療法を考慮する。軽度から中等度の場合には，ある程度の有酸素運動が有効と思われる[3]。

III 脳卒中後アパシー（post-stroke apathy）

アパシー（apathy）は古典ギリシャ語が語源で，aは英語でいうunという否定の接頭語を表すとされ，pathy（pathlos），英語でいうpassionがないという意味を表す。感情を揺さぶられる刺激対象に対してまったく関心が湧かなくなった（無関心・無感情）状態である。脳卒中後のアパシーはリハビリテーションにおける機能改善を遅延させることが報告されている[8]。臨床症状ではPSDと類似している側面もあるが，両者は独立した病態である。

1 有病率とPSDとの併発

脳卒中後のアパシーの有病率を調査した研究は少ないが，最新のメタ解析[9]では34.6％の頻度でみられるとされるが，好ましい評価スケールで行われたものを抽出すると26.3％であった。アパシーを有する脳卒中後患者の40.1％にうつ病がみられ，逆にPSD患者の46.7％にアパシーがみられる。Starksteinら[10]は，急性期脳卒中患者80例を検討し，うつ病が23％，アパシーが11％，うつ病とアパシーの併発が11％に出現し，大うつ病では，小うつ病や非うつ病に比べてアパシーの併発が有意に多いこと，アパシー併発例は，より高齢で，認知機能や身体機能もより障害されていることを示している。

2 定義と分類

一般的に知られているアパシーの定義はMarin[11]によるものであり，行動，認知，情動の減退であり，意識障害，認知障害，情動障害によらない一次的な動機付けの欠如で，感情，情動，興味，関心が欠如した状態であると定義している。しかし実際にはアパシーは認知症やPSDにおいてもみられることから，Levyら[12]はこれまでの動機付けという考え方よりも，自発的な行動と目的指向型の量的な減少であるということに重きを置き①情動感情障害によるもの（感情鈍麻や無関心）②認知処理障害によるもの（遂行機能障害）③自己賦活障害によるもの（自分で考え行動することが困難）の三つに分類している。

3 評価尺度

アパシーの評価尺度としては前出のMarinらの18項目のApathy Evaluation Scale（AES）が広く用いられているが，臨床の場ではStarksteinら[13]による，

表3 やる気スコア

1）新しいことを学びたいと思いますか？	3	2	1	0
2）何か興味を持っていることがありますか？	3	2	1	0
3）健康状態に関心がありますか？	3	2	1	0
4）物事に打ち込めますか？	3	2	1	0
5）いつも何かしたいと思っていますか？	3	2	1	0
6）将来のことについての計画や目標を持っていますか？	3	2	1	0
7）何かをやろうとする意欲はありますか？	3	2	1	0
8）毎日張り切って過ごしていますか？	3	2	1	0
	全く違う	少し	かなり	まさに
9）毎日何をしたらいいか誰かに言ってもらわなければなりませんか？	0	1	2	3
10）何事にも無関心ですか？	0	1	2	3
11）関心を惹かれるものなど何もないですか？	0	1	2	3
12）誰かに言われないと何もしませんか？	0	1	2	3
13）楽しくもなく，悲しくもなくその中間位の気持ちですか？	0	1	2	3
14）自分自身にやる気がないと思いますか？	0	1	2	3
合計				

Apathy Scale 島根医科大学第3内科版：16点以上を apathy ありと評価
（文献14より引用）

14項目からなる AES の短縮修正版が用いられることが多い。本邦では岡田ら[14]が，Sterkstein の AES 修正版を日本語に翻訳し標準化した「やる気スコア」が主に用いられている（表3）。同様のものは脳卒中データバンク（http://strokedatabank.ncvc.go.jp/f12kQnRl/wp-content/uploads/yaruki_score.pdf）から入手できる。

4 発症メカニズム

特定の脳部位や病変の大きさとの関連は明らかになっていないが，基底核の病理が強い Parkinson 病や Huntington 病において頻度が高くみられることから前頭葉と同部位の神経回路の関連が推定されている。遂行機能低下は前部帯状皮質を含む前頭葉と皮質下ネットワークの障害が推定されている。動機付けには報酬系であるドパミン神経回路である中脳の腹側被蓋部から側坐核に投射するドパミン作動神経の関与も考えられている[3,10]。

5 治療

アパシーの薬物療法はいまだ確立していない。ドパミン受容体刺激薬であるメチルフェニデート（本邦ではナルコレプシー以外は使用不可）やアマンタジン，ブロモクリプチン，ロピニロールなどのドパミン作動薬の有効性が報告されているが，今後 RCT を用いた多数例による検討が必要である[3]。現時点で他に有力な薬剤としてコリンエステラーゼ阻害薬もあげられる。ドネペジルの報告が中心であるがガランタミンの有効性も指摘されており[10]，リバスチグミンも有効である可能性がある。

非薬物療法ではレクリエーションを含めた行動療法的・活動療法的なアプローチが重要である。

IV おわりに

PSD と脳卒中後のアパシーについて概説した。それぞれ独立した病態であるが，両者はしばしば併発することがある。この問題を上手く説明するにはアパシーの診断や病態の解明という課題がまだまだ残されている。そのため現時点ではアパシーについて正しい認識を持ちつつ，はじめに PSD の診断をしっかりと行い，その上で PSD が優性であるのかアパシーが優勢であるのか見極めていく方法が好ましいと考える。

文献

1) Ayerbe L, Ayis S, Wolfe CDA, et al：Natural history, predictors and outcomes of depression after stroke：systematic review and meta-analysis. BJ Psychiatry, 202（1），14-21. 2013
2) Hackett ML, Pickles K：Part Ⅰ：frequency of depression after stroke：an updated systematic review and meta-analysis of observational studies. International journal of stroke：official journal of the International Stroke Society, 9（8），2014
3) Robinson RG：The Clinical Neuropsychiatry of Stroke 2nd edition Cambridge：Cambridge University Press, 2006（木村真人 監訳：脳卒中における臨床神経精神医学第2版．星和書店，2013）
4) Robinson RG, Spalletta G：Poststroke Depression：A Review. Can J Psychiatry, 55（6），341-349. 2010
5) Robinson RG, Jorge RE：Post-Stroke Depression：A Review. Am J Psychiatry, 173（3），221-231. 2016
6) American Psychiatric Association：Diagnostic and statistical manual of mental disorders 4th edition, Text Revision, 2000.（高橋三郎，大野裕，染矢俊幸 訳：DSM-Ⅳ-TR 精神疾患の分類と診断の手引，医学書院，2002）

7) 村松公美子, 上島国利：プライマリ・ケア診療とうつ病スクリーニング評価ツール：Patient Health Questionnare-9 日本語版「こころとからだの質問票」診断と治療 97：1465-1473. 2009
8) Hama S, Yamashita H, Kato T, et al：'Insistence on recovery' as a positive prognostic factor in Japanese stroke patients. Psychiatry Clin Neurosci 62：386-395, 2008
9) Starkstein SE, Robinson RG, Price TR：Comparison of patients with and without poststroke major depression matched for size and location of lesion. Arch Gen Psychiatry 45：247-252, 1988
10) van Dalen JW1, Moll van Charante EP, Nederkoorn PJ. Et al：Poststroke apathy. Stroke 44（3）：851-60, 2013
11) Marin RS：Differential diagnosis and classification of apathy. Am J Psychiatry 1990 Jan；147（1）：22-30
12) Levy R, Dubois B：Apathy and the functional anatomy of the prefrontal cortex-basal ganglia circuits. Cereb Cortex 16：916-928, 2006
13) Starkstein SE, Fedoroff JP, Price TR：Apathy following cerebrovascular lesions. Stroke 24：1625-1630, 1993
14) 岡田和悟, 小林祥泰, 青木耕：やる気スコアーを用いた脳卒中後の意欲低下の評価. 脳卒中 20：318-323. 1996

58 脳卒中とめまい

城倉 健［横浜市立脳卒中・神経脊椎センター］

I はじめに

　脳卒中によるめまいは，多くの場合，麻痺や感覚障害，構音障害などのめまい以外の症状が前景に立つ。他の症状を伴わないいわゆる単独めまいの脳卒中は，めまい患者全体のわずか数パーセントに過ぎない[1]。めまい患者の中に隠れている脳卒中をいち早く鑑別することは，めまい診療における最も重要なポイントのひとつである。

　めまいは様々な病態を包括した非特異的な訴えであるため，症状，つまりめまいの性状から原疾患を特定することが極めて難しい。例えば，めまいの性状を回転性（周囲あるいは自分が回るような感じ）か浮動性（ふらふらするような揺れているような感じ）かに分け，回転性なら末梢性，浮動性なら中枢性と判断すると，誤りを犯してしまう。中枢の障害であっても，脳卒中のように急性発症する場合には，激しい回転性めまいを生じることが少なくないからである。また，末梢性めまいの良性発作性頭位めまい症や前庭神経炎も，発症からある程度時間が経過すると浮動性めまいが主訴になる。

　めまいの発症様式も，やはり鑑別の決め手にはならない。脳卒中によるめまいが急性発症することはいうまでもないが，末梢性めまいの前庭神経炎も，多くの場合急性発症する。さらには良性発作性頭位めまい症であっても，めまいはしばしば起床時に頭を起こした際に突発する。

　問診は極めて重要ではあるが，前述したように問診のみから脳卒中によるめまいを鑑別することはできない。やはり鑑別の決め手は，実査に診察して得られる身体所見である。本稿では，この診察所見を中心に，脳卒中によるめまいの鑑別方法を概説する。

II 脳幹の脳卒中によるめまい

1 めまい以外の神経症候

　脳幹は大脳や小脳よりも小さいので，平衡維持に関与する神経機構と他の運動や感覚を司る神経機構が，特に近接して存在している。したがって，脳卒中により平衡維持の神経機構脳が障害されれば，多かれ少なかれ同時に運動や感覚の神経機構も障害される。つまり，脳幹の脳卒中によるめまいは，わかりやすい麻痺や感覚障害などのめまい以外の神経症候が伴うことが特徴といえる。脳幹障害に伴うこうしためまい以外の神経症候は，病巣の局在診断にも役立つ。

　中脳には動眼神経核があり，さらにそのすぐ吻側に垂直性眼球運動の脳幹中枢が存在する。したがって脳卒中が中脳に生じると，しばしば垂直方向の運動制限を含む眼球運動障害が生じる（表1）。

　橋の被蓋部の内側には，水平性眼球運動の際に重要な働きを担う内側縦束（medial longitudinal fasciculus：MLF），傍正中橋網様体（paramedian pontine reticular formation：PPRF），外転神経核が存在する。したがって橋被蓋部の内側に生じた脳卒中では，しばしばめまいと共に水平性の眼球運動障害をきたす。MLF障害により出現する患側眼単眼の内転障害（核間性眼筋麻痺，MLF症候群）や，MLF障害にPPRF障害ないし外転神経核障害が加わった患側眼の内転障害と患側への注視麻痺（one-and-a-half症候群）（図1）は，傍正中橋被蓋部の障害を示す所見として特に診断的価値が高い。一方，橋被蓋部の外側は，前下小脳動脈により灌流されているため，虚血性の脳卒中が生じると，小脳脚や内耳と一緒に障害されることが多い（小脳の脳卒中項参照）。そうした場合には，めまいと共に患側の顔面麻痺，患側の内耳障害，患側上下肢の協調運動障害などをきたす(後述)。橋底部に生じた脳

表1 障害部位別にみた中枢性めまいに伴うめまい以外の神経症候

障害部位	めまい以外の神経症候
中脳	眼球運動障害（垂直性/垂直方向の運動制限を含む）
橋（被蓋部）	眼球運動障害（水平性/垂直方向の運動制限を含まない）
橋（外側部）	一側の顔面麻痺と内耳障害（AICA症候群）
橋（底部）	不全片麻痺
延髄（外側部）	構音障害，半身の感覚障害（しびれ感）
延髄（内側部）	舌偏倚と不全片麻痺
小脳（SCA/AICA領域）	構音障害と一側上下肢の協調運動障害（小脳性運動失調）
小脳（PICA領域）	小脳性平衡障害（体幹失調）

SCA：上小脳動脈，AICA：前下小脳動脈，PICA：後下小脳動脈

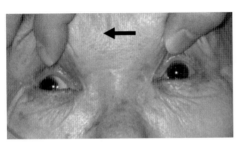
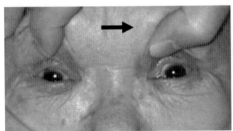
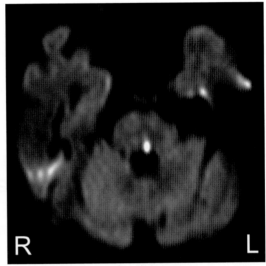

図1 左橋被蓋傍正中部の梗塞により生じた左one-and-a-half症候群（左眼内転障害＋左方注視麻痺）の眼球運動写真とMRI拡散強調画像（75歳女性例）

卒中では，橋底部を走行する錐体路が障害されるため，軽い片麻痺を伴うめまいをきたす場合がある(表1)。

延髄には，平衡維持に最も重要な役割を担う前庭神経核があるため，脳卒中が生じた場合にはめまいを伴う頻度が高い。また，延髄は構音，嚥下機能にも深く関与している。さらに延髄には，外側に感覚の伝導路や小脳脚があり，内側に錐体路が通っている。椎骨動脈や後下小脳動脈の閉塞により生じる延髄外側梗塞は，めまいの原因になる脳卒中としてよく知られており，構音障害や嚥下障害，患側のHorner症候群や協調運動障害（小脳性運動失調），健側の温痛覚低下などを伴う（Wallenberg症候群）(表1)。一方，延髄内側部の梗塞では，患側の舌の麻痺による舌偏倚や健側の片麻痺などをきたす（Dejerine症候群）。

2 眼振

水平方向の眼振は，水平方向の回転を感知する水平半規管（外側半規管）由来の神経経路の障害や，水平性眼球運動の脳幹中枢であるPPRFに関連する神経経路の障害が関与する。外側半規管からの神経線維は，同側の前庭神経核に入力する。このため，橋や延髄の脳卒中で前庭神経核に障害が及ぶと，眼球は患側に偏倚し，健側向き水平性自発眼振が生じる。ただし，延髄外側梗塞の場合には，小脳から前庭神経核への抑制線維が同時に障害されていることが多いため，逆に患側向き眼振が生じることもある。抑制線維障害は速度蓄積機構に最も反映されるため，延髄外側梗塞患者では，たとえ健側向き自発眼振がみられても，頭振り眼振は患側向きであることが多い[2]。一方，橋の脳卒中でPPRFに由来する神経経路が障害されると，患側への注視が障害され，患側向き注視誘発眼振が生じる。ちなみに橋の脳卒中で前庭由来の神経経路とPPRF由来の神経経路が同時に障害された場合には，健側向き自発眼振と患側向き注視誘発眼振がみられる(表2)。

垂直および回旋方向の眼振は，耳石器や垂直半規管（前半規管と後半規管）由来の神経経路の障害が関与す

る。耳石器や垂直半規管からの神経線維は，同側前庭神経核を経て橋で交差し，主として MLF を上行して中脳の動眼神経核や滑車神経核に至る。本来眼球は，頭部が傾斜すると，それを打ち消す方向に反対回旋する。しかしながらこの上行経路が障害されると，頭部が傾斜していないにもかかわらず，眼球が回旋してしまう[3]。延髄から橋尾側の脳卒中では，眼球は患側向き回旋方向に偏倚するので健側向き回旋性眼振が生じ，橋吻側から中脳の脳卒中では，前述の上行経路が交差した後で障害されるため，逆に眼球は健側向き回旋方向に偏倚し，患側向き回旋性眼振が生じる（**表3**）。なお，中脳（結合腕ないし腹側被蓋路）や延髄（舌下神経前位核などの舌下神経周囲核群）の障害では，純粋な上眼瞼向き眼振が出現することもある。ちなみに下眼瞼向き眼振は，脳幹の脳卒中よりもむしろ小脳の脳卒中でみられることの方が多い（後述）。

III 小脳の脳卒中によるめまい

1 めまい以外の神経症候

小脳は，上小脳動脈（superior cerebellar artery：SCA），前下小脳動脈（anterior inferior cerebellar artery：AICA），後下小脳動脈（posterior inferior cerebellar artery：PICA）により，灌流されている。

SCA は小脳上部（虫部，半球），および上小脳脚を灌流しており，脳卒中がこの領域に生じると，患側上下肢の協調運動障害（小脳性運動失調）や構音障害をきたす（**表1**）。上肢と下肢を比較すると，SCA 領域の脳卒中では，下肢の方が運動失調（協調運動障害）が強いことが知られている。これは，上部虫部が脊髄由来の入力を受け，下肢の運動の調整を行っている領域であることに由来する。ただし，SCA が閉塞し，小脳からの出力路である上小脳脚に虚血性病変が及べば，上肢にもはっきりした運動失調をきたす。

AICA は小脳半球の外側腹側の一部，中小脳脚，および橋外側部を灌流する。小脳自体の AICA 領域はそれほど広くはなく，しかもバリエーションも多いので，症候学的には SCA 領域とまとめ，小脳上部として扱った方が理解しやすい。この領域に脳卒中が生じれば，SCA 領域の項で述べたように，患側の上下肢の協調運動障害や構音障害が生じる。また，病変が AICA の閉塞による梗塞の場合には，AICA が小脳のみならず，橋の外側，さらには迷路動脈を介して内耳にまで血流を送っているために，患側の顔面麻痺や内耳障害（内耳性のめまいや難聴）を合併する（AICA 症候群）（**表1**）。

PICA は小脳下部（虫部，半球）と延髄外側部を灌流する。PICA が灌流する小脳下部の脳卒中の場合，

表2 障害部位別にみた水平性眼振

障害部位	眼振
橋	健側向き自発眼振，患側向き注視誘発眼振
延髄	健側向き自発眼振，患側向き頭振り眼振
小脳	患側向き自発眼振，方向交代性背地性頭位眼振

眼振が出現する状況の違い（自発眼振，注視誘発眼振，頭振り眼振，頭位眼振）に注意する。

表3 障害部位別にみた回旋性眼振と垂直性眼振

障害部位	眼振
中脳	患側向き回旋性眼振，上眼瞼向き眼振
橋	患側向き回旋性眼振（吻側），健側向き回旋性眼振（尾側）
延髄	健側向き回旋性眼振，上眼瞼向き眼振
小脳	下眼瞼向き眼振

いずれも自発眼振。

上肢や下肢の協調運動障害や構音障害は目立たず，起立や歩行の障害（小脳性平衡障害，つまり体幹失調）が前景に立つ（**表1**）。この起立や歩行の障害は，視覚や深部感覚などの他の感覚情報による補正が効きづらいという特徴を持つ。

2 眼振

SCA 領域の脳卒中では，患側向き方向固定性水平性眼振を生じたとする報告もあるが[4]，実際に SCA 領域の脳卒中患者を調べてみると，明らかな眼振はむしろみられないことの方が多い。

AICA の閉塞による梗塞の場合には，AICA から分岐した迷路動脈の虚血により患側の末梢前庭障害を合併する。このため，内耳障害の場合と同様に健側向き方向固定性水平性眼振（正確には水平回旋混合性眼振）が出現する。この眼振は正に内耳由来なので，眼振だけから AICA 閉塞と内耳障害を鑑別することは困難である。ただし，AICA 閉塞の場合には，患側上下肢の小脳性運動失調（協調運動障害）や顔面麻痺が目立つので，こうした神経症候に注目すれば，両者の鑑別は難しくはない。

PICA 領域の脳卒中では，しばしば患側向き方向固定性水平性眼振が出現する（**表2**，**図2**）。前述したように，PICA 領域の病変では，明らかな小脳性運動失調（協調運動障害や構音障害）がみられないため，こうした眼振が出現すると，前庭神経炎などの末梢前庭障害と間違えやすい[5,6]。この患側向き方向固定性水平性眼振の発生には，半規管眼反射の小脳からの脱抑制が関与していると考えられている[6]。脳卒中による病変が PICA 領域の内側部に限局した場合には，方向交代性背地性眼振が生じることもある（**表2**，**図3**）[7]。方向交代性背地性眼振は，末梢性めまいである良性発

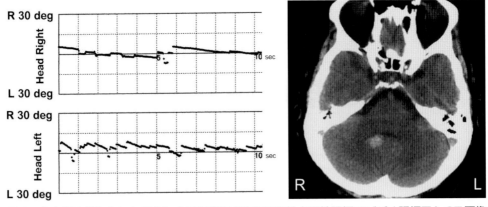

図2 右小脳虫部に生じた出血による患側向き方向固定性水平性眼振のビデオ眼振図とCT画像（56歳女性例）

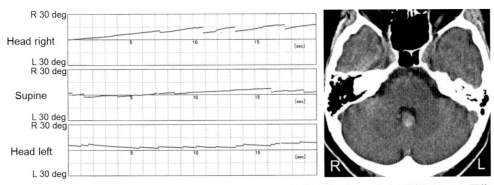

図3 小脳虫部のほぼ正中に生じた出血による方向交代性背地性眼振のビデオ眼振図とCT画像（61歳女性例）

作性頭位めまい症の中の外側半規管型クプラ結石症の眼振と類似しているため注意を要する．この方向交代性背地性眼振の発生には，耳石器眼反射の小脳からの脱抑制が関与していると考えられている[8]．

小脳が比較的広範に障害された脳卒中の場合には，下眼瞼向き眼振が出現することもある（**表3**）．これは，後半規管を除いたすべての半規管眼反射が小脳からの抑制線維を受けているために，小脳が広汎に障害されると，半規管眼反射の脱抑制の総和により眼球が上方へ偏倚してしまうことに起因する．

文献

1) 城倉　健：脳卒中とめまい．日本医師会雑誌 134：1485-1490, 2005
2) Amari K, Kudo Y, Watanabe K, Yamamoto M, Takahashi K, Tanaka O, Johkura K：Spontaneous, headshaking, and positional nystagmus in post-lateral medullary infarction dizziness. J Neurol Sci 368：249-53, 2016
3) 城倉　健：Body lateropulsion．神経内科 82：467-469, 2015
4) Lee H, Kim HA：Nystagmus in SCA territory cerebellar infarction：pattern and a possible mechanism. J Neurol Neurosurg Psychiatry 84：446-51, 2013
5) Lee H, Sohn SI, Cho YW, Lee SR, Ahn BH, Park BR, Baloh RW：Cerebellar infarction presenting isolated vertigo：frequency and vascular topographical patterns. Neurology 67：1178-1183, 2006
6) 城倉　健：脳幹・小脳の血管障害によるめまい．臨床神経 51：1092-1095, 2011
7) Johkura K：Central paroxysmal positional vertigo：isolated dizziness caused by small cerebellar hemorrhage. Stroke 38：e26-27, 2007
8) Johkura K, Kudo Y, Amano Y, Takahashi K：Vestibular examinations in apogeotropic positional nystagmus caused by cerebellar tumor. Neurol Sci 1051-2, 2015

59 脳卒中と排尿障害

榊原　隆次［東邦大学医療センター佐倉病院脳神経内科］
舘野　冬樹［東邦大学医療センター佐倉病院脳神経内科］
岸　　雅彦［東邦大学医療センター佐倉病院脳神経内科］

I 概要

　脳卒中と排尿障害について，1．大脳半球の脳卒中，2．脳幹部の脳卒中，3．かくれ脳梗塞（白質型多発性脳梗塞）に分けて述べる。このうち，高齢者のかくれ（白質型多発）脳梗塞，大脳半球の脳卒中では過活動膀胱（overactive bladder：OAB）が典型的にみられ，脳幹部の脳卒中ではOABと排出困難が比較的多くみられる。とくに，高齢者のOABはかくれ（白質型多発）脳梗塞の初発症状となっている場合があるので，注意が必要と思われる。脳血管障害の治療後にOABが残る場合，認知機能への影響を考え，血液脳関門を通過しにくい抗コリン薬，選択的β3受容体刺激薬などを選ぶと良いと思われる。

II はじめに

　脳卒中はしばしば排尿障害をきたすことが知られており，典型的には過活動膀胱（OAB）をきたす。本稿では，脳卒中と排尿障害について，1．大脳半球の脳卒中（通常の脳卒中），2．脳幹部の脳卒中，3．かくれ脳梗塞（白質型多発性脳梗塞）に分けて述べる。

III 脳卒中と排尿障害の関連

　脳血管障害は，全国で136万人の患者があり，65歳以上の高齢者の入院の原因としては，悪性新物・心疾患を抜いて，本邦で最も多い。原因の多くは，動脈の粥状硬化（アテローム硬化）による血栓が脳動脈を閉塞させることによる。動脈硬化の危険因子としては，インスリン抵抗性をベースとした肥満，糖尿病，高血圧，高脂血症に加えて，喫煙，飲酒などがよく知られている。病型としては，出血や梗塞により，急激に片麻痺や意識障害をきたす脳卒中が代表的である。

表1　脳卒中と排尿症状

排尿症状	38/72 (53%)
蓄尿症状	
夜間頻尿	26 (36%)
切迫性尿失禁	21 (29%)
尿意切迫感	17 (24%)
日中頻尿	13 (13%)
遺尿症	4 (6%)
排出症状	
排尿困難感	18 (25%)
残尿	4 (6%)

（文献1より引用）

脳卒中の約半数に排尿障害，とくにOABがみられることが知られている。一般にOABも高齢者に多いことから，OABに対する脳血管障害の関与が注目される。

IV 排尿障害を含めた症状・検査（大脳半球および脳幹の脳卒中）

　脳卒中は，必ずしも片麻痺をきたすとは限らず，認知症，失語や視野障害なども含まれ，傷害される脳局在部位・大きさにより，症状は大きく異なる。脳卒中全体における，発病3カ月以内の排尿障害の頻度は，著者らの検討では72名中38名（53%）であった（蓄尿症状のみ18名（25%），排出症状のみ5名（13%），両症状15名（21%））（表1）[1]。症状別には，夜間頻尿（36%）が最も多い症状であり，次に切迫性尿失禁（29%）であり，尿閉は急性期の4名（6%）にみられた。すなわち，脳卒中における排尿障害はOAB症状が主体であるといえる。これらの患者を4-48カ月間経過観察したところ，排尿障害は53%から46%へと減少し，尿失禁は5名で消失し，尿閉患者はいずれも自排尿可能となった。これらの排尿症状は，片麻痺を

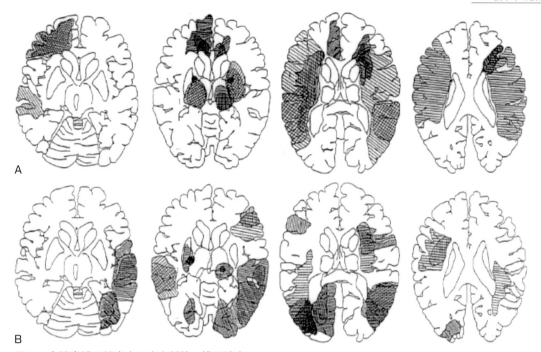

図1 大脳半球の脳卒中の病変部位と排尿障害
排尿障害があった例（A）となかった例（B）とを比べると，前頭葉・基底核の病変などで排尿障害をきたしやすいことがわかる。（文献1より引用）

有する患者で有意に多かった。また脳MRI/CT画像上，前頭葉の病変で排尿症状が有意に多かった（図1）[1]。脳卒中で排尿症状を呈した22名の患者にウロダイナミクスを施行し，排尿筋過活動（detrusor overactivity, DO）が68％，無抑制括約筋弛緩（uninhibited sphincter relaxation：USR）が36％で認められた。DOは前頭葉・大脳基底核で，USRは前頭葉病変と関係していた[1]。

さらに，脳幹血管障害と排尿症状についても検討を行ったところ，39名の患者のうち約半数で排尿症状を認め，夜間頻尿と排出困難が28％，尿閉が21％，尿失禁が8％と，排出症状が多くみられた。病変部位との関連では橋病変の35％，延髄病変の18％で排尿症状を認めたが，中脳病変では認めず，とくに背側病変で多くみられた（図2）。11名の患者にウロダイナミクスを施行し，DOが72％，排尿収縮消失が27％，USRが27％で認められた[2]。

V 脳卒中における排尿障害の病態生理（大脳半球および脳幹の脳卒中）

排尿には脳の様々な部位が関与していると考えられるが，脳卒中の症例から考えるととくに，前頭葉，大脳基底核，橋被蓋が深く関わっていると考えられる。前頭葉については，古くから排尿との関連性が指摘されており，AndrewとNathanらは1966年に，前頭葉内側面で帯状回を含む部位の血管障害，腫瘍で排尿障害をきたすと報告した。近年の機能的脳画像による検討でも，前頭葉・帯状回での賦活が報告されている[3,4]。大脳基底核も，排尿に深く関わっていると考えられている。また，機能的脳画像でも被殻や尾状核が排尿に関与していると考えられる。前頭葉病変や基底核病変でOAB/DOを呈することが多いことから，総じて，前頭葉や基底核は排尿反射に抑制的に作用していると考えられている。通常DOが起きると，反射的に尿道が収縮して失禁を防ごうとする（防御反射）。しかし，DOと同時に尿道が弛緩してしまうと（無抑制括約筋弛緩USR），尿失禁をよりきたしやすくなる。

脳幹に関しては，橋・延髄病変で排出障害が多かった。特に橋被蓋の青斑核近傍には，橋排尿中枢が存在し，排出に関与していることが知られていることから，橋排尿中枢に病変が及んだ場合は排出障害をきたすことが考えられる。中脳水道灰白質は排尿反射にとって重要な部位であるが，中脳の血管障害が比較的稀なため，それによる神経因性膀胱についてはデータが少ない。

以上のように，大脳半球の脳卒中はOABをきたすことが多く，脳幹部の脳卒中はOABと排尿困難の両者をきたすことが多いため，排尿障害については1. 大脳半球と，2. 脳幹部とに分けて考えると良いと思われる[5]。

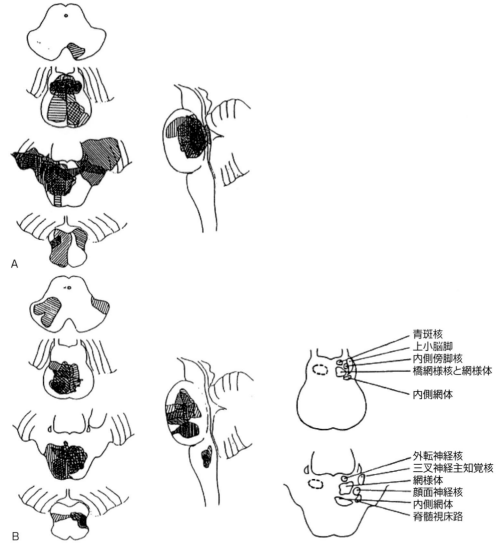

図2 脳幹部の脳卒中の病変部位と排尿障害
　排尿障害があった例（A）となかった例（B）とを比べると，橋被蓋の病変などで排尿障害をきたしやすいことがわかる。AからBを差し引いた部位（右図）が，ヒトでの橋排尿中枢の局在と推定される。（文献2より引用）

VI 排尿障害を含めた症状・検査・病態生理（白質型多発性脳梗塞）

　高齢化社会を迎え，認知症が社会的問題となっている。認知症を有する人数は2012年時点で462万人とされ，その頻度は高齢ほど高く，65歳以上の高齢者の15％，85歳以上の50％以上に相当する。認知症は神経症状の一つであり，基礎疾患としてAlzheimer病（Alzheimer's disease：AD），Lewy小体型認知症（dementia with Lewy bodies：DLB），多発性脳梗塞（多くは白質変化 white matter disease：WMD，認知症からみて脳血管性認知症と言われる）などが多い。

前二者は神経変性疾患であり，後者は脳血管障害であり，最近，三者の合併も稀ならずみられることが知られるようになってきた。排尿障害からみると，白質型多発性脳梗塞（かくれ脳梗塞とも言われる，WMD）は，脳血管障害の第3の形といえるもので，1．大脳半球型，2．脳幹型と比べると，3．かくれ脳梗塞は，非常に頻度が高いことから，最近注目されている。

　認知症は，日常生活に何らかの障害があることと，ミニ・メンタルテスト（MMSE）/長谷川式簡易認知症スケール（正常：ミニ・メンタルテスト24/30点以上，長谷川式21/30点以上），ADA-Scog（正常：10/70点以下）/WAIS-R等の認知症スケールでの得点が低いことで判定できる。認知症からみた尿失禁の頻度は11〜90％，平均50％程度と推定されており，これ

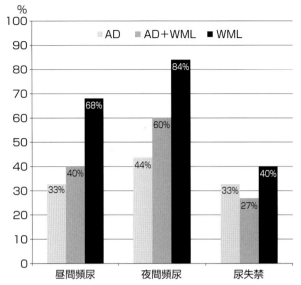

図3 Alzheimer病(AD), 白質型多発性脳梗塞(WML), 両者の合併 (AD+WML) による排尿障害の頻度
夜間頻尿 (nighttime frequency) についてみると, ADでは44%と少なく, WMLで84%と多い. ADとWMLの合併例ではその中間の60%にみられた. (文献8より引用)

は高齢者全体での尿失禁の頻度より高い. 介護施設入所時に認知症があると, 認知症がない者よりも, 12カ月後に尿失禁をきたしやすい. 逆に, 施設入所者において, 認知症は尿失禁例の83%, 尿禁制例の58%にみられている[6].

ADの典型例は, ミニ・メンタルテストの得点が0点であっても, 歩行障害, OAB (機能性尿失禁を除く) が余り目立たない. 白質変化 (WMD) は, 認知症の程度が一般に軽く, Parkinson症候群, OABが高度にみられる. OAB症状の中の夜間頻尿についてみると, 夜間頻尿はADの44%, AD+WMLの合併の60%, WMLの84%にみられた (図3)[7]. すなわち, ADよりもWMLの方が, 高齢者OABに対する関与が大きいと考えられる. 一方DLBは, 認知症, Parkinson症候群, OABが同程度に高度にみられる疾患といえる[8].

MRI上のWMDについて, 軽度の症候の出現時期をOAB (夜間頻尿>2回), Parkinson症候群 (小刻み/緩徐/すくみのうち一つ; 脳血管性Parkinson症候群 vascular parkinsonism), 認知症 (ミニ・メンタルテスト<24点; 脳血管性認知症 vascular dementia) についてみると, 夜間頻尿が最も早期から出現していた (図4)[9]. すなわち, WMDでは夜間頻尿・尿失禁などの排尿障害が初発症状となることが少なくない. 最近, この病状は脳血管性尿失禁 (vascular incontinence) と呼ばれ, 注目されている[10]. WMDにおけるOABと高次脳機能の関わりでは, 遂行機能 (前頭葉機能の1つ, 自動車運転技能への関与が最近注目されている) の低下が相関することが最近明らかにされた[11]. 正常圧水頭症でも歩行障害, 認知症, 尿失禁が3徴としてよく知られている. WMD, 正常圧水頭症のOABは, 前頭前野の血流低下が大きく関連している[12].

VII 脳卒中における排尿障害の治療

原疾患の治療として, 中等度までの脳梗塞急性期にt-PA (組織プラスミノゲン活性化因子), オザグレル酸, エダラボンなどを投与し, 慢性期はアスピリンなどの抗血小板薬を再発予防のため投与する. 脳内出血に対してエダラボンと血圧管理を行う. 運動麻痺・失語等に対してリハビリテーションを行う. 脳卒中によるOABに対して, 抗コリン薬: プロピベリン, フェソテロジン, ソリフェナシン, イミダフェナシンなどを投与する. 治療により残尿が増加する場合は排出障害の治療を同時に行う必要がある[5].

一方, かくれ脳梗塞による認知症に対して, 中枢性抗コリンエステラーゼ薬 (ドネペジルなど) が有効である場合がある. ドネペジルにより, 膀胱容量が軽度増大することが知られている (中枢コリン系神経は排尿抑制的)[6]. OAB治療薬である抗コリン薬の中で, オキシブチニンは脂溶性が高く, 中枢に移行して認知機能を悪化させる懸念がある[6,13]ことから, 高齢認知症患者への投与は薦められない. 新しい抗コリン薬は, 中枢移行性が低いため, 高齢者でも注意しながら使用できる場合があり, 12カ月の時点で認知機能が変化しないことが最近示された[14]. さらに, 新しい抗コリン薬とドネペジルとの併用も有用と思われる[15]. しかしその場合も, 譫妄などの可能性を介護者に伝え, 十分注意しながら使用する必要がある. 選択的β3受容体刺激薬は, 認知症を増悪させる懸念が少ないことから, 高齢脳卒中患者のOABに対して, 適応があるように思われる.

VIII おわりに

脳卒中と排尿障害について, 1. 大脳半球の脳卒中, 2. 脳幹部の脳卒中, 3. かくれ脳梗塞 (白質型多発性脳梗塞) に分けて述べた. このうち, 高齢者のかくれ (白質型多発) 脳梗塞, 大脳半球の脳卒中では過活動膀胱 (OAB) が典型的にみられ, 脳幹部の脳卒中ではOABと排出困難が比較的多くみられる. とくに, 高齢者のOABはかくれ (白質型多発) 脳梗塞の初発症状となっている場合があるので, 注意が必要と思われる. 脳血管障害の治療後にOABが残る場合, 認知機

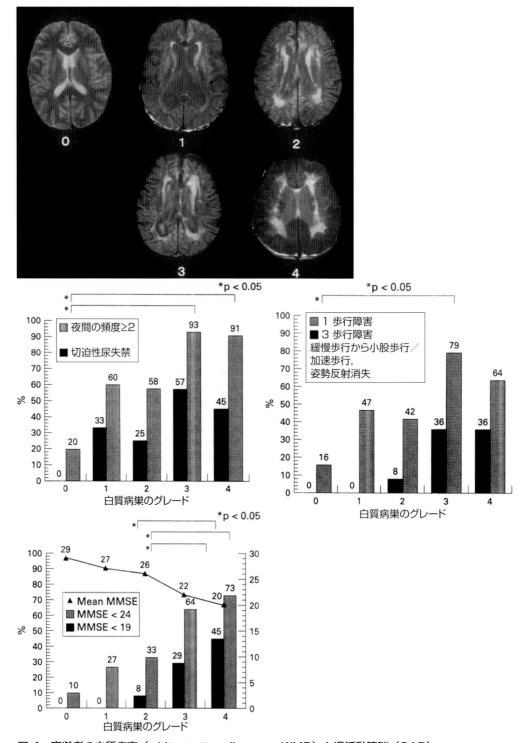

図4 高齢者の白質病変(white matter disease, WMD)と過活動膀胱(OAB)
　白質病変(いわゆるかくれ脳梗塞,WMD)が顕著なものでOABがより目立っていた。これらのOABの頻度は,歩行障害,認知症よりも高頻度であった。(文献10より引用)

能への影響を考え,血液脳関門を通過しにくい抗コリン薬,選択的β3受容体刺激薬などを選ぶと良いと思われる。

[執筆協力]
露崎洋平(東邦大学医療センター佐倉病院神経内科)
相羽陽介(東邦大学医療センター佐倉病院神経内科)
山西友典(獨協医科大学排泄機能センター)

内山智之（獨協医科大学排泄機能センター）
山本達也（千葉大学神経内科）

文献

1) Sakakibara R, Hattori T, Yasuda K, Yamanishi T：Micturitional disturbance after acute hemispheric stroke：analysis of the lesion site by CT and MRI. J Neurol Sci 137：47-56, 1996
2) Sakakibara R, Hattori T, Yasuda K, Yamanishi T：Micturitional disturbance and the pontine tegmental lesion：urodynamic and MRI analyses of vascular cases. J Neurol Sci 15：105-110, 1996
3) Fowler CJ, Griffiths D, de Groat WC：The neural control of micturition. Nat Rev Neurosci 9：453-466, 2008
4) Fowler CJ, Griffiths DJ. A decade of functional brain imaging applied to bladder control. Neurourol Urodyn 29：49-55, 2010
5) 榊原隆次編：神経因性膀胱ベットサイドマニュアル. 中外医学社，2014
6) Sakakibara R, Uchiyama T, Yamanishi T, Kishi M：Dementia and lower urinary dysfunction：with a reference to anticholinergic use in elderly population. Int J Urol 15：778-788, 2008
7) Takahashi O, Sakakibara R, Panicker J, et al：White matter lesions or Alzheimer's disease：which contributes more to overactive bladder and incontinence in elderly adults with dementia？ J Am Geriatr Soc 60：2370-2371, 2012
8) Tateno F, Sakakibara R, Ogata T, et al：Lower urinary tract function in dementia with Lewy bodies（DLB）. Mov Disord 30：411-415, 2015
9) Sakakibara R, Hattori T, Uchiyama T, Yamanishi T：Urinary function in the elderly with and without leukoaraiosis；in relation to cognitive and gait function. J Neurol Neurosurg Psychiatry 67；658-660, 1999
10) Sakakibara R, Panicker J, Fowler CJ, et al：Vascular incontinence：incontinence in the elderly due to ischemic white matter changes. Neurol Int 4：e13, 2012
11) Haruta H, Sakakibara R, Ogata T, et al：Inhibitory control task is decreased in vascular incontinence patients. Clin Auton Res 23：85-89, 2013
12) Sakakibara R, Panicker J, Fowler CJ, et al："Vascular incontinence" and normal-pressure hydrocephalus：two common sources of elderly incontinence with brain etiologies. Current Drug Therapy 7：67-76, 2012
13) Chancellor M, Boone T：Anticholinergics for overactive bladder therapy：central nervous system effects. CNS Neuroscience & Therapeutics 18：167-174, 2012
14) Sakakibara R, Hamano H, Yagi H：Cognitive safety and overall tolerability of imidafenacin in clinical use：a long-term, open-label, post-marketing surveillance study. Low Urin Tract Symptoms 6：138-144, 2014
15) Sakakibara R, Ogata T, Uchiyama T, et al：How to manage overactive bladder in elderly individuals with dementia？ A combined use of donepezil, a central AChE inhibitor, and propiverine, a peripheral muscarine receptor antagonist. J Am Geriatr Soc 57：1515-1517, 2009

60 脳卒中とてんかん

赤松 直樹 ［国際医療福祉大学医学部神経内科・福岡保健医療学部医学検査学科／福岡山王病院脳神経機能センター神経内科］

I 要旨

　脳卒中後てんかんは中高年のてんかんで最も多いてんかんである。高齢者のてんかんの有病率は人口の1％以上である。高齢者てんかんは本邦で約40万人で，脳卒中後てんかんは10〜20万人の患者が存在すると考えられる。脳卒中後てんかんは，脳卒中患者5％程度にみられる比較的頻度の高い合併症（後遺症）である。抗てんかん薬の進歩により，副作用が比較的少ない薬剤で多くの患者で発作抑制が可能である。

II はじめに

　中高年で新規発症するてんかんで，最も多い原因は脳血管障害である[1,2]。脳卒中の診断と治療は近年急速な進歩がみられ，急性期治療，リハビリテーション，再発および発症予防においては急速な変革が起きている。脳卒中後てんかんの診療においても臨床てんかん学の進歩と相まって進歩が著しく，特に脳卒中後てんかんの抗てんかん薬治療については最新の抗てんかん薬の知識が必要となっている。

III てんかん発作とてんかん

　脳卒中後てんかんを理解するためには，まずてんかん発作 epileptic seizure と慢性疾患であるてんかん epilepsy の違いを理解する必要がある。脳出血発症と同時に全身けいれん発作を生じた場合は，急性症候性てんかん発作 acute symptomatic seizure であり，早期てんかん発作 early seizure と呼ばれる。この時点では，この患者は初回の発作である seizure を生じているが，慢性疾患のてんかん epilepsy に罹患しているかはまだ確定的ではない。基本的には，seizure は個々のてんかん発作を指し，epilepsy は患者の慢性的な状態を表していることを用語の定義として理解する必要がある。

IV 脳卒中後早期てんかん発作と後期てんかん発作

　脳卒中発症後早期に生じたてんかん発作は早期てんかん発作 early seizure と呼ばれ，期間は発症後通常2週間以内とされている[3,4]。2週以降の発作は後期てんかん発作 late seizure と呼ばれる。早期・後期てんかん発作という区分の仕方は脳卒中および頭部外傷後のてんかん発作で用いられている。早期てんかん発作の概念は，出血や梗塞が生じた直後の脳組織の変化のために神経ネットワークの環境が変化し，神経機能に異常が生じた結果，過剰放電が起こりてんかん発作を生じたものという考え方である。早期てんかん発作は神経ネットワークに持続的な変化を生じていないという概念である。

　後期てんかん発作は，通常期間で定義され脳卒中発症後2週間以降のてんかん発作である。脳卒中の結果として脳組織に後遺症としての構造変化が生じ，てんかん原性病変が生じたためのてんかん発作であるというのが概念的なとらえ方である。したがって，経験的・人為的に決めた2週間という期間は少し議論があるところである。後期てんかん発作の予後については多くの研究があり，後期てんかん発作を一度生じた場合，再発率は60％を超えるとされている[5,6]。2014年のてんかんの実用的・臨床的定義によれば[7]，発作が1回でその後の再発率が60％以上であるので，この時点（初回発作）でてんかんと診断してもよい。

V てんかんの新しい分類
—2017ILAE分類—

　国際抗てんかん連盟（International league against

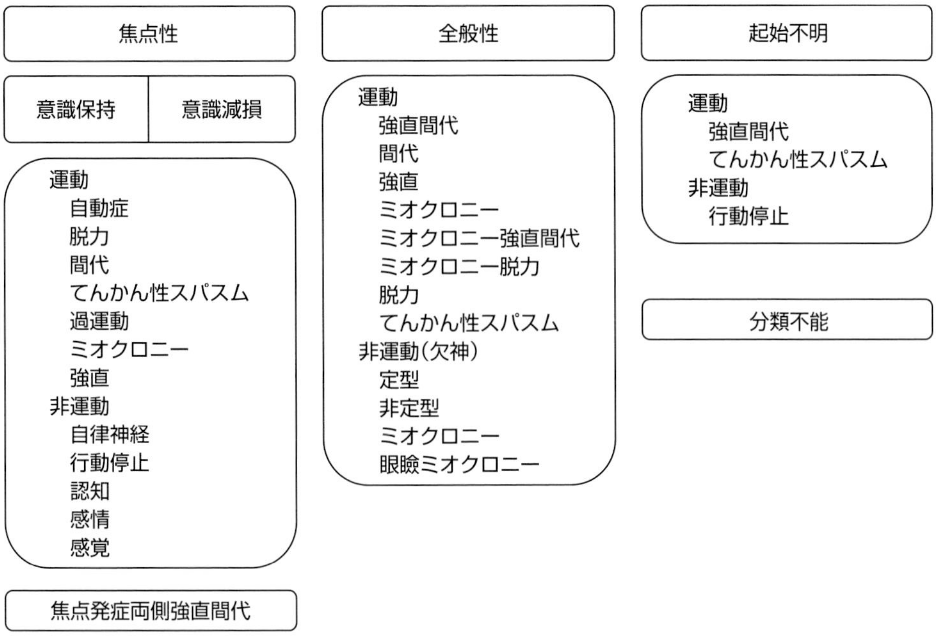

```
焦点性
  意識保持 | 意識減損
  運動
    自動症
    脱力
    間代
    てんかん性スパスム
    過運動
    ミオクロニー
    強直
  非運動
    自律神経
    行動停止
    認知
    感情
    感覚
  焦点発症両側強直間代

全般性
  運動
    強直間代
    間代
    強直
    ミオクロニー
    ミオクロニー強直間代
    ミオクロニー脱力
    脱力
    てんかん性スパスム
  非運動(欠神)
    定型
    非定型
    ミオクロニー
    眼瞼ミオクロニー

起始不明
  運動
    強直間代
    てんかん性スパスム
  非運動
    行動停止

分類不能
```

図 1　てんかん発作の分類　2017
（文献 8 より引用）

epilepsy：ILAE）は 2017 年に新しいてんかんの分類を発表した。これまでの 1981 年てんかん発作分類と異なっている点は，意識保持焦点発作，意識減損焦点発作という用語を採用し，単純部分発作，複雑部分発作等の用語を廃止して，より分かりやすい分類になっている点である。この新しいてんかん発作分類を図に示した（図1）[8]。1930 年代に精神運動発作と命名された発作型は，1981 年分類では複雑部分発作になり，2017 年分類では意識減損焦点発作になった。焦点発作で発作が拡延・進展して全身けいれん発作になることが脳卒中後てんかんでは多く，2017 分類では，焦点発症両側強直間代発作（旧分類では二次性全般化強直間代発作）と分類されている。脳卒中後てんかんでみられる全身けいれん発作は，大部分が全般発作ではなく焦点発作であることを認識する必要がある。また脳卒中後てんかんでは，けいれん発作のみならず，焦点性意識保持発作，焦点性意識減損もしばしばみられる。

VI　脳卒中後てんかん頻度の疫学

脳卒中後のてんかん発症については多くの文献があるが，発症率は 2〜15％とされている。これらの率の幅の広さは，調査方法，対象患者，対照期間等が調査毎に異なっているためである。脳梗塞では，発症後 2 年の観察で約 2〜4％，脳出血では 4〜8％，くも膜下出血では 8〜10％程度とされている。脳表に達する出血性病変は，大脳皮質にヘモジデリン沈着をきたすことがあり，ヘモジデリン沈着病変は比較的てんかん原

性が高く，てんかん発症のリスクとなる。脳動静脈奇形では，血流のスチール現象があり病変周辺皮質の虚血をきたし，出血のヘモジデリンと相まっててんかん原性が高いことが知られている。

VII　脳卒中後てんかん予測因子

脳卒中後てんかん発症のリスクファクターの研究も多くなされており，重症の脳卒中，皮質に及ぶ病変，出血性病変，若年者の脳卒中などが知られている。小さなラクナ梗塞より，大梗塞の方がてんかん発症のリスクが高いことは理解できる。出血を伴う病変ではてんかんリスクが高まるのは，ヘモジデリンのてんかん原性に関連すると考えられる。若年発症脳卒中でてんかん発症リスクが高まる原因は不明であるが，比較的大きな病変でも死亡率が低く延命率が高いためではないかと推測されている。

脳出血でのてんかん発症リスク分析では，Qian らは皮質下出血，若年，血腫除去術施行がてんかん発症リスクになるとしている。皮質下出血がてんかん原性になりやすいことは当然である。若年者では延命率が高いためリスクが高くなり，手術例には重症例が多いのでてんかん発症率が高くなっているもので，手術そのものはリスク増加に関与していないであろう。

早期てんかん発作が，てんかん発症リスクになるかは見解が分かれており，リスクが高まるという報告とリスクは高くならないという報告がある。後期発作は 1 回の発作が生じた時点で，再発率が 70％を超えると

いう大規模な研究での報告がある。2014年のてんかんの臨床定義によれば，1回のてんかん発作があり再発率が60％を超えると判断できる場合はてんかんと診断してよいとされている。

VIII 脳卒中後てんかんと脳波

高齢者のてんかんでは脳波でのてんかん放電の頻度が低いといわれていた。これは，以前の研究では高齢者のてんかんとして調査した対象の大部分が脳卒中後てんかんであったためである。脳卒中後てんかんの脳波でてんかん性放電の出現率が低いのは，脳卒中病変は組織の壊死と瘢痕化をきたすため，病変部では脳電気活動が記録されにくく，また皮質神経細胞が障害されているため同期したてんかん性放電が出現しにくくなり，頭皮上脳波では棘波・鋭波といったてんかん波にはなりにくく，持続性不規則徐波という構造病変にみられる脳波所見になることが多い。Tanaka[1]らの研究によれば，高齢者てんかんでの脳波でのてんかん放電陽性率は70％，脳卒中後てんかんでは30％である。脳卒中後てんかんではかならずしも脳波でてんかん放電がみられないこともあることを認識する必要がある。

IX 非けいれん性てんかん重積状態

非けいれん性てんかん重積状態（non-convulsive status epilepticus）には，おもに焦点性意識減損発作重積状態と欠神発作重積状態がある。非けいれん性てんかん重積状態は，全身けいれん発作後に引き続いて生じる場合と最初から意識障害で発症する場合がある。けいれん発作後に意識障害が遷延する場合と高齢者で原因がよくわからない意識障害の患者の場合，鑑別診断に非けいれん性てんかん重積状態を思い浮かべることが必要である。意識障害の程度は，軽度から昏睡まで様々である。意識障害以外の特徴的な臨床徴候がないため，脳波を検査しないと診断は非常に困難である。全身けいれん発作を生じた後に意識が回復しない場合は，発作後朦朧状態との鑑別のために脳波検査を行うべきである。脳波は，焦点性意識減損発作重積状態では持続性のてんかん発作パターンを示す。頭部画像検査では，てんかん重積状態の神経組織の持続性過剰放電の結果として，MRI拡散強調画像での高信号病変，灌流画像での高灌流等がみられることがあり，近年重積状態の診断ツールとして注目されている。

X 治療

抗てんかん薬治療は長期にわたるので，内服治療開始は重要な決定である。診断が確実で再発のリスクがあり，患者（介護者）が理解した場合に，抗てんかん薬内服治療を開始する。このときてんかんについて分かりやすく説明することが重要である。てんかんについて誤解や偏見をもっている患者もいるので，正しい知識の教育も必要である。本邦では，脳卒中後に予防的に抗てんかん薬が投与される場合もあるが，比較的てんかん発症リスクが高い場合を除き，予防投与は慎重に検討すべきである。

抗てんかん薬は少量投与から始めて漸増するのが基本である。高齢者では普通は標準的な投与量の半分ないし3分の1程度から開始する。例えば，高齢者てんかん治療における焦点性発作のファーストライン薬であるレベチラセタムであれば，1日量250～500 mgで開始し，効果と副作用をみながら1～2週毎に増量するか検討する。ラモトリギンであれば添付文書通り少量から開始し，規定にそって漸増する。高齢初発てんかんは，ほとんどが焦点（部分）てんかんであるので，焦点てんかんに効果のある薬剤を用いることが多い。

焦点発作の第一選択薬として，従来はカルバマゼピンやフェニトインが用いられてきた。近年ではこれらの薬剤は脳卒中後てんかん治療では酵素誘導の面から不利であるとされている。つまり，カルバマゼピン等による肝酵素誘導により，併用する直接経口抗凝固薬（DOAC）やスタチンの濃度が低下してしまうことがあるからである。さらにフェニトインは骨粗鬆症の原因薬の一つであり，ビタミンD代謝に影響する機序が考えられている。

脳卒中後てんかんの治療で考慮すべき重要な点に，忍容性tolerability（副作用の少なさ）がある。どの薬剤でも発作抑制効果が十分あるので，治療薬選択においてはその患者の個別条件を考えて副作用が少ない薬剤を選択の際に考慮すべきである。ラモトリギン，レベチラセタム，ラコサミドは忍容性で有利な薬剤であり，脳卒中後てんかんに有用である。ラモトリギンも忍容性が高い薬剤で高齢者てんかんの治療に適しているが，薬疹などのアレルギー反応に注意を要する。レベチラセタムも他剤との相互作用がなく，過敏症（薬疹等）も少ないが，一部に精神症状の副作用がある。本邦では新規薬であるラコサミドは，酵素誘導作用がなく高齢初発てんかんの治療薬として有用である。発作頻度，脳波所見，画像所見，抗てんかん薬による治療経過などから，てんかん発作の重症度（てんかん原性の強さ）を推定することも必要であり，投与量は経過をみながら調整する。

治療にあたっては心理的な側面にも配慮が必要である。てんかんは長らく誤解と偏見でみられてきたという歴史がある。高齢者の中には，てんかんと診断されることで精神的に苦痛を感じる人もいる。てんかんは

医学的には病態の理解も進み，治療も進歩していることを話して，精神的な面でもケアを行うことが必要である．

文献

1) Tanaka A, Akamatsu N, Shouzaki T, et al：Clinical characteristics and treatment responses in new-onset epilepsy in the elderly. Seizure 22（9）：772-5, 2013
2) Zelano J：Poststroke epilepsy：update and future directions. Ther Adv Neurol Disord 9（5）：424-35, 2016
3) Serafini A, Gigli GL, Gregoraci G, et al：Are Early Seizures Predictive of Epilepsy after a Stroke? Results of a Population-Based Study. Neuroepidemiology 45（1）：50-8, 2015
4) Jungehulsing GJ, Heuschmann PU, Holtkamp M, et al：Incidence and predictors of post-stroke epilepsy. Acta Neurol Scand 127（6）：427-30, 2013
5) Hauser WA, Rich SS, Lee JR, et al：Risk of recurrent seizures after two unprovoked seizures. N Engl J Med 338：429-434, 1998
6) Hesdorffer DC, Benn EK, Cascino GD, et al：Is a first acute symptomatic seizure epilepsy? Mortality and risk for recurrent seizure. Epilepsia 50：1102-1108, 2009
7) Fisher RS, Acevedo C, Arzimanoglou A, et al：ILAE official report：a practical clinical definition of epilepsy. Epilepsia 55（4）：475-82, 2014
8) Fisher R S, Cross J H, French J A, et al：Operational classification of seizure types by the International League Against Epilepsy：Position Paper of the ILAE Commission for Classification and Terminology. Epilepsia 58：522-530, 2017

61 血管性認知症

佐藤 正之［三重大学大学院医学系研究科認知症医療学講座］

I 概念と疫学

血管性認知症（vascular dementia：VaD）とは，脳血管障害（cerebrovascular disease：CVD）に関連する認知症の総称である．VaDの有病率は用いる診断基準により異なり，認知症患者の20〜40％を占める．VaDはAlzheimer病（AD）と並び，認知症の二大原因疾患とされる．近年CVDはADの増悪因子で，病因論的にも両者が関連することが明らかとなった．今日では，認知症の原因疾患として純粋なADはむしろ少数で，脳血管障害を有するAlzheimer病（AD with CVD）が多数を占めると考えられている．

VaDの約半数は，皮質下血管性認知症（subcortical ischemic vascular dementia：SIVD）であり，高血圧が最大の危険因子である．本邦の現時点での認知症患者数は約500万人であり，その20％がVaDと仮定すると，SIVD患者数は約50万人と推計される．代表的な神経変性疾患であるParkinson病の患者数は約20万人といわれており，血圧管理によって主要な神経変性疾患の2.5倍に相当する数の患者の発症を予防できることになる．VaDは認知症予防の観点から重要なターゲットである．

II 血管性認知症の診断の多様性

VaDの診断基準には，DSM-IV（Diagnostic and Statistical Manual of Mental Disorders, 4th ed.），ICD-10（International Classification of Diseases, 10th Revision），ADDTC（Alzheimer's Disease Diagnostic and Treatment Centers），NINDS-AIREN（National Institute of Neurological Disorders and Stroke-Association International pour la Recherche et l'Enseignement en Neurosciences）などがある．いずれも特異度は高いが感度は低く（**表1**）[1]，しかもそれぞれの診断基準の一致率は高くない．認知症患者167名に対し上記4種類の診断基準を適用しVaDと診断された患者数を調べたところ，最少のNINDS-AIRENで12名，最多のDSM-IVで45名で，4種類すべての診断基準を満たしたのは5名のみであった[2]．

最も厳密なNINDS-AIREN診断基準では，VaDを認知症があり脳血管病変を認め，かつ両者に時間的関連がみられること（CVD発症から3カ月以内に認知症を発症）としている．この基準における認知症は記憶障害の存在を前提にしているため，実行機能障害（後述）が初発症状であるSIVDが見過ごされ，早期からの血圧管理による進行抑制の機会を失しているとの指摘もある．そのためSIVDに特化した診断基準が提唱されている（**表2**）[3]．ADDTCは脳梗塞のみを対象とし，VaD以外の認知症疾患が併存するときに"混合型認知症（mixed dementia）"の名称を用いることを推

表1 血管性認知症の各診断基準の感度・特異度

診断基準		感度	特異度
DSM-IV		0.50	0.84
ICD-10		0.20	0.94
ADDTC			
	possible	0.70	0.78
	probable	0.25	0.91
NINDS-AIREN			
	possible	0.55	0.84
	probable	0.20	0.93

DSM-IV：Diagnostic and Statistical Manual of Mental Disorders, 4th ed.
ICD-10：International Classification of Diseases, 10th Revision
ADDTC：Alzheimer's Disease Diagnostic and Treatment Centers
NINDS-AIREN：National Institute of Neurological Disorders and Stroke-Association International pour la Recherche et l'Enseignement en Neurosciences
（文献1より改変して引用）

表2 Erkinjuntti[3)]による皮質下血管性認知症の診断基準

Ⅰ．次のすべてを満たす
　　A．認知障害
　　　　実行機能障害
　　　　記憶障害（おそらく軽度）
　　B．脳血管障害
　　　　脳画像により同定された脳血管障害の存在
　　　　脳血管障害による神経徴候の存在または既往
Ⅱ．診断を支持する所見
　　a．上位運動ニューロン障害のエピソード
　　b．早期からの歩行障害の存在
　　c．ふらつきや原因不明の頻繁な意識消失
　　d．早期からの頻尿，尿意促迫，その他の泌尿器症状
　　e．構音障害，嚥下障害，錐体外路症状
　　f．行動症状，心理症状
Ⅲ．診断を支持しないあるいは否定する特徴
　　a．記憶障害や他の認知機能障害の早期からの発症，あるいは進行性の悪化
　　b．CTやMRIで脳血管障害がない

（文献4より引用）

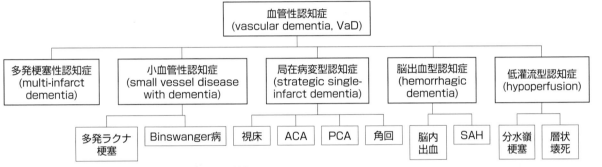

図1　NINDS-AIREN による血管性認知症の分類
ACA：anterior cerebral artery（前大脳動脈），PCA：posterior cerebral artery（後大脳動脈），SAH：subarachnoid hemorrhage（くも膜下出血）

奨しているが，併存疾患は甲状腺機能低下症などの治療可能なものでもよく，かえって混乱を招きやすい。種々の診断基準により VaD と診断される割合は，DSM-Ⅳ＞ADDTC＞NINDS-AIREN の順に高い。

Ⅲ　分類

NINDS-AIREN では図1のように分類される。①多発梗塞性認知症（multi-infarct dementia）：large vessel disease に起因し，アテローム血栓症や心原性塞栓により主幹動脈が閉塞したことにより生じる。病変分布は皮質，皮質下いずれをも含むが，皮質領域が主体である。②小血管性認知症（small vessel disease with dementia）：皮質下型（＝SIVD）が大部分を占めるが，アミロイド血管症はアミロイド沈着が皮質領域に限局する皮質型の小血管性認知症である。小血管性認知症は患者数が多く，多発ラクナ梗塞とBinswanger病の2群に大別されるが，厳密な鑑別はしばしば困難である。ともに穿通枝の高血圧性小血管病変を基盤とし，前者は径15 mm 以内の小梗塞が多発したものを，後者は大脳白質に広汎かつびまん性の脱髄を生じたものを指す。どちらも前頭葉―皮質下経路の障害による実行機能障害（後述）が目立つ。③局在病変型（strategic single-infarct dementia）：高次機能にとって重要部位の小梗塞により記憶や注意，意欲の障害が出現し，結果として認知症をきたしたもの。視床（左または両側），前大脳動脈領域，後大脳動脈領域，角回などが責任病巣である。④脳出血型：脳内出血（特に視床出血，前頭葉皮質下出血），くも膜下出血による脳損傷や続発する血管攣縮による脳梗塞，水頭症，脳表へモジデリン沈着，そしてアミロイド血管症の結果生じる多発性皮質下出血などがある。⑤低灌流型：主幹動脈の高度狭窄や閉塞による分水嶺や深部白質の梗塞，心停止や重度の低血圧による大脳皮質の層状壊死などがある。

VaD の症状は病型により異なる。多発梗塞性，局在病変型，脳出血型認知症はそれぞれ，障害された脳部位が有していた局所症状の組み合わせを呈する。低灌流型認知症の症状は循環不全の原因・持続時間により

さまざまである。これらはCVD発症の度に階段状に悪化するが、障害部位の多様性ゆえにVaDとしての共通の症候を決め難い。それに対し小血管性認知症は、小血管病（small vessel disease, SVD）という共通の病態を有し、比較的均一な症状を呈する。

IV　皮質下血管性認知症の症状

多発ラクナ梗塞，Binswanger病ともに緩徐進行性の経過をとり，病初期から実行機能障害（遂行機能ともいう）が目立つ。精神運動速度(psychomotor speed)が低下する一方，記憶障害は一般に軽い。実行機能（executive function）とは，目的をもった一連の活動を有効に完遂するために必要な機能で，"段取り・手際"に相当する。実行機能は4つの段階からなる：①目標設定（goal formulation），②計画立案（planning），③目標に向けての計画の実行（carrying out goal-directed activities），④効果的行動（effective performance）。ある時までに何かの作業を終えるという目標が設定された場合（①），期限に間に合うように計画が立てられ準備される（②）。計画に従って実行中に（③）予定外のことが生じても，臨機応変に計画を変更し，最初に設定された期限までに目標を達成する（④）。実行機能には，背外側前頭前野（dorsolateral prefrontal cortex, DLPFC）（Brodmann 9, 10, 11, 46, 47野）が関与する。ヒトは仕事や家事において，無意識に実行機能をはたらかせている。実行機能障害は，机上の心理検査（質問法）では捉えることが難しく，本人への問診や家人からの情報収集により初めて明らかになることが多い（観察法）。

記憶は記銘（encoding），保持（storage），想起（retrieval）の3段階からなり，再生はさらに自由再生，手がかり再生，再認に分けられる。また保持時間の長さにより記憶は，即時記憶，近時記憶，遠隔記憶の3種類に分類される。ADの初期から中期では即時と遠隔記憶の障害が軽度である一方で近時記憶のまとまった欠損がみられるのに対し，SIVDは記銘，再生に時間を要するものの記憶の枠組みは保たれており，手がかり再生，再認が良好である。SIVDの身体症状としては，Parkinsonism，偽性球麻痺，失禁などがある。姿勢反射障害や易転倒性を生じるが，本態性のParkinson病とは異なり歩隔はwide-basedでlower-half parkinsonismが主体であり，振戦も通常伴わない。

V　血管性認知症の原因と病態

脳卒中を契機に発症する認知症を，脳卒中後認知症（post-stroke dementia：PSD）と総称する。脳卒中発作の3～12カ月以内に5.9～32％が認知症を発症するといわれ[5]，VaDによるものの他にADの合併や，せん妄やうつなどのtreatable dementiaによるものも含まれる。PSDの危険因子を**表3**にあげる[6]。VaDの危

表3　脳卒中後認知症の危険因子

人口統計学的要因	年齢（65歳以上）
	低学歴
	女性
脳卒中前の要因	身体的障害
	認知機能低下
脳卒中の要因	出血性
	テント上病変
	優位半球病変
	再発性
脳卒中後の要因	感染
	せん妄
	早期のてんかん
神経画像の所見	小血管病
	大脳皮質の萎縮
	側頭葉内側部の萎縮

（文献6より改変して引用）

表4　介入可能な血管性認知症の危険因子と人口寄与危険度

	危険因子	人口寄与危険度（95% CI）
心血管危険因子	糖尿病	2.9%（1.3-4.7）
	中年期の肥満	2.0%（1.1-3.0）
	中年期の高血圧	5.1%（1.4-9.9）
	脂質代謝異常	データ不足
ライフスタイル	喫煙	13.9%（3.9-24.7）
	運動不足	12.7%（3.3-24.0）
	食事	データ不足
	認知活動が不活発	データ不足
その他	低学歴	19.1%（12.3-25.6）
	外傷性脳損傷	データ不足
	うつ	7.9%（5.3-10.8）
	睡眠障害	データ不足

（文献7より改変して引用）

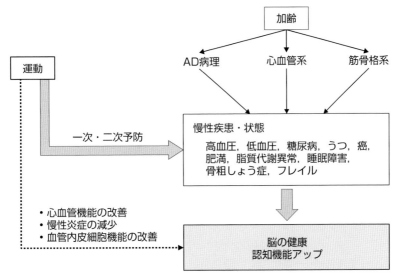

図2 運動が高齢者の認知機能に与える効果
(文献8より改変して引用)

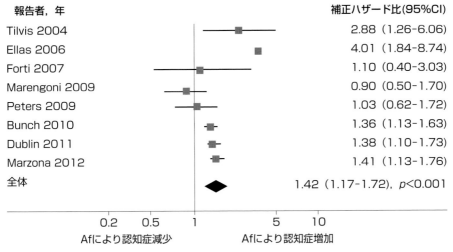

図3 心房細動（Af）の有無による認知症の発生率についての過去の研究
(文献9より改変して引用)

険因子として高血圧，糖尿病，脂質代謝異常などの生活習慣病，喫煙や運動不足などのライフスタイル，頭部外傷やうつの既往などがあげられる．介入可能なVaDの危険因子とそれぞれの人口寄与危険度をまとめた（**表4**）[7]．人口寄与危険度は，集団寄与危険度とも呼ばれ，集団全体と非介入群における疾病の頻度の差を表す疫学指標の一つである．この場合，値が大きいほど介入によるVaD予防効果が大きい．**表4**をみると，喫煙と運動不足の数値の大きさが目を引く．運動による認知症の一次・二次予防効果は，エビデンスとして確立している．その機序として，運動による高血圧や糖尿病の改善に加え，慢性炎症の減少や血管内皮細胞の機能改善などが想定されている（**図2**）[8]．

近年，心房細動（atrial fibrillation：以下 Af）と認知症の関連性が注目されている．2006年に報告された日本循環器学会の疫学調査では，Afの有病率は男女ともに加齢とともに増加し，70歳代で男性 3.44％，女性 1.12％，80歳代では男性 4.43％，女性 2.19％と，いずれの年齢層でも女性よりも男性の方が高かった．この数値を人口にあてはめて計算すると2005年の本邦の Af 患者は約72万人で有病率は0.56％であり，2050年には約103万人で有病率は1.09％になると予想されている（心房細動治療ガイドライン：2013年改訂版）．Afが存在すると認知症のリスクが1.4倍に増加する（**図3**）[9]．Afは心源性脳塞栓をきたすため，脳梗塞の結果としてVaDが生じることは想像に難くない．しかし最近，脳卒中発作がない場合でもAfが認知症のリスクを増加させることが明らかになってき

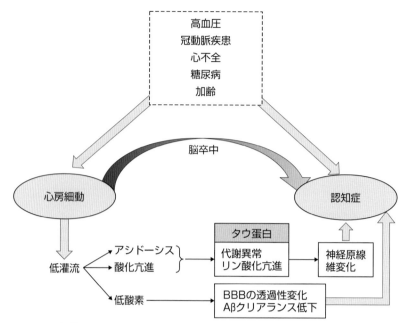

図4 現在考えられている心房細動と認知症との関係
BBB：血液脳関門

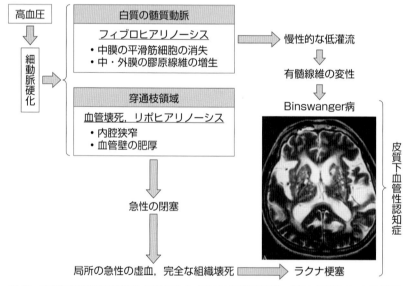

図5 皮質下血管性認知症（SIVD）における細動脈硬化（高血圧性）による脳損傷の機序

た。フラミンガム研究で約1,000名を平均7.7年間フォローした結果では，心係数（cardiac index, CI）が$2.5 L/min/m^2$未満の患者では認知症のリスクが1.7倍に増加した[10]。約3分の1がAfを有する186名の心不全患者に，認知機能検査と中大脳動脈のドップラーエコー検査を行ったところ，Afを有する患者は左室駆出率とβ遮断薬の使用状況が同じ状況下でも，実行機能や記憶，言語などすべての認知機能が低下していた[11]。その機序として，脳循環の慢性的な低下による局所でのアシドーシスや酸化の亢進，それらによる

タウ蛋白の代謝異常とリン酸化の促進ひいては神経原線維変化の亢進，あるいは慢性的な低酸素状態による血液脳関門の透過性の変化とアミロイド蛋白（Aβ）のクリアランスの低下などが考えられている[9]（図4）。

SIVDの最大の危険因子は高血圧である。高血圧は細動脈の硬化を引き起こし，穿通枝領域においては血管壊死（angionecrosis）やリポヒアリノーシス（lipohyalinosis）を生じ，多発ラクナ梗塞や脳出血の原因となる。一方，白質の髄質動脈では，フィブロヒアリノーシス（fibrohyalinosis）と呼ばれる血管中膜平滑

表5 遺伝性の小血管病のまとめ

疾患	CADASIL	CARASIL	Fabry病	RVCL	COL4A1
OMIM	#125310	#60142	#301500	#192315	#120130
遺伝様式	常・優	常・劣	伴性・劣	常・優	常・優
遺伝子	NOTCH3	HTRA1	α-GAL A gene (GLA)	TREX1	COL4A1
遺伝子座	19p13	10q25	Xq22	3p21.3-p21.2	13q34
遺伝子産物	Notch 3 receptor	HTRA1 serine peptidase/protease 1	α galactosidase A enzyme	DNA specific 3'-5'exonuclease Dnase III	TypeIV collagen α1
症状					
脳卒中					
発症年齢	20-70	20-40	33-46 (M)/40-52 (F)	40-50	14-49
脳卒中型					
小血管病	+	+	+	+	+
大血管病	−	−	+	−	−
心原性塞栓	−	−	+	−	−
出血性	稀	−	稀	−	+
他の神経徴候					
精神異常	+	+	+	+	+
片頭痛	+	−	−	+	+
けいれん	+	n. d.	n. d.	+	+
認知機能障害	+	+	±	+	+
神経系以外の診療徴候					
末梢神経障害	−	−	+(80%)	±	+
ミオパチー	−	+	−	+	−
腎疾患	−	−	+	+	+
皮膚病変	−	−	+	−	−
眼球病変	±網膜細動脈の狭小化	+網膜症	+渦巻き状角膜 (cornea verticillata)	+網膜症	+白内障, 網膜症
胃腸障害	−	−	+	±	+
心病変	−	−	+	−	+
その他	n. d.	禿頭, 変形性脊椎症, 腰痛	肢端知覚異常症 (acroparesthesia), 難聴	レイノー現象 (80%), 肝障害	孔脳症, 出生前出血, 幼児片麻痺
画像所見					
白質病変	+	+	+	+	+
ラクナ梗塞	+	+	+	+	+
皮質-皮質下病変	−	−	+	±	−
脳内出血	+	+	+	−	+
動脈瘤	−	−	+	−	−
その他	側頭葉の高信号, 外包病変	−	T1で視床枕の高信号	周囲の浮腫を伴う皮質下の造影病変	孔脳症, 頭蓋内出血
病理所見	血管平滑筋細胞周囲のオスミウム好性の顆粒状物質 (granular osmiophilic material)	血管平滑筋細胞の変性	血管内皮細胞と平滑筋細胞の細胞質内Gb3封入体	多層性の血管基底膜	基底膜の中断と肥厚

n. d.：not determined, OMIM：Online Mendelian Inheritance in Man
(文献12より改変して引用)

筋細胞の変性，中外膜の膠原線維の増生が生じる。フィブロヒアリノーシスは血管反応性を低下させるため，大脳白質が慢性的に低灌流となり，広汎白質病変を特徴とするBinswanger病の原因となる。これらは共通の原因に基づいているため，多発ラクナ梗塞とBinswanger病は併存することが多い (図5)。また，頻度は少ないが遺伝性の小血管病もある (表5)[12]。CADASIL (cerebral autosomal dominant arteriopathy with subcortical infarcts and leukoencephalopathy) やCARASIL (cerebral autosomal recessive arteriopathy with subcortical infarcts and leukoencephalopathy)，Fabry病，retinal vasculopathy with cerebral

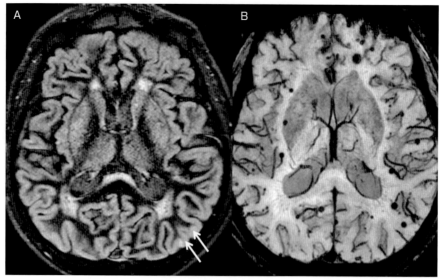

図6 DIR法とSWI　A. DIR法。矢印はCMIsを示す。B. SWI。多発する円形の低信号がMBsである。CMIs：cerebral microinfarcts, DIR：double inversion recovery, MBs：microbleeds, SWI：susceptibility-weighted imaging

leukodystrophy（RVCL）などが有名である。

VI　小血管病の微小出血と皮質微小梗塞

　小血管病の主要な病理学的特徴として，これまでいわれてきた白質病変やラクナ梗塞に加え近年，微小出血（microbleeds：MBs）や皮質微小梗塞（cortical microinfarcts：CMIs）が注目されている。MBsはMRIのT2*強調画像で，直径5～10 mm以下の円形で一様な低信号病変として描出され，最近ではsusceptibility-weighted imaging（SWI）でより鋭敏に検出される（図6）。MBsは，皮質と皮質下領域に分布する脳葉型（lobar microbleeds）と，基底核や視床，テント下領域に分布する深部型（deep microbleeds）に分けられる[13]。脳葉型は脳アミロイド血管症（cerebral amyloid angiopathy，CAA），深部型は高血圧性の小血管病と関係する。

　CMIsは，細胞死や組織壊死による顕微鏡所見で，通常のMRIでは描出されないとされてきたが，近年，3T-MRIの特にdouble inversion recovery（DIR）法でin vivoで検出可能となった[14]。CMIsは，頭頂葉と後頭葉，分水嶺領域に多く出現し，CAAやADに関連して生じる。MBsが存在すると認知機能が低下するが，CMIsが加わるとさらに障害が強くなる[13]。CMIsの存在は，小血管病の病理変化が脳内でより進行していることを示唆している。

VII　血管性認知症の治療

　VaDの予防には，CVDの発症予防が第一である。既にVaDを発症している患者でも，血管性危険因子を適切に管理することにより，認知症の進行をある程度まで防ぐことができる。

1　高血圧などの血管性危険因子の管理

　高血圧はCVDの最大の危険因子である。血圧管理が認知症予防に有益であることは，さまざまな介入研究により証明されているが，適切に血圧が管理されている高血圧患者の割合は，外来通院患者の3割程度といわれる。「高血圧治療ガイドライン2014」では，発症1カ月後以降の脳梗塞慢性期の血圧について，140/90未満のコントロールが推奨されている。血圧コントロールは，受診時だけでなく家庭血圧も参考にする。特にモーニング・サージと呼ばれる早朝の高血圧は見逃されやすく，患者には家庭血圧計での起床時測定を勧める。降圧薬としては認知症に対する介入試験の結果があるカルシウム拮抗薬（ニトレンジピンなど）やACE阻害薬（ペリンドプリルなど），アンギオテンシンII受容体拮抗薬（ARB）（テルミサルタンなど）が勧められる。主幹動脈の閉塞や強度狭窄があると，降圧により低灌流型の一つである分水嶺梗塞を起こす危険がある。従って，降圧療法の前には大血管の評価が必須である。糖尿病や脂質代謝異常症についても，適切なコントロールを行う。

2 抗血小板療法・抗凝固療法

　脳梗塞の原因により，再発予防薬の選択は変わってくる．脳血栓では抗血小板薬，心原性脳塞栓では抗凝固薬が用いられる．SIVD では MRI で微小出血が確認できることが多く，出血性合併症の防止のため，抗血小板薬の投与は十分に降圧が為されてから開始する．脳塞栓の原因でもっとも多いのが，非弁膜症性心房細動（non-valvular atrial fibrillation：NVAF）である．塞栓予防にはこれまでワーファリンが用いられてきた．ワーファリンは定期的な採血により，プロトロンビン時間の INR（international normalized ratio）値を 2.0〜3.0（70 歳以上では 1.6〜2.6）に保つ必要があり，ビタミン K を含む食事の摂取制限などの煩雑さからコントロールが不十分となりやすかった．近年，直接トロンビン阻害薬（ダビガトラン）や第 Xa 因子阻害薬（リバーロキサバン，アピキサバン，エドキサバン）などの直接経口抗凝固薬（direct oral anticoagulants：DOAC）が登場した．DOAC は，頻回のモニタリングが不要で食物の影響を受けず，脳塞栓の予防効果はワーファリンと同等かそれ以上で，頭蓋内出血の発症率はワーファリンより少ない．ダビガトランに対しては中和薬（イダルシズマブ）も存在する．

3 抗認知症薬

　外国ではドネペジル塩酸塩が VaD に対し適用を有しているが，本邦では認可されていない．SIVD で障害される大脳基底核の周囲や深部白質は，前脳基底部からのアセチルコリン神経の投射路に位置しており，VaD の患者の脳ではアセチルコリンの含有量が低下している．従って，理論的にみてもコリンエステラーゼ阻害薬の効果が期待でき，北米のガイドラインでは AD with CVD に対してガランタミンが推奨されている．

4 リハビリテーション

　SIVD はパーキンソニズムや仮性球麻痺による構音・嚥下障害を，多発梗塞性認知症，局在病変型，脳出血型は片麻痺や失語，半側空間無視を，低灌流型はパーキンソニズムや視覚失認を生じやすい．身体機能の低下や認知機能障害は ADL（activity of daily life）を低下させ，体と脳の両方に"廃用性"とでもいうべき機能の低下を生じ，さらにそれが ADL を低下させるという悪循環に陥りやすい．身体運動に対する訓練とともに，非薬物療法を積極的に取り入れる．身体運動，特に有酸素運動は，認知症の発症予防や進行抑制へのエビデンスが確立している（「認知症疾患治療ガイドライン 2017」"1B：強い推奨・中等度の根拠"）．その他の非薬物療法は"2C：弱い推奨・弱い根拠"と位置付けられるか，判定なしである．

VIII おわりに

　VaD の約半数は SIVD で，高血圧が原因である．SIVD は実行機能障害で発症し，厳密な血圧管理により進行をいくらか抑制できる．MBs や CMIs，Af との関係や DOAC の出現など，VaD に関する研究の進展は著しい．現時点では VaD の根本治療法はないが，薬物療法だけでなくリハビリや非薬物療法なども活用して患者の ADL を維持することが大切である．

文献

1) Gold G, Bouras C, Canuto A, et al：Clinicopathological validation study of four sets of clinical criteria for vascular dementia. Am J Psychiatry 159：82-87, 2002
2) Nyenhuis DL, Gorelick PB：Vascular dementia-a contemporary review of epidemiology, diagnosis, prevention, and treatment-. J Am Geriatr Soc 46：1437-1448, 1998
3) Erkinjuntti T, Kurz A, Gauthier S, et al：Efficacy of galantamine in probable vascular dementia and Alzheimer's disease combined with cerebrovascular disease：a randomized trial. Lancet, 359：1283-1290, 2002
4) 冨本秀和：皮質下血管性認知症の診断と治療. 臨床神経 50：539-546, 2010
5) Leys D, Hénon H, Mackowiak-Cordoliani MA, et al：Post-stroke dementia. Lancet Neurol 4（11）：752-759, 2005
6) Mijajlovic MD, Pavlovic A, Brainin M, et al：Post-stroke dementia- a comprehensive review. BMC Medicine, 2017. DOI 10.1186/s12916-017-0779-7
7) Tariq S, Barber PA：Dementia risk and prevention by targeting modifiable vascular risk factors. J Neurochem, 2017. DOI. org/10.1111/jnc. 14132
8) Gallaway PJ, Miyake H, Buchowski MS, et al：Physical activity：a viable way to reduce the risks of mild cognitive impairment, Alzheimer's disease, and vascular dementia in older adults. Brain Sci, 2017, 7, 22；DOI：10.3390/brainsci7020022
9) Shah AD, Merchant FM, Delurgio DB：Atrial fibrillation and risk of dementia/cognitive decline. J Atrial Fib 8（5）：1353, 2016, DOI：10.4022/jafib. 1353. eCollection 2016 Feb-Mar
10) Jefferson AL, Beiser AS, Himali JJ, et al：Low cardiac index is associated with incident dementia and Alzheimer's disease：The Framingham heart study. Circulation 131：1333-1339, 2015
11) Alosco ML, Spitznagel MB, Sweet LH, et al：Atrial fidrillation exacerbates cognitive dysfunction and cerebral perfusion in heart failure. Pacing Clin Electrophysiol 38：178-186, 2015
12) Ikram MA, Bersano A, Manso-Calderón R, et al：Genetics

of vascular dementia- review from the ICVD working group. BMC Medicine 15：48, 2017. DOI 10.1186/s12916-017-0813-9
13) Ueda Y, Satoh M, Tabei K, et al：Neuropsychological feaures of microbleeds and cortical microinfarct detected by high resolution magnetic resonance imaging. J Alzheimer Dis 53：315-325, 2016. DOI 10.3233/JAD-151008
14) Ii Y, Maeda M, Kida H, et al：*In vivo* detection of cortical microinfarcts on ultrahigh-field MRI. J Neuroimaging 23：28-32, 2013

62 血管性パーキンソニズム

入江 研一 [久留米大学医学部脳神経内科]
谷脇 考恭 [久留米大学医学部脳神経内科]

I 歴史，概念

　血管性パーキンソニズム（vascular parkinsonism：VP）の疾患概念は1929年にCritchley[1]によって動脈硬化性パーキンソニズムとして最初に報告された。その後の1989年にFitzGeraldらによって著しい歩行障害を呈するのに対し，上肢ではほとんど症状を示さないlower body parkinsonismとしてParkinson病（Parkinson disease：PD）との対比が行われた。それ以降，多くの検討，PDとの対比，鑑別診断，脳病理，画像研究等が行われる中で，その診断基準に関するコンセンサスの不足から議論の余地が多い。近年のPDとの比較では，VPがPDより4～10年程度発症年齢が高く，Parkinsonism出現までの期間が短い（0.5～5年）。また，初期から両側性の歩行障害，安静時振戦よりも姿勢時振戦が主体であることが特徴である。また，寡動・無動や姿勢保持障害はPDほど認めず，認知症や錐体路徴候，仮性球麻痺，尿失禁がVPに優位な症候であり[8]，L-dopa反応性が低いことが臨床的特徴とされている[2]。

II 疫学，頻度

　VPは基底核や大脳白質の虚血性もしくは出血性病変によるParkinson症候群として診断され，Parkinsonism全体の頻度としては最小で2%[3]，最大で29%[4]と報告されているが，本邦ではおおよそ10%程度と考えられている。剖検を元にした疫学研究では2013年にHorvathらが検討を行い，261例のParkinson症候群患者の中で，VPは8.8%であった。PDは62.2%であり，VPはPDと比較すると低頻度であった。進行性核上性麻痺（progressive supranuclear palsy：PSP）で4.2%，多系統萎縮症（multiple system atrophy：MSA）で2.3%，皮質基底核変性症（corticobasal degeneration：CBD）で1.2%とPD以外の変性疾患よりも頻度が高いことが分かる[5]。

III 検査

　画像研究が進められる中で，CTやMRIからBinswanger病やレンズ核線条体脳梗塞，大脳基底核cribriform stateが責任病巣として指摘されるようにな

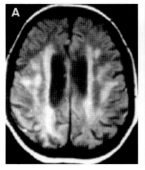 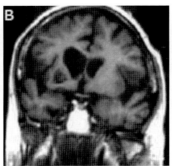 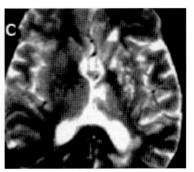

図1
A. Binswanger病。B. レンズ核梗塞。C. cribriform state。

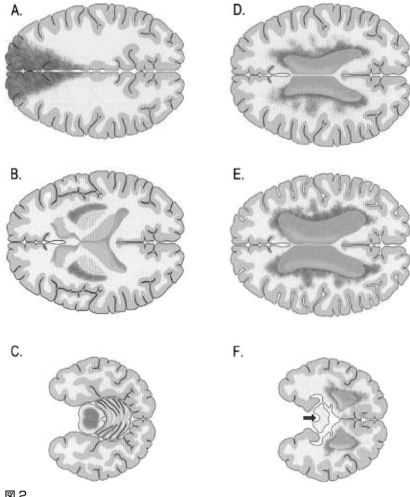

図2
①血管性偽 Parkinsonism（vascular pseudoparkinsonism）
A．無言無動；両側前大脳動脈領域の内側前頭前野脳梗塞
B．アパシー；両側線条体梗塞
C．錐体路徴候・動作緩慢；橋小血管病変
②偽血管性偽 Parkinsonism（pseudovascular pseudoparkinsonism）
D．高度歩行障害；脳室周囲白質病変
E．正常圧水頭症による高度歩行障害；脳室拡大
③偽血管性 Parkinsonism（pseudovascular parkinsonism）
Parkinson 病に D の白質病変併発
F．矢印部分の中脳萎縮；PSP
（文献 10 より引用）

り（図1），VP 症候の原因と考えられるようになった[6,7]。画像診断の進歩により，大脳基底核や大脳白質病変から VP 診断が容易となったが，大脳基底核・大脳白質病変があるにもかかわらず，Parkinsonism を認めない高齢者も多く存在し，画像所見と Parkinsonism が必ずしも相関関係にあるわけではない。

Kalra らは VP の系統的レビューを行い，MRI 画像では，神経画像検査で構造的な異常が認められる割合は，PD（症例の 12〜43%）よりも VP（症例の 90〜100%）のほうが高かったが，VP に特異的な構造画像の異常パターンはなかったことを示している[8]。また，同報告ではシナプス前線条体ドパミントランスポーターについて検討した二つの研究（単光子放出コンピュータ断層撮影〈SPECT〉を使用）で，PD に線条体取り込み率の有意な低下がみられたが，VP では認められなかったことが報告され，VP 診断にドパミントランスポーター（dopamine transporter：DAT）SPECT が有用であることを示している[8]。また，MIBG 心筋シンチグラフィーにおいて集積低下を認めない点で PD との鑑別に有用である[9]。

表1

Parkinsonism	：動作緩慢と以下のうち一つ：安静時振戦，筋強剛，姿勢保持障害（視覚や前庭機能，小脳，深部感覚障害が関与しない）。PDと比較して嗅覚が明瞭に保たれている。
脳血管障害	：CTまたはMRIによる脳血管障害の当該病変，脳梗塞や一過性脳虚血発作（transient ischemic attack：TIA）による身体所見上の脱落所見
上記2項目に関連性がある	：①急性または遅発進行性の発症経過で基底核運動経路の運動増幅部位（淡蒼球外節または黒質緻密部）もしくは視床皮質投射を抑制する部位（視床VL核または前頭葉広範な梗塞）の病変がある。Parkinsonismが病巣と逆側に1年以内に出現する。②潜行性の発症で広範な皮質下白質病変，発症時両側障害，早期から小刻み歩行と認知機能障害が出現している。
除外診断	：頭部外傷歴，脳炎，症状出現時の抗精神病薬服用，CTやMRIで脳腫瘍や交通性水頭症の存在，その他のParkinsonismをきたす疾患

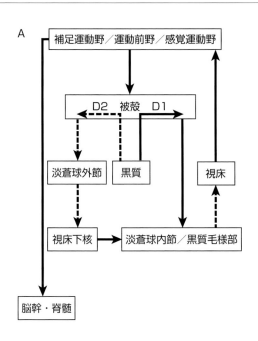

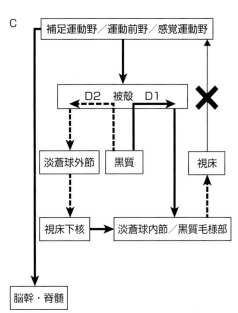

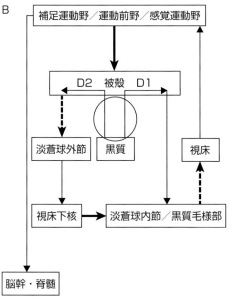

図3
A．正常例の大脳基底核運動回路
B．Parkinson病の大脳基底核運動回路：黒質緻密部から線条体へ投射される興奮性D1受容体経路と抑制系D2受容体経路のいずれのドパミン作動性ニューロンも減少をきたす。
C．VP白質病変による視床-皮質経路の障害

近年 MRI による VP 診断には議論が多く，2015 年の Vizcarra らの review ではこれまで VP の画像検討が行われた報告を再検討し，純粋な VP の責任病巣を黒質および黒質線条体経路とした．皮質および介在白質は偽 VP として区別されている．これまでの報告から，黒質および黒質線条体の純粋 VP 以外の症例を，①血管性偽 Parkinsonism（vascular pseudoparkinsonism；両側前頭葉内側部の脳血管障害に伴う無言無動，両側線条体ラクナ梗塞によるアパシー），②偽血管性偽 Parkinsonism（pseudovascular pseudoparkinsonism；正常圧水頭症による高度な歩行障害を認める），③偽血管性 Parkinsonism（pseudovascular parkinsonism；PD または非特異的な MRI 画像異常を伴う PSP などの別の変性疾患が背景にある）と分類した．これらの症候と画像を図2に示すが，純粋 VP と VP 類似疾患を除外する必要がある[10]．

IV 診断基準

VP の診断基準は Zijlmans らが提唱した VP 臨床診断基準が用いられることが多く，同報告では CT または MRI で脳梗塞診断後，Parkinsonism をきたした症例の病理学的検討を行い，淡蒼球外節，黒質緻密部，視床 VL 核や視床皮質経路の小血管病変が関与していることを示している[11]．診断基準を表1に示す．

V 症候，治療

L-dopa 反応性は 38% とする報告もあるが[12]，Constantinesco らの 2007 年の review では 20〜40% とされ，いずれも Parkinson 病と比較して効果が乏しいことを示している．大脳基底核運動ループの回路図を図3に示す．黒質緻密部はドパミン作動性ニューロンにより構成され，線条体に投射する．線条体の直接路のニューロンに対しては D1 受容体を介して興奮性に，間接路のニューロンに対しては D2 受容体を介して抑制性に調節が行われる．Parkinson 病では中脳黒質緻密部から投射される，黒質から線条体にかけての直接路および間接路のドパミン作動性ニューロンが減少することでドパミン刺激の減少をきたし，最終的に視床から皮質への興奮性刺激が減少することで症候をきたす．一方 VP では大脳基底核回路の病巣によるが，黒質-黒質線条体経路の病変は PD 同様の L-dopa 反応性が期待されるが，その他の側脳室周囲白質病変等の節後線維障害であった場合は L-dopa 反応性に乏しいことが予測される．Peters らは視床-皮質経路の破壊が L-dopa 反応性に乏しいことを示している（図3．C）[13]．

L-dopa 投与量は報告によって異なるが，Zijlmans らの症例は 100〜1000 mg/日で投与が行われ，300〜400 mg/日の群は反応性に乏しく，運動症状に改善のあった群は平均 450 mg/日であったと報告しており[14]，治療反応性の評価は比較的高用量の L-dopa が必要であると考えられる．

文献

1) Critchley M：Arteriosclerotic parkinsonism, Brain 52：23-83：10, 1929
2) Korczyn AD：Vascular parkinsonism-characteristics, pathogenesis and treatment, Nat Rev Neurol 11：319-26, 2015
3) Savica R, et al：Incidence and pathology of synucleinopathies and tauopathies related to parkinsonism, JAMA Neurol 70：859-866, 2013
4) El-Tallawy HN, et al：Prevalence of parkinson's disease and other types of parkinsonism in al kharga district, Egypt, Neuropsychiatr Dis Treat 9：1821-1826, 2013
5) Horvath J, et al：Etiologies of Parkinsonism in a Century-Long Autopsy-Based Cohort, Brain Pathol 23：28-33, 2013
6) Thompson PD, et al：Gait disorder of subcortical arteriosclerotic encephalopathy：Binswanger's disease, Mov Disord 2：1-8, 1987
7) Mehta SH, et al：Dilated virchow-robin spaces and parkinsonism, Mov Disord 28：589-590, 2013
8) Kalra S, et al：Differentiating vascular parkinsonism from idiopathic Parkinson's disease：a systematic review, Mov Disord 30：149-56, 2010
9) Satoh A, et al：Loss of 123I-MIBG uptake by the heart in Parkinson's disease：assenssment of cardiac sympathetic denervation and diagnostic value, J Nucl Med 40：371-375, 1999
10) Vizcarra JA, et al：Vascular Parkinsonism：deconstructing a syndrome, Movement disorders：official journal of the Movement Disorder Society 30：886-894, 2015
11) Zijlmans JC, et al：Clinicopathological investigation of vascular parkinsonism, including clinical criteria for diagnosis, Mov Disord 19：630-640, 2004
12) Demirkiran M, et al：Vascular parkinsonism：a distinct, heterogeneous clinical entity, Acta Neurol Scand 104：63-7, 2001
13) Peters S, et al：Vascular parkinsonism：a case report and review of the literature, J Clin Neurosci 8：268-271, 2001
14) Zijlmans JC, et al：The L-dopa response in vascular parkinsonism, J Neurol Neurosurg Psychiatry 75：545-7, 2004

IX 無症候性病変と脳ドック

63 無症候性脳梗塞にはどう対応するか
64 無症候性脳出血と微小脳出血の臨床的意義
65 未破裂の脳動脈瘤にはどう対処するか
66 無症候性脳動脈狭窄にどう対処するか
67 脳ドック

63 無症候性脳梗塞にはどう対応するか

山口　修平［島根大学医学部内科学講座内科学第三］

　CTやMRI等の神経画像診断技術の進展と共に，脳梗塞や一過性脳虚血発作を有さない健常人においても，特に高齢者において画像上の脳血管障害病巣をしばしば認めるようになり，無症候性脳血管障害の存在が注目されることとなった．我が国では脳ドックの普及もその一因となっている．無症候性脳血管障害には，無症候性脳梗塞，白質病変（脳室周囲病変および深部皮質下白質病変），無症候性脳出血，脳微小出血，無症候性頭蓋内脳動脈狭窄・閉塞，無症候性頸動脈狭窄・閉塞，非破裂脳動脈瘤，非破裂脳動静脈奇形などが含まれる．「脳卒中治療ガイドライン2015」においても無症候性脳血管障害が取り上げられ，将来の脳卒中を予防するための対策が記載されている[1]．またAmerican Heart AssociationおよびAmerican Stroke Associationから，無症候性脳血管障害に関するscientific statementが2017年に発表された[2]．本稿では，無症候性脳血管障害のうち無症候性脳梗塞に焦点を当て，その診断および予後，危険因子に触れた後，その対応について概説する．

I 無症候性脳梗塞の定義

　無症候性脳梗塞は画像上で脳梗塞とみなされる変化があり，次の条件を満たすものをいう[3]．1）その病巣に該当する神経症候，たとえば運動麻痺，感覚障害，言語障害，腱反射の左右差，血管性と思われる認知症などを認めない，2）病巣に該当する自覚症状（一過性脳虚血発作を含む）を過去にも現在にも本人ないし周囲の人が気づいていない．ただし軽微な認知機能障害や情動障害はその中に含まないのが一般的である．またごく軽度の歩行障害や日常生活での動作緩慢を有する場合もある．

II 無症候性脳梗塞の画像診断

　無症候性脳梗塞の検出には，CTよりMRIの方が感度，特異度共に優れておりMRIを用いることが望ましい．脳実質病変の検出にはT1強調画像（T1WI），T2強調画像（T2WI），FLAIR画像またはプロトン密度強調画像（PDWI）ならびにT2*強調画像（T2*WI）の4種類の方法による撮像が推奨される．そしてスライス幅は5mm以下，理想的には3mm以下かギャップ（隣り合うスライスの間隔）なし，そしてスライス内解像度は1×1mm以下が望ましい．

　無症候性脳梗塞の多くは基底核や半卵円中心に生ずるラクナ梗塞である（図1A）．ラクナ梗塞は，T2WIやPDWIで辺縁が不明瞭で不規則な形をした，最大径が3mm以上15mm未満の明瞭な高信号を呈し，T1WIで比較的明瞭な低信号を呈する．FLAIRでは等信号から高信号を呈する．時にFLAIRやPDWIで中央部に低信号がみられる．無症候性脳梗塞の中には，まれに境界域（分水嶺）の脳梗塞を認めることもある．ラクナ梗塞と鑑別上重要な所見として，血管周囲腔（Virchow-Robin腔）がある（図1B）．高齢者や高血圧を有する例に多く出現するが，病的意義については少ないと考えられている．しかし多発性で高度なものは脳小血管病との関連が推察されている．血管周囲腔はすべての撮像条件で脳脊髄液と等信号を呈する．水平断では円形または楕円形を示し，大きさは通常3mm未満である．基底核下部，大脳白質，島皮質下，中脳，海馬などが好発部位であり，出現部位も鑑別の参考となる．最近，病理学的に3mm未満の大きさの微小梗塞（microinfarcts）が注目されており，高磁場MRI装置（3T以上）で1.5mm以下のスライス幅での撮像条件で大脳皮質内に認められることがある[4]（図1C）．

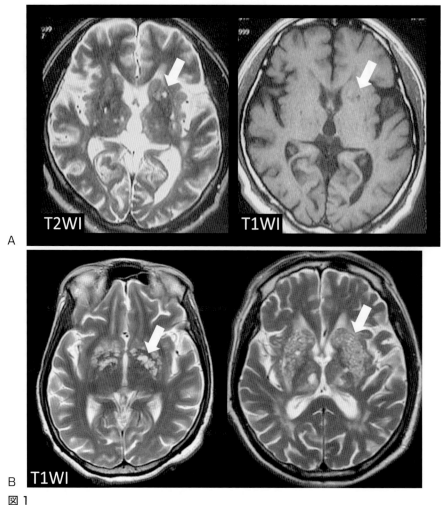

図1
　無症候性脳梗塞（A），血管周囲腔の拡大（B）および微小脳梗塞（C：次頁）の例を示す。Cの下段には同じ症例の頸動脈エコー図で，頸動脈プラークに潰瘍がありその部分からの微小塞栓が原因である可能性を示す。

III　無症候性脳梗塞の予後

　ラクナタイプの無症候性脳梗塞は脳小血管病が基盤となっており，将来の脳卒中発症の危険因子の一つである[5]。欧米での大規模コホート研究によると，無症候性脳梗塞がある人の脳卒中発症リスクは1.5～3.3倍に増加するとされる[6-8]。我が国の脳ドックでのデータでも無症候性脳梗塞のハザード比は3.7でありほぼ同様の結果である[9]。もちろん無症候性脳梗塞，脳卒中のいずれも加齢および高血圧が重大な危険因子であるが，上記の結果は年齢や血圧と独立して無症候性脳梗塞が脳卒中の危険因子であることを示している。脳卒中の他の危険因子である頸動脈硬化や大脳白質病変に比較しても，無症候性脳梗塞のハザード比は大きい。一般住民を対象とした研究と同様，血管リスクを有する患者ベースのコホート研究でも，無症候性脳梗塞は虚血性脳卒中，心筋梗塞，そして死亡率を上昇させることが示されている[10]。さらに無症候性脳梗塞から発症する脳卒中のタイプは，虚血性が80～90％，出血性が10～20％と報告されており，出血性の脳卒中も無視することはできない。

IV　認知機能との関連

　無症候性脳梗塞の存在は認知症の発症頻度を2～3倍に増加させる[8]。さらに無症候性脳梗塞が認知機能に及ぼす影響として，ラクナ梗塞の数が遂行機能低下と有意な相関があるとされる。また新たに出現したラクナ梗塞は遂行機能や精神運動速度の悪化と関連することが報告されている。これまで無症候性脳梗塞は記憶以外の認知機能（特に遂行機能・前頭葉機能）を低下させ，記憶の障害はAlzheimer型認知症によることが多いとされてきたが，脳梗塞が独立して記憶障害に

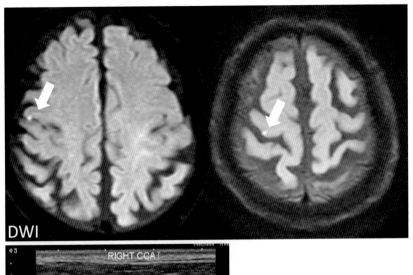
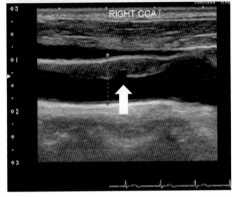

C

図1（続き）

関与するという報告もある。したがって、脳小血管病変は血管性認知症とAlzheimer型認知症の双方に関連し、その機序として血管病変による皮質下神経ネットワークの障害や血管病変とAlzheimer関連病変との相互作用が推定されている。

V　無症候性脳梗塞の危険因子

1997年以降のMRIを用いた前向きコホート研究をメタ解析した報告によると、年齢が最も無症候性脳梗塞の出現に影響している[11]。一般住民を対象にした報告では、50歳代で10％、60歳代で15％、70歳代で20％程度の出現率である。一方、患者群を対象にすると、血管リスクを有していることから60歳代で25％、70歳代で35％とその頻度は増加する。年齢に続く強い危険因子は高血圧であり、そのオッズ比は我々の脳ドックのデータからは約4倍となっている[12]。その他の無症候性脳梗塞の有意な危険因子としては、頸動脈狭窄、慢性腎臓病、メタボリック症候群などがあげられる[13,14]。さらに心不全、冠動脈疾患、睡眠時無呼吸なども、危険因子である可能姓が高い。したがって無症候性脳梗塞が認められた際には、その原因を明らかにするために、これらの項目を検査することが望ましい。一方、性、人種、喫煙、飲酒、肥満、脂質異常症、心房細動、糖尿病などは、報告により結果が異なっており、さらなる検討が必要である。

VI　無症候性脳梗塞への対応

無症候性脳梗塞と思われる病変を認めた場合に行うことは、まず臨床的に詳細に神経学的所見を検討し、真に無症候であるのかを確定する。そして通常の脳梗塞で行うように梗塞のタイプを区別する。すなわち、ラクナ梗塞、アテローム血栓性脳梗塞、心原性脳梗塞、分類不能タイプを鑑別するが、無症候性脳梗塞の80～90％はラクナ梗塞である。ラクナ梗塞以外の場合には、頭蓋内外の血管および心臓の精査が必要である。アテローム硬化性脳梗塞が疑われる場合には、頭蓋内および頭蓋外動脈のMRA、さらに頸動脈超音波検査を行う。そして心原性脳塞栓が疑われる場合には、心電図、不整脈モニターおよび心臓超音波検査を行う必要がある。それに続いて上記したような血管危険因子を評価する。

危険因子が明らかになったところで、まずは無症候

性脳梗塞に続く脳卒中発症の一次予防を考慮することになる。無症候性脳梗塞の最大の危険因子が高血圧であることから，まず血圧を正常範囲に管理することが重要である。無症候性脳梗塞の病変増加の予防にはカルシウム拮抗薬やアンギオテンシンⅡ受容体拮抗薬（ARB）による降圧管理が有効である。日本での多施設共同研究である PICA study は，Ca 拮抗薬ニルバジピン 4～8 mg/日による降圧治療は無症候性脳梗塞の数の増加を抑制することを示している[15]。目標血圧値は脳血管障害慢性期のそれに準じる。血圧レベルは少なくとも 140/90 mmHg 未満とし，何らかの理由で抗血栓治療を行う際は 130/80 mmHg 未満を目指すべきである。降圧剤としてはカルシウム拮抗薬，アンギオテンシン変換酵素阻害薬，アンギオテンシンⅡ受容体拮抗薬（ARB）あるいはこれらの合剤を用いる。無症候性脳梗塞には 24 時間血圧での non-dipper（夜間の血圧低下が少ない，夜間血圧降下度 0～10%），riser（昼間に比較して夜間に血圧上昇），モーニングサージ（早朝の血圧上昇：135/85 mmHg 以上）が危険因子になっているため，24 時間を通した降圧，早朝の血圧管理が重要である[16]。

無症候性脳梗塞に対して抗血小板薬を投与すべきか否かについては，まだランダム化試験は実施されておらずエビデンスが十分ではない。脳ドックの追跡調査の結果からは，無症候性脳梗塞から症候性脳卒中の発症リスクが高いことは前述したが，発症した脳卒中のうち 10%～20% は脳出血である。ラクナタイプの無症候性脳梗塞は脳小血管病がその病理背景に考えられており，高血圧性脳出血と共通している。またラクナ梗塞再発予防を目的とした抗血小板薬（アスピリン）の投与は，その有用性が確認できなかったとの報告もある。したがって主幹脳動脈狭窄や心房細動を合併していない例では，抗血小板薬の投与は慎重にすべきである。特に，無症候性脳梗塞に脳微小出血が合併している時には，抗血小板薬は脳出血のリスクを増大させる可能性がある。一方，アテローム血栓性脳梗塞が疑われる大きな梗塞あるいは皮質梗塞の場合には，MRA 等で血管の評価を行ったうえで抗血小板薬の投与を考慮してもよい。

心房細動などの抗凝固治療の適応になる例において無症候性脳梗塞を認めた際には，CHADS2 スコアを参考に抗凝固療法を行うことが勧められる。抗凝固薬としては，ワルファリンより DOAC（direct oral anticoagulants）が望ましいとされる。また，無症候性脳梗塞に冠動脈疾患，糖尿病，脂質異常，頸動脈の動脈硬化性狭窄病変（プラーク）が合併している場合はスタチン系薬剤の投与も推奨される。

以下に「脳卒中治療ガイドライン 2015」に記載されている推奨グレードを記載する[1]）。

1. 無症候性脳梗塞を有する例は，全脳卒中および認知機能障害発症の高リスク群である（グレード B）。
2. 無症候性脳梗塞に対する抗血小板療法は科学的根拠がないので勧められない（グレード C2）。
3. 症候性脳梗塞の危険因子はすべて無症候性脳梗塞の危険因子でもあるが，最大の危険因子は高血圧症であり，降圧治療は無症候性脳梗塞の数の増加を抑制するので，高血圧症例には適切かつ十分な降圧治療を行うよう勧められる（グレード B）。

VII おわりに

症状のまったくない受診者において偶然に発見された無症候性脳梗塞についての病状説明には十分な注意が必要である。無症候で軽微な病変と判断をしていても，受診者側は想像以上に深刻に受け止める場合がある。したがって説明をする際には，受診者の受け止め方をよく観察して，いたずらに不安感をつのらせるだけにならないように注意する必要がある。その一方で無症候性脳梗塞が認知機能や精神機能の低下と関連し，将来の脳卒中の危険因子であることは事実である。したがってその対応について丁寧な説明が必要である。特に無症候性脳梗塞は脳小血管病を基盤としており，危険因子に対する対策が重要であることを強調する。また高血圧や脂質異常症など未治療の基礎疾患が判明した場合には，必要に応じて降圧薬やスタチンなどによる薬物療法を開始し，食事・運動指導を行う必要がある。ただし無症候性脳梗塞に対する抗血小板療法は，脳出血の危険性を高める可能性があることから，適応を十分に吟味したうえで，投与に際しては慎重さが求められる。

文献

1) 日本脳卒中学会，脳卒中ガイドライン委員会：脳卒中治療ガイドライン 2015，協和企画，2015
2) Smith EE, Saposnik G, Biessels GJ, et al：Prevention of stroke in patients with silent cerebrovascular disease：A scientific statement for healthcare professionals from the American Heart Association/American Stroke Association. Stroke 48：e44-e71, 2017
3) 澤田 徹，種田二郎，岡本幸市，ほか：無症候性脳血管障害の診断基準に関する研究．脳卒中 19：489-493, 1997
4) van Veluw SJ, Hilal S, Kuijf HJ, et al：Cortical microinfarcts on 3 T MRI：Clinical correlates in memory-clinic patients. Alzheimers Dement 11：1500-1509, 2015
5) Gupta A, Giambrone AE, Gialdini G, et al：Silent brain infarction and risk of future stroke：A systematic review and meta-analysis. Stroke 47：719-725, 2016
6) Bernick C, Kuller L, Dulberg C, et al：Silent MRI infarcts

and the risk of future stroke: the cardiovascular health study. Neurology 57: 1222-1229, 2001
7) Debette S, Beiser A, DeCarli C, et al: Association of MRI markers of vascular brain injury with incident stroke, mild cognitive impairment, dementia, and mortality: the Framingham Offspring Study. Stroke 41: 600-606, 2010
8) Vermeer SE, Prins ND, den Heijer T, et al: Silent brain infarcts and the risk of dementia and cognitive decline. N Engl J Med 348: 1215-1222, 2003
9) Bokura H, Kobayashi S, Yamaguchi S, et al: Silent brain infarction and subcortical white matter lesions increase the risk of stroke and mortality: a prospective cohort study. J Stroke Cerebrovasc Dis 15: 57-63, 2006
10) Kim BJ, Lee SH: Prognostic Impact of Cerebral Small Vessel Disease on Stroke Outcome. J Stroke 17: 101-110, 2015
11) Fanning JP, Wong AA, Fraser JF: The epidemiology of silent brain infarction: a systematic review of population-based cohorts. BMC Med 12: 119, 2014
12) Kobayashi S, Okada K, Koide H, et al: Subcortical silent brain infarction as a risk factor for clinical stroke. Stroke 28: 1932-1939, 1997
13) Bokura H, Yamaguchi S, Iijima K, et al: Metabolic syndrome is associated with silent ischemic brain lesions. Stroke 39: 1607-1609, 2008
14) Toyoda G, Bokura H, Mitaki S, et al: Association of mild kidney dysfunction with silent brain lesions in neurologically normal subjects. Cerebrovasc Dis Extra 5: 22-27, 2015
15) Shinohara Y, Tohgi H, Hirai S, et al: Effect of the Ca antagonist nilvadipine on stroke occurrence or recurrence and extension of asymptomatic cerebral infarction in hypertensive patients with or without history of stroke (PICA Study). 1. Design and results at enrollment. Cerebrovasc Dis 24: 202-209, 2007
16) Shimizu M, Ishikawa J, Yano Y, et al: Association between asleep blood pressure and brain natriuretic peptide during antihypertensive treatment: the Japan Morning Surge-Target Organ Protection (J-TOP) study. J Hypertens 30: 1015-1021, 2012

64 無症候性脳出血と微小脳出血の臨床的意義

藥師寺 祐介　[佐賀大学医学部内科学講座神経内科]
吉川 正章　[佐賀大学医学部内科学講座神経内科]
相島 慎一　[佐賀大学医学部病因病態科学講座]

I はじめに

 本邦では脳ドック検診普及もあいまって，脳神経内科・外科，放射線医師においては脳血管障害既往のない人々の脳CT・MRI画像を判読する機会が増えた。そのような場面で頭を悩ませるのが，いわゆる"無症候性病変"である。古典的にはラクナ病変，白質病変が知られていたが，血液産物による磁化率変化を強調するMRIシークエンスの出現により，脳実質内の出血病変にもしばしば遭遇するようになった。本稿では，これらの病変を有する受診者へどのように対処すべきかについて，潜在する関連因子を基に概説する。

II 磁化率変化を強調するMRI画像

 脳血管外に漏出した血球ヘム鉄はデオキシヘモグロビン（急性期），メトヘモグロビン（亜急性期）を経て，最終的にヘモジデリンとしてマクロファージに貪食される。MRIはヘモジデリン常磁性によるT_2短縮を利用して過去の出血病変の描出が可能である。この原理を応用して臨床の現場では，高速スピンエコー（Fast Spin Echo）で撮像される勾配磁場（Gradient Echo）法によるT_2^*強調画像が従来用いられてきた。2004年に登場したsusceptibility-weighted imaging（SWI）は，位相画像に後処理を加えることにより，磁化率の異なる部位をより明確に描出する方法である。微小脳出血の検出率は，その解剖学的部位にかかわらずT_2^*強調MRIに比べSWIの方が高いが[1]，いずれのシークエンスにおいても，指摘された微小脳出血と背景因子の関連強度に差はない[2]。研究的な側面からはSWIの方が優れているかもしれないが，臨床上はどちらを選択しても良い。

III 無症候性脳出血と微小脳出血の用語について

 無症候性脳出血は微小脳出血に比べ，明確な定義がない。微小脳出血は欧州の専門家達の企画（STandards for ReportIng Vascular changes on nEuroimaging：STRIVE）により編集された脳小血管病（cerebral small vessel disease：SVD）関連の用語解説において，一般に無症候性で，T_2^*強調画像（およびSWI）において2〜5 mm（最大10 mm）の円形低信号病変と定義された[1]。T_2^*強調MRI上で指摘される出血病変のサイズは2峰性に分布しており，至適なカットオフサイズは直径5.7 mmとされ，このカットオフより大きい出血病変をmacrobleed（一般に症候性），小さい出血病変をmicrobleedと呼ぶ風潮にある。またT_2^*強調MRI上で7 mm以上の非円形病変を微小脳出血と区別している場合もある[3]。これらのことからT_2^*強調MRI上で概ね10 mm（blooming効果の関係上CT上では8 mmに該当）以上で無症候性の出血病変を無症候性脳出血と呼ぶのが妥当であろう。すなわち，広義の意味では両者とも無症候性の脳出血病変であるが，無症候性脳出血と微小脳出血は区別すべきである。本稿では，研究・知見の多さから微小脳出血の解説に重点を置くが，先に無症候性脳出血について述べたい。無症候性脳出血には血栓溶解療法後に見つかる急性のものと，脳ドック等で偶発的に見つかる陳旧性の無症候性脳出血の場合があるが，ここでは後者を取り扱う。

IV 陳旧性無症候性脳出血

1 画像所見と病理

 陳旧性無症候性脳出血（old asymptomatic intrace-

64 無症候性脳出血と微小脳出血の臨床的意義

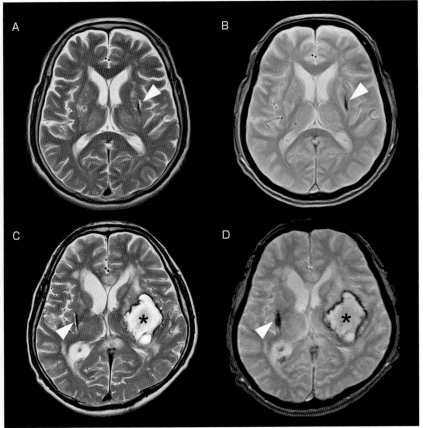

図1 無症候性脳出血のMRI画像

上段（A,B）脳ドックを受診した75歳の高血圧男性のT₂強調画像（A）とT₂*強調画像（B）。T₂強調画像（A）では左外包に蛇行した曲線状低信号に一部高信号を伴った病変を認める（矢頭）。T₂*強調画像（B）ではblooming効果により低信号域が広がり高信号病変は目立たない。対側の被殻、視床には2mmの微小脳出血を認める。

下段（C,D）意識障害と右半身麻痺を呈し救急搬送された高血圧のある58歳男性のT2強調画像（C）とT₂*強調画像（D）。いずれの画像でも左被殻に急性出血を認め（星印）、最終的に高血圧性左被殻出血と診断された。右外包にはT₂強調画像（C）では線状の高信号と低信号が並走している（矢頭）。T₂*強調画像（D）ではblooming効果の影響で紡錘状低信号が大半だが、内包後脚に高信号を認める（矢頭）。

rebral hemorrhage：old aICH）に関する報告は少ない。その要因として、前述のように定義が曖昧であること、嚢胞化した病変を画像や病理組織において出血性脳梗塞と鑑別することが必ずしも容易でないことがあげられる。典型例ではT₂強調またはT₂*強調MRIで低信号に囲まれた高信号病変として描出され、形状は直線状、曲線状、嚢胞性、星状と様々である（図1）[3]。鑑別すべきものは海綿状血管奇形である。いわゆるT₂強調MRIやT₂*強調MRI上で、異なる時期に漏出した血液成分によって低〜高信号が混在する、いわゆる"popcorn-like"な内部構造、およびヘモジデリンによる低信号のrimがみられたら典型的な海綿状血管奇形として診断は容易である。しかし、紡錘形の場合など、非典型の場合はSWI上の静脈奇形（いわゆる"umbrella型"と称される1本の静脈に収束する複数の静脈血管）の確認や、好発年齢（20〜40歳）、高血圧の有無などから推定する場合も少なくない。

2 疫学

本邦の報告では脳梗塞患者の14％に陳旧性無症候性脳出血を認めた[4]。非外傷性脳出血では20％にみられ、高血圧性脳出血で有する割合は視床出血、被核出血、および尾状核出血例で多かった[5]。一方、陳旧性無症候性脳出血の分布は被核、視床で多かった（表1）[5]。韓国でも非外傷性脳出血における頻度・分布は本邦とほぼ同様であった[3]。

3 関連因子

本邦の報告では、非外傷性脳出血の中で陳旧性無症候性脳出血を有した全例が高血圧性脳出血例であった[5]。韓国からの報告でも高血圧の既往・罹患期間、抗血栓薬使用、微小脳出血、白質病変と関連した[3]。これらのデータに基づけば、東アジアにおける陳旧性無症候性脳出血の病理は高血圧性細動脈障害を基盤にしている傾向があると思われる。したがって、本所見をみた場合には、脳の高血圧性臓器障害が進行していることを認識すべきであろう。

V 微小脳出血

1 画像所見と病理

微小脳出血は、1990年代後半から脳血管イベントの有力な予見因子候補として精力的に研究がなされた。その間、様々な英語名が使われてきたが、前述のSTRIVEによりcerebral microbleeds（CMBs）と定義

表1 陳旧性無症候性脳出血の頻度

文献番号	4)	5)	5)	3)
国	日本	日本	日本	韓国
病型	脳梗塞	非外傷性 脳出血	高血圧性 脳出血	非外傷性 脳出血
n	50	76	51	234
保有患者数, n (%)	7 (14.0)	15 (19.7)	10 (19.6)	45 (19.2)
部位別病変数, (%)*				
脳葉	N.A.	N.A.	0 (0)	5 (11.1)
被殻	N.A.	N.A.	7 (36.8)**	29 (64.4)
視床	N.A.	N.A.	5 (26.3)**	7 (15.6)
尾状核	N.A.	N.A.	1 (5.3)**	0 (0.0)
脳幹	N.A.	N.A.	0 (0)	3 (6.7)
小脳	N.A.	N.A.	1 (5.3)	1 (2.4)
総数, n (%)	N.A.	N.A.	19 (100)	45 (100)

N.A.=not available
*部位別病変数/総数×100
**同一患者に複数病変あり

された。T_2*強調画像やSWIにおいて直径10 mm以下の円形の均一な点状低信号であり，CTや古典的MRIシークエンスでは描出は困難である。病理学的には，破綻した細動脈から脳実質内へ漏出した微量の血液分解物を反映している[1]。微小脳出血の特徴として，分布パターンで細動脈以遠の病理学的な破綻原因を推測できることがあげられる。基本的に脳表限局性（strictly lobar）のものは脳アミロイドアンギオパチー（cerebral amyloid angiopathy：CAA）に関連し，脳深部やテント下に限局性（strictly deep or infratentorial）のものは高血圧性細動脈障害を反映する。両領域にまたがるものを混合性（Mixed）微小脳出血パターンとして分類することがあり，CAA，高血圧細動脈障害の両者の病理を含み得るが，高血圧性に分類されることが多い（図2)[6]。

2　疫学

健常人では約5％に微小脳出血がみられる[1]。保有率には特定の疾患の病理学的な背景も関与する。軽度認知機能障害では14％にみられ，Alzheimer病では23％に達する[1]。これら認知症疾患で微小脳出血頻度が増えるのは，特にCAA関連の病理学的変化の関与が影響しているかもしれない[6]。脳梗塞患者では微小脳出血は34％に認められ，脳出血では60％以上にみられる。これら脳血管障害には，前述の認知症関連疾患以上に高血圧，CAAの関与が強いことが伺える。

3　関連因子

1）年齢・血圧

微小脳出血の絶対的な関連因子は加齢である。高血圧も強く関連を示すが，前述したように分布パターン毎に，その度合いが異なる。高血圧の頻度，血圧値(24時間血圧を含む)は，脳深部やテント下に限局するパターンを有するものは，脳表限局性パターンを有するものに比べ血圧値が高い[7]。混合性パターンは健常人の1％，初発脳卒中患者の15％に見られ，高血圧の関与がさらに強い[1,7]。

2）Apolipoprotein E遺伝子多型

Apolipoprotein Eε4（APOE）遺伝子の対立遺伝子の一つであるε4アリル（APOE ε4）は微小脳出血の代表的な遺伝子多型関連因子である。APOE ε4はAlzheimer病の危険因子として知られるが，脳血管障害においては脳出血のリスク因子である。APOEε4の遺伝子産物であるAPOE E4のアイソフォームは脳アミロイドβ蛋白との結合力が弱く，脳内クリアランス低下を招き，血管壁への脳アミロイドβ沈着を促進させると考えられている。この仮説はAPOE ε4が脳出血の中でも特にCAA関連（脳表型）出血で強いことからも支持される。一般住民を対象としたメタアナリシスによればAPOE ε4キャリアーはノンキャリアーに比べ微小脳出血を有するオッズ比（odds ratio：OR）が1.2で，脳表限局性微小脳出血を有するORは1.3と更に高かった[8]。APOE ε4のホモタイプ（ε4/ε4）を有する場合はこれらの関係を更に高めた（OR, 1.9, 対ε3/ε3保有者)[8]。

3）その他の遺伝子

微小脳出血に関連する代表的な遺伝子変異としてNotch3遺伝子変異とCOL4A1/2遺伝子変異があげられる。前者はcerebral autosomal dominant arteriopathy with subcortical infarcts and leukoencephalopathy（CADASIL），後者はCOL4A1/2-related SVDの原因であり，各々については後述する。

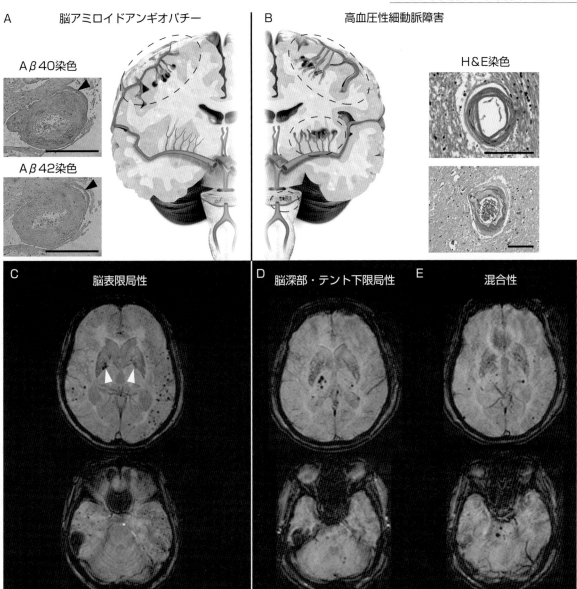

図2　微小脳出血の分布パターン別の病理（A, B はカラー口絵参照）

典型的な微小脳出血分布を脳イラスト内の赤褐色の丸印で示す。

上段（A, B）脳アミロイドアンギオパチーと高血圧性細動脈障害（hypertensive arteriopathy）のイラスト。

A．脳アミロイドβ（Aβ）40蛋白は小〜中サイズの脳動脈や軟髄膜や大脳皮質内を走行する脳表穿通動脈に沈着し，結果として破綻し血管周囲に微小脳出血が生じる（破線楕円）。左の免疫染色病理写真のように，障害された血管では壁肥厚が見られ，中膜や外膜にAβ40蛋白が染色されている。一方，Aβ42蛋白の染色は弱い。血管壁の一部に間隙が見られ（矢頭），重症化すると"double barrel"という二重の管腔がみられるようになる。B．高血圧により大脳基底核や脳幹の穿通枝，および脳表から大脳白質に穿通する細動脈が障害され，基底核，テント下，脳表に微小脳出血が生じる（破線楕円）。右の写真（H & E染色）では穿通動脈の内膜の脂肪硝子変性（lipohyalinosis）（上写真），血管壁肥厚（下写真）を認める。Bar＝100μm

下段（C, D, E）：SWI上の微小脳出血の分布パターン例。

C．上段のAのイラストのようなCAAを示唆する脳表限局性微小脳出血パターン。脳表に微小脳出血を多数認めるが，脳深部やテント下にはない（ボストン基準ではこのパターンに小脳微小脳出血を有してもCAAの範疇になる）。同じ低吸収を呈する淡蒼球の石灰化を鑑別する必要がある（矢頭）。D．上段のBのイラストのような高血圧性細動脈障害を基盤とした微小脳出血は脳深部・テント下に限局する微小脳出血パターンを呈する。E．CとDが混在する混合性微小脳出血パターン。病理学的にはCAAを含む可能性はあるものの，主体はDの延長上にある高度な高血圧性細動脈障害を基盤にしていると考えられている。

脳イラストは文献5の図を改変（nature publishing groupより許可を得て引用）

4 微小脳出血を呈する脳血管疾患

1) 脳卒中全般

微小脳出血の頻度は脳卒中サブタイプ毎に異なる。一過性脳虚血発作 (transient ischemic attack:TIA) を含む初発脳卒中患者 (くも膜下出血を除く) の T_2^* 強調MRIで検討した研究では, 脳出血が79%と最も高く, アテローム血栓性脳梗塞 (46%), その他の脳梗塞 (39%), ラクナ梗塞 (36%), 心原性脳塞栓症 (30%), TIA (8%) が続く[7]。くも膜下出血でも, 微小脳出血は約半数に見られる。完成型脳卒中に微小脳出血が多く見られ, TIAで少ないことは, 経年的な高血圧性の臓器障害の進展度合いの違いが関与しているのかもしれない。

2) 脳出血

微小脳出血分布パターンの中でSVD関連病理との関連が最も確立されているものは, CAA病理を基盤とする脳表限局性微小脳出血である。脳表型出血同様, CAAの微小脳出血は脳表, 特に側頭・後頭葉に好発する。CAAの臨床診断を目的に開発されたボストン基準では, 年齢, 脳出血部位 (微小脳出血も含む) を軸としたシンプルな評価項目で構成され, 病理学的な確証も得られており, 臨床的な場での脳出血病理の推定に有用である。

一方, 高血圧性脳出血の診断基準というものは存在しない。しかし, 脳深部やテント下限局性微小脳出血パターンや混合性微小脳出血パターンは高血圧との関連が強い。臨床的には, 微小脳出血分布と症候性脳出血部位 (macrobleed) の部位を絡めて病理学的な推測をする必要があろう。近年, 脳深部・脳幹にmacrobleedもしくは微小脳出血が存在するものを"高血圧性脳出血"と定義した上で, それに加えて, 脳表にもmacrobleedもしくは微小脳出血を有するものを"混合性脳出血"として分類する試みがなされている。米国からの報告では, 後者はより心血管危険因子を有し, より高い脳出血再発率や死亡率が見られたことから, 混合性脳出血はCAA病理よりも高血圧脳出血にシフトした病態であることが示された[9]。この結果は, 脳出血患者の診療ではCT上のmacrobleedを評価するのみでなく, MRI上の微小脳出血評価を加えることで患者のSVD病理を深く推測することが有用であることを示している。すなわち脳出血をMRIで評価することは, 専門医としてもはや欠かせない作業であるといえる。

3) CADASIL

CADASILは, Notch3の遺伝子変異によって生じる常染色体優勢遺伝性疾患であり, 遺伝子座は19p13.1～13.2に局在する。主症状は前兆を伴う片頭痛発作, 若年で繰り返す虚血性脳卒中 (TIAやラクナ梗塞), うつ症状, 進行性の認知機能低下である。FLAIR画像やT_2強調画像で両側側頭極, 外包, 内側前頭極の高信号域が見られる。微小脳出血は本疾患の25～69%に見られ, "脳深部やテント下限局性微小脳出血"や"混合性微小脳出血"という高血圧性細動脈症類似の分布様式を呈し, 視床, 基底核, 脳幹, 皮質下白質に多い。剖検例では, 100～300μmの細動脈レベル血管周囲にヘモジデリンを取り込んだマクロファージが確認されており, 近接する血管壁ではCADASIL特有の超微細構造変化がみられる。CADASIL患者の縦断的研究において, 微小脳出血の存在は将来の脳卒中発症リスクであることが欧州から報告されている[10]。

4) COL4A1/2遺伝子

細胞外の主要蛋白 (matrisome) の一つであるcollagenのうち, 脳小血管の基底膜の構成要素であるtypeⅣ collagenは, 基底膜安定化に作用している。TypeⅣ collagen α1 (COL4A1) 遺伝子やtypeⅣ collagen α2 (COL4A2) 遺伝子はtypeⅣ collagenを構成するCOL4A1蛋白とCOL4A2蛋白をエンコードする。COL4A1遺伝子やCOL4A2遺伝子変異 (主にミスセンス変異) は, 基底膜異常 (欠損, 重複, 断裂) を引き起こし, SVDを生じさせる。COL4A1/2-related SVDは臨床的には若年期からラクナ梗塞, 脳出血を起こし, MRI上微小脳出血もみられ[11], 遺伝形式は一般に常染色体優性遺伝である。COL4A2遺伝子に一般的に見られるバリエーションの一部 (intronic SNP) も脳出血 (特に脳深部) と関連するという報告もあり[12], 孤発性SVD (微小脳出血も含む) の一部に関与しているかもしれない。

5 微小脳出血と脳卒中イベント

微小脳出血の将来の脳卒中イベントに関連するという因果関係は幾つかの報告で確立されつつある[1]。本稿では誌面の関係上, 2015～2017年に発表された知見を以下の三つのシチュエーションに分け紹介する (それ以前の知見に関しては筆者の過去の総説[1]を確認いただきたい)。

1) 初発・再発脳卒中発症を予見できるか？

一般住民を対象としたロッテルダム研究 (6名の脳卒中既往者を含む) では, 微小脳出血の存在は脳卒中の発症の有意なリスクであり (ハザード比 [hazard ratio:HR], 1.71), いずれの微小脳出血の分布様式 (CAAパターン, その他) でも脳出血発症のHRは有意に5を超えた[13]。Secondary prevention of small

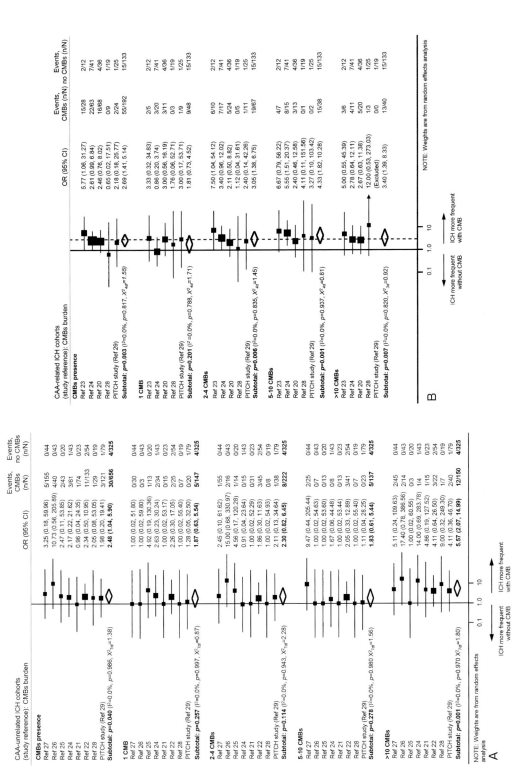

図3 脳出血患者における微小脳出血障害程度と脳出血再発イベント
A. 非CAA関連（主に高血圧性）脳出血コホートでのメタアナリシス。
B. CAA関連脳出血コホートでのメタアナリシス。
CAA：cerebral amyloid angiopathy, CI：confidence interval, CMBs：cerebral microbleeds, ICH：intracerebral hemorrhage, OR=odds ratio
（文献15のメタアナリシス結果より：WOLTERS KLUWER HEALTH, INCより許可を得て引用）

subcortical stroke（SPS3）trial では，微小脳出血はラクナ脳梗塞患者の脳卒中再発リスクであることが示された[14]．脳出血患者における微小脳出血数と脳出血再発の関係についてのメタアナリシス（図3）では[15]，高血圧性脳出血では微小脳出血 10 個以上で有意にオッズ比が高かった（OR 5.57）．一方 CAA 関連脳出血では 2 個以上で脳出血再発の有意なリスクであった（OR 3.05）．すなわち，微小脳出血増加は孤発性脳出血（高血圧性と CAA 関連）の再発のリスクであるが，バイオマーカーとしての重みは CAA 関連脳出血における脳表限局性微小脳出血の方が強いことを示している．CAA 関連脳出血でも降圧予防効果が示されており，微小脳出血は脳卒中患者の初発・再発リスクと認識し，存在を確認した場合はより厳格な血圧管理に努めるべきである．

2）抗血栓薬関連脳出血に関係があるか？

抗血小板薬投与中患者において，微小脳出血が脳出血発症リスクであるかはまだよくわかっていない．いわゆる "DAPT（dual antiplatelet therapy）" と微小脳出血有無の影響に関しては，前出の SPS3 trial で検証された．結果としては，ラクナ梗塞患者で抗血小板薬 2 剤群（アスピリン＋クロビドグレル）と単剤群（アスピリン＋プラセボ）の間で，微小脳出血の有無は平均 3.3 年間のフォロー中の脳卒中再発率に影響しなかった[14]．心房細動に対する抗凝固療法を開始された虚血性脳卒中患者では，微小脳出血の存在は脳出血発症のリスクであり（OR 2.68），特に 5 個以上の場合では OR 5.5 倍で，再発率は平均 2.5%/年と高かった[16]．一方で，微小脳出血の有無は脳梗塞再発に関与しなかった．このように微小脳出血を有する患者では特に抗凝固薬を使用する際に注意が必要である．しかし抗凝固薬における出血リスクが，虚血イベント発生予防効果を上回っているわけではない．抗血栓薬に関しては，微小脳出血の有無にかかわらず，無症候性脳血管病変（例えば偶発的にみつかったラクナ病変）を標的とした不適切な抗血栓薬治療を行わない態度を持つことが重要である．

3）脳梗塞血栓溶解・回収後の頭蓋内出血を予見できるか？

最近のメタアナリシス（アルテプラーゼ，ウロキナーゼ，血管内治療含む）では，微小脳出血の存在は血栓溶解療法後の脳出血のリスクではある（OR 2.26）．しかし血栓溶解療法例の 3 カ月後の予後を検討した場合，微小脳出血の有無は機能予後に関連しなかった[17]．これらの結果からは，微小脳出血の有無は確かに気になる情報ではあるものの，血栓溶解療法前の画像評価を CT first よりも時間を要する MRI first への変更はすべきではないと筆者は捉えている．時に高齢者における CAA 疑い患者で血栓溶解療法後出血を経験するが[18]，超高齢社会を迎える上でこの点については今後の大きな課題である．

VI おわりに

微小脳出血はもはや "silent" や "asymptomatic" として見過ごされるべき所見ではない．微小脳出血がみられた場合には，SVD が相当に進行している脳と捉えるべきである．今のところ微小脳出血を有する患者には，続発する脳出血予防を最大の予防目標として，厳重な血圧管理をするとともに，不適切な抗血栓薬使用（不要な薬剤介入，血圧には注目せず抗血栓薬のみ投与するなど）を控えるしかない．CAA の分野では，将来の脳血管上のアミロイドに対するモノクロナール抗体開発など新たな試みがなされている．このように，微小脳出血は新たな SVD の研究に欠かせないバイオマーカーである．

文献

1) Yakushiji Y：Cerebral microbleeds：detection, associations, and clinical implications. Front Neurol Neurosci 37：78-92, 2016
2) Goos JD, van der Flier WM, Knol DL, et al：Clinical relevance of improved microbleed detection by susceptibility-weighted magnetic resonance imaging. Stroke 42：1894-1900, 2011
3) Lim JB, Kim E：Silent microbleeds and old hematomas in spontaneous cerebral hemorrhages. J Korean Neurosurg Soc 46：38-44, 2009
4) 岡田　靖，佐渡島　省，蓮尾　金，ほか：画像診断の進歩と無症候性脳血管病変 –自験脳梗塞例における年度別検討–．脳卒中 12：415-420，1990
5) 岡田　靖，佐渡島　省，朔　義亮，ほか：高血圧性脳出血患者にみられる無症候性脳血管病変．脳卒中 14：187-191，1992
6) Yakushiji Y, Werring DJ：Cerebrovascular disease：Lobar cerebral microbleeds signal early cognitive impairment. Nat Rev Neurol 12：680-682, 2016
7) Yakushiji Y, Yokota C, Yamada N, et al：Clinical characteristics by topographical distribution of brain microbleeds, with a particular emphasis on diffuse microbleeds. J Stroke Cerebrovasc Dis 20：214-221, 2011
8) Schilling S, DeStefano AL, Sachdev PS, et al：APOE genotype and MRI markers of cerebrovascular disease：systematic review and meta-analysis. Neurology 81：292-300, 2013
9) Pasi M, Charidimou A, Boulouis G, et al：Mixed-location cerebral hemorrhage/microbleeds：Underlying microangiopathy and recurrence risk. Neurology 90：e119-e126, 2018

10) Puy L, De Guio F, Godin O, et al：Cerebral Microbleeds and the Risk of Incident Ischemic Stroke in CADASIL（Cerebral Autosomal Dominant Arteriopathy With Subcortical Infarcts and Leukoencephalopathy）, Stroke 48：2699-2703, 2017

11) Gould DB, Phalan FC, van Mil SE, et al：Role of COL4A1 in small-vessel disease and hemorrhagic stroke. N Engl J Med 354：1489-1496, 2006

12) Rannikmae K, Davies G, Thomson PA, et al：Common variation in COL4A1/COL4A2 is associated with sporadic cerebral small vessel disease, Neurology 84：918-926, 2015

13) Akoudad S, Portegies ML, Koudstaal PJ, et al：Cerebral Microbleeds Are Associated With an Increased Risk of Stroke：The Rotterdam Study. Circulation 132：509-516, 2015

14) Shoamanesh A, Pearce LA, Bazan C, et al：Microbleeds in the Secondary Prevention of Small Subcortical Strokes Trial：Stroke, mortality, and treatment interactions. Ann Neurol 82：196-207, 2017

15) Charidimou A, Imaizumi T, Moulin S, et al：Brain hemorrhage recurrence, small vessel disease type, and cerebral microbleeds：A meta-analysis. Neurology 89：820-829, 2017

16) Charidimou A, Karayiannis C, Song TJ, et al：Brain microbleeds, anticoagulation, and hemorrhage risk：Meta-analysis in stroke patients with AF. Neurology 89：2317-2326, 2017

17) Turc G, Sallem A, Moulin S, et al：Microbleed Status and 3-Month Outcome After Intravenous Thrombolysis in 717 Patients With Acute Ischemic Stroke. Stroke 46：2458-2463, 2015

18) Eriguchi M, Yakushiji Y, Tanaka J, et al：Thrombolysis-related Multiple Lobar Hemorrhaging in Cerebral Amyloid Angiopathy with Extensive Strictly Lobar Cerebral Microbleeding. Intern Med 56：1907-1910, 2017

65 未破裂の脳動脈瘤にはどう対処するか

村井 保夫 [日本医科大学脳神経外科]
佐藤 俊 [日本医科大学脳神経外科]
森田 明夫 [日本医科大学脳神経外科]

I 緒言

　未破裂脳動脈瘤（unruptured cerebral aneurysm：UCA）の自然歴や治療リスクが近年の前向き研究で報告され，臨床応用されている。治療指針は『脳卒中治療ガイドライン2015』[1]に詳しい。本稿は，実臨床の患者説明に利用できるものを企図した。また無症候性未破裂脳動脈瘤の治療方針を記した。本邦の未破裂脳動脈瘤の検出には脳ドックの発達[2]と医療保険システムの影響でMRAを撮影しやすいことが影響している。脳ドックを含めた検診での脳動脈瘤検出率は5％前後とされ[2]，神経内科医，放射線科医にも遭遇する機会が多い。さらにくも膜下出血患者の家族ではその数倍の頻度で脳動脈瘤が確認される。世界的に見ると日本人とフィンランド人は未破裂脳動脈瘤破裂率が高いことが明らかで[3]，本邦での関心は高い。脳動脈瘤は発生部位，大きさが破裂率に影響することが明らかとなり[1-4]，部位別破裂率も欧米の報告と異なった傾向がある。治療環境についても脳血管内治療の多くを本邦では開頭手術も行う脳神経外科医が担当しており，放射線科医が担当する欧州とは異なった治療方針になっている可能性がある。

　以上のように，脳動脈瘤を検出する体制，破裂率，治療医の専門領域を含め日本の特徴がある。そのため，治療方針決定に，欧米のデータを用いると治療効果，適応，リスク，費用の判断を誤る可能性がある[5,6]。簡潔に述べれば，治療要否の判断基準に日本人の高い破裂率を適用する場合，治療結果（破裂予防効果）にも動脈瘤の部位を考慮した本邦の治療結果を用いる必要がある。破裂率が高い未破裂脳動脈瘤のデータを元に治療が必要であると患者説明を行い，治療による破裂予防効果の説明に，破裂率が低い欧米からの報告による低破裂率部位の未破裂脳動脈瘤を多く含む治療結果を示すようなことがあってはならない。

II 治療適応の判断

　森田らによるUCAS[2]が明らかにした未破裂脳動脈瘤の部位，サイズ別破裂率（表1）を参考にして治療適応判断がなされる。本報告の症例数は11,660動脈瘤X年で，破裂例は111個，年間0.95％であった。治療例は治療までの期間を経過観察期間とし，破裂リスクが高いと判断され治療された例や，経過中の形態変化で治療された例も経過観察期間にカウントされることを考慮すると自然破裂率はより高いことが予想されるが，大型動脈瘤は治療リスクが高いため，治療されていないものが多く一部の治療例が破裂率に与えた影響は不明である。ただし比較的小型で娘動脈瘤がある動脈瘤の破裂率はより高いことが示唆される。本研究[2]が示した日本人脳動脈瘤の特徴は，前交通動脈（anterior communicating artery：Acom）と後交通動脈（posterior communicating artery：Pcom）の動脈瘤が中大脳動脈（middle cerebral artery：MCA）に比してハザード比約2倍の破裂リスクを示し，一方で椎骨動脈（vertebral artery：VA）瘤の破裂リスクが低いことである。また脳底動脈（basilar artery：BA）瘤は大型では破裂リスクが高い。また娘動脈瘤を有する例は1.6倍の破裂リスクを有する。ここで部位別破裂リスクを検討する場合に注意を要するのは，欧米の文献ではPcomを後頭蓋窩（posterior circulationまたはvertebrobasilar）に分類することがある。本邦では，内頸動脈系，もしくはanterior circulationに分類してきた。Pcomは破裂率，発生率が高く，本病変の分類は破裂リスクへの影響が大きい。同様に欧米の論文ではAcomと前大脳動脈瘤を分類していない報告も多い。

　未破裂動脈瘤の治療適応において，年齢の影響の判断は難しい。若年者は，長期的拡大や破裂予防効果を考慮すると積極的な治療対象となるが，高齢者の脳動脈瘤は破裂率[5]が高いが，治療リスクも高い。2009年

表1 未破裂脳動脈瘤の部位，サイズ別年間破裂率

発生部位	95％信頼区間　年間破裂率				
	サイズ 3-4 mm	5-6 mm	7-9 mm	10-24 mm	≥25 mm
中大脳動脈	0.23 (0.09-0.54)	0.31 (0.10-0.96)	1.56 (0.74-3.26)	4.11 (2.22-7.66)	16.87 (2.38-119.77)
前交通動脈	0.90 (0.45-1.80)	0.75 (0.28-2.02)	1.97 (0.82-4.76)	5.24 (197-13.95)	39.77 (9.95-159.00)
内頸動脈	0.14 (0.04-0.57)	0	1.19 (0.30-4.77)	1.07 (0.27-4.28)	10.61 (1.49-75.3)
内頸動脈後交通動脈分岐部	0.41 (0.15-1.10)	1.00 (0.37-2.66)	3.19 (1.66-6.12)	6.12 (1.66-6.13)	126.97 (40.95-393.68)
脳底動脈先端部と上小脳動脈	0.23 (0.03-1.61)	0.46 (0.06-3.27)	0.97 (0.24-3.89)	6.94 (3.74-12.90)	117.82 (16.60-836.43)
椎骨-後下小脳動脈分岐部/椎骨-脳底動脈合流部	0	0	0	3.49 (0.87-13.94)	0

（文献1より改変して引用）

表2 UCAS Prediction model

	0	1	2	3	4	5	6	7	8
AGE	<70	≦70							
Sex	M	F							
HT	なし	HT							
Size	3≦7		7≦<10			10≦<20			20≦
Location	ICA	ACA/VA	MCA/BA	Acom/Pcom					
daughter sac	なし	daughter							

（文献5のdataから作成）

表3 UCAS Prediction modelより得られた3年間の予測破裂リスクとgrading

UCASスコア	3年間破裂リスク	Grade
0～3	<1%	I
4～5	1-3%	II
6～8	3-9%	III
9≦	9%≦	IV

（文献5より改変して引用）

版の『脳卒中治療ガイドライン』[7]では余命10年以上という記載があり日本人男性75歳，女性80歳という数値が示唆された。『脳卒中治療ガイドライン2015』では，余命記載が削除された。これに代わり既往疾患，健康状態を考慮することが記載された[1]。このような年齢，性別，既往疾患を含めた脳動脈瘤破裂リスクを点数化したのがPHASESスコア[8]である。さらに日本のみのデータから，年齢，性別，喫煙，高血圧，糖尿病，くも膜下出血の既往，家族歴，症状の有無，動脈瘤の数，大きさ，場所，娘動脈瘤の有無を対象として検討され，Cox Hazard Modelを用いて解析されたスコアリングの結果がTominariらにより報告された（UCAS Prediction model）[5]。年齢，性別，高血圧，サイズ，場所，娘動脈瘤をスコア化し（表2），3年間の破裂リスク（95％信頼区間）によりgrade I-IVに分類した（表3）。本スコアはPHASESスコアに比して日本のみのデータを用いていることから破裂予測精度が高いと報告されている[2]。本スコアは，インターネット上で利用可能である（http://u-info.umin.jp/risk.html）。

なお，症候性未破裂脳動脈瘤の治療適応は，無症候例とは大きく異なる。『脳卒中治療ガイドライン』でも症候性例を高破裂リスクに分類した。症候化と破裂リスク増大の関係を示した報告はないが，動脈瘤拡大は破裂リスクであり[9]，拡大によると考えられる症候化と増大は同列に捉える。最も頻度が高いのは，Pcomによる動眼神経麻痺であるが，準緊急治療の適応となる。また，近年，コイリングとクリッピングのレヴューとメタアナリシスが，クリッピング術の動眼神経麻痺改善効果がコイリングに勝ることを示した[10]。また，外転神経，動眼神経麻痺をきたす海綿静脈洞部内頸動脈瘤に関しても，緊急対応とはいえないものの，治療適応と判断すべきである。症候化後半年以内に親血管閉塞を含む治療を行えば症状改善効果が高い[11]。一方，脳幹の圧迫症状や下位脳神経症状をきた

した大型椎骨脳底動脈瘤の治療適応判断は難しい。一般的適応を示すのは困難で症例毎の慎重な検討が必要となる。

III 治療方法の選択

　出血リスク解析のみでは適切な治療方法，適応を判断することはできない。治療リスクは脳神経との関係，血栓化，石灰化，穿通枝の位置，治療方法，既往疾患，全身状態により，さらには担当医の技量により異なるからである。さらに親血管の動脈硬化性狭窄や，造影剤アレルギー，術後抗血栓剤，MRIT2*やSWIでの多発性出血性所見，FLAIR画像に見られる虚血性変化も治療リスクである。さらに治療法選択を複雑にする要員として，脳動脈瘤は脳神経外科領域でcommon diseaseであるが，様々な治療法があり，すべての治療法に熟達した術者を揃えるのが多くの施設で困難なことが挙げられる。このため，『脳卒中治療ガイドライン』でも，施設や術者の治療成績を勘案して治療適応を検討するように推奨している[1]。

　治療法選択は，治療法リスクに相当の違いがなければ，その治療効果を元に検討する必要がある。未破裂脳動脈瘤の治療目的は出血率を0にすることであり，患者が治療に希望するのは出血しなくなることに他ならない。患者は治療方法によらず，術後出血率が0になるものと思い込むことが少なくない。そのため，治療説明においては，治療効果の根拠を述べず，治療方法，リスクの説明のみをすることは避けねばならない。『脳卒中治療ガイドライン』[1]を含め，脳動脈瘤治療では治療成績という表現が治療合併症の頻度，成績を含み，長期的破裂予防効果でないことにも留意を要する。例えば，悪性疾患の治療成績とは放射線化学治療の副作用の頻度ではなく，5年生存率等の予後で治療効果である。感染症の治療成績は，治癒率であり，抗生剤による合併症の頻度ではない。この脳動脈瘤治療の特殊性は，未破裂脳動脈瘤自体が元来破裂率が低く，治療成績判定に長期的経過観察を要することが原因と考えられる。また，血管内治療では長期出血予防効果を評価できない新規手技があり，不完全閉塞や再発の厳重な経過観察が推奨されている[1]。例えば，内頸動脈海綿静脈洞部症候性大型動脈瘤に対しては，閉塞試験と脳血流検査を元に単純な親血管閉塞が安全であるとしていたが，従来の戦略は虚血性リスクが高く，flow diverterを用いて親血管を温存すると変遷した[12,13]。

　脳動脈瘤治療には血管内治療では，コイリング[14]，親血管閉塞，ステント併用，flow diverterが挙げられ，外科的治療ではクリッピング[15]，親血管閉塞，coatingと大別される。このような様々な技術，デバイス[16]を用いた治療法毎の治療後破裂率を比較するためには，治療対象となった病変を均一化し無作為試験を行う必要があるが本邦の報告はない。また，治療リスクが低い病変が治療されやすいことも報告[17]され，治療リスクが低くとも，破裂リスクが低い病変は破裂リスク低減効果も少なく，慎重な対応が求められる。

　欧米からは3〜25 mmの未破裂脳動脈瘤に対するクリッピングとコイル塞栓の治療合併症の無作為比較試験が報告された[18]。2010年からの6年間で136症例が振り分けられた。1年後のmodified Rankin Scale：mRS＞2は開頭4.2%と血管内3.6%に有意差はなかったが，術後神経学的障害と5日以上の入院は開頭群に多かった。本論文でも長期的破裂予防効果は言及されていない。2006年から2011年の米国ICD-9の4,899個の脳動脈瘤調査結果も報告[19]された。動脈瘤の部位，サイズが検討されていないが，院内死亡率に差はないが，クリッピングで周術期有害事象がコイリングと比較し多かった。本邦のJR-NET[14]の無症候性病変に限定した報告ではコイリングの完全閉塞率は60%未満とされている。一方，クリッピングでは再破裂率は年0.1%程度[15]とされている。

　一般的にクリッピングと比しコイリングは再発が多いとされる。いずれも米国の報告であるが，コイリング後平均16カ月で20.7%に再発が認められたとされ[20]，大型動脈瘤や初期治療の体積塞栓率低値が要因とされた。また再治療率についてはクリッピング8.7%に対しコイリングは20.4%という報告[21]もある。一方，10 mm未満動脈瘤の国内治療成績は良好で500個の動脈瘤に対しシンプルテクニック（39%），バルーンアシストテクニック（51%），ダブルカテーテルテクニック（9%）で行い，64%で完全閉塞が得られた[22]。動脈瘤残存は21%で，合併症率7.6%，死亡率0.2%であった。17%が再増大し10%で再治療を要した。小さな動脈瘤ではコイリング術合併症が多くなる。3 mm未満の動脈瘤ではカテーテル留置，dome/neck（D/N）比を考慮しても手技難易度が上がり，出血性合併症[23]が多い。一方，近年再発率，合併症率は減少傾向にあり，アシストテクニックによる。未破裂動脈瘤はbroad neckが多いとされるが[24]，これに対してもダブルカテーテル，バルーンアシスト，ステントアシストの使い分けとデバイス性能の向上と選択肢の広がりにより治療成績が向上した。

　大型動脈瘤に関してはflow diverterステントが使用可能となる。アシストテクニックに用いるステントと異なるコンセプトのデバイスで，コイルを入れず，親血管を温存し整流効果で瘤内血栓化を促す。後交通動脈分岐部より近位の内頸動脈で大型または巨大未破裂動脈瘤（D/N比＜2, neck 4 mm以上）が適応となる。しかし破裂動脈瘤でも急性期を除き抗血小板管理

が可能な場合使用可能となる。国内では2017年末時点で使用可能施設は限られ，Pipeline Flex Embolic Device（PED）（Medtronic®）のみである。欧米での治療成績[13]は，動脈瘤閉塞は1，3および5年後で87，93，および95％であった。また1，3，5年後の重大な合併症は1，3.5，および0％に認められた。以前に閉塞した動脈瘤の再開通は観察されなかった。さらに死亡率は3.7％で，5年後で96.3％の患者がmRS<2という結果が示された。

親血管閉塞術は特に椎骨脳底動脈系の大型病変で治療方法に限らず不完全治療後の破裂，増大例が多く，新規治療法を模索しflow diverterを用いた最近のメタアナリシスでもOverall mortality 21％（95％ CI 7〜38％）とmorbidity 26％（12〜42％）と報告[16]され，その適応自体を含め慎重な対応が求められる。

IV 血管内治療と外科治療の治療成績以外の比較

外科治療の長所は，クリッピングの長期的破裂予防効果が明らかになっていることであろう。すべての脳動脈瘤治療の中で，初回治療後の破裂予防効果を含めた根治性を長期的な経過観察結果と共に患者に提示できるものはクリッピングしかないともいえる。バイパス術併用親血管閉塞術の成績は内頸動脈病変では長期的にも根治性が高いがエビデンスレベルが低い[11]。血管内治療と比した外科治療の短所は，侵襲性，入院期間延長による廃用症候群，慢性硬膜下血腫，頭部切開による創部陥没が挙げられる。外科治療での創部の外観を手術合併症と定義するかは難しいが，外科治療の短所とはいわねばならない。脳動脈瘤治療の手術創部は多くが前額部から側頭部で，側頭筋萎縮や皮膚の薄い症例での前額部骨切開線が見えることが稀ならずある。局所麻酔が選択可能なのは血管内治療の利点である。術中のヘパリン化は（ACT 200-300）必須でヘパリン半減期が90分であるため，1時間おきのヘパリン追加投与を行う。血管内治療のアプローチルートは大腿，上腕，および橈骨動脈がある。動脈瘤局在や手技により選択するが，大腿動脈は穿刺が容易で，神経損傷が稀で，太いカテーテルが使用可能である。またガイディングカテーテルが直線的形状を保持可能で，カテーテル内の摩擦を減少させるため，大腿動脈を第一選択としている。部位特有の合併症として，穿刺部止血デバイスによる仮性動脈瘤や後腹膜血腫，出血，血管狭窄が海外では5％程度で発生し[25]，国内でも同様の報告があったことから2014年に医薬品医療機器総合機構から穿刺部止血デバイスに対し注意喚起があった。

V 経過観察

1 外科治療後経過観察

推奨度は低いものの脳動脈クリッピング術後も長期経過観察が推奨されている[1]。クリッピング術後は金属の影響で動脈瘤再拡大をMRIで経過観察することはできない。このため，術後急性期の時期に3DCTAを含めた造影検査を行い，数年後に再度経過観察の画像検査を行っている。このため，造影剤アレルギーがあれば，クリッピング術後経過観察が難しい。

2 血管内治療後経過観察

血管内治療では，再発リスクを考慮し，より厳密な経過観察が推奨されている[1]。MRAでの経過観察が可能である。未破裂動脈瘤コイリングでは術前からの抗血小板薬投与が周期期虚血合併症予防に効果的とされ[26]，術後1カ月まで継続する。ステント使用例では術前より2種の抗血小板薬投与が必要で，術後6カ月間投与が推奨される。

3 未治療未破裂脳動脈瘤の経過観察

未破裂例を経過観察とした場合の患者説明はより重要で[1]，適切な説明がなければ，患者が経過観察をおざなりにする原因となり，不安を煽ることはADLの阻害因子となる。経過観察で説明すべきことは，画像検査の時期と方法，日常生活における配慮である。未破裂脳動脈瘤の破裂は発見後1年以内に多いとされ，初回病変が確認されてから3〜6カ月以内の比較的早期に再検査を行う。我々は，その後は1年毎に経過観察を行い，5年後から2年毎としている。

『脳卒中治療ガイドライン』[1]は，禁煙と大量の飲酒，高血圧への対応を指摘した。高血圧は一部の破裂リスクスコアで挙げられており，動脈瘤の有無にかかわらず治療する。一方で，喫煙と大量の飲酒については破裂リスクには挙げられていない[5,8]。本邦からの大規模研究はないが，喫煙は未破裂脳動脈瘤拡大，新生との関連が指摘されている[27]。禁煙はすぐに非喫煙者に近づくものでなく継続的な禁煙が求められる。その他，日常生活活動を制限しないよう指導している。少なくとも破裂リスクが低い動脈瘤の破裂予防のために抑うつ的生活を送る必要がないと患者に明言すべきと考えている。

文献

1) 日本脳卒中学会 脳卒中ガイドライン委員会：未破裂脳動脈瘤．脳卒中ガイドライン2015．pp.227-237，協和企画，2015

2) 森田明夫:自然歴に基づいた未破裂脳動脈瘤の対応と課題. 脳外誌 26:84-91, 2017

3) UCAS Japan Investigators, Morita A, Kirino T, et al: The natural course of unruptured cerebral aneurysms in a Japanese cohort. N Engl J Med 366:2474-2482, 2012

4) Hishikawa T, Date I, Tokunaga K, et al: Risk of rupture of unruptured cerebral aneurysms in elderly patients. Neurology 85:1879-1885, 2015

5) Tominari S, Morita A, Ishibashi T, et al: Unruptured Cerebral Aneurysm Study Japan Investigators. Prediction model for 3-year rupture risk of unruptured cerebral aneurysms in Japanese patients. Ann Neurol 77:1050-1059, 2015

6) 村井保夫, 森田明夫:未破裂脳動脈瘤への対処. 動脈硬化予防 15:67-71, 2016

7) 日本脳卒中学会 脳卒中ガイドライン委員会:未破裂脳動脈瘤. 脳卒中ガイドライン 2009(篠原幸人, ほか編). pp.233-240, 協和企画, 2009

8) Greving JP, Wermer MJ, Brown RD Jr, et al: Development of the PHASES score for prediction of risk of rupture of intracranial aneurysms: a pooled analysis of six prospective cohort studies. Lancet Neurol 13:59-66, 2014

9) Brinjikji W, Zhu YQ, Lanzino G, et al: Risk Factors for Growth of Intracranial Aneurysms: A Systematic Review and Meta-Analysis. Am J Neuroradiol 37:615-620, 2016

10) McCracken DJ, Lovasik BP, McCracken CE, et al: Resolution of Oculomotor Nerve Palsy Secondary to Posterior Communicating Artery Aneurysms: Comparison of Clipping and Coiling. Neurosurgery 77:931-939, 2015

11) Matano F, Murai Y, Mizunari T, et al: Recovery of Visual and Ophthalmologic Symptoms After Treating Large or Giant Internal Carotid Artery Aneurysm by High-Flow Bypass with Cervical Ligation. World Neurosurg 98:182-188, 2017

12) Miyachi S, Ohnishi H, Hiramatsu R, et al: Innovations in Endovascular Treatment Strategies for Large Carotid Cavernous Aneurysms-The Safety and Efficacy of a Flow Diverter. J Stroke Cerebrovasc Dis 26:1071-1080, 2017

13) Becske T, Brinjikji W, Potts MB, et al: Long-Term Clinical and Angiographic Outcomes Following Pipeline Embolization Device Treatment of Complex Internal Carotid Artery Aneurysms: Five-Year Results of the Pipeline for Uncoilable or Failed Aneurysms Trial. Neurosurgery 80:40-48, 2017

14) Shigematsu T, Fujinaka T, Yoshimine T, et al: JR-NET Investigators. Endovascular therapy for asymptomatic unruptured intracranial aneurysms: JR-NET and JR-NET2 findings. Stroke 44:2735-2742, 2013

15) Hokari M, Kuroda S, Nakayama N, et al: Long-term prognosis in patients with clipped unruptured cerebral aneurysms—increased cerebrovascular events in patients with surgically treated unrupturedaneurysms. Neurosurg Rev 36:567-572, 2013

16) Kiyofuji S, Graffeo CS, Perry A, et al: Meta-analysis of treatment outcomes of posterior circulation non-saccular aneurysms by flow diverters. J Neurointerv Surg. Sep 30:neurintsurg-2017-013312, 2017

17) Akiyama Y, Houkin K, Nozaki K, Hashimoto N: Practical decision-making in the treatment of unruptured cerebral aneurysm in Japan: the U-CARE study. Cerebrovasc Dis 30:491-499, 2010

18) Darsaut TE, Findlay JM, Magro E, et al: Surgical clipping or endovascular coiling for unruptured intracranial aneurysms: a pragmatic randomised trial. J Neurol Neurosurg Psychiatry 88:663-668, 2017

19) McDonald JS, McDonald RJ, Fan J, et al: Comparative effectiveness of unruptured cerebral aneurysm therapies: propensity score analysis of clipping versus coiling. Stroke 44:988-994, 2013

20) Raymond J, Guilbert F, Weill A, et al: Long-term angiographic recurrences after selective endovascular treatment of aneurysms with detachable coils. Stroke 34:1398-1403, 2003

21) Gonda DD, Khalessi AA, McCutcheon BA, et al: Long-term follow-up of unruptured intracranial aneurysms repaired in California. J Neurosurg 120:1349-57, 2014

22) Oishi H, Yamamoto M, Shimizu T, et al: Endovascular therapy of 500 small asymptomatic unruptured intracranial aneurysms. Am J Neuroradiol 33:958-964, 2012

23) Shigematsu T, Fujinaka T, Yoshimine T, et al: Endovascular Therapy for Asymptomatic Unruptured Intracranial Aneurysms. Stroke; a journal of cerebral circulation 8:11-18, 2013

24) 宮地 茂:脳血管内治療兵法書 宮地流心・技・体 四十八手. pp.118-121 メディカ出版, 2015

25) Das R, Ahmed K, Athanasiou T, et al: Arterial closure devices versus manual compression for femoral haemostasis in interventional radiological procedures: a systematic review and meta-analysis. Cardiovasc Intervent Radiol 34:723-738, 2011

26) Yamada NK, Cross DT 3rd, Pilgram TK, et al: Effect of antiplatelet therapy on thromboembolic complications of elective coil embolization of cerebral aneurysms. Am J Neuroradiol 28:1778-1782, 2007

27) Can A, Castro VM, Ozdemir YH, et al: Association of intracranial aneurysm rupture with smoking duration, intensity, and cessation. Neurology 89:1408-1415, 2017

66 無症候性脳動脈狭窄にどう対処するか

森岡 基浩 [久留米大学医学部脳神経外科]

I 内頚動脈狭窄症

　脳梗塞や一過性脳虚血発作（TIA）を発症した"症候性"内頚動脈狭窄症に対しては，
1) CEA（carotid endoarterectomy）手術，または，
2) ステント治療によるCAS（carotid artery stenting）
を内科治療と併用して行うことが一般に推奨され，これらの治療適応基準は脳梗塞やTIAの発生機序を考慮して決められている．すなわち，
I) 動脈硬化巣が不安定（不安定プラーク）で血栓を形成しやすい，または，
II) 高度の狭窄に対し側副血行が不十分であるために血流が低下している（血行力学的要因）ために症状を呈していることから，その治療の適応はプラークの性状（不安定か否か）または狭窄率（血流低下の指標）がその基準として用いられている．
　近年では脳ドックや頚部エコー等にて偶然内頚動脈狭窄症が発見されることが多くなってきたが，これらの"無症候性"内頚動脈狭窄症に対する治療方針は上記の基準をそのまま当てはめることができず現在もまだ議論が多いのが現状である．今までの主な大規模ランダム化比較試験（RCT）を表1に示す．

1 ACAS

　ACAS（Asymptomatic Carotid Atherosclerosis Study；1995）[1]（図1）．
　80歳未満，60%以上の狭窄率を持つ無症候性患者に対しCEAと内科治療を比較したRCTである．内科治療にはaspirinが用いられており，本研究では男性患者に対するCEAの有効性が示された．本研究では周術期の脳卒中/死亡が3%未満の成績であれば内科治療を上回ることが指摘された．

2 ACST

　ACST（Asymptomatic Carotid Surgery Trial：

表1 無症候性内頚動脈狭窄症に対する治療の臨床試験

研究名	発表年	狭窄率	対象治療	結果	評価
ACAS	1995	60%	CEA vs 内科治療	脳卒中/死亡　5.1%/5年 脳卒中/死亡　11.0%/5年	CEA有効 女性の有効性確認 できず
ACST	2004	60%	CEA vs 内科治療	脳卒中/合併症　6.4%/5年 脳卒中/その他 11.8%/5年	75歳未満には 男女ともCEA有効
CREST ：無症候性群解析	2010	60%	CEA vs CAS	脳梗塞/死亡　2.7%/4年 脳梗塞/死亡　4.5%/4年	CASの非劣性証明
	2016	60%	10年後長期成績	脳梗塞/CAS；6.9%, CEA；5.6%	CASの非劣性証明
ACT1	2016	70%	CEA vs CAS	脳卒中なし　94.7%/5年 脳卒中なし　93.1%/5年	CASの非劣性証明
現在進行中	ACST-2 CREAST-2		CEA vs CAS 大規模研究 内科治療 vs CEA vs CAS		

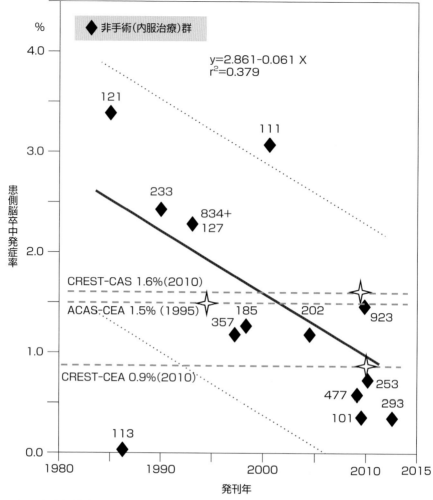

図 1　無症候性内頸動脈狭窄症（50%以上）に対する臨床研究結果からの治療成績（内科治療のみ，CEA，CAS）の歴史的変遷
　　◆は内科治療のみの臨床研究結果と数字は患者数を示す。
（Ryan-Holm stepdown Bonferroni correction；Abbott AL, et al. Hypothesis and Theory 2017 から一部改変して引用）

2004)[2]。

　狭窄率60%以上の無症候性患者に対し早期にCEAを行った群と内科治療を行った群の比較。周術期脳梗塞/心筋梗塞および経過中の脳卒中の発生をprimary endpointとした。この試験では内科治療にACE-inhibitor，statin，clopidogrelなどが加えられたが，男女ともに75歳未満の患者でCEAが有効であった。

3　CREST

　CREST（Carotid Revascularization Endarterectomy vs Stent Trial：2010)[3]（図1）。
　CEA危険因子（図2）を持たない60%以上の狭窄率を持つ患者に対するCEAとCASの比較試験。この研究のなかの無症候性患者のグループで同側の脳卒中/死亡イベントの発生を比較したところ，CEA，CAS群間で有意差はなくCASは非劣性であることが示された。更にこの患者群は10年後にも調査を行いCAS/CEAに有意差がないことが報告された（CREST：2016)[4]。

4　ACT1

　ACT1（Asymptomatic Carotid Trial：2016)[5]。
　80歳未満70%以上狭窄の無症候性狭窄症でCEA危険因子のない患者に対するCEAとCASのRCTである。primary endpointを30日以内の死亡/脳梗塞/心筋梗塞とした。この研究でもCASはCEAと比較して非劣性であることが示された。更に現在でもまだいくつかの臨床研究が進行中である。
　CASかCEAの治療選択に関しての2017年のメタ解析[6]では，全体的にはCEAがやや優位，心筋梗塞な

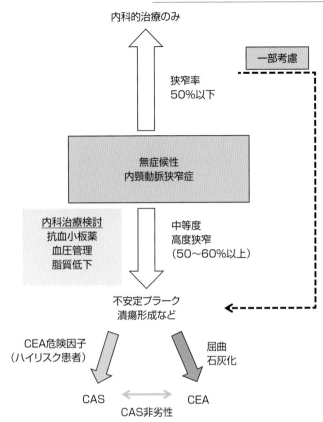

図2 無症候性内頸動脈狭窄症治療における危険因子と治療選択の考え方

どを含めるとCASがやや優位であるが，いずれも統計学的な差はみられていない。

CEA/CASを推奨する結果が報告される一方，2009年のsystematic review[7]では内科治療成績が近年著明に改善してきており今までの大規模臨床試験のCEA/CASの成績を凌駕しつつあることが指摘された。このことからまずは内科治療単独の方が医療費の観点からもよいのではないかという提言もされている(図1)。

これらの結果から，わが国の『脳卒中治療ガイドライン』では，高度狭窄症例には，

1) 最良の内科治療を考慮し
2) 熟練した施設におけるCEA：推奨（グレードB）
3) 適切な術者によるCAS：考慮してよい（グレードC1）としている。

2015年に世界中の28のガイドラインをreviewした報告[8]では，危険因子のない50％以上狭窄症例に対してはCEA推奨24件（86％），CAS推奨17件（61％），CAS非推奨8件（29％），内科治療のみ推奨1件（4％）であり，世界的には危険因子のない高度狭窄例に対してはCEAが推奨されている傾向にある。

以上のことから現時点での無症候性内頸動脈の治療方針を図2に示す。現時点では50％以下の軽度狭窄例ではCEA/CASが推奨される根拠はないが，不安定プラークであったり潰瘍を形成している例は脳梗塞発生の危険が高いともされており，今後はプラーク性状による適応基準の検討も課題であると考えられる。

II 頭蓋内動脈狭窄症

白人には頸部内頸動脈狭窄症が多いのに対し，アジア人とアフリカ系アメリカ人においては頭蓋内動脈硬化症（intracranial atherosclerotic stenosis：ICAS）の罹患率が高いことが知られている。発生部位としては頭蓋内内頸動脈，中大脳動脈，脳底動脈に高頻度にみられる一方で椎骨動脈，前大脳動脈，後大脳動脈には少なく，小脳動脈や前または後交通動脈には稀とされている[9]。

狭窄率50％以上のICASの症候性脳梗塞の発症機序については，1) 狭窄部から血栓が生ずるartery-to-artery（A to A）embolism：約50％，2) 狭窄部位から分枝する穿通枝梗塞：20～25％，3) 脳血流低下によるもの：10％以下，4) これらの混合型：10～15％と報告されている[10,11]。さらに前方循環の病変ではA to A embolizationが多く，後方循環の病変では穿通枝の脳梗塞が多いとされている。無症候性ICASが症候性となる発症率は不明であるが，症候性となったもの

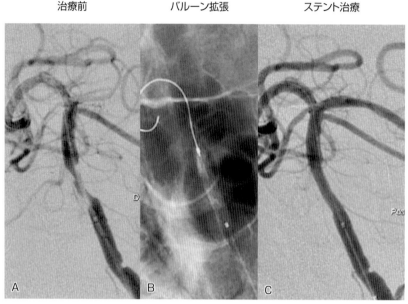
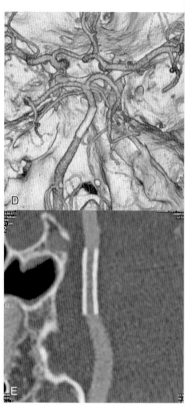

図3 42歳男性，無症候性脳底動脈狭窄症
　治療前（A），バルーン拡張（B），ステント挿入後（Driver Sprint：coronary stent）（C），および1年後3D-CTA（D，E）を示す．再狭窄もみられていない．

は再発率が2年間で25～30％と報告されており，その頻度は決して低いものではない[12]．

　治療法としては内科治療の他には，EC-IC（頭蓋外-内動脈）バイパス，ステント治療が挙げられる．現在までのところ症候性の病変に対する臨床研究のみが報告されているのでその結果を簡単に紹介する．

1　EC-IC バイパス

　内頸動脈および中大脳動脈の狭窄/閉塞症に対するSTA-MCA（浅側頭-中大脳動脈）バイパスが代表例である．このバイパスは歴史的に欧米の臨床研究では内科治療を上回ることができていない．しかしながらわが国の報告では症候性の症例に対する有効性が報告されており，適応を満たす"症候性"の例にはわが国の脳卒中ガイドラインでは推奨レベルとされている．これらの臨床試験の詳細は別項に譲るが，こういった現状からは無症候性のICASに対する効果は未だ不明で臨床試験も行われていないため，基本的に推奨されないレベルといってよいと思われる．

2　ステント治療

　50％以上の症候性狭窄に対しバルーン拡張型ステント治療を行ったSSYLVIA研究[13]では，1年以内の脳卒中は13.9％，再狭窄は35％に発生し，満足できるものではなかった．

　70～99％の頭蓋内症候性主幹動脈狭窄症に対し自己拡張型ステント治療を行ったSAMMPRIS試験[14]では，1年以内の脳卒中と死亡に関して内科治療群が12.2％，ステント群20.0％であり，症例登録が451例で打ち切られ内科治療群の優位性が証明された．その後70％以上の症候性ICASに対するバルーン拡張型ステントを用いたRCTであるVISSIT試験[15]も内科治療優位のため途中で中断されている．

　このように現在まで症候性ICASに対するステント治療が内科治療を上回ることができていないため無症候性病変に対する治療は推奨されないのが現状といえる．したがって無症候性のICASに対しては現時点ではバイパス手術もステント治療も推奨されないと結論づけられる．

　しかしながら例外として複数の主幹動脈狭窄病変を

もつ患者，発症すると非常に重篤となることが予想される状況の症例等に対しては，無症候性であってもバイパス，ステント治療を考慮したほうがよい症例も存在すると考えられる．

症例：42歳男性，無症候性脳底動脈狭窄症（90％）．後交通動脈の発達もあまりみられず閉塞時には重篤になると予想されることから Driver Sprint（Coronary stent）を用いて治療を行った．1年後の 3D-CT angio でも狭窄を認めず経過は良好である（**図3**）．

本例のように狭窄の進行により重篤な事態となる可能性がある症例では無症候性であってもステント治療も考慮してよいのではないかと考えられる．

III 内科治療薬とまとめ

以上のように無症候性の病変については基本的に内科的治療がその選択となり，動脈硬化性疾患治療薬として，1) 血圧管理，2) 高脂血症治療薬，3) 抗血栓薬（抗血小板薬または抗凝固薬）が基本となると考えられる．降圧薬と高脂血症治療薬（スタチン）は脳卒中予防以外にもその必要性は異論のないところでありスタチン自体に動脈硬化性病変の改善効果が報告されている．症候性 ICAS に対する2次予防の臨床研究 WASID（Warfarin Aspirin Symptomatic Intracranial Disease）[12]では抗凝固薬（ワルファリン）は出血等の有害事象が多く抗血小板薬（アスピリン）が有効であると報告している．更に近年では抗血小板剤であるシロスタゾールが無症候性 ICAS の狭窄度を改善させることが報告されており[16]無症候性であっても抗血小板薬は有効かもしれない．しかしながら脳血流低下もない無症候性の病変に対して抗血小板薬を投与することは出血性合併症を考慮するとその必要性について明確な根拠はない．頭蓋内動脈狭窄症における脳卒中の発生機序として狭窄部の血栓形成によるものが最も多いことを考慮すると，先述の内頸動脈狭窄症と同様に病変部が不安定プラークかどうか高解像力の MRI 画像等にて評価することが可能[17]となってくれば，将来は無症候性であっても症例に合わせたテーラーメイドな治療法の選択を行うことが可能になると思われる．

文献

1) Endarterectomy for asymptomatic carotid artery stenosis. Executive Committee for the Asymptomatic Carotid Atherosclerosis Study. JAMA 273：1421-1428, 1995
2) Halliday A, et al：Prevention of disabling and fatal strokes by successful carotid endarterectomy in patients without recent neurological symptoms：randomised controlled trial. Lancet 363：1491-1502, 2004
3) Brott TG, et al：Stenting versus endarterectomy for treatment of carotid-artery stenosis. N Engl J Med 363：11-23, 2010
4) Brott TG, et al：Long-Term Results of Stenting versus Endarterectomy for Carotid-Artery Stenosis. N Engl J Med 374：1021-1031, 2016
5) Rosenfield K, et al：Randomized Trial of Stent versus Surgery for Asymptomatic Carotid Stenosis. N Engl J Med 374：1011-1020, 2016
6) Moresoli P, et al：Carotid Stenting Versus Endarterectomy for Asymptomatic Carotid Artery Stenosis：A Systematic Review and Meta-Analysis. Stroke 48：2150-2157, 2017
7) Abbott, AL：Medical（nonsurgical）intervention alone is now best for prevention of stroke associated with asymptomatic severe carotid stenosis：results of a systematic review and analysis. Stroke 40：e573-583, 2009
8) Abbott AL, et al：Systematic Review of Guidelines for the Management of Asymptomatic and Symptomatic Carotid Stenosis. Stroke 46：3288-3301, 2015
9) van der Kolk AG, et al：Distribution and natural course of intracranial vessel wall lesions in patients with ischemic stroke or TIA at 7.0 Tesla MRI. Eur Radiol 25：1692-1700, 2015
10) Wong KS, et al：Mechanisms of acute cerebral infarctions in patients with middle cerebral artery stenosis：a diffusion-weighted imaging and microemboli monitoring study. Ann Neurol 52：74-81, 2002
11) López-Cancio E, et al：Infarct patterns, collaterals and likely causative mechanisms of stroke in symptomatic intracranial atherosclerosis. Cerebrovasc Dis 37：417-422, 2014
12) Kasner SE, et al：Warfarin Aspirin Symptomatic Intracranial Disease Trial Investigators.：Predictors of ischemic stroke in the territory of a symptomatic intracranial arterial stenosis. Circulation 113：555-563, 2006
13) SSYLVIA Study Investigators：Stenting of Symptomatic Atherosclerotic Lesions in the Vertebral or Intracranial Arteries（SSYLVIA）：study results. Stroke 35：1388-1392, 2004
14) Chimowitz MI, et al：Stenting versus aggressive medical therapy for intracranial arterial stenosis. N Engl J Med 365：993-1003, 2011 SAMMPRIS
15) Zaidat OO, et al：Effect of a balloon-expandable intracranial stent vs medical therapy on risk of stroke in patients with symptomatic intracranial stenosis：the VISSIT randomized clinical trial. JAMA 313：1240-1248, 2015
16) Yamada K, Fujimoto Y：Efficacy of cilostazol for intracranial arterial stenosis evaluated by digital subtraction angiography/magnetic resonance angiography. Adv Ther 28：866-878, 2011
17) Zhu XJ, et al：Morphologic characteristics of atherosclerotic middle cerebral arteries on 3T high-resolution MRI. AJNR Am J Neuroradiol 34：1717-1722, 2013

67 脳ドック

岡田 靖［国立病院機構九州医療センター臨床研究センター 脳血管・神経内科］

I 脳ドックの歴史と日本脳ドック学会

　脳ドックはくも膜下出血の予防を目的として未破裂脳動脈瘤の段階で発見することを目的とした脳血管撮影（intra-arterial digital subtraction angiography：IA-DSA）による「脳の人間ドック」が1988年3月に新さっぽろ脳神経外科病院で開始されたのが日本最初である。さらに同年8月に、小林らは島根難病研究所（現 ヘルスサイエンスセンター島根）で無症候性脳血管障害の発見、認知症の早期発見を目的とした日本初のMRIによる脳ドックを開設した[1]。その後、MRIが普及し、MRIの精度が上がるに従って脳ドック実施施設は急速に増加した。当時、新さっぽろ脳神経外科病院から未破裂脳動脈瘤の頻度がIA-DSAでは6.8%、後のMRIでも4.8%に発見されること、家族歴があると15.5%に上昇することが報告され、一気に機運が高まり、1992年に日本脳ドック研究会が発足し、1996年に日本脳ドック学会が設立された。未破裂脳動脈瘤の発見が主目的であった関係で、同学会の2014年のアンケート結果では脳ドック診断医の専門領域は脳神経外科が82%を占めている。

II 脳ドックガイドラインと脳ドックの施設認定

　1997年に日本脳ドック学会ではじめて脳ドックのガイドラインが作成され、以後2003年、2008年、2014年と改版を重ねて、現在次期ガイドラインの改訂が始まっている。未破裂脳動脈瘤に関しては日本脳神経外科学会主導の悉皆調査UCAS Japan（unruptured cerebral aneurysm Study of Japan）で5,651例の追跡研究により精度の高い未破裂脳動脈瘤の自然歴が明らかになり[2]、さらにTominariら[3]はこれをもとに3年間の破裂予測スコアを作成した。脳ドック用の未破裂脳動脈瘤の解説ビデオも森田らが作成中である。

　無症候性脳梗塞については欧米とは異なり、日本では脳梗塞のみならず脳出血のリスクもあることが明らかにされた。さらに無症候性脳梗塞と大脳深部白質変化の鑑別が曖昧なことから画像診断研究がなされ、T1、T2、FLAIRの3種の撮像法がいずれの2種よりも無症候性脳梗塞の診断頻度が有意に高いことを証明し、脳ドックガイドラインではこの3撮像法を2008年から必須とした。またT2*強調画像による脳微小出血が脳出血の高リスクであるだけでなく、脳梗塞のリスクとしても重要であることが報告され[4]、2014年のガイドラインから必須撮像法として追加された。

　日本脳ドック学会では2009年から脳ドックの診断レベル向上と特に無症候性脳虚血性変化の標準化を目指して脳ドックのガイドラインに準拠した脳ドックの施設認定が始まった。現在までに8回の審査がなされて、2017年10月現在、脳ドック学会登録施設658施設中281施設が認定されている。認定基準はガイドラインの改定ごとに厳格化しており、MRI撮像条件の追加、頸部血管エコーや認知機能検査の必須化など、これまでの未破裂脳動脈瘤の検出、無症候性脳虚血病変の検出から高齢化に伴う脳動脈硬化や認知機能低下等の早期発見への対応が進められている。

III 脳ドックの未破裂脳動脈瘤（非破裂脳動脈瘤）の検出率、破裂率、手術率

　MRI、MRAの精度の向上と脳ドックの普及に伴い、未破裂脳動脈瘤の発見頻度が増加した。脳ドックの検出率は登録施設アンケートで2.8%、施設認定資料の頻度で4%、新さっぽろ脳神経外科病院では7.0%であり、4mm未満の小型脳動脈瘤が76%を占めていた[5]。（図1）悉皆調査UCAS Japanの未破裂脳動脈瘤患

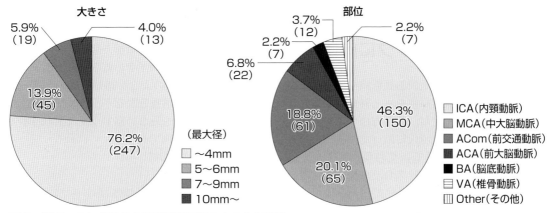

図1 脳ドックにおける未破裂脳動脈瘤の大きさと頻度
　円グラフは新さっぽろ脳神経外科病院脳ドック（計287/4079例）の未破裂脳動脈瘤の大きさと部位で，平均発見率は7.0％，ちなみに脳ドック学会アンケート調査2002年では167施設の平均発見率は2.8％，脳ドック学会の認定施設の認定更新書類，2015年，124施設の平均発見率は4.0％であった。（文献5をもとに作成）

の観察研究ではオーバーオールで年率約1％（0.95％）の人が破裂していた[2]。全国の一般住民の脳動脈瘤保有者が300万人，そのうち毎年約3万人が破裂し，くも膜下出血を発症しているとする計算が悉皆調査の破裂率と符合する。破裂の危険因子は喫煙と高血圧であり，まずこれらの内科治療を行い，経過観察しつつ，危険度の高いものについて，ガイドラインに従って手術を考慮する。頭蓋内脳動脈瘤は破裂すればくも膜下出血をきたし，重症脳卒中で致死的となる可能性が高く，破裂の危険性がある脳動脈瘤の予防的手術が増加しているのである。現在，破裂脳動脈瘤に対する手術数を，未破裂脳動脈瘤手術数が上回る状況になっている。ひとたび診断され，専門医療機関に紹介された場合，手術可能な病院では悉皆調査の結果からは約45％に手術が実施されており，さらに最近では血管内治療でより低侵襲な治療が可能になったことで高齢者にも適応が拡大されているが，そのままにした場合の破裂率が1％であることを考慮すると，この手術率はやや過剰な介入と思われる。また高齢者の未破裂脳動脈瘤保有者ではくも膜下出血より他の疾患による死亡リスクが75％以上と大きく上回ることから，救命を目的とした先制医療としては成り立たないことがわかってきた[6]。未破裂脳動脈瘤の大部分は非破裂脳動脈瘤であり（ここでは未破裂脳動脈瘤のうち，将来破裂脳動脈瘤を除いた生涯破れずに他の疾患で死亡する場合と定義[6]），今後，さらに脳ドック診断と説明の質を向上させ，脳ドック脳動脈瘤検出者の内科治療の重要性を確立し，手術適応となる破裂危険度の高い脳動脈瘤を科学的に絞り込むことが望まれる。

IV 脳ドック施設アンケート調査にみる検査機器，検査項目の変化

　日本脳ドック学会の2007年のアンケート調査では216施設中，1.5T以上のMRI保有施設は77％，MRI撮像法でT1＋T2＋FLAIR（またはProton）を実施している施設は69％であった。それが2014年の調査では，1.5T MRIの保有施設が80％，3Tが12％と高磁場化が進んでおり，T1＋T2＋FLAIRの撮像実施率は90％にまで上昇した。受診者数は2014年調査で平均438人／年であるが200人以下が47％を占めている。脳ドック費用は平均4万575円であり，単独で行う脳ドックよりも人間ドックの中で行われるものが61.5％と多い。リピーター比率は平均9.6％，平均受診間隔は2.5年であった。認知機能検査に関しては2007年には全例実施が回答202施設中54施設（26.7％），特定例のみ45施設（22.2％）で合わせても49％と半数以下であった。認定施設の必須条件とした2014年には64％と増加したが全例実施は少ない。検査内容は長谷川式とミニメンタルステート検査（MMSE）が大半を占めている。頸部血管の検査は2007年には頸部血管超音波検査が113施設（52.5％），MR血管撮影が65施設，実施なし37施設であったが，2014年には頸部血管超音波検査が必須事項となり，68.5％とやや増加している。また現在，脳ドック学会では学会ホームページに特定検診のデータ取り込みも可能にし，未破裂脳動脈瘤破裂予測スコアやアミロイドアンギオパチーの診断にも配慮し，iPadによる簡便な認知機能検査CADi2に対応した脳ドック標準データベースを公開している。これらが活用され，全国の脳ドックが標

準化されていくことが望まれる.

V これからの脳ドックに向けて

これまで脳ドックでは未破裂脳動脈瘤や無症候性脳梗塞を含む無症候性脳血管障害を主な対象としてきたが，MRIが普及・高性能化し，診断方法や予防医学も進歩した現在では，さらに時代に沿った事業への対象者や対象疾患・病態も広げていく必要がでてきている．わが国は高齢社会世界一であり，今後最も問題になるのは認知症である．Alzheimer型認知症に対しても進行抑制治療が実現する可能性があり，より早期に，すなわち軽度認知障害の段階で発見あるいは診断し，予防に向けた活動を行う必要がある．認知機能低下を海馬萎縮の前段階から診断するためには脳機能画像が必要である．現在はポジトロンCTが主力であるが一般の脳ドックに普及することは難しい．SPECTを用いた脳機能画像による診断も広がりを見せているが医療経済的な側面からは限られた症例が対象となるであろう．最近，開発された安静時脳機能的MRI（fMRI）は脳内ネットワーク機能を見ることができるもので，これまでの脳ドックで追加投資もなく，安静時の数分のMRI撮影で実施可能な画期的な機能画像診断法である[7]．ただし解析は複雑であり，クラウド型データベースシステムを構築し，脳ドック施設からデータをインターネットで中央判定施設へ送信し，解析して報告書を送るシステムを構築する必要がある．これが広範囲で実現し，日本人の大規模なデータベースができれば脳機能障害診断の対象が大幅に拡大する．さらに今後は人工知能を用いた未破裂脳動脈瘤や白質病変の診断支援システムの開発も行われており，これらとの組み合わせも可能となるであろう．診断のためには日本脳ドック学会の脳ドック標準データベースの項目とCADi2のような認知機能スクリーニングを実施することが前提となるが，これらはMRI普及率世界一で世界に類をみない脳ドック大国の日本でこそ実現が可能な将来像である．

文献

1) 小林祥泰：無症候脳血管障害；脳ドックの現状．日本医師会雑誌146（特別号1 脳血管障害診療のエッセンス）：S236-237, 2017
2) Morita A, Kirino T, Hashi K, et al：The natural course of unruptured aneurysm s in a Japanese cohort. N Engl J Med 366：2474-2482, 2012
3) Tominari S, Morita A, Ishibashi T, et al：Prediction model for 3-year rupture risk of unruptured cerebral aneurysms in Japanese patients. Ann Neurol 77：1050-1059, 2015
4) Bokura H, Saika R, Yamaguchi S, et al：Microbleeds are associated with subsequent hemorrhage and ischemic stroke in healthy elderly individuals. Stroke 42：1867-1871, 2011
5) 山村明範, 井上英明, 端 和夫. 脳ドックと未破裂脳動脈瘤. 未破裂脳動脈瘤 Japan Standard. pp.58-67, 中外医学社, 2015
6) 岡田 靖, 湧川佳幸. 脳血管・神経内科医からみた未破裂・非破裂脳動脈瘤. 未破裂脳動脈瘤 Japan Standard. pp.68-76, 中外医学社, 2015
7) 小野田慶一, 山口修平：安静時MRIの臨床応用のための基礎と展望．日老医誌52：12-17, 2015

X　リハビリテーション

- 68 脳卒中リハビリテーションの基本的な考え方
- 69 脳卒中リハビリテーションにおける機能評価と予後の予測
- 70 脳卒中の理学療法：免荷式トレッドミル歩行訓練とロボット支援歩行訓練
- 71 脳卒中の作業療法
- 72 脳卒中の摂食嚥下障害とその治療
- 73 脳卒中後の四肢痙性に対する学際的アプローチ
- 74 脳卒中を生き延びる（脳卒中診療における心のケア）
- 75 社会復帰へ向けての社会資源の活用
- 76 脳卒中後遺症と車の運転
- 77 治療と職業生活の両立支援ガイドラインについて
- 78 熊本地区における脳卒中医療連携
- 79 災害時の脳卒中医療　―熊本地震を経験して学んだこと―

68 脳卒中リハビリテーションの基本的な考え方

向野 雅彦 [藤田医科大学医学部リハビリテーション医学I講座]
才藤 栄一 [藤田医科大学医学部リハビリテーション医学I講座]

I はじめに

　脳卒中では様々な機能障害が発生する。多くの場合，発症後数カ月の間に徐々に改善するが，機能障害の改善には限界があり，最終的に発症前と同様に日常生活を送ることは難しいことが多い。したがって，リハビリテーション医療による「システムとしての解決」が必要となる。

　リハビリテーション医療は，活動障害（activity disorder）のある個人に介入し，その活動・行動を再建することで社会生活への復帰を支援する。そのために，失われた機能の改善とともに，残存した機能による代償や，装具などの支援システムを併用し，患者にとって最適な解決を目指して，課題を練習し，学習してもらう。病態の解決だけでなく，機能障害が残存していても代償的な手段を含め，全体として患者の抱える活動障害の解決を目指すという考え方である。日常生活を成立させ，社会参加をサポートして患者の生活の質を最大化するために，患者の残存機能や環境を含めた総合的な問題解決を実現することがリハビリテーションの目的である。

　本稿では，システムとして活動障害を解決する脳卒中リハビリテーションの基本的な考え方について述べる。

II 活動機能構造連関（activity-function-structure relationship）

　人間の活動と機能，形態には密接な関係がある。例えば，ウェイトリフティングの選手は筋力トレーニングを行うことによって筋力を増強する。一方，マラソン選手は，同様に筋をトレーニングするが，その内容は異なり，持久的な有酸素運動を集中して行う。その結果，両者の持つ身体能力および身体的特徴は全く異なる形に収束する。

　これまでに，このような活動と身体機能や身体構造との関係を成り立たせる様々なメカニズムが証明されている。例えば，抵抗運動を行うことにより得られる筋肥大は，物理的な刺激をきっかけとしたIGF-1（インスリン様成長因子）やHGF（肝細胞増殖因子）の分泌が，蛋白合成の促進や筋衛生細胞の増殖をもたらすことで生じる[1]。一方で，蛋白を分解するプロセスは常に動いており，不使用では合成減少によって分解プロセスが優勢となり筋萎縮が起こる。持久的な運動では，繰り返す筋収縮によるカルシウムイオンの流入がトリガーとなり，ミトコンドリアの生合成プロセスが動き出す[2]。神経活動も活動によって変容するが，その基本的な仕組みとして繰り返し同時に活動するニューロンの結合は強化される「Fire together, wire together」というHebbの法則が知られている。この仮説は1949年にDonald Hebbによって提唱され，1973年のシナプス長期増強（Long-term potentiation：LTP）の発見によって実証された[3]。LTPは，活動頻度の増加に応じてシナプスの伝達効率が増強する現象である。シナプスの入力側に高頻度刺激を与えると，シナプスにおけるLTPが誘発され，信号が伝わりやすくなる。この現象は，海馬を始めとして様々な部位のグルタミン酸シナプスで起こる現象である。

　このように，身体機能・構造は活動依存性に変化し，原則として使えば使うほど機能が向上し構造が強化される。このことは，脳卒中のリハビリテーションの臨床においても実証されている。Taubらは，サルの片側の運動障害モデルを用いた実験で麻痺肢の使用と健側肢の拘束によって麻痺肢の機能改善がみられることに着目し，障害における学習性不使用（Learned nonuse）という概念を提唱した。この考え方に基づいて作成されたのが，Constraint-induced movement therapy（CI療法）である[4]。この治療法は非麻痺側上肢

の動きを制限することで麻痺側上肢を強制的に使用する環境を作った上で課題の練習を集中的に実施するというものであり，これまでに多くのランダム化比較試験（RCT）において有効性が証明されている．さらにこのような使用依存的な機能改善の考え方は，脳卒中リハビリテーションの現場で普及しつつある練習ロボットにも応用されており，特に上肢機能練習用のロボットの分野において，同じパターンの動作を多数回行うことができるということがロボット使用の大きなメリットの一つとして強調されている[5]．実際に，このようなロボットによる練習は，RCTを含む多数の報告においてその有効性が示されている．さらにこのような脳卒中後の使用依存性の機能改善は，脳構造の変化を伴う．Nudoらはサルの脳梗塞モデルを用いて，訓練で上肢を使用することで皮質のマッピングに変化が生じることを示した[6]．以上のように活動と機能，構造の密接な関係性は，様々な階層において見ることができる．

III 支援システム（Assistive systems）

リハビリテーション医療では様々な支援システム（国際生活機能分類における環境因子）を使用する．支援には，義肢装具，リハビリ工学，家屋改造などの工学的支援とケースワークなどによる社会的支援とがある．特に自立を目指すリハビリテーション医療において工学的支援の利用が役立つ．工学的な支援には二つの使用法がある．

一つは代償手段の一つとして，動作，活動を成立させるための道具として利用する例である．脳卒中をはじめとする神経障害患者における練習を考える上での注意点は，障害の改善には限界があり，多くの場合，患者は元々できていたことを同様の方法ではできなくなるという現実にある．けれども，脳卒中の障害は多くは片側性であるため，両側が関与できる場合は，非麻痺側による代償が可能である（動作や運動の冗長性）．例えば，歩行で下肢の振り出しの際，体幹や非麻痺側の下肢の動きによって麻痺肢を持ち上げて前方に運ぶことができる．また，上肢では，麻痺側での活動を非麻痺側で練習することによって動作を可能にできる．例えば，利き手が麻痺した場合も，非利き手で様々な動作を練習することで，目的の活動を達成できる．しかし，非麻痺側による代償が難しい例もある．例えば，歩行では必ず片側下肢のみで身体全体を支持する時間（単脚支持期）が存在するので，重度の麻痺が存在する場合には非常に難しい課題となる．そのような場合，装具使用によって下肢の支持性を改善させる，あるいは杖使用によって荷重を分散させることで，歩行を成立させる．また，非麻痺側での代償が可能であっても，装具使用によって効率を改善できる例もある．装具，杖，車椅子などの工学的支援は，機能障害を補い，能力低下を改善することが可能である．近年，動力を含む電動車椅子や歩行補助用ロボット，手すりやバリアフリー構造の床といった建物構造など，テクノロジーの進歩とともに内容も拡大している．

一方で，工学的支援は練習を支援する手段としても使われる．例えば，足関節・膝関節の支持性の増強や下肢のクリアランスを改善する目的で用いられる下肢装具は，練習の難易度調整にも用いることができる．つまり，重度の下肢麻痺患者にとって非常に難しい課題である立位保持を，長下肢装具で膝関節と足関節を固定し支持性を向上させ，立位のコントロールをより容易にすることで，歩行という次の練習プロセスに導くことができる．さらに改善に伴って膝関節の固定を外したり，足関節の角度設定を変更したりすることで，練習段階に合わせた適切な難易度を提供できる．このような工学的支援による難易度調整のサポートも，限られた時間でより効果的な練習を実現する上での重要な手段となる．

IV 治療的学習（Therapeutic learning）

脳卒中によって心身機能の一部が失われた状態から最終的に生活活動における問題の解決に至るためには，機能そのものの改善に加え，新しい心身機能条件下での活動の学習が必要である．心身機能の改善に限界がある場合，代償や工学的支援を用いながら目的活動の獲得を目指す．それは，発症以前に行っていたものとは異なる方法である場合が多い．したがって，いかに新しい方法を効率的に練習するかが重要となる．リハビリテーション医療において，医療者はチームとして，多面的に患者の機能障害改善と残存機能や支援システムも用いながら活動課題を学習する過程をサポートする．

リハビリテーション医療における学習は，通常行われる学習といくつかの点で性格が異なる．一つは，比較的短期間で難易度の高い活動を獲得しなければならないという点である．そのため，学習の効率性が重視される．効率的な学習のため，能力に応じた適切な練習課題の設定とフィードバックについての検討が必要である[7,8]．練習課題の設定においては，難易度設定と転移性への考慮が大切である．最初から目標課題を練習できればよいが，多くの場合，最終的に目標となる課題は，機能障害の改善も織り込んで現状での能力よりもかなり高く設定される．目標を達成するためにはその課題を練習する必要があるが，難しすぎるため最

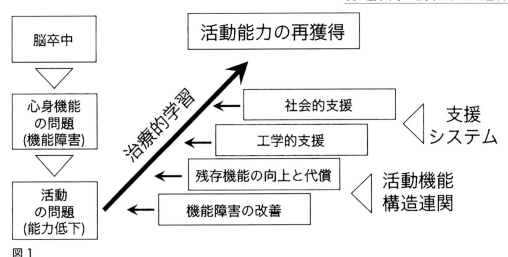

図1

初からその課題そのものを練習することはできない。そのため，まず目標課題とは異なる易しい課題によって能力を向上させる必要があり，練習課題の設定が大切となる。練習課題は，適切な難易度かつ目標課題への転移性を有するものとする。ここでの転移性とは，練習課題が目標課題のパフォーマンスに与える影響として説明され，原則として課題が似ていれば転移性が高い。最終的な目標課題に近い練習課題を用意するために支援工学を用いることも多い。例えば，発症時に重度の片麻痺や感覚障害があり立位が困難な患者は，早期から長下肢装具と手すりを用いて介助下で歩行練習を開始し，一定のパフォーマンスが達成されればそこから介助量を減らす，手すりを杖に変更する，長下肢装具を短下肢装具に変更する，など段階的に補助を減らしていく。各段階で課題は少しずつ変化するが，いずれも歩行を練習するという点で共通しており，課題の転移性は高い。支援工学の技術的な発展とともに，この段階付けの自由度も増している。例えば，歩行時の膝の動きは立脚期には伸展，遊脚時には屈曲と異なる動きが必要となるが，動力を有さない装具では両方を補助することができない。支持性がなければ歩行そのものが成立しないため，重度の片麻痺例には長下肢装具を用いて専ら膝を伸展位で固定し，振り出しは療法士が介助することで歩行を成立させる。しかし，近年，練習支援ロボットの使用によってサポート量を調整したり，タイミングに応じて異なるサポートを行うことも可能となり，より精緻な課題設定を行うことができるようになってきた。

設定された課題を練習し，学習していく過程では，フィードバックが重要となる。フィードバックにはパフォーマンスの知識（knowledge of performance：KP）と結果の知識（knowledge of results：KR）がある。正確さを要求されるような課題においては，KPとしての誤差についてのフィードバックが学習に効果的である。他方，多数の要素からなる手続き学習においては，KRに基づく報酬による強化学習のプロセスが重要である。一方で過剰なフィードバックはフィードバックへの依存を引き起こし，学習結果の保持を妨げることがあるので注意が必要となる[8]。

また治療的学習の方法論に特徴的なこととして，ファシリテーション（促通）の利用がある。ファシリテーションは生体の反射等を用いて特定の運動を行いやすくした上で運動を行うもので，脳卒中リハビリテーションの分野では様々なテクニック，いわゆる促通手技が開発されてきた。このような促通は，神経筋電気刺激，振動刺激などのいわゆる物理療法によっても異なった形で得ることができる。促通は一時的に課題の達成を容易にするため，特に障害が重度である場合に練習を成立させるためにしばしば有用である。

治療的学習は，以上のように活動における課題をシステムとして解決するために，要素を統合するプロセスとして位置付けられる。

V 治療の時期依存性

脳卒中におけるリハビリテーションにおいては，治療の時期依存性について考慮する必要がある。

基本的に，脳卒中後の機能障害に対するリハビリテーションの効果には一定のタイムウインドウがあると考えられており，発症後早期にリハビリテーションを開始することが重要である。実際に，発症後数日以内に早期のリハビリテーションを開始することが機能改善に効果的であることが多くの基礎研究および臨床研究によって示されている[9,10]。

一方，発症後24時間以内など，超急性期の積極的な運動訓練の効果については否定的な報告もある。2015年に発症後24時間以内の超急性期介入についてのRCTの結果が報告され，超急性期の積極的な運動

訓練を行った群で，帰結がコントロール群に比較して悪かったとする結果が示されている[11]。ただし，同時に病型や介入の頻度など，様々な条件が結果に大きく影響していることも明らかとなっており，個々の条件についてより詳細な検討が必要であると指摘されている[12]。一方，ADL の新しい方法の学習など，いわゆる能力低下に対する介入については，内容によっては慢性期においても介入効果が期待できる[13]。病型や重症度ごとに適切な介入時期，頻度，その内容等，条件に応じた効果的な介入についての知見が今後蓄積されていくことが望まれる。

VI まとめ

脳卒中のリハビリテーションは，活動障害に対応するため，活動機能構造連関，支援システムと治療的学習による総合的な問題解決を行う(**図1**)。特に様々な機能障害の組み合わせによって多彩な活動障害を呈する脳卒中では，活動障害を解決し患者の生活の質を向上させることを介入の主眼に置き，様々な手段を駆使して実用的，現実的な問題解決に導くことが重要となる。

文献

1) Glass DJ：PI3 Kinase Regulation of Skeletal Muscle Hypertrophy and Atrophy. Current topics in microbiology and immunology 346：267-278, 2010
2) Holloszy JO：Regulation by exercise of skeletal muscle content of mitochondria and GLUT4. J Physiol Pharmacol 59 (Suppl 7)：5-18, 2008
3) Bliss TV, Lømo T：Long-lasting potentiation of synaptic transmission in the dentate area of the anaesthetized rabbit following stimulation of the perforant path. The Journal of physiology 232 (2)：331-356, 1973
4) Taub E, Uswatte G, Mark VW, et al：The learned nonuse phenomenon：implications for rehabilitation. Eura Medicophys 42, 241-55, 2006
5) Kwakkel G, Kollen BJ, Krebs HI：Effects of robot-assisted therapy on upper limb recovery after stroke：a systematic review. Neurorehabilitation and neural repair 22 (2)：111-121, 2008
6) Nudo RJ, Wise BM, SiFuentes F, et al：Neural substrates for the effects of rehabilitative training on motor recovery after ischemic infarct. Science 272 (5269)：1791, 1996
7) 才藤栄一, 米田千賀子, 藤野宏紀, ほか：リハビリテーションにおける運動学習. 総合リハビリテーション 32 (12)：1157-1164, 2004
8) Schmidt RA, Lee TD：Motor control and learning：A behavioral emphasis (Vol. 4). Champaign, IL：Human kinetics, 2005
9) Biernaskie J, Chernenko G, Corbett D：Efficacy of rehabilitative experience declines with time after focal ischemic brain injury. Journal of Neuroscience, 24 (5)：1245-1254, 2004
10) Paolucci S, Antonucci G, Grasso MG, et al：Early versus delayed inpatient stroke rehabilitation：a matched comparison conducted in Italy. Archives of physical medicine and rehabilitation, 81 (6)：695-700, 2000
11) Bernhardt J, Langhorne P, Lindley RI, et al：Efficacy and safety of very early mobilisation within 24 h of stroke onset (AVERT)：a randomised controlled trial. Lancet 386 (9988)：46-55, 2015
12) Luft AR, Kesselring J：Critique of A Very Early Rehabilitation Trial (AVERT). Stroke 47 (1)：291-292, 2016
13) Tangeman PT, Banaitis DA, Williams AK：Rehabilitation of chronic stroke patients：changes in functional performance. Archives of physical medicine and rehabilitation, 71 (11)：876-880, 1990

69 脳卒中リハビリテーションにおける機能評価と予後の予測

上野 真 ［鹿児島大学大学院医歯学総合研究科リハビリテーション医学］
宮田 隆司 ［鹿児島大学大学院医歯学総合研究科リハビリテーション医学］
下堂薗 恵 ［鹿児島大学大学院医歯学総合研究科リハビリテーション医学］

I はじめに

　脳卒中患者にとって，生命の危機を乗り越えた後の最大の関心は随伴症状や後遺症の改善であろう。時間的にもマンパワーにも制限のある中で，最大限の効果を上げるには，実際の生活で必要な動作を患者ごとに見極め，改善を見込める部位に対して最大限の機能回復を目指し，困難な点には代償的な手段を提案することが大切である。そのためには適切な方法で評価した上で，チームでアプローチしていくことが必要である。
　本稿では，まずリハビリテーション医学的視点に基づく評価について概説する。その後，鹿児島大学病院リハビリテーション科の回復期病棟で行っている入院時スクリーニングからリハ処方に至るまでの概要と，その際の評価法について簡単に述べる。さらに，臨床現場で頻用される評価法について概説し，予後予測について述べる。なお，紙面の都合により，各評価の詳細な実施方法や判断基準等は他項や他書を参照していただきたい。

II 障害レベル

　脳卒中の患者を評価する際，障害のレベル（階層）を理解しておくことは重要である。その分類として，歴史的に ICIDH (International Classification of Impairments, Disabilities and Handicaps：国際障害分類）や，ICF (International Classification of Functioning, Disability and Health：国際生活機能分類）などがあるが，ここでは ICIDH に沿って障害のレベルを述べる。ICIDH では，障害は Impairment（機能障害），Disability（能力障害），Handicap（社会的不利）に分類される。Impairment は，臓器レベルの機能障害や形態など外見上にあらわれる障害を指し，脳卒中では片麻痺や失語症，痙縮，拘縮などがこれにあたる。Disability は，ADL（日常生活動作）などの個人の能力の低下を指す。Handicap は個人のおかれた家庭や地域社会，職場など，周囲の環境や社会制度などの問題を指す。例えば，脳卒中後の片麻痺，失語症（機能障害）によって歩行障害やコミュニケーション障害（能力障害）がみられ，復職が困難になる（社会的不利）といった具合である。一方，ICF は ICIDH では取り上げられなかった社会的な背景因子，個人因子等を含め，さらにそれらは相互に関連しあうとの視点に立って分類されている[1]。

III 評価と実施時の注意点

　『脳卒中治療ガイドライン2015[2]』では，脳卒中のリハビリテーション治療を行う際，その病態や機能障害，能力障害，社会的不利を評価するよう勧めている。さらに，総合評価として Fugel-Meyer Assessment (FMA)，脳卒中重症度スケール (JSS)，Stroke Impairment Assessment Set (SIAS)，National Institutes of Health Stroke Scale (NIHSS) の少なくとも1つ，運動麻痺の評価として Brunnstrom Stage (Br. S)，筋緊張評価として modified Ashworth scale (MAS)，ADL評価として Functional Independence Measure (FIM)，Barthel Index の少なくとも1つを用いることを勧めている。
　評価を行う際，その評価が機能を評価するのか，能力を評価するのかといった障害のレベルを意識し，これらを混同しないことは重要である。例えば，単純に下肢の麻痺（機能）の評価だけでは歩行（能力）を評価することはできない。歩行能力には，麻痺以外の他の機能障害として，麻痺側の筋緊張や関節可動域制限に加えて，非麻痺側下肢の筋力低下，安全な歩行の自立という観点では注意障害なども関係するからである。これらの評価法を用いる場合，評価の目的に合致するものを選択することは当然として，その他にも以

下のような点に留意しながら評価法を選択，実施する必要がある．

1 簡便性

評価を行う場合に必要な労力，手間が大きければ，その評価は臨床の限られた時間の中では行いにくい．理想的には簡便に，道具もほぼ使わずに検者1人で安全に施行可能で，信頼性，妥当性ともに高いものが望まれる．特に簡便性と詳細さはトレードオフの関係になりやすい．

2 信頼性/妥当性

評価のたびに値が変動し，ばらつきが大きい場合，その評価は信頼性が低いといえる．また，真に評価したいことを適切に評価できているかどうか，異なるものを評価していないか，という点も問題となる．真に評価したいことを適切に評価できている場合，妥当性が高いといえる．

3 検査の限界

天井効果，床効果などがある．天井効果とは，例えばある検査で満点（最高評価）を取り，同じ検査で1カ月後，2カ月後にも満点だったとする．この場合，実際には当検査の評価対象に含まれていない部分で改善があったとしても，点数には反映されないために，当患者はまったく改善していないことになる．これが天井効果である．同様に，ある検査では初回，1カ月後，2カ月後とすべての時点で0点（最低評価）だったとする．この場合にも評価項目に含まれない部分で改善があった可能性は十分にあり，これが床効果である．この検査の結果のみをもって患者に改善がみられないとするのは早計である．

具体的にはADLをBarthel Indexで評価したところ改善がみられなかったとしても，FIMでは改善がみられることは十分に考えられる．患者の改善がみられない場合，評価自体に問題がないかどうかを再考する必要がある．また検査に反映されない部分での改善に気づけば，その項目を評価できる検査を採用すべきであろう．例えばFIMの移動（歩行）項目の点数では変化はないが，歩行速度が改善していると判断すれば，その評価として10 m歩行テストを検討すればよい．

IV 初診時評価の流れと各項目の概要

リハビリテーション医療は急性期，回復期，生活期（維持期）と，各ステージにおいて重視する点が異なってくる．ここでは，回復期における評価等について述べる．当科（鹿児島大学病院リハビリテーション科）では，回復期病棟での入院時に表1のようなスクリーニング評価を医師が行い，これに基づいて方針を検討し，リハビリテーション（以下，リハ）を処方している．必要に応じて各専門職スタッフらによるより詳細な評価を依頼し，それらをもとにリハカンファレンスで現状や方針の確認を繰り返し行っていく．なお，評価に先立ち，全身の合併症や並存疾患，さらに脳画像の情報より臨床病型や責任病巣，脳浮腫，脳血管病変，脳萎縮などについても合わせて確認する[3]．

【導入】

診察に先立ち，まずは世間話程度から始め，緊張の緩和に努める．この際に意識レベルや見当識，抑うつの有無等を確認する．認知機能の低下を疑う際，または認知症リスクの高い場合にはMMSE（Mini Mental State Examination）やHDS-R（Hasegawa's Dementia Scale-Revised）等を行う．

【失語症】

表1に記載した内容を確認する．意識障害や認知症，失語症がある場合，以後の検査をスムーズに行えない場合が多く，これらの有無を先に評価する必要がある．スクリーニングで失語を疑う場合，より詳細な評価として標準失語症検査（Standard Language Test of Aphasia：SLTA）等を行う．

【失認】

線分二等分試験と線分抹消試験，模写等を組み合わせて行い，半側空間無視（unilateral spatial neglect：USN）や失認の有無を確認する．必要に応じて，手指失認，身体失認等も確認する．USNは視点を固定していない状態でも一定方向の見落としがある点で視野障害と異なる．

【失行】

表の内容を確認する．麻痺そのものは軽度でも失行が重度である場合，動作や作業の遂行が困難になるためADLへの影響は大きい．スクリーニングで問題がなくとも実際のADL場面や作業療法の中で気づかれることも多い．

【その他の高次脳機能障害】

検査全体を通じ，意欲・自発性や全般的な注意や記憶，遂行機能，病識などについても判断する．注意障害を疑えばCAT（Clinical Assesment for Attention）などにて，より詳細な評価を行う．復学，復職等に関し，より詳細な全般的知能の評価が求められる場合は，WAIS（Wechsler Adult Intelligence Scale）等も検討する．

【脳神経系】

一般的な脳神経系の評価を行う．

【運動麻痺】

上肢や手指，下肢の運動麻痺について，Br. S（Brunnstrom stage）で評価する．後述のように，Br.

表1 入院時スクリーニングにおける障害評価の例

機能障害
高次脳機能： 　意識，見当識，知能，意欲・自発性，抑うつ，病識など 　失語；従命（聴覚的理解），物品呼称，復唱，自由会話 　失認；半側空間無視（線分二等分試験，線分抹消試験，模写），消去現象 　失行；観念（道具使用）失行，観念運動失行，構成失行など 脳神経系：視覚［視野，視力，眼球運動（複視）］，構音，嚥下など 麻痺： 　運動；Br.S で上肢や手指，下肢の片麻痺の回復の程度を評価 　　　　失調の程度や不随意運動の有無，程度。非麻痺側筋力 　感覚；表在覚，温痛覚（神経因性疼痛の有無），関節位置覚 関節可動域：制限の原因として筋性，骨関節性，運動痛の有無など 筋緊張：低下，亢進，足クローヌスの有無などを評価
能力障害
基本動作：寝返り，起き上がり，座位，移乗，立ち上がりなど ADL：FIM などで ADL を評価 歩行：装具，補助具，歩容評価など 手段的 ADL（IADL）など
社会的不利
環境因子：経済状況，家屋構造，社会資源の活用，キーパーソンの状況，復職・復学など

S は各関節の運動そのものが可能か，分離動作が可能かといった点（motor control）を評価する。

【感覚障害】

上下肢，体幹等について表在覚や温痛覚，関節位置覚を評価する。感覚障害は目立ちにくいが，歩行時の麻痺側下肢の位置や状態が患者自身にわかりにくくなるなど，リハ治療に与える影響は少なくない。

【関節可動域】

各関節の可動域を評価する。主に他動的に動かした際の可動域（passive ROM）を評価する。特に肩関節など疼痛や亜脱臼をきたしやすい関節は愛護的に扱い，アームスリングの処方などを検討する。

【筋緊張】

主要関節の痙縮［MAS（modified Ashworth scale）］や固縮など筋緊張の状態を評価する。（後述 V-5 筋緊張の評価も参照）

【歩行】

歩容や歩行速度に加えて，装具や補装具の使用状況や受け入れについて確認する。

【Problem List】

スクリーニングで得た所見をもとに Problem List を作成する。**表2**は，ある症例の問題点とその対策を簡略化して例示している。機能障害や能力障害，社会的不利ごとに記載し，今後のリハの方針やゴールの設定を検討する。詳細な評価は時間を要することが多いため，リハ処方の後に，各リハスタッフと協力しながら行うことが多い。

【患者，家族へのフィードバック】

入院時の評価や各リハスタッフ介入後の評価，予後予測について，患者や家族へフィードバックする。その際，問題点と治療計画，今後の改善や最終的な到達レベルの予測を説明した上で，リハビリテーションチームと共にゴールを共有する。このことにより患者・家族が安心して治療や社会復帰の準備に専念できる他，障害の受容にも繋がり，比較的長期間の加療となる回復期においては，信頼関係の構築にも大きな意味がある。

V 評価法（各論）

1 高次脳機能障害の評価

高次脳機能障害は多岐にわたるが，紙面の都合もあり以下の検査を紹介するに留める。

1) SLTA：Standard Language Test of Aphasia　標準失語症検査

聴く，話す，読む，書く，計算について評価する。各評点をグラフにして表し，特徴や変化をつかみやすいとされる。施行には時間を要し，研修会での終了認定が必要とされている。

2) BIT：Behavioural inattention test　行動性無視検査

脳卒中，特に右脳損傷患者において，空間失認，半側空間無視が問題となることは少なくない。患者に病識がないことも多く，転倒リスクの把握のためにも重要である。BIT は各種の抹消試験や線分二等分試験，

表2 脳梗塞患者のProblem List（問題点とその対策）の一例

【身体機能と構造】
#1．右片麻痺：Br.S 上肢Ⅳ，手指Ⅳ，下肢Ⅳ
→振動刺激，電気刺激併用下での促通反復療法を検討．
#2．痙縮，ROM制限：上肢，手指屈筋群でMAS 1＋，足関節底屈筋でMAS 2程度．
　　足関節背屈（膝伸展位）－5°．
→内服，神経ブロックなどの薬物療法と，振動刺激痙縮抑制法などの理学療法を併用．
#3．失語症：スクリーニングで失語症を疑う．
→SLTAによる評価，言語訓練．
#4．再発予防：高血圧，糖尿病，脂質異常症
→抗血小板薬ほかを継続し，採血検査や24時間血圧測定検査を実施．

【活動と参加】
#1．ADL障害：FIM運動項目 55点，認知項目 30点．
→身辺動作等のADL訓練．
#2．歩行障害：仮装具を使用し平行棒内で介助下に歩行可能．裸足では内反尖足，
　　clearance不良もあって短下肢装具の作成が必要．
→歩行評価，短下肢装具作成，歩行訓練．
#3．職能力（復職）：事務職でパソコンの作業が主体．
→将来的にパソコンの使用についても確認する．

【環境要因，個人要因】
#1．社会資源：介護保険，身体障害者手帳ともに未取得．
→退院前にそれぞれ手続きをすすめる．
#2．家屋環境：家屋内の段差等は少ないが，玄関周囲に段差がある．
→家屋調査，社会資源を利用した家屋改修を検討．
#3．障害の受容：発症当初はふさぎ込んでいたが，当院入院時は復職等に関し前向きな
　　発言がみられている．

模写等の課題を組み合わせたテストバッテリーであり，USNの経過を評価する際に有用である．専用の器具が販売されており，施行には時間（約45分）を要する．

2 運動麻痺の評価

1) Brunnstrom stage（Br. S）

Brunnstrom recovery stageと表記される場合もある．上肢，手指，下肢について，それぞれⅠ～Ⅵの6段階評価を行う．比較的簡便に施行可能である．脳卒中による中枢性の麻痺の回復は，筋出力のような量的な回復だけではなく，痙縮や共同運動（ある運動で，特定の筋群に同時に収縮が起こること），分離運動といった質的な変化を伴う．Br. Sではこの回復段階に応じて質的にステージ分けをしている．弛緩性の麻痺であるstageⅠから，連合反応，共同運動レベル，分離へと進み，各stageに応じた介入を行う必要がある．例えば弛緩性麻痺からわずかに筋収縮が得られ始めた時期（stageⅠからⅡ）であれば，まずは筋収縮を起こさせるために共同運動や反射を積極的に利用していく．共同運動レベルに至った（stageⅢ）後は，いたずらに筋出力の増強のみを目指すのは痙縮の増悪等の観点からも得策ではない．過剰な反応を抑えながら，目標とする筋群のみをスムーズに動かせるよう，訓練内容を随意性の獲得を主眼としたものへと変化させる．

単関節のみの運動を反復して訓練し，その後に実際の動作へとつなげていく（図1）．

3 感覚障害の評価

脳卒中患者の場合，温痛覚，異常感覚，関節位置覚等の評価が有用である．特に神経因性疼痛（中枢性疼痛）によるしびれなどの異常感覚や痛みがみられる場合，NRS（Numerical Rating Scale）や，VAS（Visual Analogue Scale）など，定量的な評価を定期的に行うことが必要になる．関節位置覚の障害がある場合，麻痺の改善がよくても歩行時の足の位置がわかりにくいために歩行の獲得に時間を要する場合がある．視覚的なフィードバックを用いるなど，代替手段を工夫する．

4 関節可動域

1) Range of motion：ROM

主に，他動的な可動域（passive ROM）を評価する．可動域制限がある場合，骨関節の問題なのか，筋や腱の問題なのかを鑑別し，疼痛の有無も記載する必要がある．また，腓腹筋，ハムストリングスなどの二関節筋の影響を受ける関節の場合，肢位によって可動域が変化しうる．このため，例えば足関節背屈を評価する場合，膝伸展位なのか膝屈曲位なのかを明記する必要がある．

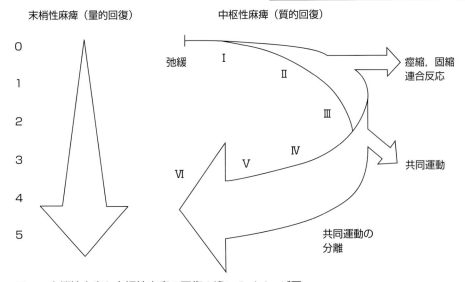

図1 末梢性麻痺と中枢性麻痺の回復の違いのイメージ図
末梢性麻痺は量的な回復であるが,中枢性麻痺は質的に異なる段階を経て,質的,量的に回復が進むと考えられる(矢印の太さは筋出力の大きさを示す)。

5 筋緊張の評価

1) modified Ashworth Scale:MAS

筋緊張を評価する際,徒手的に評価可能なMASがよく用いられる。0から4 (0, 1, 1+, 2, 3, 4) の6段階で評価し,比較的簡便に利用可能である。

痙縮の予測に関する研究として,Urban[4]らは脳卒中急性期および6カ月後の痙縮をMASで評価し報告している。これによると全体の42.6%で痙縮が観察され,15.6%でMAS 3以上の重度痙縮がみられたとしている。痙縮亢進を予測する因子としては麻痺の重症度と感覚障害であるとされ,また麻痺が軽度であるほど痙縮亢進のリスクは低く,感覚障害を有する症例では,感覚障害のない症例に対し痙縮亢進のリスクは約2倍であった。

6 ADLの評価

1) Barthel Index

比較的簡便に評価可能な10項目を評価し,満点が100点となるADL評価法である。対象疾患は脳卒中に限られず普遍的に用いることができ,簡便性,わかりやすさといった点でも有用である。反面,注意点として,天井効果がみられやすいことがあげられる。また,脳卒中患者で利用する場合,非麻痺側での動作によって自立するなど,必ずしも麻痺自体の改善を反映しない点に留意して使用する。なお,0点から100点までの点数で評価するが,5点刻みであるため実際には100段階ではない。

Barthel Indexの総得点と実際のADLの関連付けとして,Barthel Index 80点では移乗がほぼ自立,60点は介助から部分介助への分岐点であるとする報告がある[5]。また,予後予測に関連して,入院当初に60点に達していた患者の場合,退院時にはほぼ自立すると予測されている。逆に,入院時40点未満であれば,移動能力の自立は困難であると推測されている。

2) Functional Independence Measure:FIM

運動項目13,認知項目5の合計18項目を各1〜7点の7段階で評価する。便宜的に合計点数を求め,最低18点,満点で126点となる。運動と認知項目をそれぞれ分けて,運動項目のみ(満点91点),認知項目のみ(満点35点)を利用するといったことも行われる。Barthel Indexが評価場面などでの"できる"ADLを評価しているのに対して,患者が実生活,あるいは入院中に実際に"行っている"ADLを評価する。おおまかに,5点未満は介助者を要する状態と判断されるため,介護負担を表すADL評価法としても広く普及している。

7 歩行の評価

1) 10 m歩行試験

10 mを通常の速さおよびできるだけ速い速度で歩いたときの所要時間を測定する。前者を快適歩行速度,後者を最大歩行速度と称し,必要な歩数,歩幅なども評価する。使用した装具や補装具などの条件についても付記する。歩行路と評価者1人のみで行え,比較的簡便に行える。

日常生活の上で不便を感じない歩行速度は0.33 m/秒[6],職場復帰を目指す場合に必要な歩行速度は0.67 m/秒[7]とされている。また,横断歩道を渡るのに

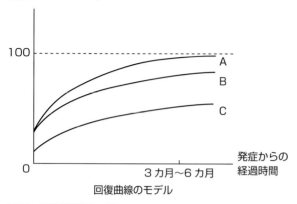

図2 回復曲線の一例
縦軸にADLレベル,横軸に時間を取り,症例Aが最終的に到達したADLレベルを100とすると,概ね上記のAのような曲線を描くことが知られている。当初のADLレベルが同等であっても,その後の改善の度合いが大きい方が,最終的に到達可能なADLレベルは高くなる(AとBの比較)。また,当初のADLレベルが高いほうが,最終的に到達可能なADLレベルは高くなりやすい(AとCの比較)。片麻痺の回復も同様の曲線として描かれる。上記はあくまで例であるが,これまでの改善度合いを当てはめていくことで今後の予測を簡便に行うことができる。また患者家族へも今後の見通しを伝える上で有用である。

必要な歩行速度として,高橋らの報告では約1.0 m/秒[8]が必要とされている。

なお,歩行の耐久性の評価としては6分間歩行試験がある。6分間で歩いた距離で評価する。

2) Timed up and go test : TUG

起立動作,歩行における動的バランスを評価する。座位の状態から立ち上がり,3 m先に設置した目印で方向転換した後,もとの椅子に戻って座位をとるまでの時間を計測する。簡便に施行でき,必要物品もほとんどなく短時間に終えられる。なるべく速く行うよう教示することで再現性が担保されやすい。正常高齢者でも10秒以内に遂行可能で,対馬ら[9]の報告によれば脳卒中患者においては20秒未満で院内歩行自立レベル,17秒未満で屋外歩行自立レベルとされている。

3) 歩容の評価

歩行速度や歩行距離といった量的な評価だけでなく,歩容の質的な評価も重要である。例えば,麻痺側遊脚期のつま先のclearance不良やぶん回し歩行,伸び上がり歩行など各歩行周期における問題点をチェックする。このことは装具療法の検討にも繋がり,歩容の改善に繋がる装具や補装具を多角的に検討するために必要である。

VI 予後予測

予後予測の方法として,主には以下の二つがある。一つは過去に行われた研究結果を用いて予測する方法である。予測したい症例と類似した症例を含む集団での研究結果を利用することになる。二つ目は当該患者の検査データ,改善度合いからこれからの改善傾向を予測する方法である。脳卒中後の回復は発症早期ほど大きく,時間とともに改善の度合いが小さくなる。これを大まかにグラフ化するとおよそ3~6カ月ごろにプラトーとなる曲線を描くことが多い。図2に回復曲線の一例を示す。この図では縦軸をADL,横軸を発症からの時間,症例Aが最終的に到達したADLを100として模式的に示している[10]。

ただし,個々の症例において改善がみられない場合には,"プラトー"と決めてかかるのではなく,介入方法に改善の余地がないか,十分に検討する必要がある。また,これらの予測は意識障害が強い場合や,水頭症の影響など併存疾患の状態によって利用できない場合も多い。特に意識障害がある場合,これが改善されれば劇的に機能回復をみることも経験する。先行研究を利用して予後予測を行う場合,脳卒中の再発例,両側発症例など,当該患者の状態に合致し十分に信頼できる先行研究が存在しないことも多い。こういった限界を知った上で,予後の予測を行う必要がある[10]。

予後予測に利用される大規模studyとして,Jørgensenら[11]が行った前向きコホート研究であるCopenhagen stroke studyがある。その中では,947名の脳卒中症例における能力障害をBarthel Indexを用いて毎週評価している。これによると発症から1カ月程度は比較的良好な回復を示すものの,徐々に緩徐な回復となり,発症から約3カ月程度でその改善はプラトーとなることが示されている。

この報告ではプラトーレベルの80%までの回復に必要な期間は4.5週間,95%の回復に必要な期間は11週間であったとしている。重症度別にみると,重症例ほど回復に長期間が必要であるとされる。また,機能障害の評価としてScandinavian Neurological Stroke Scaleを用いて同様の検討を行い,機能障害の回復がプラトーに至ったあとに,遅れて能力障害の回復がプラトーに至ることを示している。Copenhagen stroke studyでは,その他にも歩行能力,上肢機能について検討が行われ,いずれもよく似た回復曲線が得られている。

寺坂ら[12]はFIMを用いた急性期脳卒中患者の予後予測に関する研究を報告している。これによると,入院後2週間の時点でのFIM運動項目50点以上である患者は,退院時にはFIM運動項目70~80点以上,歩

行獲得率90％以上と，高いADLを獲得し，自宅退院する。一方で，入院後2週間の時点でのFIM運動合計が50点未満の患者は，2週間でのFIM運動項目の改善点数15点以上の高回復群と14点以下の低回復群に分けられる。入院後2週間の時点でのFIM認知項目が高回復群で優位に高く，退院時までその差に大きな変化はみられなかった。入院2週間経過時点でのFIM運動項目が50点以上であれば高いADL獲得が可能であり，入院2週間経過時点でのFIM運動項目が50点未満であってもFIM認知項目が高ければ，その後高いADL獲得の可能性があるとしている。

失語症の予後に関して，その要因として利き手，病巣の部位/範囲，残存した脳の状態，発症年齢，言語訓練の質と量など様々なものが関与すると考えられている。失語症の回復には麻痺の回復よりも比較的長期間を要することが知られている。例えばSarnoら[13]は失語症の分類ごとにその改善を評価したが，これによるといずれのタイプの失語であっても回復には長期間を要し，特に半年を過ぎても改善がみられていた点は注目すべきである。佐野ら[14]も長期間にわたって回復する可能性がある点を指摘した上で，「安易な言語訓練の中止は避けるべきである」としている。

VII おわりに

ここで紹介した予後予測は，あくまでもこれまで行われてきた介入の結果としての予後である。我々は個々の症例に対して常に最適な介入が行われているか，定期的な評価によってリハビリテーション治療の内容やゴール設定を見直すと共に，新しい治療法を開発し続ける姿勢を忘れてはならない。

文献

1) 厚生労働省「国際生活機能分類―国際障害分類改訂版―」（日本語版）の厚生労働省ホームページ掲載についてhttp://www.mhlw.go.jp/houdou/2002/08/h0805-1.html
2) 日本脳卒中学会 脳卒中ガイドライン委員会 編：1 脳卒中リハビリテーションの進め方 1-2 評価．脳卒中治療ガイドライン2015, pp.272-273, 協和企画, 2015
3) 下堂薗恵, ほか：脳血管障害―2) 回復期・維持期―. 最新リハビリテーション医学 第2版（米本恭三, 監修）, pp.219-227, 医歯薬出版, 2005
4) Urban PP, Wolf T, Uebele M, et al：Occurence and clinical predictors of spasticity after ischemic stroke. Stroke 41：2016-2020, 2010
5) 正門由久, 永田雅章, 野田幸男, ほか：脳血管障害のリハビリテーションにおけるADL評価-Barthel Indexを用いて. 総合リハ 17：689-694, 1989
6) 坂本次夫, 星野昌伯, 吉田越夫：脳卒中患者のリハビリテーションにおける歩行能力の改善と退院後装具の使用について. 総合リハ 6：203-206, 1978
7) 稲坂恵, 福田光祐, 山嵜敏夫, ほか：片麻痺患者の歩行スピードについて. 理・作・療法 16：865-870, 1982
8) 高橋精一郎, 鳥井田峰子, 田山久美：歩行評価基準の一考察―横断歩道の実地調査より. 理学療法学 16：264-266, 1989
9) 對馬均, 松嶋美正：Time Up and Go test, Berg Balance Scale. 臨床リハ 16：566-571, 2007
10) 宮越浩一：従来の予後予測法. 脳卒中機能評価・予後予測マニュアル（道免和久）, pp.93-113, 医学書院, 2013
11) Jørgensen HS, Nakayama H, Raaschou HO, et al：Outcome and time course of recovery in stroke. Part II：Time course of recovery. The Copenhagen Stroke Study. Arch Phys Med Rehabil 76：406-412, 1995
12) 寺坂晋作, 竹原康浩, 高畠靖志, ほか：急性期脳卒中患者の functional independence measure（FIM）を用いた予後予測. 脳卒中 29：735-739, 2007
13) Sarno MT, Levita E：Recovery in treated aphasia in the first year post-stroke. Stroke 10：663-670, 1979
14) 佐野洋子, 小嶋友幸, 加藤正弘：失語症のリハビリテーションと長期予後. リハ医学 37：161-164, 2000

70 脳卒中の理学療法：免荷式トレッドミル歩行訓練とロボット支援歩行訓練

蜂須賀 研二 ［独立行政法人労働者健康安全機構九州労災病院 門司メディカルセンター］

I はじめに

片麻痺は脳卒中の典型的な臨床症状であり、半身の運動麻痺や感覚障害ばかりではなく、視野障害、失語症、構音障害、嚥下障害、排尿障害など、広範囲な機能障害を生じる。その中でも運動麻痺は片麻痺患者にとって最も重大な障害であり、リハビリテーション（以下リハ）として実施する理学療法が治療の主体となる。そこで脳卒中リハで行われる理学療法の概要と、その中でも新規的な話題であるトレッドミルを用いた歩行訓練とロボットを用いた歩行訓練の現況を紹介する。

II 理学療法

1 理学療法の定義

理学療法とは、運動療法と物理療法およびこれらを実施するための評価を含む治療体系のことである[1]。運動療法は、疾病の治療や予防、障害の改善、健康増進のために処方される身体を動かす取り組みである（表1）。物理療法は、疾病の治療、障害の改善のために処方され、温熱（蒸気、温泉、パラフィン、ホットパック、高周波、超音波など）、寒冷、電気（低周波、高周波、経皮的末梢神経電気刺激、機能的電気刺激など）、光線、水、マッサージ、牽引など、物理的手段を用いる取り組みである。

2 脳卒中急性期

急性期リハでは、合併症予防（誤嚥性肺炎、尿路感染症、褥瘡、筋力低下、拘縮など）と早期離床が重要である。入院当日より看護師による良肢位保持、体位交換、皮膚の状態観察を行い、理学療法士によるベッド上訓練を開始する。意識障害が改善し、自分で体動が可能であれば、褥瘡や拘縮予防のケアの多くは不要

表1 運動療法
- 筋力増強訓練
  - 1) 他動運動、自動介助運動、自動運動、抵抗運動
  - 2) 等張性運動訓練
  - 3) 等尺性運動訓練
  - 4) 等運動性運動訓練
- 持久力訓練
- 関節可動域訓練
  - 自動的訓練、他動的訓練、持続伸張訓練
- 巧緻性訓練
- 日常生活活動訓練
- 歩行訓練
- 呼吸訓練
- 摂食嚥下訓練
- 腰痛体操

となる。ベッド上訓練では、主な関節の他動的可動域訓練や、上下肢の主な筋への徒手抵抗による筋力増強訓練を開始する。早期離床とは、ベッドで体位を換え、ベッドに座る、ベッドのそばの椅子に移乗、ベッドの傍で起立、可能であればベッドの周囲を歩くなどの取り組みであり、食事、整容、更衣などの日常生活活動も含める[2]。離床の開始時期は病型や重症度により異なるが、一般的には24～48時間以内であり、ラクナ梗塞では診断がついた日とする。

3 脳卒中回復期

訓練室に出棟してあるいは回復期リハ病棟（病院）に転床して集中的なリハ訓練を実施する。

下肢に関しては、平行棒中での立位・歩行訓練、可能となれば平行棒外での歩行訓練、階段昇降訓練、応用的な歩行訓練を行う。麻痺側下肢の支持性が不十分であれば、訓練室に備え付けの長下肢装具、短下肢装具、キャンバス製膝装具などを利用して評価および訓練を行い、必要に応じて本人用の装具を作製する。下肢の筋力低下が残存する場合は、肋木を握りながらの起立着座訓練や階段昇降訓練など筋力増強効果の大き

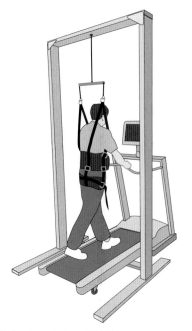

図1 免荷式トレッドミル訓練装置
体幹にベルトを装着し，ハーネスで上方に懸垂しながらトレッドミル上で歩行訓練を実施する。

い訓練を追加する。上肢に関しては，筋再教育，リーチ，ワイプ，つまみなどの訓練，巧緻性訓練などを行い，並行して日常生活活動訓練も実施する。関節可動域訓練では特に肩関節屈曲，肘関節・手指関節の伸展，足関節背屈の可動域を評価して，自動介助運動や他動運動あるいは持続伸張を実施する。さらに失語症，構音障害，嚥下障害，高次脳機能障害があれば，それぞれに対して評価と訓練を行う。

訓練経過の中で予後を予測し，介護保険などの社会的資源を活用して在宅への準備を進め，必要に応じて自宅改修なども行い，自宅復帰を目指す。就業年齢にあり復職の可能性があれば，治療就労両立支援の取り組みをする。

4 脳卒中維持期

介護保険を活用してデイケアやデイサービスを利用するとともに，自動介助による肩関節可動域訓練，足関節持続伸張，散歩など，自主訓練を主体とした機能維持を指導し，活動的な日常生活を送ることを助言する。

III 免荷式トレッドミル歩行訓練

免荷式トレッドミル歩行訓練（body weight-supported treadmill training：BWSTT）は[3]，体幹を上方に懸垂しながらトレッドミル上を歩行する訓練であり，十分量の歩行訓練を安全に実施できるのが特徴で

ある。一般的なBWSTTでは，コルセットに類したベルトを体幹から大腿近位部にかけて装着し，このベルトをハーネスで上方に懸垂して体重の10〜40％を免荷しながらトレッドミル上を歩行させる（図1）。

BWSTTの契機となったのは，四つ足動物では中枢パターン発生器（central pattern generator：CPG）が脊髄内に存在し，脊髄損傷後のネコはトレッドミル歩行訓練により機能が改善する可能性が示され，脊髄損傷患者にもCPGを介した周期性を帯びた下肢の筋活動が発見されたことである[4]。BWSTTは脊髄損傷者の歩行訓練に応用されたが，動物実験とは異なり完全損傷者では歩行機能の再獲得は極めて困難であり，不全損傷者の場合も対照群よりも有意な改善を示すが効果は一定していない。Dobkinらは146症例の急性期不全脊髄損傷患者（ASIA〈American Spinal Injury Association Impairment Scale〉B，CおよびD）の無作為化比較試験で，上位運動ニューロン障害の不全脊髄損傷患者では12週間の歩行訓練で，歩行速度はBWSTT群と対照群の間に相違はなかったと報告した[5]。

BWSTTは脳卒中の歩行訓練にも用いられるようになった[6]。脳卒中の患者は歩行が不安定であるがハーネスで懸垂するので体幹は安定し転倒を防止することができ，患側下肢の振り出しも容易となり，電動トレッドミルを用いると十分な歩行量を確保することができる。Mehrholzらは[7]，56研究3,105人の歩行障害を有する片麻痺者を分析し，以下の結論を得た。対象者は平均年齢60歳の外来または入院患者で，少なくとも何らかの歩行障害があるが，多くは介助がなければ歩行は困難な状態であった。BWSTT群は通常の理学療法を実施した対照群と比べ，歩行自立度に有意差はなかったが，歩行速度と歩行持久力は有意に増加した。しかし，介入後のフォローアップ終了時には有意差は消失した。BWSTTの効果は，訓練開始時に歩行が自立していない患者に大きいように見える。生活の質や日常生活動作に与える影響は明らかではなく，また，有害事象が多く発生することはなかった。

BWSTTの有効性を証明した研究を紹介する[8]。発症後4週以上経過した片麻痺患者（平均16週）を各20人，神経筋促通とボバースの理念に基づく理学療法士による歩行訓練を行う群（CGT），歩行速度を週5％程度増加させるトレッドミル訓練群（LTT），安全に10秒間歩行できる最大速度まで歩行速度を増加させるトレッドミル訓練群（STT）に無作為に振り分けた。CGT群は45分間の通常歩行訓練を12回，LTT群とSTT群は指定した方法で30分間のトレッドミル歩行訓練を12回実施し，さらに3群とも45分間の通常理学療法を8回実施した。4週間の訓練の後，STT群はLTT群やCGT群よりも有意に歩行能力（歩行速度，ケイデンス，ストライド，機能的歩行分類スコア）が

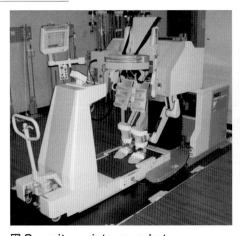 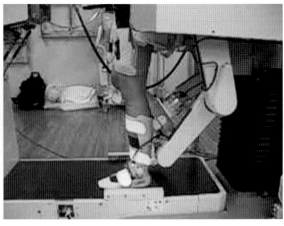

図2　gait-assistance robot
（左）本体。（右）患者の大腿部，下腿および足部を4本のロボット・アームで制御して，トレッドミル上を歩行させる。

改善した。

BWSTTに否定的な研究を紹介する[9]。発症後2カ月で中等度または重度の歩行障害を有する脳卒中片麻痺患者408人を，直ちにBWSTTを実施するearly LT群，発症後6カ月の時点からBWSTTを行うlate LT群，直ちに理学療法士が在宅で身体機能改善の自主訓練を指導し毎日歩くように激励するHE群に振り分けた。介入としてそれぞれ75～90分間のセッションを12～16週間に合計30～36回実施した。発症後1年の時点で，歩行速度，歩行距離，1日当たりの歩数，Stroke Impact Scaleを評価すると3群間に有意差はなく，BWSTTが自宅訓練よりも優れてはいなかった。

IV　ロボット支援歩行訓練

BWSTTの系統的レビューによれば[10]，BWSTTは歩行障害を有する片麻痺患者の歩行速度と歩行持久力を有意に改善し，その効果は訓練開始時に歩行が自立していない患者に大きいと述べている。しかし，下肢に重度の痙性麻痺があり歩行が自立していない患者にBWSTTを行うには，理学療法士がトレッドミルの傍に立ち，患側下肢の振り出しを介助する必要がある。トレッドミルの傍で患側下肢の振出介助を行うのは，姿勢や手間を考慮すると理学療法士にとっては重労働であり，片麻痺が重度の場合は2～3人の理学療法士を要することもある。ロボット支援歩行訓練（robot-assisted gait training：RAGT）はこの問題を解決する手段となる可能性がある[11,12]。

歩行訓練のためのロボット機器は構造上，足部の動きを制御する終末効果器型（Gait Trainer, Haptic Walker），下肢に密着するように装着して大腿や下腿の動きを制御する外骨格型［Lokomat，HAL，ウェルウォーク］，ロボット・アームが大腿や下腿の動きを制御するロボット・アーム制御型［GAR］などに分けられる[13]。現在は外骨格型が主流である。

MehrholzらのRAGTの系統的レビューによれば[10]，36研究1,472人の片麻痺患者の歩行訓練の成果を分析し，RAGTに理学療法を組み合わせて歩行訓練を行うと，通常の理学療法のみに比べて有意に歩行自立度が改善したが，歩行速度や歩行能力の向上は有意ではなかった。事後解析によれば，訓練開始時に歩けない患者にはRAGTによる利得があるが，既に歩行している患者には少なかった。また，装置による歩行能力や歩行速度の違いはなかった。

RAGTの有効性を証明した研究を紹介する[13]。使用した装置はロボット・アーム制御型の"gait-assistance robot（GAR）"であり（**図2**），脳卒中発症後5週未満の重度片麻痺患者（下肢のBrunnstrom stage ⅠまたはⅡ）で一人では歩けない患者30人を対象とし，無作為にGARを用いた訓練を行うGAGT（gait-assistant robot-assisted gait training）群と理学療法士が通常の床面で歩行訓練を行うOCGT（overground conventional gait training）群に振り分けた。両群とも60分間の標準的理学療法と60分間の標準的作業療法，必要があれば言語療法を追加することにし，GAGT群には20分間のGAR歩行訓練，OCGT群には長下肢装具または短下肢装具を使用して20分間の平地歩行訓練を行った。

介入前と4週間の介入後に，下肢麻痺（Fugl-Meyer Assessment），StrengthEroで測定した下肢伸筋群ピークトルク値，機能的歩行分類（FAC），10m歩行試験，FIM移動項目の評価を実施した。介入によりGAGT群もOCGT群もほぼ有意に歩行に関連する指標が改善した（**表2**）。これらの改善の程度を両群間で比較すると，GAGT群では非麻痺側下肢筋力とFACが有意に大きかった（**図3**）。

表2 評価値の介入前後比較

	OCGT群		GAGT群	
	前	後	前	後
下肢麻痺	5 (3-6)	9 (4-14) p<0.01	3 (3-5)	9 (5-17) p<0.01
下肢伸筋群ピークトルク (麻痺側) (N/kg)	0.08 (0.03-0.19)	0.18 (0.09-0.23) p=0.05	0.14 (0.09-0.26)	0.37 (0.20-0.52) p<0.01
下肢伸筋群ピークトルク (非麻痺側) (N/kg)	0.36 (0.21-0.90)	0.47 (0.31-1.00) p=0.01	0.34 (0.23-1.00)	0.64 (0.44-1.25) p<0.01
FAC (機能的歩行分類)	2 (1-2)	3 (3-3) p<0.01	1 (1-2)	3 (3-4) p<0.01
10m歩行試験 (m/s)	NA	0.17 (0.15-0.24)	NA	0.26 (0.18-0.70)
FIM (機能的自立度評価) 移動項目	7 (7-9)	13 (12-17) p<0.01	7 (6-10)	13 (13-21) p<0.01

数値は中央値(4分位数範囲), NA: not available
検定はWilcoxon符号順位検定
OCGT群: overground conventional gait training, GAGT群: gait-assistant robot-assisted gait training

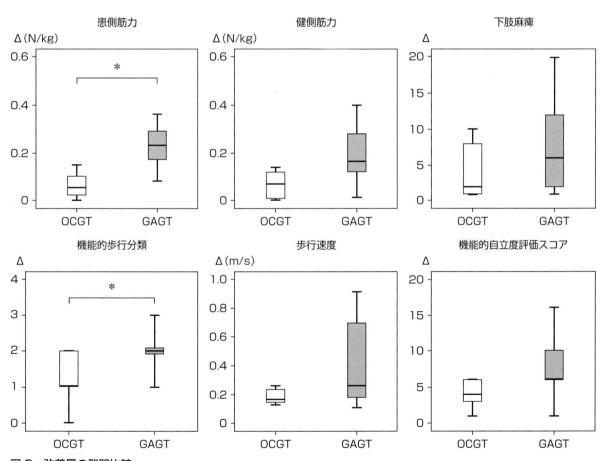

図3 改善量の群間比較
　*: Mann-Whitney検定, p<0.05

V まとめ

　脳卒中片麻痺患者の運動療法は，長年の臨床経験の積み重ねでほぼ確立している．歩行障害の訓練に関しては，治療効果を高める取り組みとしてBWSTTとRAGTが試みられるようになった．BWSTTを行っても歩行自立度は通常訓練と相違はないが，歩行速度と歩行持久力は有意に増加する．RAGTは理学療法と組み合わせて実施すると，通常訓練よりも有意に歩行自立度が改善するが，歩行速度や歩行耐久力の改善は有意ではなかった．RAGTの効果は特に重度歩行障害患者に大きいようである．今後は，患者の片麻痺重症度，発症からの時期，使用する装置やロボットの特徴を考慮しながら，訓練適応を考えることが重要である．

文献

1) 橋元　隆：理学療法総論. 服部リハビリテーション技術全書第3版（蜂須賀研二編集）. pp.64-71, 医学書院, 2014
2) Stein J, Brandstater ME：Stroke Rehabilitation. DeLisa's Physical Medicine and Rehabilitation：Principels and practice, 5th ed. Frontera WR（ed.）, Lippincott Williams & Wilkins, pp 551-574, 2010
3) Barbeau H, Blunt R：A novel interactive locomotor approach using body weight support to retain gait in spastic paretic subjects. In：Wernig A（ed）, Plasticity of motoneuronal connections. Elsevier Science pp461-474, 1991
4) Dimitrijevic MR, et al：Evidence for a spinal central pattern generator in humans. Ann N Y Acad Sci 860：360-376, 1998
5) Dobkin B, Apple D, Barbeau H, et al：Spinal cord injury locomotor trial group：weight-supported treadmill training vs over-ground training for walking after acute incomplete SCI. Neurology 66：484-493, 2006
6) Hesse S, Bertelt C, Jahnke MT, et al：Treadmill training with partial body weight support compared with physiotherapy in nonambulatory hemiparetic patients. Stroke 26：976-981, 1995
7) Mehrholz J, Thomas S, Elsner B：Treadmill training and body weight support for walking after stroke. Cochrane Database of Syst Rev 2017, Issue 8, Art No：CD002840
8) Pohl M, Mehrholz J, Ritschel C, et al：Speed-dependent treadmill training in ambulatory hemiparetic stroke patients：A randomized controlled trial. Stroke 33：553-558, 2002
9) Duncan P, Sullivan KJ, Behrman AL, et al：Body-Weight-Supported Treadmill Rehabilitation after Stroke. N Engl J Med 364：21：2026-2033
10) Mehrholz J, Thomas S, Werner C, et al：Electromechanical-assisted training for walking after stroke. Cochrane Database Syst Rev 2017, Issue 5, Art No：CD006185
11) Hesse S, Uhlenbrock D, Werner C, et al：A mechanized gait trainer for restoring gait in nonambulatory subjects. Arch Phys Med Rehabil 81：1158-61, 2000
12) Colombo G, Joerg M, Schreier R, et al：Treadmill training of paraplegic patients using a robotic orthosis. J Rehabil Res Dev 37：693-700, 2000
13) Ochi M, Wada F, Saeki S, et al：Gait training in subacute non-ambulatory stroke patients using a full weight-bearing gait-assistance robot：A prospective, randomized, open, blinded-endpoint trial. J Neurol Sci 353：130-6, 2015

71 脳卒中の作業療法

中居 真紀子 [訪問看護リハビリステーション愛あい]
藤井 浩美 [山形県立保健医療大学作業療法学科]
平山 和美 [山形県立保健医療大学作業療法学科]

I はじめに

　一般社団法人日本作業療法士協会による定義[1]では,「作業療法とは,身体又は精神に障害のある者,またはそれが予測される者に対し,その主体的な生活の獲得を図るため,諸機能の回復,維持及び開発を促す作業活動を用いて,治療,指導及び援助を行うことをいう」である。また,医療スタッフの協働・連携によるチーム医療の推進について（通知）[2]では,以下の業務で作業療法士を積極的に活用することが望まれている。

・移動,食事,排泄,入浴等の日常生活活動に関するADL（activity of daily living）訓練
・家事,外出等の手段的日常生活活動（instrumental ADL：IADL）訓練
・作業耐久性の向上,作業手順の習得,就労環境への適応等の職業関連活動の訓練
・福祉用具の使用等に関する訓練
・退院後の住環境への適応訓練
・発達障害や高次脳機能障害等に対するリハビリテーション

　脳卒中の作業療法においても,上記のうち発達障害に対するリハビリテーション以外のすべての項目が重要な意味を持つ。上記の項目には,上肢の適切な使用が必要なものが多い。そのため,訓練や支援は上肢機能を中心としたものとなる。また,具体的な場面への適応を目的とするものが多い。そのような目的を達成するために,麻痺した肢の機能を高める「機能訓練」,場面に即した種々の実行手段を身につける「日常生活活動訓練」などが行われる。自宅や職場への復帰に向けた支援も行われる。脳卒中では,高次脳機能障害もよく生じる。しかし,高次脳機能の障害は種類が多く,作業療法も障害の種類によって大きく異なるので,ここで説明することはできない。高次脳機能障害のリハビリテーションをテーマとした本[3]を参照いただきたい。本章では,主に片麻痺の作業療法について,機能訓練,利き手交換,自助具,日常生活活動訓練,自宅復帰の準備の解説をする。

II 機能訓練

　脳卒中後の片麻痺は,発症直後には弛緩性麻痺を示すが,徐々に筋緊張が亢進して痙性麻痺となることが多い。一般的に上肢では屈筋群に,下肢では伸筋群に痙縮が出現しやすい。上肢では肩関節が屈曲・内転し,肘関節が屈曲,前腕が回外,手関節,手指が屈曲した形となり,伸展した下肢とともに Wernicke-Mann の肢位と呼ばれる。麻痺の機能訓練では,このタイプの麻痺を想定した経過や治療が雛型となる。

　急性期など,麻痺が著しく随意的な運動があまりみられない時期にも,十分なリスク管理のもと,早くから介入を行うことが望ましい。関節拘縮を予防するために,関節を動かす可動域訓練を行う。他動運動だけでなく,自分でも動かそうとするよう声かけをする。同一の肢位を長くとると,筋の短縮や褥瘡,困難を増す形での拘縮などが起こりうる。これらを予防するために,臥位では麻痺側上肢が後方に引き込まれないように肩の下にクッションを入れ,全体をやや挙上しつつ伸展位にする,下肢は股関節が外転・外旋しないように中間位で固定し足関節を中間位に保つなどの「ポジショニング」が行われる。また,麻痺側上肢を本人から見えるところに置くなど,その存在や位置を意識しやすくする。座位で姿勢を保持するために,麻痺側上肢を体側に垂らすのではなく机上に置いて支えとするなどし,麻痺側を利用することを意識化する。

　Wernicke-Mann の肢位からの回復過程で随意的に筋収縮を行えるようになると,はじめは共同運動のパターンが生じる。麻痺肢を動かそうとすると,思った通りには動かず,紋切り型の動きになってしまう。意

図した関節を，個々に動かすことができない。いつも他の関節と一緒に動いてしまう。例えば手首を曲げようとすると，手関節だけでなく，すべての指関節や肘関節も屈曲し，肩関節が屈曲外転してしまう（屈筋共同運動パターン）。肘を伸ばそうとすると，肘関節だけでなく，手，手指関節も伸展し，肩関節が内転してしまう（伸筋共同運動パターン）。痙縮の軽減に伴って，共同運動から徐々に関節個々の分離した運動が可能となっていく。それにともなって，肩，肘，手関節運動など組み合わせて動かしうるパターンの自由度が増大する。その中から目的動作に最適なものを実現できるようにしてゆく。運動の分離は，近位の大きな関節から遠位の小さな関節への順で生じることが多い。分離運動が可能になっても力が不足しているような場合には，負荷をかけたりして筋力の増強をはかる。分離運動が可能になっても種々の部分の動きを組み合わせて行わなければならないような動作，例えば手指の使用などでは，巧緻性の訓練も行う。

訓練では，麻痺の回復段階を意識し，現時点では肩，肘，手，手指関節のどの動きが共同運動となってしまうか，どの動きが随意的に分離できるのかを見極める。目的の動作にとって好ましくない共同運動（異常運動パターン）を抑制できるように指導・援助をする。例えば，肩関節を屈曲だけして外転しないように依頼してから，他動的にあるいは自分で動かしてもらい，やり方をつかんでもらう。対象者の肢を訓練者が手で支えたり，持って動かしたりして，分離運動が生じやすい条件を付加する。可能になったら付加したものを減らしていき，自分で行えるようにする。これらによって，分離して有効に動かせる関節を増やしていく。異常運動パターンの抑制に手助けが必要な間は，作業療法士がいない場面でも見出した異常運動パターンの抑制方法を，スタッフや家族，本人が実施できるように情報提供する。

例えば，輪入れを使って訓練する場合，はじめは図1Aのように対象者の麻痺側，非麻痺側の指を組み，非麻痺側の指で輪をつかんで，ポールに入れてもらう。麻痺側上肢をあまり自発的に動かそうとしていないので，異常運動は起こりにくい。次の段階では，屈曲している麻痺側手に輪を握らせ，肩関節の外転や肘関節の屈曲が起こらないように，訓練者が肩と肘を支えて入れさせる（図1B）。支える力を減らしていき，一人で行えるようになったら，ポールの位置や高さをいろいろ変えて動作の自由度を増していく。さらに，対象者の背面で，麻痺側手から非麻痺側手に持ち替えポールに入れたり，逆の動作を行ってもらったりすれば（図1C），肩関節伸展，肘関節屈曲，前腕回外という別の動作の訓練を行うことができる[4]。

手指にわずかでも随意運動が現れたら，つかんだり，つまんだり，はなしたりする動作の練習をする。この時，上肢の手以外の部分の位置が保たれないと実行不可能なので，訓練者の手やサスペンションリングで吊り下げたりする。これは，異常運動パターンを防ぐことにもなる。支えは，徐々に減らしていく。ベルクロテープの付いたブロックをボードから剥がして別の場所に付ける，ボードにあけた穴にはまった円柱を他の穴に移動させる，ボードに立った柱から穴の空いた円柱を引き抜き他の柱にはめるなどの訓練を行う。対象の形，大きさ，重さ，空間上の位置をいろいろ変えて行う。つまんだものを回転させる動作については，ネジの付いたブロックをボードに開いたネジ穴にねじり入れたり外したりする訓練などが行われる。しかし，Wernicke-Mannの麻痺では遠位の関節ほど，筋力や分離運動の出現が遅く，完全とはならないことが多い。また，生活上必要な手指の動きには，その組み合わせが多様で，つかむ，つまむ，ねじるなどの比較的単純な動作に還元できないものがある。例えば，ハサミと箸とペンでは持ち方が異なる。これらの動作を麻痺側の手ですべて行うことは，可能にならないことが多い。特に麻痺側が利き手の場合，困難が著しい。そのような場合は，利き手の交換や自助具の使用が必要になる。

III　利き手交換

利き手が麻痺している場合，病棟や訓練室で非利き手を用いる機会がどうしても多くなる。したがって，自然に発症以前より上手くなっている動作が多い。しかし，手指などの精密な動きを必要とし，これまでもっぱら利き手で行ってきた動作，例えば箸を持つ，ペンで字を書くなどでは自然な交換は起こりにくい。必要に応じて，直接的な訓練が行われる。特に書字は非利き手での習熟に多くの練習を必要とすることが多い。近年では文字はコンピューターを用いて打ち込むことも可能なので，書字の練習を行うか否かは，対象者のニーズをよく確認することが重要である。

IV　自助具の使用

自助具とは「自らを助ける道具」であり，福祉用具の中でも，日常生活活動をより身近で便利に，より容易にできるように工夫された道具のことである。片麻痺のリハビリテーションでは一般には非麻痺側で使うことが多い。

例えば，食事動作では，利き手で箸を使うことが難しい場合，ゆるいばねで2本をつないだ箸を使用すると使いやすくなる。この箸は把持しやすい形状になっており，箸先は滑りにくい加工がされ，少しの力で食

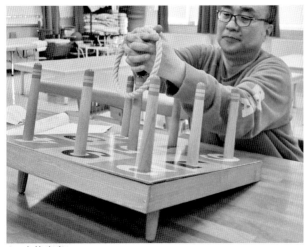
A　左片麻痺

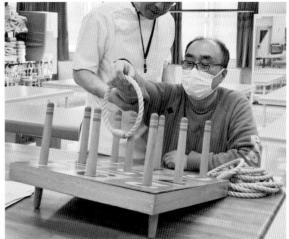
B　右片麻痺

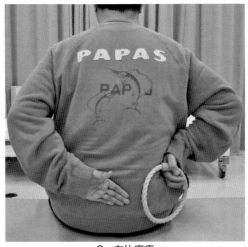
C　右片麻痺

図1　輪入れによる機能訓練の例
モデルは筆者。

べ物をはさむことができる（**図2a**）。この自助具は本来の箸操作訓練の前段階で使用することもある。同じく食事動作で，スプーンの柄が細くて把持できない場合，持ちやすくするために，柄を太くする円柱のスポンジをスプーン柄に差し込むものがよく使用される。また，柄が簡単に曲がり口元に入りやすくなるスプーンがある（**図2b**）。これは，スプーンを口元に入れる時の前腕や手関節の動きを補うためである。さらに，片麻痺の場合，片手で食器をテーブルに置いたまま食べることが多くなるため，すくいやすい皿や皿自体が滑らないように滑り止めシート（**図2c, d**）を使う。すべて非麻痺側だけに使用するのではなく，麻痺側手でのスプーン使用や茶碗保持などを麻痺側の回復を考慮して段階的に進めることもある。

歯磨き動作では，片手で歯ブラシに歯磨き粉をつけることになるが，歯ブラシを洗面台に置いたまま行うと，歯磨き粉の重みで歯ブラシが倒れ，衛生面でも問題になることが多い。そのため，歯ブラシを固定するための自助具がある。また，爪切りでは，非麻痺側手の爪切りが難しくなるため，非麻痺側片手だけで切れる爪切りがある（**図2e**）。

調理動作でも様々な自助具が使われる。例えば，釘付きのまな板に野菜を刺すことによって，包丁で切ることが行いやすくなる（**図2f**）。調理動作ではキッチンハサミやスライサーなど片麻痺用に限らず一般的な便利グッズがあるため，組み合わせながら使用することが多い。

現在，自助具は市販されているものも多いが，単に道具を与えるだけではなく，作業療法士が，一人ひとりに合わせて改良したり，どの部分の動きを補おうとしているのか，残された機能をどのように使うのか，適合を考えた上で指導・援助することが重要である。

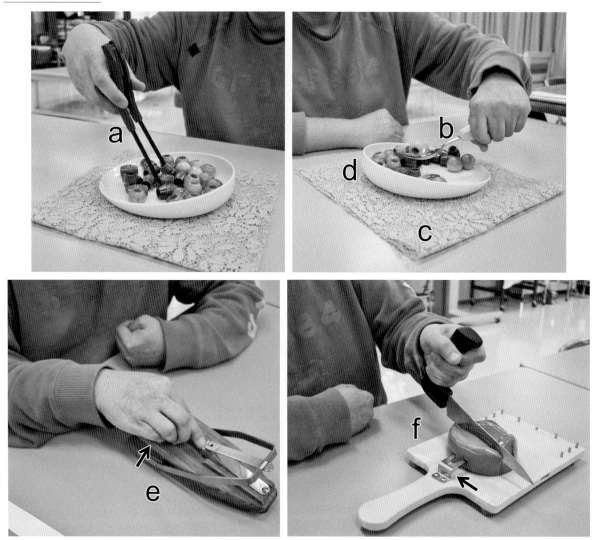

図2　自助具使用の例
　a：バネ式のつかみやすい箸。b：握りを太くしたスプーン。c：滑り止めシート。d：すくっていく先の壁ですくいたいものが止まる皿。e：非麻痺側手の爪を片手だけで切る爪切り。爪を爪切りの刃の所に置いたまま板（矢印）を押すと刃が閉じる。f：まな板。矢印の金属部分に切りたいものを刺して切る。

V　日常生活動作訓練・手段的日常生活活動訓練

　日常生活動作（ADL）は，食事動作，整容動作，更衣動作，排泄動作，入浴動作などの身辺所作からなり，手段的日常生活活動（IADL）は，近隣への移動，公共交通機関利用，家事動作（掃除，調理，洗濯）などからなる。

　ベッドサイドで比較的早期に可能なADLは，食事動作，整容動作（顔を拭く，ひげを剃る，髪をとかす，歯磨き）などである。急性期には，できるだけ早期に非麻痺側手を用いて食事や整容動作など可能な部分を自分で行うようにする。介助すればベッド上で座位がとれるようになったら，ポータブルトイレや洋式トイレでの自然な排泄へと進めていく。衣服着脱は介助する人に協力して身体を動かすように，また可能な部分は自分で行うようにうながす。

　回復期には，医療的治療による制限が緩和されて，心身ともに活動の範囲が拡大する。作業療法を提供する場所も，急性期ではベッド周囲や病室内などの狭い範囲に限定されるが，回復期以降は，作業療法室や病棟内のトイレや浴室，調理場所など，実際の動作を想定しやすい場所を選択して行うことができる。また，外出許可を得ることができれば，外出や外泊により，自宅や職場などの生活環境場面で活動した結果を対象者自身と家族が実体験できることも大きな利点である[5]。以下に具体的なADL訓練の例を挙げる。

① 食事

なるべく早めにギャッチベッド座位から椅子座位での摂取を目指す。机と椅子の高さを体格に合わせて調整し、食事姿勢を安定させる。太柄スプーンや滑り止めマットなどの福祉用具を使用する。

② 整容

麻痺側手が上手く使えない時期は、タオルを絞る時蛇口に引っかけて行うなどする。回復に伴い麻痺側を積極的に使用させる。

③ 更衣

前開き服、かぶり服とも麻痺側袖から通す。麻痺側の袖を非麻痺側手で肩まで確実にたくし上げてから、非麻痺側の腕を通す。

④ 排泄

便座への移乗、後始末、立位保持しながらの片手での下衣操作等に何らかの介助を要することが多い。下衣操作では、膝付近や、麻痺側腰部までのリーチが困難となり立位バランスを崩しやすい。麻痺が強く、非麻痺側を壁や手すりにもたれかけて立位を保つ必要がある時は、バランスを崩しやすいので頭部と非麻痺側肩が壁から離れないように注意する[6]。

車椅子使用では、便器に対して適した位置に車椅子を近づける、排泄後に後ろ向きで移動するなど、車椅子の細かな操作が要求され、特別の訓練が必要になる。

⑤ 入浴

浴槽に入る時は、非麻痺側から足を入れる。手すりにつかまりながら座る。

入浴動作は難しく自立しにくい活動の一つである。入浴用椅子、浴槽底に置く浴槽椅子など様々な福祉用具がある。通所サービスを利用することも多いが、シャワーだけは自宅で入りたいなどの要望があるため、浴室内移動、椅子からの立ち座り、片手でのシャワー操作・洗髪などを指導する。

VI 自宅復帰の準備

自宅に帰って過ごせそうな対象者については、それに向けた支援を行う。

家屋や周囲の環境を聞き取ったり、図示してもらったり、写真を撮ってきてもらったりする。ドアの間口や段差を測って報告してもらう。これらの情報に基づいて、あらかじめ訓練内容を調整し、可能な日常生活の方法や必要な改修などを考えておく。

退院前訪問指導では、理学療法士、介護支援専門員、家屋改修の施行業者、可能なら、対象者本人とともに自宅を訪れ、詳しい確認を行う。例えば、玄関の段差は実際に乗り越えることができるか、靴の着脱に手すりなどの支えが必要か、部屋間の移動に妨げとなるものはないか、手すりなどが必要か、ドアの開閉は可能か、開いたドアが妨げにならないかなどを確認する。居間ではソファや椅子等からの立ち上がり動作が可能か、寝室ではベッドの位置が適しているか、移乗動作が可能か、トイレでは、便器までの移動、移乗動作、立ち座り、下衣操作が可能か、手すりが要るか、位置はどこかなどを、実際の動作を交えながら確認する。それを元に、スロープや手すりを作るなどの家屋改修の必要性も検討する。福祉用具の紹介・照合なども行う。退院日までの間、退院後の自宅環境を模擬的に再現し、作業療法室で訓練し自宅生活をイメージしてもらうことも行う。

文献

1) 日本作業療法士協会学術部：作業療法ガイドライン（2012年度版）．日本作業療法士協会，2013
2) 厚生労働省：医政発0430第2号及び第1号，平成22年4月30日
3) 鈴木孝治，早川裕子，種村留美，ほか：高次脳機能障害マエストロシリーズ（4）リハビリテーション介入．医歯薬出版，2006
4) 社団法人日本作業療法士協会　監修：作業療法学全書（改定第3版）第4巻作業治療学1 身体障害．pp.49-78, 協同医書出版社，2011
5) 社団法人日本作業療法士協会　監修：作業療法学全書（改定第3版）第1巻作業治療概論．pp.175-191, 協同医書出版社，2011
6) 小林　毅，ほか：生活の行為を紡ぐ作業療法プラクティス　脳血管障害の評価とアプローチ　回復期における着眼点と行動プロセス．文光堂，2014

72 脳卒中の摂食嚥下障害とその治療

藤島 一郎 ［浜松市リハビリテーション病院リハビリテーション科］

　脳卒中の摂食嚥下障害は病巣部位から偽性球麻痺，一側性大脳病変，球麻痺による嚥下障害の3つの病態に分けて考えると良い．

I 偽性球麻痺

　偽性球麻痺は大脳から延髄に至る主に皮質延髄路が両側性に損傷されることで起こる．偽性球麻痺は延髄の障害による球麻痺に症状が似ているが，延髄（核性）ではなく延髄への上位ニューロンの（核上性）障害によって生ずる障害である．以前は「仮性球麻痺」と記載されていたがpseudo-は偽性（にせ）の方が妥当として「偽性球麻痺」となっている．

1 偽性球麻痺における嚥下障害の特徴

1）口腔準備期と口腔期の障害

　口から食塊がこぼれる，咀嚼が起こらない，丸のみになる，いつまでも咀嚼している，口腔から咽頭への送り込みができない，食塊の一部が早期咽頭流入する，口腔内の食塊残留が多いなどの症状が目立つ．口腔相から咽頭相へのタイミングがずれて誤嚥につながることもある．

2）嚥下反射の遅延

　食塊が咽頭にあるのに嚥下反射がなかなか惹起されず，液体では咽頭への流入速度が速いことから嚥下反射の遅延があると誤嚥しやすい[1]．

3）咽頭期嚥下のパターン

　咽頭期嚥下（嚥下反射）は延髄の嚥下のCPG（central pattern generator）によって起こり再現性が高い．CPGが健在なので，咽頭期嚥下のパターンは保たれている．しかしながら，嚥下筋力の低下や感覚の障害などもあり完全に反射が正常ではなく，VF・VEで観察していると，その動きは不完全なことが少なくない．偽

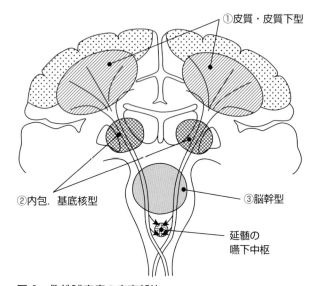

図1　偽性球麻痺の病変部位
（平山恵造，1971より一部改変して引用）

性球麻痺では，喉頭挙上に要する時間の延長，輪状咽頭筋の弛緩時間の短縮[1]や嚥下圧の低下[2]などが報告されている．

2 偽性球麻痺をきたす脳卒中

　偽性球麻痺は障害部位（病巣）により随伴する症状が異なってくる．平山[3]は偽性球麻痺を大脳皮質型（皮質・皮質下型），内包・基底核型（中心型），脳幹型（橋小脳型）に分けている．（図1）．

1）大脳皮質・皮質下型

　大脳皮質・皮質下の障害により失語，失行，失認，半側空間無視，認知障害などの高次脳機能障害を伴うことが多い．病巣部位に応じた局所症状（巣症状）や情動失禁を認めることがある．これらの症状が食事中に出現すると，誤嚥につながることもあり，注意すべきである．表1に大脳皮質型の偽性球麻痺におけるリ

ハビリテーション上の問題点になるものを示した。

2) 内包・基底核型

内包や大脳基底核や視床は梗塞や脳出血の好発部位である。片麻痺，両片麻痺を伴う偽性球麻痺や脳血管障害性 Parkinson 症候を呈したり，認知症を伴うこともある。

内包・基底核型の偽性球麻痺では自分のペースでゆっくり食べている間は問題ないが，周りで食事の後片付けが始まったり，食事を急がせたりするとむせが始まることがある。

3) 脳幹型

延髄より吻側（頭側）の橋や中脳の病変で起こる。急性期に意識障害を伴うこともあるが，その時期を過ぎれば高次脳機能障害は少なく，嚥下訓練が成功しやすい。脳幹病変では延髄に損傷がないのに，球麻痺症状を初期に呈することがあるが，急性期を乗り切ると偽性球麻痺に移行する。

表 1　嚥下障害で問題となる主な高次脳機能障害の症状

- ・注意障害：集中できず注意が守れない，持続しない。
   食べている最中にしゃべりはじめると誤嚥の危険が高まる。
- ・学習障害：訓練効果がない。
- ・認知：食べるための訓練が必要であるという意味がわからない。
- ・失語：口頭や文面での言語指示が入らない。
- ・失行：食器の使い方や食べる順序がわからない。
- ・保続：同じ動作を繰り返す。

II　一側性大脳病変による嚥下障害

1　嚥下障害をきたす一側性大脳病変の部位

一側性病変で意識障害を伴わずに嚥下障害を呈することがある。その多くは一過性で軽症の嚥下障害であるが，遷延する例もあるとされる。病巣部位と嚥下障害の関連については明らかではない。

文献的には一側性大脳病変のうち内包[4]や島回[5]が嚥下障害と関連すると報告されている。しかし，実際の脳卒中の臨床では内包や島回だけの病変で嚥下障害が起こるとはいい難い。大脳病変の左右差と嚥下障害についても報告があるが結果は一定していない[6,7]。筆者の臨床経験では嚥下障害における大脳病変の左右差はあってもごくわずかであろうと思われる。

2　一側性大脳病変による嚥下障害の機序

嚥下に関与する脳神経核の多くは両側支配を受けており，一側性大脳病変で嚥下障害をきたす病態機序は明らかでない。機序としては考えられるのは，ダイアスキーシス (diaschisis) である。障害された大脳と対側の小脳の diaschisis (crossed cerebellar diaschisis) や，対側大脳半球の血流低下も transhemispheric diaschisis として知られている。テント上支配の左右差も考えうる[8]。

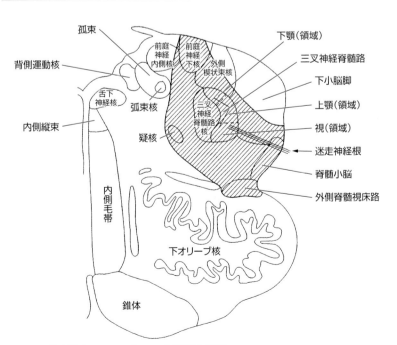

図 2　典型的な Wallenberg 症候群の病巣

3 意識障害

意識障害は食物の認識，食欲，食事への集中・注意力に関与する．また，嚥下のCPGは脳幹の網様体に存在し，網様体は意識や覚醒に関与しているため意識障害で網様体の機能低下がありCPGの機能低下が起こり嚥下機能も低下する．

III 球麻痺

球麻痺の「球」とは延髄のことであり，球麻痺は延髄の障害による嚥下障害や構音障害のことを示す．

1 球麻痺における嚥下障害の特徴

延髄には迷走神経の孤束核や疑核とCPGが存在する．これらの障害で球麻痺が起こる．延髄の両側が損傷されると呼吸にも障害が及び生命維持も困難なことが多いため，臨床で遭遇する球麻痺は片側病変（Wallenberg症候群が代表）がほとんどである．特徴としては①咽喉頭運動の左右差（片側病変の場合），②嚥下反射の消失，③食道入口部の開大不全（輪状咽頭筋機能不全）が挙げられる．

2 球麻痺をきたす脳卒中

延髄外側梗塞（症候群）（Wallenberg症候群）が代表である．延髄外側梗塞は全脳梗塞のわずか2.1%を占めるのみであるが[9]嚥下障害を扱う上では極めて大切である．

1）病態生理

当初，延髄外側梗塞はWallenberg[10]により後下小脳動脈の閉塞とされていたが，椎骨動脈の閉塞や動脈解離もあり，Kimの検討では動脈解離が20例（15%）となっている[11]．

2）症状

延髄の解剖と病変部位に応じて多彩な神経所見を呈する．図2にWallenberg症候群の典型的病変と症状を示したが，これらの症状がすべて揃うことはむしろ稀である．表2にCaplanらの報告を示した[12]．

Wallenberg症候群では顔面神経麻痺を伴うことが多く，皮質から顔面神経核への神経路（皮質延髄路）の一部は内側よりに延髄まで下行した後に交差し，対側を外側よりに上行して顔面神経核にいたっており[13]，この経路が損傷されることで顔面神経麻痺が出現する．

温痛覚解離がよく知られているが，病巣の広がりにより感覚障害は様々な分布を示す．また，慢性期に疼痛を訴える例があることを忘れてはならない．視床痛と同様に治療に難渋する例も少なくない[14]．

表2 Caplan（1996）海外の7報告のまとめ

症状（symptoms）と徴候（signs）	患者数（%）
失調	90/107（84%）
感覚低下	88/113（78%）
めまい	86/123（70%）
嚥下障害	84/123（68%）
構音障害	46/80（58%）
嘔気・嘔吐	98/162（60%）
頭痛	73/166（44%）
嗄声	47/123（38%）
複視	46/129（36%）
顔面痛	36/129（28%）
しゃっくり	44/172（26%）

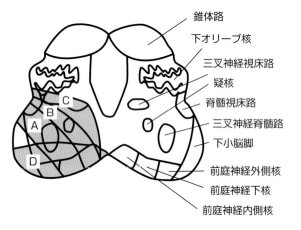

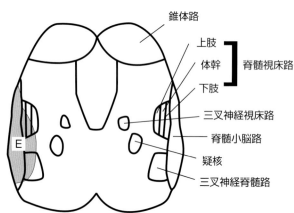

図3 水平方向へのKimの分類
1. typical：最背側は免れている帯状の病変．もっとも多い．（A＋B）
2. ventral：typicalより内側に位置する．（B＋C）
3. large：（A＋B＋C）
4. dorsal：最背側もしくは最背外側のみの病変（D）
5. lateral：尾側（下部）延髄に多い浅い側面のみの病変（E）

（文献11より改変して引用）

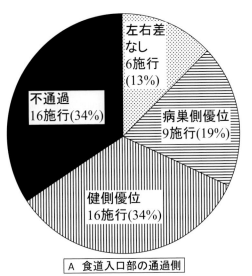
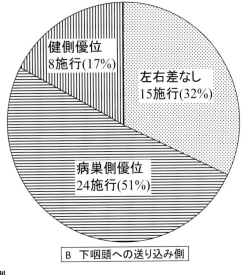

図4 延髄外側梗塞における食塊の通過側と送り込み側
(文献16より引用)

3) 病巣部位と嚥下障害

延髄外側梗塞の病巣部位と嚥下障害の関連について Kim[12]と黒野[15]の論文が参考になる。疑核が含まれているかいないかが重要である(**図3**)。

4) 食道入口部の食塊通過の左右差

藤島ら[16]，谷口ら[17]は Wallenberg 症候群の食道入口部通過側の左右差を検討している(**図4**)。結論的には病巣だけでは決まらず個別に検討する必要がある。Oshimaら[18]は食道入口部の通過に着目して延髄外側梗塞の嚥下障害を3つに分類し健側の食道入口部における食塊通過の不良を passage pattern abnormality (PPA) とし PPA は嚥下障害の予後不良因子であることを指摘した。疑核の障害されていない健側の食道入口部で通過が不良である PPA は CPG の障害に起因すると推察している。

IV リハビリテーションとその他の治療

リハビリテーションは訓練のことと誤解されることが多い。しかし、障害された機能を訓練で取り戻すことだけを目指しているのではなく、代償法によって残存機能を活かし、環境調整なども含めたトータルアプローチによって、人として生活ができるようにすることがリハビリテーションである。嚥下についていえば、機能訓練によって嚥下の筋力や嚥下パターンが改善して発症前の状態まで改善することが最も望ましい。しかし、改善しなくても代償法によって誤嚥、残留などが減り、実際に食べられるようになること、苦痛がない栄養法を獲得すること、本人や家族が望む環境で生活できるようにすることなども大切なリハビリテーションである。

リハビリテーション訓練の中心概念に運動学習がある。運動学習は神経系の障害によって運動制御が困難になった患者に、運動の指令そのものを変換したり(異なる運動など)、制御の方法(スピードや補助具を用いるなど)を変えたりして、目的とする動作が上手くできるように指導することであり、リハビリテーション訓練の中心的な手法である。運動学習には課題特異性がある。つまり「歩行は歩行訓練によって、嚥下は嚥下(実際に食物を嚥下すること)によってもっとも効率的に学習」される。課題の難易度を常に最適に調整しながら感覚入力を調整してフィードバックしながら運動学習を展開する必要がある。運動学習において達成可能なゴールを設定することは患者のリハビリテーションへの動機付けになる。またゴール設定はチーム医療を展開する上で不可欠である。紙面の都合で詳細は拙書[19]をご参照いただきたい。

内科的治療として誤嚥性肺炎に対する ACE 阻害薬などの有用性が報告されているが効果は限定的である。むしろ向精神薬や抗けいれん薬などの副作用で嚥下障害が生じるので可能な限り減量したり中止したい。

外科的治療も重度の球麻痺や誤嚥がコントロールできない嚥下障害に関して有効である。嚥下機能改善手術(輪状咽頭筋切断術、喉頭挙上術)や誤嚥防止術(声門閉鎖術)などがある。詳細は文献をご覧いただきたい[20]。

文献

1) Ertekin C, Aydogdu I, Tarlaci S, et al：Mechanisms of dysphagia in suprabulbar palsy with lacunar infarct. Stroke 31：

1370-1376, 2000
2) 柴本勇, 藤島一郎, 大熊るり, ほか：嚥下障害者の嚥下圧測定. 総合リハビリテーション 26：965-971, 1998
3) 平山惠造：偽性球麻痺. 神経症候学 第2版, pp.776-785, 文光堂, 2006
4) Gonzalez-Fernandez M, Kleinman JT, Ky PK, et al：Supratentorial regions of acute ischemia associated with clinically important swallowing disorders：A pilot study. Stroke 39：3022-3028, 2008
5) Steinhagen V, Grossmann A, Benecke R, et al：Swallowing disturbance pattern relates to brain lesion location in acute stroke patients. Stroke 40：1903-1906, 2009
6) Barer DH：The natural history and functional consequences of dysphagia after hemispheric stroke. J Neurol Neurosurg Psychiatry 52：236-241, 1989
7) Robbins J, Levine RL, Maser A, et al：Swallowing after unilateral stroke of the cerebral cortex. Arch Phys Med Rehabil 74：1295-1300, 1993
8) Hamdy S, Aziz Q, Rothwell JC, et al：The cortical topography of human swallowing musculature in health and disease. Nat Med 2：1217-1224, 1996
9) Vuilleumier P, Bogousslavsky J, Regli F：Infarction of the lower brainstem：Clinical, aetiological and MRI-topographical correlations. Brain 118：1013-1025, 1995
10) Wallenberg A：Acute Bulbäraffection (Embolie der Art. cerebellar. post. inf. sinistr. Arch Psychiatr 27：504-540, 1895
11) Kim JS：Pure lateral medullary infarction：clinical-radiological correlation of 130 acute, consecutive patients. Brain 126：1864-1872, 2003
12) Caplan LR：Posterior circulation disease：clinical findings, diagnosis and management. Blackwell Science, Cambridge, 1996, pp.262-323
13) Urban PP, Wicht S, Vucorevic G, et al：The course of corticofacial projections in the human brainstem. Brain 124：1866-1876, 2001
14) 藤島一郎：Wallenberg症候群における嚥下障害と付随する症候. 耳鼻と臨症 55：S129-S141, 2009
15) 黒野裕子, 上坂義和, 國本雅也, ほか：延髄外側症候群急性期の嚥下障害における疑核の関与〜MRI画像からの検討〜. 臨床神経 46：461-466, 2006
16) 藤島一郎, 柴本勇, 大熊るり, ほか：Wallenberg症候群における食塊の輪状咽頭部通過側. 神経内科 52：309-315, 2000
17) 谷口洋, 藤島一郎, 大野友久, ほか：ワレンベルグ症候群における食塊の下咽頭への送り込み側と食道入口部の通過側の検討. 日摂食嚥下リハ会誌 10：249-256, 2006
18) Oshima F, Yokozeki M, Hamanaka M, et al：Prediction of dysphagia severity：An investigation of the dysphagia patterns in patients with lateral medullary infarction. Intern Med 52：1325-1331, 2013
19) 藤島一郎, 谷口洋：脳卒中の摂食嚥下障害. 第3版, pp155-242, 医歯薬出版, 2017
20) 金沢英哲：外科的対応. 摂食嚥下リハビリテーション（才藤栄一, 植田耕一郎監修）第3版. pp237-243, 医歯薬出版, 2016

73 脳卒中後の四肢痙性に対する学際的アプローチ

浅山 滉 [長尾病院リハビリテーション科]

I はじめに

痙性麻痺患者は脳卒中患者に普遍的に観察される病態像であり，その面を中心にして述べることにする。

痙性を伴った脳卒中の患側足部変形は実用的移動ができないばかりか，転倒骨折のリスクが高く，きわめて厄介な ADL (activity of daily living：日常生活動作)・リハビリテーション (rehabilitation, 以下リハビリ) の大きな阻害因子である。その程度はごく軽度のものから，裸足ではまったく歩行不可能な変形が強い例まで様々な程度があるが，軽度の痙縮であっても痙縮の存在自体がスムースな動作に及ぼす不都合な影響は計り知れないものである。ごく軽症の片麻痺例であっても利き手側が患側であったときに，患側単独で随意運動を命じると，よく動かせるのに，いざ患側で書字動作などの複雑動作を命じると，対側の非利き手側を動かそうとして，非麻痺側に頼ろうとする。そこには患側の筋力低下，表在，深部感覚の障害や，痙縮の影響，失行・失認の存在，そして意思意欲といった幅広い阻害因子が絡んでいる。さらに，患側といっても障害部位も一側だけに限定するといった例は少なく，例えば，多発脳梗塞例には，そのどちらかに麻痺程度の優劣はあるが，病態像は四肢麻痺である。中枢神経の障害の本質を常に念頭に置いたアプローチが必要となる。

II 脳卒中片麻痺者の痙性を伴う患側下肢へのアプローチ

一概に痙縮といっても同一人物が置かれた周りの寒冷などの環境や，本人の運動という動作に際して起こる中枢神経の興奮度によって，それが大いに変動するのが特徴の一つでもある。痙縮は患側下肢関節の変形をもたらし，歩行移動に様々な大きな影響をもたらし

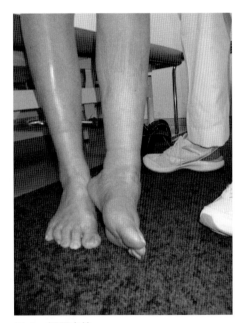

図1 裸足立位

て，起立移動や ADL，QOL への障害は計り知れない (図1)。例えば，痙縮自体は心身の安静が保たれている場合はその程度が一番低いが，自動運動を命じると，中枢神経にはストレスとなり，四肢にはストレス的運動の表現として，患側四肢に不随意的な痙縮要素が覆いかぶさり，患側肢には強い痙縮変形が誘導される。関節の変形に臨床的に対応する手段の第一は補装具の装着である。そしてどんな場合でも歩行時に踵が接地して，患側で全体重を支えうる状態を得ることが重要となる。患側の踵が装具の中で浮いていたら安定性が悪い。

変形の軽減手段の目的は歩行・ADL・QOL を改善するためであり，それにはいくつかの手段がある。

1 精神的興奮を和らげる安定剤の経口投与

これは最も簡易性で実用的であるが，服用患者に眠気や脱力が生じやすく，動作中に転倒骨折などの危険が潜んでいる。並存している高血圧への薬剤の種類・量によってもリスクが重なるので注意が必要となる。

2 ボツリヌス療法

ボツリヌス毒素から誘導した神経筋弛緩薬の溶液の筋肉内への直接分散注入法であり，近年広く用いられるようになった。

これはA型ボツリヌス毒素（botulinum toxin type A：BTA）を希釈して痙縮筋群へ分散しつつ注入する方法であり，複数の関与筋に対して，通常100〜150単位が一回量である。注射後は即時効果として直ちに筋の痙縮がやわらかくなり，さらに注入後数日たった頃が多少とも効果が増強して，最大効果となる。その効果は3〜4カ月持続する。ボツリヌス療法は薬液が神経筋接合部での過剰な化学的伝道を神経終板で阻害し，筋緊張を和らげる目的であるので，実際には和らげたい筋は複数筋であり，これらを全部一度に和らげることはよくない。変形に直接関与している筋を一つずつブロックしてゆく。その筋の厚みを勘案して多少長い27＃ほどの細い針で針先の位置を筋の断面積を考慮して，一様に注入できるように少しずつずらしながら注射する。超音波を用いて同定してもよいが慣れたらブラインドで十分に可能である。注射直後の筋の弛緩はすぐに得られるが，数日後にはさらに弛緩効果が増強する傾向にあるので留意する。

痙性足部変形は各動作筋群の力のバランスが崩れており，足関節の内反尖足を惹起する筋群が外反筋群に比して圧倒的に強すぎる結果の変形である。ブロック注射は痙縮が顕著な筋群を選択的に和らげることで，隠されて表面に出ていなかった外反筋群を相対的に表に引き出して，それを歩行訓練を通して賦活することを目的とするものである。ブロック後は患側に短下肢装具を装着して歩行訓練を行うことが多いが，装具なしでも即座に歩行は可能となる。しかし，ここには新しい足部の変化に慣らすことが重要であるし，麻痺肢を支える多くの要素が絡んでいるので装具装着は重要である。数カ月後には内反外反のバランスのよい患側下肢が期待される。

3 神経ブロック（フェノールブロック）

関節変形をもたらしている筋群を支配している神経へのブロック療法がまずあげられる。

多くは神経破壊剤のフェノール溶液を用いて神経通電装置で所定の神経を同定しながら溶液を直接そこに注射する。一般に下肢では膝窩で後脛骨神経を同定する。上腕では腋窩神経叢になる。

通常，自家製の7％溶液を用いている。安価なフェノール溶液を生食水で溶かして，現場で濃度を調整し，絶縁被覆した長針（針先端部だけは絶縁されておらず露出している）に30 mLシリンジをつける。この長針は通電刺激のリード線となっており，狙った神経に向かって針を進める。このとき最低の電気刺激の強さで目的の筋群が反応するように場所を決める。ブロック液の全注入量を少なくするように努める。通常は後脛骨神経には20 mLほどを使ってしまう。ブラインド操作であるために狙った神経管に命中すれば薬液の量も少量となる。効果の持続期間はボツリヌスよりも長いが，注入するときにはブラインドであるために薬液が神経管の周りに注がれることが多く，麻痺筋効果の持続期間は意外に短いことが多い。この神経破壊剤の一番の欠点は，注入後にかなり多くの患者でブロック部位にdysestheia（異常知覚感の訴え）が残ることである。しかしこの不愉快な合併症は時間的に消退する方向にあり，また，最近はリリカなどの薬剤が登場したのでそれを効果的に使用することで，患者の苦痛緩和に大いに役立っている。ブロック後は数日間にわたりソフトギプスで良肢位の保持を保つことが効果的である。上肢では指先まで全関節を伸展位で一時的に外固定し，下肢は足関節を90度で保持するように巻き込み，すぐに柔らかいギプスを巻いたまま歩行できるようにする。後日，装具に換える。

4 装具療法

1）長下肢装具（knee ankle foot orthosis：KAFO）

骨盤帯付き装具（hip knee ankle foot orthosis：HKAFO）：実用歩行にはならないが，全介助での起立歩行訓練時にのみ装着するタイプである。麻痺側の機能回復が低レベルにとどまっていて，体幹コントロールもできない段階の適応である。

次に，体幹バランスの回復後にも尚，膝以下の保持コントロールができない例には，この長下肢装具（knee ankle foot orthosis：KAFO）が多用される。介助起立移動時には膝関節部のロックを付けて，膝折れ防止を図る。Brunnstrome Stage 3以下の低い回復レベルが適応となる。このような例はADLは介助例になり，自立した歩行は期待できない。膝のヒンジはリングロック式となり，起立時にはロックを働かせる。そのロックに2〜30度の動きを与えて，介助の歩行周期を滑らかにするようにもできる。ヒンジにバネを内包させて，ある角度以上は動きを許さないようにする。また，バネを股関節部の伸展力の一助にすることも可能である。

2）短下肢装具（ankle foot orthosis：AFO）

患側下肢の安定歩行には足関節の安定確保が主体であり，膝関節が歩行時に体重全負荷にも耐えられて，膝折れしない例というのが前提である。患側大腿四頭筋などが強いという前提にも立っている。ADLは自立している。安定歩行を目的とするリハビリの現場では全装具の中で，この短下肢装具が最も汎用されている。痙縮変形している足関節を周りから包んで矯正し（外固定），起立歩行の動作時に足関節が正常な動きに近づくようにしながら，足部の安定性を確保するのがこの短下肢装具（ankle foot orthosis：AFO）である（図2）。

一般的にこの脳卒中足部変形は足関節の内反尖足変形と槌趾変形の一連の変形を指す。この変形起因筋はアキレス腱（以下ア腱），長趾・長母趾屈筋腱，後脛骨筋，それに内在筋の短趾/短母趾屈筋腱，骨間筋虫様筋であり，この中で多少の強弱の違いはある。ア腱短縮（ア腱拘縮と同意義）は痙縮麻痺によってア腱短縮が強く，装具の中で踵が浮いている状態になるが，装具が床面と平行になり，尖足内反変形のままで装具内に押し込んでも歩行は多少歩行可能になる。しかし，患側荷重時に踵が不安定になるので歩行安定にはならない。歩行時の踵接地の意義は大きく，踵接地自体は体幹足部の時々刻々の動きを脳へフィードバックするという重要な役割の一端を演じている。ボディーイメージの疎通である。したがって，ア腱短縮時にはリハビリの効率を上げるためにも，早急に神経ブロックやア腱延長などの簡便外科的処置を施行して歩様の安定を確保する必要がある（図3〜6）。

3）短下肢装具の種類

① 二本支柱付き短下肢装具

比較的重症例の室内歩行訓練時に際して用いられる。短下肢装具には多くの種類があり，材料，デザインの違いによって二本の支柱付きの装具とプラスチックの装具に大別される。シューズはチャッカブーツタイプで両側の踝が覆われたハイカットタイプで，足底はヒールが低く，幅が広い，安定した形のものに二本の支柱を足底に固定したものになる。軽量であり，リハビリの分野では練習用や実用歩行にも汎用される。足関節のヒンジ（関節部）は固定されたタイプのものでも，もともと脳卒中の患側足関節部はその動きが少ないのでかえって安定性がある。ヒンジの動きをネジで調節できるタイプもある。

② 靴挿入式AFO

プラスチック製の靴挿入式のものが汎用される。これは最も実用性があり，現今多種多様の形が用いられている。起立歩行・ADLが自立している例には全員短下肢装具の適応があるといっても過言ではない。短

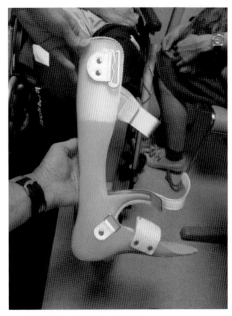

図2 通常適応の短下肢装具

下肢装具は簡便性と実用性に優れている。痙縮が軽度例では装具は付けたがらない場合もあるが，脳卒中例には複合感覚の障害，失認失行症などの高次脳機能障害者が多く，これらには足部からの脳へのフィードバックを疎通するためにも簡便装具装着が望ましい。それらの適応患者には膝機能の回復がBrunnstrome Stage 4以上のものになる。Stage 3では膝折れ防止の長下肢装具となる。足部変形には尖足位，内反位，槌趾変形の組み合わせであり，症例ごとに各要素の強弱があるので，変形もバラエティに富んでおり，同じ変形にはならない。装具はそれらの変形を全体的に包み込むことで，安定歩行を得させるものであり，包括的矯正位確保の意味がある。これらはADL自立に向けた必須の手段である。

③ ストラップ

軽症例には4〜5 cm幅のストラップを足関節に巻き付けてもかなり足関節の安定保持に役立っている。

III 痙性四肢麻痺

もともと症状の訴えがなかった例で，軽い転倒事故で急激に四肢の痙性が出現し，四肢の感覚異常，筋力低下，膀胱直腸障害などが発症して，起立歩行やADL動作に強い障害をきたす例が高齢社会で増加している。その障害程度は千差万別であり，ADLに支障がない例から，全介助に至るまで大きな開きがあるが，本人の不自由さはもとより，家族や職場，社会に及ぼす影響は多大である。

このような例には多くの場合頸椎症の骨病変が潜在

X リハビリテーション

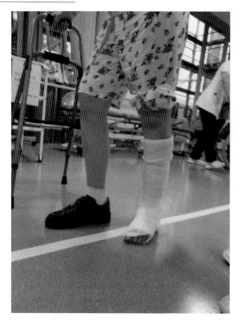

図3　簡易形成術直後のソフトギプス歩行

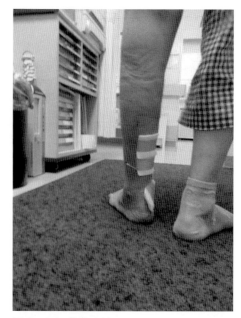

図5　同　後方より

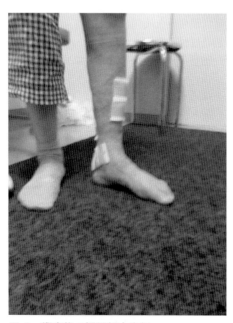

図4　術直後の裸足起立歩行

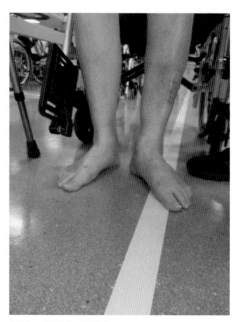

図6　その後の結果

的に併存していた例が多い。この病態の本質は何らかの程度の頸髄損傷であり，軽度の場合でも四肢の軽い痙縮，感覚鈍麻，動作の緩慢，排泄の不都合性，ADL，歩行の不安定性などといった症状が出て，本人のADLとQOLの低下は著しい。そして，重度の麻痺に従って頸髄損傷の病状に近づくという極めて厄介な事態になる。

頸椎症の治療には本質的なものはなく，肩甲支帯全般の痛みやしびれ感のさらなる悪化を防ぐためには，外科的に頸部脊柱管拡大形成術と頸椎カラー装着が一

般的である。当初は頸椎カラーの持続的装着だけでもかなりの自覚症状の軽減が得られる。頸椎症は四肢の筋力低下以外に，Romberg反応陽性がみられるように，立位バランスが不良となり，さらなる転倒のリスクが大きい。起立歩行時の体感バランスはすべての体幹四肢からの位置情報が脊髄を経由して脳へ伝えられることに頼っている面があり，体幹四肢の動きがより一層皮膚を通じて脊髄・脳へ投影されるためには卑近なことであるが，体幹と各関節の周りを装具などで取り巻き，関節の動きがより鮮明にキャッチできるよう

534

に持ってゆく。

　関節を包むサポーターの多用，腹部骨盤を包むコルセット装着は重要となる。

　足関節は痙縮により尖足位となりがちであるので，早期からの立位歩行や訓練室にある起立板を用いたア腱の弛まない伸張運動，さらにベッドサイドでの足関節背屈位の保持が必要であり，ベッドの中でも短下肢装具を用いた足関節の良肢位保持は簡便で効果的である。

　ア腱拘縮は保存療法だけでは難治であり，時間の経過とともにさらに増強するので，適宜ボツリヌスの選択的注射やフェノールブロック，さらには簡便手技でア腱拘縮を矯正できるVulpius手技によるア腱の腓腹筋腱鞘切離を考慮すべきである。

74 脳卒中を生き延びる（脳卒中診療における心のケア）

後藤 勝彌 [大田記念病院名誉院長]

　「世代」ということばは，世界的に二十世紀の流行語である．もともとの意味では，それはひとが生まれてから子を生む迄の年数をさすものであった．しかし「世代」の意味する時間の長さは，急速に短縮されてきた．われわれは，ふつう，三年の違いを，もう別の世代とする．過去の体験に対する三年の年齢的な違いによって，もはや，同じ現在の世界が別の具合に見えるのは驚くべきといわねばならない．
（中井久夫[1]）

I　はじめに

　1960年代の終わりの頃神経難病ばかりを診ていた大学を出て，私は市中病院としてはわが国では2番目に神経内科のできた人口100万人の北九州市の病院に赴任した．そこでは日々押し寄せる脳卒中患者の数に圧倒された．それから自ら脳血管撮影を行っては，さまざまな脳血管病の診断を付けるようになった．そんなある日のこと，血管撮影室の前の廊下の片隅にしゃがみこんで泣いている幼い女の子がいた．声をかけるとおかっぱの黒髪を揺らして縋りついてきた．その子の父親は心房細動の持病はあるものの働き盛りの40代．血管撮影を行うと中大脳動脈が水平部で途絶していた．数時間のうちに意識障害は進行して昏睡状態に陥ったが，手をこまねいて見ているしかなかった．暗澹たる気持ちで回診のために病棟に上がると，双子の幼い女の子が頭痛と嘔気に顔をしかめている母親の膝を奪い合っていた．くも膜下出血に違いないと緊急の血管撮影を行うと，中大脳動脈三叉部の動脈瘤が見つかった．直ちに出身大学の脳外科医局に電話して手術を乞うたが，出張は翌週にならないと叶わないとの返事．案の定，その翌日に再破裂を起こした動脈瘤は母親の命を奪ってしまった．このように嘆き悲しむ子供達の姿を目にして，はらわたの千切れるような思いをしない医師がいるだろうか．無念な思いに駆られたら私は当時の脳卒中と神経放射線研究のメッカ・秋田へ，そしてUCLAの神経放射線科医Grant Hieshimaが本格的な脳血管内治療を始めたロサンゼルスへと向かった．

　脳卒中は機能予後の観点でも生命予後の観点でもハイリスクの疾患であるのは言うまでもないことであるが，脳卒中診療は医事訴訟の観点からも最もリスクの高い医療行為とされている．キャリアの最後に脳卒中専門病院でリスクマネジメントに従事した私は「誠にしかり」と言わざるを得ない．ところが，脳卒中の臨床に携わっている医師の認識は誠に甘いようだ．考えてみて欲しい，脳卒中の発症は本人にとっても，家族にとっても青天の霹靂である．経過が思わしくないと，急性悲哀はやり場のない怒りに転化して医師に向けられがちである．それは脳塞栓やくも膜下出血に限らず，アテローム血栓症のような比較的軽微な症候を呈する脳卒中であっても入院後に神経脱落症候が進行すると，「良い病院と聞いて，すぐ連れてきたのに・・・」とトラブルに発展することが稀ではない．予防的な治療の多い脳血管内治療で合併症が生じた場合は，何をか言わんやである．

　私がその黎明期から30年余にわたって専念してきた脳血管内治療が，脳動脈瘤のコイル塞栓術，脳塞栓の線溶療法および塞栓除去術，脳動脈ステント留置術などの進歩によって，いまや脳卒中治療の大きな支柱と見なされるようになるなど，脳卒中治療への取り組みは変わってきた．それは，"同じ現在の世界が別の具合に見える"ほどである．注意しなければならないのは，こういった新しい技術が傑出したセンター的な病院から市中病院に広まってきた現在，医療事故がらみの紛争の起きる可能性もかつてないほど高まっていることである．中井久夫はまた，"十年前の体験の，現在使用不能の度合いは，以前よりはるかに増大しているとみなければならない[1]"とも述べている．これは医療の技術的側面については当たっていようが，医療事

故のもたらす心理過程についてはその反対と言わざるを得ない。つまり，黎明期から発展期における医療事故が当事者に与えたインパクトはそれほど強烈なものであったし，そこから我々の得た教訓はいよいよ重みを増しているからである。

これまでに，多数の脳血管内治療医に対して行われた合併症のアンケート調査に基づいて書かれた論文は2編しかない。本稿では私の脳卒中学の黎明期，脳血管内治療の誕生の頃から現在に至る経験を縦糸とし，そのような生々しい体験が反映された二つの論文を横糸として脳卒中診療に従事する者に広く役立つような脳血管内治療の合併症，心的外傷，悲哀の回復過程，職業的燃え尽き，医事訴訟，医師—患者関係，インフォームド・コンセントなどについての織物を織り上げてみたいと思う。その二編の論文の一つは脳血管内治療の黎明期1995年にGrant Hieshimaが心理学を専攻した若い同僚と書いた記念碑的な論文'…and Do No Harm.'[2]であり，もう一つはわが国の脳血管内治療の発展期2001年に私が精神科医師で作家の野田正彰氏と書いた論文Grieving Over Complications Associated with Neuro-Endovascular Treatment[4]である。

II 脳卒中診療で医師—患者関係の両側に起こる激烈な感情

医師は本来，害をなすのでなく，癒すように訓練されている。ところが医師が介入しはじめてから患者の状態は良くなるどころか，悪化することがある。その結果，悲哀，良心の呵責，怒りといった強烈な感情が医師—患者関係の両側に起こり得る。医師は患者を治したいと思うあまり，しばしば悪用される箴言"医師よ，自分を癒せ"を忘れる。それで医学的な悲劇が起きると，ほとんどの医師が自己反省を向ける対象は自分の感情ではなく医学知識となる。術中に患者を傷つけることや失うことに伴って自然に生じる悲哀感情に対処する代わりに，多くの医師は悲劇的な経験を知性で処理しようとし，手技の詳細にのみ注意を向けがちである。つまり，医師は明白な手技上の過ちを捜し出して是正し，絶対に同じ間違いを犯さないようにしようとする。感情を見せるのは大きな間違いで，医師は臨床の現場で終始客観的で冷静な医科学者のように振る舞うべきだという医学の世界の伝統的な智恵に則っての振る舞いである。しかし注意しなければならない！　医師は自分自身の悲哀感情を自然なやり方で処理できないと，自分自身と家族の心を傷つけてしまうことになりかねないのだ。

ほとんどの国で，医学生に教えられるのは不治性の重篤な病気や死に際して，医師は一般的なガイドラインに沿って患者や家族を支えるべきだということだけ

である。研修医時代にも，不幸にして治療が破局的な結果に終わったときに，医師が味わわねばならない悲哀感情をどのように処理し，その後の診療活動に生かすかについての訓練はなされてこなかった。いまだに信じられているのは，医師は客観的かつ科学的なアプローチを取り続けることによって患者や家族の苦悩に伴う感情から守られるものだということである。病気の過程や治療に伴う合併症を合理的に説明できる能力は望ましく，更なる科学的な進歩をもたらすものと，しばしば見なされている。経験が少ないために悲劇の生む感情的な衝撃から逃れることのできない若い臨床医も，時が経つにつれて，失敗とより折り合いをつけることができ，破局的な結果によって生じる悲哀，罪悪感，そして恥の感情を避けることができるようになると考えられてきたのだ。

そもそも，治療行為のもたらす良くない結果のすべてが悲劇的である訳ではない。直ちに命を脅かしかねない状態の脳出血の患者が病院に救急搬送された場合を考えてみるとよい。患者の命を救おうという医師の努力が失敗に終わったとしてもそれは不運で悲しいことであっても，その経験を医師が生き延びることはそれほど困難ではない。患者の死が引き起こす強い感情も"予測されていた失敗"がもたらしたものであるからである。望みのない病気で末期の状態にある患者の治療もこのカテゴリーに入る。一般的に患者の家族は自分達の愛する者を失うことに折り合いがつけられるものである。なぜなら患者は致命的な病気のもたらす症状に何年も苦しみ，徐々に衰弱していたからである。これは悪い結果に終わる可能性が高い状態で医師が患者を治療しようとする状況である。「他の誰が，もっと良い治療ができたろうか」とか「治療しなければ，患者はもっとひどい状態になっていただろう」といった合理化によって，医師は救われ得る。医師は患者の命を救おうという試みには失敗したが，治療しなければずっと長く生きられたかもしれない命を失ったわけではないのである。

元来，外科の領域では手術の成果が最も大きいところにはまた，臨床的な悲劇の起きる可能性も最も高いことが知られていた。私が永年にわたって従事してきた脳血管内治療は脳神経外科と放射線科の境界で発達してきた比較的新しい医学の領域であるが，開頭せずに血管の中から複雑な中枢神経系の血管病にアプローチしてしばしば永続的で素晴らしい治療効果をもたらすので，メスを使わない脳外科手術ともてはやされるようになった。そして，いまや脳血管障害治療の主な柱の一つと見なされるようになったが，時に生じる惨憺たる失敗が注目されることはほとんどなかった。

脳血管内治療のもう一つの特徴は，救急医療や多くの外科的疾患と違って長期的な観点からすると危険で

はあっても直ちに命を脅かしている訳ではない病気を対象とすることが多いことである．現在のところ軽微な症状を呈するか，または全く無症候であるのに破局的な脳血管障害を引き起こし得る病変が見つかって予防的な治療を行った結果，歩いて入院したケースが霊柩車で退院という事態も起こり得るのである．そのような状況は，双方にとって真に悲劇的である．なぜなら，家族は愛する人を予防的な治療で失うことに感情的に耐えられないし，医師は自分に委ねられた命を救うどころか，自分の行為が患者を傷つけるか奪ってしまったと感じるからである．このような事態によって患者や家族と医師の双方の側に悲哀の心理過程が最も劇的な形で現れることになるが，それを知ることは脳卒中診療に従事するすべての者に大いに意義あることと考える．そのような医学的な悲劇の最中に医師の心の中を交差するさまざまな思いや強い感情を理解して頂くために，まず私自身の痛切な体験を述べよう．

私自身の痛切な体験

　1980年代の半ばにアメリカ留学を終えて帰国し，大学病院に勤務し始めると，私の帰国を待っていたかのように北は北海道から南は沖縄まで，そして首都圏や近畿地方からまでも，大学病院や大病院の脳外科で"さじを投げられた"脳動脈瘤，脳動静脈奇形，頸動脈海綿静脈洞瘻などのビッグケースが次々に紹介されてくるようになった．多くの場合，1回の治療で完全治癒をもたらすことができて，画期的な治療法ともてはやされたものだが，同僚は皆，この新しい技術に対して懐疑的な見方をしていたということを思い知らされたのは，重篤な合併症を引き起こした時であった．ここに呈示するのはそのようなケースの一例である．

　しばしば焦点性けいれん発作を起こす40代の会社員が他県のセンター病院から紹介されてきた．患者は同じ医局の同僚の親戚だった．左の側頭葉に存在する直径4cmの動静脈奇形は極めてハイフローで外科手術は極めて困難，塞栓術を行ってナイダスを流れる血流量を落とすことができれば何らかの根本的な治療の方途を講じることができるのではないかというのが紹介されてきた理由だった．CTと血管撮影では周辺に広汎な浮腫を伴う大きな静脈瘤が認められた．このケースは遠からず出血を起こす可能性も大きく，根治療法の適応だと判断した．それまでの経験で，現在は明らかな神経脱落症候を呈していないが，病変の持つ潜在的なリスクは大きいこと，完治可能だが治療に伴う危険性も低くはないことを患者や家族に理解させることは容易でないことを十分に承知していたので，インフォームド・コンセントを得るために2時間ほどかけての話し合いを3回行った．塞栓術は順調に進んだが，主栄養動脈の1本は延長・蛇行が激しくて，当時利用できたカテーテルはいくら努力してもナイダスの入口まで進めることはできなかった．治療を諦めようかとも思ったが，様々な思いが心をよぎった―頻発する癲癇発作は脳の荒廃をもたらすのは明らか．既に静脈瘤の周辺に広汎な浮腫も現れているではないか，いやそれよりも遠からず静脈瘤が破裂して致死的な頭蓋内出血が起きるのは避けられないだろう．ここで塞栓術を止めると，患者を絶望の淵に追いやることになりかねない―等々．再び私が何とかしなければという強い思いに駆られて，動脈の強い曲がりを越えてカテーテルを進めようと努力を重ねているうちに，突如ヘラヘラと笑った患者は右の手足を投げ出すと，すぐに鼾をかき始めた．総毛立つ思いがして，昏睡状態に陥った患者をすぐさまCT室に移した．果たして激しくも膜下出血が起きていた．

　それから私は患者の家族と同僚に血管内治療室で起こったことを話し，すでに死の過程に入っていることを述べ，もはや打つ手はないことを告げた．このようなやり取りの間中私はプロとして振る舞い，大きなショックを受けている家族を支えようとしたつもりだったが，自分自身の感情をどうしてよいか分からなかった．それでも，次の日には反対側の側頭葉に同じような動静脈奇形を有する，同じ位の年齢の患者に塞栓術を行った．朝から始めた手技はすべて順調に進んで昼前には手術できる状態にまで持って行くことができたが，今でも，悲劇的な結果に終わった翌日に，類似のケースにどうして躊躇することなくあのような難度の高い治療を行うことができたのか分からない．

　だが，その日の午後に私の取った行動が非難の嵐を巻き起こした．激しくも膜下出血を起こしたケースは4, 5日後の死は避けられないことは明らかだった．もはや打つ手のない状況で神妙に患者の枕元に侍っているよりは，信頼していた研修医に1日だけ診ておいてくれるように頼むと私は空港に向かった．それは前々日に東京から私達の大学を訪れ，血管内治療室での私の苦闘を見ていたある医師の残した言葉に惹かれたからだった．「気の毒に！　苦労してるね．私の研究室に来ると良い，君が望むどんなカテーテルでも作れる材料が揃っている．明後日なら時間を割いてあげられるから．その後はパリの病院に置いてある自分の研究室で実験だ．当分帰ってこられないよ」．その高名な先生はそれまで不可能とされていた小児の肝臓手術の方法を確立しただけでなく，さまざまな部位にできた悪性腫瘍を独自に開発したカテーテルで前処置を施した上で手術を行うといった画期的な治療法を完成させ，自らを「カテーテル気違い」と称する存在だった．大学からタクシーを飛ばして福岡空港に行き，空席が出るのを待って羽田まで飛び，築地までタクシーを走

らせて先生の病院にたどり着いた時には既に日も暮れていた。先生の研究室はカテーテルを作るための材料と測定機器でごったがえしており，錬金術師の仕事場もかくやと思わせるような雰囲気に満ちていた。ここが先生が夜間大学の工学部に通って習得した電気，物理，化学の知識を生かしてさまざまなアイデアを形あるものにした工房だなと興味津々あれこれ手にとって眺めていると，夜の9時過ぎて先生は手術を終えて研究室に現れた。それから夜通し精巧な人体の動脈系の模型を使って，血管内を滑らかに進めて頭蓋内の病変部位まで短時間で到達させられるマイクロ・カテーテルと，それを誘導するためのガイドワイヤーを求めてさまざまな素材のテストを繰り返した。夜中を過ぎた頃，私の表情に疲労の色を見て取ったのか，先生が「新鮮な外の空気を入れよう」と窓を開けると，すぐ上にある高速道路を疾走するトラックの轟音が降ってきた。潤いのない環境での実験が終わったのは明け方の4時だったが，求めている物の開発の目途が立って心は満足感に満たされていた。某医療機器メーカーの協力を得て，そのカテーテル/ガイドワイヤーシステムの製品化にこぎつけ，先行発売されていた他の十数種類の製品の物性と比較して世界で一番のものができたと国際学会誌に発表することができたのは，その10年後のことだった[6]。期待していたとおり，難しいケースでもそれまでと比べて遥かに短い時間で手技を終えることができるようになり，血管損傷に起因する合併症はなくなった。

　この忘れ難い日の話はこれで終わらない。明け方に実験が終わってから1時間ほど仮眠を取ると羽田空港に向かい，昼前に大学にもどった。行きも帰りも幾度となくポケットベルが鳴っていただけでなく，空港で空席待ちをしている間も実験の最中も帰院を促す電話が大学からかかってきていた。案の定，大学に着くと患者の家族に取り巻かれて糾弾された。「土下座しろ！」という罵声を繰り返し浴びせられたが，それだけは頑として撥ねつけた。科学の人として攻撃の先頭に立ったのは，治療前の説明の場にいなかったコンピューター会社に勤める技師だった。大学の同僚の目にも，私の取った一連の行動は非常識そのものに映ったのだろう。通常，インフォームド・コンセントを手に家族を説得し，なだめる側に回る患者の親戚に当たる同僚は，そのような努力を早々と放棄した。

　一方，大学病院の顧問弁護士は治療前に患者や家族と交わしたインフォームド・コンセントを見て，「これだけのものを交わしていれば，裁判になっても負けることはない」と請け合ってくれた。しかし，私は罪悪感，恥辱感，不全感，苦悶，そして悲哀感情に押しひしがれて顔を上げて病院の廊下を歩くことができなかった。私はしょっちゅう吐気に襲われ，絶えず溜め息をついていた。自室に篭っては，繰り返し一連の出来事を思い返しながら私は出血源と思われるものを同定し，なぜ私の行った手技が出血を引き起こしたか納得しようと何度も何度も患者の血管撮影フィルムを見直していた。その後，何年経ってもこの出来事はあたかも昨日起きたことのように思い出されるばかりでなく，学会の開催された海外のリゾートで寛いでいる最中でさえ，たびたび夢の中に侵入してきたものだ。

　それから脳血管内治療の合併症がもたらした悲劇的結果を扱わねばならなかった医師の経験を知るために，私は海外の著名な脳神経血管内治療医を盛んに訪ねて回った。どの大学や病院に行っても快く迎えられ，秘蔵のティーチング・ファイルの中から重大な合併症を起こしたケースを取り出して懇切に解説してくれた。合併症の研究会や学会にも次々に出席した。同僚の痛切な体験を聞くだけでなく，自らもこのような合併症を起こしたケースの呈示を行い，広く意見を求めた。そして，そのような巡礼を繰り返すなかで出会った脳血管内治療の真のパイオニア Grant Hieshima に師事するようになったのである。

III 『…and Do No Harm.』の要点

　この論文は脳血管内治療がまだ黎明期であった1993年に，Grant Hieshima がサンフランシスコで行われた脳血管内治療の合併症研究会の年次総会に出席した医師を対象に行ったアンケート調査の結果に基づいて書かれたものである[2]。もっとも印象的なのは「あなたの意見では，患者を喪ったことや患者の苦しみであなたが経験した感情的な局面については医学教育で十分に取り上げられていたことになりますか？」という問いに68％もの医師が「いいえ」と答えたことである。さらに医学教育のおかげで悲哀に対して十分に備えができていた，と答えた者の大多数が「年長の医師が悲しんでいる家族と交流するのを見ること」がその教育の大事な部分だったと答えているのは注目に値する。他方，彼らが受けた医学教育は患者を喪うことで惹起された悲哀感情を適切に取り上げはしなかったと答えた者達の多くも，年長の医師の振る舞いを見ることは役に立ったと述べている。このように"経験豊かな医師と悲哀について討論すること"の有益性は際立っている。このような結果を踏まえて Grant Hieshima は医学教育のカリキュラムと卒後教育は医師の悲哀というデリケートだが本質的に重要な領域では，カウンセリングと訓練をもっと取り入れなければならないと強く勧めている。さらに私が事故の後に，強迫神経症的に行ったような見直しの行為については，"系統的に危険因子を同定し，同じような出来事が

起きるのを予防しようとすることは恐らく部分的な解決法でしかあり得ない．なぜなら，破局の原因となり得るものは他にも存在するからである．私達はすべてをコントロールし得る訳ではなく，すべての起こり得る合併症を予見し得る訳でもない．したがってそれは一種の代償行為ないしは自己免罪とでも呼ぶべきものであろう"と解釈し，さらに，"悲劇に伴う悲哀感情を受けとめ，丹念に処理していくことなしに，単に手技上の間違いの知性化や探索に専念していると，長期的には悩みの種を増すことになる．つまり，医学的な悲劇の際に惹起された強い感情を処理することができなければ医師自身の精神衛生に大きな弊害を生じる"と述べている．それから，著名な精神科医であるHorowitzの"悲しむことのモデル"という論文[5]を引用して，喪の過程は"最大の生存の可能性"を引き出し得る人間の適応機制の妙であると断言している．Horowitzは健常な喪の精神動態の過程をいくつかの認知と感情の相に分けた．最初の段階は感情的な叫びとも呼ぶべきもので，その時期には悲しむ人は愛する人の死や重篤な障害という悲劇的な出来事を，愛する人の心象についての脅威だと見なすという．第2段階は感情的な内容とその悲劇的な出来事の意味の否定と感情的な鈍麻の過程である．第3相の認知面での過程は"私は何かもっとしてやれたに違いない"という個人的な罪悪感に対する反応として表れる恐慌，探索行為，やり直し行為などである．この喪の最終相でもって悲哀の過程は閉じられる．しかしそういう過程を辿ることで，その人（故人）を愛する人や愛する人（故人）の記憶との新たな関係を始めさせることを可能にするとしている．

Grant Hieshimaが大きな問題としていることは，医師が自分の受けた医学教育やキャリアのせいで，かえって正常の喪の過程のさまざまな段階で行き詰まりやすく，先に述べたように，感情的ではなく知的な問いかけを繰り返す傾向があることである．多くの外科医，それに内科医の一部も責任感と悲哀の引き起こす感情的な現実に直面する代わりに，Horowitzの基本形第2,3相の認知性の因子を制御しようとしている．つまり注意や適応の努力を手技や，理解できた過誤に集中して行為のやり直しを行い，過去の出来事を再体験する傾向があるということだ．医師は癒し人として振舞うには確信に満ちていなければならないという思い込みに囚われがちである故に，自分の判断の妥当性に執着する．そして自分に人間の特質＜誤りを免れ得ない＞を認めようとしない．Grant Hieshimaはそのような態度をとることの妥当性に疑問を呈している．知的な魂の探求は長期的な癒しや悲哀を通じての進歩とはならないからだ．医師はしばしば結果よりも手技を最も詳しく調べる―なぜなら，手技はこれから変え得るが，悲劇的な結果は変え得ないからである．医師は医学的な問題の解決者であるから，彼ら自身の悲哀の代わりに認識された問題や間違いに注意を向けるものである．こうして喪の過程を完結させるのにしばしば失敗する―つまりその状況が生みだす感情を解き放ってカタルシスを得るのに失敗する―それ故に人間に耐えられる限度を越えたストレスに曝され続けることになると警告を発している．

科学的な客観主義は価値あるものだろう，しかし患者やその家族に共感する能力も価値あるものだ．医学部の教官や研修過程における導師は厳格で客観的であり，暖かい"ファジー"な存在ではない．それで医学生や駆けだしの医師は，このような医師に必要な特性を互いに相容れないものだと解釈しがちである．しかし，これらの一見対極的な能力は反対のものではない．両方を兼ね備える能力は手を取って教えられ，また学びとらねばならないものだ．私達の中にそのようなトレーニングを受けた者は余りに少なく，それを教えることのできる逸材はほとんどいない．しかし，こういった二つの知恵を身に付けることを学ばないと，医師は職業的な燃え尽きを起こしやすい．

IV Grieving Over Complications Associated with Neuro-Endovascular Treatmentの要点

90年代の終わり頃になると，動脈瘤のコイル塞栓術や頸部脳動脈の血管形成術が急速に進歩し，わが国でも脳血管内治療は少数のセンター的な病院から広まって多くの大学病院や総合病院でも行われるようになった．脳血管内治療も普及期に入り，これらの新しい治療法は脳卒中治療の柱になり得るとの期待が高まってきた．しかし，同時に陰の部分，つまり時に生じる重篤な合併症が増えていることも大きな問題になってきた．そこで患者や家族はどのように悲劇を乗り越え，医師は職業人として抱く悲哀にどのように対処し，仕事を続けようとしているかについて知るために，私が日本脳神経血管内治療学会の学会長を務めた1999年に1,100人の会員を対象にアンケート調査を行った．その結果の統計学的な処理を行い，520人が死亡した日航機123便の御巣鷹山での墜落事故などの大事故の遺族や戦争被害者の悲哀の研究で知られる野田正彰氏とまとめたのが，この論文である[4]．なお，このアンケート調査では自由記載の欄を大きくとっていたために，破局的な状況での当事者の生々しい言動を色々と知ることもできた．

ある程度予測はしていたが，解答をよせた300人の同僚のなかの51％もが合併症を起こした際に患者や家族から厳しく糾弾された経験があると回答したことに私達は衝撃を受けた。そして，「あなたの行った手技ゆえに患者に永続的な障害を起こしたあとで，あなたはどうなりましたか」という問いに対しては，284名の回答者が複数の回答をしていたが，特に多かったのは1）抑うつ的となり，仕事の意欲が低下した（全回答者の35％），2）無力感，罪悪感を持ったがそれを押し殺した（32％），3）その事故を起こした瞬間のことがあたかもビデオのリプレイを見るように繰り返しまざまざと目に浮かんできた（26％），4）後悔の念に駆られて何度もDSAやMRIの記録を見直して事故の原因を解明しようとした（47％），5）こうしておけば間違いは起こらなかったのではないかと何度も頭の中でやり直してみた（66％）などであった。そして回答者の23％が血管内治療を続けることができなくなるか，保存的治療に逃避したという萎縮医療に陥ったことをうかがわせた。脳血管内治療医の場合は患者や家族の心身に深い傷を負わせた加害者であると同時に，自分の職業人としての拠り所を揺るがしかねない心的外傷を被るという点において極めて特殊である。しかし，この状態を心的外傷後ストレス障害（PTSD）と呼んでよいかという問題がある。このアメリカで80年代後半に確立していった概念は統計的処理をする記述的な診断学なので，そういった検討をするとPTSDやPTSDになる前の急性ストレス障害に該当する脳血管内治療医はあまり多くはないと言える。

つぎに医師の心の中に生じる心理的な問題を自分自身に対してどう考えるかという問題と他者や社会に対してどう向かうか分けて検討した。自分がやったことが非常に強い突発したアクシデントとして起こり，無力感を感じた時に，自分の医師，ことに専門医としての誇りを失うことになる。その時にどう振舞うかというと，まず元の自分に戻ろうと考え，手術前の経験を積んだ自信のある専門医に戻ろうとする内面の色々な戦略を立てる。その第一がこれまでに見たような知的な検討である。カルテや画像記録を見直し，治療を再現して手技の向上を図るのは元のパワフルで知性のある自分に戻ろうとする努力の表れである。このようなことは大学の医局や病院の同僚達と一緒に行う症例検討会のように，ある程度制度化されているが，個人の中でもこれを徹底して行う傾向が見られる。しかし，感情のレベルで深く傷ついている時には，このような知的に乗り越えようとする努力で自分の内面を整理することは難しい。第二に，もう少し情緒的な手段を取ることになる。それは自分の書いた論文，学会発表の記録，病院の業績集，それに患者から来た礼状などを読み返して，これまでの有能だった自分を具体的にイメージするなどの行為に表れる。しかし，それも必ずしも成功しないので，第三の方法として取られるのは専門医になる前の自分自身を思い出そうとすることである。つまり，自分は医師になる時はどのような動機を持っていたかとか，思い出の場所に行くとか，自分と違った分野に行った大学時代の古い友人に会うとか，そういった一連の行動をとる。これは失敗した手術を行う前の自分をイメージすることによって，もう一度やり直しをしようとする心理的な手段を期せずして取っていることになる。最終的には「自分の前には次の患者が待っているのだ。助かっていく多くの人がいるのだ」ということを思って，体験したことをある程度忘却して精神的な転換を図っていく。

こういったことが医師の癒しを促しているが，家族を喪った遺族にとっては失った人は唯一の存在であり，患者にとっては失った身体の機能や幸せであったはずの時間は取り返しがつかない。それで遺族や患者の受ける精神的外傷とその後の反応は非常に強いものとなる。それがどのような心理的な過程を辿るかについてさらに一歩踏み込んでみた。まず，手術を認めたことへの自責感，これはしばしば非合理的な感情であり，色々話し合って決めたとしてもなおかつ自分を責める傾向があった。さまざまな事故で経験することであるが，家族の死に何らの責任はなくとも，家族は自分を責める。その心理の中にはどうしても自分を責めることで，こういった事態を受け止めようとする人間の心構えを見ることができる。また，その背後には，亡くなった人への恨みも込められている。亡くなった人を非難する代わりに自分を強く責めるのである。以前から家族間に何らかの対立があれば，それが大きく拡大されて直接手術を承諾した人に対して感情的な対立や非難をぶつけていくことになりがちである。こういった自責の念とともに，医師への怒りもこみあげてくる。裁判の場でよく言われるのは「決して医師を攻撃しようというのではない。事実を知りたいのだ」であるが，医師に対する怒りは「共に悩まなかった。自分と家族が苦しんでいたように，あるいはこれから苦しんでいくように医師が悩んでいない」ということである。このように自分への非難と重ね合わせるような形で，医師への非難も重ね合わせて強く出てくることが多い。

家族や遺族の心理過程について，順を追って見てみると次のようになる。患者が障害を負った場合の家族の反応であるが，まずショック状態に陥ることが多い。そのようなことは，それまでに考えたこともなかったからである。とりわけ，予防的な治療の場合は，家族の側にとっては予期しない出来事であるからであろう。回答者の65％がすべてを理解してもらうべく全力を尽くしているにもかかわらず，患者や家族の理解

度に関しては悲観的で,「予防的な治療によって大きな障害が起こり得ることを殆ど理解していない」と「説明を聞いても都合の良いことしか患者や家族の頭には残っていない」を合わせると55％に達している。このことはインフォームド・コンセントでいかに危険率の説明を受けていようと,それが深刻であればあるほど患者や家族は心理的にそれを聞こえないようにしながら説明を受けているのだろうと推測される。現実に合併症が起きた時に強いショックを受けるのはそのような事情があるからと考えられる。その後,今の社会状況の中では様々な現実対応の中で振り回される時期が続く。保険の手続きやリハビリのための段取りなど色々なことを家族はしなければならない。ショックを受け,悲しんだり,怒ったりしている訳にはいかず,家族はしばしば非常に多動になって,動き回りながら,空回りしていく面がある。そのようなことをしながら,心の中ではこれは何かの間違いではないか,一時的な症状であってそれは必ず良くなるのだという希望と幻想を抱く傾向がある。そしてそれが大きければ大きいほど,やはりだめかという絶望との間を揺れ動く。そうしたことをしながらも,手術を勧めた自分を責める。あるいは口には出さなくても,ちょっとした症状を呈しただけなのに,自分があんなことを言ったから愛する家族はこんな治療を受けようと思ったのだとか,いろんな形で,非合理的な面も含めて,自責の念が出てくる。そして,やるせない怒りもまた出てくる。どうして私達家族だけがこんな風に苦しまなくてはならないのかという怒りであるが,それは明確な対象として,医師に向けられたりもする。

このように第2段階を経た後,3番目の段階では抑うつ的になる。つまり希望を抱いても,絶望しても,怒っても結局どうしようもなくなっていく。そのような時には全体として活動が停止し,感情が冷え,そして物事を決断していくのがしんどい時期が来る。

そしてやがて,現実を受容しようとする段階に達する。患者がこんなに惨めな思いをしているから,一緒に死のうとまで家族が思い詰めたとしても,あるところで,如何に障害があっても自分はこの障害のある患者とともに生きていこうと思った時に,現実を受容しようという思いを強く抱くようになる。裁判が起こされていれば,こういう段階ではそれが生きる力として心理的に機能していく。

患者が死亡した場合にも基本的には変わりはないが,現実対応に振り回されることは少なくなる。しかし,亡くなった時には極めて強いショックを受けて,これは何かの間違いではないかと幻想的な否認を行う。それともちろん自責感が強く出てくる。自分が至らなかったからこのような事態になったとか,脳の血管奇形のケースではこんな形で母である自分が産んだからだとか,ありとあらゆる非難を自分に向ける。それと同時に強い怒りを抱く―運命に対する怒りも含めて。医療事故の場合は,はっきりと医師の治療行為があるので医師や病院に対する怒りが強く出てくる。そして同じように激しい感情の昂ぶりと浮き沈みを経た後,多くの人は怒っても,泣いても現実は変わらないと自分の内に閉じこもる。そして,こういった長い抑うつ状態の時期を経た後,遺族は立ち直る。それは何らかの形で亡くなった人との対話が,心の中で始まった時である。あの人は生きていたら何をして欲しいと呼びかけているだろうかと心の中で会話を始める。「こんな医療事故が起こらないようにして欲しい」とか「こんな不親切な医療環境はあらためて欲しい」と聞き取ったりする。これは意志の社会化と呼ばれているが,それに対して不備な医療態勢を変えていくことが自分の仕事だと反応したりする。紆余曲折はあっても,正常な精神の持ち主であれば,それぞれに亡くなった人との対話を通じて,乗り越えていこうとする。若者の悲哀は深く激しいが,立ち直りも急速であること,高齢者の場合は比較的浅い悲哀が遷延する傾向があることなどの違いは見られるが。注意しなければならないのは,これを複雑性悲哀に転じる因子がこの社会には満ちていることである。早すぎる補償交渉や,いわゆる喪のビジネスの介入などがそれである[3]。最近,欧米では人生の終末期にある患者を家で看る家族の抱える精神的な問題の研究が盛んであるが,医療事故に伴う家族の複雑性悲哀についても,癌や認知症で患者を喪った後に遺族が陥りやすい複雑性悲嘆に関する論文[7,8,9]が参考になると思われる。癌患者は疼痛,呼吸困難,疲労感などの苦痛に満ちた症状を呈することが多いので,家で患者のケアをする家族は多くの困難に直面する。高度の認知症患者の場合はケアに縛りつけられるために生じる身体的,精神的な苦痛を家族も被るものである。これらの論文を見ると,認知症や癌末期などの患者でケアの難度が高いケースの場合,介護者自身の精神的発達上での問題と患者を喪う前の抑うつ状態や束縛感が患者を喪った後の複雑性悲嘆につながりやすいことが指摘されている。特に癌患者が若かったり,介護者の感情を理解する能力を著しく欠いていたりすると,患者の介護に当たる女性が複雑性悲嘆に陥るリスクが高いとの指摘は注目に値する。

それから医師の態度を決定するものとして,卒前ならびに卒後教育の問題がある。合併症で患者に苦痛を与えることや命を奪うことの精神的な問題に関する教育が行われていたと答えた者は回答者のわずか7％に過ぎず,残りの93％は行われていなかったと答えている。卒後の医学教育で52％の回答者が有益だったと認めたのは「合併症に伴う窮境に対処する年長者の態度を見ること」や,「年長者と話し合うこと」だった。し

かし，悲嘆の時期に当事者である医師と同僚，スタッフとの関係を問うた質問に対する回答はばらついており，「各人が個人的に自分自身の無力感を癒やしている」と答えたものが最も多くて36％を占めていた。このことからも臨床の現場では実際には組織化された対応や指導が余り行われてはいないことが伺われる。「忘れろ」，「こういったことは誰にでもあるのだ，元気を出せ」，「多くの人が救われるためには，何らかの犠牲が必要である」といった非常に素朴な言葉や，倫理的な観点からの医師の使命を強調する言葉がかけられる。しかしそういった慰めや励ましはほとんどが役に立たないため，当事者はひたむきに過去の，手術前の自分に戻っていって，なんとか立ち直ろうとするだけである。

いずれにしろ，医師はこのような事態に立ち至った場合，前述のような心理的な過程をたどる家族や患者に向き合わねばならない。多くの場合，医師は防衛的に構えている。しかし，何の為に，医師は防衛的になるのかを自分で分析することはほとんどなかったのではないか。それからもう一つ，しばしば見られる医師の対応に，自分は技術の提供をしただけで，全体の判断にはかかわっていないという言い訳の仕方がある。それは主治医の責任であって，自分はたまたま手術の現場に呼ばれただけだということで逃げようとする医師が多い。これはチーム医療の誤解であって，個々の医師はたとえチームの一翼を担うだけであっても，同時に患者と全体的に関わることを求められているということを理解していない。加えて患者にとっての時間，家族にとっての時間という問題を忘れてはならない。多くの症例を治療している多忙な病院では，より緊急性を要する患者が入ったとか，専門医の都合や病院の事情でスケジュールが変更されることが少なくない。手術の予定が立てられると，家族や患者は互いの思いを交わし，その時に向かって気持を集中し高めていくものである。突然の予定の変更は，運命の時をひたすら待つ心境にある人々に大きな動揺をもたらすことがある。

医師—患者関係は今や信頼以上のものを含んでいる。インフォームド・コンセントの眼目はいかにして自己決定してもらうかということである。私達が行ったアンケート調査では，それが決して簡単なものではないことは，こじれたケースにおいて，その理由が「インフォームド・コンセントを得た家族の顔ぶれが適当ではなかった」を挙げたものが13％，「障害を起こすに至った治療を受けることに患者や家族が同意したことを強く後悔したため」を挙げたものが19％もあったことを見れば分かる。患者や家族の立場から言うと，こういう手術がありますと言われれば今までの苦しみから魔術的に解放されるかのように思ったり，話を十分に聞く時間がなかったり，聞こうと思っても気後れして聞けなかったりといった心理状態がある。医師はそういう雰囲気を察知したら，説明をいったん打ち切って，改めて説明し直すとか，できるだけ多くの家族に会うとか，ソーシャルワーカーの助けを借りるなどの配慮をしなければならない。このアンケートから臨床の場で用いられているインフォームド・コンセントに対する医師の見解を見ると，「患者と家族に合併症の統計的な確率，手技の説明，ノーマルな副作用を予め知らせておくものである」と機能的に捉える者が57％もいて，さらに「その手技のリスクと利益に関する質疑を十分に行った上で，医療行為を行っても良いという認可を患者や家族が署名をもって与えた赦免状のようなものである」，あるいは「患者の病気を治すために最善を尽くすことを記したもので，医師が奇跡を起こす人というように誤解されるのを防ぐのに役立つものである」といった防御的な捉え方をするものが合わせて62％もあった。結局，「治療の前，あるいは治療を通じて起こり得ることに医師と患者や家族がともに悩み，考えたことの動的な相互作用の記録である」と捉えているものは29％に過ぎない。こういった事実を通して私達は何をしているのかを考えねばならない。自己決定というのは時間という点において，治療を受ける患者ならびに家族との関係が熟すのを待っているといえるのではないか。未来に向けての関係がそれなりに熟す時がある訳で，インフォームド・コンセントも言葉であれこれ言わなくても，最終的には患者および家族との間の精神的な交流の中で成り立つことである。迷いの末に，医師の自分なりの叡智を伝えるのが最終的な説明ではないか。そして患者側からの迷いの中での最終的な決断を医師は感じ取ることによって，治療者としての行為をこれからも引き受けていき，もし合併症が起きた時にも，その苦悩に耐えようとする力が出てくるのではないか。

私達は，こういった悲哀を通して色々な対応をするが，この調査の中で最も意味深い事実は統計的に証明された次のような二つの事実と思われる。自分の行った手技ゆえに重篤な合併症を起こした時に防御的な態度をとる医師は，そのような痛切な体験をした後も柔軟性に乏しく，それまでのやり方を変えない。それに対し，失敗の経験を肯定的，受容的に受け止める心構えを持つ医師は悲哀感情を乗り越えることができて，以前より患者の心情を良く把握できるようになったと感じており，自分自身の悲哀感情も良く取り扱えるようになったという自信を持っている（多数の質問事項を設け，それに対する回答間の相関をChi-Square TestとFisher's Exact Testを行って判定した）。

V 医師―患者関係とインフォームド・コンセント

　時間的な制約が大きく緊迫した脳卒中治療の現場で，患者や家族と結ぶ人間関係は当然普通とは違ってくるが，ここでこそ臨床医の本当の力量が問われると言っても過言ではないだろう。伝統的な関係は家父長的な関係である。医学の権威として自分たちが最善と思う治療法を患者や家族が受け入れるように説得する，このようなやり方は昨今では非難の的となることが多いが，患者や家族が高齢でフレイルであったり，貧しく理解度が低かったり，従順であるとみなされた場合など，今でも一部では当たり前のように行われている。一方で現在，常識的なやり方として行われているのは「情報提供的」な関係である。医師の役割は専門技術者として最新の知識と技術を提供することだけ。それに対して患者や家族の役割は決断を述べることだけ，言うなれば消費者である。そして第三の関係は「解釈的」と名付けられる。この場合は，患者や家族が自分は何を望んでいるのか決めるのを助けることが医師の務めということになるので，「共同意思決定的」とも呼ばれる。しかし，患者の要望に適切に応えるためにはこの関係では十分でなく，医師は一歩進んで本当の願望を明確にしたり，思慮不足と思われる願望に対しては再考を促したりしなければならないこともあるのに注意しなければならない[10]。

　インフォームド・コンセントは患者や法律上の保護者が，記載された手技や検査を行うことに同意するという契約である。理論上，契約とは"二つないしはそれ以上の集団の間に交わされる法律的強制力を持った同意"である。同意のプロセスはリスク/ベネフィットの評価ができるように，手技を行う前に予め開示することを必要とするようになった。それには病気とその自然経過の記載，代替治療の説明，提案された手技で起きる可能性のあるリスクの評価，それに利用できる代替治療との比較を伴う。これにはまた，質疑応答と担当医師がそれまでに行った検査や治療成績の開示が伴う。しかし，インフォームド・コンセントのプロセスは法律的な重荷の一部を軽くするかもしれないが，それは感情的なインパクトに対しては力がない。患者は買い物客ではないし，医師は売り子ではないからだ。行い得る限りの最良の治療がなされねばならないという道義的な縛りがあるが，そこには最終結果のデータがまだ確かではない試験的な治療も含まれている。注意しなければならないのは，患者と家族が卓越したセンター的な医療機関で治療を受ける場合には，結果は多分良いはずだという予断を持っていることだ。ここは愛する人の治療をまかせることのできる，医学的な奇跡がいつも起きている場所だという思い込みである。もし治療が成功せず，最終的な結果が破局的だったら何が起きるか予測しなければならない。期待が大きければ大きいほど失望落胆も激しく，憤懣と憎悪の噴出を招くことになるだろう。なぜ彼らは自分達のために奇跡を起こすことができなかったのか？　何を彼らはやり損なったのか？　ここには噂に聞いた卓越した技量は存在しなかったのではないか？　等々・・・。

　医師が悲哀感情を抑制せざるを得ないという現状を改善するためのいくつかの方策がある。患者の病気と闘うチームとして医師と患者および家族が団結するといった動的な相互作用がなされているような医師―患者関係を築くことである。そこでは，患者および家族がその手技の起こし得るあらゆる結果，利益，リスクを知ることができ，これらの概念を医師とほぼ同じレベルで理解するがゆえに，インフォームド・コンセントのプロセスは医師にとっては悪い結果が起きるかもしれないという感情的な束縛からの解放になり得る。理想的な医師―患者関係の本質には，インフォームド・コンセントを通じて患者や家族が医師は"奇跡製造人"とか"医療のセールス・パーソン"ではなく，人間にでき得る限りの最良のケアを提供する人であることを十分に理解して初めて到達し得る。また治療経過を見直して，温かい雰囲気で腹蔵なく討論することのできるpeer-review conference風の同業者の会合が構築できていれば，治療が悲劇的な結果に終わっても，あらゆる医師にできることはベストを尽くすことでしかなく，彼らの努力にもかかわらず，いくらかの患者は喪われるものだということを当事者に受け入れさせ，悲哀感情の表出を許すことになる。

　完全主義は医療の世界で蔓延っている病気である。多くの医師が信じていることとは反対に，悲しむことは有用かつ必要なことだ。それを認めず，抑えつけたりしていると，医師の心のうちの不安感を増し，医師の私的または職業的な自己像をひそかに傷付け，そして長い間には医師自身の精神衛生を損ねることになる。医師もまた脳卒中を生き延びなければならないのだ。

VI おわりに

　いまや人類は脳卒中に対する真に有効な治療法を手にしたと言えよう。脳動脈瘤治療においては塞栓術が第1選択となったのは紛れもない事実である。脳塞栓症の治療においては，時代はより短時間で閉塞血管の完全再開通を目指して塞栓融解術から塞栓回収術に向かっている。頸部脳動脈治療において血管外科手術に引けを取らぬ成績を上げるようになったステント留置

術は頭蓋内病変をもターゲットとするようになっている．脳血管内治療医を＜自分たちの米櫃に手を突っ込んでくる不逞の輩＞と見なしがちだった脳外科医のうち，私の身近にいた3人までもが自分の息子を秘かに脳血管内治療医にしていることを知った時，勝負あったと思った次第である．脳血管内治療専門医の資格を取る若い神経内科医も増えてきた．

　私達はようやく，脳卒中治療医として地域ぐるみの脳卒中診療体制の構築や，患者や家族と医療従事者双方の心理の問題にまで広く目を向ける余裕ができてきた．しかし，脳卒中は依然としてハイリスクの疾患である．患者にとって危険であるばかりでなく，血管の病態ばかりに捉われて人間存在の根源的な問題に目を向けないと，医師にとっても職業的な燃え尽きの危険が高いがゆえに．

参考文献

1) 中井久夫：働く患者．中井久夫集1．みすず書房，2017
2) Hetts S, Werne A, Hieshima GB：'…and Do No Harm.' Am J Neuroradiol 16：1-5, 1995
3) 野田正彰：喪の途上にて―大事故遺族の悲哀の研究（岩波現代文庫）．岩波書店，2014
4) Goto K, Noda M：Grieving Over Complications Associated with Neuro-Endovascular Treatment. Interventional Neuroradiology 7：181-190, 2001
5) Horowitz MJ：A Model of mourning：change in schemas of self and others. J Am Psychoanal Assoc 38：297-324, 1990
6) Ogata N, Goto K：An evaluation of the physical properties of current mirocatheters and guidewires. The development of the catheter-glide approach in response to weaknesses of current materials. Interventional Neuroradiology 3：65-80, 1997
7) Schulz R, Boerner K, Shear K, Zhang S, Gitlin LN：Predictors of complicated grief among dementia caregivers：a prospective study of bereavement. Am J Geriatr Psychiatry 14：650-658, 2005
8) Lombardo L, Morelli E, Luciani M, et al：Pre-loss demographic and psychological predictors of complicated grief among relatives of terminally ill cancer patients. Psychother Psychosoma 81：256-258. 2012
9) Lai C, Luciani M, Morelli E, et al：Predictive role of different dimensions of burden for risk of complicated grief in caregivers of terminally ill patients［published online May 20, 2013］Am J Hosp Pallia Med 2013
10) Emanuel EJ and Emanuel LL：Four models of the Physician-Patient Relationship. JAMA 267（1992）：2221-26

75 社会復帰へ向けての社会資源の活用

山永 裕明 ［熊本機能病院併設介護老人保健施設清雅苑］
野尻 晋一 ［熊本機能病院併設介護老人保健施設清雅苑］

I はじめに

脳卒中で通院している患者数は118万人と推定され，うち約14%（17万人）が就労世代である。就労世代では7割がほぼ介助を必要としない状態まで回復する。脳卒中発症から3カ月～6カ月頃と1年～1年6カ月頃のタイミングで復職する場合が多い。脳卒中発症後の最終的復職率は50～60％と報告されている。ここに脳卒中発症後の経過と復職率のイメージを図1に示す[1]。脳卒中患者で急性期病院，回復期リハビリテーション病院退院後，そのまま社会復帰できる場合，ほとんど身体的にも高次脳機能的にも機能回復している。後遺症が残った場合は，退院後も社会復帰のための通所リハビリテーション（以下リハビリ），訪問リハビリにて実際の訓練が必要である。

本稿では，脳卒中患者の社会復帰のための必要な社会資源の解説と，通所リハビリの生活行為向上リハビリを利用した社会復帰の事例を提示する。

II 回復期リハビリ病棟入院中に活用する社会資源

回復期リハビリ病棟に入院すると，早期より医療ソーシャルワーカー（MSW）の退院後の生活継続と社会復帰支援のための社会資源について，次の1-6のことを留意する。1）必要としている社会資源がどのようなものか。2）活用する際のメリット，デメリット。3）既存の社会福祉制度など身近なもの。4）どの社会資源のどのような点が活用を困難にしているかの検証。5）問題に応じて介入のポイントを定め，必要な人，機関に働きかける。6）公的なもの，組織的なもの以外にも利用できるものを見つけ検討する。

ここに社会保障，福祉サービスを受けられる時期の目安について図2に示す。介護保険と身体障害者手帳は介護保険優先で在宅サービスを検討する（図3）。40歳未満では介護保険を利用できず障害者総合支援法を活用し退院援助を行う。障害者総合支援法は介護保険ではカバーできない自立支援給付，地域支援事業を利用できるので，回復期リハビリ病棟入院中に身体障害者手帳申請を行う必要がある（図3）。

主治医としては職場復職の可能性の判断とリスクの確認を行い，図4のチャートに従い復職可能なら職場とも連携しながら復帰の支援を行い，復職不可能なら就労に向けての準備訓練を行う。

III 通所リハビリの生活行為向上リハビリを利用した社会復帰の事例

A氏は50代女性，要介護Ⅱ，診断名はくも膜下出血，水頭症である。発症から退院，復職までの経過と支援内容，社会資源の活用を図5に示す。A氏の通所リハビリ利用の目的は，一人暮らしと職場復帰で，生活行為向上リハビリテーション実施加算（平成27年度新設）を利用した支援を受け，復職可能となった。

A氏の通所リハビリでの評価とアプローチ内容を表1に示す。

約5カ月間の関わりで，自宅や職場でリハビリ会議を7回，通所リハ事業所外での練習を8回実施した。悪天候時の外出練習，公共交通機関の利用による外来受診や通勤練習などに取り組み，心境の変化や発生した新たな課題について，その都度リハビリ会議にてチーム間で共有し，家族へ支援方法を説明した。約4カ月目に一人暮らし可能となり5カ月目にはバスでの通勤で職場復帰を達成し通所リハビリ終了となった。

これまで復職への支援は，自宅から職場までの移動練習を訪問リハビリで実施し，職場の担当者との調整や現場確認は，制度の経済的裏付けはない状況で担当者が実施していた。生活行為向上リハビリ利用によ

75 社会復帰へ向けての社会資源の活用

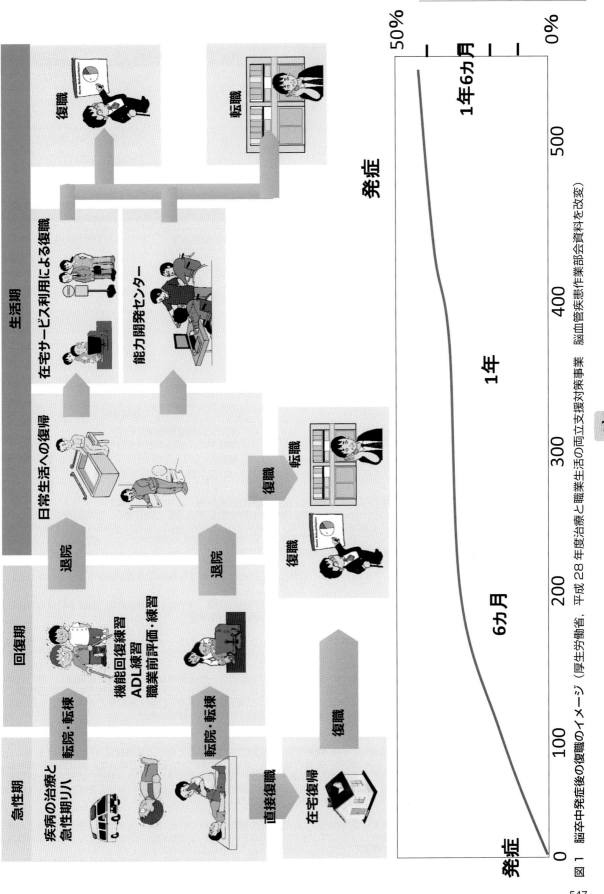

図1 脳卒中発症後の復職のイメージ（厚生労働省，平成28年度治療と職業生活の両立支援対策事業 脳血管疾患作業部会資料を改変）

X　リハビリテーション

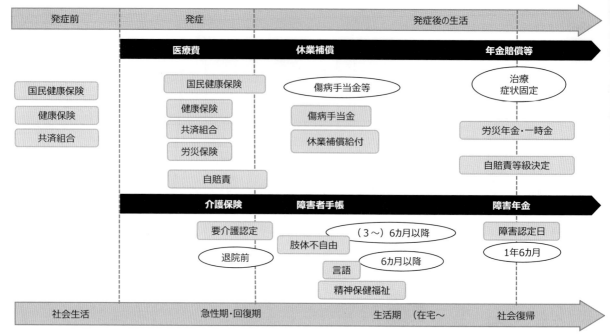

図2　社会保障，福祉サービスを受けられる時期の目安

表1　A氏の通所リハビリでの評価とアプローチ内容

目標	一人暮らし	職場復帰
目標達成のために獲得すべき行為と課題	家事動作（調理・洗濯・掃除）同時に複数の家事の遂行。 買い物 安定した屋外歩行	通勤（公共交通機関の利用） 電話対応（電話中のメモ取り，受付や発注の適切な実施） パソコンの入力業務
評価	＜初期＞ 移動：階段昇降に手すりが必要。坂道歩行では転倒の危険が高い（TUG：11.43秒） 認知機能：軽度認知症スクリーニング検査（MoCA）復唱課題，遅延再生に減点あり。短期記憶の低下あり。TMT時間延長，CAT：Span（順唱5桁　逆唱4桁），SDMI（45/110），PASAT（2秒条件23/60，1秒条件23/60）であり，注意の選択性・配分性・切り替えの問題が伺えた。遂行機能としてFABのGo/No.-Goに減点あり，作業記憶の問題が伺えた。 ＜最終＞ 歩行能力向上（TUG：7.4秒），バスでの外出が可能となる。高次脳機能の顕著な回復はみられなかった。	
アプローチ	＜身体機能面＞ 下肢や体幹筋のトレーニング，バランス練習，応用歩行練習（自宅周辺の階段昇降，坂道歩行練習および雨天時の外出練習，公共交通機関での外来受診や通勤練習を実施）。 ＜高次脳機能面＞ ①記憶機能：記銘練習および代償ツール（スケジュール帳，メモリーノートの利用や携帯電話のアラーム機能）の活用練習を実施。②作業記憶は，数字逆唱やストループ課題，パソコンへの文章の入力作業を実施。③注意喚起としてドライビングシミュレーターを使用したトレーニング，電話しながらメモを取り二重課題としての練習およびメモの内容を時系列やカテゴリー別に整理し管理する練習を実施。④遂行機能に対しては，職場を想定し，電話にて課題を与えた。単一課題から複数課題，日時指定を行い当日実行する課題から数日後に実行する課題と難易度を上げて練習した。予定の計画と実行ができるよう，一日のスケジュールから，2カ月間のスケジュールを計画実行できるよう支援した。 ＜リハビリ会議による関わり＞ ○一人暮らしに向けて 1回目会議：洗濯や調理などの家事動作は，主に姉家族の支援にて自宅で実践練習を行うこととした。2回目会議：調理は2品以上効率的に遂行できず，かなり時間がかかる状況であった。調理練習継続とした。3回目会議：実用的に調理は困難であると判断。簡単に調理が行えるよう，宅配の調理キット利用を提案した。4回目会議：調理キット使用での調理が可能となり，一人暮らしに向けて姉家族と部屋を探すこととなる。利用から4カ月目に一人暮らし開始となる。 ○職場復帰について 5回目会議：会社で上司に職場復帰について本人の意向およびリハビリの状況を伝達。会社より以前と同じ部署へ復帰また復帰後しばらくはフォロー体制を整えるといった前向きな姿勢が確認できた。職場環境や具体的な仕事内容を確認し，リハビリプログラムへ反映し取り組むこととした。 7回目会議：職場復帰の時期および通所リハビリの利用について協議した。利用から5カ月目に職場復帰を希望，その後，通所リハビリは終了となった。	

75 社会復帰へ向けての社会資源の活用

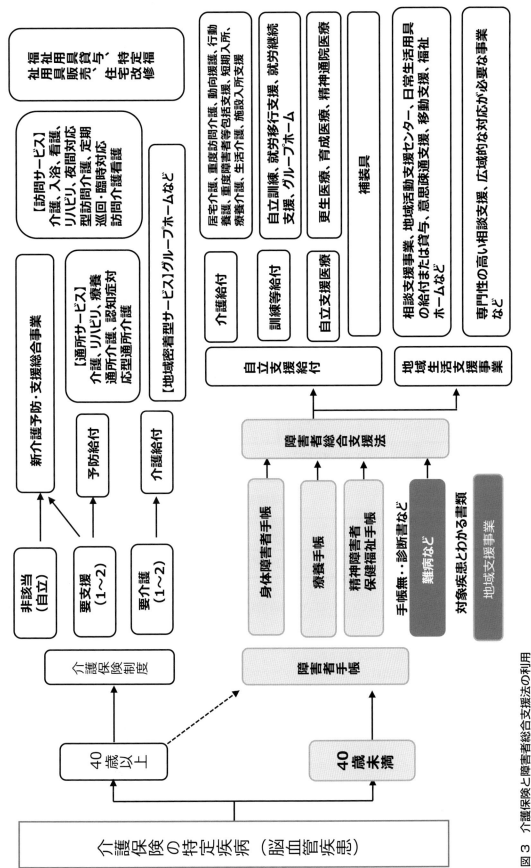

図 3　介護保険と障害者総合支援法の利用

X リハビリテーション

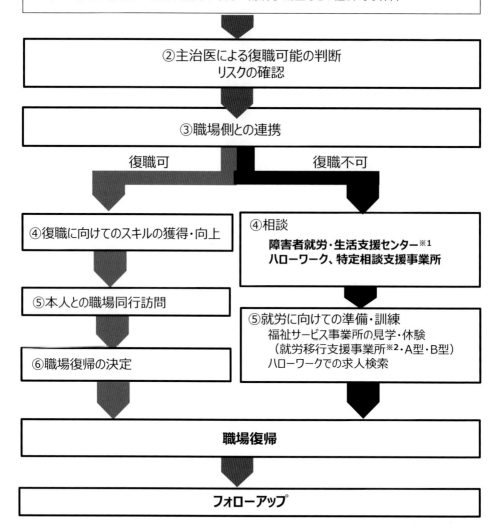

※1 障害者就労・生活支援センターの窓口での相談や職場訪問等により、就業と生活の両面にわたる一体的な相談・支援

※2 一般就労への移行に向けて、就労移行支援事業所内での作業や企業における実習・適性に合った職業探し、就労後の職業定着のための支援

図4 職場復帰支援の流れ

り、事業所内外での支援が実施しやすくなり、通所リハビリサービスも訪問リハビリと協働することで、復職のための社会資源として大きな役割を果たすことができるようになった。

IV おわりに

私が、リハビリテーションを始めた昭和50年代初めの頃、大分にある太陽の家は、障害者の社会復帰、地域社会で一住民として普通に暮らしていける場所として注目されていた。

当時、現地を視察して感銘したのは、障害者のために工場で環境改善することで普通の工場と同じ生産効率を上げていたことと、太陽の家がある町全体が車椅子で生活できるように整備されていたことである。もちろん、道路だけでなく、スーパーマーケットや銀行もバリアーフリーである。まさに、地域全体が互助の精神に満ちておりQOLとノーマライゼーションが実

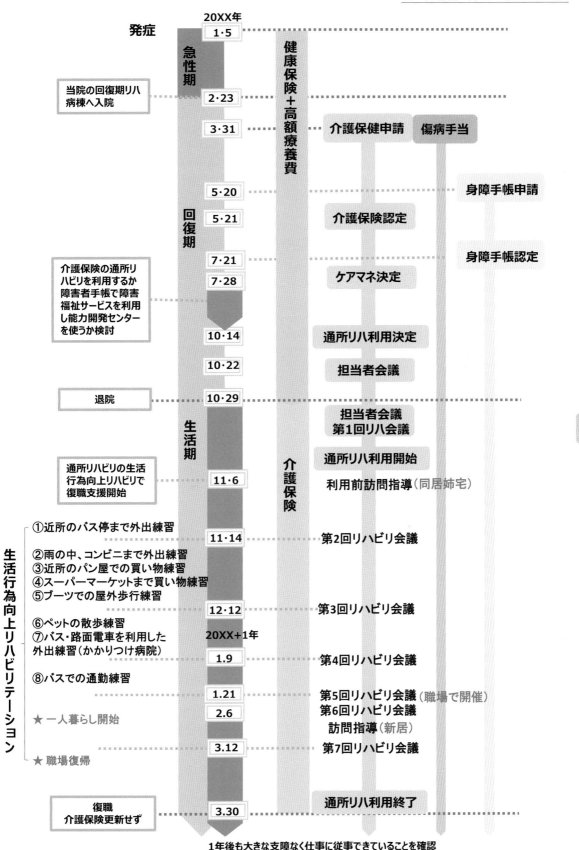

図5　A氏の復職までの支援経過

現されたモデルであった。
　40年経過し，当時に比べて社会資源も充実してきたが，太陽の家に匹敵する町があるのか．
　やはり，鍵は互助にあるのではないかと思われる．

参考文献
1) 厚生労働省　http://www.mhlw.go.jp/stf/houdou/0000113365.html

76 脳卒中後遺症と車の運転

加藤 徳明　[産業医科大学リハビリテーション医学講座]
二宮 正樹　[産業医科大学リハビリテーション医学講座]
佐伯 覚　　[産業医科大学リハビリテーション医学講座]

I　はじめに

　脳卒中患者が車の運転再開を望んだ際に，運動麻痺，視野障害，高次脳機能障害などの後遺症により再開が可能であるか判断に迷うことが多い。しかし，標準的な診察や評価の方法が分からない，判断基準がなく責任がとれないなどの理由から運転に否定的な医療者もいる。危険であれば運転再開を許可すべきではないが，運転再開が可能な患者に対しては基準を定め根拠を持って安全性を判断し，運転再開を支援すべきである。本稿では，まず我々が勧める運転再開の手順を概説し，脳卒中患者の運転再開時に判断に迷う合併疾患・合併症や後遺症に関して注意点とその対応[1]を解説する。

II　運転再開の手順

1　法的解釈

　わが国では，道路交通法第103条で免許の取消し・停止の病気を定めており，脳卒中は主に道路交通法施行令第33条の2の3で示す「自動車等の安全な運転に必要な認知，予測，判断又は操作のいずれかの能力を欠くこととなるおそれがある症状を呈する病気」に該当する。警察庁丁運発第109号の中には，「一定の病気に係る免許の可否等の運用基準」が別添され，脳卒中に関しては運用基準に項目がある。慢性化した症状に関しては，運動障害（麻痺），視覚障害（視力障害等）及び聴覚（聴力）障害（難聴）については「身体の障害（普通免許の適性試験合格基準：表1）」，見当識障害，記憶障害，判断障害，注意障害等いわゆる高次脳機能障害は「認知症」に係る規定に従うと明記されている。「身体の障害」は基準が明確で運動麻痺があっても改造により運転可能となることが多く対応しやすいが，「認知症」の規定は明確な基準の記載がない。血管性認知症と診断されれば免許交付の拒否または取り消しの対象となるが，脳卒中による高次脳機能障害は血管性認知症に該当しないことが多く，運用基準では回復のある場合に用いる「その他の認知症」の対応に従うことになり，「6月以内に回復する見込み」等の診断をすることになる。6カ月以内に回復する見込みがあると診断した場合は，6カ月の保留または停止とし，期間内に適性検査の受検または診断書の提出を求める。結果が「認知症について回復した」であれば拒否等は行わない。さらに6カ月以内に回復する見

表1　普通免許の適性試験合格基準（道路交通法施行規則第23条　抜粋し簡略化）

視力	・両眼で0.7以上，および片眼で0.3以上 ・片眼で0.3未満の場合は，他眼視力が0.7以上で視野が左右150度以上
色彩識別能力	・赤，青，黄が識別できる
聴力	・10 mの距離で90 dBの警音器の音が聞こえる（上記の聴力はないが，後写鏡を用いて後方から進行してくる自動車を確認できる）
運動能力	・以下の身体の障害がない 　―体幹機能障害のため腰をかけていることができない 　―四肢の全部を失った又は四肢の用を全廃した ・安全運転に必要な認知又は操作に障害があるが，改造等により安全な運転に支障を及ぼすおそれがない

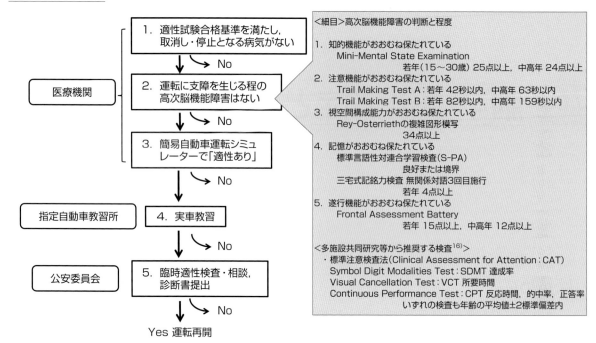

図1 高次脳機能障害者の自動車運転再開の指針(Ver. 2) 評価の流れ
(文献2の表2,図2を改変して引用)

込みがある場合は上記の保留または停止を繰り返すこととなる。ただし,「認知症について回復した」に関する判断基準は不明確であり,また,注意障害などが軽度残存しており運転再開は保留が妥当な場合でも「認知症」ではないため判断に迷うことがある。実際は病状の診断ばかりではなく,医学的立場から安全に運転できるか否か,注意障害や半側空間無視,行動障害,性格変化などの程度から運転適性を判断する必要がある。

2 自動車運転再開の手順

我々は「高次脳機能障害者の自動車運転再開の指針Ver. 2[2)]」に基づき運転再開支援を行っており,脳卒中患者全般に利用できると考えている。以下1)～5)に当院での具体的な対応・評価の流れ(図1)を述べる。なお,発症から3カ月以内の患者は今後の回復や症状安定等の観点から,ほぼ全例で再開保留としている。
1) 前提条件として,公安委員会の運転免許適性検査基準(表1)を満たし,かつ免許取り消しまたは停止となる疾患などがないことを確認。

発症後に視力低下や視野欠損を生じていないか,色彩異常や難聴がないかの確認は大前提である。身体的には運動麻痺や感覚障害の程度を把握する。また,免許取消しに該当する疾患,特に認知症や2年以内のてんかん発作がないかの確認は重要である。
2) 高次脳機能障害は軽度または回復し,日常生活や社会生活に明らかな支障を生じていないことを確認。

運転に関わる高次脳機能(図2)として,一般的な「知的機能」が保持されていることは前提である。「注意機能」は,聴覚性に比べ視覚性注意がより必要となり運転の各場面で利用される。方向性注意の障害である半側空間無視では,特定の方向に対する情報の見落としを生じる可能性があるため通常は運転適性なしと判断する。また,走行位置や車間距離の把握などを司る「視空間構成・認知機能」も重要視される。道路標識等文字の把握やカーナビの音声に従う「言語機能」も利用しているが,直接運転技能に関わる機能ではないため,失語症者の運転再開は判断が難しい。位置情報や速度,標識内容の「記憶」,どのようなルートで効率よく移動するかの「遂行機能」も運転には必要である。認知機能低下や運転能力に対する「自己認識」も重要視されている。

判定には図1の細目を参考にするが,前述の運用基準や法律を踏まえ,認知機能が「おおむね保たれている」ことを重視する。Mini-Mental State Examination (MMSE) は若年健常者の報告から平均-3 SD, 他の検査は健常者の報告の±2 SDを目安とする。注意機能は Trail Making Test (TMT), 視空間構成機能はRey-Osterrieth の複雑図形(ROCF)の模写,記憶は標準言語性対連合学習検査(S-PA)もしくは三宅式記銘力検査,遂行機能は Frontal Assessment Battery を必須とする。以上は最低限実施すべきであると考えるが,各機能を正確に把握するためより詳細な検査を実施する場合もある。その他,対象が脳卒中のみではな

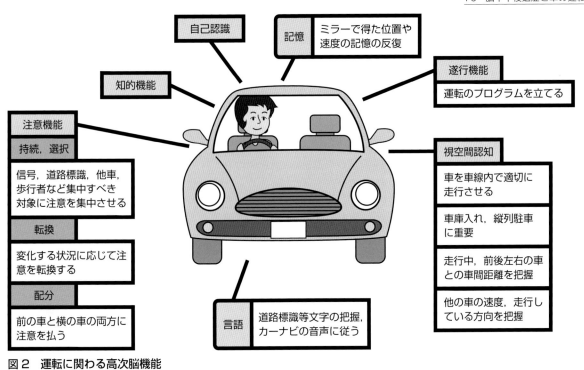

図2　運転に関わる高次脳機能

表2　運転適性評価に有効な検査

	路上評価の予測因子	運転再開者の成績が良い検査
知能検査	MMSE WAISの絵画完成・積木模様・符号	MMSE WAISの行列推理・符号
注意機能検査	TMT SDMT, Stroop test	TMT SDMT
反応時間検査	複雑反応時間 単純反応時間	複雑反応時間
視空間構成・認知機能検査	ROCF Cube copy	ROCF BIT
視覚機能検査	UFOV 視力・動体視力	UFOV 視覚コントラスト感度
その他	SDSA	FIM SIS

MMSE：Mini-Mental state examination, WAIS：Wechsler Adult Intelligence Scale, TMT：Trail Making Test, SDMT：Symbol Digit Modalities Test, ROCF：Rey-Osterreith Complex Figure Test, BIT：Behavioural Innattention Test, UFOV：Useful Field of View　SDSA：Stroke Driver Screening Assessment, FIM：Functional Independence Measure, SIS：Stroke Impact Scale
（文献3の表1を引用）

いが，運転適性評価に有効とされる報告のある検査[3]を表2に示す．我々は有効視野検査（UFOV）と日本語版が発売されたStroke Driver Screening Assessment（SDSA）も追加で実施している．

3）簡易自動車運転シミュレーター（Simple Driving Simulator：SiDS）を実施し「適性あり」の判定を確認．

　松永は，事故経験者は認知反応時間のばらつきが大きく，速度感覚が先急ぎで，車間距離が短い傾向を示した[4]．我々は，これらの各要素を測定する認知反応検査，タイミング検査，走行検査から成る運転シミュレーター（Driving Simulator：DS）に，注意配分検査を加え4つの検査からなる「SiDS」を開発した．運転を模した状況で基本的能力を判定でき，医療現場で簡便に安全に使用できるというメリットを有している．健常者200名以上のデータから標準域（平均±1標準偏差内），境界域（平均±1〜2標準偏差内），障害域（平均±2標準偏差を超える）を設定しており，2015

年に市販化の運びとなり竹井機器工業(株)より購入可能となった。9つの測定値と走行検査の逸脱・衝突・信号無視の有無により自動判定される。全検査項目を合わせて障害域がなければ「適性あり」，1～2個の場合は「境界（適性あり）」として再検査を行い，3個以上の場合は「適性なし」とする。適性なしであっても希望があれば認知訓練等を行い3～6カ月後に再検査を行う。我々はSiDSを推奨しているが，他のDSを用いて運転能力を評価しても良い。運転能力を改善させるエビデンスのある認知訓練の報告は少なく，DSを利用した訓練は限定的に有効とされる[5]。DS評価は認知や運転能力を評価し神経心理学的検査と比べ路上評価成績を正確に予測したという総説論文[6]があるが，DSの成績は対照群と比べ大きな差はないという報告もある[7]。DSと実際の路上での運転能力は完全には一致しないという問題もあることは覚えておくべきであろう。

4) 可能であれば指定自動車教習所で教習を受け「安全運転可能」の判定を確認。

脳卒中後にすでに免許停止を受けている患者は，公道での教習はできないため，まずは免許の保有を確認する。自動車教習所の実車教習の判定は全国で共通に使用できるように，「良好」「条件付で安全運転可能」「再度運転練習が必要」「安全運転は困難」の4段階評価からなる「総合判定」を推奨している[8]。免許証所持の状況や地域によっては下記5)の対応が先でなければ実車教習ができない場合もあり，神経心理学的検査が境界域の患者，失語症のため机上評価の解釈が難しかった患者，麻痺などのため改造が必要な患者などは公安委員会の許可後に実車教習を行う必要性が高い。

5) 公安委員会の臨時適性検査・相談を受けることを勧め，許可を確認し運転再開。

診断書の提出を求められることが多く，福岡県では公安委員会では実際の評価等は行わないで，診断書に基づき運転再開の許可，免許の再交付をしている。地域により診断書の内容や対応に違いがあるので確認が必要である。

III 具体的な注意点・対応

1 合併疾患・合併症

1) 認知症

脳卒中を繰り返しており，血管性認知症の診断となれば，Alzheimer型認知症，前頭側頭型認知症，Lewy小体型認知症と同様に免許交付の拒否または取り消しの対象となる。しかし，理解が低下しているため取り消しに応じない患者や，生活のために中止できない患者などが運転を継続していたのが実情であった。2013年の法改正では医師による任意の届出制度，質問票の虚偽記載への罰則制度，一定の病気により免許を取り消された者の免許再取得に係る試験の一部免除に関する制度が制定された。また，2009年から施行されている75歳以上の免許更新時に認知機能を評価する講習予備検査が2017年の法改正により強化され，「第1分類（記憶力・判断力が低い）」と判定されれば違反行為の有無に関わらず医師の診断を義務付け，検査自体も更新時のみだけでなく新たに政令で定める特定の違反行為をした時にも課されることとなった。

2) 症候性てんかん

てんかん患者は，道路交通法上は最低2年間の無発作の確認の上，医師の判断の下に運転が許可される。しかし，発作を生じたことのない患者に対する規定はなく，運転再開の時期の判断は難しい。そこで，発作を生じやすいか否か画像的判断が必要となるが，脳卒中後てんかんは脳梗塞より脳出血後で皮質を含む病変に多い[9]。諸外国では，てんかん発作を生じた患者であっても運転再開までの発作抑制期間は，ヨーロッパ諸国で多くの国が1年，アメリカでは州により異なり3～6カ月，カナダで6カ月，オーストラリアで1年となっている[10]。これらを踏まえ我々は，皮質を含み大きな病変もしくは手術を要した患者や予防的に抗てんかん薬を内服している患者は，発作の恐れが高いと判断し6カ月～1年の無発作を確認するようにしている。ただし，1年以上経過しても発作を生じる可能性はあるため，運転再開にあたり必要時は脳波などの十分な検査を行うとともに，発作や事故の可能性も説明する必要がある。

3) うつ

脳卒中後のうつは少なくない。そううつ病は警察庁の運用基準に項目があり，「安全な運転に必要な能力を欠くこととなるおそれのある症状を呈していない」旨の診断を行った場合は免許の取り消しや停止にはならない。脳損傷後のうつでは，内服薬等で抑うつ症状がある程度改善していれば，前述の手順で評価を進めて問題ない。

4) 睡眠時無呼吸症候群（sleep apnea syndrome：SAS）

SASの随伴症状である過剰な日中の眠気が脳卒中発症に関連することが報告されており[11]，脳卒中患者では合併の有無を把握する必要がある。警察庁の運用基準には，「重度の眠気の症状を呈する睡眠障害」の項目があり，免許の拒否または取り消しの対象となる可能性がある。日中の過剰な眠気のあるSAS患者が自動車運転を希望する場合は，持続的陽圧呼吸治療により

「重度の眠気が生じるおそれがない」状態に改善する必要がある。

5）高血圧

合併していることが多く，再発の観点からも降圧治療は重要である。ただし，服薬により低血圧をきたし立ちくらみ，めまいが生じ運転に影響を及ぼすことも考えられるため適切な管理が必要である。

6）糖尿病

合併すると脳梗塞再発率が高いが，運転に関しては低血糖による意識障害に十分な注意が必要である。運転中の低血糖経験者は10％で，交通事故を2％が経験し，主治医より運転時の低血糖指導を受けた患者は16.5％と少なかったという報告がある[12]。警察庁の運用基準では無自覚性の低血糖症は免許取り消しの対象だが，意識消失の前兆の自覚や意識消失の防止措置の実行ができる場合は運転が認められる。そのため，運転時の低血糖対策，低血糖時の自動車停止指導，インスリン治療患者の運転前血糖測定などの教育は重要である。

2 脳卒中後遺症

1）視野障害

脳卒中で視野障害をきたすのは後頭葉や視放線損傷による対側の同名半盲である。また，側頭葉や頭頂葉で視放線の一部にかかる病変では同名1/4盲などを生じることがあり，大きな被殻出血などで進展して生じることもある。いずれの場合も視力が0.7以上あれば法的には運転は許可されるが（表1），我々は同名半盲患者に運転再開は勧めていない。SiDSの注意配分検査では，動く対象物をハンドル操作で追従しながら，側方や中央に出現する刺激に反応することが要求され，二重課題でもある。今まで評価した同名半盲患者11名は程度の差はあるものの全例で障害側への認知反応時間の遅延・見落としが著明であった。ただし，1/4盲患者は正常の反応を示す患者も存在し，頭位や眼球運動，注意機能での代償があれば，運転適性ありと判断できる可能性がある。最近のレビュー[13]で，半盲患者でも路上評価で適性があれば運転再開を許可している研究はあるが，その代償機能を測定する方法は確立していない。SiDSの注意配分検査が，代償機能の測定に活用できる可能性がある。

2）運動麻痺，感覚障害

脳卒中後に運転再開を検討する者は，そのほとんどが表1の運動能力の基準を満たし，通常は改造や運転補助装置の利用により運動能力低下を補うことができる。上肢麻痺が重度であれば健側にステアリンググ

リップの使用を勧め，右下肢麻痺が重度であれば，左下肢でペダル操作が行えるように改造する。DSは，ハンドル操作の拙劣，ペダルの踏み外し，過度の視覚代償など，ハンドルやペダル操作の評価に有用である。運動麻痺だけでなく感覚障害の把握は重要であり，公安委員会や教習所では，運動麻痺が運転に及ぼす影響は理解されやすいが，感覚障害の影響を適切に判断するのは困難であり，医学的な評価や判断が重要である。

3）高次脳機能障害

① 注意障害

注意機能は図2の通り，信号や標識，障害物等注意すべき対象に注意をむける「持続・選択」，変化する状況に応じた注意の「転換」，同時に前後左右の自動車・歩行者に注意を払う「配分」などに分けられ，いずれも運転には欠かせない機能である。スクリーニングにはTMTがあり，わが国でも多くの施設で用いられているが，様々な図版があり測定値が大きく異なるため注意が必要である。図1に示す値は，原著であるReitanの日本語改変版を用いた場合である。わが国では注意機能の検査として標準注意検査法（CAT）があり，我々は実施を必須としており，特にSymbol Digit Modalities Test（SDMT），Visual Cancellation Test（VCT），Continuous Performance Test（CPT）を重視しており[14]，年齢平均±2 SDを目安としている。

② 半側空間無視（unilateral spatial neglect：USN），視空間認知（構成）障害

USNは左半球損傷の患者に比較すると，右半球損傷患者の方が頻度は高く，より重度になりやすい。明らかなUSN患者では運転再開は危険であるが，軽度もしくはほとんど回復した患者は判断に迷う。当科でも行動性無視検査日本版（Behavioural Inattention Test：BIT）通常検査でカットオフ以上であり院内評価を合格したが，路上教習で左に停止中の車両を避けるための安全間隔が足りず教習員が補助ブレーキを使用した2名を経験した。我々の多施設共同研究の中間報告でUSN患者は全例が運転適性なしであり[14]，武原は運転再開にはBIT通常検査でほぼ満点が必要であると述べている[15]。BITは課題施行に時間制限がないので，瞬時に判断を要する自動車運転時の無視をより鋭敏に検出できる検査を開発する必要がある。視空間認知（構成）障害の検査としては，ROCFの模写を推奨しており，34点を運転適性のカットオフとしている（図1）。

③ 自己認識低下

運転能力低下の自覚がある患者は疲労時の運転を避け連続運転距離を減らすなど代償的対策をとることが多い。Goodenら[16]は，路上評価不合格群は合格群や

対照群に比較して運転能力を過大評価しており自己認識が低く，自己認識の不一致はSDMT，TMT-B，路上評価結果との相関を示したと述べており，近年は自己認識の評価も注目されている。我々はDSや実車評価を実施後に評価者の用いる採点表を用いて自己採点をしてもらい，点数の乖離を示すことで運転能力の自己認識低下を自覚してもらうようにしている。

④ 失語症

当院に運転適性評価希望で受診する失語症者は軽度の失語が多く，中等度以上の失語症の患者は運転を諦めている可能性がある。一方，言語能力のみを運転適性の指標とすべきでないという報告があり[17]，我々も失語症16名を含む54名の脳損傷者の検討で，失語の有無や重症度で路上評価の合否に有意差はなかった。また，MMSE，TMT-B，CATのAuditory Detection，VCT「か」，Position Stroop Test等は失語症があると成績が低下することも指摘しており判定時は注意する必要がある。失語症者の判定には非言語的なCPT，SiDS，SDSA，UFOVを重視することを推奨する。

IV　まとめ

脳卒中患者の自動車運転再開に関して具体的対応を「高次脳機能障害者の自動車運転再開の指針（Ver. 2）」に沿って概説した。合併疾患として認知症，症候性てんかんの有無の確認は大前提であり，うつやSASなどの合併症の把握も十分に行うべきである。後遺症としては運動麻痺だけでなく感覚障害の評価，視野障害・USNの有無の確認，高次脳機能障害の検査を実施し運転再開判断の一助にすべきである。失語症患者では注意検査など机上検査の解釈は慎重に行う必要があり非言語的な検査も積極的に実施すべきである。

文献

1) 加藤徳明，佐伯覚，蜂須賀研二：脳損傷者の自動車運転―QOL向上のために―運転再開の流れと考慮すべき医学的管理．MB Med Reha 207：7-13, 2017
2) 蜂須賀研二：自動車運転再開の指針と判断基準案．高次脳機能障害者の自動車運転再開とリハビリテーション2, pp.103-108, 金芳堂, 2015
3) 加藤徳明，佐伯覚，蜂須賀研二：高次脳機能障害者のための自動車運転再開評価．臨床医とコメディカルのための最新リハビリテーション（平澤泰介ほか編），pp.26-29, 寺田国際事務所／先端医療技術研究所, 2016
4) 松永勝也：自動車の運転事故の発生メカニズム．交通事故防止の人間科学（第2版）．pp.14-22, ナカニシヤ出版, 2006
5) George S, Crotty M, Gelinas I, et al：Rehabilitation for improving automobile driving after stroke. The Cochrane database of systematic reviews 2：Cd008357, 2014
6) Akinwuntan AE, Wachtel J, Rosen PN：Driving simulation for evaluation and rehabilitation of driving after stroke. J Stroke Cerebrovasc Dis 21：478-486, 2012
7) Blane A, Lee HC, Falkmer T, et al：Assessing Cognitive Ability and Simulator-Based Driving Performance in Post-stroke Adults. Behav Neurol 2017
8) 吉野修，加藤徳明：机上課題と実車評価（蜂須賀研二編），高次脳機能障害者の自動車運転再開とリハビリテーション2, pp.93-96, 金芳堂, 2015
9) Chen TC, Chen YY, Cheng PY, et al：The incidence rate of post-stroke epilepsy：a 5-year follow-up study in Taiwan. Epilepsy research 102：188-194, 2012
10) 西田拓司：てんかんと自動車運転に対する諸外国の現状．MB Med Reha 184：41-45, 2015
11) Davies DP, Rodgers H, Walshaw D, et al：Snoring, daytime sleepiness and stroke：a case-control study of first-ever stroke. Journal of sleep research 12（4）：313-318, 2003
12) 松村美穂子，中谷祐己，百目木希実，ほか：糖尿病患者における自動車運転中の低血糖発作の実態　低血糖発作による交通事故低減への啓発．糖尿病 57：329-336, 2014
13) Bowers AR：Driving with homonymous visual field loss：a review of the literature. Clinical & experimental optometry 99：402-418. 2016
14) 加藤徳明，佐伯覚：自動車運転再開に関する多施設共同研究中間報告（蜂須賀研二ほか編），高次脳機能障害者の自動車運転再開とリハビリテーション3. pp.82-86, 金芳堂, 2016
15) 武原格：慢性期のリハビリテーション　回復期から生活支援まで　脳卒中患者の自動車運転再開．Modern Physician 34：844-846, 2014
16) Gooden JR, Ponsford JL, Charlton JL, et al：Self-Awareness and Self-Ratings of On-Road Driving Performance After Traumatic Brain Injury. J Head Trauma Rehabil 32：E50-E59, 2017
17) Golper LA, Rau, MT, Marshall RC：Aphasic adults and their decisions on driving：an evaluation. Arch phys med Rehabil 61：34-40, 1980

77 治療と職業生活の両立支援ガイドラインについて

豊田 章宏 [独立行政法人労働者健康安全機構 中国労災病院治療就労両立支援センター]

I 治療と職業生活の両立支援とは

「両立支援」という言葉は臨床現場における医療者にとっては馴染みが薄いと思われるが,「働き方改革」といえば多数のメディアで目にしたことがあるはずである。この働き方改革の大きなテーマの中に,①長時間労働是正,②同一労働同一賃金,③両立支援がある。①の長時間労働の是正については,長時間労働による自殺を労働基準監督署が過労死として認定したケースが増えている。②の賃金の問題は非正規雇用を含めて同一労働をどう評価するかという問題が大きいが,積極的に取り組む事業場も紹介され始めた。③の両立支援には大きく分けて「子育て」「介護」「治療」の3つがある。こうした人生の大きなイベントに対して仕事を辞めずに対応していくためには,職場の理解と適切な休業が必要となる。子育てと介護に関しては,休業取得についての法律もあり,いまだに「マタニティー・ハラスメント」などのニュースを目にすることがあるものの,社会に浸透しつつある。しかし,病気休業に関しては法的な裏付けはなく,「就業規則」という社内規定に書き込まれているかどうかにかかっており,勤務している事業場次第というのが現状である。しかも両立していかなければならない本人が治療

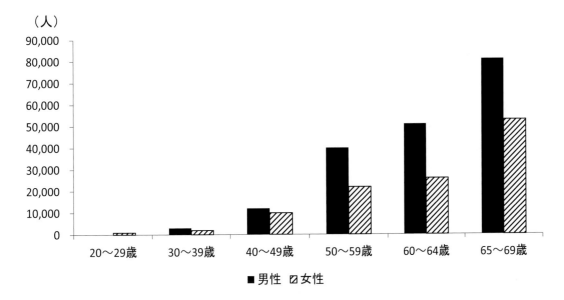

性別・年齢階級別 脳血管疾患患者数(推計)

図1 脳卒中の頻度
　脳卒中を含む脳血管疾患の患者数は118万人と推計されており,うち約14%(17万人)が就労世代(20〜64歳)である(平成26年患者調査)。
(厚生労働省『事業場における治療と職業生活の両立支援のためのガイドライン.2017』より引用)

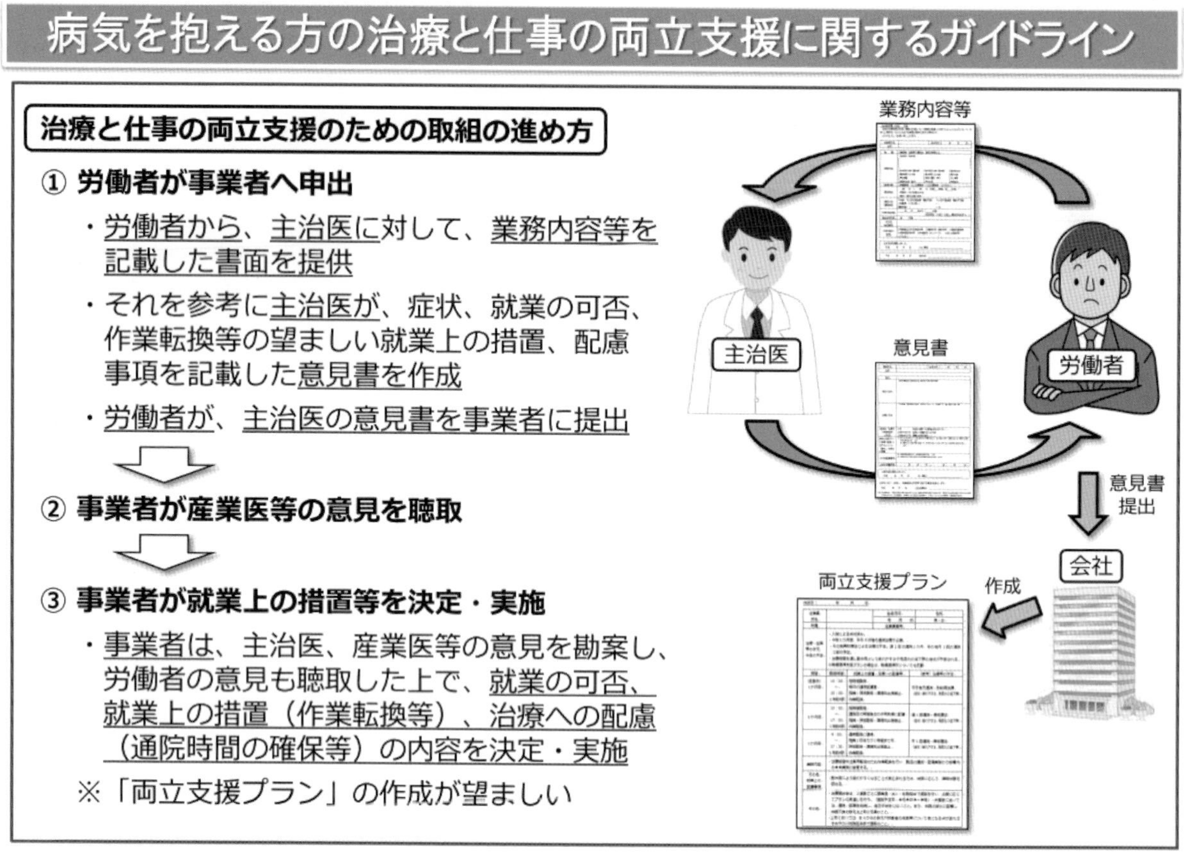
病気を抱える方の治療と仕事の両立支援に関するガイドライン
治療と仕事の両立支援のための取組の進め方
① 労働者が事業者へ申出
・労働者から、主治医に対して、業務内容等を記載した書面を提供
・それを参考に主治医が、症状、就業の可否、作業転換等の望ましい就業上の措置、配慮事項を記載した意見書を作成
・労働者が、主治医の意見書を事業者に提出
② 事業者が産業医等の意見を聴取
③ 事業者が就業上の措置等を決定・実施
・事業者は、主治医、産業医等の意見を勘案し、労働者の意見も聴取した上で、就業の可否、就業上の措置（作業転換等）、治療への配慮（通院時間の確保等）の内容を決定・実施
※「両立支援プラン」の作成が望ましい
業務内容等
主治医
意見書
労働者
意見書提出
会社
作成
両立支援プラン

図 2　厚労省ガイドラインにおける両立支援の進め方
（厚生労働省『事業場における治療と職業生活の両立支援のためのガイドライン. 2017』より引用）

を受けているわけであるから，気力・体力・家計のすべての面で負担は大きいはずである。

一方，わが国では少子高齢化や定年年齢の引き上げ等によって労働年齢の高齢化が進んでいる。加齢は多くの疾病において最大のリスクであることはいうまでもなく，さらに医療の進歩によって各疾患の生存率も向上していることから，必然的に脳卒中に罹患する労働者も増加する (**図 1**)。したがって疾病の予防・早期発見・早期治療もさることながら，労働者本人に働く意思があれば，病気になってもそれを理由に辞めることなく，また仕事によって病気を悪化させることなく働き続けられることが重要となる。そのためには，事業場の働き方の見直しが必須であるが，医療側にもこれをサポートするための両立支援体制の構築が喫緊の課題となっている。

II　ガイドラインの概要と今後の流れ

2016 年 2 月に厚生労働省から事業場向けの治療と職業生活の両立支援ガイドラインが発表された。例えば「がんは不治の病」というイメージがいまだに根強いが，実際には 5 年生存率は向上しており，外来での治療を行うケースも増えていることから，働き続けたいという意思があって，その能力が見込める患者があった場合，働くことで治療が中断されず，病状を悪化させることのないような配慮が考慮されるように，治療と仕事が両立できるように支援していくことが重要である。そして，これを実践する準備として事業場内の体制作りが必要で，さらには産業医や産業保健スタッフとの連携を密にすることが推奨されており，もしもこの部分が手薄な場合には主治医との情報共有を促進するためのツールとして情報提供書も紹介している。巻末には代表的な疾病の病態や両立支援を行う上での留意事項を簡単にまとめてある。2017 年度末の段階では「がん」，「脳卒中」，「肝炎」に関する留意事項が綴られているが，今後は「難病」や「糖尿病」などが追加されていく予定である。

基本的には事業場向けに作られたガイドラインではあるが，復職の可否を判断するために，当該労働者に求められる能力や職場環境に関する情報（業務内容等提供書）を提供し，それに対応できるかどうかの医療

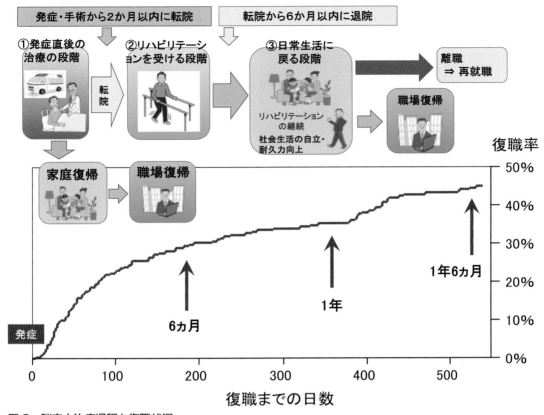

図3 脳卒中治療過程と復職状況
(厚生労働省『事業場における治療と職業生活の両立支援のためのガイドライン—脳卒中に関する留意事項—. 2017』より引用)

的判断を主治医に求める（主治医意見書）というやりとりが推奨され，その情報提供様式の雛形も添付されており，医療者や労働者にとっても参考になる。厚生労働省のホームページからダウンロードできるので，是非一読してみていただきたい[1]。

ただ，この情報提供方式に関しては，そもそも臨床医が就業上の措置についてまで踏み込んでよいのかなどの様々な意見があることも事実である。もちろん事業場に産業医や産業保健スタッフが常勤しているような大企業であれば，臨床医が診断名と復職可能という内容の診断書を書くだけでも，産業医等がサポートしてくれるであろう。しかし，常時50名以上の労働者を使用する事業所においては，事業者は産業医を選任し労働者の健康管理等を行わせることが法律で定められているものの，50名未満の事業場には選任義務はない。しかもわが国の事業場のほとんどはこういった中小零細企業であることを考えると，産業医頼みでは両立支援は進まない。そこでガイドラインでは，かりに産業医不在の状況であっても就業上の措置等を決定・実施できるように提案しているものであり，決して産業医や産業保健スタッフを軽んじているものではない（図2）。

III 職場復帰と脳卒中診療体制の現状

佐伯ら[2]によると，脳卒中罹患労働者の職場復帰の時期については，機能回復がもっとも大きい6カ月目，機能回復がプラトーになる1年目，傷病手当金が終了する1年6カ月目を3つの節目として報告している（図3）。

罹患から職場復帰に到達するためには，切れ目のないリハビリテーション（以下リハ）治療が基本となるが，平成20年度からの地域完結型医療推進と在院日数制限の強化という診療体制改革によって，医療は急性期・回復期・維持期に分断された。さらには医療保険と介護保険という保険上の分断によって継続的なリハ治療に切れ目が生じたことは否定できない。発症から2カ月までに急性期病院から回復期リハ病院へと転院し，6カ月までには自宅退院することが前提であり，その後の生活期リハは介護保険が主体となるため，復職に向けた専門的なリハが行える医療機関を探すことさえ困難となっている。

こういった状況下で，罹患した労働者が急性期から

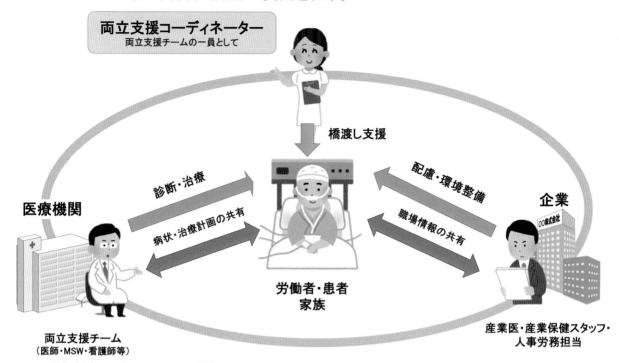

図4 両立支援コーディネーターの役割
患者さんを中心に医療機関と企業との間で情報を共有し，仲介・調整の役割を担う．
(独立行政法人労働者健康安全機構HPより引用)

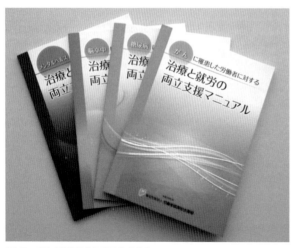

図5 医療機関向け両立支援マニュアル
がん・糖尿病・脳卒中・メンタルヘルスの4分野

労働者健康安全機構では，平成26年10月から全国の労災病院において，治療と仕事の両立を望む患者をサポートする両立支援コーディネーターを中心としたモデル事業を開始しており[3]，働き方改革実行計画におけるトライアングル型サポート構想の基となっている (図4)．とくに脳卒中分野では，平成27〜28年度で276例が登録され，支援が終了した190例における復職率は76％という良好な成果をあげている．しかし，労災病院以外にも両立支援コーディネーターを幅広く配置することを目的として，平成29年度からは基礎研修を一般からも募集し525名の受講者があった[4]．

さらに労働者健康安全機構では，両立支援モデル事業における支援事例の分析を基にして，平成29年3月に医療機関向けの「治療と就労の両立支援マニュアル」(図5)を発行した．労働者健康安全機構のホームページからダウンロードできるので，厚労省のガイドラインと併せて活用していただきたい[5]．

職場復帰に至るまで適切かつ継続的な治療を受け，必要な社会資源を活用して治療と仕事の両立を実践するためには，医療チームがまず両立支援に関心を持ち，産業保健分野や事業場との連携をも念頭に置いたサポートが必要となる．

IV 今後の課題

両立支援を実践するためには，社会の風土づくりと

人材づくりが必要である．ガイドラインが発表され，関連法案も制定されるであろう．政府の「働き方改革」が推進されるなかで，職場の対応は徐々に変化しつつある．両立支援コーディネーター養成は今後も継続され，両立支援の概念は医学部のコアカリキュラムにも医療機能評価項目にも組み入れられる予定である．環境は少しずつ整いつつあるが，なにより大切なことは，医療者が「患者」の「病態」を詳細にみるだけでなく，「生活者」としてみる視点を忘れないことである．

文献

1) 厚生労働省：事業場における治療と職業生活の両立支援のためのガイドライン
 http://www.mhlw.go.jp/file/06-Seisakujouhou-11200000-Roudoukijunkyoku/0000161576.pdf
2) Saeki S, Toyonaga T：Determinants of early return to work after first stroke in Japan. J Rehabil Med 42：254-258, 2010
3) 豊田章宏，住吉千尋，富永雅子，ほか：脳卒中リハビリテーション分野における治療就労両立支援事業の内容と現状：平成27年度進捗状況．日職災医誌 64：208-212, 2016
4) 両立支援コーディネーターの養成：労働者健康安全機構
 https://www.johas.go.jp/ryoritsumodel/tabid/1015/Default.aspx
5) 両立支援マニュアル：労働者健康安全機構
 https://www.johas.go.jp/ryoritsumodel/tabid/1047/Default.aspx

78 熊本地区における脳卒中医療連携

橋本 洋一郎 [熊本市民病院神経内科]

I はじめに

 1980年代は診療所と急性期病院・専門病院の病診連携（第一世代の医療連携）が連携の中心であった。1990年代から医療の高度化・専門化・機能分化が進み，疾病ごとの連携（第二世代の医療連携）による診療ネットワークの構築が必要となってきた。
 脳卒中診療はリハビリテーション（以下，リハ）医療の観点から，急性期，回復期，維持期（生活期）の3つの病期に分けられ，①かかりつけ医，②急性期病院，③回復期のリハ専門病院，④維持期の療養型病院や老人保健施設など，の4つのチームが必要である。この機能分化と連携による脳卒中診療ネットワーク（図1）構築には困難を伴うが，脳卒中診療の多くの問題点の解決策となる[1,2]。熊本における地域完結型の脳卒中診療態勢構築について述べる。

II 脳卒中診療ネットワークの構築

1 1980年代の脳卒中連携

 1981年私が医師になった年は，我が国の死因の第1位が脳卒中からがんに変わった年で，脳卒中は脳神経外科が診る疾患という流れが加速された時期であった。「脳卒中は入院したその日から立たせるようなつもりでリハビリテーションを行わなければならない」とリハを専門としている神経内科の先輩から研修1年目に言われた。1982年に3カ月間済生会熊本病院循環器内科（紹介を受けた患者は全員紹介元に戻すという徹底したシステムが構築されていた）で研修したあと脳梗塞を急性心筋梗塞並みに治療するという目標を立てた。その目標達成のために1984年から3年間，国立循環器病研究センター内科脳血管部門にて研修を行った。1987年に熊本に帰ってきたら，リハの先輩からリハ医は在宅に向かう，急性期病院は超急性期医療の構築に向かう，お互い向かい合う方向が違う，発症から2～3カ月経過してのバトンタッチは遅すぎる，3週間を目指そうと提案いただいた。果たして可能だろうかと絶句してしまった。

2 脳卒中急性期医療の問題点

 私が熊本市民病院に赴任した1993年の熊本における脳卒中急性期医療の問題点としては，①1つの施設に多くの脳卒中患者が集まらないため大きなチームが組めない零細な診療態勢であること，②脳卒中専門医，特に内科医が少ないこと，③地域，チーム，病院，医師ごとに診断・治療指針に違いがあること，④病院完結型（急性期から回復期，あるいは維持期まで同一施設で治療）が多く入院期間が長くなり収支が合わないことと急性期治療ベッドが不足すること，⑤急性期リハが十分に行われていないこと，などであった[1,2]。このため多数の脳卒中患者を24時間いつでも断らずに受け入れられる高度先進医療を提供できる急性期脳卒中治療施設は少なかった。また急性期病院と回復期のリハ専門病院の連携が十分でなく，リハ専門病院に早期に入院できていなかった。
 脳梗塞患者には発症から3週間経過した時点で転院を患者・家族に打診する時代であり，結構，リハ専門病院への転院に苦労していた。またリハ専門病院の受け入れも悪く，転院前受診の必要な病院もあったり，予約から1カ月以上待たされることも稀ではなかった。

3 stroke unitとクリティカルパス

 神経内科の診療は，①頭痛・めまい・しびれ・歩行障害などの外来診療，②脳卒中，痙攣重積，脳炎・脳症，Guillain-Barré症候群など救急神経疾患の診療，③神経難病の診療，④認知症の診療，⑤リハと多岐にわたる。少ない人数で診療するために脳神経外科・神

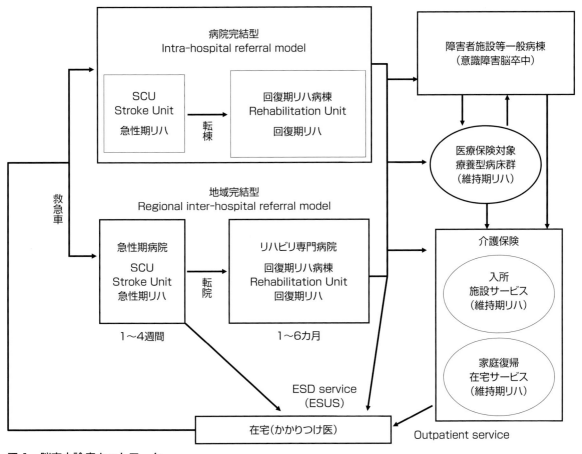

図1 脳卒中診療ネットワーク
SCU：stroke care unit, ESD：early supported discharge, ESUS：extended stroke unit service

経内科の連携，多科・多職種によるチーム医療を行うために病棟のstroke unit化を図った。

また急性期病院の脳卒中診療の標準化とチーム医療を行う手段として，1995年4月より当院で「脳梗塞安静度マニュアル」を開発，運用を開始した。少し遅れて済生会熊本病院も運用を開始し，これをもとに「脳梗塞クリティカルパス」につくりかえ，1996年12月に運用を開始し全国に脳卒中パスが普及していった。

1995年に済生会熊本病院，1997年に国立熊本病院（現，熊本医療センター），2004年に熊本赤十字病院に神経内科が開設され，脳神経外科と組んで神経疾患診療が地域全体で可能となった。

1996年に急性期病院の症例検討会（火の国脳卒中カンファレンス，毎月）を開始した。

4 熊本における脳卒中連携の取り組み（1990年代）

脳卒中医療の問題点克服のために，1993年には急性期病院とかかりつけ医との前方連携はかなり構築されており，さらに各病院の医療連携の会（済生会は1992年，当院1995年）が行われ始めた。

かかりつけ医との前方連携，リハ専門病院との後方連携，専門病院同士の水平連携（**図2**）による診療ネットワーク構築が必要となってきた。結果として地域の医療資源の有効活用による地域完結型の脳卒中診療態勢ができることになった。

急性期病院からみたリハ専門病院の問題点として，①入院予約から転院までの待機期間が長いこと，②ハイリスク症例・問題症例の受け入れが悪いこと，などがあげられていた。地域完結型の脳卒中診療態勢では，急性期病院とリハ専門病院との連携（後方連携）が必須である。急性期と回復期の連携を強化するために，1995年に「脳血管疾患の障害を考える会」（年2回，200名規模）を急性期病院の神経内科と脳神経外科，回復期リハ専門病院のリハ科のメンバーで立ち上げた。患者・家族とともに医療従事者の満足度向上を目的とした。

院内の取り組みを含む病院の紹介，各種データの収集や提示（例えば，リハ専門病院からのデータとして急性病院へ戻る3大要因が①再発，②重度合併症併発，③がんの見落とし），リレー方式の症例検討，ダブルブッキング（患者に適する複数のリハ病院に同時予

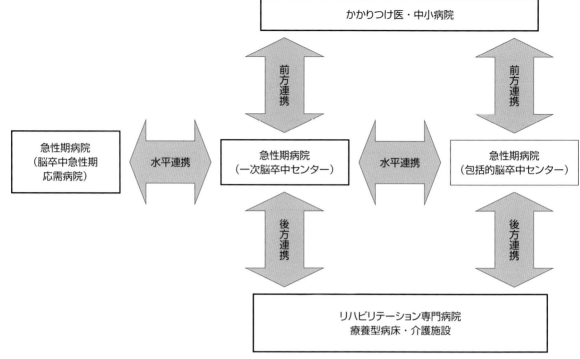

図2 脳卒中の連携

約)の許容,急性期病院やリハ専門病院の陣容表作成,医療制度に合わせた連携の在り方を協議などいろいろな取り組みを行い,さらにリハのトリアージの強化,予約から転院までの期間を1週間以内(発症から3週間で転院)を目標にすること(当初はかなり困難であったが,"電話1本1週間"という明解なキャッチコピーは徐々に受け入れられるようになった),お互いの情報の還元などの連携強化も図っていった.リハ専門病院から"急性期病院が救急車を断らないように頑張ります"という一言がとても大きな意義を持っていた.

5 2000年代の取り組み

回復期リハ病棟や介護保険が導入された2000年には,熊本ではほぼ脳卒中診療体制が構築されており,熊本のシステムを「地域完結型の脳卒中診療態勢」と称した.電話による予約で多くは1週間以内に転院(連携室がバックアップ)できるようになっており,急性期病院の在院日数が急速に短縮され[3,4],多くの急患を受け入れることができるようになった.2000年には急性期病院神経内科の平均在院日数が14日を切っていた.早期の回復期リハの介入で,リハ専門病院の在院日数も短縮され[5],結果として多くの患者を受け入れることができ,その地域での役割が増すとともに,収支も改善され,さらなるリハ医療の充実が図れるようになった.

急性期病院のメンバーによるリハ専門病院の見学なども行った.特に回復期リハ病棟開設に合わせて病院訪問を企画して,リハ専門病院が急性期病院と違うこと,各リハ専門病院の特徴を知ることができた.

連携がなぜ上手くいかないのであろうか? 連携している相手が自分と違うからということを回復期リハ病院,療養病院・老健などを訪問して気付いた.相手が違うことをまず認めることから連携が始まる.

2003年には回復期と維持期の連携を強化するために「回復・維持期リハを考える会」(年2回,200名規模)が発足した.この会は脳卒中のみならず神経難病や整形外科疾患も対象としている.2006年に大腿骨頸部骨折の地域連携パスが保険収載されたのを契機に脳卒中地域連携パスの策定を開始し,2007年にこれを運用する「熊本脳卒中地域連携ネットワーク(K-STREAM)」(年4回,400〜700名規模)を立ち上げた(http://k-stream.umin.jp).同時にK-STREAMのロゴの作成も行った.

2008年3月25日には「熊本在宅ドクターネット」(http://www.kumamoto-zaitaku.com)が発足した.

III 脳卒中地域連携クリティカルパス

1 地域連携パスのコンセプト

地域連携クリティカルパス(パス)とは急性期病院

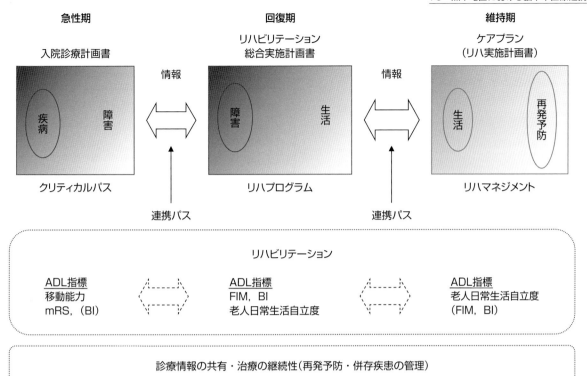

図3 脳卒中地域連携パスのコンセプト

から回復期病院を経て早期に自宅に帰れるような診療計画を作成し，治療を受けるすべての医療機関で共有して用いるものであると定義されている．

大腿頸部骨折や脳卒中は，急性期は「疾病」，回復期は「障害」，維持期は「生活」と，病期によって医療者が取り組むべき対象が変化する[6,7]（図3）．そのため，急性期・回復期・維持期と病期が変わるごとに診療する医療チームも異なる．

脳卒中地域連携パスでは施設毎のアウトカムを達成しなくても次の施設に持ち越すことを可能とする．地域連携全体でのアウトカムを設定することで診療経路が一方向にのみ流れる．ただし，原疾患の再燃・再発，他臓器合併症による治療の再スタートを要す場合は急性期施設に回帰する．このような連携システムの運営のためには多くの職種が関わる必要があり，また連携の範囲が広域に及ぶため，その構築は大変難度の高いものとなる．

急性期では疾病の治療（入院診療計画書，クリティカルパス），回復期はリハ総合診療計画書（リハプログラム），維持期はケアプラン（リハ実施計画書，リハマネジメント）が必要である（図3）．急性期と回復期，回復期と維持期を連携パスで繋ぐため，ADL，特に移動能力とリハで繋ぐことで脳卒中の地域連携パスを策定した[6-9]（図4）．もちろん各病期での治療の継続性（再発予防と併存疾患の管理）が必要であることはいうまでもない．

2　方針

我々は，地域連携パスのポイントとして，①どの症例も十分にリハが受けられる，②地域内のどの施設でも使える地域連携パス（シンプルで，仕事が増えない），③地域で1種類の地域連携パス，④ゴール設定は在宅を十分に考慮する，⑤各病院の院内パスはそのまま利用すること，を掲げて，「リハの継続性」と「治療の継続性」を2つの柱として策定した[6-9]．

わが国の回復期リハ病棟の入院目的は，①ADL能力の向上，②寝たきり防止，③在宅復帰率の向上，④やむを得ず入院・入所する場合でも要介護度を軽減することである．そのためには，①チームアプローチ・マンパワーの強化，②365日のリハビリ（1日最大3時間可能），③基本的ケア（寝・食・排泄・清潔分離）などを積極的に行う必要がある．

回復期リハ病棟が成果主義となったため，重度障害の入棟を最低限として自宅退院可能な障害の軽い症例を多く入院させる方向になってしまうが，重度障害や意識障害（JCS Ⅱ桁）の脳卒中例のリハ切り捨てとならないようにすべきである．

3　課題の克服

広域・大規模の連携のために，分科会を発足させた．

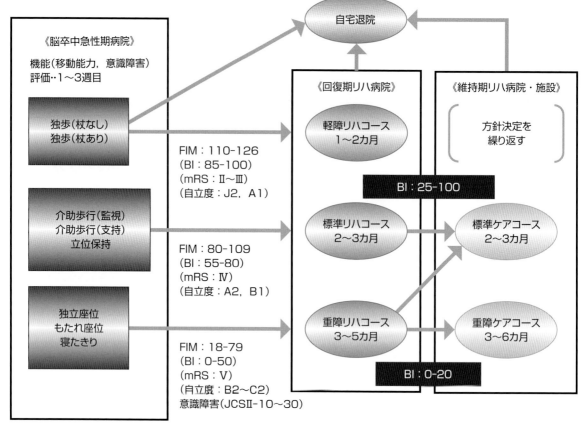

図4 脳卒中地域連携パス オーバービュー
BI：Barthel Index, FIM：Functional Independence Measure, mRS：modified Rankin Scale

①看護師・薬剤師部会（途中で別々の部会となった），②理学療法士・作業療法士部会，③言語聴覚士・管理栄養士・歯科部会，④MSW（医療ソーシャルワーカー）・CM（ケアマネジャー）・連携室・訪問看護師部会（途中で活動停止），さらに⑤データ部会が発足した。

合同会議に多数の参加者がおり，会場確保が問題となった。1年前に熊本市民会館（1,591名収容）を確保するようにした。

2007年に地域連携パスの運用を開始した時点ではすべて，紙による運用であった。そのためデータの保管や質の維持が困難なこと，データ収集と分析作業に膨大な労力を要していた。近藤班や小林班の支援を受けて，File Maker Proを用いて脳卒中地域連携パスの電子版を作成した[10]。File Maker Proを保有していない施設でも運用できるようにマルチユーザー版（通常版）のほかにランタイム版（入出力機能のみ可能な簡易ソフト）も作成した。このためK-STREAM参加施設には新たな費用は生じていない。2009年10月に配布を開始し，従来の紙によるパスと共存しながら電子化導入を促進していった。ダウンロードサイトからダウンロードできるようになっている（http://www.sunfusion.net/streamdownload.html）。現在，印刷して情報提供は行っているが，データの収集は電子媒体に統一している。2017年11月では急性期病院10病院，回復期病院41病院，療養型40病院，クリニック41医院，介護老人保健施設19施設が参加している。電子版では2017年11月末までに22,264例が登録されており，熊本の脳卒中患者データベースとしての役割を果たしている。年3回の地域連携パスの会議ではデータ部会（4チームが順番に担当）がテーマを決めて膨大なデータを解析・発表し，参加者全員が熊本における現状を知ることができる。そのような中で論文化が少しずつ行われており，脳卒中患者の転帰，連携の実態，全国と熊本のデータの比較，急性期病院間の比較，回復リハ病院間の比較（補正式を用いての解析）など多くの検討が行われ，地域全体の脳卒中診療の実態・改善点が掴めるようになってきている。最近問題になっている日常生活機能評価表の10点が9点の2～3倍存在する点についての検討では，熊本ではこの差がないことが示されている[11]。

参加施設すべてからデータ提出がなされていないこと，データが提出されても欠損値が多いことから，約22,000例のデータ解析でも実際の解析では症例数が減り，検討に限界がある（現在，欠損値が出にくいシ

ステム変更)。またかかりつけ医の参加が少ない。リハの継続は概ね担保できているが，再発予防まで含めた治療の継続性が担保できていない場合があり，再発予防薬を脳卒中患者が自己判断で中止して再発してくる症例が少なからず存在する。直接作用型経口抗凝固薬(DOAC)の登場により脳卒中診療が大きく変わってきているが，薬価が高いことで，採用されていない病院も少なくない。使い慣れていないことなどの理由で，変更されて再発する症例が出てきている。

IV 2010年代の取り組み

1 急性期病院の水平連携

脳卒中，大腿骨頸部骨折，がんなどの地域連携パスは，基幹病院が計画管理病院として，連携先とネットワークを組む仕組みとなっている。基幹病院（計画管理病院）が1つしかない地方の小都市であれば，この仕組みは問題ないが，計画管理病院が複数ある地域では大きな混乱をもたらす。

多くの連携の会が開催されるようになり，連携の会が重なるようになってきたため急性期病院の水平連携の会（熊本市公的病院等地域連携協議会，通称"G8"，年2回）を2011年に立ち上げて活動を開始した。熊本市内の8つの基幹病院の地域連携室が，各病院の連携の会が重複しないような仕組み（Googleカレンダーの活用）を2011年より開始している。これを使って200名以上参加する脳卒中の連携の会の情報も共有している。情報共有はG8の施設のみで，公開はしていない。会合は当番施設が企画して，ドクターヘリと地域連携，地域包括ケアシステム，advance directive（事前指定書），JCI（国際医療機能評価），緩和ケア病棟，在宅支援病院，熊本県の地域医療構想・熊本県地域医療等情報ネットワークなどがテーマとなっている。

2 回復期リハ病院の水平連携

2011年にリハビリテーション専門病院の水平連携の会「熊本県回復期リハビリテーション病棟研究会」が開始された。急性期病院からも参加して，ときに発表もさせてもらっている。

3 脳卒中ノート

熊本の脳卒中の連携構築は，結果的には地域リハ（地域リハビリテーションとは，障害のある子供や成人・高齢者とその家族が，住み慣れたところで，一生安全に，その人らしくいきいきとした生活ができるよう，保健・医療・福祉・介護及び地域住民を含め生活にかかわるあらゆる人々や機関・組織がリハビリテーションの立場から協力し合って行う活動のすべてを言

う。日本リハビリテーション病院施設協会，2016改定）の考えでやってきた。要介護状態の軽減，介護予防を図るためには，予防的リハ，急性期リハ，回復期リハ，維持期リハを量的にも質的にも地域ごとに整備する必要があり，地域の医療資源の有効活用が必要である。

熊本の脳卒中の地域連携は，補助金や拠出金を必要とせず，皆が手弁当で行ってきたために上手くいったと評価されている（班会議などの研究費は活用）。しかし2012年度と2013年度は，熊本県からの補助金で公益社団法人日本脳卒中協会熊本県支部が中心となって県医師会の協力を得て，患者自身や家族が使う「脳卒中ノート」（くまモンの脳卒中ノート）の開発・運用を行った（http://knn-web.com/）。地域包括ケアシステム構築の一貫として作成した。

4 K-EARTH（血管内治療の連携）

脳卒中急性期医療ではrt-PA静注療法（2005年認可）のみならず，2015年から血管内治療（血栓回収療法）が必要となった。熊本県は血管内治療専門医が少なく，集約化して対応するべく，2017年に熊本血栓回収療法地域格差解消プロジェクト（Kumamoto Eliminating Regional THrombectomy disparity：K-EARTHプロジェクト）という仕組みが立ち上がった。多くの急性期脳梗塞症例に血栓回収療法が行えるようにと脳神経血管内治療専門医が24時間365日頑張っているところである。特定の医師に負担がかかっており，脳神経血管内治療専門医のQOLも考えなければいけないが，もうしばらくは特定の医師に頼るしかない。

血栓回収療法を含めた血管内治療とともに高度の脳外科的治療の可能な包括的脳卒中センター，rt-PA静注療法が可能な一次脳卒中センター，脳卒中センターの支援を受けてrt-PAの投与を行う脳卒中急性期応需病院といった米国のシステムに近いわが国独自のシステム構築が必要であろう。システム構築によって集約化を行って，数少ない脳神経血管内治療専門医の負担軽減を図り，多くの症例に血栓回収療法が提供できる仕組み作りを議論していかなければならない。

V 最後に

熊本の医療連携はなぜ上手くいったのであろうか？**表1**に示したことなどによるものであろう。熊本地震では構築された連携システムが大きく機能して，急性期病院の機能が麻痺しなかった。

脳卒中地域連携パスの目的は，①脳卒中の発症から在宅までの治療計画を作成し，患者に説明する，②参加病院・施設の質の向上，治療の標準化，③脳卒中の

表1　熊本の脳卒中医療連携が上手くいった理由

①リハビリテーションという基盤があった（先人たちの早い取り組み）
②地域の医療資源の有効活用
③『人・金・物』の時代から『情報と時間』（Information & Time）の時代へ早くシフトした
④仲間の存在（チーム），皆が一軍
⑤第一世代の医療連携（かかりつけ医と専門病院・急性期病院の連携）から第二世代の医療連携（脳卒中などの疾病ごとの連携）の早期取り組み
⑥明確な mission
⑦補助金なし
⑧妥協せずに徹底的に議論した
⑨仕事が増えないように努力した（システム構築の結果として省力化が図れた）
⑩主要メンバーが多くの関連ネットワークの関与あるいは主導的な役割を担った
　　1）脳卒中診療ネットワーク（K-STREAM）
　　2）地域リハビリテーション広域支援センター
　　3）神経難病ネットワーク
　　4）認知症ネットワーク
　　5）高次脳機能障害ネットワーク
　　6）熊本県回復期リハビリテーション病棟研究会
　　7）熊本市公的病院等地域連携協議会（G8）
　　8）神経内科・脳外科・リハ科それぞれのネットワーク
　　9）各職種が構築したネットワーク
　　10）各急性期病院が構築したネットワーク

治療の継続とリハの継続による地域全体の脳卒中再発予防と QOL の向上である。

医療機能の分化と地域連携の目的は，①地域の多くの患者が広く平等に良い治療を受けられるため（均てん化），②各 stage の医療が十分機能を発揮できるため，③救急病院の空床を確保し，急患の受け入れ拒否を回避するためである。

「脳卒中診療の均てん化」といった明確な目的を持って脳卒中の地域連携システムを構築しなければならない。今後は「急性期脳卒中診療の均てん化」が大きな課題になるであろう。

文献

1) 橋本洋一郎，ほか：脳卒中における地域完結型リハビリテーション．リハ医学 39：416-427, 2002
2) 橋本洋一郎，ほか：脳卒中診療ネットワーク．リハ医学 43：733-738, 2006
3) 橋本洋一郎，ほか：急性期脳梗塞の転帰と病診連携の現況．脳卒中 21：200-204, 1999
4) 平野照之，ほか：地域完結型脳卒中診療態勢　—熊本市神経内科関連 3 施設の虚血性脳血管障害診療状況—．脳卒中 24：201-207, 2002
5) 村上洋一郎，ほか：病病診連携と脳卒中リハビリテーション成績．臨床リハ 9：100-103, 2000
6) 橋本洋一郎：連携の考え方．脳卒中リハビリテーション連携パス—基本と実践のポイント—（日本リハビリテーション医学会監修，日本リハビリテーション医学会診療ガイドライン委員会　リハビリテーション連携パス策定委員会編集）．pp.7-10, 医学書院, 2007
7) 橋本洋一郎，ほか：脳卒中の地域完結型診療システムと連携パス．地域連携 network 1：36-48, 2008
8) 徳永　誠，ほか：脳卒中患者における日常生活自立度・移動能力と FIM との関係　—地域連携パスにおける急性期病院の ADL 評価と回復期リハ病院の ADL 評価をつなぐために．臨床リハ 17：1112-1118, 2008
9) 時里　香，ほか：脳卒中地域連携クリニカルパスを作成するための基礎調査　—回復期リハビリテーション病棟における患者の層別化の試み—．総合リハ 36：1085-1090, 2008
10) 寺崎修司，ほか：脳卒中地域連携パス電子版の開発．脳卒中 32：654-659, 2010
11) 徳永誠，ほか：日常生活機能評価の急性期退院時点数と回復期入院時点数の違い−熊本脳卒中地域連携パス参加の回復期リハ 10 病院における調査−. Journal of Clinical Rehabilitation 25：297-303, 2016

79 災害時の脳卒中医療—熊本地震を経験して学んだこと—

稲富 雄一郎 [済生会熊本病院神経内科]

I はじめに

著者は2016年熊本地震を，被災地の急性期病院の一つである済生会熊本病院で罹災した。この際に同院で診療を行った虚血性脳卒中[1]，およびけいれん[2]について調査し，その一部を既に報告した。

本稿ではこの研究結果を紹介するとともに，災害時の脳卒中をはじめとする急性神経疾患医療について考察を加える。

II 2016年熊本地震の概要と当院の状況

本地震は2016年に熊本県，大分県を中心に発生した震源地を熊本地方とする内陸型地震である。まず4月14日21時26分に前震が発生した。震央は北緯32度45分東経130度49分（御船町），深さ12 km，マグニチュード6.5，最大震度は益城町で7を記録した。さらに同16日1時25分には，本震が発生した。震央は北緯32度45分東経130度45分（嘉島町），深さ11 km，マグニチュード7.3，最大震度は益城町，西原村で同じく7を記録した。死者50人（関連死は2017年8月現在でさらに170人），倒壊家屋は7,417軒であった。本地震の特徴は，前震から1年間の有感地震が4,297回と，余震が極めて多かったことである。

当院，済生会熊本病院は熊本市南区にある，病床数400，市内3カ所の救命救急センターの一つである。前震では震央から西に10 km，本震では震央から6 kmに位置し，いずれも南区では震度6強を観測した。一部設備，備品の破損はあったものの医療機器，情報システムの甚大な被害は免れ，早くも本震2日後の4月18日以降はほぼ通常業務を再開し，脳卒中，けいれん患者に対しても平時と変わらない検体検査，画像検査が行えるようになった。一方，近隣の基幹病院である熊本市民病院は病棟の損壊が大きく，発災以来入院診療は2017年末日の現在まで，ごく一部に限られている。

III 調査方法

検討1．虚血性脳卒中：対象は2016年4月14日の前震以降12週間に入院した虚血性脳卒中（脳梗塞，TIA）患者であり，これを地震後群とした。対照（地震前）群を2013～2015年の同時期入院患者とした。患者背景，臨床症候，検査所見，急性期転帰について，両群を比較した。また地震群のうち発災2週間以内の入院

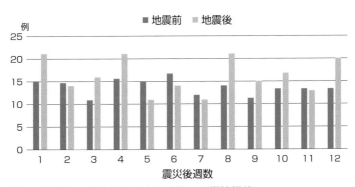

図1 地震後の虚血性脳卒中入院数の週単位推移

表1 虚血性脳卒中患者の臨床像

	地震前 n=496	地震後 n=194	P値	地震後 早期 n=33	地震後 後期 n=161	P値
年齢	75	75	0.789	74	75	0.989
男性%	56	60	0.397	61	59	0.917
既往歴%						
高血圧	79	77	0.604	88	75	0.080
糖尿病	27	29	0.534	33	29	0.588
脂質異常症	45	40	0.299	33	42	0.372
現在喫煙	15	18	0.356	24	17	0.324
心房細動	27	24	0.382	24	24	0.998
虚血性心疾患	11	15	0.196	15	15	0.971
脳血管障害	29	27	0.490	27	27	0.947
発症前 mRS	0.9	1.1	0.087	1.0	1.1	0.556
来院時 NIHSS	7	7	0.561	8	7	0.501
脳梗塞病型%			0.444			0.608
心原塞栓性	24	23		21	24	
奇異性塞栓症	0.2	0		0	0	
アテローム血栓性	19	18		21	17	
ラクナ	19	22		15	23	
その他	4	2		0	2	
不明	20	22		30	20	
TIA	13	14		12	14	
検体検査						
白血球数	7.1	7.0	0.604	7.5	6.9	0.304
ヘマトクリット	38.7	38.6	0.983	40.0	38.3	0.125
血小板数	195	203	0.729	207	203	0.383
血糖	136	141	0.194	136	142	0.434
BUN	18.6	18.3	0.976	16.0	18.7	0.061
Cre	1.00	1.10	0.929	0.97	1.13	0.456
CRP	0.79	0.54	0.617	0.64	0.52	0.436
HbA1c	**6.1**	**6.2**	**0.010**	6.2	6.2	0.699
LDLchol	117	112	0.264	118	111	0.224
Alb	3.9	3.8	0.724	3.8	3.8	0.836
BNP	**55.5**	**38.5**	**0.002**	36.6	39.6	0.732
D-dimer	**1.2**	**1.0**	**0.005**	0.8	1	0.344
避難歴（%）						
避難所利用		13		**27**	**10**	**0.013**
車中泊		28		27	28	0.937
発覚-来院時間（%）			0.153			0.212
0〜3 時間	50	48		52	47	
3〜6 時間	16	10		6	11	
6〜12 時間	10	10		15	9	
12〜24 時間	8	10		12	10	
24〜48 時間	7	7		0	9	
48〜168 時間	9	15		15	15	
救急車利用%	71	68	0.560	82	65	0.055
tPA モード%	18	17	0.725	**6**	**19**	**0.043**
tPA 治療%	5	8	0.185	3	9	0.219
退院時 mRS≤2%	54	51	0.449	55	50	0.657

表2 けいれん入院患者の臨床像

	地震前 N=96	地震後 N=35	P値	早期 n=9	後期 n=26	P値
年齢	68	66	0.527	74	63	0.141
男性%	**48**	**74**	**0.006**	**44**	**85**	**0.022**
既往歴%						
高血圧	58	51	0.482	56	50	0.774
糖尿病	18	14	0.638	22	12	0.448
脂質異常症	31	23	0.342	22	23	0.958
現在喫煙	15	23	0.274	33	19	0.398
心房細動	22	14	0.322	11	15	0.747
虚血性心疾患	10	9	0.751	0	12	0.171
脳血管障害	23	20	0.720	11	23	0.417
けいれん	41	49	0.417	**11**	**62**	**0.006**
発症前 mRS	1.8	1.5	0.340	2.3	1.2	0.340
避難歴%						
避難所利用		17		22	15	0.646
車中泊		20		**0**	**27**	**0.030**
けいれん病型%						
焦点性	77	77	0.994	**44**	**88**	**0.015**
焦点性, 二次性全般化	41	14		2	12	
全般性	14	17		44	8	
ミオクロニー	9	6		11	4	
てんかん原性疾患%						
脳血管障害	**55**	**29**	**0.006**	11	35	0.235
外傷	5	23		11	27	
腫瘍	2	3		0	4	
認知症	7	6		22	0	
その他	7	11		11	12	
不明	23	28	0.510	44	23	0.393
検体検査						
白血球数	9.3	8.4	0.347	8.8	8.3	0.700
ヘマトクリット	39.1	39.8	0.735	**35.2**	**41.2**	**0.003**
血小板数	213	187	0.063	203	182	0.405
血糖	146	151	0.457	167	146	0.807
BUN	16.0	14.7	0.701	13.7	15.0	0.503
Cre	0.89	0.77	0.962	0.72	0.79	0.187
Mb	165	194	0.148	236	186	0.507
CK	188	439	0.113	143	510	0.438
CRP	0.78	0.93	0.062	1.89	0.64	0.428
HbA1c	6.0	5.8	0.541	6.4	5.7	0.658
LDLchol	108	112	0.827	119	110	0.979
Alb	3.9	4.0	0.217	**3.7**	**4.1**	**0.032**
BNP	**50.1**	**17.2**	**0.001**	30.7	15.9	0.116
D-dimer	1.1	1.1	0.711	1.8	1	0.308
脳波異常%	19	22	0.698	14	24	0.569
DWI 高信号%	17	14	0.709	20	13	0.698

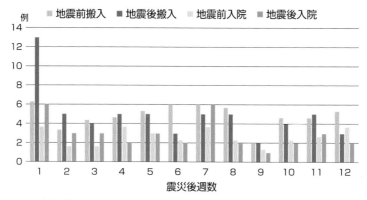

図2 地震後のけいれん救急外来搬入，神経内科入院数の週単位推移

表3 けいれん救急搬送患者の臨床像

	地震前 n=175	地震後 n=60	P値	早期 n=18	後期 n=42	P値
年齢	63	61	0.550	68	58	0.090
男性%	**51**	**67**	**0.032**	44	76	**0.019**
けいれん既往歴%	53	48	0.520	17	262	**0.001**
けいれん病型%						
焦点性	59	60	0.938	28	74	**0.001**
焦点性，二次性全般化	55	18		2	16	
全般性	20	32		56	21	
ミオクロニー	12	8		17	5	
てんかん原性疾患%						
脳血管障害	**39**	**20**	**0.006**	11	24	0.317
外傷	7	17		6	21	
腫瘍	5	5		0	7	
認知症	5	7		11	5	
その他	8	8		11	7	
不明	36	43		61	36	

例を早期群，3〜12週を後期群とし，同様に群間比較した．

検討2．けいれん：症例の組み入れ基準は，意識障害，けいれんで受診し，失神，ショック，戦慄（シバリング）を除外した症例である．したがって必ずしもてんかんとは限らない．調査期間，方法，群分けは虚血性脳卒中と同様である．けいれんではさらに，救急外来受診者（他科入院，帰宅例を含み，評価項目は限定）と，神経内科入院患者についてそれぞれ検討した．

IV 結果，検討1．虚血性脳卒中

地震後に194例（対照群平均165.3例/年，増加率1.17）が当科に入院した（図1）．地震前後，あるいは地震後早期/後期群で，患者背景や病型を含めた臨床像に差異はなく，各種バイオマーカーも地震後群での増悪は認めなかった（表1）．地震後避難所宿泊は13%，車中泊は28%が経験しており，早期群では後期群に比して避難所宿泊が多くみられた．

V 結果，検討2．けいれん

地震後に60例（対照群平均58.3例/年，増加率1.03）が当院救急外来を受診し，うち35例（対照群平均32例/年，増加率1.09）が当科に入院した（図2）．地震後群で対照群に比して男性，脳卒中以外のけいれん原因疾患が多く，また地震早期群では後期群に比して女性，初回発作，非部分発作が多くみられた（表2,3）．血液検査では地震早期群でヘマトクリット，アルブミンが低値であった．

VI 考察

表4には地震関連の脳心血管疾患およびけいれんに関する先行研究の一覧を示した[1-15]．

本地震後に当院虚血性脳卒中入院数は微増してい

表 4 地震における脳心血管疾患, けいれん

地震	マグニチュード	死者	研究方法 調査対象	観察期間 対照	疾患別発症増加率（対照比）	結果 その他（発災後推移, 背景因子など）	報告者, 年
阪神淡路, 日本 1995/1/19	7.3	6,437	医療保険データベース, 入院	2年 過去1年	脳卒中：2.4倍	発災1年, 高震度地域	Sokejima S 2004[3]
能登半島, 日本 2007/3/25	6.9	1	単一施設, 入院	35日間 過去1年	急性冠症候群：2.5倍, 脳出血：3.5倍, 脳梗塞：1.3倍	急性冠症候群：発災7日間 脳出血：特徴なし	Tsuchida M 2009[4]
Abruzzo, イタリア 2009/4/6	6.3	308	地域データベース, 入院	12週 過去1年	急性冠症候群：＋21.9% 脳卒中：－3.0%	高齢者	Sofia S 2012[5]
Christ Church, ニュージーランド 2010/9/10, 2011/2/22*	本震 7.1 後震 6.3	185	単一施設, 入院	－2〜6週 過去1年	虚血性脳卒中：本震 93%, 後震 80%	自宅退院率が減少	Wu TY 2014[6]
東日本, 日本 2011/3/11	9.0	18,452	救急搬送記録, 救急外来受診	－4〜12週 過去3年	心不全, 急性冠症候群, 脳卒中, 心停止, 肺炎：有意増	心不全, 肺炎：発災6カ月, 沿岸居住, 急性冠症候群：発災直後, 脳卒中, 心停止：本震, 後震の2相性	Aoki T 2012[7]
			地域データベース, 入院	－8〜16週 過去1年	脳卒中：1.20倍, 脳梗塞：1.22倍, 脳出血：1.15倍, くも膜下出血：1.20倍		Omama S 2013[8]
			単一施設, 救急外来受診	3週 過去2年	急性冠症候群：2.8倍, 心不全：1.6倍, 脳卒中, 大動脈解離, 肺梗塞, 心停止：不変		Nozaki E 2013[9]
			単一施設, 入院	1年 過去1年	心原性脳塞栓症：1.6倍, 深部静脈血栓症：1.50倍, 奇異性脳塞栓症：2.25倍	深部静脈血栓症：発災6〜12カ月後 奇異性脳塞栓症：発災3〜9カ月後	Itabashi R 2014[10]
		上述	地域, 死亡届	1年 過去3年	震災関連死 東日本/阪神淡路 急性心筋梗塞：1.34/1.57倍 脳卒中：1.42/1.33倍	急性心筋梗塞死のピークは発災後2週間. 阪神淡路発災後ではその後2カ月後まで持続.	Takegami M 2015[11]
2016年熊本, 日本 2016/4/14, 2016/4/16	前震 6.3 本震 7.3	50	単一施設, 入院	12週 過去3年	虚血性脳卒中 1.17倍		Inatomi 2017[1]
東日本, 日本 2011/3/11	上述	上述	単一施設, 入院		けいれん：4倍, 脳卒中, 外傷：不変		Shibahara 2014[12]
2016年熊本, 日本 2016/4/14, 2016/4/16	前震 6.3 本震 7.3	50	単一施設, 入院	12週 過去3年	けいれん：1.01倍		Inatomi 2017[2]

た．しかし過去の大地震で報告のあった過粘稠状態や奇異性脳塞栓症の介在を示唆する所見は認めなかった．地震での虚血性脳卒中の予防，診療には，身体的側面に加えて，精神的ストレスへの考慮も必要であると考えられる．虚血性脳卒中については地震後群でHbA1cが高く，BNP，D-dimerが低いという結果が得られた．いずれも有意差が出たとはいえその差は大きくなく，解釈が難しい．一方，地震早期群では後期群より避難所生活者が多く，一方でtPA mode発令率が低いという結果も認めた．症例数が少なく，解釈が困難である．

また，けいれんについては地震後全3カ月間では男性に多く認めた．これは先行研究でも指摘されていた．一方，地震直後では女性に多く，ストレスの受け方には発災後の経時的な環境変化，男女の社会的役割により性差があるのかもしれない．また地震直後では全般性，初発が多いという結果を認めた．この結果も先行研究で指摘されていた．非てんかん性けいれんの存在を示唆する可能性がある．低ヘマトクリット，低アルブミンについては地震後けいれん患者に低タンパク血症が多いという報告があり，低栄養がけいれんに関与する可能性も示唆された．

一方，両疾患に共通する特徴として，患者増は直後のみ，脱水，過凝固，過粘稠所見はみられなかった．被害は中規模，民生安定化が早く，気候も好条件であり，かつ被災者対策が過去の地震時より適切に講じられたからかもしれない．ただし被災者の精神的ケアは地震後けいれんの予防にも有効である可能性がある．今後の検討が待たれる．

文献

1) Inatomi Y, Nakajima M, Yonehara T, et al：Clinical characteristics of patients with ischemic strokes following the 2016 Kumamoto Earthquake. J Clin Neurosci 46：79-84, 2017
2) Inatomi Y, Nakajima M, Yonehara T, et al：Clinical characteristics of patients seizure following the 2016 Kumamoto Earthquake. J Clin Neurosci 40：123-129, 2017
3) Sokejima S, Nakatani Y, Kario K, et al：Seismic intensity and risk of cerebrovascular stroke：1995 Hanshin-Awaji earthquake. Prehosp Disaster Med 19：297-306, 2004
4) Tsuchida M, Kawashiri MA, Teramoto R, et al：Impact of severe earthquake on the occurrence of acute coronary syndrome and stroke in a rural area of Japan. Circ J 73：1243-1247, 2009
5) Sofia S, Melone A, Manzoli L, et al：Cardiovascular and cerebrovascular events pre- and post-earthquake of 6 April 2009：the Abruzzo's experience. Am J Hypertens 25：556-560, 2012
6) Wu TY, Cheung J, Cole D, et al：The Christchurch earthquake stroke incidence study. J Clin Neurosci 21：412-415, 2014
7) Aoki T, Fukumoto Y, Yasuda S, et al：The Great East Japan Earthquake Disaster and cardiovascular diseases. Eur Heart J 33：2796-2803, 2012
8) Omama S, Yoshida Y, Ogasawara K, et al：Influence of the great East Japan earthquake and tsunami 2011 on occurrence of cerebrovascular diseases in Iwate. Japan, Stroke 44：1518-1524, 2013
9) Nozaki E, Nakamura A, Abe A, et al：Occurrence of cardiovascular events after the 2011 Great East Japan Earthquake and tsunami disaster. Int Heart J 54：247-253, 2013
10) Itabashi R, Furui E, Sato S, et al：Incidence of cardioembolic stroke including paradoxical brain embolism in patients with acute ischemic stroke before and after the Great East Japan Earthquake. Cerebrovasc Dis 37：431-437, 2014
11) Takegami M, Miyamoto Y, Yasuda S, et al：Comparison of cardiovascular mortality in the Great East Japan and the Great Hanshin-Awaji Earthquakes- a large-scale data analysis of death certificates. Circ J 79：1000-8, 2015
12) Shibahara I, Osawa S, Kon H, et al：Increase in the number of patients with seizures following the Great East-Japan Earthquake. Epilepsia 54：e49-52, 2013
13) Kario K, Matsuo T, Kobayashi H, et al：Earthquake-induced potentiation of acute risk factors in hypertensive elderly patients：possible triggering of cardiovascular events after a major earthquake. J Am Coll Cardiol 29：926-933, 1997
14) Watson NF, Doherty MJ, Dodrill CB, et al：The experience of earthquakes by patients with epileptic and psychogenic nonepileptic seizures. Epilepsia 43：317-320, 2002
15) Zhang W, Ohira T, Abe M, et al：Fukushima Health Management Survey Group. Evacuation after the Great East Japan Earthquake was associated with poor dietary intake：The Fukushima Health Management Survey. J Epidemiol 27：14-23, 2017

和文索引

あ

アキレス腱　533
アクアポリン4　254
悪性腫瘍　313
アスピリン　58, 84
アセタゾラミド　262
頭振り眼振　449
アディポネクチン　177
アテローム血栓性一過性脳虚血発作　16
アテローム血栓性脳梗塞　58, 83, 160, 220
アテローム血栓性脳塞栓　160, 161
アテローム性大血管病　362
アピキサバン　89
アミロイドβ前駆蛋白　253
アミロイドβ蛋白　253
アミロイド血管症（アミロイドアンギオパチー）　21, 153, 154, 162, 170, 185, 191, 192, 249, 253, 466, 468, 484
アルガトロバン　60
アンチトロンビン　184

い

医学教育　539
医師-患者関係　537
意識減損焦点発作　459
意識保持焦点発作　459
医事訴訟　536
萎縮医療　541
イダルシズマブ　72
一次運動野　142
一過性局所神経学的エピソード　21
一過性黒内障　20, 238
一過性視瞭　20, 238
一過性神経学的発作　16, 21
一過性全健忘　20, 323
　──の診断基準　325
　──の発症機序　324

一過性単眼盲　20, 238
一過性てんかん性健忘　21, 326
一過性脳虚血発作　15, 220, 229, 261, 362
一側性病変　527
遺伝カウンセリング　320
遺伝性出血性末梢（毛細）血管拡張症　183, 274, 305
医療事故　537
医療における完全主義　544
飲酒　493
インスリン抵抗性　106
陰性モデリング　260
インフォームド・コンセント　537, 539

う

運転再開　553
運転シミュレーター　555
運動学習　529
運動性失語　378
運動療法　516
運命の時　543

え

エイコサペンタエン酸　111
永続性心房細動　113
腋窩神経叢　532
エゼチミブ　111
エドラボン　58, 216, 221
エドキサバン　89
エビデンスレベル　181
円形コイル　208
嚥下機能改善手術　529
塩酸ファスジル　436
縁上回　146
延髄外側症候群　402
延髄内側症候群　402
延髄への上位ニューロン　526

お

横-S状静脈洞部硬膜動静脈瘻　279
オキシヘモグロビン　190
オザグレルナトリウム　60
温痛覚解離　528

か

外骨格型　518
介護保険制度　517, 549
外傷性一過性全健忘　326
回旋性眼振　450
外側線条体動脈　385, 407, 413
回転DSA　276, 281
回転性めまい　448
開頭外減圧術　63
海馬萎縮　502
海馬性記憶障害　390
外反筋群　532
回復期リハビリテーション病棟　516
海綿状血管奇形　483
海綿静脈洞部硬膜動静脈瘻　279
解離性動脈瘤　267
カウンセリング　539
下オリーブ核仮性肥大　164
過活動膀胱　452, 455
下眼瞼向き眼振　450, 451
可逆性脳血管攣縮症候群　21, 56, 333, 342
角回　146
核間麻痺　400
学際的アプローチ　531
拡散強調画像　324
学習性不使用　505
拡大血管周囲腔　256
拡張末期血流速度比　45
かくれ脳梗塞　454
下肢静脈エコー　54
可塑性　206
課題特異性　529
活動機能構造連関　505

和文索引

合併症　537
合併症予防　516
カテーテルアブレーション　118
可動性血栓　45
過粘稠状態　576
カルバマゼピン　460
感覚性失語　363, 378
環境因子　176
環境調整　529
眼虚血症候群　238
感受性遺伝子　259
間接バイパス　262
感染性心内膜炎　45, 250
眼動脈盗血現象　242, 370
間脳性記憶障害　389
顔面神経麻痺　528

き

奇異性塞栓　215
奇異性脳塞栓症　48, 133, 302, 576
疑核　528
利き手交換　522
偽腔　270
奇形血管　157
偽性球麻痺　526
喫煙　120
喫煙の習慣　124
機能回復　561
機能訓練　521
機能的赤外線分光法　206
逆向性健忘　323
急性一過性精神病性障害　17
急性期リハビリテーション　516
急性心筋梗塞　218
急性ストレス障害　541
急性大血管閉塞　3
急性脳血管症候群　16
球麻痺　528
境界域梗塞　380
橋下部外側症候群　400, 401
橋出血　413
協調運動障害　450
共同運動のパターン　521
強迫神経症　539
橋被蓋　453
胸部大動脈解離　42
局在病変型認知症　463
局所神経脱落症候　288, 294
局所脳虚血　158
虚血周辺部　158
虚血性眼症　240

虚血性視神経症　239
虚血性脳卒中　571
禁煙　493
禁煙支援　124
禁煙と認知症　122
禁煙の効果　122
緊急抗凝固療法　90
近時記憶　325
筋性動脈　269

く

熊本在宅ドクターネット　566
熊本地震　571
熊本脳卒中地域連携ネットワーク　566
くも膜下出血　76, 154, 156, 170, 431, 501, 536
グリアリンパ排出路　254
グリセロール　60
クリッピング術　433, 492
クレアチニンクリアランス　94
グレーディング　182
クロピドグレル　58, 84

け

蛍光血管撮影　434
経口避妊薬　120
経シナプス変性　163, 164
痙縮　531
経静脈 t-PA 血栓溶解療法　216
経静脈的塞栓術　283
経食道心エコー　54, 302, 235
頚椎カラー装着　534
経頭蓋超音波ドプラ法　436
頚動脈狭窄　479
頚動脈ステント（留置）術　60, 222, 283
経動脈的塞栓術　283
頚動脈内膜剥離術　60, 222
頚部血管エコー　54
頚部脊柱管拡大形成術　534
けいれん　22, 289, 290, 571
劇症型抗リン脂質抗体症候群　310
血液脳関門　456
血管壊死　466
血管炎　247
血管結節瘤　152, 153
血管周囲腔　160, 477
血管周囲リンパ排出路　254
血管性認知症　321, 462

血管性パーキンソニズム　471, 527
血管内治療　221
血管攣縮　339
血行力学性脳梗塞（脳虚血）　160, 197
血漿性動脈壊死　153
結節性多発動脈炎　184
血栓回収術（療法）　26, 45, 63
血栓性血小板減少性紫斑病　185
血栓性素因　184
ゲノムワイド関連解析　183, 185
幻覚　438
健康 21 プラン　166
健忘卒中　327

こ

コイリング　492
コイル塞栓術　434
抗 β_2-グリコプロテインⅠ抗体　309
降圧（高血圧）管理　226, 480
降圧薬　480
構音障害　12
後期てんかん発作　458
抗凝固薬　221
抗凝固薬中和剤　31
抗凝固薬の選択　95
抗凝固療法　175, 298, 304, 480
後脛骨筋　533
後脛骨神経　532
高血圧（症）　222, 478
高血圧性血管症　153, 154, 155
高血圧性脳出血　151, 152, 404
高血圧（降圧）管理　226, 480
抗血小板薬　221, 262, 480
抗血小板薬併用療法　226
抗血小板剤 2 剤併用療法　85
抗血小板療法　83, 304
抗血栓療法の原則　83
高血糖　22
膠原病　248
後溝静脈　350
抗コリン薬　455, 456
黄砂　176
高次脳機能障害　13, 526
後脊髄静脈　349, 350
後脊髄動脈　349
後脊髄動脈症候群　355
後大脳動脈　386
後大脳動脈閉塞症　387
行動変容ステージモデル　125
後頭葉症候群　390

後頭葉皮質下出血　427
抗フォスファチジルエタノラミン IgG 抗体　311
後部可逆性脳症症候群　337, 343
後部虚血性視神経症　240
後腹膜血腫　493
後部白質脳症症候群　21, 343
後方出血　264
高ホモシステイン血症　185
硬膜動静脈瘻　279, 350, 351
後脈絡叢動脈　389, 409
抗リン脂質抗体　308
抗リン脂質抗体症候群　248, 308
高齢者の悲哀　542
誤嚥防止術　529
黒質緻密部　474
国立循環器病研究センター　168
コヒーレンス　205
コホート研究　135
コルセット装着　535

さ

細菌性心内膜炎　215
細動脈　153
細動脈硬化　153
再発因子　102
再発リスク　105
作業記憶　384
作業療法　521
左心室血栓　218
サポーター　535
サルポグレラート　85
産業医　560
残存血管長　33

し

支援システム　506
視覚性運動失調　383, 423
視覚性失認　392, 427
磁化率強調像　190, 192, 194, 195
色彩失認　393
磁気刺激運動誘発電位　206
視空間失認　382
視空間認知（構成）障害　557
自己免責　540
脂質異常症　108, 174, 222
視床灰白隆起動脈　388, 409
視床梗塞　388
視床膝状体動脈　388, 409
視床出血　72, 409

視床性失語　411
自助具　522
持続性心房細動　113
時代的推移　135
自宅復帰　525
失計算　383, 426
実行機能　464
失行（症）　382, 426, 510
失語（症）　375, 378, 390, 394, 409, 411, 418, 420, 510
失神　22
失読失書　382, 390, 420
失認（症）　382, 510
自発眼振　449
ジピリダモール　85
耳鳴　281
若年性認知症　279
若年性脳梗塞　308
視野障害　391, 427
シャムコイル　208
就業規則　559
修正可能なリスクファクター　101
終末効果器型　518
粥状動脈硬化　159
手段的日常生活活動　524
出血性梗塞　158
受動喫煙　121
受動喫煙防止法　121
純粋健忘　375, 390, 395, 411, 426
純粋失書　381, 419, 424
純粋失読　392, 427
障害者就労・生活支援センター　550
障害者総合支援法　546
障害者手帳　549
上眼瞼向き眼振　450
小血管性認知症　463
小血管病　464
焦点発症両側強直間代発作　459
小動脈　153
小動脈硬化　153, 162
小脳出血　72, 413
小脳性平衡障害　450
情報提供書　560
静脈うっ滞性網膜症　240
静脈血栓症　163
職業的な自己像　544
職業的燃え尽き　537, 540, 545
食道入口部の開大不全　528
食道入口部の食塊通過の左右差　529
職場復帰　561
触覚性失認　383, 426
シロスタゾール　60, 84

心因性疾患　22
神経筋弛緩薬　532
神経根髄質静脈　350
神経根髄質動脈　349
神経根動脈　349
神経根軟膜動脈　349
神経終板　532
神経通電装置　532
神経内視鏡手術　73
神経ブロック　532
心原性塞栓症　361
心原性塞栓性一過性脳虚血発作　16
心原性脳塞栓症　88, 115, 169
人工弁　218
身体失認　383, 426
身体的依存（喫煙）　124
心的外傷　541
心的外傷後ストレス障害　541
振動　205
深部静脈血栓症　48, 302
心弁膜症　218
心房細動　53, 113, 174, 465
心房粗動　53
心房中隔欠損　45
心房ハイレート事象　237
心理過程　541
心理的依存（喫煙）　124

す

随意運動　531
遂行機能障害　384, 478
推奨グレード　181
水平連携　569
スケール　182
スコア　182
スタチン　108, 174, 480
頭痛　12, 289, 290
ストレス　540

せ

生活行為向上リハビリテーション　546
正常圧水頭症　436
精神安定剤　532
精神運動速度　464
精神的ストレス　576
精神病性障害　438
脊髄梗塞　354
脊髄硬膜外出血　355
脊髄硬膜外動静脈瘻　350, 351

和文索引

脊髄硬膜下出血　355
脊髄硬膜動静脈瘻　350, 351
脊髄髄内出血　356
脊髄髄内動静脈奇形　350, 351
脊髄病変を伴う後部可逆性脳症症候群　339
脊髄辺縁部動静脈瘻　350, 351
舌状回　146
線維性小球　152, 153
潜因性脳梗塞　51, 133, 233, 305
潜因性脳梗塞における卵円孔開存閉鎖術　333
前下小脳動脈症候群　401
閃輝暗点　20, 239
前溝静脈　350
前向性健忘　323
潜在性脳塞栓　316
線条体内包梗塞　385
前脊髄静脈　350
前脊髄動脈　349
前脊髄動脈症候群　354
尖足位　535
前大脳動脈　372
前大脳動脈閉塞症　373
選択的β3受容体刺激薬　456
選択的易損性　158
選択的神経細胞死　158
前兆のある片頭痛　21
穿通静脈　350
穿通動脈領域　224
先天性凝固異常　250
前頭葉　453
前頭葉皮質下出血　417
前脳基底部健忘　375
全脳虚血　158
前部虚血性視神経症　240
前方出血　264
前脈絡叢動脈閉塞症　372

そ

早期虚血サイン　188
早期梗塞巣内血腫　90
早期てんかん発作　458
早期離床　516
装具療法　532
相貌失認　394
塞栓　162
塞栓源心疾患　235
塞栓源不明脳塞栓症　51, 115, 131, 233, 315
側頭葉梗塞　363

側頭葉症候群　390
側頭葉皮質下出血　420
足部変形　531
ソフトギプス　532

た

ダイアスキーシス　527
第一世代の医療連携　564
大規模多施設共同研究　225
代償法　529
耐糖能異常　105
大動脈解離　249
大動脈弓部粥腫　45
大動脈原性脳塞栓症　133
第二世代の医療連携　564
大脳基底核　453
大脳性色盲　391
大脳白質病変　331
大脳皮質型偽性球麻痺　526
大脳病変の左右差　527
太陽の家　550
脱同期　205
多発性梗塞性認知症　463
多発性嚢胞腎　184
多発ラクナ梗塞　463
短下肢装具　532, 533
短期精神病性障害　17
弾性動脈　269
淡蒼球外節　474
蛋白尿　173

ち

地域完結型の脳卒中診療態勢構築　564
チカグレロール　85
チクロピジン　84
地誌的障害　394
遅発性脳血管攣縮　77
チーム医療　543
注意障害　557
注視誘発眼振　449
中心前回　142
中枢移行性　455
中枢性塩類喪失症候群　78
中枢性めまい　448
中枢パターン発生器　517
中大脳動脈　376
中大脳動脈閉塞症　377
中脳黒質緻密部　474
中脳症候群　387

中膜の顆粒状変性　320
聴覚性失認　383, 422
長下肢装具　532
長趾・長母趾屈筋腱　533
長時間心臓モニタリング　54
重複性記憶障害　439
直接作用型経口抗凝固薬　30, 52, 88, 115, 118, 134, 216, 217, 235, 311, 316, 469
直接バイパス　262
地理的定位錯誤　439
治療的学習　506
陳旧性無症候性脳出血　482

つ

椎骨動脈　267
通所リハビリテーション　546

て

定位放射線治療　277, 285
低灌流型認知症　463
低血糖　22
低分子ヘパリン　316
デオキシヘモグロビン　190, 191
適応機制　540
手口感覚症候群　363
転移性　506
天井効果　510
転倒骨折リスク　531
伝導性失語　378, 424

と

島回　527
頭蓋内外血行再建術　262
頭蓋内出血　118
頭蓋内出血発症リスク　226
頭蓋内動脈狭窄症　497
動眼神経麻痺　491
同期　205
島症候群　385
頭頂葉皮質下出血　422
糖尿病　172, 222
糖尿病網膜症　240
頭部MRI　291, 296
頭部X線CT　293
洞不全症候群　53
動脈解離　53, 161, 163, 332
トータルベネフィット　181
閉じ込め症候群　400, 401

和文索引

突然の予定の変更　543
ドパミントランスポーター　472
トライアングル型サポート　562
トレッドミル　516

な

内頸動脈狭窄症　495
内頸動脈終末部狭窄　260
内頸動脈閉塞症　370
内在筋　533
内弾性膜　269
内反尖足　532
内反尖足変形　533
内包・基底核型偽性球麻痺　526
内膜線維性肥厚　322
内膜フラップ　41
軟膜静脈叢　350

に

ニカルジピン点滴静注　340
ニコチン依存　124
二次性脳出血　404
二次変性　163，164
日常生活動作　524，531
入院受療率　179
入浴関連頭痛　342
入浴頭痛　342
人間存在の根源的な問題　545
妊娠　275
認知機能検査　501
認知症　122，455，478，527

の

脳アミロイドアンギオパチー（血管症）
　21，153，154，162，170，185，
　191，192，249，253，466，468，
　484
脳幹出血　72
脳灌流圧　197
脳機能画像　502
脳脚性幻覚症　441
脳虚血　158
脳血液量　197
脳血管疾患の障害を考える会　565
脳血管障害　313，462
脳血管障害性Parkinson症候→血管性
　パーキンソニズム　471，527
脳血管造影　432
脳血管内治療　536

脳血管の自動調節能　198
脳血管攣縮　435
脳血流量　197
脳梗塞　158，160
脳梗塞クリティカルパス　565
脳梗塞再発リスク　176
脳梗塞バイオマーカー探索研究　176
脳酸素摂取率　197
脳酸素代謝量　197
脳磁図　205
脳室周囲吻合　261
脳室内出血　72
脳室内穿破　152
脳室腹腔短絡術　436
脳出血　70，151，404
脳出血型認知症　463
脳循環予備能　198，199
脳小血管病　482
囊状動脈瘤　154
脳静脈血栓症　251，288
脳塞栓　536
脳卒中　151，452
脳卒中後アパシー　445
脳卒中後うつ病とアパシーの併発
　445
脳卒中後うつ病　443
脳卒中後てんかん　458
脳卒中後認知症　464
脳卒中後の禁煙　123
脳卒中後の四肢痙性　531
脳卒中循環器病等対策基本法　170
脳卒中地域連携クリティカルパス
　566
脳卒中治療ガイドライン　490
脳卒中治療ガイドライン2015　179，
　215
脳卒中データバンク　166
脳卒中データバンク2015　167
脳卒中登録研究　178
脳卒中の疫学　135
脳卒中の年間発症率　226
脳代謝予備能　198
脳底動脈先端症候群　11，364，400
脳動静脈奇形　155，274，350
脳動脈の外膜　269
脳動脈の中膜　269
脳動脈の内膜　269
脳動脈解離　249，266
脳動脈バイパス術　64
脳動脈瘤　154，431，490
脳ドック　477，500
脳ドックガイドライン　500

脳内小動脈瘤　152，153
脳波　205
脳ヘルニア　407
囊胞形成　278
脳葉型出血　153
脳梁離断症候群　376
ノーマルな副作用　543

は

肺動静脈瘻　251，305
排尿筋過活動　453
排尿障害　452
排尿反射　453
白質型多発性脳梗塞　454
播種性血管内凝固症候群　313
発症因子　102
発症リスク　105
バルーン拡張術　45
半側延髄症候群　402
半側空間無視　382，394，409，423

ひ

悲哀感情　540，543
悲哀の回復過程　537
悲哀の心理過程　538
ヒアリノーシス　152，153
皮下植込み型心電図記録計　234
被殻出血　72，407
非加熱・加熱式タバコ　123
非感染性血栓性心内膜炎　250
非感染性疾患　120
非けいれん性てんかん重積状態　460
非細菌性血栓性心内膜炎　313
膝折れ防止　532
久山町研究　135，175
皮質延髄路　526
皮質下血管性認知症　462
皮質下出血　416
皮質性単麻痺　364
皮質層状壊死　189，190
皮質・皮質下型偽性球麻痺　526
皮質微小梗塞　255，468
皮質盲　391
皮質聾　383
尾状核梗塞　385
尾状核出血　413
微小（脳）出血　169，191，255，
　468，482，483
微小栓子　46
微小脳動脈瘤　45

581

和文索引

左半球症候　408, 411
避難所　576
非破裂動脈瘤　501
批判的吟味　182
腓腹筋腱鞘切離　535
非弁膜症性心房細動　88, 217, 469
病気休業　559
病態失認　383
貧血性梗塞　158

ふ

フィードバック　507, 533
フィブリノイド変性　153
フィブロヒアリノーシス　466
フェニトイン　460
フェノールブロック　532, 535
福岡脳卒中データベース　172
複合バイパス　263
複雑性悲哀　542
物体失認　393
浮動性めまい　448
プラスグレル　85
プラスミノゲン・アクティベータ　262
プレオトロピック効果　109
プロテインC　184
プロテインS　184
分子量　315
分水嶺梗塞　380
分節性動脈中膜融解　162, 163

へ

閉塞試験　492
ペナンブラ　158, 217
ヘパリン　90
ヘパリン起因性血小板減少症　60
変形視　392
片頭痛　328
片頭痛性脳梗塞　328
片頭痛と虚血性心疾患　330
片頭痛と出血性脳卒中　329
片頭痛における卵円孔開存閉鎖術　333
片頭痛の発作頻度と脳梗塞　330
弁膜症性心房細動　118

ほ

方向交代性背地性眼振　450
方向固定性水平性眼振　450
放射線壊死　278
紡錘状回　146
紡錘状動脈瘤　154
傍正中視床動脈　388, 409
歩行能力　517
補償交渉　542
ボストン基準　256, 486
補装具の装着　531
補足運動野　142
発作性心房細動　113, 133
ボツリヌスの選択的注射　535
ボツリヌス療法　532
ボディーイメージ　533
本態性血小板血症　185

ま

街並失認　390
末梢性めまい　448
マルベリー小体　55
慢性腎臓病　173, 479
マンニトール　61

み

右半球症候　409, 411
右左シャント　45, 46, 48, 302, 305
道順障害　394, 424
ミニメンタルステート検査　501
未破裂脳動脈瘤　490, 500
脈絡叢型チャネル　264
ミラー・フィッシャー　361, 365

む

無症候性内頸動脈狭窄症　495
無症候性脳梗塞　477
無症候性脳出血　482
無念な思い　536

め

メタボリック症候群　479
メトヘモグロビン　191
めまい　12, 22, 448
免荷式トレッドミル歩行訓練　517

も

妄想　438
妄想性誤認症候群　439
網膜静脈閉塞症　240
網膜中心動脈閉塞症　239
網膜動脈分枝閉塞症　239
喪の過程　540
喪のビジネス　542
もやもや病　161, 162, 185, 249, 259
もやもや病の厚生労働省診断基準　259

や

夜間頻尿　455
やる気スコア　446

ゆ

誘発因子　102
床効果　510

よ

養生症候群　439
腰椎腹腔短絡術　436
抑うつ状態　542
予防的な治療　538

ら

雷鳴頭痛　342
ラクナ　53
ラクナ梗塞　58, 83, 159, 160, 362, 477
ラクナ症候群　362
ラコサミド　460
ラモトリギン　460
卵円孔開存（症）　45, 53, 251, 332
卵円孔閉鎖術　305

り

理学療法　516
離床　516
リスク/ベネフィット　544
リズム治療　113
リハビリテーション　469, 561
リハビリテーション会議　546
リバーロキサバン　89
リポヒアリノーシス　152, 153, 224, 466
粒子状物質　176
流出静脈　274
流入動脈　274

良肢位の保持　532
両側視床内側梗塞　364
両立支援　559
両立支援ガイドライン　560
両立支援コーディネーター　562
両立支援マニュアル　562
臨床疫学研究　172

る

類線維素変性　152, 153

れ

レート治療　113
レベチラセタム　460

ろ

ロボット　506
ロボット・アーム制御型　518
ロボット支援歩行訓練　518

わ

若者の悲哀　542
ワルファリン　61, 88, 118, 175, 217, 316
ワルファリン・ジレンマ　61

欧文索引

数字

1-3-6-12 day rule 90
3D-CISS 262
3D-CTA 432
3D-RA 432
5A アプローチ 123
5つの R 123
8D アプローチ 3
8の字コイル 208
10 m 歩行試験 513

A

A Randmized Trial of Unruptured Brain Arteriovenous Malformations 278
ABCD²スコア 18, 230
activity of daily living(ADL) 524, 531
acute and transient psychotic disorders 17
acute cerebrovascular syndrome 16
acute ischemic cerebrovascular syndrome 232
acute misery perfusion 201
acute symptomatic seizure 22
acute transient vestibular syndrome 22
aggressive type 280, 281
Alberta Stroke Program Early CT Score (ASPECTS) 33, 35
　ASPECTS＋W 38
Alzheimer 型認知症（Alzheimer 病） 122, 454, 502
amaurosis fugax 20, 238
Amyloid β 253
amyloid precursor protein 253
amyloid spell 21
angionecrosis 466
ankle foot orthosis 533
anterior condylar confluence 283
anterior ischemic optic neuropathy 240
anterior spinal artery 349
anterior spinal artery syndrome 354
anterior spinal vein 350
anterior sulcal vein 350
antiphospholipid syndrome 308
apparent diffusion coefficient 36
arterio-venous fistula 350
arterio-venous malformation（AVM） 155, 274, 275, 350
　AVM 塞栓術 278
　AVM の治療 276
Asymptomatic Carotid Atherosclerosis Study（ACAS） 495
Asymptomatic Carotid Surgery Trial (ACST) 495
Asymptomatic Carotid Trial（ACT1） 496
A-S-C-O 分類 51
atrial fibrillation 53, 113, 174, 465
atrial high rate episodes 237
autosomal dominant retinal vasculopathy with cerebral leukodystrophy 331

B

Babinski-Nageotte 症候群 402
Bálint 症候群 383
Barthel Index 513
bath-related headache 342
Benedikt 症候群 399
benign type 280
Binswanger 病 463, 471
blood oxygen level dependent 206
Borden 分類 279, 280
Boston criteria 256, 486
Bow hunter 症候群 251
brain computer interface 210
brain derived neurotrophic factor 208
brain machine interface 210
branch atheromatous disease 60, 160, 225
branch retinal artery occlusion 239
BRAT（The Barrow Ruptured Aneurysm Trial） 77
brief psychotic disorders 17
Broca 失語 378
Brunnstrom Stage 512

C

CADi2 502
Capgras 症候群 439
CARAT（The Cerebral Aneurysm Rerupture After Treatment） 77
cardioembolism 52, 60
carotid artery stenting 45, 60, 222, 283
carotid endarterectomy 222
Carotid Revascularization Endarterectomy vs Stent Trial（CREST） 496
central pattern generator 526
central retinal artery occlusion 239
cerebral amyloid angiopathy（CAA） 21, 153, 154, 162, 170, 185, 191, 192, 249, 253, 466, 468, 484
　CAA-associated microangiopathy 154, 155
　CAA-Type 1 255
　CAA-Type 2 255
cerebral autosomal dominant arteriopathy with subcortical infarcts and leukoencephalopathy（CADASIL） 55, 183, 318, 331, 467, 486
cerebral autosomal recessive arteriopathy with subcortical infarcts and leukoencephalopathy（CARASIL） 183, 321, 467
cerebral blood flow 197
cerebral blood volume 197
cerebral metabolic rate of oxygen 197
cerebral microbleeds 169, 191, 255, 468, 482, 483

cerabral perfusion pressure　197
cerebral salt washing syndrome　78
cerebral venous thrombosis　288
cerebrovascular disease　462
CHA$_2$DS$_2$-VASc（スコア）　18,
　　116, 215
CHADS$_2$（スコア）　18, 116, 215
Charcot-Bouchard microaneurysm
　　153
chirp 音　46
choroidal anastomosis　264
chronic kidney disease　173
chronic misery perfusion　198
Claude 症候群　400
Clinical-Core Mismatch　38
clinical spectrum of type IV collagen
　　（COL4A1a）　331
　　COL4A1/2 遺伝子変異　484
Clopidogrel in High-Risk Patients with
　　Acute Nondisabling Cerebrovascular
　　Events（CHANCE）　225
CLOSE　305
cockcroft & Gault の式　94
Cognard 分類　279, 280, 281
coherence　205
COI 指針　181
coil packing　283
cortical microinfarct　255, 468
cortical necrosis　189, 190
cortical superficial siderosis　21, 255
creatinine clearance　94
cryptogenic stroke　51, 133, 233,
　　305
CTA spot sign　192

D

dural arteriovenous fistula　279,
　　350, 351
D-dimer　303, 315
deep vein thrombosis　48
Dejerine 症候群　402
desynchronization　205
diaschisis　527
diffusion-weighted imaging（DWI）
　　36, 56
　　DWI-PWI ミスマッチ　38
　　DWI 陽性の TIA　16
digital subtraction angiography　432
direct oral anticoagulant（DOAC）
　　30, 52, 88, 115, 118, 134, 216,
　　217, 235, 311, 316, 469

DOAC の禁忌　92
DOAC の慎重投与　93
DOAC の特徴　92
DOAC の薬物相互作用　93
double cone コイル　208
double therapy　96
draning vein　274
dual antiplatelet thrapy　85
Durėt hemorrage　153

E

early seizure　11, 22
early spontaneous intra-infarct
　　hematoma　90
EC-IC バイパス　498
Ehlers-Danlos 症候群　184
electroencephalography　205
embolic stroke of undetermined source
　　（ESUS）　51, 115, 133, 233, 315
emergent large vessel occlusion　3
end-diastolic ratio　45
enlarged perivascular space　256
essential thrombocytosis　185
état criblé　159
état lacunaire　159
executive function　464
EXPRESS study　18
extradural AVF　350, 351

F

Fabry 病　55, 184, 249, 467
FAST（face, arm, speech and time）　3
feeding artery　274
fibrinotic necrosis　224
fibrohyalinosis　466
FilemakerPro　167
filling defect sign　194
FLAIR hyperintense vessel　40
fogging effect　188
Frégoli の錯覚　439
Fukuoka Stroke Registry　172
Fukuoka Stroke Risk score for Japanese
　　（FSR-J）　176
functional connectivity　207
Functional Independence Measure
　　513
functional MRI　206
functional near infrared spectroscopy
　　（fNIRS）　206

G

Galen 大静脈瘤　285
Genome-Wide Association Study
　　183, 185
Gerstmann 症候群　383
glymphatic system　254
granular osmiophilic material　318
gyriform enhancement　188

H

Hebb の法則　505
hemodynamic cerebral ischemia　197
hereditary infantile hemiparesis, retinal
　　arterial tortuosity and leukoencepha-
　　lopathy（HIHRATL）　331
hereditary hemorrhagic telangiectasia
　　183, 274, 305
high-resolution cone beam CT　432
hip knee ankle foot orthosis　532
HMG-CoA 還元酵素阻害薬　108
Horner 徴候　6
HTRA-1　321
Hunt and Kosnik の重症度分類　431
hyperdense artery sign　189
hyperdense MCA sign　189
Hyperdynamic therapy　436
hyperintense vessels　56

I

IADL　524
IgG 抗カルジオリピン抗体（aCL）　309
Immediate Stroke Life Support　6
implantable loop recorder　234
indocyanine green　434
infarct　158
infarction　158
International Classification of Diseases
　　11, 16
International Classification of function-
　　ing, Disability and Health　509
International Classification of Impaire-
　　ments, Disabilities and Handicaps
　　509
International Subarachnoid Aneurysm
　　Trial（ISAT）　77
internuclear ophthalmoplegia　400
intimal flap　41
intraarterial signal　194
intracranial atherosclerotic stenosis

497
intramedullary arterio-venous malformation 350, 351
ischemic oculopathy 240
ischemic optic neuropathy 239
ischemic penumbra 201
isolated sinus 279
ivy sign 194

J

Japan Adult Moyamoya Trial (JAM Trial) 264

K

knee ankle foot orthosis 532
knowledge of performance 507
knowledge of results 507
K-STREAM 566

L

LAHPS like syndrome 310
large artery artherosclerosis 52, 58
large vessel occlusion 33
late seizure 22
Less is more 96
Lewy 小体型認知症 454
lipohyalinosis 152, 153, 224, 466
long term synaptic depression 208
long term synaptic potentiation 208
long-standing misery perfusion 202
lupus anticoagulant 309
lupus anticoagulant-associated coagulopathy 310
lupus anticoagulant-hypoprothrombinemia syndrome (LAHPS) 310

M

magnetic evoked potential 206
magnetoencephalography 205
Marfan 症候群 184
microatheroma 224
microbleeds 169, 191, 255, 468, 482, 483
microembolic signal 46
Millis 症候群 401
misery perfusion 198
mitochondrial encephalomyopathy, lactic acidosis, and Stroke-like episodes (MELAS) 185, 331
modified Ashworth Scale 513
motor imagery 211
MRI 500
multi-infarct dementia 463

N

National Institutes of Health Stroke Scale (NIHSS) 5, 13, 14
National Institutes of Neurological Disorders and Stroke (NINDS) 51, 131, 166
NINDS-Association International pour la Recherche et l'Enseignement en Neurosciences (NINDS-AIREN) 462
NINDS 分類 131
neovascular glaucoma 240
Net clinical benefit 118
neurovascular coupling 206
nidus 274
Niko-niko sign 193
non-communicable disease 120
nonvalvular atrial fibrillation 88, 217, 469
Notch3 318
Notch3 遺伝子変異 484

O

occipital artery-PICA bypass 272
ocular ischemic syndrome 238
one-and-a-half 症候群 400
onset seizure 22
Onyx® 284
ophthalmic artery steal phenomenon 242
optico-cerebral syndrome 240
oscillating thrombus 45
oscillation 205
Osler-Weber-Rendu syndrome 285
overactive bladder 452, 455
oxygen extraction fraction 197

P

p300 speller 211
paravascular drainage pathway 254
Parinaud 症候群 400
Parkinson 症候群 455
particulate matter 176
passage pattern abnormality 529
Patient Health Questionaire-9 (PHQ-9) 444
PCSK9 阻害薬 111
pearl and string 267
peer-review conference 544
penumbra 217
Percheron の中心動脈 364
perimedullary arterio-venous fistula 350, 351
perivascular drainage pathway 254
PET 197, 262
pial arteriovenous fistula 285
pial venous plexus 350
PIB-PET 256
PICA involved type 272
platypnea-orthodeoxia syndrome 306
$PM_{2.5}$ 176
posterior leukoencephalopathy syndrome (PLES) 21, 343
posterior ischemic optic neuropathy 240
posterior reversible encephalopathy syndrome (PRES) 337, 343
posterior spinal artery 349
posterior spinal artery syndrome 355
posterior spinal vein 350
posterior sulcal vein 350
postictal paresis 22
post-stroke apathy 445
post-stroke dementia 464
post-stroke depression 443
precentral knob 146
pseudolaminar necrosis 189, 190
pseudonormalization 188
psychomotor speed 464
prothrombin time-INR (PT-INR) 175
PTSD 541

R

radial perforating vein 350
radicular artery 349
radiculo-medullary artery 349
radiculo-medullary vein 350
radiculo-pial artery 349
range of motion 512
red flag 18
REDUCE 305
Regulated upon Activation, Normal T-cell Expressed, and Secreted (RANTES) 178

RELAXED 研究　90
Rendu-Osler-Weber 症候群　305
repetitive TMS　207
Research for Biomarkers in Ischemic Stroke（REBIOS）　176
RESPECT　305
retinal vasculopathy with cerebral leukodystrophy（RVCL）　467
retinal vein occlusion　240
retrosplenial amnesia　426
reversed discrepancy　36
reversible cerebral vasoconstriction syndrome（RCVS）　21, 56, 333, 342
reversible posterior leukoencephalopathy syndrome（RPLS）　337
RNF213　261
Rombeg 反応陽性　534
RoPE スコア　302
rt-PA（t-PA）　58, 262
rt-PA（t-PA）静注療法　14, 24, 220
rubeotic glaucoma　240

S

S100A12　177
SAMMPRIS 研究　498
SAMURAI-NVAF 研究　90
scintillating scotoma　20, 239
Secondary Prevention of Small Subcortical Stroke Trial（SPS3 試験）　226
segmental arterial mediolysis　162, 163
small vessel disease　464
small vessel disease with dementia　463
small vessel occlucion　52, 60
smoke-free legislation　121
smoker's paradox　122
smoking ban　121
Sneddon 症候群　311
SOS-TIA　18
SPECT　197, 262
Spetzler-Martin 分類　276, 277
spinal cord infarction　354
spinal epidural hematoma　355
spinal intramedullary hemorrhage　356
spinal subarachnoid hemorrhage　356
spinal subdural hematoma　355
SSYLVIA 研究　498
stereotactic radiosurgery　285

STN-MCA anastomosis　262
strategic single-infarct dementia　463
'strings and beads' appearance　343
stroke chameleons　8, 362
stroke mimics　8, 364
stroke unit　565
subcortical ischemic vascular dementia　462
susceptibility vessel sign　34, 189, 190
susceptibility-weighted angiography（SWAN）　195
susceptibility-weighted imaging（SWI）　482
synchronization　205
syncope　22
syndrome of inappropriate secretion of antidiuretic hormone（SIADH）　78

T

T2*強調画像　34, 482
target embolization　283
therapeutic time window　201
theta burst stimulation　207
thrombotic thrombocytopenic purpura　185
Time up and go test　514
time-to-maximum　38
tissue-based definition　15
TOAST（The Trial of ORG 10172 in Acute Stroke Treatment）　51, 131, 233
　TOAST 分類　131, 132, 233
Todd 麻痺　22
top of the basilar syndrome　11, 364, 400
transarterial embolization　283
transcranial alternating current stimulation　207
transcranial direct current stimulation　207
transcranial Doppler（TCD）　436
transcranial magnetic stimulation　207
transcranial random noise stimulationt　209
transient epileptic amnesia　21, 326
transient focal neurological episodes　21
transient global amnesia　20, 323
transient ischemic attack（TIA）　15,
 220, 229, 261, 362
　TIA chameleons　15, 16
　TIA mimics　15, 16
transient monocular blindness　20, 238
transient neurological attack　16, 21
transvenous embolization　283
treatment related acute imaging target　33
triple therapy　96
Triple-H 療法　436
Trousseau 症候群　61, 313, 315

U

unruptured cerebral aneurysm　490, 500
UCAS　490
UCAS Japan　76, 500
UCAS Prediction model　491
unprovoked seizure　22

V

Valsalva 手技　302
vascular dementia　321, 462
vascular endothelial growth factor　177, 279
vasospasm　435
vasovagal（neurocardiogenic）syncope　22
venous stasis retinopathy　240
vessel wall imaging　190
VISSIT 試験　498
Vulpius 手技　535

W

Wallenberg 症候群　402, 528
Waller 変性　163, 164
Warfarin Aspirin Symptomatic Intracranial Disease　499
Weber 症候群　399
Wernicke-Mann の肢位　521
Wernicke 失語　363, 378
WFNS 分類　431

X

X 線 CT　291, 296

● 編者

田川皓一（たがわ　こういち）
1945年生まれ。福岡県出身。1970年九州大学医学部卒業。
九州大学医学部第2内科，秋田県立脳血管研究センター，国立循環器病センター（現，国立循環器病研究センター），国立療養所福岡東病院（現，国立病院機構福岡東医療センター）などを経て，現在，長尾病院高次脳機能センターに所属。
日本神経心理学会や日本高次脳機能障害学会，日本神経学会，日本老年医学会，日本脳卒中学会などの役員を務める。
編著書：「脳卒中の神経症候学」「脳卒中治療学」「脳卒中診断学」「神経心理学評価ハンドブック」「ダイナミック神経診断学」「脳卒中症候学」「脳卒中症候学 症例編」など（以上，西村書店），「脳血管障害と神経心理学」「画像からみた脳梗塞と神経心理学」など（以上，医学書院），「神経心理学を理解するための10章」「脳出血と高次脳機能障害」（以上，新興医学出版社）
訳書：「"Uncommon" 脳卒中学」「神経心理学の局在診断と画像診断」「脳卒中の100章」「神経心理学と行動神経学の100章」「神経画像診断の100章」「臨床神経心理学ハンドブック」など（以上，西村書店）

橋本洋一郎（はしもと　よういちろう）
1956年生まれ。熊本県出身。1981年鹿児島大学医学部卒業。
熊本大学医学部第1内科，国立循環器病研究センター，熊本大学医学部第1内科を経て，1993年より熊本市民病院神経内科に所属。
日本脳卒中学会（理事，代議員，評議員，専門医），日本頭痛学会（理事，専門医，指導医），日本神経学会（代議員，専門医），日本リハビリテーション医学会（代議員，専門医，2015年地方会会長），日本禁煙学会（理事，専門医，2015年会長），日本栓子検出と治療学会（理事，2005年会長）。
著書：「脳卒中を防ぐ ―病診連携の最前線―」（南山堂，2003年）「脳卒中の再発を防ぐ！知っておきたいQ＆A76」（南山堂，2009年）「脳卒中 プライマリ・ケア ―脳卒中を発症させない見逃さない―」（プリメド社，2011年），「脳卒中症候学 症例編」（編著，西村書店，2016年）

稲富雄一郎（いなとみ　ゆういちろう）
1965年生まれ。兵庫県出身。1991年徳島大学医学部卒業。
麻生飯塚病院，熊本大学医学部神経内科を経て，現在，済生会熊本病院神経内科に所属。
日本神経心理学会（評議員），日本高次脳機能障害学会（代議員）などの役員を務める。
「脳卒中症候学 症例編」（編著，西村書店，2016年）

マスター脳卒中学
最前線医療の現場からリハビリテーションまで

2019年2月9日　初版第1刷発行

編　者	田川皓一・橋本洋一郎・稲富雄一郎
発行者	西村正徳
発行所	西村書店

東京出版編集部
　〒102-0071　東京都千代田区富士見2-4-6
　tel 03-3239-7671　fax 03-3239-7622
　www.nishimurashoten.co.jp

印刷　三報社印刷／製本　難波製本

©2019 西村書店
　本書の内容を無断で複写・複製・転載すると，著作権および出版権の侵害となることがありますのでご注意下さい。

ISBN978-4-89013-493-9